综合外科疾病诊治与围术期管理

（上）

李大林等◎主编

吉林科学技术出版社

图书在版编目（CIP）数据

综合外科疾病诊治与围术期管理 / 李大林等主编
. -- 长春：吉林科学技术出版社，2017.9
ISBN 978-7-5578-3310-7

Ⅰ．①综… Ⅱ．①李… Ⅲ．①外科－疾病－诊疗②围
手术期－护理 Ⅳ．①R6②R619

中国版本图书馆CIP数据核字(2017)第234102号

综合外科疾病诊治与围术期管理
ZONGHE WAIKE JIBING ZHENZHI YU WEISHUQI GUANLI

主　　编　李大林等
出 版 人　李　梁
责任编辑　许晶刚　陈绘新
封面设计　长春创意广告图文制作有限责任公司
制　　版　长春创意广告图文制作有限责任公司
开　　本　787mm×1092mm　1/16
字　　数　500千字
印　　张　35.5
印　　数　1—1000册
版　　次　2017年9月第1版
印　　次　2018年3月第1版第2次印刷

出　　版　吉林科学技术出版社
发　　行　吉林科学技术出版社
地　　址　长春市人民大街4646号
邮　　编　130021
发行部电话/传真　0431-85635177　85651759　85651628
　　　　　　　　　85652585　85635176
储运部电话　0431-86059116
编辑部电话　0431-86037565
网　　址　www.jlstp.net
印　　刷　永清县晔盛亚胶印有限公司

书　　号　ISBN 978-7-5578-3310-7
定　　价　140.00元（全二册）

编 委 会

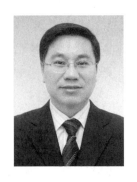

　　李大林，男，1964 年 11 月生，青岛市市立医院血管外科主任，医学硕士，主任医师，教授，青岛市优秀学科带头人。1987 年毕业于泰山医学院，从事临床工作 30 年，其中从事普外科工作 16 年，从事血管外科 14 年。兼职南京医科大学、青岛大学医学院、潍坊医学院硕士研究生导师；中国医师协会腔内血管学专业委员会创伤专家委员会委员，山东省医师协会血管外科分会副主任委员，山东省医师协会外周血管介入医师分会副主任委员，山东省医学会血管外科学组委员，山东省中西医结合学会周围血管疾病专业委员会副主任委员，青岛市医学会外科分会副主任委员，青岛市中西医结合学会周围血管病专业委员会副主任委员，《临床普外科电子杂志》编委会副主编，曾至德国研修血管外科。完成青岛市科技局立项课题 3 项，青岛市卫生局立项课题 1 项；完成外专局引智项目 4 项；获青岛市科技进步二等奖 2 项；专利 4 项；发表医学论文 20 余篇。

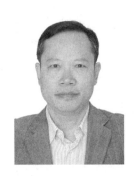

　　贾存岭，男，1963 年生。济宁医学院附属医院创伤骨科副主任，副主任医师，1987 年毕业于山东医科大学医学系，从事骨科临床工作 30 年。曾在北京大学人民医院骨科、骨关节病研究中心进修学习。近年来参加了亚洲创伤骨科学会（AsiaAssociationonDynamicosteosynthesis，AADO）技术培训班、OTC 基金会创伤骨科技术培训班培训学习，熟悉创伤骨科理论知识、治疗理念及治疗技术。开展了闭合复位髓内钉固定治疗股骨骨折、胫骨骨折，闭合复位插入钢板治疗四肢骨折，以微创理念为指导治疗复杂四肢骨折取得良好效果。在骨折不愈合的治疗方面有丰富经验。对骨盆骨折、髋臼骨折的治疗有深入研究。发表论文 10 余篇，主编著作 1 部，参与科研课题两项。

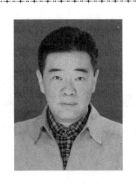

　　焦向阳，男，1963 年出生，解放军第 323 医院麻醉科主任，副主任医师，毕业于白求恩医科大学。从事临床麻醉工作三十余年，麻醉经验丰富，擅长微创腔镜手术麻醉、危重病人麻醉、全身麻醉、椎管内麻醉，对老年人及小儿麻醉有丰富的经验，发表论文二十多篇。

前　言

　　外科是主要研究通过外科手术方法帮助患者解除病原，获得健康的学科。外科医生需要了解疾病的病因病理、临床表现、诊断、分期、治疗，更重要的是掌握外科手术的适应证与禁忌证、术前评估、手术技巧及方法，以及术后并发症的防治。医学科技发展，帮助我们进一步了解疾病，更多更新的手术治疗方法、技巧、设备等伴随而来，逐渐应用于临床治疗中。鉴于临床外科的飞速发展，本编委会特编写此书，为广大外科一线临床医务人员提供借鉴与帮助。

　　本书共分为九章，介绍了外科常见疾病的临床诊治及护理，包括：临床手术麻醉、甲状腺外科疾病、胸外科疾病、血管外科疾病、创伤骨科、泌尿外科疾病、小儿外科疾病、外科疾病的护理以及眼科护理。

　　对于书中涉及各种疾病均进行了详细介绍，包括疾病的病理生理、病因、发病机制、临床表现、辅助检查方法、诊断标准、鉴别诊断方法、手术适应证与禁忌证、手术治疗的方法与技巧、手术并发症的防治、预后以及预防等。

　　为了进一步提高外科医务人员的临床诊疗水平，本编委会人员在多年外科临床治疗经验基础上，参考诸多书籍资料，认真编写了此书，望谨以此书为广大医务人员提供微薄帮助。

　　本书在编写过程中，借鉴了诸多外科相关临床书籍与资料文献，在此表示衷心的感谢。由于本编委会人员均身负外科临床治疗工作，故编写时间仓促，难免有错误及不足之处，恳请广大读者见谅，并给予批评指正，以更好地总结经验，以起到共同进步、提高外科医务人员诊疗水平的目的。

《综合外科疾病诊治与围术期管理》编委会

2017 年 9 月

目 录

第一章　临床手术麻醉

第一节　神经外科手术麻醉

一、麻醉对脑生理功能的影响

机体的高级神经活动都是由大脑主宰完成的,大脑的生理功能非常复杂,代谢极为活跃,其生理功能的正常发挥与脑血供与氧供有严格的依赖关系。麻醉通过影响大脑的生理功能而使机体的高级神经活动全部或部分受到抑制,避免或减轻各种伤害性刺激对机体的伤害,保证患者的安全和手术顺利进行。

(一)麻醉药与脑血流及脑代谢的关系

脑代谢率对脑血流可产生重要影响,而决定脑血流的直接因素是脑灌注压,脑灌注压是指平均动脉压与小静脉刚进入硬脑膜窦时的压力差。许多麻醉用药可影响动脉压和脑代谢,进而影响脑血流。

1.静脉麻醉药

(1)硫喷妥钠:对脑血流的自身调节和对二氧化碳的反应正常。镇静剂量对脑血流和代谢无影响,意识消失时脑代谢率可降低36%,达到手术麻醉深度时降低36%～50%。硫喷妥钠使脑血流减少,主要是由于该药所致的脑血管收缩、脑代谢受抑制,故大脑血流的减少不会引起脑损伤,对脑代谢的抑制主要是抑制神经元的电生理活动(而非维持细胞整合所需要的能量)。

(2)依托咪酯:对脑代谢的抑制同硫喷妥钠相似,所不同的是依托咪酯注射初期脑代谢率急剧下降。脑血流的最大降低发生于脑代谢最大降低之前,可能与依托咪酯直接引起脑血管收缩有关。

(3)丙泊酚:与硫喷妥钠相似,对脑血流和脑代谢的抑制程度与剂量相关,但可保留二氧化碳的反应性。通过抑制脑代谢使脑血流相应降低,还可降低平均动脉压和脑灌注压。

(4)羟丁酸钠:长时间、大剂量应用可出现酸中毒,可使脑血管收缩,脑血流和脑代谢降低,可造成暂时性、相对性脑缺血。用作麻醉诱导时可增加脑灌注压。

(5)氯胺酮:氯胺酮是唯一可以增加脑血流和脑代谢的静脉麻醉药。

(6)神经安定药(氟哌利多与芬太尼合剂):对脑代谢影响轻,可减少脑血流。

2.吸入麻醉药　所有吸入麻醉药都不同程度地扩张脑血管,增加脑血流,且抑制脑血管的自身调节,干扰对二氧化碳的反应。氟类吸入麻醉药降低脑代谢,氧化亚氮增加脑代谢。脑血管的扩张效应:氟烷＞恩氟烷＞异氟烷、氧化亚氮和七氟烷。

3.麻醉性镇痛药　单独使用麻醉性镇痛药对脑血流和脑代谢没有影响,甚至可以增加脑血流。临床研究结果不一,是因为与其他药物联合应用所致。

4.肌松药　肌松药不能通过血-脑屏障,可间接影响脑血流,主要降低脑血管阻力和静脉回流阻力,对脑代谢没有影响。

(二)麻醉药对颅压的影响

麻醉药对颅压的影响主要有两方面,一是对脑血管的影响,二是通过对脑脊液的产生和吸收的影响,两者最终都引起脑容量的变化。脑外科手术在硬脑膜剪开后,脑脊液被吸走,脑脊液产生增加和吸收减少已不重要。

1.静脉全麻药对颅压的影响 氯胺酮能兴奋脑功能,增加脑血流和脑代谢,颅压也相应增高。其他静脉麻醉药不引起颅压增高,甚至可降低颅压,如硫喷妥钠、丙泊酚均可不同程度地降低颅压,苯二氮䓬类药物和依托米酯对颅压无影响,均可安全地应用于颅压升高的患者。

2.吸入全麻药对颅压的影响 所有的吸入麻醉药可不同程度地引起脑血管扩张,致使颅压也随之相应增高,在程度上氟烷>恩氟烷>异氟烷、氧化亚氮和七氟烷。

3.麻醉性镇痛药 单独使用麻醉性镇痛药,因其不影响脑血管的自动调节,故对颅压正常的患者没有影响,对已有颅压升高的患者,舒芬太尼可降低颅压。

4.肌松药 琥珀胆碱因其可产生肌颤,一过性影响静脉回流,而致颅压增高。非去极化肌松药有组胺释放作用,组胺可引起脑血管扩张,颅压增高。

(三)气管内插管对颅压的影响

大多数的神经外科手术需在气管内插管全身麻醉下进行,而气管内插管的技术操作可间接引起颅压改变。从喉镜置入暴露声门到气管导管放置到气管内,尽管临床上通过加大诱导药物的剂量,应用心血管活性药物,甚至气管内表面麻醉,但整个过程仍伴有不同程度的心血管应激反应,这种反应可致颅压升高。

(四)暂时带管与气管内插管拔除对颅压的影响

神经外科患者手术结束后,是保留还是拔除气管内插管要根据不同病情和手术要求,以及术后监护条件而决定,两者各有利弊,且对颅压的影响也不尽相同。目前临床上随着病房监护条件的改善,多数患者术毕,于自主呼吸恢复后带管回病房监护室,维持适当的镇静1～2h后拔管,在这段时间内只要患者能耐受气管内插管,一般不会引起颅压升高,如果镇静效果不够,患者发生呛咳,将会引起颅压剧升,严重时会引起颅内出血,影响手术效果。对带管的患者一定要密切监护,认真观察患者的镇静程度,防止镇静不足。无论带管时间多长,最终必将拔除,神经外科手术的患者拔管期间可引发心血管应激反应,拔除气管内插管时对气管壁及咽喉部的摩擦刺激常引起剧烈呛咳,直接造成脑静脉回流受阻而致颅压升高,呛咳可造成脑组织震荡而使手术创面出血,甚至导致手术失败。

二、神经外科手术的麻醉处理

(一)术前评估与准备

神经外科手术患者术需常规访视,了解患者全身情况及主要脏器功能,做出 ASA 评级。对 ASAⅢ、Ⅳ级患者,要严格掌握手术麻醉适应证并选择手术时机。对下列情况应采取预防和治疗措施,以提高麻醉的安全性。

1.有颅内压增高和脑疝危象,需要紧急脱水治疗,应用 20% 甘露醇 1g/kg 快速静脉滴注,速尿 20～40mg 静脉注射,对缓解颅内高压、脑水肿疗效明显。有梗阻性脑积水,应立即行侧脑室引流术。

2.有呼吸困难、通气不足所致低血氧症,需尽快建立有效通气,确保气道畅通,评估术后难以在短期内清醒者,应行气管插管。颅脑外伤已有大量误吸的患者,首要任务是行气管插管清理呼吸道,并用生理盐水稀释冲洗呼吸道,及时使用有效抗生素和肾上腺皮质激素防治呼吸道感染,充分吸氧后行手术。

3. 低血压、快心率往往是颅脑外伤合并其他脏器损伤(肝、脾破裂、肾、胸、腹、盆骨损伤等所致大出血),应及时补充血容量后再行手术或同时进行颅脑手术和其他手术。注意纠正休克,及时挽救患者生命。

4. 由于长期颅内压增高而导致频繁呕吐,致脱水和电解质紊乱患者,应在术前尽快纠正。降颅压时应注意出入量平衡,应入量大于出量,并从静脉补充营养,待病情稳定后行手术。

5. 由垂体和颅咽管瘤合并血糖升高和尿崩症等内分泌紊乱,术前也应及时给予处理。

6. 癫痫发作者术前应用抗癫痫药和镇静药制止癫痫发作,地西泮 10～30mg 静脉滴注,必要时给予冬眠合剂。如癫痫系持续发作,应用 1.25%～2.5% 硫贲妥钠静脉注射缓解发作,同时注意呼吸支持和氧供。

7. 由于脑外伤、高血压、脑出血、脑血管破裂所致蛛网膜下隙出血,使血小板释放活性物质致脑血管痉挛,常用药物有尼莫地平 10mg,静脉注射,每日 2 次。也可应用其他缓解脑血管痉挛的药物,能有效降低脑血管痉挛引发的并发症和死亡率。

8. 术前用药对没有明显颅脑高压、呼吸抑制患者术前可常规用药,用量可据病情酌情减量;对于重症患者,有明显颅脑高压和呼吸抑制患者,镇痛和镇静药原则上应慎用,否则会导致高 CO_2 血症。

9. 监测除常规血压、心电图、心率、动脉血氧饱和度,还应监测有创动脉压、血气分析、呼气末 CO_2、CVP、尿量等。

10. 神经外科手术麻醉的特点

(1)安全无痛,麻醉要镇痛完全,对生理扰乱小,对代谢、血液化学、循环和呼吸影响最小。

(2)肌肉松弛,在确保患者安全的条件下,麻醉要有足够的肌肉松弛。肌松药不能滥用,要有计划的慎重应用。

(3)降低患者应激反应,要及时处理腹腔神经丛的反射—迷走神经反射。要重视术中内脏牵连反射和神经反射的问题,积极预防和认真处理,严密观察患者的反应,如血压下降,脉搏宽大和心动过缓等。可辅助局部内脏神经封闭或应用镇痛镇静药,以阻断神经反射和向心的手术刺激,维持神经平稳。

(4)术中应保证输液通畅,均匀输血,防止输液针头脱出。如果一旦发生大出血,补充血容量不及时,或是长时间的低血压状态,可引起严重后果,甚至危及生命。

(二)麻醉方法

1. 局部麻醉 在患者合作的情况下,适用于简单的颅外手术、钻孔引流术、神经放射介入治疗及立体定向功能神经外科手术等。头皮浸润用 0.5% 普鲁卡因(或 0.75% 利多卡因)含 1:200000 肾上腺素,手术开始时静脉滴入氟哌利多 2.5mg,芬太尼 0.05～0.1mg,增加患者对手术的耐受能力。

2. 全身麻醉 气管插管全身麻醉是现代常用麻醉方法,为了达到满意的麻醉效果,即诱导快速、平稳,插管时心血管反应小,麻醉维持平稳对各项生命体征影响小,目前临床上较多使用静吸复合麻醉。

(1)麻醉诱导:①硫贲妥钠(4～8mg/kg);芬太尼(4～8μg/kg)或舒芬太尼(0.5～1.0μg/kg)静脉注射+维库溴铵(0.1μg/kg)静脉注射。②丙泊酚(1.5～2mg/kg);咪达唑仑(0.1～0.3mg/kg)+维库溴铵(0.1mg/kg)+芬太尼(5μg/kg)静脉注射。③对冠心病或心血管功能较差的患者,依托咪酯(0.3～0.4mg/kg)+芬太尼(5μg/kg)+维库溴铵(0.1mg/kg)

＋艾司洛尔[$500\mu g/(kg \cdot min)$]，在充分吸氧过度通气情况下行气管插管。

（2）麻醉维持：①常采用吸入异氟烷（或安氟烷、七氟烷等）加非去极化肌肉松弛药及麻醉性镇定药。②静脉维持泵注丙泊酚[$4\sim6mg/(kg \cdot h)$]或咪达唑仑[$0.1mg/(kg \cdot h)$]，配合吸入异氟烷（安氟烷、七氟烷等），按需加入镇痛药及非去极化肌肉松弛药。③全凭静脉麻醉，使用把控技术（TCI），静脉输注丙泊酚＋瑞芬太尼及非去极化肌肉松弛药。

3. 麻醉管理

（1）仰卧头高位促进脑静脉引流，有利于降低 ICP；俯卧位应注意维持循环稳定和呼吸通畅，并固定好气管导管位置。

（2）开颅前需使用较大剂量麻醉镇痛药如芬太尼，手术结束前 $1\sim2h$ 禁止使用长效镇痛剂如哌替啶、吗啡等，有利于术毕患者及时苏醒和良好通气。

（3）术中间断给肌松剂，应及时追加用量，防止患者躁动。对上神经元损伤患者和软瘫患者，应用肌松剂宜小剂量，应用苯妥因钠对非去极化肌松剂有拮抗作用，应加大肌松剂使用剂量。

（4）该类患者手术期间宜机械通气，并间断行过度通气，保持 $PETCO_2$ 在 $4.0kPa$ 左右。

（5）术毕患者应迅速苏醒，但又不能有屏气或呛咳现象以免使颅内压升高、脑出血等，可使用拉贝洛尔、艾司洛尔、尼莫地平控制血压升高，也可使用芬太尼 $0.05mg$ 静脉注射，或 2% 利多卡因 $2ml$ 行气管内注入防止呛咳反射所致颅内压升高、脑出血等。

（6）液体管理：术前禁食、禁水丢失量按 $8\sim10ml/kg$ 静脉滴注，手术中液体维持按 $4\sim6ml/kg$ 补给，患者术前应用脱水剂，已有明显高涨状态，补充液应是生理盐水或等张胶体液。多数学者认为神经外科患者应维持血浆渗透压浓度达到 $305\sim320mmol/L$ 较为理想，达不到时应使用脱水利尿剂。

（7）使用大剂量脱水利尿剂患者，可产生大量利尿作用，术中应加强对钾、钠、血糖和血浆渗透浓度测定，以利于及时发现和纠正。

三、颅脑外伤患者的麻醉

（一）颅脑外伤患者的病理生理

颅脑外伤按其病理生理过程可分为原发性损伤和继发性损伤。受伤的瞬间，先为不同程度的原发性损伤，然后继发血管和血液学的改变而引起脑血流减少，从而导致脑缺血和缺氧、脑水肿、颅压增高，进一步发生脑疝，导致死亡。因此，临床上需要对继发性损伤病理生理过程进行干预，防止其进一步发展加重损伤。

脑血流的改变：研究证明脑外伤患者在创伤急性期即可发生脑血流的变化。严重脑外伤患者约 30% 在外伤后 $4h$ 内发生缺血性改变。目前认为，这种外伤后缺血性改变是一种直接的反应性变化，而非全身性低血压所致，尽管后者可加重缺血性改变。

影响继发性改变的其他因素：

1. 高血压和低血压　由于原发性损伤之后，脑的顺应性发生改变，甚至有颅内出血，颅压增高，无论高血压还是低血压都将加重脑损伤。由于自身调节功能损害，低血压造成脑灌注压减少，导致脑缺血；而高血压可造成血管源性脑水肿，进一步升高颅压，引起脑灌注压降低。在自身调节功能保持完整的情况下，低血压可引起代偿性脑血管扩张，脑血容量增加，进而使颅压增高，造成脑灌注压进一步降低，产生恶性循环，又称为恶性循环级联反应。

2.高血糖症　在脑缺血、缺氧的情况下,葡萄糖无氧酵解增加,产生过多的乳酸在脑组织中蓄积,可引起神经元损害。

3.低氧血症和高二氧化碳血症　低氧血症和高二氧化碳血症都可引起颅脑损伤患者脑血管扩张、颅压增高、脑组织水肿,从而可加重脑损伤。

4.脑损伤的机制　主要是在脑缺血的情况下激活了病理性神经毒性过程。包括兴奋性氨基酸的释放、大量氧自由基的产生、细胞内钙超载、局部 NO 产生等,最终引起脑水肿加重和神经元不可逆性损害。

5.脑水肿　外伤后脑水肿和脑肿胀使脑容量增加、颅压增高,导致继发性脑损害,重者发生脑疝,甚至死亡。脑水肿分为五种情况:血管源性、细胞毒性、水平衡性、低渗性和间质性。

(1)血管性脑水肿:脑组织损伤可破坏血－脑屏障,致使毛细血管的通透性与跨壁压增加,以及间质中血管外水潴留,从而造成血管源性脑水肿。由于组胺、缓激肽、花生四烯酸、超氧化物和羟自由基、氧自由基等引起内皮细胞膜受损,激活内皮细胞的胞饮作用和内皮结合部的破裂,使毛细血管通透性增加。其次,研究发现体温升高、高碳酸血症可使内皮细胞跨膜压增高,导致毛细血管前阻力血管松弛,使脑水肿发生率和范围增加。另外,蛋白分子电负荷的改变使血管外水潴留。由于白蛋白为阴离子蛋白,容易通过受损的血－脑屏障,然后由外皮细胞清除。相反,IgG 片断为阳离子蛋白,则黏附于阴离子结合部位,而潴留于间质中。临床上脑出血、慢性硬脑膜下血肿和脑肿瘤附近的水肿,均属于血管源性水肿。

(2)细胞毒性水肿:细胞毒性水肿的主要机制是在脑血流减少的情况下,能量缺乏使细胞膜泵(Na－K－ATP 酶)功能受损,进而引起一系列的生化级联反应,使细胞外钾增加,细胞内钙增高,膜功能损害可引起细胞不可逆性损伤。由梗死造成的局灶性或全脑缺血、低氧,均可导致细胞毒性水肿的形成。

(3)流体静力性水肿:由于跨血管壁压力梯度增加,使细胞外液积聚。脑血管自身调节功能受损,可引起毛细血管跨壁压急剧增加。如急性硬脑膜外血肿清除后使颅内压突然下降,导致脑血管跨壁压突然增加,出现一侧脑半球弥漫性水肿。

(4)低渗透压性水肿:严重血浆渗透压降低和低钠血症是渗透性脑水肿的主要原因。脑胶体渗透压超过血浆渗透压,水分即被吸收入脑。当血清钠浓度低于 125mmol/L 时可引起脑水肿。此外,由于性激素的不同,在同一血清钠浓度时,女性较男性更易发生脑水肿。

(5)间质性脑水肿:阻塞性脑积水、脑室过度扩大可使脑脊液－脑屏障破裂,导致脑脊液渗透到周围脑组织并向脑白质细胞外蔓延,在临床上可出现一种明显的非血管性脑水肿,即间质性脑水肿。这类水肿一旦发生,可导致脑缺血和神经元损害。

颅脑外伤初期由于静脉容量血管的扩张,脑血容量增加而出现脑肿胀,而不单是脑组织含水量的增加。其神经源性因素包括脑干刺激和脑循环中释放血管活性物质等。因此,早期的脑水肿主要由于脑血管自身调节功能下降,而脑干损害则影响动脉扩张,或静脉梗阻导致充血性或梗阻性脑水肿。如处理不当或不及时,在脑外伤的后期,随着脑水肿加重,颅内高压,脑灌注压下降,引起脑缺血,生化级联反应发生改变,发生复合性脑水肿,即血管性和细胞毒性脑水肿。

(二)麻醉处理要点

1.术前准确评估　由于颅脑外伤病情严重,麻醉医师应首先确保患者的呼吸道通畅,供氧应充分,及时开放静脉通路,以稳定循环,为抢救赢得时间,然后在极短的时间内迅速与家属沟通,了解相关病情,并掌握生命体征和主要脏器的功能情况,了解患者既往有无其他疾病,受伤前饮食情况,有无饮酒过量等。目前心肺功能状况,有无合并其他脏器损伤。脑外伤患者常因颅内压增高而发生呕吐,甚至误吸,所以这类患者均应视为饱胃患者,在插管前和插管时都应防止误吸。

2. 麻醉前合理用药 颅脑外伤患者一般不用术前镇静药,只给阿托品或东莨菪碱等抗胆碱药即可。无论何种镇静药都可引起患者呼吸抑制,特别是患者已存在呼吸减弱、呼吸节律异常或呼吸道不畅,即使少量的镇静药也可能造成呼吸抑制,使动脉血中二氧化碳分压增加,引起颅压增高。对于躁动的患者,一定要在密切监护情况下方可给予镇静。

3. 术中密切监测 术中常规监测有:心电图(ECG)、脉搏血氧饱和度(SpO_2)、呼气末二氧化碳分压($PETCO_2$)、体温、尿量、袖带血压。必要时还应动脉有创测压、动脉血气分析和电解质分析。怀疑血流动力学不稳、估计失血较多或术中可能大出血,应行深静脉穿刺置管。为操作和管理方便,穿刺点以选择股静脉为宜。

4. 麻醉诱导 颅脑外伤患者的麻醉诱导非常关键,诱导过程当中血流动力学的急剧变化将会加重脑损伤;颅脑外伤患者常常饱胃,诱导过程中发生误吸,会使病情复杂化;颅脑外伤患者常合并其他部位脏器的损伤,如颈椎损伤、胸部损伤、肝脾破裂等;此外,颅脑外伤的老年患者可合并严重的心肺疾患。因此,如不加考虑,贸然进行常规诱导,势必酿成大祸,引发纠纷。

对于全身状况较好、无其他合并症的单纯脑外伤患者,麻醉诱导用药可以选丙泊酚、咪达唑仑、芬太尼和非去极化肌松药。丙泊酚作为目前静脉麻醉药的主打药物,也适用于脑外伤患者,可降低颅压和脑代谢率,并能清除氧自由基,对大脑有一定的保护作用。应用咪达唑仑,可减少诱导期丙泊酚的用量,对减少患者医疗费用有积极作用,同时也降低因单纯应用丙泊酚所引起的低血压发生率,若患者血容量明显不足。可单独应用咪达唑仑为宜,避免应用丙泊酚引起严重低血压而加重脑损伤。咪达唑仑和丙泊酚的用量一定要个体化,一般情况下可用咪达唑仑 4~8mg,丙泊酚 30~50mg。肌松药以非去极化肌松药为宜,如必须选用去极化肌松药,应注意有反流与误吸、增高颅压和导致高血钾的可能。非去极化肌松药以中、长效为主,如罗库溴铵(0.6~1mg/kg)、维库溴铵(0.1mg/kg)、哌库溴铵(0.1mg/kg)。麻醉用药的顺序对诱导的平稳也有影响,先给予芬太尼($1.5\mu g/kg$),后给咪达唑仑,再给肌松药,30s后给丙泊酚。这种给药方法既可避免丙泊酚注射痛刺激,又能使各种麻醉诱导用药的作用高峰时间叠加一致,可减少气管内插管应激反应。气管内插管前采用2%利多卡因行气管表面麻醉,可使插管反应降到理想程度,最大限度地维持麻醉诱导平稳。

对于全身状况较差、合并其他脏器损伤或伴有其他合并症的患者,麻醉诱导应当慎重。

(1)对病情危重、反应极差或呼吸微弱甚至停止的患者,可直接或气管表面麻醉下插管。

(2)对于发生过呕吐的患者,应在吸引清除口咽部滞留物后,再进行诱导用药,在面罩加压控制呼吸之前,应由助手压迫喉结,防止胃内容物再次溢出加重误吸,在气管内插管成功后,用生理盐水灌洗,尽可能吸引清除误吸物,以利于气体交换。

(3)对其他合并症的患者,特别是心功能较差,甚至心力衰竭患者,首先应用强心药,选择诱导药物,如采用咪达唑仑、依托咪酯等,配合适量的芬太尼和肌松药。

(4)合并其他脏器损伤的患者,尤其是内脏大出血者,应进行积极的抗休克治疗,在血压回升、心率接近正常的情况下,谨慎地进行麻醉诱导与气管内插管,以免延误手术时机。诱导用药应选择对血压影响轻、且对大脑有保护作用的药物,如咪达唑仑,即使这样,用药量也应减少,以避免血压剧烈波动。

5.麻醉维持 颅脑外伤的患者一般都存在不同程度的颅内压增高,因此,麻醉维持一般不单独采用吸入全身麻醉,目前较多采用静脉复合全身麻醉或静脉吸入复合麻醉。静脉复合全身麻醉的维持采用静脉间断注射麻醉性镇痛药和肌松药,持续泵入静脉全麻药。麻醉性镇痛药以芬太尼为主,有条件的可用舒芬太尼和阿芬太尼,哌替啶较少使用。麻醉性镇痛药的用量一般应根据患者的实际情况决定,切忌量大,静脉全麻药也是如此。肌松药应选择对颅内压影响小的阿曲库铵、维库溴铵和哌库溴铵等。静脉全身麻醉药目前最为常用的是咪达唑仑和丙泊酚。丙泊酚优势更为明显,因手术医师希望术后能尽早评估患者的神经系统功能,丙泊酚起效和苏醒都快,而且还有脑保护作用,故选用丙泊酚更为有益。

静脉吸入复合麻醉维持是在静脉复合麻醉的基础上增加了气管内挥发性麻醉药的吸入。静脉复合麻醉的维持同上不再赘述。应该注意的是吸入麻醉药的选择,吸入麻醉药有脑血管扩张作用,异氟烷扩张作用最弱,适合应用。

6.术中管理 颅脑外伤患者容量管理非常重要。临床上常用脉搏、血压、尿量等指标进行监测。需要注意的是脑外伤患者常用脱水剂,用尿量判断液体平衡情况不准确。最好监测中心静脉压,尤其是合并内脏出血休克者。在液体种类上,晶体液以乳酸钠林格液、平衡盐液和生理盐水为好,应避免应用含糖液。有大出血者,紧急时可选用胶体液,如代血浆、琥珀酰明胶(血定安)、万汶等。颅脑外伤患者血-脑屏障可能存在不同程度的损害,万汶有预防毛细血管渗漏的作用,从理论上讲,输注万汶可能优于其他血浆代用品。术中应注意失血量估计的准确性,适量输血,防止血液过度稀释,术中血细胞比容最好维持在 0.30 左右。

术中保持过度通气,维持呼气末二氧化碳分压 30~35mmHg,有利于颅压的控制。术中除了密切监测患者生命体征外,还应观察手术步骤,对手术的进程有所了解。因为脑外伤患者由于颅压升高,致交感神经兴奋性增高、血中儿茶酚胺上升,易掩盖血容量不足,一旦开颅剪开脑膜,容易发生低血压,严重者可致心搏骤停。此外,麻醉医师在观察手术操作期间,应结合所监测的生命体征指标变化,及时与手术医师沟通,并根据术中生命体征变化,做出准确的判断和正确的解释及处理。

7.麻醉恢复期的管理 麻醉恢复期的管理非常重要,不能掉以轻心。麻醉医师应根据病情做出相应的处理。早期拔除气管内插管,有利于手术医师及时进行神经系统检查,对手术效果做出及时评估。但必须掌握拔管时机,若患者出现不耐管倾向,且呼之睁眼,可给予少量丙泊酚,吸净气管内和口腔内分泌物后,拔除气管内插管。应尽可能避免麻醉过浅和拔管时剧烈呛咳,以免由此而引起颅内压增高和颅内创面出血。

对术前情况较差、多脏器损伤或有其他严重合并症者,尤其是昏迷患者,宜保留气管导管或做气管切开,以利于术后呼吸道管理,有条件者护送专科 ICU 或综合 ICU。

(三)麻醉注意事项

颅脑外伤患者麻醉一个最为关键的问题是,一定不能只注意颅脑外伤的情况而忽略了对其他脏器外伤的观察,以免贻误治疗,导致不良后果。入室后开放两条静脉通路,以备快速输血、输液,抢救休克和大出血。

无论哪种麻醉方法,麻醉诱导时都应防止误吸,以免使病情复杂化。手术过程中避免使用增高颅压的药物,控制呼气末二氧化碳分压,维持患者一定程度的过度通气。术中应注意患者水、电解质的情况,特别是患者大量应用脱水剂,极易引起水、电解质紊乱,液体量可以略欠一些,切不可过量,必要时输血,避免应用含糖液体。术中注意避免血压剧烈波动而诱发脑血管痉挛,加重脑损伤,影响术后神经功能的恢复。

脑外伤患者术后切不可盲目拔除气管导管,严重的脑水肿或脑干损伤,随时可能发生呼吸暂停,甚至死亡危险。

四、颅内血管病变的麻醉

（一）颅内血管病变的病理及临床表现

颅内血管病变包括高血压动脉粥样硬化性脑出血、颅内动脉瘤、颅内血管畸形等。多数是因突发出血而就诊,平时没有症状,或头痛的症状被忽略,因此起病较急,多数需行急诊手术。

1.高血压动脉粥样硬化性脑出血 高血压动脉粥样硬化性脑出血在临床上最常见,尤其是随着社会的老龄化和饮食结构的改变,其发生率有增加的趋势。高血压和动脉粥样硬化互为因果,互相影响。高血压的患者颅内血管壁由于长期受到高压力的冲击而发生损伤,损伤的部位在修复过程期间,有的恢复良好,有的会发生脂类沉积,沉积的脂类物质可形成斑块,此处的血管壁弹性降低,脆性加大,在突然受到更大的血流冲击力的情况下,血管壁即破裂发生出血。如剧烈运动、情绪激动、饮酒等因素,可使患者突然头痛、恶心、呕吐、意识障碍,严重者很快深昏迷,四肢瘫痪,眼球固定,瞳孔针尖样,高热,病情迅速恶化,数小时内死亡。特别是饮酒后,易误认为醉酒,颅脑 CT 可帮助确诊。

2.颅内动脉瘤 颅内动脉瘤是由于脑血管发育异常而产生的脑血管瘤样突起。好发于颅底动脉及其临近动脉的主干上,常在动脉分支处呈囊状突出。颅内动脉瘤的病因可能是先天性动脉发育异常或缺陷、动脉粥样硬化、感染、创伤等,形成动脉瘤的一个共同因素是血流动力学的冲击因素,致使薄弱的血管壁呈现瘤样突起。临床上颅内动脉瘤在破裂前常无症状或仅有局灶症状,表现为一过性轻微头痛;破裂后症状严重,出现突发的、非常剧烈的头痛,常被误诊为流感、脑膜炎、颈椎间盘突出、偏头痛、心脏病以及诈病等。患者可有不同程度的意识障碍,部分患者就诊时可能完全缓解,患者是否有过突发性剧烈头痛的病史常常是确诊的重要线索。颅内动脉造影可确诊。Hunt 和 Hess 将颅内动脉瘤患者按照手术的危险性分成五级。

（1）Ⅰ级:无症状,或轻微头痛及轻度颈强直。

（2）Ⅱ级:中度及重度头痛,颈强直,除有神经麻痹外,无其他神经功能缺失。

（3）Ⅲ级:倦睡,意识模糊,或轻微的灶性神经功能缺失。

（4）Ⅳ级:神志不清,中度至重度偏瘫,可能有早期的去大脑强直及自主神经功能障碍。

（5）Ⅴ级:深昏迷,去大脑强直,濒死状态。

若有严重的全身疾患如高血压、糖尿病、严重动脉硬化、慢性肺部疾患及动脉造影上有严重血管痉挛者,要降一级。

3.颅内血管畸形 颅内血管畸形是指脑血管发育障碍引起的脑局部血管数量和结构异常,并对正常的脑血流产生影响。可分为:动静脉畸形、毛细血管扩张症、静脉畸形、海绵状血管畸形。临床上最常见的是动静脉畸形。脑动静脉畸形是一种在胎儿期形成的先天性脑血管发育异常,无明显家族史。其病理特点是非肿瘤性的血管异常,具有粗大、扩张、扭曲的输入及输出血管,病理性血管可呈蔓状缠结且动静脉分流循环速度很快,供养动脉常常扩张并延长,近端及远端动脉襻均为迂曲状。动静脉畸形的症状体征可来自以下情况。

(1)正常神经组织受压,脑积水,脑、蛛网膜下隙、脑室出血。

(2)缺血及出血性损害导致头痛、抽搐

(3)占位导致的神经功能缺失。

(4)静脉压升高使颅压增高。

(5)"盗血"引起神经功能缺失。

(6)临床表现各不相同,有头痛、癫痫、精神异常、失语、共济失调等。还有一个罕见的症状,即三叉神经痛。

(二)麻醉处理要点

1.术前准备及麻醉前用药 麻醉医师应尽快了解病史,特别是抗高血压药的服用情况。此类患者为急诊患者,病情虽有轻重之分,但对意识障碍不严重的患者不能掉以轻心,这类患者很容易激动和烦躁,致使病情加重,影响治疗效果。所以无论患者意识如何,只要有躁动倾向,一定要给予适度的镇静,并密切监护。麻醉前用药根据病情可在手术室内麻醉前5min静脉推注抗胆碱药。若在做相应检查时已用镇静药,此时不必再用。

2.术中监测 术中监测见颅脑外伤患者麻醉处理要点中的术中监测,此不再赘述。

3.麻醉方法 颅内血管病变手术目前几乎都在显微镜下进行,要求手术野稳定清晰,所以应选择气管内插管全身麻醉,因挥发性麻醉药对脑血管影响大,故多选择静脉全身麻醉。麻醉诱导用药为:丙泊酚、咪达唑仑、依托咪酯、羟丁酸钠、芬太尼、舒芬尼、雷米芬太尼、维库溴铵、哌库溴铵等。不管选择哪几种药,都要力求诱导平稳,维持脑灌注压稳定。

4.麻醉维持 麻醉维持药物的选择应以能更好地满足下列要求为前提:理想的脑灌注压、防止脑缺氧和脑水肿、使脑组织很好地松弛,为减轻脑压板对脑组织的压迫,在分离和夹闭动脉瘤时应控制血压,以降低跨壁压。由于没有任何一种药物可达上述要求,所以要联合用药,作用互补,以取得最佳效果。在应用静脉麻醉药的同时辅以小流量的异氟烷,可更好地进行控制性降压。维持用药可以静脉持续泵入丙泊酚,也可持续泵入咪达唑仑,镇痛药和肌松药可间断注射。镇痛药可用吗啡、芬太尼、舒芬太尼等,肌松药可选用长效哌库溴铵或中效维库溴铵。

5.术中管理 颅内血管病变的患者术中管理非常重要,术中合理地调控血压、心率,维持血流动力学稳定,可减轻脑损害,有利于患者神经功能的恢复,合理地利用心血管活性药物,尤其对心血管合并症的患者更要因人而异,用药一定要个体化。一般常用的心血管活性药物有:艾司洛尔、硝酸异山梨酯、氨力农、硝酸甘油、硝普钠。容量管理也很重要,术中应根据液体需要量、失血量、尿量,以及CVP和肺毛细血管楔(PCWP)及时补液和输血,特别是在动脉瘤夹闭后应快速扩容,进行血液稀释,维持血细胞比容在正常低限范围内($0.30\sim0.35$)。羟乙基淀粉用量超过500ml时为相对禁忌,因为有可能干扰止血功能引起颅内出血。

6.麻醉恢复期管理 麻醉恢复期应根据术前患者的一般情况和手术的情况决定是否拔除气管导管。若术前患者一般情况良好,且手术顺利,可在患者自主呼吸恢复满意后拔管,完全清醒后送回病房观察。若术前一般情况较差,意识有障碍,手术难度较大,时间长,应带管将患者送监护室,借助呼吸机支持,待麻醉自然消除后拔管。

（三）麻醉注意事项

对高血压动脉粥样硬化性脑出血的患者，应了解既往史，这类患者一般都有不同程度的心肌供血不足，血压、心率的剧烈波动变化，可使心肌缺血加重，严重者发生心肌梗死，所以麻醉诱导时应避免使用心肌抑制药物。

颅内动脉瘤和血管畸形的患者麻醉诱导非常关键，特别是已经有颅内出血的患者，麻醉诱导期间可再发出血或出血加重，甚至可引发动脉瘤破裂，故麻醉诱导要把喉镜置入和气管内插管刺激降到最低。但麻醉也不宜过深，对颅内压正常的患者，血压可降低到基础血压的30%～35%，对已有颅内压增高的患者，血压降低有加重脑缺血的危险，一定要引起重视。

颅内动脉瘤患者术中都要求控制性降压，应该注意，为维持合理的脑灌注，在切开硬脑膜前不需降压过低。术中在监护状态下于动脉瘤夹闭前开始行控制性降压。选择对脑血流、脑代谢及颅压影响小的降压方法。在控制性降压的过程中应该注意的是：硝普钠虽然可以快速控制高血压，但可使容量血管扩张而增加脑血容量，并使颅压升高；硝酸甘油同样可使容量血管扩张而增加脑血容量，比硝普钠引起的颅内压增高还要明显且严重，因而要避免应用这两种药物。钙通道阻滞药尼卡地平、尼莫地平可增加局部脑血流，对心肌抑制轻，术中可快速控制高血压，停降压后无反跳现象，并有预防术后心脑血管痉挛的作用，可作为首选。

颅内血管畸形的患者术中要严格控制血压波动，低血压加重损害病变周围的脑组织（长期低灌注血管麻痹），一旦（AVMs）切除术后发生正常灌注压恢复综合征，出血、水肿、高颅压，而高血压又可加重其损害。因此，术后血压仍须控制在适当范围，不宜立即停止降压药。

颅内血管手术由于出血和术中对血管的刺激，术后极易发生局部脑血管痉挛，血流减慢，术中应避免使用止血药，以免在血管痉挛后发生脑血栓，影响神经功能的恢复。

注意防止动脉瘤夹闭后的血管痉挛，通过高血压［平均动脉（MAP）100mmHg］、高血容量、血液稀释来增加脑血流，关键是要在轻度脑缺血进展为脑梗死之前实施，术野使用罂粟碱可扩张痉挛的血管，如果手术需要临时钳夹动脉瘤时，为改善其供血区域的侧支循环，国外常静脉注射去氧肾上腺素。

五、颅内肿瘤患者的麻醉

（一）颅内肿瘤患者的病理生理

颅内肿瘤按部位可粗略分为大脑半球肿瘤、小脑肿瘤和脑干肿瘤，后两者位于颅后窝，又统称为颅后窝肿瘤。病理报告以神经胶质瘤、脑膜瘤多见，余为转移瘤、结核瘤等。患者可能患病数年无临床症状，随着占位病变体积的增大出现颅压升高的症状，伴视力、嗅觉障碍、偏瘫、失语等。与麻醉有关的颅内肿瘤的病理生理变化主要是肿瘤占位引起的颅压增高，颅内压是指颅内容物对颅腔壁产生的压力，临床上一般通过测量脑脊液压力了解颅压的变化情况，颅内压力正常是维持脑功能正常运转所必需的。

1. 颅压的调节　颅内容物主要有脑组织、脑脊液和血液三种成分，正常情况下，其中一种成分增加，其他两种成分则相应减少，机体通过自动调节维持颅压在一定限度之内（成人5～15mmHg，儿童4～7.5mmHg）的正常平衡状态。颅内肿瘤引起颅内容物的增加，早期可通过自动调节维持正常的颅压，随着颅内肿瘤体积增大，超过代偿限度颅内压即增高。有时颅内肿瘤（如颅后窝病变）体积虽然很小，但也可引起颅内压增高，这主要是因为肿瘤位置引起脑脊液回流受阻，脑积水所致。

2.脑脊液对颅压的调节作用 由脉络丛生成的脑脊液时刻在进行着新陈代谢变化,包括生成、循环和吸收。颅内压的变动可受脑脊液分泌、循环、吸收的影响,在颅内压的调节中起重要作用。当颅压增高时,脑脊液回吸收增加,而且一部分脑脊液受挤压流入脊髓蛛网膜下隙,使颅内容物总体积减小,有利于颅压降低。

3.脑血流对颅压的调节 颅压的变化直接影响脑血流,颅压增高,脑血流减少,而脑静脉系统的血液受挤压而排出增多,脑血容量减少,因而颅压可以降低。正常情况下脑血流的调节主要通过动脉血管口径的变化来实现的,其影响因素有二氧化碳分压、动脉血酸碱度、温度等。临床上通常采用过度通气来降低二氧化碳分压,以使脑血管收缩,脑血流减少,达到降低颅压的作用,为手术提供良好的手术野。

颅压的调节有一定的限度,在这个限度之内,颅内对容积的增加有一定的代偿力,这种代偿力表现在脑脊液被挤压至脊髓蛛网膜下隙,脑部血液减少与脑组织受压向压力低处转移,以达到机体承受的病理平衡,故这个限度的极限称之为临界点。超过临界点即失代偿,这时颅内容物微小的增加,可使颅内压急剧增加,加重脑移位与脑疝,发生中枢衰竭。

(二)麻醉处理要点

1.术前准备 颅内肿瘤手术一般都是择期手术,有足够的时间进行术前准备。麻醉医师所要做的是麻醉前认真访视患者,了解病史,包括既往史、手术史等,特别是与麻醉有关的心、肺合并症,肝、肾功能情况。

2.麻醉前用药 成人一般在麻醉前 30min 肌内注射苯巴比妥 0.1g,东莨菪碱 0.3mg。

3.术中监测 术中监测见颅脑外伤患者麻醉处理要点中的术中监测,此不再赘述。

4.麻醉方法 颅内肿瘤患者麻醉方法有局部麻醉、局部麻醉加神经安定镇痛术、全身麻醉。随着时代的进步,人们对麻醉的要求也越来越高,一方面患者要求术中舒适而无恐惧,另一方面随着显微手术的不断开展,手术医师要求良好的手术野,因此,目前所有的颅内肿瘤患者均在全身麻醉下进行手术。麻醉诱导目前可选用的药物很多,如咪达唑仑、丙泊酚、依托咪酯、羟丁酸钠等;肌松药可选择阿曲库铵、维库溴铵、哌库溴铵等;麻醉性镇痛药可选芬太尼、舒芬太尼、吗啡等。

5.麻醉维持 见颅脑外伤患者麻醉处理要点中的麻醉维持。

6.术中管理 颅内肿瘤患者术前常用脱水剂,因而术前常常血容量不足,术中还要丢失一部分血液,特别是手术较大时,有效循环血容量不足将更为明显,术中液体管理非常重要,最好监测中心静脉压,以指导输液。液体种类根据患者具体情况选用晶体液和胶体液,晶体液以乳酸钠林格液为主,不用含糖液,胶体液有聚明胶肽(血代)、血定安、万汶等。对体质较好的患者,可采用大量输血补液,尿量保持 30ml/h 即可。以免肿瘤切除后,正常脑组织解除压迫,出现脑组织严重水肿,加重脑损害。呼吸管理见颅脑外伤患者麻醉处理中的术中管理。

7.麻醉恢复期 管理麻醉恢复期的管理要求与颅脑外伤患者相同。

(三)麻醉注意事项

此类患者由于术前使用脱水剂,往往伴有电解质紊乱,所以术前一定要化验电解质,以利于术中选择液体种类,保持电解质平衡。

颅内高压的处理非常重要,处理不妥死亡率很高。在麻醉诱导后应立即静脉注射 20% 甘露醇 1g/kg,最好在剪开脑膜前输完,并配合过度通气,保持一定的麻醉深度,最大限度地降低颅压,以利手术的进行。

对出血多的手术,如脑膜瘤多沿大静脉窦发展,极易侵犯静脉窦,血运非常丰富,麻醉前一定要有充分的估计,多开放几条静脉通路,以备能快速输液输血。术中在分离肿瘤前进行控制性降压,注意降压的幅度,根据需要动脉压若降至 60mmHg 以下时,切不可时间过长。麻醉力求平稳,无缺氧及二氧化碳蓄积。

颅后窝肿瘤手术麻醉比较复杂,手术体位常有坐位、俯卧位、侧卧位。坐位时术中易发生气体栓塞,为预防气体栓塞,术中禁用 NO_2 与过度通气及控制性降压,可采用呼气末正压通气。下肢用弹力绷带,防止淤积性血栓形成。变动体位时要慢,避免血流动力学急剧改变。常规监测 $PETCO_2$、SpO_2、心电图、EEG、中心静脉压(CVP),必要时置右房导管及超声多普勒气体监测仪或食管超声心动图可动态反映心内的气泡;一旦检出气泡立即通知术者关闭空气来源、右房抽气、左侧垂头足高位、加快输液,必要时给心肌变力性药物支持。

脑干是颅后窝内极为关键的结构,手术期间生命中枢受到刺激易出现呼吸节律和心率变化,因此,对机械通气的患者应加以注意。对保留自主呼吸的患者,应密切注意呼吸节律的变化,出现异常及时通知手术医师,以减轻对脑干的牵拉刺激。还应该注意的是脑干手术时应保证手术野安静,避免麻醉减浅出现呛咳,最为稳妥的方式是应用肌松药,进行机械通气。

六、垂体腺瘤患者的麻醉

(一)病理生理及临床表现

垂体腺瘤可分为功能性和非功能性腺瘤。功能性腺瘤因过度分泌相关激素引起临床不同症状,非功能性腺瘤一般仅引起压迫症状。功能性腺瘤引起的机体病理生理变化由其分泌的激素所决定。功能性腺瘤分为:生长激素(GH)腺瘤、催乳素(PRL)瘤、GH 和 PRL 混合型细胞瘤、促肾上腺皮质激素(ACTH)瘤、促甲状腺素释放激素(TRH)细胞瘤、黄体刺激素(LSH)和促卵泡素(FSH)瘤、嗜酸干细胞瘤。

垂体腺瘤的临床表现一是高分泌综合征,二是肿瘤占位的影响。早期经常表现为分泌亢进,随着肿瘤的发展,相关症状不断加重且明显,并出现垂体组织、鞍旁组织的受压改变,甚至出现垂体功能减低。

PRL 瘤是最常见的高分泌性垂体腺瘤,约占 25%,常表现为性欲减退、阳痿、乳房发育、溢乳、胡须减少,重者生殖器官萎缩,精子减少、活力低、不育。

生长激素腺瘤可以导致巨人症和肢端肥大症,在青春期前,骨骺尚未融合时发病者,表现为巨人症。肢端肥大症若发生在骨骺闭合的成人,则手足肥厚宽大,下颌突出,巨舌,皮肤变厚变粗,糖代谢异常,心脏病和周围神经病变。99% 以上的肢端肥大症是由于分泌 GH 腺瘤引起。其中 20%~50% 合并 PRL 或其他激素分泌。

皮质醇增多症(又称 Cushing 综合征)是由于慢性皮质醇增高引起。由垂体 ACTH 瘤引起称为库欣(Cushing)病,由于脂肪代谢异常出现向心性肥胖,满月脸,水牛背,四肢相对瘦小,动脉粥样硬化。蛋白质分解大于合成代谢,抑制胶原合成导致皮肤菲薄,毛细血管扩张,呈现多血质。腹部皮肤紫纹,毛细血管脆性增加,易出现紫癜。骨质疏松,易致病理性骨折。伤口不易愈合,促性腺激素分泌抑制,女性出现月经稀少,闭经,溢乳,不孕;男性出现性欲减退,阳痿,精子减少,睾丸萎缩。少数患者盐皮质激素(又称盐皮质类固醇)增加,导致电解质代谢紊乱,低血钾,低氯,高血钠。糖代谢紊乱,胰岛素抵抗和糖耐量减低。患者多伴有高血压、左心室肥大、心力衰竭、心律失常、肾衰竭、皮肤色素沉着及精神异常等。

　　垂体瘤在鞍内生长缓慢,当长至鞍上区时产生症状,压迫视神经、视交叉,出现不同程度的视力下降和视野改变。头痛常常是患者首诊的症状。头痛位于眶后、前额和双颞部,程度轻,间歇性发作。少数巨大肿瘤可至第三脑室,引起室间孔或中脑水管梗阻,出现颅内压增高时头痛剧烈。垂体卒中时瘤体坏死、出血、瘤内压力急剧增高,蛛网膜下隙出血者突发性剧烈头痛。

　　(二)麻醉处理要点

　　1.患者术前评价及准备　麻醉医师应对病情作全面了解,注意患者基础代谢情况,了解肿瘤有无功能,术前电解质等生化指标,以及有无其他合并症,以便对患者做出准确评价。术前做必要的试验和治疗,可减少麻醉和手术的危险。垂体卒中急症手术对视力恢复有利,一般情况下,患者需要糖皮质激素替代及脱水治疗。对肢端肥大症患者应考虑到有气管内插管困难的可能,要准备充分。

　　2.麻醉前用药　麻醉前用药无明显禁忌,常规应用巴比妥类药物和抗胆碱药物,一般为苯巴比妥、东莨菪碱。

　　3.术中监测　术中除了常规监测 ECG、SpO_2、$PETCO_2$、体温、尿量、袖带血压外,还应对患者进行 ACTH、皮质醇、血糖和尿糖的监测。

　　4.麻醉方法　垂体瘤手术常用入路是经鼻蝶和经颅,无论哪种入路,都要选择全身麻醉。经鼻蝶入路时,麻醉过程中应进行控制性降压,以减少出血,保持手术野清晰,缩短手术时间。麻醉诱导用药量要足,尤其是有甲状腺功能亢进的症状时,用量要增大,因这种情况下循环系统极易激惹。气管内插管前应对口、咽喉、声门及气管黏膜充分表面麻醉(表麻),一般用 1% 丁卡因或者 2% 利多卡因,最大程度地减轻气管内插管反应。

　　5.麻醉维持　对经颅手术的患者一般多选用静脉复合全身麻醉,维持用药可以静脉持续泵入丙泊酚,也可持续泵入咪达唑仑,镇痛药和肌松药可间断注射。镇痛药可用吗啡、芬太尼、舒芬太尼等,肌松药可选用长效哌库溴铵或中效维库溴铵。经鼻蝶手术的患者可在静脉麻醉的基础上辅以吸入少量的恩氟烷,以更好地控制血压。

　　6.术中管理　由于手术在显微镜下进行,所以一定要控制血压,同时液体量也要适当限制,必要时输血,尤其是经翼点入路手术时,血压高时颅内压将增高,且出血多,影响手术视野。经额开颅或经蝶手术时,有可能有血水流入口腔,且经蝶手术后,伤口渗液也有流入口腔的可能,所以气管内插管后需将气囊满意充气。术中监测呼气末二氧化碳分压,调整机械通气有关设定,维持患者一定程度的过度通气,以降低颅压。

　　7.麻醉恢复期管理　因此类患者术前一般意识良好,多主张术后早期拔除气管导管,故垂体腺瘤患者在麻醉恢复期应注意呼吸的恢复情况,特别是 GH 腺瘤的患者,由于结缔组织增生,舌体肥大,口腔内可能有渗液,经鼻蝶入路手术后鼻腔被填塞,所以患者通气量一定要接近术前水平,SpO_2 正常,肌力恢复,完全清醒且无呼吸道梗阻的表现,吞咽反射、咳嗽反射良好后方可拔除气管导管。

　　(三)麻醉注意事项

　　垂体腺瘤患者多比较年轻,一般无其他合并症,麻醉医师应该注意的是由肿瘤引起的,尤其是与内分泌有关的症状,对可能发生垂体功能衰竭的患者做出估计,以采取预防措施。对经额或翼点入路手术的患者要注意颅内压的控制,麻醉诱导应避免血压波动,手术开始时要提前加深麻醉,特别是开颅骨时,更要注意镇痛药足量。

经鼻蝶入路时,术者要进行鼻腔准备,鼻腔局部应用肾上腺素可引起血压增高、心率增快,同时鼻腔神经末梢丰富,从鼻镜的置入至手术结束,麻醉医师应注意控制血压,尽管手术时间短,但麻醉用药量一定要足,以保证手术野清晰。

无论是麻醉诱导还是维持,都应避免麻醉过浅,特别是避免呛咳,在体位改变的过程中气管导管刺激,更易诱发呛咳。由于垂体腺瘤手术时间较短,所以肌松药的选择一般不选用长效药,以中、短效为宜,长效肌松药有术后发生延迟性呼吸抑制之虑,选用时一定要谨慎。

术中液体量不宜过多,应注意适量控制,必要时输血即可。对尿崩倾向的患者要注意纠正水、电解质紊乱,术中可应用去氨加压素(弥凝),一方面可止血,另一方面可降低血压,并有抗利尿的作用。

(焦向阳)

第二节　普通胸科手术麻醉

一、术前评估及准备

(一)临床评估

1.临床体征评估　详细了解病史及体格检查可大致判断呼吸功能。如吸烟多久,有无呼吸困难、端坐呼吸,有无口唇发绀或杵状指,有无运动(上楼等)后气短及大量咳痰等体征,有助于判断肺功能及是否需要治疗措施。X线片包括断层CT检查更可显示肺及胸内病变,还可判断气管狭窄程度及部位,有助于麻醉准备。如肺部听诊有哮鸣音,应先给以支气管解痉治疗。

2.肺功能测定及动脉血气评估　肺切除术患者肺功能异常者,应常规在术前进行肺功能测定(PFTs),实际动脉血气测定更有重要意义。

(1)PFTs测定:最常用的肺功能测定为测量肺活量(VC)。如果VC<80%正常值,应考虑有限制性肺疾病,如肺萎陷、肺炎或肺纤维化。如怀疑有阻塞性肺疾病时应测定用力呼气量(FVC),又称时间肺活量,即最大用力吸气后在1s、2s、3s测呼出气量,其中尤以第一秒用力呼气量(FEV_1)更有意义。正常人FVC与VC相等,当患者患有阻塞性肺疾病,如哮喘或支气管炎,用力呼气时,胸腔呈正压,气道易受动力性压迫而萎陷,易被分泌物堵塞,所以FVC<VC,FEV_1显著下降。而限制性肺疾病不常伴有气道梗阻,也可导致FVC降低;虽FEV_1可能下降,但FEV_1/FVC仍为正常(即>70%)。

(2)最大自主通气量:肺的动力功能可测量最大自主通气量(MVV),即患者尽快在12s内呼吸的容量乘以5表示每分钟最大通气量,可显著显示气道阻力的变化。如此高通气率患者很难进行1min以上,甚至重症患者不能进行MVV测量,可用FEV_1/FVC×35≈MVV为参考,也有良好的相关性。除了气道梗阻影响MVV外,肺和胸壁的弹性、呼吸肌的力量及合作程度均可影响MVV。健康男人MVV平均值为150~175L/min,最低限为80L/min或大于80%。

(3)动脉血气分析:术前静止状态下的动脉血气分析对开胸手术患者很有参考价值。可显示气体交换障碍的严重程度,也可提示麻醉时应用单肺通气是否会出现缺氧危险,对术后缺氧处理提供有力的指标。但有些患者在静止状态下动脉血气张力正常或接近正常,当有轻度运动时即出现血氧饱和度下降。

3.耐受全肺切除的标准　术前评估患者能否耐受全肺切除,不但胸外科医生应非常重视,麻醉医生也必须正确判断,否则,全肺切除术后有可能因气体交换不足、肺动脉高压及致命性呼吸困难难以脱离呼吸机支持。因此拟做全肺切除术的患者,术前肺功能测试至少应符合下列标准:①$FEV_1>2L$,$FEV_1/FVC>50\%$。②$MVV>80L/min$或50%预计值。③残气量/总肺量$<50\%$预计值及预计术后$FEV_1>0.8L$。如上述标准不符合,还应做分侧肺功能试验。如FEV_1过低,还应做创伤性检查,如肺动脉球囊阻塞测压等。④平均肺动脉压$<35mmHg$。⑤运动后$PaO_2>45mmHg$,说明切除后余肺能适应心排血量。

由于FEV_1及分侧肺功能试验的正确性令人失望,近年建议测定运动时最大氧摄取量(VO_2 max)能较正确判断患者肺切除后是否发生并发症。如患者的VO_2 max$>20ml/(kg \cdot min)$则术后多不发生问题,如运动时VO_2 max$<15ml/(kg \cdot min)$,术后多出现严重并发症。有些患者FEV_1值不适于手术,但运动时VO_2 max较高,仍可耐受手术,说明运动试验更能反映气体交换、通气、组织氧合及心排血量状况。

(二)术前准备及改进肺功能的措施

术前评估患者肺功能的基本目的,不但为了做好麻醉前准备,更要降低围手术期的肺并发症及死亡率。特别有肺慢性疾病的患者术前必须进行充分准备。通常在术前48~72h即应开始治疗准备,同样治疗要持续到术后。

1.停止吸烟　停止吸烟可以减少气道分泌物及敏感性,改进黏膜纤毛运动,但需要2~4周见效,6~8周效应最佳。术前24~48h停止吸烟反增加气道分泌物及敏感性,但可以减少碳氧血红蛋白含量,有利组织的氧利用。吸烟者术后肺部并发症率约为非吸烟者6倍。

2.控制支气管痉挛　气道刺激常是胸外科反复出现气流受阻的原因。所以在围手术期建立通畅的气道极为重要。β_2-拟交感性气雾剂是主要治疗反复发作的支气管痉挛。如患者用β_2-拟交感性气雾剂有心动过速,可采用四价抗胆碱能药异丙托溴铵。如加用茶碱,应考虑与β-肾上腺素能药及麻醉药并用时,特别在单次静脉注射时的交互作用及毒性反应。

3.抗感染、排痰、止痰处理　术前准备中排痰是很重要的措施。因为痰液可增加感染及气道的刺激。术前用抗生素对预防院内感染及治疗支气管炎很有帮助。如有急性呼吸道感染,则择期手术还应推迟7~10d。松动痰液最佳方法为适当的湿化,包括全身输液及用热蒸汽雾化吸入。由于咳嗽无力,常需机械方法协助排痰至气道口端,便于咳出,如叩背及位置排痰等。

4.锻炼呼吸功能　术前说服患者主动锻炼呼吸功能,增强咳嗽、咳痰动作极为重要。麻醉前访问中,教会患者锻炼呼吸功能,解释止痛、咳痰方法,增强患者信心,往往比单纯用药及术后间断正压通气还有效。利用一次性吹气瓶(称有阻力的吹气装置)每天练习数次可显著增强呼吸肌肌力及耐力。

二、胸科手术的麻醉特点

(一)麻醉选择的原则

为了减轻开胸后的纵隔摆动及反常呼吸,以及避免低氧血症及维持气道通畅,同时消除因手术操作刺激胸腔内感受器所致的应激反应,应首选全麻,即气管内插管后应用肌松药控制呼吸。近年多采用硬膜外神经阻滞复合全麻,可以减少术中全麻药的使用,术后进行

PCEA镇痛。

至今尚不能提供特定的麻醉药物或麻醉方法,临床上只有根据以上原则,麻醉者的知识、经验、技能,科室麻醉机的配备等来选择具体的麻醉方法。

(二)麻醉药的选用

1.氟化类吸入麻醉药(异氟醚、地氟醚、七氟醚)具有较高的油/气分配系数,麻醉作用强,最低肺泡气有效浓度(MAC)低,可以并用高浓度氧。同时血/气分配系数较低,麻醉诱导及苏醒较快,容易控制,尤其适于开胸手术。

2.心脏功能极差的患者或心血管手术应用大剂量芬太尼或芬太尼类静脉麻醉。优点是利于循环稳定不抑制心肌,最为有利,但延长了术后机械通气的时间。若术前情况尚可,也采用小剂量芬太尼($5\sim8\mu g/kg$)辅助异丙酚($3\sim4\mu g/kg$)或咪唑安定($0.08\sim0.1mg/kg$)并用吸入麻醉及非去极化肌松剂行机械通气,维持正常通气功能。

3.氯胺酮有减轻支气管痉挛的作用,不抑制缺血性肺血管收缩反应,但其致幻作用难以避免,因此较少用于成人。

(三)麻醉期间呼吸、循环的管理

维持呼吸道的通畅,防止麻醉期间低氧或二氧化碳蓄积。因为手术为侧卧位,气管导管容易移位,病侧肺、支气管内的分泌物、血液倒流容易造成气道的堵塞,术中应严密监测呼吸动度、气道阻力,有分泌物及时分次吸出,可连续监测脉搏血氧饱和度(SpO_2)、呼吸末CO_2($ETCO_2$)。

麻醉应掌握一定的深度与足够的肌松,若麻醉期间因麻醉过浅诱发支气管痉挛或肌松不足产生呼吸机不同步等可出现Auto-PEEP,呼气不足、气道内压增加而影响肺通气与回心血量发生低血压,因此若麻醉中发现支气管痉挛伴低血压时,加深麻醉常可有效缓解。

维持良好的通气状况。预先设置好呼吸参数,注意术中定期膨肺,关胸前一定要证实萎陷的肺已完全膨胀;闭胸后胸腔引流连接密闭水封瓶,要反复膨肺至瓶中无气泡溢出,水柱随呼吸上下波动。拔除气管导管前每次吸痰后一定要胀肺。

任何胸内手术都有大出血的可能,术中应结合手术操作密切注意血压、脉搏、心电监护,防止因出血或手术操作刺激纵隔、肺门引起血压下降、心律失常。

三、单肺通气

(一)单肺通气病理生理

单肺通气是指气管导管插入一侧支气管,于开胸后经一侧肺通气的方法。①由于开胸手术侧卧位下部肺内血流分布受重力作用比上侧肺多,膈肌上抬,肺顺应性受到影响,导致通气减少,通气/灌注比例($V/Q<0.8$)失调。②非通气侧或开胸侧肺泡通气少或无通气而萎陷,而肺血流未相应改变,残余的氧可供流经的血流吸收,此后无氧供,PaO_2下降,且未氧合的血进入循环,肺内分流(Qs/Qt)增加。③低氧性肺血管收缩,单肺通气时临床上低氧血症常不严重,因为重力影响使靠床侧(即通气侧)肺血流增加,而及非靠床侧(即非通气侧)萎陷肺产生低氧性肺血管收缩(HPV),增加肺血管阻力,减少该肺血流,并驱血至通气侧肺,缓解了V/Q比例失调,减少肺内分流,从而也减轻低氧血症。

(二)单肺通气的适应证

麻醉时应用单肺通气的安全性及成功率已显著增进,主要是支气管导管(双腔导管)有了很大的改进,目前临床常用双腔气管导管,具有一管两腔。管远端有两个开口及两个套囊,能将健侧与患侧肺完全隔离,主要有卡仑双腔管(右侧开口)、怀特双腔管(左侧开口),分别适用于左、右肺叶的切除。Robersllaw 双腔管,因无隆突钩便于置管,且壁薄内腔相对增大,便于送入吸痰管。由于有纤维支气管镜协助及对单肺通气的生理改变有充分的认识,所以临床支气管内麻醉已不仅用于湿肺、支气管胸膜瘘或大咯血患者,还经常用于食管、肺叶等手术,有便于手术操作、减轻开胸侧肺损伤及防止两肺间交叉感染的作用。

(三)单肺通气临床应用及低氧血症的防治

单肺通气行吸入麻醉时有 5%～25% 发生严重低氧血症(PaO_2<9.3kPa 或 70mmHg),麻醉者应首先检查支气管开口是否对准,然后根据单肺通气的病理生理改变尽量缩小 V/Q 比例失调。具体措施如下。

吸入高浓度氧。在手术期单肺通气吸入 100% 氧可显著提高动脉血氧分压,不会出现氧中毒或吸收性肺萎陷。同时靠床侧肺吸入高浓度氧可以扩张肺血管,接受更多的来自非通气侧肺血流,增加血氧合。

单肺通气潮气量应为 10ml/kg,如小于 10ml/kg 易促使靠床侧肺萎陷,如大于 10ml/kg 可能增加靠床侧肺血管阻力及气道压,从而增加非通气侧肺血流(降低非通气侧肺 HPV)。

呼吸频率应使 $PaCO_2$ 保持在 5.3kPa(40mmHg),通常较双肺通气时频率增加 20%。应避免低 CO_2 血症,因过度通气增加靠床侧肺血管阻力。低 CO_2 血症还抑制非通气肺的 HPV。

如单侧通气时低氧血症仍未纠正,则可采取下列措施:①检查支气管导管的位置是否有误,有无分泌物堵塞。②膨胀上肺 4～6 次。③连接 CPAP(5～10cmH_2O)于上肺。④将 10cm 长氧气导管送入上肺支气管,给氧。⑤如氧合仍不满意,上肺高频通气,频率为 120 次/min。⑥全肺切除术如能及早结扎非通气侧肺动脉,则可消除 V/Q 的失调,直接消除来自非通气侧分流。

四、常见胸内手术麻醉

(一)食管手术的麻醉

食管外科最常见的为食管癌,另外有食管平滑肌瘤、食管裂孔疝、食管良性狭窄、胸内食管破裂及穿孔、食管呼吸道瘘等,现就食管手术中有关麻醉的问题进行讨论。

1. 麻醉前评估及准备

(1)食管癌:因癌肿梗阻,食管近侧端多扩张并残留食物,后者容易感染及生长细菌,外加患者喉反射减弱,反流液可以导致误吸性肺炎及肺不张。即使长时间禁食,梗阻食管也不能完全排空,麻醉诱导时易发生误吸而导致肺炎。麻醉前用粗管吸引食管内残食可能减少误吸危险。食管癌患者,术前长期进食不当,多并有营养不良、低蛋白血症,甚至水电解质平衡失调,均应在术前尽量纠正。麻醉前除了解患者是否并发高血压、心脏病、慢性支气管炎外,还应了解患者是否进行化疗、放疗以及如何处理这些治疗可能发生的并发症。

(2)食管裂孔疝:麻醉前应复习胸部 X 线片,是否显示有误吸性肺炎或肺容积降低。如有吸入性肺炎应先行抗生素、抗支气管痉挛药及理疗治疗。为了防止反流、误吸,也可给予 H_2 受体阻滞药抑制胃酸分泌及升高 pH 值,如每 6～8h 静脉注射雷尼替丁 50mg,多在手术前晚及手术日早晨应用。也可选用液体抗酸药枸橼酸钠口服与 H_2 受体阻滞药交替应用。注意避免用固体抗酸药,以免误吸造成更大危害。甲氧氯普胺(胃复安)每 3～5min 静脉注射 10～20mg 可增加食管下段括约肌张力,有利于防止反流。麻醉前用药如需要给抗胆碱药,有可能降低食管下段括约肌张力。

2.麻醉处理

(1)麻醉诱导:由于食管疾病患者容易发生反流、误吸,所以应常规术前插胃管,气管插管时均应压迫环状软骨。如有食管呼吸道瘘,则在气管插管前尽量维持自主呼吸,避免用正压通气,以免气体经瘘管造成腹胀导致呼吸功能不全、低血压及心搏骤停。

(2)气管内导管选择:经左胸腹切口进行下段食管切除术无需用双腔管萎陷左肺,应用单腔气管导管及拉钩压迫左肺即可暴露满意的手术野。如经胸切口,应用双腔管有利于同侧肺萎陷,便于手术。

(3)麻醉中注意事项:术中常因低血容量、失血、上腔静脉受压或手术操作牵拉心脏等刺激引起血流动力变化,特别是上、中段食管癌切除术分离食管时,若麻醉过浅可出现应牵拉迷走神经而出现血压下降、心率减慢,应及时通知术者,并及时加深麻醉。

(二)纵隔肿瘤手术的麻醉

纵隔肿瘤常累及或压迫重要器官及血管,常在麻醉诱导时出现紧急情况,需要在麻醉前充分评估及准备。

1.肿瘤压迫气管及支气管的麻醉 此类患者术前都有不同程度的呼吸困难,麻醉前应查看 X 片,测定狭窄处管径(X 片常放大 20％),准备导管,同时要估计狭窄处至切牙的长度,必须应用足够长度及硬度,必要时采用带螺旋钢条的气管导管通过气管压迫部位才能解除梗阻。为了防止梗阻,麻醉诱导不宜采用肌松药,可在表面麻醉加用氟芬合剂或右美托咪定辅助下,清醒气管插管。气道梗阻有时可通过变动体位而缓解,个别情况还需在特殊体位下诱导,所以术终拔管前先拔至声门下观察压迫部位气管(或支气管)有无萎陷,再决定拔管较为安全。由于解除梗阻,强烈吸气可能引起负压性肺水肿,应及时给以正压高氧通气等措施。

2.肿块累及心血管的麻醉 上腔静脉(SVC)梗阻多见于支气管癌、恶性淋巴瘤及肺动脉置测压管后导致 SVC 栓塞,病情险恶。因外周静脉压剧升,上半身静脉怒张包括胸壁静脉扩张、发绀及头、颈、臂水肿。由于气道内静脉怒张出现呼吸困难、咳嗽及端坐呼吸。气管插管容易产生气管内出血,麻醉后减少静脉回流可能出现低血压,纵隔肿瘤如压迫肺动脉还可导致心排血量及肺灌注量降低,威胁生命。有时肿瘤包裹肺动脉在麻醉诱导后出现严重发绀,所以对严重气管梗阻不能缓解或发绀不能减轻时应立即采用股动静脉带氧合器的体外循环。

(三)肺叶切除术的麻醉

1.麻醉前病情评估及准备 目前肺手术患者最常见的为肺肿瘤,但肺功能常很少受损,需要注意术中进行单肺通气或全肺切除易增加静脉血掺杂或低氧血症。肺结核患者应查痰结核菌。慢性肺脓肿患者痰量极多,如每日在 100ml 以上,应采用抗生素及位置排痰,麻醉前尽量控制痰量在最少量为宜,近年来因抗生素的进展,慢性肺脓肿已很少见。但支气管扩张症、肺囊肿及肺结核大咯血均在麻醉前或术中涌出大量脓痰、血液或分泌物,称为"湿肺",特别像支气管扩张症及肺囊肿,往往术前并不能完全咳出脓痰及囊液,容易淹没对侧健肺,必须准备双腔管。年龄过小也应准备单侧支气管导管。

2.麻醉处理要点

(1)确保呼吸道通畅:必须保证双腔导管的位置准确,特别是变换体位、开胸操作后应重新确认。湿肺患者采用双腔导管时更应行单肺通气,及时吸净脓痰,并应按无菌原则准备足够量的吸痰管,避免交叉感染。支气管切除时可能有血液流入导管内,应及时吸出,否则凝成凝块易堵塞肺叶支气管。麻醉中应不断倾听螺纹管呼吸音,如有啰音,立即用吸痰管吸净痰液,使气道通畅。

(2)避免缺氧及高 CO_2 血症:单肺通气时防止低氧血症的方法如前所述,但主要手术操作如肺叶切除后,应尽早恢复双肺通气,缩短单肺通气时间。单腔管双肺通气时,应将非通气侧肺内的气体放出,减少死腔量及肺血流,即减少静脉血掺杂。麻醉过程还应保证套囊不漏气,保证足够通气量。关闭胸腔前应用 $20\sim40cmH_2O$ 气道压(捏呼吸囊)测试支气管缝合是否漏气,继而加压膨胀萎陷肺叶,萎陷肺突然膨胀,血流再通,也可能出现一过性血压下降。闭胸后,应逐渐加大压力将肺吹张,并通过水封瓶引流排出胸腔内空气,恢复胸腔负压 $6\sim8cmH_2O$。如术中有 CO_2 蓄积,闭胸后加压排气,就可能出现 CO_2 排出综合征,即血压下降、呼吸消失,所以排气时应缓慢进行,血压下降可用麻黄碱提升。

(3)合理输血、输液:简单肺叶切除或全肺切除术通常无需输血。粘连较重的肺疾病如肺脓肿或做胸膜肺切除术失血量很大,应有中心静脉压及血细胞比积监测,掌握输血输液量。肺切除减少肺血管储备容易增加肺水肿危险,特别在一侧全肺切除时输液应特别小心。因为一侧肺动脉结扎后,全肺血液流经健侧肺动脉,必然导致肺动脉高压,如输液过量过快,可导致右房扩张及快速心动过速,易并发术后肺水肿。

(4)必要的监测:开胸手术除了常规监测血压、脉搏外,至少应有脉搏血氧仪监测血氧饱和度,可及时纠正低氧血症。出血较多的手术应置中心静脉测压管。又因肺切除手术中心律失常发生率较高,约有 22%有心律失常,特别在 50 岁以上患者更为多见,所以应有心电图监测。

(5)术后止痛准备:由于开胸手术切口大,呼吸运动疼痛剧烈,常影响咳嗽、咳痰,易并发肺部并发症,为了术后止痛,可在全麻前置硬膜外导管,与全麻复合应用硬膜外阻滞以减少全麻药用量。术后开始 PCEA 止痛。

(四)气管重建术的麻醉

1.麻醉前评估

(1)病史及体检:首先要了解呼吸困难的程度,特别要了解有否随体位变动出现气道梗阻现象,还应询问有否咯血史,分泌物排出有无困难及有无哮喘史,参照 X 胸部正、侧及斜位片及 CT 等影像判断病变性质、气道梗阻部位、狭窄程度。

(2)肺功能检查:除了急性气道梗阻之外,术前应做肺功能检查,特别是一秒用力呼气量(FEV_1),如呼气流量峰值与 FEV_1 之比等于或大于 $10:1$,即显示有气道梗阻。通常气道横断面内径达 $5\sim6mm$ 时临床上才出现体征及症状。如呼气流率的峰值降至正常的 80%时,气道直径约降至 $10mm$。还应做动脉血气分析了解缺氧的程度。

2.麻醉前准备

(1)麻醉前用药:应严格控制,如气道梗阻不明显,可常规给镇静、安定药及抗胆碱药抑制分泌。如有气道梗阻症状应避免中枢性呼吸抑制药,只给小量安定、催眠药即可。如严重气道梗阻,呼吸时并有哮喘及牵动副呼吸肌,应避免给阿托品及其他干燥药。因为抑制分泌易浓缩痰液形成痰栓附着到气管狭窄处,加重气道梗阻。如有顾虑,可取消所有麻醉前用药,入手术室后在麻醉者紧密观察下应用,或在气管插管或气管造口后再给药。

（2）麻醉监测：除了血压外，应监测心电图、脉搏血氧饱和度及经食管测听呼吸音、心音，后者也有助于术者在术野鉴别食管。插入中心静脉导管有助于静脉给药及指导输液。如应用桡动脉插管测压，应在左桡动脉置管，因无名动脉绕过气管，术中易受压，使右桡动脉测不到血压。呼期末 CO_2 测定也有很大意义。

（3）气道用具的准备：气管重建手术的麻醉最主要的是维持术中的通气。往往需要准备多条无菌气管导管及 2 台麻醉机。麻醉机应能供应高流量（20L/min）氧，便于诱导时用硬气管镜。并需有长臂喷喉器或用注射器及细长针套上细塑料管，便于向气管内喷入局麻药。气管导管应准备 20～30F 各型号备用，适合气道的理想型号为 28F，相当于外直径 9mm 粗，有利于气管内吸痰及允许外科医生进行气管操作及缝合。还应准备无菌装备（附螺纹管钢条）气管导管，便于在切断气管断端应用。另外也应准备延长导管，以便插入支气管后续接延长管。所有导管均应附充气套囊，有利于正压通气。如准备高频喷射通气，应另备喷射用细导管或特别的气管袖状切除喷射导管。

3.麻醉处理要点　气管重建手术的麻醉关键是在诱导和手术中如何维持气道的通畅。

（1）麻醉诱导：诱导方法取决于气道梗阻程度，梗阻不明显也可常规用静脉快速诱导。如气道高度梗阻，应选用强效吸入麻醉药如七氟烷平顺地吸入诱导，或采用表面麻醉下清醒插管，利用羟丁酸钠、异丙酚静脉诱导，但保留自主呼吸。选插合适导管，必要时还可用小儿纤维支气管镜协助气管导管插过狭窄口或肿瘤，若估计导管不可能通过狭窄部位，插管前先用局麻药喷喉及气管内，并使导管前端停留在肿瘤的上方。局麻开胸游离气管，切断气管后，将事先准备好的无菌导管插入，接另一个麻醉机。同时应高度警惕一旦肿瘤碎片脱落或出血时，需立即吸引或用气管镜及钳子钳出，也可减浅麻醉自行咯出。如颈部气管病变发生严重窒息时，也可先行气管造口，再行诱导较为安全。麻醉维持中应采用手法控制呼吸较为轻柔。

（2）上段气管重建术：上段气管重建术多取仰卧位，领口切口或加"T"型切口纵劈胸骨。如狭窄在声门下，一般气管插管无法使套囊过声门封闭气道，常需采用 20～28F 带套囊的细导管通过狭窄处才能密闭气道。中段气管狭窄，有时管径在 5mm 以下，可在气管镜协助下扩张狭窄处，但有出血及穿孔危险，应立即将套囊充气，以防血液流入肺内。用直径 4mm 细硅胶管通过气管导管插过狭窄处也可收到良好的效果。如气管导管套囊可以通过声门，虽导管不能通过狭窄处，也常改善通气，可能与导管对气管的支撑和正压通气增加通气量有关。如气管导管越过病变部位，则病变部位切除后，应将气管导管退至吻合口近端，套囊充气后，加压通气观察缝合口有无漏气。

如气管导管不能通过狭窄部位或需做袖状切除时，可请术者在狭窄远端气管缝 2 条支持线，再切开病变远端气管，迅速将无菌气管导管插入远端气管并充气，连接麻醉机维持通气。切除病变气管后，先对端缝合气管后壁后，即拔除手术野气管导管，同时将原来经口的气管导管深插，通过气管切口远端并使套囊充气，继续用麻醉机维持通气及吸入麻醉。待气管前壁缝合后，还应将气管导管退至缝合口近端，并将套囊充气再加压通气观察缝合口有无漏气，同时使头前屈。

（3）下段气管重建术：下段气管病变，如能容纳气管导管，可应用双套囊支气管导管通过病变气管，插入左主支气管进行单肺通气。待病变部位切除缝合后，再将支气管导管退至气管缝合口近端并将套囊充气，加压通气观察缝合口有无漏气。

如预计支气管导管不能通过狭窄处，也如上段气管重建术，插入双套囊支气管导管于气管狭窄处上方,待切断气管病变远端,将另一无菌气管导管插入左主气管并将套囊充气,连接麻醉机进行单肺通气。同样在切除病变后,对端缝合气管后壁,然后拔除经术野插入的气管导管,再将原支气管内导管深插入左主支气管连接麻醉机,并分别将支气管及气管套囊充气,并维持通气及吸入麻醉。待气管前壁缝合后,再将支气管导管退至气管缝合口近端,加压观察缝合口有无漏气。

(4)气管隆突切除术:隆突切除术后需要气管与左、右主支气管分别进行端端吻合及端侧吻合,如同气管重建术,先插入支气管导管至气管内,待切除左主支气管并将无菌气管导管插入左主支气管远端,连接麻醉机,开始左肺通气后,再行剥离及切除隆突病变,并使右主支气管与气管缝合,再将原经口支气管导管插入右支气管口,再在气管壁造口,与左主支气管行端侧缝合。最后将导管退至缝合口近端,加压试验观察有无漏气。

4.术后处理要点 气管重建术的患者,由于气管部分切除而缩短,术终必须使患者保持头屈位,以减轻气管缝合处张力。如肺实质没有病变,尽早在手术室内平卧位下拔去气管导管,因为拔管后可能出现窒息意外需再次插管,在手术室中处理较为安全。早期拔管还可减轻套囊对气管壁的压迫缺血。

术后应用多个枕头保持头屈位,胸部 X 片确诊无气胸。由于隆突或气管部分切除,分泌物排出功能障碍。需要很仔细地经鼻吸引分泌物及插管内吸痰,有时痰量过多还使用纤维支气管镜吸痰,可能的并发症如气管缝合穿孔、水肿及气道梗阻。

(焦向阳)

第三节 腹腔手术麻醉

一、一般注意事项

腹腔手术的麻醉是麻醉的基本操作之一,也是比较复杂的操作之一。不仅仅包括成年人,新生儿至高龄老人都可能成为腹腔手术的对象。腹腔手术种类较多,患者的情况亦变化较多,所以操作自然也就各有不同,许多腹部手术病例是急诊,其中病情重危者也不少,都可能使麻醉的处理发生一定困难。腹腔内脏的功能为消化及代谢,当此类器官遭受病变时,患者难免发生脱水、电解质紊乱、贫血、营养不良等情况,严重时则可引起循环的紊乱。对于这些情况,应于术前有较充分的估计和掌握,并进行及时和适当的处理。麻醉的选择应以对代谢、血化学和循环影响最小者为宜。腹腔手术都需要良好的肌肉松弛,以便腹腔内脏的显露,手术方易于进行。要达到完善的松弛作用,一方面决定于麻醉的深度、肌肉松弛药的恰当应用和局部神经的完善阻滞,另一方面也决定于患者肌肉及骨骼(肋骨及骨盆)的结构。上腹部脏器都部分地或全部地隐藏于肋弓之下,有的患者其季肋弓呈锐角形势,手术时肌肉松弛程度不好,难以得到满意的显露;有的患者其季肋弓为钝角形势,肌肉松弛的程度虽未达极度,但手术仍能满意进行。腹直肌是形成腹壁紧张的主要力量。蛛网膜下隙或硬膜外阻滞平面超过第七胸神经时,腹直肌便能充分松弛。肌肉发达的患者常构成腹腔内手术麻醉处理的困难,但是久病消耗的患者,腹壁已极软弱菲薄,肌肉松弛于此时即已不再构成任何问题。优良的全身麻醉是能充分地满足手术需要的最浅麻醉,此为不变的原则。由于肌肉松弛药的应用和发展,近来腹腔手术时已很少单纯利用深麻醉以求得肌肉松弛的方式,避免因深麻醉而引起的较严重的循环抑制和代谢紊乱。以神经阻滞求得满意的局部肌肉松弛,再配合以浅的全身麻醉解除患者的不适感和内脏的牵引痛,如此也不失为一种良好的麻醉处理方式。腹腔手术的操作有各式各样,患者的情况也各有变异,如何以不同的麻醉方式或麻醉深度来适应不同的操作及不同的患者,是麻醉者的主要任务,也是腹腔手术麻醉之所以成为临床麻醉中最基本操作的原因。

腹腔内器官为植物神经所支配,腹腔内脏受牵引及挤压等手术刺激时,通过这些神经的反射机制,血压、脉搏、呼吸可发生波动。神经阻滞时患者所感到的牵引痛,也是经过这些神经传导的。腹神经丛反射表现为收缩压下降,脉压变窄,心跳变慢;另一种表现为血压、脉搏的波动及反射性喉痉挛。以上情况均要求于麻醉过程中密切观察,及时处理。腹腔胃肠手术时的呕吐和误吸也是很值得注意的问题,尤其急诊手术和术前未经充分准备的患者,由于恐惧的影响,胃内容物的排出常显著延长,虽术前 4h 以上已未进食,其呕吐及误吸的机会仍很多。预防误吸的原则,不外设法确保胃内容物停留于原地不移,或将胃内容物完全吸除,或使呼吸道始终保持密闭系统,使异物不至侵入。实际处理中则于一般腹部手术的病例都置入胃管,如此则胃内部分的液体可借胃管的虹吸作用排出,且胃管的存在即已产生减压作用,胃内压不至骤然增加过高,一般病例即可减少许多呕吐及误吸的机会。然而对于胃内容物极多的(梗阻)病例,仅置入胃管不足以防止呕吐或误吸,较妥善的方法是利用一附有充气球的导管置入食管,经充气后使食管阻塞,能较可靠地防止误吸。然而由于食管周围缺乏可靠的支撑组织,以致食管内充气囊阻塞的方法常不满意。往往是充气不足时不能达到密闭目的,充气过分则邻近重要器官(气管、心脏等)可能受压,因此仍未能使此一问题满意解决。亦有主张术前口服三硅酸镁合剂以便使胃酸中和(至 pH>3.0),但其实际临床意义则仍有待证实。慢性梗阻病例则术前洗胃常为手术所必须,洗胃毕应将胃内液体尽量抽尽。洗胃的处理具有相当的休克性,故不适宜于急性梗阻的病例施行。全身麻醉诱导时,如事先去氮并充分氧合数分钟,继以肌肉松弛药迅速及彻底地使呼吸肌麻痹,如此则腹肌张力完全解除,腹内压不至骤然增高,呕吐即易于避免,而且由于呼吸消失,呼吸道内无负压存在,误吸的机会显然减少。置入具有防漏装置的气管内导管为最可靠的预防误吸措施,然而呕吐误吸却最易于麻醉诱导过程中发生,故于胃肠内容物特多的病例,清醒气管内插管便有很大的使用价值。然而清醒插管的技术必须讲求熟练,否则因拟清醒插管而使患者挣扎或呃逆,也非良好的处理方法。有时由于患者确属过度紧张而缺乏合作,仍以静脉诱导并迅速(借肌肉松弛药)使呼吸麻痹后再进行插管为宜。应用神经阻滞(蛛网膜下隙或硬膜外阻滞)时,应首先使阻滞麻醉充分,辅助麻醉只是使患者神志有些模糊或刚刚消失用以消除牵引痛和不适感,麻醉过程中应密切观察患者,注意呕吐和误吸。腹腔内某些手术的失血量亦可甚多,例如脾切除术、广泛肝切除术及某些粘连较多的肿瘤手术等。这些手术的失血量往往很大,可失血的性质往往是较缓和而延续的,即使发生急性失血,多数病例并不足以立刻危及性命,静脉输血即足以补充所损失的血量。但其先决条件为静脉输血的速率必须够快。此类手术时如常规以较粗的穿刺针做静脉穿刺,麻醉师将不难体会到此种简单的预防措施即可成为患者安全的保障。

腹腔手术时常有使用肌肉松弛药的必要,而且此时使用肌肉松弛药的最主要目的是在于求得腹肌的松弛,并非仅为增强麻醉作用或其他意图。由肌肉松弛药对各组肌肉的作用程序而言,腹肌是对肌肉松弛反应较晚的肌肉,继腹肌麻痹之后,呼吸肌(肋间肌及膈肌)极易被麻痹,故于腹部手术使用肌肉松弛药时,更有必要对各种肌肉松弛药的药理作用皆有较充分的掌握,应熟知其拮抗剂的使用方法及逾量的处理方法,使用前务必除外是否有呼吸道梗阻的危险存在或潜伏。更应很妥善地考虑到患者的具体情况,例如是否有严重的电解质紊乱存在,尤以缺钾最值得注意,由于呼吸肌的抑制常难完全避免,辅助呼吸常属必需的操作。其实上腹部手术如进行控制呼吸,不仅呼吸交换可保无虑,而且手术也可以完全不受呼吸行为(膈肌运动)的干扰,能为手术创造极为有利的条件。手术结束前 20min 应忌用作用时间过长的肌肉松弛药,以免腹腔手术后呼吸功能受到一定程度的抑制。根据临床测定,拔除气管内导管后,血氧分压可有轻度下降(平均约下降 0.933kPa)。术后 1～3d 系动脉氧分压抑制最为显著的时期,此后逐渐恢复,但一般病例需经 10～14d 后完全恢复正常。胸腹联合切口的病例则血氧分压下降更为明显,恢复亦更缓慢。上腹手术后肺动脉压可有增高,可增高达 70%之多。肺动脉压的增高可能由于肺静脉压上升所致,肺静脉压上升则可引起肺血液的再分布,使肺血液较多地分布于(通气功能较差的)肺上叶部分,从而形成较明显的分流,这可能是腹部手术后肺功能紊乱的主要原因之一。

腹腔于术后(尤其上腹部手术)容易引起呼吸道的并发症。过重的麻醉前给药,过分的呼吸抑制,过深的麻醉,过于广泛的区域阻滞,手术后患者长时间不能清醒等,都是引起胸部并发症的主要因素,麻醉时应尽量避免。麻醉后的迅速清醒应为选择麻醉时的经常考虑,麻醉后更应鼓励患者常翻身及做深呼吸练习。如能选用对胃肠蠕动抑制最轻的麻醉方法或麻醉药,则术后胃肠胀气少,胃肠活动恢复快,无恶心、呕吐等胃肠并发症,可促进患者术后的复原。

腹腔脏器的显露亦可引起体热体液的丧失。根据临床观察,手术间的室温如能保持于 21℃～24℃的范围,则患者(成人)体温亦较易保持于正常范围。

二、常用麻醉方法

腹腔内器官手术的常用麻醉方法有全身麻醉、脊椎麻醉、硬脊膜外阻滞及局部麻醉等方法。全身麻醉用于腹腔手术现今多采用复合方式。复合技术可因人而异,自行设计,然而腹腔手术必须有良好的肌肉松弛,因此复合麻醉中肌肉松弛药即成为主要内容。肌肉松弛药可产生深度的肌肉松弛甚或完全麻痹,还有利于手术中机械通气的进行,可是肌肉松弛药的残余作用以及个体对肌肉松弛药的反应的差异却有可能构成术后呼吸抑制和(或)术后呼吸并发症的根源。因此术中复合应用肌肉松弛药时不宜认为剂量越大越好,不宜认为肌肉松弛药拮抗剂必然能拮抗肌肉松弛药的一切作用或不良反应。有关肌肉松弛药的拮抗问题已有多年的争议,迄今也未能一致,然而临床用药有如进食,仍以恰到好处为宜,不应暴饮暴食,如此较符合逻辑。

除下腹腔手术外,单独用脊椎麻醉很难满足腹腔内手术的要求。一方面由于脊椎麻醉一般维持时间较短,作用时间较长的局部麻醉药(地卡因或布吡卡因),上腹部麻醉时间也很难维持在 2.5h 以上,对一般上腹部手术,未必满足要求。连续脊椎麻醉的应用虽可使麻醉时间任意延长,但近些年来对于脊椎麻醉后神经后遗症的顾虑较多,更由于其他麻醉方法的进展,已使连续脊椎麻醉的使用显著减少。虽然最近又有以最细穿刺针和最细导管进行连续脊椎麻醉的尝试,但恐难以获得广泛采纳。脊椎麻醉所形成的肌肉麻痹是远非全身麻醉的松弛作用所能相比。此种极其完善的松弛作用对于结肠手术及腹膜后的手术皆具有更大的意义。脊椎麻醉时由于腹直肌已被麻痹,失去其副呼吸肌的作用,不致如深度吸入麻醉时发生腹式呼吸增强而影响手术的现象。由于以上这些优点,脊椎麻醉在下腹部手术时仍有其一定的位置。

硬膜外阻滞尤其是连续硬脊膜外阻滞应用于腹部手术时,其肌肉松弛作用可与脊椎麻醉者相近似,但并不等同。硬脊膜外阻滞较之脊椎麻醉更为优越之处在于易于得到腹部的截段性阻滞,能保持较大的循环代偿(未受阻滞)面积,麻醉对循环的影响大为减少;虽胸部麻醉平面很高($T_{2\sim3}$或更高),但肋间肌的活动仍可保持,对呼吸不致产生严重的抑制;一般情况较差、血化学紊乱以及不能耐受高平面脊椎麻醉的患者,应用连续硬脊膜外阻滞,并遵行分次少量给药以求得足以满足手术的最小的麻醉范围的原则,确能使患者的生理扰乱限于最低程度,使许多重危患者既获得较满意的麻醉,亦不至因此而使麻醉的危险性显著增加,颇值得采用。对于下腹部手术,硬脊膜外阻滞完全具备脊椎麻醉的优点,且可以避免脊椎麻醉后所易发生的头痛、恶心、呕吐、尿潴留等并发症。神经系统的并发症亦可较少发生。除非术中辅助药物使用过多,否则不需全身麻醉后的特殊护理。硬脊膜外阻滞后呼吸道的并发症极其罕见,腹腔手术后胃肠的反应如肠胀气、恶心、呕吐等均见减少,肠蠕动恢复较快,故能显著地减少术后护理的困难,促进术后的迅速复原。由于术后恢复迅速,并发症少,术后的持续镇痛作用更能减少镇痛药的使用,在很大程度上能减少患者术后恢复的痛苦。然而硬脊膜外阻滞或脊椎麻醉使用于上腹部手术时的具体处理仍具有若干较复杂的问题,亦即如何消除上腹部器官手术时的牵引痛等问题。对于上腹部手术牵引痛的预防,首先必须保证阻滞平面不低于T_4以下,最好使平面保持于T_2以上。但即使如此,牵引痛虽可显著减轻,却往往未必完全消除,故仍常需配合以某些辅助麻醉方法。然而于肋间肌已受到广泛阻滞或麻痹的基础上复加以辅助麻醉,虽然牵引痛的问题得以解决,但因此可带来一些新的问题,值得注意。虽然辅助麻醉作用只在于使患者神志消失,然而神志消失与呼吸肌受阻滞抑制的总和,其结果在某种意义上无异极深麻醉状态,麻醉处理时对患者的观察照顾如不能以此严格要求,则呼吸、循环以及呕吐、误吸等严重事故即有机可乘。于辅助麻醉的影响下,阻滞平面的测定常难准确,有时患者的不适反应主要系阻滞平面消退的结果,但却易被误认为辅助麻醉不足,于是即易有盲目加深辅助麻醉之弊,主要麻醉作用于不知不觉间由阻滞麻醉移至辅助麻醉,形成麻醉管理的被动局面,意外事故的发生机会显然增加,是不可取的。为了兼顾优效、安全和管理方便起见,也可将硬膜外阻滞与浅全身麻醉复合应用。即于硬膜外穿刺置管后继以全麻诱导和插管,然后按单纯硬膜外阻滞时的原则进行硬膜外阻滞,全麻的维持只需最浅深度即可,一般只需吸入 $50\%\sim75\%$ 的氧化亚氮即可。显然,采用此种复合方式时必须能熟练掌握硬膜外阻滞和全麻两套技术,麻醉过程中必须保持硬膜外阻滞为主。否则不仅术后未必能体现硬膜外阻滞对腹腔手术的优点,甚至可使麻醉效果更不令人满意。

也有的学者主张施用肋间神经阻滞于腹部手术,尤其于危重病例,并可配合以极浅的全身麻醉,此种方式始终未获广泛的采用。然而对于个别病例,麻醉师如能熟悉肋间神经阻滞,亦可取得较好的效果。

局部麻醉使用于腹腔内手术时,局部麻醉药不仅应直接受疼痛刺激的腹壁上施行,而且应对于所有的手术刺激的敏感部分都进行充分的阻滞。腹膜及肠系膜都是手术刺激的敏感部分。肠系膜的神经皆向心集中于上腹神经节,如果在开腹后进行上腹神经节阻滞,手术时便可省略肠系膜的浸润。局部麻醉自然也存在牵引痛的问题,需行辅助麻醉予以配合,配合方式与脊椎麻醉者相同。

三、常见普外科手术麻醉

（一）阑尾切除术

阑尾切除术通常于局部麻醉、脊椎麻醉或硬脊膜外腔阻滞下施行，小儿或特殊病例亦有施行全身麻醉的必要。局部麻醉时于阑尾系膜部虽进行浸润，但一般仍未能完全消除牵引痛的发生，而且某些病例由于炎症的进行或粘连的结果，显露阑尾系膜时难免需施行若干程度的牵引，牵引痛即难避免。脊椎麻醉时如能使麻醉平面达到 T_4，大部牵引痛可减轻或免除。硬脊膜外阻滞更可得到阶段性的麻醉，术中的恶心、呕吐较脊椎麻醉少。小儿阑尾切除术可采用基础麻醉复合局部、椎管内阻滞或全身麻醉进行。

（二）胃部分切除术及胃肠吻合术

1. 胃部分切除术　胃部分切除术时的麻醉与手术的配合最为密切，可谓典型的麻醉操作之一。在肌肉松弛药广泛使用之前，常用以学习或示教吸入麻醉的基本方法。当使用全身麻醉做胃部分切除时，麻醉达到第三期第一级下部便可以进行皮肤消毒及开始手术。在手术进行的同时，如不使用肌肉松弛药，麻醉深度仍继续加深。在切开腹膜以前，麻醉深度应已达第三级，这时便在切开腹膜以前进行气管内插管，以防因插管而引起呛咳，影响手术的进行。插管以后仍将患者保持于第三级上部，使形成最有利的腹腔探查条件，待探查完毕及内脏已有良好显露时，可将麻醉减浅至第二级中部，以便于施行胃、肠系膜的分离及十二指肠截端的缝合。至于胃肠吻合的操作则在整个手术过程中耗时最久，同时只需第一级的麻醉即能满足，这时如使患者处于深麻醉中，则消耗患者的代偿功能，并非良好的处理。如果麻醉系采用肌肉松弛药又或其他复合全麻进行，这时便可减少或停止肌肉松弛药的应用。当吻合完毕时，麻醉深度便应迅速增至第二级中部，使腹膜的缝合容易，待腹膜完全缝合以后，麻醉药便可以终止给予，并可将麻醉改为半开放式，使麻醉逐渐减浅，待皮肤完全缝合时，患者应能对外来刺激发生反应，或是已进入清醒阶段。缝合腹膜时如给以肌肉松弛药，应选用作用最短者，并严格限制剂量。虽然近来已很少单独应用某一全麻药进行胃切除的手术麻醉，但这种麻醉深度与手术程序相配合的原则仍值得参考。

胃切除术采用连续硬脊膜外阻滞时，一般由 $T_{8\sim9}$ 间隙穿刺，切皮开始时如能得 T_3、T_{12} 的麻醉平面即可得到满意的麻醉效果。根据患者情况密切注意血压的变化和呼吸的情况，如血压有下降趋势，可适当加快输液或可给以少量血管收缩药以维持血压，腹膜切开探查腹腔以前可给以适当的辅助药，如哌替啶 25mg、异丙嗪 12.5mg 静脉注入，使患者入睡，使其感觉不到牵引内脏的不适，此时亦应注意探查内脏的反应，血压可下降或有恶心呕吐发生。探查腹腔前如能先将胃内吸空，则可减少呕吐的发生，分离胃和处理十二指肠残端时腹肌要求松弛，至胃肠吻合时可适当延长注药时间或减少用药量即可满足手术要求，待胃肠吻合将结束时需提供充分的麻醉平面使冲洗腹腔和关闭腹膜能顺利进行，切忌冲洗腹腔关闭腹膜时麻醉不充分造成手术困难和患者不适，但腹膜关闭后麻醉反而充分发挥作用，术毕较广的平面又不便搬动患者，仍需手术台上等候麻醉平面缩小后才能将患者送回病房。一般最好在冲洗关腹腔前 15min 给予充分的剂量，至手术结束时麻醉的高峰已过，是较好的配合。

2. 胃肠吻合术　依手术性质而言，胃肠吻合术一般应能于连续硬脊膜外阻滞麻醉下施行，对于极其不良的病例，亦可于局部麻醉或全身麻醉下施行。在局部麻醉下施行胃肠吻合术时，其操作完全与胃切除时相同。在全身麻醉下施行胃肠吻合术时，除探查及缝合腹膜阶段有时尚需要较深麻醉以外,其他操作只需要较浅的麻醉即能满意完成。连续硬脊膜外阻滞往往用小量分次注药可完成这类手术,适量输血、输液配合适当的血管收缩药,可维持较平稳的循环状态。

胃部分切除或胃肠吻合的患者主要为溃疡或肿瘤患者,由于其病变历史较久,病程中皆有不同程度的营养不良及失血,故手术前除应进行充分准备外,更应注意其对麻醉的耐受性能低弱,长时间的深麻醉或大量的神经阻滞对于这些患者欠妥当。消化性溃疡病例往往属于迷走神经兴奋型。此一类型患者的表现为脉搏缓慢而具有挣扎性,因此不能根据此种脉搏的表现而误认为其循环代偿功能优良;相反,此类患者麻醉时极易发生低血压,皮色轻度发绀或脉压低窄等现象,严重时甚至可以发生心搏骤停的事故。麻醉前患者脉搏如慢于每分钟60次时,麻醉前给药应给以较大量的阿托品而不用东莨菪碱。麻醉期中的呼吸道梗阻及麻醉过深都是造成低血压或周围循环迟滞的原因,特别以诱导期为然,麻醉时应设法避免。麻醉的深浅自然应与患者对麻醉的耐受力相对而论,并非绝对的理论上的深浅,一旦发生周围循环迟滞(虽未合并低血压)时,应该静脉注射麻黄碱(15～30mg)以进行纠正,否则待低血压出现甚至持续若干时间以后,循环可能发生难以回逆的抑制。由于患者营养不良及一般情况的衰弱,手术时应特别注意全血的补充。保持患者体内血容量经常接近正常,这是减少手术死亡率的最重要原则。较长时期的幽门梗阻则往往有不同程度的碱中毒,程度轻者表现为低氯性碱中毒,较重者则表现为低钾性碱中毒。对于此类病例应于术前做较长时期的补钾,直待其碱中毒改善后方为适当的手术时机,否则术中血压即可能难以维持,术后恢复亦未必平顺。有的病例由于长时间消耗而致机体代谢严重失常,以致虽有长期的幽门梗阻,但却呈酸中毒(乳酸血症),这是在碱中毒的基础上发展了酸中毒。遇有此种情况时,宜(通过静脉途径)尽可能使患者的营养情况改善,直待酸中毒改善后方宜施行手术,否则术中、术后即有可能发生难以克服的低血压。小儿(尤其婴儿)由于糖原储备的总量较少,更易出现此种严重代谢失常情况,婴儿幽门梗阻手术死亡率与水电失衡(代谢障碍)的关系已早为人们所公认,术前准备亦已较受重视,成人则可能此种情况发生较少,还远未能引起足够的重视。

(三)小肠手术

小肠包括十二指肠、回肠及空肠。除十二指肠以外,其他部分由于肠系膜较长,显露非常容易。至于十二指肠则因后腹膜的固着,显露颇有困难。十二指肠手术主要为十二指肠憩室切除或经十二指肠行有关胆总管的手术。这些手术时麻醉的选择应以肌肉充分松弛为第一考虑。椎管内阻滞时平面以T_2或T_4为宜,全身麻醉时则可能有使用肌肉松弛药的必要。至于其他截段的小肠手术所需的松弛作用远不如十二指肠手术需要严格。除探查时需要中等深度的麻醉以外,其他操作皆能于浅麻醉下完成。由于肠系膜的活动性较大,操作时不至受到过分牵引,脊椎麻醉或硬脊膜外阻滞的平面便无需过高,一般只需要T_6或T_4以下的麻醉即可。局部麻醉时则对能受到牵引的肠系膜仍应施行浸润。

(四)结肠手术

横结肠及乙状结肠是结肠中活动性最大的部分,手术时并不需要显著的肌肉松弛,但是升结肠及降结肠紧附着于后腹壁,而且常是结核和肿瘤的手术对象,在此种部位施行结肠手术时需要非常良好的肌肉松弛,全身麻醉时如非复合大剂量的肌肉松弛药,则难以满足手术要求,但由此也带来大剂量肌肉松弛药的问题。脊椎麻醉则可以得到最完善的肌肉松弛,同时所需要的麻醉平面亦不高,只需要T_6以下的麻醉即可。应用作用较长的局部麻醉药时,一般单次脊椎麻醉已能满足手术时间的需要。于 $T_{9\sim10}$ 间穿刺的连续硬脊膜外腔阻滞可得到很满意的麻醉而手术时间不受限制。手术过程中除探查时可以引起牵引痛外,处理结肠时便不易发生牵引痛,因此所需辅助药甚少。故脊椎麻醉和硬脊膜外阻滞为最适宜的麻醉方法。

（五）经腹腔及会阴直肠切除术

此种手术为治疗直肠癌的标准手术。因直肠深藏于小骨盆腔内,故对肌肉的松弛要求亦较严格,又因手术时间一般皆需要 3～4h 以上,故在麻醉上亦构成若干问题。手术过程中主要为钝性剥离,对于神经系的刺激较大,是此种手术易于引起休克的主要原因之一。手术后期改由会阴部操作时,患者长时间深麻醉或广泛神经阻滞后骤然改变位置,容易引起其血液动力的骤然改变,是引起休克的另一原因。根据手术者习惯的不同,会阴部操作可采用膀胱取石位或侧卧屈腿位。有人认为后者较为方便,但此种位置亦较易引起休克。因为侧卧位时不仅循环遭受改变,呼吸(包括肺循环)亦受到影响。患者在改变位置前可能一切情况良好,一旦位置改变后即可致血压、脉搏消失,呼吸浅表,周围循环迟滞。当手术最后摘除直肠时,一方面不可避免地引起失血,摘除时并对腹膜施以相当的牵引及刺激,此种刺激在长时间手术及麻醉的基础上常引起不同程度的血压下降,严重时也可引起休克。

明了以上情况以后,可知麻醉的选择仍可能遇到相当的困难。需要长时间肌肉松弛的下腹部手术,应为连续脊椎麻醉或连续硬脊膜外阻滞的良好对象。因钝性剥离可能引起的休克,脊椎麻醉或硬脊膜外阻滞虽不能完全防止其发生,但其发生率可能减少,或其休克程度减轻。脊椎麻醉的缺点在于降低患者对休克的耐受力,因此改变患者姿势或摘除直肠时一旦发生休克,其程度常较剧烈,尤其以腹腔内手术时失血较多而输血未能完全补充时为然。连续硬脊膜外阻滞可于 L_1 至 T_{12} 和 $L_{4\sim5}$ 间隙分别向上及向下放入导管,根据手术的要求分别注药。如此则可使患者休克的耐受力所受影响最小,较脊椎麻醉为优良。气管内吸入麻醉的优点为手术的后期较易控制,尤其当患者情况恶化甚至已进入休克时,仍能减浅麻醉以减少患者的负担。其缺点为难于防止钝性剥离的刺激,且手术后的恢复亦不如神经阻滞以后平稳。因此选择麻醉时可根据不同病例而选用连续脊椎麻醉、连续硬脊膜外阻滞或气管内麻醉。一般而论,患者一般情况较佳时,以神经阻滞的效果较好,但如患者一般情况极差时,仍以气管内麻醉为适应。由于会阴部操作不要求肌肉松弛,应用肌肉松弛药配合浅麻醉以供腹腔内操作,会阴部操作时则省略肌肉松弛药,这种处理也能得到良好的效果。但无论使用何种麻醉方法,手术时期应充分补足失血量,改变患者体位时应轻巧,凡是上述可能发生休克的时机,一定要加倍缜密地观察患者,一旦休克发生便应立即进行处理。会阴部剥离时应增速输血。一般由于体位改变所引起的休克主要应以血管收缩药作为治疗,由于直肠摘除时所引起的休克则需以血管收缩药及增速输血治疗。

（六）胆管手术

胆管系疾病患者亦多属迷走神经过敏型。迷走神经的过敏可能一方面因患者神经类型为迷走神经型,另一方面则由于胆管系病变的结果以致血液内胆素、胆酸皆增多。胆素、胆酸皆为迷走神经兴奋物质,因此患者迷走神经兴奋的程度,往往与黄疸的轻重呈正比。由于迷走神经兴奋的结果,其血压脉搏的表现往往远胜于其一般情况,也极容易使麻醉前对患者情况的估计大为错误。对于胆管疾病患者情况的估计,主要应取决于其黄疸的程度、肝功能的好坏及一般情况,而非血压、脉搏的表现。

体内任何器官有病,结果自然引起周身生理情况的改变,胆管系统的疾病尤其如此。遇有胆管系疾病而年逾 40 的患者。麻醉前应对其心脏(尤其是冠状循环)的情况进行了解。首先应了解诊断的正确性。胆囊炎与心绞痛的症状易于混淆,临床上难免偶有错误。心绞痛时施行麻醉,其死亡率难免增高。更重要的则是应鉴别是否有心脏病变与胆管疾患同时存在,此种可能性可谓很大,只程度不同而已。如有心脏病变同时存在,这时对患者情况的估计及处理则更应以其心脏病变为重,临床病史诊断遇有怀疑时,术前心电图检查是非常必要。

胆管手术的麻醉需视手术性质及患者的情况而异。单纯胆囊切除术一般都能于单次脊椎麻醉、硬膜外阻滞或局部麻醉下完成,但胆囊颈部为传导牵引痛最敏锐的部分,使用局部麻醉(或脊椎麻醉)时最好在此部位进行完善的局部浸润。硬脊膜外阻滞平面如达到 T_2 时,大部分患者可无牵引痛的感觉。神经阻滞再加入辅助麻醉亦为很好的麻醉方法。遇有胆囊粘连过多或患者不愿接受局部或神经阻滞时,全身麻醉也可得到良好的效果。

根据临床资料分析,胆管手术于硬膜外阻滞下施行而发生心搏骤停者似较其他麻醉时多,分析其中原因,患者迷走神经张力过大,迷走神经自身反射较易发生可能是原因之一,但在发生心搏骤停的病例中,多数属胆管急性感染合并严重感染性休克且病情严重者,因此可以认为,迷走神经自身反射未必是唯一因素。作为经验汲取,胆管手术拟于硬膜外阻滞下施行手术者,麻醉前宜给予较大剂量的阿托品,术中根据心率变化,及时静脉补充阿托品,保持心率不低于每分钟 60 次。另一方面,感染性休克宜得到适当治疗,至少体液平衡应得到重视和处理。

单纯胆囊切除术一般并不至失血过多,多数患者并无输血的必要。胆总管探查术时则失血较多,应根据情况适当补血补液。胆总管癌切除时不仅失血甚多,而且由于手术涉及十二指肠、胃及空肠等部分,因此手术创伤性的休克也易于发生,此种手术时应保持患者的血容量不应低于正常,适当扩容常属必要。

(七)肠梗阻手术

肠梗阻可分急性及慢性两类。由于结核或肿瘤所引起的肠梗阻多系慢性肠梗阻。由于绞窄性疝及其他原因所引起的肠梗阻则为急性肠梗阻。慢性肠梗阻也可以在短时间内严重化而成为急性肠梗阻。由麻醉的观点来看,急性肠梗阻与慢性肠梗阻的性质有很大的差别。急性肠梗阻时必须及时手术,但患者的情况却可能非常恶劣,慢性肠梗阻则为选择性手术,对患者的情况可以有相当充分的时间加以纠正。

急性肠梗阻时患者的特点为腹内压增加,肠腔显著扩张,以致膈肌运动遭受限制,造成呼吸困难。由于肠内压的剧增,肠道丧失其应有的功能,以致患者呈现不同程度的脱水及酸中毒。又由于腹痛及腹胀的刺激,患者可能发生神经性休克。休克及肠梗阻程度的加重或时间的延长,更引起体液、酸碱平衡及血液化学的变化,因而更增加休克的程度。如此形成恶性循环,随病程的延长,患者的情况不断恶化。

对于急性肠梗阻的患者,应于急诊时开始即迅速施行麻醉及手术的准备。手术前应尽可能使其脱水情况得到改正,并适当地纠正其酸中毒及电解质紊乱的情况。早期置入十二指肠减压装置为重要的操作之一。肠梗阻病例其胃肠内常积有大量液体及气体,麻醉前即常有大量液体呕出,麻醉过程中呕出液体及引起窒息的可能性更大。胃肠减压的作用不仅可以将存于胃及十二指肠内的液体尽量吸除(此部分液体亦为最易被呕出的液体),减少麻醉时呕吐的危险,并且可以将胃肠内气体大量吸除,减低肠内压力及腹内压力,如此则患者情况可以明显改善。

麻醉方法则宜待以上处理后再做最后决定。原则上尽可能使用局部麻醉或神经阻滞为佳。一般情况尚佳或是经过以上处理后情况有显著进步的患者则以施行硬脊膜外阻滞或脊椎麻醉为宜。尤其是中胸部或腰部的连续硬脊膜外阻滞,往往可用很小剂量(4~5ml)即可求得极良好的手术条件。对于此类危重患者,除非术前血容量未获适当纠正,否则只要认真掌握小量分次注入麻醉药的原则,亦不易引起患者循环功能的急剧改变。对于感染性休克极其严重以致血压难以测知的病例,经输血输液及血管收缩药的处理使血压提升达适当水平(10.7~11.2kPa)以后,仍能以此种小量分次方法顺利施行麻醉(输液等其他支持疗法自应同时进行)。任何麻醉效果是与对该具体麻醉方法的熟悉和掌握程度密切相关的,连续硬脊膜外阻滞用于重危患者,亦不离此原则。习惯上重危患者常采用局部或全身麻醉,因为局部麻醉常难以满意甚或不能达到手术时最低的要求,于此情况时,全身麻醉的采用便可能是不得已的选择。使用全身麻醉的困难为呕吐及误吸的威胁,尤其以深麻醉时及应用肌肉松弛药时为然。此类脱水、电解质紊乱明显的患者,易有缺钾的情况存在,以致使用非去极化类肌肉松弛药后呼吸遭受长时间的抑制,值得警惕。除清醒气管内插管外,防止呕吐、误吸的另一方法系于静脉诱导时利用琥珀胆碱迅速使患者呼吸麻痹,趁此呼吸麻痹时机迅速插入气管内导管。由于呼吸麻痹期间患者无主动吸气行为,腹肌亦不至紧张痉挛,呕吐及误吸不易发生。唯需注意的是,静脉诱导以及呼吸麻痹时期,不宜施行加压氧入上呼吸,否则氧压入胃脏后,极易引起胃内容物反流("沉静的呕吐"),反易招致误吸危险。诱导前先嘱患者以口罩吸氧2~3min,诱导过程中虽不施行加压氧吸入,患者亦可无明显的缺氧之虑。肠梗阻时由于肠腔扩张,故腹壁的缝合常有困难,尤以局部麻醉时为然。处理时除进行腹壁的充分浸润外,必要时也可以于缝合之际以全身麻醉辅助,如此则可使全身麻醉的时间缩至最短,或于关闭腹膜时采用短时间的肌肉松弛药,但应保证呼吸道通畅及充分的氧供给。

慢性肠梗阻一般并不至造成麻醉上的困难,因为绝大多数病例皆能于术前进行充分的准备,其麻醉处理则根据手术性质决定。也有少数患者因梗阻经常发作,以致其营养状况无法提高,只有于解除其梗阻后才能改善患者情况。此类患者由于一般情况衰弱,肌肉易松弛,因此可根据其衰弱的程度而选用局部麻醉、区域阻滞或全身麻醉,患者情况极端衰弱时,根治手术即不宜施行,只能行保守的肠吻合术,此种手术于局部麻醉下亦可满意完成。多年来我们依据连续硬脊膜外阻滞使用于重危患者的处理体会(见前述),对于一般情况极端恶劣且无法获得更好的术前准备的慢性肠梗阻患者,亦多采用分次小量给药的连续硬脊膜外阻滞,效果颇为满意,多数病例仍可争取完成根治手术,术后效果显然较全身麻醉者优良。

(八)脾切除术

根据麻醉时对患者情况的衡量,脾切除术患者可分为脾肿大、原发性紫癜及脾破裂三类。脾肿大的原因很多,但其共同特点则为贫血、肝功能减退甚至合并有黄疸及腹水。此种患者往往于视诊时发觉其一般状况尚佳,但对麻醉时的反应则不宜根据其一般状况而做估计,主要应决定于上述的特点。肝功能愈减退的病例对于麻醉的耐受能力愈差。目前临床检验肝功能的方法虽然很多,但并无一种检验能够全面地或精确地说明肝功能的情况。肝脏如果充血肿大,甚至尚有腹水形成时,不论其肝功能检验的结果如何,麻醉时应认为肝功能已有显著的减退。此类患者麻醉前镇静药使用量宜轻,其中尤以吗啡为然,不宜超过一般患者的量1/2,否则麻醉过程中难免发生呼吸抑制的现象。

腹水的存在不仅表示肝功能的障碍,而且大量的腹水会使腹内压增加而限制呼吸。在膈下肝脾已肿大的情况下,如果腹内压再增加,对于呼吸的影响很严重,因此腹水较多的患者,麻醉前 2d 应施行腹腔穿刺,使腹水尽量放出。

阻滞麻醉使用于脾切除及门脉分流手术时,除非患者一般情况已极差,否则常可获得较全身麻醉为佳的效果。但由于手术于上腹部及膈下施行,有时尚有采用胸腹联合切口的必要,如以神经阻滞解决此类问题,技术处理的要求亦较困难。连续硬脊膜外阻滞可使用于此类手术。所以采用连续方法,一方面是为配合手术时间的要求,但更重要的意义则为可控制性。施行连续硬脊膜外阻滞时,其具体操作与胃切除术者相同。如能使麻醉平面限于 T_2 及 T_{12} 之间,肌肉松弛可保证满意,而膈呼吸运动之平静,确能给血管吻合手术创造极良好的条件,患者术后恢复之平顺亦给予人深刻的印象。对于脾肾分流手术,可采用双管法连续硬脊膜外阻滞,即于 $T_{6\sim7}$ 或 $T_{7\sim8}$ 以及 $T_{10\sim11}$ 分别置入导管,根据手术需要,分别经不同导管给药,控制较为灵活。

巨大脾切除术为可能于手术室内发生死亡的手术之一,其发生原因无例外地皆为失血性休克。对于此种死亡的避免,主要依靠手术时操作的保障,但遇有不可避免的失血时,麻醉时及时地输血则为唯一的预防或拯救患者的方法,相反的情形,如果手术时失血虽不多,但麻醉时输血不及时也可招致休克甚至死亡。因此麻醉前应对手术时可能失血的程度加以估计,手术时麻醉者更应充分掌握输血输液的品种、剂量和时机,如此则不难将死亡率显著降低。

脾肿大的原因可供麻醉前估计患者失血程度的重要参考。多数脾肿大而需施行脾切除的患者皆属肝硬化的患者,较晚期的肝硬化最常伴有粘连的脾肿大;尤其病史中有屡次左季肋下疼痛及发热的患者,其粘连的可能愈大。此类患者手术前务必准备充分的血液。脾本身的大小也可供参考,脾内的血液具有调节身体有效血液循环量的作用。手术时脾一旦摘除,脾内所含大量血液亦即损失,机体这时又失去其血液循环量的调节器官,再加手术时的失血,休克便很易发生。因此脾愈大时所需输血量也往往愈大。拟切除的巨大脾脏含血可达数百毫升之多,此部分血液可作自身输血之用,即于脾脏切下后将脾内存血倾入抗凝剂溶液中以备静脉输入。切脾前于脾血管内注入肾上腺素使脾脏强烈收缩,从而也可达到自身输血的目的,但因此可能导致急性肺水肿者,故不可取。

由于寄生虫病(如黑热病)等所引起的脾肿大而影响患者生活或行动时,亦可施行脾切除术。此类脾一般很少粘连,其失血情形便远不如肝硬化,不易引起休克,但因其脾皆很大,亦应做充分的输血准备。

脾肿大而行脾切除时,虽然失血可能很多,但如有准备及有步骤地进行静脉输血,一般皆可顺利地克服此种困难。此类患者下肢皆呈静脉怒张,因此麻醉时不难置入较粗(16 号)的静脉穿刺针一两枚,以保持通畅宽广的输血道路。仅此简单操作,患者的安全往往能得到很大的保障。否则当分离粘连时,血液不断损失,静脉输血则因穿刺针过细而无法增速。待血压下降、周围循环迟滞时,四肢静脉亦呈收缩,虽拟多增加静脉穿刺亦不可能。因此必须事先做好充分准备,经常保持血液输入量不低于、亦不缓于手术失血量。

原发性紫癜患者的脾甚小,一般并无粘连,因此手术时失血不至过多。但由于脾及脾蒂皆隐藏于季肋弓下,需要较优良的肌肉松弛,手术才感方便。此类患者的另一特点为血小板过少,具有渗血的倾向。麻醉前已有充分准备的患者,其渗血将不至影响过大,一旦夹住脾蒂以后,其渗血即可立即停止。但麻醉操作时对患者口腔及呼吸道黏膜应注意加以保护,一旦有所损伤,其出血常甚难加以处理。根据其肌肉松弛及渗血的特性,选择麻醉时成人以脊椎麻醉或单次硬脊膜外阻滞为较妥。采用全麻时宜考虑患者出血倾向的程度。出血倾向极严重时，气管内插管亦可引起难以制止的(气管内)出血，只宜借口罩维持全部麻醉过程。连续硬脊膜外阻滞的创伤性较单次者显然增高，对于严重出血素质的紫癜患者，有引起硬脊膜外腔出血及血肿的可能，故亦应属禁忌。遇有渗血较显著的病例，手术时应输入新鲜血液，甚或于手术前输入(浓缩)血小板液，因为血库血液如果未经特殊处理，其中血小板已完全损坏，对此类患者输血的意义显然减少。

脾破裂而行脾切除术时，患者往往已处于严重的休克状态，术前虽大量输血输液，事实上仍不可能使患者脱离休克。长时间的休克将使患者不可恢复，因此治疗此种患者的关键还在于早期的手术治疗。愈早的治疗则愈能挽救患者的性命。时间的争取一方面在于早期开始进行手术，但更重要的则在于腹腔剥开以后即能即时将脾蒂夹住。如果腹壁过分紧张，腹腔剖开后出血点不易止住，仍不断失血，其结果将无限遗憾。因此患者在手术前应尽可能使多数静脉开放，所输血液以使收缩压能保持 160kPa(600mmHg)以上即可。麻醉诱导务必迅速平稳，在不增加循环抑制的条件下应加以适量的肌肉松弛药以求得到足够的肌肉松弛。一旦脾蒂夹紧以后，所有已穿刺就绪的静脉输血应立即增速，在最短时间内使血压可复其正常数值。切忌麻醉前延迟手术而急于增速输血，失血停止后反无血液可以补偿。

(九)膈疝手术

膈疝是由于腹内脏器经膈肌的先天缺损或损伤性裂口脱位进入胸腔而形成。膈疝的主要病理变化和症状是根据脱位脏器的数量、脏器功能障碍的程度和胸内压上升的程度而不同，主要表现于呼吸、循环和胃肠道的功能障碍和不同的临床症状。无论先天性或损伤性膈疝，如有大量脏器进入胸腔，即可引起不同程度的呼吸、循环障碍，严重时则心、肺显著受压，甚至使纵隔移位，以致呼吸极端困难、发绀、心率加速、外周循环淤滞，甚至引起循环衰竭。如果胃肠于膈部复遭绞窄，或于胸内更发生扭转，如此则可合并发生不同程度的肠梗阻，患者周身情况自然恶化，尤以小儿为然。小儿尤其是婴儿的膈疝，常因呼吸或消化道的症状而发现，故上述症状更易见到。成人膈疝则多于体格检查或多于呼吸、循环或消化道的症状尚未严重时即已发现，一般情况尚不至过分恶化，麻醉的处理显然较易。膈疝修补手术可经腹腔或经胸腔进行。如果侵入胸内的脏器尚未足以引起呼吸、循环或全身情况的改变，麻醉的处理与一般开腹或开胸手术者并无显著区别，无论术前有无胸内脏器受压或胃肠梗阻症状，术前皆应尽可能事先施行胃肠减压，以免麻醉过程中(胸腔未剖开以前)胃肠充气而致引起类似张力气胸的后果。有的病例由于胃自贲门部已转折入胸腔内，减压管很难甚至不可能进入胃内。但即使如此，仅使减压管置入食管下端，于患者呼气时亦不难观察到仍有大量气体自减压管压出，故减压管的使用，不宜忽视。少数小儿于胸内脏器受压明显以致出现窒息症状且一般情况极恶化时，如已确诊而需行急症手术，则麻醉的处理必然倍感困难。对于此类重危患儿的处理，麻醉的诱导常需与改善患者一般情况的措施(输液、输血等)同时进行。更重要的是解除其窒息的威胁。除非胃肠减压仍能生效，否则麻醉的诱导不应过多等待。由于患者呼吸困难系呼吸交换面积减少所致，任何增加患者呼吸负担的情形如兴奋、挣扎等皆应避免，故宜以静脉快速诱导配合以较大量的肌肉松弛药，争取及早置入气管内导管，并施行控制呼吸。则呼吸道的通畅得以保证，肌肉的麻痹可使氧消耗显著降低(与呼吸困难时相比较)，控制呼吸复可使氧加压输入，患者情况应能较显著地改善，一旦侵入胸内的脏器经手术迅速复位以后，病情立见根本好转，但如麻醉或手术的处理过分拖延甚至过分增加患者的缺氧情况，亦可严重威胁患者的安全。

（十）肝叶广泛切除术

近些年来由于对肝脏解剖和生理的进一步了解，广泛肝叶切除术的适应证和范围也有所扩大。广泛肝叶切除的主要对象为原发性肝癌、血管瘤或肝良性肿瘤，肝胆管结石、肝囊肿、肝包虫病及局限性转移瘤。患者情况一般多为消瘦、衰弱、营养不良，且常伴有贫血、腹水、肝功能受累等病情。肝是血液供给极为丰富的实质性器官，除门静脉系统的血液外，尚有少量的肝动脉血液进入肝内。因此手术中肝的创面出血和止血问题就成了肝切除的重要问题；又由于肝组织的高度脆性，也给止血造成一定困难。肝是机体不能缺少的重要器官，肝有疾患时肝功能会有不同程度的影响，麻醉和手术更易给肝功能造成急剧的抑制，术后肝功能障碍即为一极值得重视的问题，术后肝功能急性衰竭，仍为肝手术后的主要致死原因之一。肝功能与休克的发病机制及凝血机制等关系密切，麻醉与手术如能尽到保护肝功能使其受影响最少，无异间接地减少休克或失血的机会，反之则休克的程度亦可因肝功能的紊乱而加深，凝血机制的障碍更易成为失血性休克的主要原因。为了达到止血目的，手术时或有阻断肝循环的必要。常温时肝循环阻断如超过 20min 时，肝便可能遭受不可逆的改变，门脉系统内充血与出血，低温（29℃～33℃）机体的代谢率降低，肝可以耐受 1h 的缺血而不至发生不可恢复的损害，据此实验基础出发，既往许多肝切除手术多于低温下施行。然而通过数年来的病例分析和临床体会，此问题仍有商榷余地。对北京地区以往的 36 个病例分组分析，其中以低温组的手术死亡率最高，且其死亡原因多系凝血机制障碍。虽然此中病变之广泛程度、手术技术的纯熟等条件尚难以除外，但由于死亡率差别过大，确难以不令人质疑。低温对凝血机制的不利影响，迄今已成定论。此组病例多出现凝血机制障碍，以易引起出血的措施来克服止血的困难，理论上确有矛盾之处，临床中效果之不够满意，应不难理解。根据近十数年来的体会，任何足以保证腹肌充分松弛作用的麻醉，已基本上符合肝广泛切除水的要求，然而欲求较好的麻醉效果，则任何对肝功能影响较大的麻醉药或麻醉方法，皆不宜采用。近来由于手术操作的改进，多数病例已无长时间完全阻断肝循环的必要，可于连续硬膜外阻滞下顺利完成手术。遇有必须开胸进行手术时，连续硬膜外阻滞复合浅全麻可能是较佳的选择。遇有较长时间（30min 或更久）阻断肝循环时，适当降低体温仍属有益。肝叶广泛切除时的降温方式曾有过许多研究和尝试，但除体表降温之外，其他降温方式均过于复杂，未获广泛采纳。阻断肝循环（及恢复肝循环）时周身血流动可有急剧波动，阻断前应将血容量及血流动力调整并保持稳定。肝叶切除失血量可因病变程度和手术操作的不同而有较大出入，但术中如能保持输血量和输入速率与失血者相接近，常可缓解手术阻断肝循环对血流动力的干扰，也有利于患者的恢复。

（焦向阳）

第四节　泌尿外科手术麻醉

一、概述

（一）泌尿外科手术麻醉的特点

1.泌尿外科手术常需特殊体位，肾脏、上段输尿管手术常需侧卧位，膀胱、前列腺手术需用截石位,这给循环、呼吸和麻醉带来一些不利影响。

2.全膀胱切除行回肠代膀胱成形术、肾巨大肿瘤手术、前列腺手术等可造成术中大出血,应及时补充血容量,防止休克发生。

3.肾脏手术可造成胸膜损伤而致气胸,一旦发生应及时修补,修补时应做正压人工呼吸使肺重新吹张。

4.经尿道前列腺电切术中易发生电解质紊乱和肺水肿、脑水肿。

(二)泌尿外科手术麻醉的处理

肾脏肿瘤、肾结核、多囊肾、多发性肾结石等多需做肾切除术。术前多有肾功能障碍,需处理好再行手术。

1.麻醉选择 除肾脏巨大肿瘤或肾结核粘连严重,术中除切除肋骨或有隔肌损伤可能的患者考虑气管内全麻外,一般可采用硬膜外麻醉,常选用 $T_{9\sim10}$ 或 $T_{10\sim11}$ 间隙穿刺,麻醉平面控制在 $T_{4\sim12}$,手术可选用侧卧位,但要注意呼吸循环方面管理。

2.围手术期麻醉处理

(1)手术体位给患者带来不适,加上手术牵扯痛。患者一般很难在单纯硬膜外麻醉下完成手术,多需辅助镇静、镇痛术。

(2)麻醉期间因体位因素可致患者呼吸、循环方面的管理难度增加,也给麻醉平面控制增加一定难度。因此,麻醉应十分重视 ECG 和 SpO_2 及血压监测,一旦发现意外或病情变化应及时处理。

(3)手术中可能发生因巨大肿瘤组织粘连严重,或下腔静脉撕裂导致大量渗血或出血,应做好输血输液准备,并行 CVP 监测以指导大量输血、输液,救治出血性休克。

(4)术中损伤膈肌造成气胸,患者清醒时常感呼吸困难,全麻患者没有行气管插管者,主要靠 SpO_2 和呼吸通气量监测等及时发现。另外皮肤、黏膜发绀及异常呼吸等也是气胸患者常见的临床表现。

(5)麻醉期间患者突发性呼吸困难、严重低血压,应用升压药和人工呼吸,疗效不佳时应考虑,系肾癌手术发生癌栓脱落造成肺梗死,严重者可致心脏停搏,一旦发生应立即行呼吸和循环支持直至平稳为止。

(三)术前准备及麻醉方法的选择

1.术前肾功能准备

(1)尿检验反映肾功能:尿量及尿的质量反映肾功能情况。

1)尿量:1000~2000ml/d,<450ml/d 为少量;<20ml/d 为无尿;>2500ml/d,为多尿性肾功能衰竭。

2)尿比重:肾功能正常时为 1.015~1.020,肾功能不全为 1.010~1.012。

3)尿渗透压:正常肾功能时为 600~1000mmol/L。尿渗透压与血浆渗透压(280~310mmol/L)之比<1.7,为轻度至中度肾功能受损;其比值<1.1,为重度受损。

4)尿有形成分:尿蛋白、管型尿出现时为肾有病变。

(2)血液检验反映肾受损程度:常用的血液检验,有以下项目均可反映肾功能情况。

1)血尿素氮(BUN):参考值为 3.2~7.14mmol/L。7.14<BUN<10.7mmol/L,轻度受损;10.7~35.7mmol/L,中度受损;>100,重度受损。

2)血肌肝(Cr):参考值为 61.88~132.6μmol/L。176.8~265.2μmol/L,轻度受损;

$265.2\sim707.2\mu mol/L$,中度受损;$>707.2\mu mol/L$,重度受损。

3)血钾(K^+):参考值为 $4.1\sim5.6mmol/L$。$5.6\sim6.0mmol/L$,轻度受损;$6.0\sim6.5mmol/L$,中度受损;$>6.5mmol/L$,重度受损。

4)碱剩余(BE):负值减少,为代谢性酸中毒,说明肾受损。正常值为 $\pm4mmol/L$。$>-8mmol/L$,轻度受损;$-15mmol/L\sim-8mmol/L$,中度受损;$>-15mmol/L$,重度受损。

5)内生肌酐清除率(Ccr):代表肾小球滤过率,可做肾损害的定量检测。正常值为 $80\sim125ml/min$,$50\sim80ml/min$ 轻度受损;$10\sim50ml/min$,中度受损;$<10ml/min$,重度受损。

6)酚红试验(PSP):正常值为 15min。$25\sim40ml/min$,$15\sim25ml/min$,轻度损害;$10\sim15ml/min$,中度受损;$<10ml/min$,肾重度受损。

(3)症状和意义:肾功能严重受损时的全身症状和临床表现如下。

1)高血压:体内水分潴留不能排出。持续高血压可导致充血性心力衰竭、肺水肿及冠心病。

2)贫血:红细胞减少,寿命缩短。携氧能力降低。

3)出血倾向:部分患者伴有血小板轻度至中度减少或血小板功能低下,易出血。

4)感染:免疫力降低,易感染、形成败血症。

5)电解质失衡:电解质失衡主要表现有 3 点。①低钠血症,因体内潴水,将钠稀释,严重时水中毒。②高钾血症,肾排钾减少,代谢性酸中毒致组织释放钾,出现心律失常。③低钙血症,肠吸收钙有障碍,维生素 D 的活性化障碍,出现继发性甲状旁腺功能亢进症。

6)代谢性酸中毒:由于酸性代谢产物不能由肾排出,肾小管再吸收 HCO_3^- 功能障碍,可表现为呼吸深大。

2.麻醉方法的选择

(1)腰麻:膀胱、外生殖器的手术,用中、低位腰麻较为适宜,麻醉效果满意。但需控制好血压,术后注意头痛等并发症。

(2)硬膜外麻醉:硬膜外麻醉是泌尿外科手术常用的麻醉方法。用于全部泌尿系手术,国内基层医院应用广泛。

1)肾:穿刺点用 $T_{9\sim10}$ 间隙,麻醉范围为 $T_6\sim L_2$。用药特点是量足、浓度要高以保持良好的肌松效果,如 2%利多卡因,或 $0.25\%\sim0.3\%$ 丁卡因,向头侧置管。

2)广泛肾及肾周围与输尿管等手术:采用 $T_{8\sim9}$,向头侧置管;$L_{2\sim3}$ 间隙向足侧置管的两管法。麻醉范围在 $T_4\sim L_2$,以上管为主,药量要足,浓度要高;以下管为辅,作调节。

3)输尿管上段手术:选 $T_{8\sim9}$ 或 $T_{9\sim10}$ 间隙,内头侧置管,麻醉范围要在 $T_6\sim L_2$。下段手术 $T_{10}\sim S_4$ 的麻醉范围,选 $L_{1\sim2}$ 间隙穿刺,向头侧置管。用药特点是量足、高浓度。

4)膀胱手术:选 $L_{1\sim2}$ 间隙,向头侧置管。麻醉范围要达到 $T_{10}\sim S_4$。用药特点为一般用量。

5)结肠代膀胱手术:穿刺点为 $T_{11\sim12}$,向头侧置管。麻醉范围 $T_6\sim S_1$,用药量要足,浓度较高。

6)前列腺手术:常用 $L_{2\sim3}$ 间隙,向头侧置管。麻醉范围达 $T_{10}\sim S_4$。老年人需小量分次注药。

7)外生殖器手术:选 $L_{4\sim5}$ 间隙穿刺,麻醉范围达 $T_{12}\sim S_4$。一般用药量即可。

(3)脊麻与硬膜外联合麻醉(CSEA):该方法适用于肾移植术、前列腺摘除等,注意控制麻醉平面,以防循环波动过大。

(4)骶麻或鞍麻:骶麻或鞍麻适用于做外生殖器手术或膀胱镜检查。

(5)局麻及神经阻滞:局麻做肾切除,耻骨上膀胱造瘘引流术、睾丸、精索和阴囊手术的麻醉,分层浸润。必要时辅助强化,可完成手术。阴茎和包皮手术用阴茎阻滞法。

(6)全麻:全麻适用于硬膜外麻醉禁忌者,或手术范围,患者不合作,或并发其他严重疾病的患者。方法同一般全麻。

二、常见泌尿外科手术的麻醉

(一)肾上腺手术的麻醉

肾上腺可分为功能上和组织学上都完全不同的髓质和皮质两部分。肾上腺髓质中的嗜铬细胞是儿茶酚胺的生成、储备和释放细胞。胎儿时期肾上腺髓质内只含去甲肾上腺素,出生后则肾上腺素的含量即迅速上升。成年时肾上腺髓质中主要含肾上腺素,约占 80% ,其余 18% 为去甲肾上腺素, 20% 为多巴胺。嗜铬细胞增生及嗜铬细胞瘤都使儿茶酚胺的生成增加,严重地影响到周身生理功能。需行外科手术治疗。肾上腺皮质则无论其功能或组织学的结构都远较髓质为复杂。肾上腺皮质的最外层亦称小球区,其分泌的激素对机体电解质的代谢有着极显著的影响,主要是醛固酮。醛固酮的过分增多可引起高血压、低血钾和肌无力,称为原发性醛固酮增多症,需行外科手术治疗。肾上腺皮质最内层称为网状区,它在促肾上腺皮质激素的作用下产生性激素。在内、外两层中间的一层称为束状区,产生糖激素,其中最主要者为氢化可的松。糖激素的过多则形成所谓"柯兴氏综合征"或皮质醇增多症,需行手术治疗;糖激素过多则形成所谓"阿迪孙氏病",此类患者对麻醉或手术的反应皆极为不良,构成麻醉处理的困难。

1. 皮质醇增多症 如前所述,糖激素增多时可使血糖增高,高血糖则促使胰岛素分泌增多,胰岛亢奋使脂肪的生成加速。与此同时,蛋白质代谢衰退,患者虽表现肥胖但却衰弱,肌无力,水肿。糖激素并可使脂肪的分布异常,临床表现为向心性肥胖、肢体细弱、满月脸型。由于肾上腺皮质各种激素的相互影响,此类病例并有脱发、性功能减退、电解质紊乱等症状,皮质醇增多症可由于肾上腺肿瘤所引起,但也常由于脑下垂体前叶中的嗜碱细胞增生所致。前者施行肾上腺肿瘤切除后可以治疗,后者则需行双侧肾上腺大部切除术。此类有肾上腺病变的病例经手术切除肾上腺以后,其肥胖、高血压、高血糖、糖尿及性功能减退或丧失等症状,皆可获得恢复。然而以前由于对此种病例的术前后处理的认识不足以及条件不够,所以手术死亡率较高,近来由于各方面皆有了长足的改善,手术死亡率有显著下降,如果处理得当,死亡率实不应高于一般大手术者。

皮质醇增多症患者的术前准备应以蛋白质代谢、电解质平衡以及皮质激素的补充为重点。此类病例除手术前应给以高蛋白饮食外,必要时可同时给以适量的丙种睾丸酮或其他合成代谢激素,尤以病情严重的患者为然。此类病例中水和钠的潴留以及低血钾症不仅常见,而且有时程度还相当严重。术前较大剂量的氧化钾的摄入以及适当地予以一般利尿剂可使病情轻的病例得到改善。然而对于病情较重的病例则必须使用螺旋内酯才使摄入的钾保留体内。此种情况时是否有醛固酮的作用参与其中则尚不得而知,然而临床效果确颇予人以较深的印象。皮质醇增多症患者的心血管功能极其脆弱,如果术前未能将其电解质的情况改善,麻醉时心血管的代偿能力将更为削弱。肾上腺肿瘤的患者,其"健侧"肾上腺常呈萎缩及功能低弱状态,需行双侧肾上腺切除的患者则术中及术后肾上腺皮质激素的分泌皆未必能满足当时所需。因此于此类患者术前3～4d即应给以肾上腺皮质激素的补充。然而临床所见各病例对肾上腺皮质激素的反应可有不同,多数病例给药后可无任何不适。但亦有少数病例于给药后呈现血压剧增、水肿加重等症状,此时宜调整剂量或停药。

此类病例对所有麻醉药的耐力皆低弱。麻醉前给药只宜使用最小量,否则呼吸极易遭受抑制。患者对所有的全身麻醉药的耐量皆减弱,且其减弱的程度则与其病情成比例,病情重者耐量愈弱。脊椎麻醉或硬脊膜外阻滞则对血压影响明显,不宜采用。虽然临床经验中亦有病情较轻的患者,经行脊椎麻醉后,反应仍属良好,然此属个别情况,并非良好的选择。此类患者由于体型极度肥胖且肌张力变弱,麻醉诱导期中呼吸的抑制亦属难免,呼吸道的梗阻(舌下坠)亦经常发生,由于下颌部脂肪厚叠满胀。托起下颌的操作颇难,往往需使用口咽导气管以保持呼吸道的通畅,于浅麻醉时亦然;由于颜面脂肪增生变形,使用口罩加压给氧时亦可遭遇困难;胸腹部脂肪对胸廓的重力作用复加肌张力差,麻醉过程中难保持呼吸交换的满意。由于以上这些情况,目前一股多采用静脉硫喷妥钠—肌肉松弛药诱导,气管内插管,继以氧化液氮—肌肉松弛药维持。使用硫喷妥钠时,剂量亦应适当减少,诱导过程中更宜密切观察血压的变化,许多病例虽于较小量的硫喷妥钠注入后,血压即可有较明显的下降,此时虽然其他深麻醉的体征尚未出现,但已不宜再使用大量药物,麻醉诱导目的实际已经满足。此类病例对所有的肌肉松弛药的耐量均有减弱,并不因肌肉松弛药的类别(去极化及非去极化)不同而有所差异,颇值得注意。琥珀胆碱于此类病例常无肌肉麻痹的前趋震颤表现,所以不宜以肌肉震颤作为其发生作用的指征。此类病例虽然外形肥胖,然而肌肉张力却极弱,麻醉时肌肉的松弛一般并不构成问题,虽不使用肌肉松弛药,肌肉松弛亦无困难,如需使用肌肉松弛药,所需剂量亦极小。过深的麻醉或过大剂量的肌肉松弛药,都是使循环功能抑制的常见原因。

皮质醇增多症的病例麻醉时的危险性存在于切除肾上腺的时候。一般于探查肾上腺时虽亦可见血压的波动,但此时除维持麻醉的平稳以外,并无需其他控制血压的特殊处理。但当肾上腺切除时,则血压可能急剧下降,其下降的程度决定于患者原病情的程度、术前激素治疗是否适当以及肾上腺切除的情况等因素。患者原病情虽较严重,但如术前准备适当,血压下降过剧的事故亦发生较少;一侧肾上腺(大部或全部)切除但另一侧的肾上腺仍保留者,亦少发生此类意外,即使发生,其程度亦较缓和。双侧肾上腺切除无论分期或一次施行,当后一肾上腺切除时,血压的波动较易发生,其程度亦较剧烈,应事先警惕。此种手术发生血压急剧下降时,纠正血压的措施应以去甲肾上腺素及皮质激素为重点,适当输血、输液,虽亦常属必要,但必须考虑到类患者的心肌功能未必如其他外科患者,必要时需及早使用洋地黄类药物配合。应用去甲肾上腺激素可发生较迅速的升压作用,但对于术后血压的平稳则主要依靠肾上腺皮质激素的作用,故术后宜以肾上腺皮质激素的治疗为更根本的措施,否则一味追加去甲肾上腺素的剂量及延长滴入时间,反可能因去甲肾上腺素的不良反应而使问题更复杂。患者如对肾上腺激素反应不良时,除应除外易于导致休克的一般因素如失血及手术创伤等之外,更应考虑是否有电解质(低钠、低钾或高钾)等因素存在。如果麻醉的处理始终平顺而少枝节,即使切除双侧肾上腺亦很少发生严重休克,术中的激素处理常属有备无用;但如麻醉过程中常失主动以致意外丛生,虽仅单侧肾上腺切除,亦有发生血压急剧下降的可能。更由于此时血压下降的原因已属多种因素的综合,其处理更为困难。

双侧肾上腺切除的病例,术后必须给予长期的肾上腺皮质激素治疗。肾上腺大部切除的病例,术后数日除给予肾上腺皮质激素之外,同时宜给予促肾上腺皮质激素,以促进所余留的肾上腺皮质组织的功能。肾上腺肿瘤切除的病例,虽然对侧肾上腺仍保存,但为了预防术后肾上腺皮质功能不全起见,术后数日仍宜给予适量的肾上腺皮质激素治疗。此类病例的抗感染能力极弱,因此术后预防性的抗生素给药亦属必须。

2. 原发性醛固酮增多症　原发性醛固酮增多症的病例所构成的麻醉上的困难主要来源于高血压及低血钾。此类病例往往皆以接受过相当长期的高血压治疗之后方被确诊为原发性醛固酮增多症。长期的高血压使心肌不胜负担,低血钾则使心血管组织的营养发生障碍,代偿能力削弱,心肌对洋地黄类强心药的反应不良。也有的病例在未曾获得手术治疗的机会之前即可因心力衰竭或脑血管意外而丧失生命。低血钾对麻醉的意义尤其重要,低血钾合并有代谢性碱中毒的存在,表现为 pH 的偏高。低血钾并使肾小管细胞的再吸收功能发生紊乱,使水的代谢无法维持平衡。如果患者确诊前服用利尿药,则低血钾的程度当更为严重。因此术前至少一周即应停服克尿噻类利尿药,并给以大量(6~8g/d)的钾口服。螺旋内脂是抗醛固酮利尿药,对原发性醛固酮增多症患者的术前准备有着很重要的作用。在同时使用螺旋内酯时,低血钾的情况较易纠正,否则有时虽每日摄入钾的剂量已达 10g 之多,但低血钾仍无好转或甚少改善。如果低血钾(及碱中毒)的情况获得改善,此类病例并不致构成麻醉处理上的困难。安氟醚可使醛固酮的分泌增加,理论上不宜用于此类患者。由于患者已有低血钾及碱中毒存在,机械通气时应防止通气过度。虽然此类病例血压常甚高,但麻醉过程中并无降压的必要,术后则可能出现高血钾症及低血钠症,宜及时进行调整。

3. 嗜铬细胞瘤　嗜铬细胞瘤是由嗜铬细胞所形成的肿瘤,故主要见于肾上腺髓质,然而交感神经节中也有嗜铬细胞,故脊柱两旁即腹或胸主动脉两旁亦可有生长。肾上腺以外的嗜铬细胞瘤则以肠系膜下静脉处好发,也往往易被误诊为腹主动脉瘤或腹膜后肿瘤,膀胱内也可有嗜铬细胞瘤的生长。嗜铬细胞瘤分泌大量的去甲肾上腺素及肾上腺素,但二者的比例却可因不同的患者而各异。由于肾上腺髓质分泌旺盛,所以临床可见阵发性高血压、多汗、头痛、阵发性苍白及高血糖、基础代谢亢进等症状。手术切除肿瘤后,患者即可完全治愈,否则患者不仅可因之丧失其劳动能力,而且终因其高血压而致的心力衰竭、肺水肿或脑出血而死亡,亦可因儿茶酚胺所致的心律不齐或心室纤颤而严重威胁其生命。因此,嗜铬细胞瘤虽然解剖上属良性,但功能上则属恶性(少数病例的嗜铬细胞瘤也可以癌变),应争取一切可能,以求手术根治。麻醉或麻醉后突然死亡的病例中,其中亦有一部分属潜在有嗜铬细胞瘤的患者,所以麻醉者对此疾患的认识,其目的不仅在于保证手术摘除肿瘤的成功,亦可因此而避免或挽救某些致命的意外事故。

虽然外科手术可使嗜铬细胞瘤的患者获得根治机会,然而此种病例施行手术或麻醉又存在着相当大的危险性,根据二十世纪中叶以前的文献记载,此种手术的死亡率竟高达 20% 以上,所以其危险性实不低于如今的心内直视手术。更值得注意的是,患有嗜铬细胞瘤但术前未被察觉而行其他部位的手术时,其死亡率却较直接切除肿瘤者高 1 倍以上。此异常现象的解释很可能是,在施行嗜铬细胞瘤切除手术时,不仅已知有此肿瘤存在,而且对于该病例已形成及可能于术中形成的生理扰乱及其程度皆做了周详的分析与估计,且对其术中所可能发生的意外均已有了拟就的对策,所以严重事故较易避免;至于施行其他手术的患者则事先既未知有嗜铬细胞瘤的存在,术中发生意外时,亦未能针对此种肿瘤的特性采取针对性的措施,所以术前心中无数,术中或术后的措施更未尽到适宜处理,死亡率的增加即不难理解。据此可推论,麻醉或手术的死亡率并非完全取决于患者病理生理上所构成的困难,却在很大程度上取决于术前的准备是否充分及麻醉过程中的处理是否恰当。此情况不仅符合于嗜铬细胞瘤的患者,同样也符合于任何需行其他手术及麻醉的病例。

嗜铬细胞瘤的患者一方面受高浓度去甲肾上腺素及肾上腺素的威胁,另一方面其机体亦已较习惯于较高浓度的去甲肾上腺素及肾上腺素。此种病理生理情况即为手术及麻醉危险性之所以形成的最基本原因。此类患者的去甲肾上腺素及肾上腺素释放量不仅并非恒定,而且波动极其显著。凡精神紧张、肿物受压、缺氧、CO_2蓄积、体力劳动等因素,皆可使去甲肾上腺素及肾上腺素的分泌显著增加,所以患者于麻醉及手术尚未开始时血压即可能发生波动,麻醉期中血压的波动更属必然,探查及剥离肿瘤时,血压的波动(上升)即达最高潮。然而一旦肾上腺的主要血管被钳闭后,血内去甲肾上腺素及肾上腺素的浓度骤然下降,血压亦即随之剧降,此时常需输入适量的去甲肾上腺素和(或)肾上腺素以提升并维持血压,且由于患者尚未能立即适应正常浓度的去甲肾上腺素及肾上腺素,故去甲肾上腺素的输入常需数小时乃至数日,直待患者已能适应为止。

针对上述情况,可知此类病例的处理关键在于预防及控制切除肾上腺以前的高血压危象以及避免或处理切除嗜铬细胞瘤以后所可能发生的反循环虚脱。迄今对于术前降压药物的应用,文献中已不乏过分强调的报道,实际临床工作中亦不难遇到过分依靠降压药的现象,然而值得注意的是,嗜铬细胞瘤患者手术死亡的原因,主要还是由于肿瘤切除后血压不能恢复并维持的结果,很少是由于高血压的不利影响。术前及术中的大量降压药的作用,其术后的效果如何,不能不予重视。我们的体会是,处理此类病例的原则仍以术中维持相对较高的血压水平为宜,术后也无必要过分依靠血管加压药的长期使用。

一般而言,嗜铬细胞瘤的功能常与其大小互成比例,肿瘤愈大则功能愈亢进。但其中也不无例外。肿瘤囊性变则可使其功能减退。囊性变可发生于肿瘤内的某一或某些局部,引起部分的功能减退,囊性变于极少数病例也可以遍及整个肿瘤,使原来症状极其显著的病例逐渐好转,终至症状完全消失。也有的患者虽有嗜铬细胞瘤但始终并无明显的临床症状,称为"无功能的嗜铬细胞瘤"。此类无功能的嗜铬细胞瘤只分泌多巴胺,多巴胺是去甲肾上腺素的前身,经羟化后成为去甲肾上腺素。此类肿瘤细胞可能缺乏羟化能力,无法生成去甲肾上腺素或肾上腺素,而多巴胺的肾上腺素效应甚微,因此临床症状可不明显。多数的嗜铬细胞瘤则仍以分泌去甲肾上腺素为主,对此病例降压则以 α 受体阻滞药较易收效,升压则以去甲肾上腺素的效果较好。也有一部分病例则以分泌肾上腺素为主,对此类病例则以 β 受体阻滞药较易获得降压和减缓心率的作用,升压则以肾上腺素的效果较好。临床可根据尿中去甲肾上腺素和肾上腺素的比例推测出该具体病例的肿瘤究竟以分泌何种为主。

嗜铬细胞瘤患者的血压虽以阵发性高血压为主,但成年病例病程较长久时,也可呈现持续性的高血压,在此持续性高血压的基础上再发生阵发性的更高的血压波动。小儿虽病程不长,但易出现持续性的高血压。长时期持续性高血压,成人易继发心肌损伤、冠状血管供血不全、心血管系统代偿能力减退、肾功能减退、视网膜炎(视力障碍)及糖尿病。这些病理改变都可使手术危险性增加。有的患者于阵发性高血压之后可继发低血压。有的病例高血压的持续时间非常短暂,以致待测定血压的准备工作就绪时,血压已恢复正常,症状亦已消失。也有的病例的症状系以低血压和虚脱状态为主,或以心动过速及心律不齐为主。推论这些临床症状的表现,可能由于肌肉及内脏血管扩张合并心肌抑制所致,也有可能由于心律不齐而致心输出量减少的结果。嗜铬细胞瘤的患者合并心律不齐时,纠正心律不齐常可使血压回升。肾上腺素使磷氧基酶的活性加强,结果使肝糖原释放而致血糖增高,与此同时,肝细胞亦释出大量钾离子,形成中央循环血液中的高血钾症(外周血钾仍可正常)。此种高血钾症可能系心律不齐的原因之一。严重时可达到心肌抑制甚至心室纤颤的程度。嗜铬细胞瘤的患者亦可表现为基础代谢亢进、体重减轻、心动过速等甲状腺功能亢进的症状。临床将嗜铬细胞瘤误诊为甲状腺功能亢进者亦有发生。由于儿茶酚胺的长期作用,血浆容量的抽缩极有可能,实际测定亦已证实。近来的研究指出,不仅血浆容量可以减少,而且血红细胞的容积也可下降。此种慢性低血容量症可能是造成术后血压难以恢复的重要原因之一。

近来对于儿茶酚胺代谢的理论阐明、儿茶酚胺受体学说的发展以及受体阻滞药的多样化,都给嗜铬细胞瘤患者的麻醉处理提供了可靠的理论基础,增进了麻醉处理的效果。在 α 受体阻滞药中,麦角碱由于有中枢兴奋作用,不宜使用。双苯胺可谓最早使用于嗜铬细胞瘤的 α 受体阻滞药,但由于其作用发挥缓慢但持续时间过久(数日),很难符合今日治疗的要求。苯氧苄胺亦称芬苄明,其作用较双苯胺强 6～10 倍,作用时间约 24h,主要用于未行手术而拟较长时期控制高血压阵发的病例,可连续使用数月而无抗药性。也有的作者建议用做术中控制血压,但未获普遍的赞同。苄胺唑啉则作用发挥迅速(注入后即时),持续时间短暂(20～30min),现已成为最普遍采用的术中(或术前)用药。其他的 α 受体阻滞药则皆由于不良反应过多,已不复使用。苄胺唑啉于人体既引起体循环及肺循环的阻力血管的舒张,同时也使容量血管舒张,其作用远较其受体阻滞所能发生的作用为强,因此推论其亦可能具有直接使平滑肌肉松弛弛的作用。苄胺唑啉使体循环的血管较肺循环者更易舒张,从而可使肺循环内的血液向体循环转移,有利于缓解肺高压症。β 受体阻滞药中最早试用于临床者为阿德宁,但由于它有致癌的可能而未再供应临床。其后则以心得安的使用较广。心得安的作用在于使心率减缓,并具有抗心律不齐的作用。用于抗心律不齐时,并无使 β 受体充分阻滞的必要,因此仅用极少剂量(1～2mg)即可。心得安的缺点在于对心肌的抑制作用过强,使用后心输出量常有较明显的下降,尤以全麻时为然,因此心得安不宜用于心力衰竭的患者。患者如有显著的酸中毒时,心得安对心输出量的削弱更为明显。心得安使气管支的 β 受体阻滞后,可引起支气管痉挛,因此不宜用于支气管喘息的患者。近来新的 β 阻滞药相继出现。这些阻滞药均因对心肌和气管支的影响较少为其优点。虽然 β 受体阻滞药于日常治疗工作中也用于高血压的治疗,但用于嗜铬细胞瘤手术时,β 阻滞药只宜用以改善心律不齐或缓解(由于 α 阻滞后出现的)心率过速,不宜期望 β 阻滞药于此时产生降压作用。因为此时的高血压系外周阻力过高的结果。β 阻滞药如使血压下降,主要是使心肌抑制以致心输出量下降的结果。不难想象,在心脏后负荷(外周血管阻力)甚重的情况下复加以心肌的过分抑制,有效循环将难以维持。临床报道中虽也有使用 β 阻滞药于嗜铬细胞瘤手术并获得良好效果的文献,但也不乏使用后血压未能下降、血压下降过剧、血压下降后未能恢复正常、严重心律失常甚或心室纤颤的经验。

大多数的嗜铬细胞瘤以分泌去甲肾上腺素为主。对于此类病例,β 阻滞药很少有适应的机会,只当 α 阻滞药充分发挥作用以后,β 受体可能相对地处于兴奋状态,表现为心动过速或(和)心律失常,此时只需给以极小剂量的 β 阻滞药(例如心得安 1～2mg)即使情况改善。少数病例的肿瘤以分泌肾上腺素为主,术前检验肾上腺素浓度(比例上)较去甲肾上腺素水平的增高更为突出,临床症状亦以心率过速和(或)心律不齐为其特点,术前如给以小剂量的 β 阻滞药治疗,不仅对术前及术中的心律有益,而且术中降压也较易满意。

嗜铬细胞瘤分泌儿茶酚胺的量可有显著的不同,不同时间或不同条件时的分泌量的差异则更大,因此使用 α 阻滞药降压时,有时剂量的掌握会有困难。有时虽应用较大剂量仍未能获得预期的效果。但亦有时虽仅使用"常规"的最小剂量亦可引起致命的低血压,亦有实验认为,大量苄胺唑啉的作用可使心肌释出大量的儿茶酚胺(主要是肾上腺素),以致引起严重的心律不齐,甚至招致心室纤颤。为了克服剂量掌握的困难,近来多主张将苄胺唑啉的给药方式改为静脉连续点滴,以求其控制灵活。一般以 50mg 苄胺唑啉溶于 500ml 等渗葡萄糖溶液中待用,当血压升高时即以一定速率滴入,待血压降达一定水平时即停止给药。

利用肾上腺素受体阻滞药以控制因嗜铬细胞瘤而致的高血压的方式,可谓纯粹由药理学的理论指导下的方式,或可称为药理学方式。然而由临床麻醉观点而言,嗜铬细胞瘤手术时麻醉者所面临的问题实际是在此特殊情况下如何进行控制性降压的问题,因此其处理方式即可不仅限于药理学方式,用于控制性降压的各种药物、措施和理论都曾用于嗜铬细胞瘤的麻醉处理。

如上所述,嗜铬细胞瘤患者的临床表现可有很大出入,肿瘤功能也可有很大差别,肿瘤分泌的儿茶酚胺的成分比例也不一致,患者周身体格情况以及继发于肿瘤的病理生理改变则可因人而异,因此对于此类病例的术前准备、术中麻醉处理以及术后护理都应针对各个病例的具体情况,做相应的考虑。然而对于多数患者而言,其共性仍然相同,因此处理的原则亦相似。但由于此类疾患终属少见,任何作者皆不可能有很多的临床经验,各种处理方法亦不可能进行确切的对照比较,因此文献中有关此类病例的麻醉处理,无论其具体操作或理论依据,已形成众说纷纭、互相矛盾的局面。本章中仅拟根据我们自己的一些临床体会,结合文献中的一些观点和理论探讨,提出以下的临床麻醉处理原则的建议,供作参考。

由于高血压是嗜铬细胞瘤的突出症状,因此一切术前准备、术中处理甚至术后治疗都无不以此为重点。对此不能有何非议,只是不宜认为术前必须将血压降达正常水平,术中必须使用最强效的降压药物或措施。实际此类病例术中或术后死于高血压者并不多,死于低血压者却不少。因此,术前及术中仍以保持相当的交感活性为宜。除无临床症状的嗜铬细胞瘤患者外,可根据临床及检验结果分做三类进行考虑。①第一类为只有阵发性高血压,但阵发时间持续较短,血压峰值亦未能引起显著的不适者。此类轻症除于阵发时需给予(α 受体阻滞的)降压药物之外,不必给以诸如芬苄明之类的强效长作用的降压药物治疗。术中则根据血压的变化采取短效灵活的降压措施即可。②第二类患者则病情较重、肿瘤功能旺盛,临床表现为持续性合并极显著的阵发性高血压,不仅阵发时交感过激的症状(情绪紧张、头晕头疼、周身冷厥、手足震颤、怕热烦躁等)极其显著,即便于非阵发时,这些交感过激的症状也有不同程度的存在。此类病例如手术前未能使其交感过激的症状以及阵发时过高的血压妥善控制,麻醉及手术时将更易失控,因此此类病例应术前芬苄明的治疗,待其病情稳定后方宜进行手术。③第三类患者则是肿瘤功能极其旺盛病史及其长久的患者,此类病例不仅高血压和交感过激的症状经常存在,而且由于长期交感过度兴奋、代谢亢进(负氮平衡)的结果,患者表现消瘦、衰弱甚至卧床不起,心率快速,脉搏细弱,严重者尚可呈现水肿。其中少数病例(多系儿童)由于心血管(消耗)症状突出,易被误诊为"心力衰竭"而投以洋地黄和 β 阻滞药,但并不能使病情改善,反可使病情进一步恶化。对于此类病例,术前除应予以较长时间(数周)的芬苄明以控制其过激的交感反应之外,更重要的还在于改善患者的营养,使其氮代谢恢复正常以后,不仅一般情况可以显著改观,所谓的"心力衰竭"亦即"不治自愈"。此时进行手术,其风险未必较其他病例更大。

麻醉的选择并不起任何决定作用,麻醉管理是否妥善则很重要。平顺的麻醉和恰当的降压是取得良好效果的关键所在。复习文献可知,几乎所有的麻醉药都曾用于嗜铬细胞瘤的手术麻醉,而且也曾被认为取得满意的效果。尤其对新麻药的期望值往往过高。例如氟烷应用于临床麻醉的初期,也曾有过不少采用氟烷而取得优良效果的报道,至于氟烷不宜与肾上腺素配伍的禁忌似乎已不足信,直到临床确已发生氟烷麻醉时严重心律失常甚或心室纤颤的事故之后,氟烷的推崇宣告结束。现今比较一致的意见则是,除不宜与儿茶酚胺配伍的全麻药(包括氯胺酮)之外,任何足以维持平顺的浅全身麻醉皆适于嗜铬细胞瘤的手术。

肌肉松弛药中,本可松的拟交感作用虽不致引起严重高血压危象的后果,但终非所宜。琥珀胆碱也有使血压增高的可能,但非禁忌。其他非去肌肉松弛药之间无优劣之别,虽然原则上以选用不释放或少释放组胺的肌肉松弛药为佳,但实际临床工作中则主要取决于临床习惯,采用自己最熟悉、最能掌握的药物往往可以取得最佳的临床效果。

蛛网膜下隙或连续硬膜外阻滞亦可应用于嗜铬细胞瘤的麻醉。这些神经阻滞的特点是既能提供手术麻醉又能发挥降压作用。蛛网膜下隙或硬膜外阻滞的特点是不仅收缩压的下降明显,而且舒张压也能满意下降。由于肾上腺神经被阻滞,手术刺激所致的肾上腺分泌可有一定程度的减少。国内应用硬膜外阻滞而取得较佳效果的经验已经不少。然而单纯应用硬膜外(或蛛网膜下)阻滞的不足在于手术牵引痛难以处理(虽然并非不可能);血压的控制也欠灵活,有时可构成肿瘤切除后的升压困难;万一手术损伤横膈,呼吸的管理亦较不便。针对此种情况,如果将浅全麻复合以连续硬膜外阻滞,可能是更佳的处理。患者可于全麻诱导后置入硬膜外导管。在较广泛的硬膜外神经阻滞的基础之上,虽只给以氧化亚氮并复合以小剂量的镇静或镇痛药即能维持平顺的浅全身麻醉。硬膜外阻滞能提供降压的基础,除根据注入剂量(阻滞平面)对血压可有一定的调整之外,在此基础之上,其他降压药的药效也较易发挥。如有必要,肿瘤血液循环钳断前即可终止硬膜外注药,升压困难的问题亦即可以避免。

虽然各种降压药都曾用于嗜铬细胞瘤手术的降压,但现今较一致的意见认为,硝普钠和苄胺唑啉是较适用和较佳的选择,主要取其短效、灵活的特点。硝普钠作用于血管平滑肌而产生降压作用,苄胺唑啉则是通过肾上腺素受体阻滞而降压,由于降压机制不同,因此临床工作中也有其中某一药物降压效果不够时,改用另一药即能使降压效果改善的情况。术中降压的程度不宜以正常血压水平为准,只需保持血压不超过该病例阵发时的水平即可(保持适当的交感活性),因此于肿瘤切除后可免除血压回升的困难。肿瘤切除后可能需以肾上腺受体兴奋药使血压恢复并维持,之所以如此,虽然主要由于患者长期适应高浓度儿茶酚胺的缘故,但并非每一病例都是如此。术中血压波动过于剧烈、频繁,术中降压过度等也都可以构成术后必须使用肾上腺能受体兴奋药的原因。长时期高浓度儿茶酚胺作用的结果,**嗜铬细胞瘤患者皆有不同程度的低血容量,术中不宜因有高血压的存在而不予扩容,否则不仅术中的血压不易维持平稳,术后血压将更难维持。

心律失常是术中易发的并发症,因此术中心电图的监测是必须的,国外文献中术中发生严重心律失常或术后因心律失常而致死的报道较多,国内的经验则未必,原因不明。动脉压的监测宜采用直接测压,因为有时血管痉挛的程度可使间接测压无法生效。中心静脉压可作为扩容的参考,但不宜完全依靠中心静脉压,因为血内儿茶酚胺的浓度可以对中心静脉压产生很多干扰。如能置入漂浮导管，对病情的掌握可更有利，尤其对于重症患者。

嗜铬细胞瘤一般粘连不多，术中不致过多失血，但也不无例外。肿瘤巨大或恶性病变者，一般皆有较多的粘连。更由于肿瘤靠近下腔静脉，术中下腔静脉的意外损伤也较易发生。因此术前仍需有充分的血液准备，术中输血务必及时。下腔静脉损伤而必须钳闭修补时，下肢输入的血液不易即时生效，应改做上肢输入。

肿瘤切除（或血管钳闭）后血压应有明显的下降。如果肿瘤切除后血压毫无改变，应提请术者考虑是否有多发肿瘤的问题存在。因为嗜铬细胞瘤患者中约有 10% 的患者属于双侧或多发者，儿童则多发者更多。多发性肿瘤仍以一次手术切除为宜，以免术后残留肿瘤导致高血压危象，可以危及患者的安全。

肾上腺皮质激素的应用各家意见不一，一般认为术前并无应用肾上腺皮质激素的必要，术后则视切除情况及患者的反应而定。双侧肾上腺切除者术后应予肾上腺皮质激素的补充，单侧切除者除非血压难以维持，否则不宜给予皮质激素。如果术后仍有肿瘤残留，皮质激素反可诱发高血压危象。

血糖增高为嗜铬细胞瘤患者所固有的症状之一，不宜因此而认为患者合并有糖尿病。即使已诊断为合并糖尿病的患者，麻醉前及麻醉过程中胰岛素的应用必须慎重，以免术后发生低血糖而使情况更混淆。由于此时血糖的增高，一部分（往往大部分）是由于肿瘤的作用，如果胰岛素的剂量系根据血糖水平而做"常规"计算，则肿瘤摘除后很难不发生低血糖。所以糖尿病如未能确诊，胰岛素即可省略。糖尿病如已确诊，麻醉时的胰岛素以不超过常规剂量一半为宜，且术后即时或病情有所疑虑时应立做血糖快速测定，以便确定处理方针。患者出现低血糖时，临床可见多汗、外周循环迟滞及低血压等症状，其低血压对常用的升压处理皆无反应或反应微弱，但经静脉注入高张葡萄糖液后，所有的症状立见改善。术中及术后虽不断滴入等渗（5%）葡萄糖液，并不能避免此种低血糖症的发生，不宜因此而除外低血糖的可能。

嗜铬细胞瘤虽是一种较少见的疾病，但其对麻醉的影响却极其重大。其所以少见的原因之一，是在诊断上尚存在一定困难，以致有的病例未能及时发现。根据统计，70% 的嗜铬细胞瘤只于尸检中发现。这些临床未能及时发现的患者，如经手术、麻醉及分娩时，其死亡率极其惊人（50%）。亦有报道指出，嗜铬细胞瘤亦为患者于手术时突然死亡的主要原因之一。所以由临床麻醉观点而言，对此问题不可忽视，此种隐蔽的嗜铬细胞瘤所引起的手术死亡，绝大多数发生于术后，且其死前出现的症状亦能显示一定规律，或亦可称之为症状群。此症状群包括：①体温骤升，一般可达 40℃ 以上。②室上性心动过速。③原因"不明"的高血压。④周身多汗但皮肤冰凉、发紫。⑤死前低血压。这些症状出现的先后一般尚符合上述程序，其发展之缓急自可有显著的差异。体温上升虽可较早出现，但一般发觉可能较晚，甚至完全被忽视。如果在高血压阶段即能将病情控制，尤其已考虑嗜铬细胞瘤的可能，并针对此病理机制而进行处理，病情仍应易于截止，不至恶化。如果病情已达皮肤冰凉及发绀阶段，说明病情已达外周循环衰竭阶段，抢救困难，但并非无希望。但如病情已达低血压阶段，说明已施行的处理未获效果，未能截断病情恶化，故首先必须检查已行的处理中有何缺点或不足，否则更不可能挽回残局；但即使此时一切措施已调整适宜，然而往往因休克程度及时间可能已逾极限，抢救极难成功。

嗜铬细胞瘤患者麻醉时血压波动之剧烈，常非其他病情所能解释。因此对此稍有经验体会之后，对于术前未确诊的隐蔽的嗜铬细胞瘤亦能据其血压曲线做出诊断，并可据此按嗜铬细胞瘤患者的麻醉原则处理,保证患者的安全。在我们所处理的 20 余例嗜铬细胞的患者中,其中 3 例未于术前确诊(术前诊断 1 例腹主动脉瘤,1 例腹膜后肿物,另 1 例肾性高血压)。此 3 例于麻醉后均出现较典型的血压变化曲线,按嗜铬细胞瘤患者的麻醉原则处理后,患者术中及术后情况平稳,未发生危象。术后病理切片证实系嗜铬细胞瘤。

嗜铬细胞瘤的症状可能潜伏至妊娠期中比较明显。据统计,嗜铬细胞瘤的女性患者中几乎有 30% 的患者系于妊娠期中发现此病情。对于此类病例,绝不应与妊娠毒血症相混淆,否则即可能贻误患者的治疗机会。如果嗜铬细胞瘤的诊断已属可靠,必须早期切除肿瘤后方能任其分娩,否则分娩时母体的死亡率仍可高达 50%,因此分娩前切除肿瘤确具有保护母体生命的重大意义,不可忽视。

4.嗜铬细胞增生　此类患者的临床症状极类似嗜铬细胞瘤者,但不典型。手术所见则并无肾上腺肿瘤,但肾上腺(单侧或双侧)可较正常者为大,手术切除异常的肾上腺后,患者也可治愈。此类患者的麻醉处理原则基本上与嗜铬细胞瘤者相同,但患者术中血液动力的紊乱一般均不如嗜铬细胞瘤的患者显著,以致降压措施常属备而不用。根据体会,此类病例较适应于肾上腺皮质激素的应用,术中肾上腺皮质激素的应用(虽无血管加压剂)亦可见血压的上升。单侧肾上腺切除后亦有可能于术后出现肾上腺皮质功能不全,故亦以给予适量的激素治疗为宜。术后发生肾上腺皮质功能不全时,其临床表现为低血压、脉压狭窄、心动过速、心律不齐、高烧、外周循环迟滞等,此时处理的原则应以肾上腺皮质激素的补充为主,并辅以小量的 β 受体阻滞药以改善心律,小量的肾上腺能受体兴奋药以改善血压,并宜做血液电解质的实验室检查,及时纠正。如果发现及时并处理得当,仍可不致影响患者的安全。

(二)回肠膀胱成型术

回肠膀胱成型术是泌尿科中相当大且复杂的手术,故对麻醉的要求亦有一定的特殊性。多为恶性肿瘤需做膀胱全切除或结核性膀胱挛缩的患者,一般病情差异较大。遇有一般情况极差的患者,可采取分期手术(第一期做膀胱全切除及输尿管外置,第二期做膀胱成型),每次手术时间可较短,这样手术创伤较少。因而麻醉的处理即较简易,一般采用硬膜外阻滞即可得到满意的效果。如果膀胱全切除术及回肠膀胱成型术需于一次完成,则麻醉的处理即较复杂。由于手术时间较长(可长达 7~8h),麻醉时间必须符合手术要求。膀胱手术时要求盆腔内神经得到充分的阻滞,然而回肠手术时内脏的翻转又非较高平面不易保证患者的舒适;长时间维持麻醉范围如此广泛的阻滞,技术处理不无困难。使用全身麻醉且长时间保持肌肉松弛,术后恢复亦不无顾虑。由于手术范围较广,失血难免较多,内脏显露时间过久,液体蒸发亦复不少,皆为促成休克发展的因素。术中对输血、输液的重视及掌握恰当,对术中休克的预防颇有意义,根据我们的体会,此种手术以两点穿刺的连续硬膜外阻滞较为满意。一般可在 T_{12} 至 L_1 向头置管及 $L_{4~5}$ 或 $L_{3~4}$ 向骶置管。当手术限于盆腔内时,主要经下管注药,当手术涉及腹腔时,可经上管注药,使麻醉的控制灵活有效,对患者的影响亦可较少。至于不适于神经麻醉的病例,手术亦只能于全身麻醉下施行,则应尽可能避免吸入麻醉的不良影响,肌肉松弛药、辅助或控制呼吸等即常属必须,但亦应掌握得当。

(三)前列腺切除术

前列腺肥大或前列腺肿瘤的患者多为老年患者,一般多在 60 岁以上,70~90 岁者亦非罕见。这些患者除年老外,往往合并有不同程度的高血压及血管硬化,冠状循环供血不足者也常遇到。这些特征对于麻醉的选择及处理自然有一定的困难,再加手术中常有较大量的失血,因此对于此类病例的处理,实际是处理老年、病情复杂且手术失血的问题。

为了衡量这类患者的情况及选择麻醉的方法,首先应了解患者的心脏情况,如冠状血管有病变存在时,应按麻醉心脏疾患患者的原则处理。对于老年及病情复杂的患者,麻醉的考虑不仅应顾及术中的安全,而且术后的并发症亦应预防。显然,全身麻醉在掌握上较多进退余地,对术中安全较为有利;神经阻滞则除术中血液循环功能较有影响之外,术后恢复较少顾虑,故采用全身麻醉时应多为术后着想,采用神经阻滞时则应多为术中安全策划。对于一般情况过差、尤以心血管功能极为不良的病例,有选用全身麻醉的必要。但此类患者终属少数,多数患者虽具有一定的并发症,但仍能耐受低位的蛛网膜下隙阻滞或硬膜外阻滞,此类阻滞麻醉的优点不仅在于术后并发症少。而且由于骶部副交感神经亦被阻滞。前列腺部血管收缩,失血得以减少。但于此类患者施行蛛网膜下隙阻滞时,麻醉平面应严格控制于 $T_{8\sim10}$ 以下,再则血液动力难免遭受严重紊乱。为了便于控制,连续硬脊膜外阻滞即属较符合要求的方法,使用连续硬脊膜外阻滞时,仍以双管法较易取得较好的效果。导管可于 $T_{12}\sim L_1$ 及 $T_{3\sim4}$ 分别向头及向骶置入,使阻滞范围包括 $T_{8\sim10}$ 及骶神经即可满足手术要求。单管法虽亦能达到同样阻滞范围,但一般常需注入较大容积的局部麻醉药,因此不如双管法较易控制。

失血是的前列腺切除的特点之一。术中失血主要发生在前列腺剥出时,由于失血较为集中,可对病情有不同程度的影响。所采用手术方式的不同,失血量也可有明显的差别,例如采用缝合前列腺被膜的术式时,失血量常可较不缝合者显著减少。术后创面的渗血亦系必然,但其程度可有显著的不同。创面血管即便已有血栓形成,但由于尿内激酶有使溶纤维蛋白系统激活的能力,从而使已形成的凝血块重新溶解,以致形成术后大量的渗血。6－氨基己酸具有抗溶纤作用,因此可以避免尿激酶的不利影响。6－氨基己酸于前列腺手术时的应用曾经引起重视,有的报道称术中使用6－氨基己酸后曾使前列腺手术的平均失血量减少4/5(平均失血量自494ml减至91ml)。然而继此之后有关前列腺手术使用6－氨基己酸后发生栓塞性并发症(包括脑血管栓塞及心肌梗死)者逐渐有所报道。因此近来已不再强调6－氨基己酸的应用。实际则防止术中或术后出血,关键仍在于术中认真止血。药物止血的理论很有吸引力,只是实际掌握常难理想。

（四）肾切除术

肾切除主要施用于肾结核的病例,其他如多囊肾、肾盂积水、肾肿瘤。多发性肾结石也是肾切除之对象。结核粘连不多者及肾肿瘤,肾盂积水不太大者,手术时间不至过长,手术时对膈肌亦不至过分牵扯刺激,对于此类患者,麻醉的选择以蛛网膜下隙阻滞为简单、方便,效果亦佳,其中尤以轻比重溶液蛛网膜下隙阻滞为恰当,轻比重溶液蛛网膜下隙阻滞所需体位与手术完全一致,可免去两次更换体位之烦,但当探查或显露肾脏时,患者仍可能发生若干牵引痛,牵引痛的程度则依患者类型的不同而各有差异,必要时可由静脉注射辅助药使患者安定。精神过分紧张的患者则仍应行全身麻醉,或于蛛网膜下隙阻滞时加用辅助药,使患者在手术过程中入睡。然于高位蛛网膜下隙阻滞时使用强效辅助药,血压之急剧下降不无顾虑。肾积水、肿瘤或肾结核粘连过多或巨大者,术前应有充分估计,往往术中需要切除肋骨一两根,多数病例需施行气管内麻醉。一方面手术时间较长,另一方面则气管内麻醉可使手术必要时施行经胸腔切口,万一分离粘连时遭遇膈肌破裂,患者亦不至于因手术气胸而受任何威胁。手术困难时膈肌破裂并非不可能发生的事故,对此类手术,不论手术者或麻醉者皆应了解其可能性而加以注意。麻醉过程或手术后患者如有继增的呼吸紧迫感时,应检查是否有张力性人工气胸存在。在蛛网膜下隙阻滞下,虽有气胸亦不至表现呼吸困难,但麻醉作用消失后呼吸困难即可出现。肾结核及输尿管结核需做肾切除及输尿管全长切除的病例,单次蛛网膜下隙阻滞未必能满足手术所需的时间,可考虑采用全身麻醉、连续蛛网膜下隙阻滞或连续硬膜外阻滞,一般适于采用蛛网膜下隙阻滞之病例,亦皆适应于硬膜外阻滞,且往往效果更为满意。硬膜外阻滞施用于肾脏手术时,一般以 $T_{9\sim10}$ 或 $T_{10\sim11}$ 间隙穿刺为宜,阻滞平面需达胸,否则牵引痛将使麻醉的管理陷于被动。于分离肾上极以前约 $10\sim15min$ 如给以辅助药物静脉滴入,显然可以减除探查、分离的不适感觉。肾切除术一般失血不至过多,但亦视病变的复杂程度而差别显著。粘连不多、手术顺利的病例,适当输液即可,不需输血;粘连过多、肾脏巨大的病例,失血大量,有时由于手术困难,下腔静脉意外撕裂者亦有可能,故术中输血、输液的工作即颇重要,对于估计有下腔静脉损伤可能的病例,应采用上肢血管进行输液。意外发生下腔静脉损伤同时只有下肢静脉开放者。亦应迅速更换为由上肢输入,否则经下肢输入的血液不能及时供应上半身重要器官的灌注。

（五）半肾切除术

此种手术必须经切断肾实质,因此失血较多,术中必须重视输血的工作。由于手术较复杂,手术时间也较长,往往并非单次蛛网膜下隙阻滞所能满足手术要求。一般采用连续硬膜外阻滞或气管内全身麻醉,半肾切除后肾脏创面止血较为困难,术后如恶心、呕吐较频繁,有术后再出血的可能。据此考虑,神经阻滞的效果可较全身麻醉者为佳。全身麻醉药的选择亦以不易引起恶心、呕吐者为佳。

（六）肾移植术

肾移植术主要施行于肾衰竭的患者。此类患者体格情况往往极其脆弱,多数患者都已有相当时期依靠间断透析维持。慢性肾衰竭的患者不仅存在肾功能损害,并且往往合并有高血压、心力衰竭、贫血、尿毒症、水电解质紊乱及酸碱平衡的失调,故术前应加强透析治疗,用以纠正尿毒症,改善电解质紊乱,使患者在较好的情况下接受麻醉及手术。

慢性肾衰竭的患者往往接受着多种药物的治疗,其中最普通者为强心药、降压药及利尿药。麻醉时这些药物与麻醉药及肌肉松弛药之间相互影响,应予适当处理。洋地黄使心肌的应激性增加,并使心室的乏兴奋期缩短。吸入麻醉药中如氟烷等也可以增加心肌之应激性,尤以有低血钾症存在时为然。相对过量的洋地黄也有可能在吸入麻醉过程中诱发严重的心率失常。心力衰竭合并肺水肿时常应用利尿药治疗,大量钾的丢失不可避免,如果补充不当或透析调整不够理想,严重的低血钾症即不可避免。低血钾患者对非去极化松弛药的敏感性增强,麻醉时应予减量。降压药物则可通过各种途径使肾上腺能活性降低,从而使血流动力难以稳定。各种降压药的作用机制各不相同。利血平类药物使儿茶酚胺耗竭而产生降压作用。溴苄胺等药物是阻滞交感神经元释放介质而产生降压作用,亦即神经节阻滞作用。有左心衰竭倾向的慢性肾衰竭的患者,停用降压药后左心衰竭的程度可能加重。然而麻醉过程中这些药物的作用有可能被除加强,或是麻醉药与降压药有协同作用而可使血压有明显的下降。麻醉前虽无停用降压和（或）强心药的必要,但对其计量是否恰当宜予以考虑。全麻的尝试应掌握恰当,避免深麻醉或过高浓度麻醉药吸入与降压药的作用相协同而致血液动力严重抑制。遇有低血压而需经以促肾上腺能药进行纠正时,应以直接作用的促肾上腺能药（如新福林、加氧胺等）为宜,间接作用者（例如麻黄碱）可能无效或效果欠佳。

对于肾衰竭的患者,所有经肾排出的药物或是虽不经肾脏排出,但对肾功能有不利影响的药物都不宜使用。在应用任何麻醉药时都要尽量避免血压下降太低。麻醉过程中缺氧及CO_2蓄积能加重肾衰竭患者酸中毒。虽然各种麻醉药都曾用于肾移植手术,但现今仍以异氟醚和氧化亚氮的应用较为普遍应用。神经安定镇痛术也能取得较好的效果。有认为对于高血压的患者,硫喷妥钠作为诱导较安定、甲已炔巴比妥、普尔安为安全者。但已有认为硫喷妥钠于肾移植病例易引起术后躁动的反应,故主张肾移植时仍以吸入麻醉药(例如异氟醚)直接诱导较好。考虑到术后躁动更常与术中麻醉过浅有关,因此麻醉深度的恰当掌握,似亦不宜忽视。原则上肾衰竭时,镇静药及麻醉药应尽量少用。诱导所需用的硫喷妥钠或其他麻醉药应限制到最小量。肌肉松弛药中大部分皆经肾排泄,其中尤以弗莱克锡德及十甲铵的排出对肾脏依赖较多。虽然临床也有使用弗莱克锡德于肾衰竭的患者而无不良后果者,但至少理论上不妥,因此未获普遍赞同。现今可供选用的肌肉松弛药甚多,更无采用经两种肌肉松弛药于肾移植手术的必要。右旋筒箭毒碱于肾功能不全时可多依靠经胆汁排出,故不属禁忌。人工透析有可能使胆碱酯酶丢失,对琥珀胆碱的使用是不利条件,对琥珀酰胆碱即便于正常患者,也可引起一定程度的血钾升高,不宜用于血钾已明显升高的患者。潘可罗宁、万可罗宁并无上述缺点,可供选用。

神经阻滞可无全身麻醉的缺点。由于患者多系高血压且循环代偿功能差,蛛网膜下隙阻滞所致的血液动力的急剧改变,很可能难以控制。连续蛛网膜下隙阻滞可较有控制余地,但尚缺乏临床经验的证实。连续硬膜外阻滞可在很大程度上克服蛛网膜下隙阻滞的缺点,尤以操作过程中能分次小量给药并精心调节血流动力时为然。然而患者凝血机制原已不良,手术还要求肝素化,因此硬膜外阻滞有发生硬膜外血肿的可能,甚至亦有认为硬膜外阻滞应属禁忌者,但迄今国内外已有相当数量的肾移植病例系于连续硬膜外阻滞下完成,未见发生硬膜外血肿的报道。当然,硬膜外阻滞时必须重视防止由于技术欠熟练或穿刺针和导管质量不佳所致的损伤。

虽然一般慢性肾衰竭的病例易有体液潴留,然而经过透析治疗后亦不难出现体液的负平衡。但无论如何此类病例对输液的承受力均极有限,必须用心调理,宜以宁少勿多为原则。输血对此类病例可诱发免疫反应而加重排异反应,库血含游离钾过多,可诱发或加重高血钾症。必须输血时以输入去白细胞的血液较好。输入小量(20ml)的清蛋白可以增加血管内的胶体渗透压,从而可以产生自身扩充血容量的作用,还可减轻间质水肿。麻醉过程中应以心电图持续观察,除能观察心律变化之外,还有利于高血钾的发现。任何原因所致的通气不足以加重高血钾的升高。全身麻醉时勤做辅助呼吸或控制呼吸是属必要的。神经阻滞时亦应避免发生呼吸抑制,必要时也可(用口罩)进行辅助呼吸。

供肾者的麻醉主要强调安全舒适。由于供肾者的体格皆较好且较年轻,故麻醉的处理一般并无困难。肾脏摘下前常需给供。肾者注入适量(1mg/kg)肝素,以利摘下肾脏的进一步处理。肾脏摘下后即应以等量的鱼精蛋白进行中和。

(七)肾血管成型术

采用血管成型术治疗肾性高血压时,因需较长时间阻断患肾血流,肾缺血时间过久则易引起术后如肾衰竭、肾血管栓塞等并发症。肾循环间断需达 20～30min 以上者,必须采取保护肾功能的措施。虽然全身或局部降温都可达此目的,但肾脏局部降温可以避免全身降温的缺点,较实用的肾局部降温的方法可用塑料薄膜包裹肾脏,然后在膜外以冰水降温。此法较符合临床的要求,又可避免肾表面组织的冻伤。也有一些特制的肾脏降温的专用设计,但较烦琐,使用并不广泛,肾脏局部降温时,以能使肾组织温度降达 5℃~10℃ 为合适。

（八）经腹腔镜肾囊肿切除术及精索静脉结扎术

经腹腔镜手术时,需要在患者腹腔内注入 CO_2 以造成 1.6~2kPa（12~15mmHg）的（正压）气腹,以利腹腔镜的观察,便于手术操作。CO_2 弥散入血液后可引起 $PaCO_2$ 的升高。手术时间短、创面小者可无明显症状;创面大、时间长者 $PaCO_2$ 的升高可极急剧,术中除应适当加强通气之外,必须反复监测 $ETCO_2$ 及 $PaCO_2$。气腹不仅使腹内压升高,同时也使胸内压随之升高。胸（腹）内压的升高使肺膨胀受限,严重者可致通气不足。原有慢性阻塞性肺疾患者甚至可因此而致肺不张及通气、灌流比例失调,分流量增加。胸内压过高则回心血量减少,心输出量随之下降,表现为动脉均压降低。于气腹影响以致患者难以代偿时,必须暂停手术,放气减压以保证患者的安全。必要时可更换为开腹手术。原有心、肺疾患者更应慎重,为降低 $PaCO_2$ 而进行过度通气时,只应增加呼吸频率而不应增加潮气量,否则胸（肺）内压的不利影响反可加剧。为了便于呼吸的管理经腹腔镜手术通常选用气管内全麻。无论术中或术后,当 CO_2 气腹的压力过大,超过 2.67kPa（20mmHg）时,腹腔内的气体可自食管裂孔进入纵隔并扩散至胸腔,导致纵隔气肿和张力气胸。继之则不难发展为颈部皮下气肿。出现此并发症时,患者呈现血压下降、发绀、听诊呼吸音微弱等症状。胸腔穿刺排气后病情即可好转。此时如取胸腔气样进行分析,胸腔气样 CO_2 高于正常（可高达 20%）者,证明气体是源自腹腔。也有认为皮下气肿是由于气腹针穿刺的位置不当而引致者。但无论如何,经腹腔镜手术时发现通气困难并有皮下气肿出现时,应考虑到张力气胸存在的可能,应及时检查处理,不应延误。

经腹腔镜精索静脉曲张结扎术所需时间较短、创面较小、多为年轻患者,故较能代偿 CO_2 气腹对呼吸、循环的影响。虽然 CO_2 气腹造所致的 $PaCO_2$ 的升高并不可避免,但即便于蛛网膜下隙或硬膜外阻滞下借面罩进行过度通气亦可免除 $PaCO_2$ 的过分升高,术毕减压后 $PaCO_2$ 更易恢复正常。术毕减压不够则术后患者坐起或直立时肩部可感不适甚或胀痛,需待 CO_2 吸收后症状方才消失。为预防起见,术毕减压务必充分。

（杨毅）

第五节 骨科手术麻醉

一、骨科患者病理生理特点

骨科手术可发生于任何年龄。先天性疾病多见于小儿,骨关节病和骨折多见于老年人,故应熟悉老年人和小儿麻醉特点,做好术前准备。

骨科患者术前多有卧床病史,易引起肺部感染、血液流变学改变、心肺功能降低等并发症。也可因血液浓缩和血流缓慢导致下肢静脉及深静脉血栓形成,活动和输液时如栓子脱落可致肺栓塞。

脊柱侧凸畸形可致胸廓发育障碍,导致限制性肺功能障碍。全身类风湿性关节炎患者脊柱强直,头部后仰及下颌关节活动均受限,造成气管插管困难。

术前长期应用肾上腺皮质激素治疗的患者可导致肾上腺皮质功能减退,术中易出现休克、苏醒延迟或呼吸抑制等表现。术前接受抗凝治疗者,应注意凝血机制的改变。

二、骨科麻醉的特点

骨科麻醉管理与骨科手术特殊性密切相关,因此麻醉管理上应根据手术特点采取相应措施。

1. 骨组织血运丰富　手术失血较多,尤其是骨面渗血或椎管内出血很难控制,应有充分估计和准备。

2. 手术体位较复杂　骨科手术常用体位有仰卧位、侧卧位、俯卧位。若体位安置不当或不同体位麻醉管理方式不当都可能引起并发症,故应特别注意。

(1)确保呼吸道通畅,防止气管导管扭折、脱出。在体位改变前后应常规检查导管位置。

(2)当手术部位高于右心房时,都有发生空气栓塞的危险。

(3)远端缺血或血栓形成:外周神经过伸或受压而引起术后神经麻痹;眼部软组织受压引起的视网膜损伤。

3. 止血带的应用

(1)止血带对生理的影响:①细胞缺氧和细胞内酸中毒。②血管内皮细胞损伤而导致毛细血管壁通透性增加。③松开时可出现一过性代谢性酸中毒、外周血管阻力降低及血容量相对不足,有可能发生循环功能失代偿。④一过性呼气末 CO_2 增高。

(2)使用止血带注意事项:上肢止血带应放在中、上 1/3 处,下肢应靠近腹股沟部。①充气压力:上肢以高于动脉收缩压 6.67kPa(50mmHg)为宜,下肢高于 13.3kPa(100mmHg)为宜。②充气持续时间:上肢一次不超过 1h,下肢不超过 1.5h。必要时可松开 10~15min 后再充气,以免发生神经并发症或肌球蛋白血症。

对心功能代偿不良者,抬高患肢和驱血均要慎重,静脉回流突然增加可能导致心力衰竭。在硬膜外麻醉或腰麻的患者,止血带压力过大,充气时间过长,肢体缺血引起止血带疼痛,表现冷汗、烦躁不安,即使用镇静药和镇痛药也难以控制。

(3)预防止血带并发症:应尽量减少缚止血带的时间,以减少缺血区酸性代谢产物的产生和淤积。麻醉医师应记录止血带充气时间,并提前通知手术医师松止血带,在松止血带时要在麻醉单上记录。松止血带之前应补足血容量,血压偏低要及时纠正,必要时给予血管收缩药。

松止血带后如果出现止血带休克立即给以吸氧、升压药、输血、输液,如效果不佳,可考虑给予碱性药、激素、甘露醇等。有条件时应急查血钾,因为止血带以下的肢体缺血缺氧,以及酸性产物的淤积,改变了细胞膜对钾离子的通透性,钾从细胞内大量外释,如果患者术前已有血钾升高,止血带松解后可能更高。有高钾表现时立即给予钙剂、高渗糖、胰岛素等处理以降低血钾。

4. 骨黏合剂反应

(1)病因:主要原因与骨黏合剂的液态或气态单体吸收有关,而单体具有扩张血管和直接心肌抑制作用。其次,当骨黏合剂填入骨髓腔后,可致髓腔内高压使气体、脂肪或骨髓颗粒进入循环而引起肺栓塞。

(2)临床表现:当骨黏合剂充填并将假体置入后 1~10min,患者发生血压明显降低,甚至心搏骤停。

(3)治疗:吸氧,补充血容量,必要时用血管活性药物。

5.脂肪栓塞

(1)病因:多发于脂肪含量丰富的长骨骨折和严重创伤性骨折。由于创伤后脂肪从骨髓释放,使血液中游离脂肪酸增加,发生脏器和组织的脂肪栓塞,主要累及肺和脑血管。低血容量休克也是栓子形成的诱发因素。

(2)临床表现:急性呼吸和中枢神经功能的障碍;突然呼吸困难、肺间质水肿及低氧血症;意识障碍,昏迷。

(3)治疗:关键是防治低氧血症和维持循环稳定。

6.深静脉血栓(DVT)和肺栓塞(PE)

(1)病因:多发于下肢或骨盆骨折后长期卧床的患者,由于血流缓慢、静脉血淤滞以及感染累及小静脉均可引起血液高凝状态,促使静脉血栓形成,主要为下肢深静脉血栓脱落导致。

(2)临床表现:剧烈胸痛、咳嗽,有的咯血;血压突然降低,心率减慢,甚至心搏骤停;呼吸窘迫,低氧血症。

(3)治疗:对大面积肺栓塞的治疗是进行复苏、支持和纠正呼吸与循环衰竭。主要方法包括吸氧、镇痛,控制心力衰竭和心律失常,抗休克。血栓性肺栓塞,如无应用抗凝药的禁忌,可用肝素抗凝治疗,或给予链激酶、尿激酶进行溶栓治疗。空气栓塞时,应立即置患者于左侧卧头低位,使空气滞留于右心房内,防止气栓阻塞肺动脉,再通过心脏机械性活动而逐渐进入肺循环;也可经上肢或颈内静脉插入导管来吸引右心内空气。高压氧舱可促进气体尽快吸收并改善症状。

7.术中脊髓功能监测

(1)诱发电位:脊柱和脊髓手术时,为了解手术操作,如钳夹、分离和牵拉等可能发生的损伤而采用各种不同类型诱发电位监测。监测方法是将一电极放置在腓总或胫后神经干的周围,另一电极放置在颅顶部。刺激神经干的脉冲通过脊髓到达大脑皮质后显示出波形,如果波形幅度降低,周期延长,表示有脊髓损害。

(2)唤醒试验:在手术期间通过减浅麻醉,让患者在基本清醒状态下能按指令活动。其方法通常是先嘱患者双手握拳,再动双足,如活动良好,表示无脊髓损伤。

三、骨科常见手术的麻醉处理

(一)断肢(指)再植术的麻醉

1.手术特点

(1)断肢(指)再植是为修复重建神经、肌腱、血管和组织功能的显微外科手术,必须保持术中充分镇静、镇痛。

(2)手术时间长,操作精细,要求麻醉平稳。

(3)断肢再植者多为创伤患者,有的合并多处创伤,因而应注意对全身的检查和处理。

(4)术中常用抗凝药。

2.麻醉方法及要点

(1)臂神经丛阻滞:单纯肢体离断,损伤部位在上臂1/3以下,可采用肌间沟和锁骨上(下)臂神经丛阻滞。损伤部位在上臂1/3以上,或合并胸、腹部等其他部位损伤时,应用全麻或与连续硬膜外腔阻滞及臂神经丛阻滞联合。双肢(指)损伤,可采用颈部硬膜外阻滞或双侧臂神经丛阻滞。但双侧臂丛阻滞时必须将两侧给药的时间间隔在30min以上,药物总量也需控制。不宜双侧均采用高位臂神经丛阻滞,防止发生双侧膈神经阻滞。

(2)连续硬膜外阻滞:可阻滞腋窝和上臂内侧,同时获得双侧上肢的麻醉效果,用于高位上臂离断的再植术,连续硬膜外阻滞可采用较低浓度,小剂量分次给药,达到合适的麻醉平面,而对循环,呼吸影响小。高位硬膜外神经阻滞对呼吸、循环影响大,不适于老年人和小儿应用。

(3)全身麻醉:由于断肢(指)再植手术精细,要求麻醉镇痛完善,手术野绝对安静。多数手术可在神经阻滞麻醉下施行,但上臂高位离断或合并其他部位损伤时,常需应用全麻或与连续硬膜外腔神经阻滞及臂丛神经阻滞联合,对于不合作的小儿也需采用全麻。麻醉中管理和药物的选择应维持平稳的浅麻醉,良好的镇静、止痛和肌肉松弛,对呼吸循环影响小,避免血管痉挛,术后清醒快无躁动,恢复平顺。

(4)小儿断肢(指)再植术的麻醉:①年龄较大的儿童,可在清醒状态下行区域阻滞,上肢选择臂神经丛阻滞,下肢选择连续硬膜外阻滞或腰麻－硬膜外联合阻滞麻醉。但手术中需用辅助药如氟芬合剂、咪达唑仑等,以使患儿入睡,保证手术野的安静。②年龄小或不合作的小儿,需在基础麻醉下行区域阻滞。对上、下肢合并损伤,或伴有胸、腹等复合伤,一般情况较差的小儿,为了便于术中管理,保证呼吸、循环的稳定,应行气管内插管,行全身麻醉与区域阻滞联合麻醉。③小儿术中易发生体温降低,再植术中由于身体相当部分的暴露,因而需要使用各种保温的方法。

(5)保障吻合血管的通畅:保持移植、再植组织良好的血流灌注,是断肢(指)再植术成败的关键。①防止血管痉挛和栓塞:手术操作需要仔细、轻柔,减少手术对血管的刺激,解除对血管的压迫。尽量避免使用血管收缩药和防止发生低温。②改善微循环:微循环的良好血流灌注需要有适当的灌注压。因而,断肢(指)再植患者创伤严重时,必须及时补充血容量,维持动脉压。可行适当血液稀释以降低血液黏稠度,有利于恢复组织的血运。

(二)骨盆手术的麻醉

1.骨盆手术的特点　骨盆内有肠管、泌尿生殖器官、大血管及支配下肢的神经等许多重要组织和器官,故骨盆骨折或肿瘤对人体损伤大,并发症多。骨盆血运丰富,手术时无法应用止血带,骨创面渗血难以控制,术中出血可达数千毫升,术中要预防失血性休克的发生。髓内含大量的血管及脂肪,骨折后骨折端的移动、手法等原因均能促使脂肪颗粒进入断裂的静脉,导致脂肪栓塞综合征。骨盆手术后另一常见并发症是深部静脉血栓形成和肺栓塞,多见于高龄和原有心脏病或肺内感染的患者。

2.常见骨盆手术的麻醉方法

(1)骨盆骨折手术麻醉要点:骨盆骨折导致患者死亡的最主要原因是出血性休克。因此抗休克治疗对这类患者至关重要。只要病情允许,在抗休克或行开腹探查术等治疗的同时即可实施骨盆固定。髂外动脉栓塞止血的介入治疗目前也可用来止血。

单纯骨盆稳定性骨折或不稳定性骨折而无脏器并发症,可行支架外固定或闭合整复的患者,一般手术时间较短可采用静脉复合麻醉或静吸复合麻醉。骨盆损伤需要行内固定术的患者多创伤严重,常合并腹腔脏器、盆腔脏器及全身各部位的损伤,病情严重者可危及生命。首先应处理危及生命的损伤,待患者全身情况改善,血流动力学稳定后再考虑手术治疗骨折。一般认为在伤后5～7d为宜。骨盆骨折内固定术一般多选用连续硬膜外阻滞、腰麻加硬膜外联合阻滞。

(2)骶骨肿瘤切除术的麻醉要点:骶骨肿瘤的手术切除,因解剖复杂,肿瘤易与盆腔脏器大血管广泛粘连,手术较困难。术前患者多有贫血、低血容量、低蛋白血症等慢性消耗改变,术前可小剂量输血或输血浆,补充血容量和纠正低蛋白血症、贫血、电解质紊乱等,为手术和麻醉创造良好条件。部分患者可术前 $24\sim48h$ 采用选择性动脉造影及栓塞介入治疗减少术中出血。骶骨肿瘤切除术绝大部分可在硬膜外阻滞加气管内麻醉下完成。手术需两部分完成,先采取仰卧位而后变换为俯卧位。可在硬膜外阻滞下(仰卧位)行腹部手术。腹部手术结束后,患者需变换为俯卧位再行骶部手术,此时必须行气管内插管,保证呼吸道通畅。也可直接选用静-吸复合麻醉来完成手术。术中改变体位时必须注意以下几点:①保护气管插管避免导管打折、深度改变造成单侧肺通气及导管脱出现象,同时保证胸廓不受压。②密切观察患者血流动力学改变并保证输液、输血。③采用控制呼吸保证正常气体交换量,术中监测血压、脉搏、血氧饱和度、中心静脉压、呼气末 CO_2 分压。④术中注意防止大量输血引起的不良反应和异常出血。

(3)半骨盆截除术的麻醉要点:半骨盆截除术又称 1/4 离断术,其切除范围包括半侧骨盆和整个下肢。创伤大且产生残疾,对患者心理创伤较大,故一般采用全麻。半骨盆截除术创面大、渗血多,且有较多的体液蒸发,故术中应及时补充血液和电解质晶体液来维持血流动力学稳定和电解质平衡。手术中可采用控制性降压,但对高龄或合并心血管疾病及肝、肾功能不良者禁止使用。术中控制降压的时间不宜过长,如需较长降压时间时可同时采用 $30℃\sim32℃$ 低温。降压后需密切注意血压回升及回升后的伤口出血情况,术中仔细止血。应用硝普钠降压时避免用量过大,否则有氰化物中毒的危险。随时测量体温,因广泛的血管扩张和细胞代谢的抑制可造成低体温。缓慢停止降压药防止血压升高的反跳现象。

(三)关节置换手术的麻醉

1.关节置换术的特点

(1)骨黏合剂:为提高人工关节的稳定性,在人工关节置换术中均使用骨黏合剂(骨水泥),未被聚合的骨水泥单体对皮肤有刺激,其毒性可被所接触的局部组织和血管吸收引起"骨水泥综合征"。

(2)止血带问题:在松止血带时,注意防止发生"止血带休克",同时也要注意微小气栓、血栓或脂肪进入肺循环引起肺栓塞。

(3)深静脉血栓和肺栓塞:骨关节手术有许多患者为长期卧床或老年人,静脉血流淤滞,而手术创伤或肿瘤又使凝血功能改变,皆为静脉血栓的高危因素,在手术操作时有可能致深静脉血栓进入循环。

(4)气管插管困难和气道管理困难:严重的强直性脊柱炎的患者,脊柱强直呈板块状,颈屈曲前倾不能后仰,颞下颌关节强直不能张口。卧位时去枕头仍保持前屈,如果头部着床,下身会翘起。这种患者行气管插管非常困难,因为声门完全不能暴露。患者骨质疏松,有的患者还有寰椎关节半脱位,如果插管用力不当可造成颈椎骨折。反复插管造成喉头水肿和口腔黏膜损伤、出血,气道管理将更加困难。一些患者合并肺纤维化病变,胸壁僵硬,致肺顺应性下降,弥散能力降低,氧饱和度下降。有时体位的变动使导管位置改变致通气不足,呼吸道阻力加大。合并肺部感染致呼吸道分泌物增多,给呼吸道的管理更增加了难度。

(5)激素的应用:类风湿性关节炎、强直性脊柱炎及一些无菌性骨坏死的患者,常有长期服用激素的病史,因此肾上腺皮质萎缩和功能减退,在围手术期如不及时补充皮质激素,会造成急性肾上腺皮质功能不全(危象)。

2.常见关节置换手术的麻醉

(1)髋关节置换术的麻醉:对长期卧床的强直性脊柱炎、类风湿性关节炎的老年患者,术前访视患者应注意几个方面。①了解病史长短,是否仍在活动期,有无低热,红细胞沉降率快慢,是否合并心脏瓣膜、传导系统、心包等病变,心电图检查及判断心功能分级。②胸廓活动是否受限,需测定肺功能和血气。③了解颈、腰椎有无强直,颈活动度,张口度,以此判断诱导和气管插管以何种方式进行。④是否合并系统性红斑狼疮、贫血(如镰状细胞贫血)。⑤水电解质平衡情况,是否有脱钙。⑥是否有激素服用史,服用时间长短、剂量,何时停用,考虑是否用激素准备。⑦术前用药剂量宜小。呼吸受限者术前可免用镇静镇痛药,进入手术室后再酌情给予。

对长期服用激素的患者考虑可能发生肾上腺皮质功能不全的患者,可在术前1d上午和下午各肌内注射醋酸可的松100mg,在诱导之前及术后给予氢化可的松100mg静脉滴注。如果麻醉和手术中出现下列情况应考虑发生了急性肾上腺皮质功能不全:①在补充血容量后仍持续低血压或已逾量输血、输液,低血压仍不能纠正,甚至对升压药物也不敏感。②原因不明的低血压休克,脉搏增快,指趾、颜面、口唇发绀。③异常出汗、口渴。④肾区疼(腰疼)和胀感、蛋白尿。⑤不明原因的高热或低体温。⑥血清钾升高或钠、氯降低。⑦在上述症状的同时,可出现精神不安或神志淡漠,继而昏迷。如果考虑为肾上腺皮质功能不全,立即给予氢化可的松100mg静脉推注,然后用氢化可的松200~300mg静脉滴注。

根据患者的病理生理特点,一般采用全麻更为合适。全麻插管估计有困难者,宜行清醒气管插管。对脊柱前屈>60°,颈屈曲>20°的患者,行快速诱导全麻是危险的。如果颈部不能活动,行纤维支气管镜引导下气管插管是安全可靠的方式。如果条件不具备,可考虑逆行插管术,也可考虑使用喉罩。全麻忌过深,因这类患者对麻醉药耐量低,用药量应减少。术中充分供氧,避免低氧血症,注意液体量和失血量的补充,术后需完全清醒后再拔管。

当手术截除股骨头颈部,扩大股骨髓腔和修整髋臼时,出血较多。为减少大量输血的并发症,减少输血性疾病的危险,可采用以下措施:①术前备自体血。②术前、术中用血容量扩容剂扩容,将血液稀释,输血推迟至手术快结束时。③用扩血管药物如硝普钠、硝酸甘油、尼卡地平等控制性降压。④尽量避免静脉充血的体位。⑤熟练手术操作,仔细分离,准确止血。⑥血液回收装置回收术中失血。⑦术前使用抑肽酶。在用骨黏合剂时应警惕骨水泥综合征的发生,同时要警惕脂肪栓塞综合征,以防意外发生。

(2)膝关节置换术的麻醉:膝关节置换术主要注意松止血带时可产生"止血带休克"及肺栓塞综合征。在双膝关节同时置换时,要先放松一侧后,观察生命体征的变化,使循环对血液重新分配有一个代偿的时间,再放另一侧止血带。术中通过监测患者的肺动脉压、肺小动脉楔压改变,预测肺栓塞的发生。膝关节置换术后需上石膏固定,故麻醉不宜停药过早,以免患者躁动影响石膏固定。膝关节置换术后疼痛可能比髋关节置换术后更明显,可行各种方法的术后镇痛,有利于早期活动和功能锻炼。

(四)脊柱手术的麻醉

1.脊柱外科手术的特点　对于脊柱侧凸(特别是严重脊柱侧凸)和胸廓畸形的患者,由于气体交换功能的障碍,肺活量、肺总量和功能残气量常减少,机体内环境处于相对缺氧状态,术中和术后易出现缺氧、呼吸困难甚至呼吸衰竭,因此术前应进行血气分析和肺功能测定,以评价患者的肺功能状态,这对判断其能否耐受手术和预后有重要意义。在评价患者对麻醉和手术的耐受性时,还要注意脊柱畸形及症状出现的时间及进展情况,畸形对其他器官和系统的影响,特别要注意是否有呼吸和循环系统并发症,如心悸、气短、咳嗽和咳痰、有无疼痛和放射痛等。对于脊柱畸形的患者,同时也要注意患者是否患有神经肌肉疾病,如脊髓空洞症、肌营养不良、运动失调等,这些疾病将使治疗更加困难,预后也更难预测。

部分脊柱手术患者,由于病变本身如肿瘤等造成截瘫,患者长期卧床,活动少,加上胃肠道功能紊乱,导致营养物质的摄取和吸收不足,常发生营养不良,降低对麻醉和手术的耐受力。对于截瘫合并呼吸道和泌尿道感染的患者,术前也应积极处理。截瘫患者由于瘫痪部位血管舒缩功能障碍,变动体位时易出现体位性低血压,应引起麻醉医生注意。长期卧床患者因血流缓慢和血液浓缩可引起下肢静脉和深静脉血栓形成,活动或输液时可引起血栓脱落,一旦造成肺动脉栓塞可产生致命性后果,术前应妥善处理。

2. 常见脊柱外科手术的麻醉

(1)脊柱畸形矫正的麻醉:脊柱侧凸的原因很多,一般需要进行手术治疗的脊柱侧凸,都是保守治疗无效而侧凸程度又比较严重,如侧凸程度>50°,或成人脊柱侧凸因侧凸的凹侧长期不正常负重,致早期发生严重的骨性关节炎、椎管狭窄或椎体侧方移位以及刺激脊髓或神经根引起疼痛而造成的疼痛性脊柱侧凸。限制性通气障碍和肺动脉高压所导致的肺心病是严重脊柱侧凸患者的主要死因。

脊柱侧凸矫形手术涉及脊柱的范围很广,手术创伤大,出血多,易发生失血性休克,术前必须备血,为减少异体输血反应和并发症也可以采用自体输血法。一般在术前2~3周的时间内,可采血1000ml左右,但应注意使患者的血红蛋白水平保持在100g/L以上,血浆总蛋白在60g/L左右。

麻醉选择:脊柱侧凸手术一般选择全身麻醉。插管后要妥善固定气管导管,以防止术中导管脱落。麻醉的维持有多种方式,如吸入麻醉、静脉麻醉、静脉吸入复合麻醉等。一般认为采用氧化亚氮—氧—麻醉性镇痛药—中短效肌松药复合麻醉较易控制麻醉深度,有利于术中做唤醒试验。在合并有截瘫的脊柱手术的麻醉中,选择肌松药要注意避免使用琥珀胆碱。因为静脉注射琥珀胆碱后可使患者血清钾水平明显增高,从而有可能导致心室纤颤甚至心搏骤停。

控制性降压:为减少术中出血量和大量异体输血的不良反应,术中采用控制性降压术。但应掌握好适应证,对于心功能不全、明显低氧血症或高碳酸血症的患者,不宜使用以免发生危险。

脊髓功能的监测:在脊柱侧凸矫形手术中,既要最大限度地矫正脊柱畸形,又要避免医源性脊髓功能损伤,因此在术中进行脊髓功能监测很有必要。目前临床常用的脊髓功能监测方法为唤醒试验,即在脊柱畸形矫正后,如放置好 Harrington 支架后,嘱患者活动足部,观察有无因矫形手术时过度牵拉致脊髓血供障碍而出现的下肢神经并发症甚至是截瘫。要做好唤醒试验,首先在术前要把唤醒试验的详细过程向患者解释清楚,并当场练习。其次,手术医生应在做唤醒试验前 30min 通知麻醉医生,以便让麻醉医生开始停止静脉麻醉药的输注和吸入麻醉药的吸入,如使用了非去极化肌松药,应使用加速度仪或周围神经刺激器以及其他方法了解肌肉松弛的程度,如果肌松没有恢复,应在唤醒试验前 5min 左右使用阿托品和新斯的明拮抗。唤醒时,先让患者活动其手指,表示患者已能被唤醒,然后再让患者活动其双脚或脚趾,确认双下肢活动正常后,立即加深麻醉。如有异常,应重新调整矫形的程度,然后再进行唤醒试验。在减浅麻醉过程中,患者的血压会逐渐升高,心率也会逐渐增快,因此手术和麻醉医生应尽量配合好,缩短唤醒试验的时间。

唤醒试验不需要特殊的仪器和设备,使用起来也较为简单,但是受麻醉深度的影响较大,且只是对脊髓前索的运动功能提供参考,而不能测试脊髓后索的感觉功能,对有严重心理问题和精神迟缓的患者也不能做出正确判断。正因为唤醒试验具有上述缺点,有许多新的脊髓功能监测方法用于临床,比如利用体感诱发电位(SEP)监测脊髓中上传通道活性;运动诱发电位(MEP)监测运动通道活性;脊髓-脊柱记录脊柱刺激如在硬膜外、脊髓上传和下传通道活动均可诱发脊髓电位。各种监测脊髓功能的方法都有其优缺点,需正确掌握使用方法,仔细分析所得结果。

(2)颈椎手术的麻醉:颈椎手术的常见入路有前、后路两种,根据不同的入路,麻醉方式不同,后路手术可选用局部浸润麻醉或气管插管全麻。行浸润麻醉注药时宜加压,以使局麻药与神经末梢广泛接触,增强麻醉效果。到达肌膜下或骨膜等神经末梢分布较多的地方时,应加大局麻药的剂量,在有大神经通过的地方,可使用浓度较高的局麻药。需注意的是,每次注药前都应回抽,以防止局麻药注入血管内,并且每次注药总量不要超过极量。颈前路手术时可选用颈神经浅丛阻滞,颈前路手术一般选择右侧切口,故麻醉也以右侧为主,必要时对侧可加半量。如果采用气管内插管全身麻醉时在麻醉诱导特别是插管时应注意切勿使颈部向后方过伸,以防止引起脊髓过伸性损伤。最好在术前测试患者的颈部后伸活动的最大限度。插管宜在局部黏膜表面麻醉下实施,为便于手术操作,可首选经鼻气管内插管麻醉。术中反复或过度牵拉气管有可能引起,气管黏膜和喉头水肿,如果术毕过早拔除气管导管,有可能引起呼吸困难,而此时因椎间植骨颈部制动而插管困难,因此,暂缓拔管,待患者完全清醒,度过喉头水肿的高峰期时再拔管以确保安全。

(杨毅)

第六节　五官科手术麻醉

一、口腔、颌面外科手术麻醉

(一)麻醉特点及要求

1.麻醉要求高,口腔颌面部的手术,多半属于整形手术,是一种精细操作,而手术目的还要恢复其功能,因此,麻醉要求较高。

2.麻醉管理与手术操作矛盾,由于手术部位位于上呼吸道入口及其附近,使呼吸管理与手术操作发生矛盾,麻醉者不得不离开患者头部,对患者的监测和管理带来不便。

3.插管困难,口腔颌面部手术的患者往往开口困难,甚或不能开口,如下颌挛缩、下颌关节强直等。造成气管插管困难,可行清醒插管或经鼻盲探插管,或使用支气管镜引导插管。必要时可先行气管切开,经气管切开口插管麻醉。

4.保持呼吸道通畅,手术部邻近呼吸道病变妨碍呼吸道通畅。术中出血及分泌物都可流入呼吸道,所以气管导管要带套囊,术中应及时吸引。术后尽早清醒。

5.口腔颌面部手术,多为小儿,麻醉者应熟知小儿麻醉特点。另外,术后哭闹、呕吐等容易造成伤口感染或手术失效,术后可适量应用镇静药。

6.头面部瘀血 口腔颌面部手术,患者常取头低位或颈过伸位。易影响脑静脉或颈静脉回流,使头面部瘀血。引起面部发绀或伤口渗血。应注意观察,必要时纠正体位。

(二)麻醉前用药

1.阿托品或东莨菪碱用量要大,主要目的是抑制腺体的分泌。

2.镇静药可用巴比妥类、吩噻嗪类或苯二氮䓬类。

3.吗啡抑制呼吸,一般不选用。

(三)麻醉选择

1.全身麻醉 用于创伤大、出血多、手术时间长、儿童患者或不能合作的成年人,以及术中难以确保呼吸道通畅的患者。

2.局麻或神经阻滞 对某些口腔内、颌面及颈部的短小手术,采用局部浸润、区域阻滞或神经阻滞麻醉即可。

(四)麻醉方法

1.局部浸润、区域阻滞及神经阻滞麻醉 同时阻滞眶上、眶下神经和颊神经。可使整个颌面部麻醉;同时阻滞下牙槽神经、腭前神经及舌根神经,可使口腔内大部分呈麻醉状态。

2.基础麻醉 常用药为氯胺酮及冬眠合剂,以肌内注射为最常用给药方法。冬眠合剂配制:氯丙嗪 50mg,异丙嗪 50mg,哌替啶 100mg,共 6ml,按 0.5～1ml/10kg 计算给药量,肌内注射后 10～15min 患者可安然入睡,多用于成人。氯胺酮用于小儿剂量为 5mg/kg,肌内注射后 5min 左右入睡。

3.全身麻醉 多采用静吸复合麻醉,要求诱导迅速,术中麻醉平稳,术后能迅速清醒。

(1)麻醉诱导和插管:尽量选用不抑制呼吸的麻醉药进行诱导,在全麻下配合咽喉气管黏膜表面麻醉插管。操作方法:①静脉注射哌替啶与氟哌利多合剂(哌替啶 100mg＋氟哌利多 5mg)3～4ml。②1％地卡因或 2％利多卡因 2ml 经环甲膜注射行气管黏膜表麻,并用 1％地卡因喷射舌根及会厌部。③静脉注射依托咪酯 10～20mg 或丙泊酚 2～2.5mg/kg 或地西泮 10～20mg 或力月西 5～10mg 使患者进入浅麻醉状态,即可行气管内插管。气管无异常者,可按常规作静脉快诱导插管。

(2)麻醉维持:可吸入 1.5％～3％的恩氟烷或 0.2％～2％的恩氟烷维持麻醉,也可采用丙泊酚、芬太尼静脉复合麻醉,为减少麻醉药用量可适当应用肌松药。

(五)麻醉管理

1.确保呼吸道通畅对于未做气管插管者极为重要,及时清理呼吸道分泌物、血液、呕吐物及异物,确保呼吸道通畅。注意防止舌后坠、喉头痉挛、支气管痉挛的发生。

2.维持满意通气量,机控通气,每次通气量为 8～10ml/kg,呼吸频率每分钟 15 次。通气满意的标准:①SpO_2 为 98％～100％。②呼末 CO_2 为 4％～6％或 4～6kPa(30～45mmHg)。

3.保持静脉液路通畅。

4.维持补充输液。

5.维持血压和脉率稳定。

(六)拔管指征

1.完全清醒 示意能理解问话。

2.通气量正常。

3. SpO_2 达 96% 以上(吸空气时)。

4. 肌张力正常、呼吸平稳。

5. 拔管前将口腔及气管内分泌物吸除干净。

二、眼科手术麻醉

(一)麻醉特点及要求

1. 要求麻醉镇痛完全,眼科手术多属精细操作,要求患者术中保持安静不动。

2. 眼肌松弛　尽量使眼轮匝肌及眼外肌松弛眼球固定,以利手术操作。

3. 眼压应相对稳定,避免发生眼－心、眼－胃反射。

(二)麻醉前准备

1. 降眼压　对眼内压过高的患者,术前可应用降眼压药物,如口服乙酰唑胺(0.25g)或双氯磺胺 25mg,以抑制房水形成。也可口服 50% 甘油 120ml 或 25% 甘露醇 200ml 静脉滴注。

2. 治疗并发症　对术前合并的疾病,如老年患者的糖尿病、高血压、慢性支气管炎、前列腺肥大和习惯性便秘等,要给予适当治疗。

3. 麻醉前用药　目的除了使患者镇静,抑制呼吸道黏膜和唾液分泌外,还要考虑减少麻醉中自主神经反射,减少恶心、呕吐,维持眼压稳定。抗胆碱药不会对眼压产生明显影响;地西泮有抗焦虑、遗忘作用,并能对抗氯胺酮的兴奋作用;咪达唑仑起效快,半衰期短,效果更满意;哌替啶、吗啡有镇静、镇痛作用,但易致恶心、呕吐,仅用于剧痛者,可与氟哌利多合用。

(三)麻醉选择

1. 眼科大部分手术可在局部麻醉下完成,局麻包括表面麻醉、结膜下浸润、球后阻滞、球周阻滞等。

2. 眼科显微手术、复杂内眼手术、手术时间较长的以及小儿及不能合作的病例选择全麻。可选用静吸复合麻醉、丙泊酚全凭静脉麻醉、氯胺酮静脉麻醉。

(四)注意事项

1. 避免眼压增高　内眼手术要注意避免使眼压(IOP)增高的因素。

(1)保持呼吸道通畅:解除呼吸道梗阻,防止通气量降低、缺 O_2 及 CO_2 蓄积。降低呼吸的较大阻力,可降低眼内血管扩张。

(2)降低血压:避免任何使血压增高和颅内压增加的因素。

(3)预防静脉瘀血:输血、输液勿过量。

(4)降眼压药物:眼压高时,用镇痛药、镇静药和甘露醇脱水药。头高于胸 10°～15°。

(5)麻醉平稳:诱导及维持要力求平稳,避免呕吐、呛咳和躁动,可避免静脉压升高。可过度换气,吸痰时麻醉深度要够深。不用琥珀胆碱和氨酰胆碱,用泮库溴铵或卡肌宁。静脉诱导药不用吗啡和氯胺酮等。

(6)眼压增高:眼压正常值为 1.33～2.0kPa(10～15mmHg),当眼压 > 29.9kPa(15mmHg)时,可使伤口裂开,眼内容物脱出,甚至可压迫视神经,导致失明等严重后果。

2. 预防眼－心反射及眼－胃反射　手术中压迫、刺激眼球或眼眶、牵拉眼外肌时出现反射性心律不齐、心动过缓、血压下降、甚至心搏骤停。即称为眼－心反射。还会引起恶心、呕吐,即称为眼－胃反射。预防和处理措施如下。

(1)术前注射阿托品:发生眼－心反射时可静脉注射阿托品。

（2）术中心电监测：发现时暂停手术，并加深麻醉。

（3）球后注射：以 2％普鲁卡因 1～2ml 或 2％利多卡因 2～3ml，球后封闭，或 1％丁卡因点眼。术中做眼直肌的局麻药浸润。

（4）避免用引起心律不齐的药物：如氟烷。

（5）避免缺 O_2 和 CO_2 蓄积：发生时改善通气，充分吸 O_2。

（6）手术操作轻柔：避免牵拉和压迫眼球。一旦发生心律不齐时，要停止手术，特别要停止压迫眼球。对原有心脏病的患者更应注意。

（7）保持一定麻醉深度：在深麻醉时，不良反应可避免。要保证眼球固定不动。

3. 严密观察和监测　麻醉科医师远离患者头部，但应仔细观察，监测 ECG、SpO_2、$ETCO_2$ 和肌松。加强呼吸管理，做好控制呼吸，必要时过度换气。若有心搏骤停，及时复苏抢救。

4. 预防咳嗽反射　必要时用阿托品或格隆溴胺（胃长宁）和新斯的明拮抗残余肌松药作用，恢复自主呼吸。拔管时麻醉不宜过浅，预防拔管时咳嗽致缝合刀口裂开。应在患者呼吸不受抑制、安静时拔管，保护性反射恢复后，送回病房。给予止吐药以防止术后呕吐，术后 3h 内禁食水。需要时可用吗啡 0.1mg/kg 术后镇痛。

（五）常见手术麻醉

1. 青光眼手术　麻醉前准备主要有以下几点。

（1）麻醉前彻底治疗：麻醉前，青光眼患者应得到彻底治疗。

（2）完全控制病情后手术：虽经治疗，而未能完全控制病情者，不急于手术，待病情已完全控制后手术。

（3）注意眼科治疗用药对麻醉的影响：术前用噻吗心安或碘磷定等治疗的青光眼患者，要重视这两种药物的全身作用。噻吗洛尔是长效 β 受体阻滞剂，有蓄积作用，可引起全身毒性作用。碘磷定是假性胆碱酯酶抑制药，可延长和增强琥珀胆碱的肌松作用。

（4）麻醉前用药：麻醉前用药要全面。①抗胆碱类：阿托品 0.007mg/kg，肌内注射。②镇痛药：哌替啶 0.7mg/kg，肌内注射。③镇静药：氟哌利多 2.5～5mg，肌内注射。④禁用地西泮、苯巴比妥类降低眼压，如要测定眼压，不宜应用。

2. 小儿眼科手术

（1）特点：小儿许多眼科手术需用全麻。它具有小儿麻醉与眼科手术特殊要求相结合的特点。

1）小儿呼吸道解剖的特点，舌大颈短，声门高又狭小，咽部腺样体增殖、扁桃体肥大、黏膜富于血管、组织脆、腺体分泌旺盛等，容易发生上呼吸道机械性梗阻。

2）代偿能力差：呼吸肌不发达，大脑发育不完善，代偿能力差，容易缺氧。

3）呼吸管理困难：眼科手术野被盖消毒敷料巾后，麻醉科医师对呼吸道的管理存在一定困难。

4）不行气管内插管：由于手术时间不长，小儿的气管细，插管容易损伤声门、声门下及造成气管粘连，产生喉水肿，故一般不行气管内插管。

（2）麻醉前准备

1）呼吸道准备为重点：要重视麻醉前对呼吸道的准备，是麻醉前准备的重点。

2）抗炎治疗：当呼吸道有炎症时，麻醉特别容易发生喉痉挛，常是麻醉不顺利的主要原因。术前应控制炎症，常规用抗生素。急诊又急需抢救眼睛时，避免用硫喷妥钠及吸入麻醉，用冬眠合剂作为基础麻醉，加局麻或表麻或球后注射神经阻滞。用氯胺酮时也要特别小心并发症的发生。

3)禁食水:术前禁食 6h,禁饮 4h,手术间必备吸引器,以免发生呕吐、造成误吸。

4)保证呼吸道通畅:患儿取平卧,头稍高于胸,麻醉后双肩下垫一薄枕,使头略向后仰。消毒前摆好位置,保持呼吸道通畅。

5)麻醉前用药:术前 30min 肌内注射阿托品 0.01mg/kg,或东莨菪碱 0.007mg/kg,减少分泌物,对抗迷走神经的兴奋作用。

3.门诊手术　大多数手术时间短,需麻醉清醒快,免用延迟清醒的麻醉方法。常用基础加局麻。学龄前儿童,2.5% 硫喷妥钠 20mg/kg 肌内注射;或氯胺酮 4～10mg/kg 肌内注射或 1～2mg/kg 静脉注射。静脉注射时需注意预防呼吸抑制的发生,在小儿配合地西泮或丙泊酚 2.5～3.8mg/kg 静脉注射,极少见到有精神异常病例,清醒快,无恶心呕吐发生。

4.眼肌手术及眼球摘除术等　麻药的选择无特殊。各种麻药均可选用,麻醉要达到一定深度。目前常用氯胺酮静脉或丙泊酚复合麻醉。尽管氯胺酮麻醉时有眼球不在正中、有震颤、肌肉较紧张、眼压上升等现象,但对眼肌及眼球摘除术尚不致造成困难。斜视矫正术患者,当牵动外直肌时,可能出现眼-心反射(OCR),若有心动过缓,必须提醒手术医师立即停止眼肌牵拉,一般等到恢复正常心率,或阿托品 0.02mg/kg 静脉注射。有人推测,斜视可能是全身疾病在眼部的一种表现。恶性高热与斜视之间可能有关。斜视患者发生恶性高热者较其他患者为多。要注意对斜视患者的体温监测,注意异常反应。

5.白内障手术　要求眼球绝对安静,眼压不过高,以免手术困难、玻璃体外溢,引起眼的永久性损害。眼球需固定,眼肌需松弛。局部麻醉眼轮匝肌,氯胺酮复合地西泮持续输注或丙泊酚静脉麻醉,维持适当的麻醉深度。球后注射局麻药,既止痛,又能降低眼压。麻醉时注意呼吸变化,保持呼吸道通畅。

6.虹膜手术　眼压已增高者,尤其是先天性双侧青光眼,以基础加局麻较适宜。必要时辅助氟哌利多静脉注射。

7.眼穿通伤　眼球穿透时 IOP 为零,即大气压。诱导时 IOP 升高使眼内容物溢出,导致眼球的永久性损害。急诊修补时注意按饱胃原则处理,面罩吸氧时,面罩不要压迫眼球;禁用琥珀胆碱,用维库溴铵 0.15mg/kg 诱导,肌松完全时插管,同时持续压迫环状软骨。

8.眶内容物剜出术　此手术创伤大,有时涉及眶周围骨膜。手术时间长,创面出血易流入口腔进入呼吸道,故采用气管内全麻,并需口腔与呼吸道隔开。诱导和维持的麻药无特殊选择。术中出血多,应注意补充血容量。快速诱导,经口明视插管,充气套囊,静脉丙泊酚或静脉吸入复合麻醉。

9.巩膜缩短术　麻醉选择:手术时间长,选用气管内全麻。诱导时吸氧 5～10min,静脉注射冬眠 1 号或 4 号 1/2～1U,入睡后表麻喉头,静脉注射 2.5% 硫喷妥钠 5～10ml 加泮库溴铵 2～4mg,控制呼吸后气管内插管,充气套囊,固定。以丙泊酚静脉或静脉吸入复合麻醉维持,避免诱导和维持中呛咳。拔管前吸净口腔及气管内的分泌物,亦避免强刺激,因为呛咳引起 IOP 升高或对手术效果产生负影响。只要吞咽反射恢复,即可拔除导管,送回病室。

三、耳鼻喉科手术麻醉

(一)麻醉特点及要求

1.身体较佳　病变局限于头颈部,全身情况尚佳,对麻醉有耐受性。

2.表麻和神经阻滞麻醉即可 神经支配为脑神经及颈丛神经,其骨性标志明显,易于寻找和定位。耳鼻喉各部分表面被以黏膜,故多种手术可采用表面麻醉和神经阻滞麻醉来完成。

3.刺激强烈 对患者的精神刺激远比其他部位手术更为强烈。无论局麻或全麻,麻醉前镇静药更重要。

4.易发生误吸 不少手术直接在呼吸道上操作,易干扰呼吸,发生误吸。

5.维持气道通畅 从维护呼吸道畅通观点上来认识,采用气管内全麻很有必要,不应片面追求局麻。

6.全麻要求浅 耳鼻喉麻醉不需太深,肌肉不需松弛。除咽喉部手术要求咽喉反射减弱,需要较深麻醉外,其他麻醉维持浅全麻可完成手术。

7.术中失血多 耳鼻喉科手术野极小,暴露困难,止血不便。头颈部血供又极丰富,创面虽不大,但失血量多。常用肾上腺素溶液局部浸润及肾上腺素纱条填塞止血。肾上腺素用量也限制在 0.1~0.2mg 以内。

8.麻醉观察困难 手术操作在头颈部,麻醉管理和观察离头部较远,增加了麻醉观察和判断深浅的困难。更要加强责任心,注意全面观察,以确保患者的安全。

(二)麻醉前准备

除常规准备外,还应重点了解如下病情并作好相关的准备工作。

1.患者有无呼吸道畸形及呼吸道梗阻症状及体征,明确梗阻的原因、部位、程度以及力量或缓解的因素。针对梗阻或畸形情况,制定出严密的麻醉方案,做好麻醉器械及技术上的准备。

2.有无引起气道反应活跃的因素存在,如吸烟、支气管及过敏史,这些患者气道受刺激极易引起剧烈支气管痉挛,处理不当导致缺氧。应戒烟2~4周,有哮喘史者应用支气管扩张剂治疗。

3.老年患者的并发病应进行治疗,如慢性阻塞性肺部疾病、高血压、冠心病、糖尿病等。尽量改善全身情况。

4.了解患者有无出血倾向的个人史或家族史,有无凝血障碍。

(三)麻醉选择

1.局麻 耳鼻喉科手术多数可选用局麻,如成人扁桃体摘除术、鼻腔和鼻窦手术、乳突根治疗、鼓室成形术、内耳开窗术及气管造口术等。局麻的优点:患者神志清楚,能主动配合,术后并发症少。缺点:患者时常活动,手术配合较差;对于气道内手术,局麻不能阻断各种气道反射,患者难以配合;小儿和精神紧张的患者,局麻的手术效果难以保证。常用局麻为表面麻醉、局部麻醉和神经阻滞,要求麻醉完善,但又要防止麻药过量中毒。

2.全身麻醉 适用于局麻难以顺利完成的手术(如手术范围大,时间长或创伤较大的手术);在呼吸道内操作的手术;有误吸危险需要隔离呼吸道的手术;要求术野保持静止不动的手术以及不合作的小儿,等等。

(四)耳鼻喉科常见手术的麻醉

1.扁桃体及腺样体刮除术

(1)扁桃体增殖腺切除术麻醉的特点:①手术小而麻醉深:手术操作的解剖位置是呼吸道的关口,迷走神经丰富,手术刺激及血性分泌物均能刺激迷走神经兴奋易致喉痉挛。因而手术时间短、手术小,但需要深麻醉。②保持呼吸道通畅:必须保持呼吸道通畅,保证口腔内干净。③麻醉科医师与手术医师互相配合,增加麻醉的安全性。保证气道通畅也主要靠术者。

(2)气管内插管全麻:可以保持平稳的深麻醉,保持呼吸道通畅,使进入气管内的分泌物减少,还可从气管导管反复吸引分泌物,故易保持呼吸道通畅。经鼻腔插管时,无口腔插管的缺点,但小儿的鼻腔小,导管较细。呼吸道阻力增大,又对鼻腔黏膜有不同程度的损伤,刮除腺样体不便,摘除扁桃体手术便于进行。可采用静吸复合麻醉。

(3)丙泊酚、芬太尼全静脉麻醉:诱导用丙泊酚 2.5~3.0mg/kg,芬太尼 2~3μg/(kg·h);维持用丙泊酚 10~15mg/(kg·h),注射丙泊酚之前,先注入利多卡因 1.0~1.5mg/kg,维库溴铵 0.1mg/kg。气管插管,控制呼吸,很适用此类手术。

(4)丙泊酚、氧化亚氮复合麻醉:芬太尼 1.0~2μg/kg,利多卡因 1~1.5mg/kg,丙泊酚 3mg/kg,琥珀胆碱 1~2mg/kg 或丙泊酚 4mg/kg,依次静脉注射;加压给氧,气管内插管,控制呼吸。手术开始,吸入 66%~70%N_2O 加氧维持麻醉。

(5)氯胺酮:用 1.0~2.0mg/kg 的氯胺酮静脉注射,作为小儿扁桃体摘除术的麻醉方法。临床发现 10% 的小儿出现轻度发绀,1/3 的患儿出现不同程度的喘鸣,偶尔出现吞咽动作,也妨碍手术操作,失血量也较其他方法多为其缺点。

(6)全麻摘除扁桃体注意事项

1)麻醉前用药:曾患心肌炎或心率快者,麻醉前用药宜给东莨菪碱,而不用阿托品。

2)收缩鼻黏膜血管:双侧鼻孔应滴入 3% 麻黄碱溶液数滴,以收缩鼻黏膜血管,使鼻腔空隙变大,减少损伤出血并利于鼻腔插管。

3)评估后鼻孔受阻程度:如患儿扁桃体大,诱导后最好放置口咽通气管,以保持呼吸道通畅。

4)预防颈动脉窦反射:扁桃体窝部分,接近颈动脉窦、迷走神经等重要反射区,手术压迫不宜过重,在此区操作时,要特别观察呼吸、脉搏和血压的变化。

(7)二次手术止血麻醉:扁桃体摘除术后出血者,需再次急症手术止血。对此类患者的麻醉甚为棘手。较小患儿不可能取得合作,需在全麻下进行止血。在小量芬太尼、氟哌利多或丙泊酚静脉注射下,局部表麻,做半清醒插管,比较安全。注意诱导时有大量胃内陈血反流,阻塞呼吸道,甚至误吸。诱导时要备好气管造口器械和吸引器。若有呕吐致误吸严重,发生窒息或呼吸道梗阻、发绀时,应迅速做气管切开术。从气管切开口置入导管,以便吸出血液和分泌物,保持呼吸道通畅,通过气管造瘘导管接麻醉机,维持麻醉。

2.气管异物取出术

(1)麻醉前评估:大部分成人及婴儿的气管异物,均能在表麻下完成。但小儿多次取异物操作,且已有并发症者,则需在全麻下完成。因异物阻塞气道,急性呼吸困难,或部分阻塞引起呼吸道炎症、肺不张,或在局麻下取异物已损伤气管,有皮下气肿、气胸等。对麻醉有较高的要求,必须有较深的麻醉。否则会引起迷走神经反射、呛咳、支气管痉挛等。有的气管异物(如钉鞋钉等)需在 X 线下暗室操作,对于观察征象及麻醉管理造成一定困难。气管异物取出术的麻醉,绝不是小麻醉。时刻要警惕缺氧及各种不良反应的发生,并针对原因及时处理。术中不断补充药量,以维持深麻醉。

(2)全麻方法最常用的是静脉麻醉

1)术前 0.5h 肌内注射阿托品 0.02mg/kg,加地西泮(>2 岁)0.2~0.4mg/kg;面罩给氧

去氮,改善缺氧。

2)镇静、镇痛麻醉:5%葡萄糖溶液 150ml 加 Innovar 20ml(含氟哌利多 2.5mg/ml,芬太尼 0.05mg/ml)输注。开始每分钟 60~120 滴,大约 10min 入睡,每分钟 40~60 滴维持。然后行气管镜检查,气管镜侧孔接氧管持续给氧。

3)氯胺酮复合静脉麻醉:氯胺酮 4~8mg/kg 肌内注射,入睡后开放静脉,面罩给氧,静脉注射 γ-OH 50~80mg/kg 加地塞米松 2~5mg,0.5%~1%丁卡因 0.1~0.5ml 咽喉喷雾表麻,10min 后静脉注射氯胺酮 1~2mg/kg,开始置入气管镜,高频喷射通气,频率每分钟 60~80 次,驱动压 0.5~0.8kg/cm²。或支气管镜取异物时仍从侧孔吸入氧,麻醉深度不够,可辅助少量哌替啶和异丙嗪。此法优点是对呼吸道无刺激。

4)丙泊酚静脉麻醉:术前 30min 肌内注射地西泮 0.2~0.4mg/kg,阿托品 0.02mg/kg。入室监测 ECG、心率、血压和 SpO_2,面罩给氧,开放静脉。静脉注射 1%利多卡因 1mg/kg、丙泊酚 3mg/kg。用直达喉镜暴露喉头声门,用 1%利多卡因表麻,静脉注射丙泊酚 1.5mg/kg。可行气管镜取异物,仍要注意呼吸抑制,气管镜侧孔接入氧。为维持一定麻醉深度,根据应激反应,间断静脉注射丙泊酚 1.5mg/kg,术毕给地塞米松 2~5mg。

5)特制气管镜:如有特制的气管镜,其窥视装置装有呼吸活瓣,当气管镜置入后,患者呼吸道即成一个密闭系统,可连接麻醉机,便于呼吸管理,利于气管镜操作及避免不良反应,则更为安全。

3. 鼻咽部肿瘤切除术 鼻咽部肿瘤是出血多、创面大、易于引起失血性休克的手术。常见者为鼻咽部血管纤维瘤。

(1)麻醉前用药:术前 30min 肌内注射阿托品 0.5mg,哌替啶 50mg,异丙嗪 25mg 或地西泮 10mg。术前晚口服地西泮 5.0~7.5mg,有好的睡眠。

(2)麻醉特点及要求

1)麻醉够深:手术操作直接在咽喉部,刺激大,创面大,麻醉要完善,要足够。不宜采用部位阻滞麻醉。

2)气道通畅:全麻用气管内插管,预防分离肿瘤时血性分泌物误入气管内阻塞气道。

3)控制降压:由于出血多,止血又困难。常配合控制性低血压减少创面出血,为手术创造良好条件。避免出血性休克发生。

4)补充失血:有较多出血时,应及时输血,补充血容量。

5)麻醉便于手术操作:如需术后行气管造口时,宜于麻醉前先行气管切开,经气管切开插管麻醉,管理呼吸,便于手术操作。

(3)麻醉方法

1)诱导:静脉注射 2.5%硫喷妥钠 10~15ml 或丙泊酚 15~20ml 加琥珀胆碱 2mg/kg,气管内插管,导管套囊充气,防止血液和分泌物流入气管内。

2)维持:输注丙泊酚,开始 6~8mg/(kg·h),3min 后改为 4~6mg/(kg·h),或以芬太尼 2μg/kg 静脉注射加深麻醉。

3)控制性降压:硝普钠降压效速。50mg 溶于 5%葡萄糖溶液 500ml 静脉注射,开始 1μg/(kg·min),维持 SP 在 10.64kPa(80mmHg),减低滴数,血压控制得当。对术中失血要注意补充,不要使血压得得过低。降压期间应保持呼吸道通畅,充分给氧,避免缺氧和二氧化碳蓄积。降压时头高 15°~30°。降压时间尽量缩短。主要手术步骤完成后,即停止滴入。降压完毕要注意止血彻底。

4.鼻窦恶性肿瘤根治术

(1)麻醉前准备:多为老年患者,麻醉前充分准备。

1)术前评估:充分了解心肺肝肾功能,准确地判断患者全身情况及麻醉和手术的耐受能力。

2)控制性降压:手术创面大,失血多,为减少术中出血量,使用控制性降压或做同侧颈动脉结扎术。麻醉前了解有无动脉硬化、冠心病和潜在的肾功能不全等降压麻醉禁忌证。若瘤体不大时,可不用控制性降压。

3)输血准备:降压时间不宜过长,降压幅度不宜过大,对术中失血应等量补充。

(2)全麻方法

1)诱导:2.5%硫喷妥钠 5～15ml 或力月西 10mg 或丙泊酚 15～20ml,琥珀胆碱 50～100mg 静脉注射后,快速诱导气管内插管。

2)维持:以芬太尼、丙泊酚加深麻醉。

3)降压方法:硝普钠 50mg 溶于 5%葡萄糖溶液 500ml 中静脉输注。

(3)术毕拔管:务必将气管及口腔分泌物吸净,患者清醒后拔管,否则极易引起喉痉挛。一旦发生喉痉挛,立即静脉注射氯琥珀胆碱(司可林)再次气管内插管给氧,行人工呼吸,患者情况会立即好转。继续观察,当患者情况完全好转后拔管。必须重视此类患者拔管,如肿瘤已侵犯硬脑膜,手术操作的强烈刺激可引起循环、呼吸紊乱,应注意观察脉搏、呼吸、血压等。

5.全喉切除术

(1)麻醉前准备:全喉切除术是对声带及其邻近组织的恶性肿瘤的手术治疗方法,是耳鼻喉科最大的手术之一。

1)麻醉前评估:患者年龄较大,多在 40 岁以上,常合并心肺疾病等,麻醉前必须充分评估患者体质状况、病变部位、范围及手术时间的长短等。因手术后患者失去说话能力,往往顾虑重重,麻醉前应做好思想工作和心理治疗。

2)经气管造口:喉头已有的新生物,使呼吸道有梗阻的危险,由于全麻气管内插管易致出血或脱落,造成更严重的呼吸困难,宜先用局麻行气管切开术,置入带套囊的气管切开导管,充气套囊,防止血液从手术切口流入气管而误吸。导管接麻醉机,再给予全麻。

3)麻醉前用药:术前 30min 肌内注射阿托品 0.01mg/kg 或东莨菪碱 0.004～0.008mg/kg。

(2)麻醉方法:全麻诱导后采取静脉复合全麻。

丙泊酚 2.5mg/kg、芬太尼 2.5μg/kg、琥珀胆碱 1.2～2.0mg/kg 静脉注射做全麻诱导,丙泊酚瑞芬太尼静脉输注维持,作用迅速、平稳,心血管应激反应轻、苏醒快,较理想。静吸复合全麻,使麻醉深度更易调节,停止吸入后 9～17min 清醒。控制性低血压麻醉,应严格掌握适应证。

6.乳突手术麻醉

(1)特点:乳突手术包括电子耳蜗植入术、乳突根治术、改良根治术和单纯凿开术等。手术特点如下。

1)神经刺激大:由于手术靠近鼓膜附近,神经分布密集,对疼痛刺激甚为敏感。

2)麻醉深度足够深:钻骨和凿骨时声音及振动较大,不少患者难以忍受。因而单独局麻效果较差,手术在中耳内操作。需配合使用强化或分离麻醉。

3)麻醉要求较高:乳突手术为精细手术,要求手术刺激时患者不动,浅麻醉即能满足手术要求。

(2)麻醉选择:成人可在局麻或全麻下施行,小儿宜在全麻下施行。

1)局麻加强化麻醉:成人选用。方法:哌替啶 50mg 加异丙嗪 25mg 静脉注射;或冬眠 1 号或冬眠 4 号 1/2 静脉注射,然后 0.5% 普鲁卡因局部浸润。手术时间长,可追加哌替啶 25mg 加异丙嗪 12.5mg。一般手术均可完成。

2)全麻:对精神紧张不易合作的成人和小儿宜采用吸入或静脉麻醉。因手术在头的一侧,呼吸道较易保持通畅,可不插管,置口咽通气管。凿骨时头部振动,气管插管易造成气管损伤。手术改变体位时,要特别注意呼吸道通畅。麻醉科医师离患者头部较远,且被消毒手术单覆盖,气管内插管后,对呼吸道的管理比较容易。一般行快速气管内插管,丙泊酚、芬太尼维持麻醉,以患者手术刺激时不动即可,术后早清醒拔管。

7.悬雍垂腭咽成形术 阻塞性睡眠呼吸暂停综合征(OSAS)是指每小时睡眠呼吸暂停>5 次,每次发作呼吸暂停>10s,伴氧饱和度下降>4%,或每晚睡眠 7h 中呼吸暂停>30 次。在全麻下施行悬雍垂腭咽成形术(UPPP),是近年来耳鼻喉科开展的效果满意的手术治疗方法。

(1)麻醉前评估:潜在致死危险:有打鼾逐年加重,夜间睡眠呼吸暂停憋醒等症状,常合并循环、呼吸、中枢神经系统功能改变,诱发高血压、肺动脉高压、心脏病(冠心病)、心律失常、糖尿病、肺心病和红细胞增多症等的患者,并发程度不等的脑血管疾病等均为潜在的致死危险。

(2)麻醉前准备

1)明确诊断:麻醉前要了解病史、症状,如用多导睡眠仪诊断是中度还是重度 OSAS,有无并发症等。

2)身体处于最佳状态:并发症得到合理的治疗,术前没有明显器质性病变及脏器功能损害,ECG 及有关化验项目在正常范围内,使患者处于稳定期。

3)尽快解决气道通气:若术前 SpO_2<40% 时,应术前行气管切开术,解除致命性窒息。

4)麻醉前用药:阿托品 0.5mg,术前 30min 肌内注射。

(3)麻醉特点及麻醉选择

1)麻醉特点:①有效通气。要求对阻塞性 OSAS 患者不能再发生无效通气,否则,数分钟即可导致缺氧性心搏骤停。麻醉要保证患者平稳渡过围手术期。②对麻药敏感。OSAS 患者因对各种镇静药、麻醉性镇痛药及所有中枢性抑制药都很敏感,故麻醉中要少用或不用麻醉性镇静、镇痛药,术前也不用或慎重应用。如在病房用之,可能发生呼吸暂停等。③手术时间短。由于手术时间短,麻醉要选用起效快、清醒快和可控性强的药物。④麻醉技术要全面。麻醉科医师要富有经验。因为 OSAS 患者咽部组织增生,张力下降,气管插管困难,技术必须熟练。麻醉管理和麻醉前评估要清楚准确。

2)麻醉诱导:麻醉诱导是关键,尽快建立通畅气道。麻醉前开始监测血压、ECG、SpO_2 等。进手术室开放 2 条静脉通道。面罩下吸氧去氮。根据患者条件和术前评估插管难易情况,选择快速诱导或慢诱导。快速诱导适用于气道评估无困难者。静脉注射 2.5% 硫喷妥钠 15~20ml 或丙泊酚 1.5~2.5mg/kg,芬太尼 0.1~0.2mg,琥珀胆碱 100mg 或阿曲库铵 0.4~0.6mg/kg,控制呼吸,气管内插管。预计插管困难者应选择清醒插管。

3)麻醉维持:吸入 1%~2% 恩氟烷或七氟烷,或采用丙泊酚复合静脉麻醉,用阿曲库铵或琥珀胆碱维持肌松。

4)术毕处理:术毕沿切口缝线创面黏膜下注射地塞米松 10mg。常规应用新斯的明、阿托品拮抗残余肌松药作用。待患者完全清醒后持续抬头>5s,最大呼气≥4.52kPa(34mmHg),呼吸道道畅,呼吸和循环稳定后拔除气管导管,送回病房。

(4)麻醉处理

1)麻醉前评估:麻醉前要充分评估气道通畅与插管难易情况。对预计插管困难或快速诱导插管遇到困难者,应选择清醒插管,或使用纤维支气管镜或光杖,必要时采用逆行插管技术。

2)咽喉部表麻:在诱导前,对咽喉部充分表麻,利于减轻插管不良反应,可减少手术时的全麻用药量,术后可减轻局部疼痛使患者安静。

3)使用短效易控药:选用芬太尼、氧化亚氮、阿曲库铵、异氟烷和七氟烷等短效可控药物,术毕清醒快,不致因呼吸道分泌物阻塞而发生问题。不用麻醉性镇静镇痛药物。

4)术中严密观察:术中加强监测,密切注意气管导管情况,及时发现和处理气管受压,防止气管脱出。

5)加强术后管理:OSAS患者的主要危险是全麻拔管以后。要严格掌握拔管指征,拔管后加强监测,密切注意呼吸的变化,及时处理呼吸困难,常规准备气管切开包。有条件时,术后应送入 PACU 或 ICU。具体处理:凡清醒患者取坐位,减少上呼吸道阻塞。提高 SpO_2,尤适用于肥胖者。患者术后 1~5d 均有低氧血症,根据血气分析的 PaO_2、$PaCO_2$ 及临床表现,调整吸入氧气浓度(FiO_2)。用非甾体类消炎镇痛药,不主张用麻醉性镇痛药。术前异常肥胖、清醒后高碳酸血症、慢性肺疾病、肌营养不良等患者,术后不拔管,机械通气到病情稳定。必要时行气管切开术。

8.内耳手术 内耳手术较大。如迷路造孔和鼓室成形术等,重要步骤须在手术显微镜或手术放大镜下进行,要求患者绝对不能躁动,手术野十分清晰,术野无血,处理迷路的手术也很精细等。

(1)局麻加强化:局麻下切开,入迷路时,患者往往有恶心、呕吐反应,甚至眩晕。需辅助强化麻醉或氯胺酮或氟哌利多等。氟哌利多对恶心、呕吐反应的控制很有效。也可用 2% 利多卡因滴入钻孔内,行表面麻醉,以解除疼痛。药液宜加温,不致产生冷的刺激,或给患者带来恶心、呕吐和晕眩等并发症。

(2)全麻:气管内插管,用快速诱导或清醒插管。用神经安定麻醉或静吸(恩氟烷或异氟烷)复合等维持麻醉。深度不必过深,一般用浅麻醉即可。但必须平稳,要求患者不动。如头部有轻微移动,均对手术有很大的影响。禁用吸入氧化亚氮,因其可大量弥散入鼓室,使鼓室压力迅速升高,遇鼓咽管狭窄者压力可猛升至 51.2kPa(385mmHg),致使鼓膜破裂。

(焦向阳)

第七节 胸腔镜手术的麻醉

内镜技术的进展也使胸腔镜得到广泛应用。胸腔镜检查和治疗可用于胸膜、肺及食管疾病的诊断及估计病变范围、活检获取病理学诊断,治疗上用于肺切除、激光肺大泡切除、食管手术、心包剥除、交感神经切除、纵隔内肿块切除以及一些脊髓手术,组织损伤比常规手术小。

早期的胸腔镜操作时间相对较短,随着胸腔镜手术的不断发展,手术种类变的愈加复杂。用于治疗心包疾病或心包填塞的手术,还可以通过食管超声心动图帮助指导下完成。胸腔镜手术其创伤虽小,但手术时间较长,术中随时有可能转为剖胸手术。胸腔镜手术的麻醉和监测也与剖胸术相似。胸腔镜检查者,常为高危患者,心血管意外发生率较高。

一、麻醉前准备

麻醉前应明确患者的全身状况,尤其对改诊剖胸术可能性较大的患者,术前应按照不低于剖胸术患者的要求准备。注意患者有无冠心病及其严重程度,是否存在心律失常、左室功能障碍、低氧血症、糖尿病及肾功能不全等有关内科情况。肺功能不全,不能耐受强体力活动的患者,耐受单肺通气麻醉比想象的情况要好,血流动力学较为稳定,但与肺功能正常的患者仍有较大差别。

评估呼吸系统功能包括病史、体检、测试运动耐量、常规胸部 X 线摄片及肺功能试验。注意患者咳嗽是否有效,其用力肺活量(FVC)至少为潮气量的三倍。如果比预计值低 50%,则提示术后依赖呼吸机的可能性增加。产生术后肺不张及感染的可能性增加。用支气管扩张药治疗能改善呼气峰流速的患者,术前应给予支气管扩张药。

术前检查还包括血液生化、心电图、血气分析,有条件可进行 CT 或 MRI 检查。遇有下呼吸道有类似单向活瓣的病变,即吸气时气体易于进入,呼气时难以呼出,则全麻忌用氧化亚氮,以免增大含气腔的体积,导致呼吸和循环功能障碍。

术前用药一般可给予短效苯二氮类药,以解除术前焦虑,但要防止术毕苏醒延迟。给抗胆碱能药物以拮抗术中心动过缓和涎液分泌。此外,应继续患者心血管及呼吸系统的常规用药,注意控制术前支气管痉挛。对胰岛素依赖型患者静脉注射胰岛素-葡萄糖溶液。

二、麻醉方法选择

根据手术种类和范围、患者病情和精神状态所不同,胸腔镜手术可以选择局麻、区域神经阻滞或单肺通气全身麻醉。

(一)部位麻醉

局部浸润麻醉自胸壁到壁层胸膜进行逐层浸润,是提供镇痛最简单的方法,但不少患者阻滞不全而不适。肋间神经或胸部硬膜外阻滞则提供更为完全的镇痛。辅以同侧星状交感神经节阻滞,可抑制肺门操作刺激引起的咳嗽反射。局麻的患者清醒,维持自主呼吸,术后能及时咳嗽。即使有些患者术前心肺功能受损,多数仍能够耐受局麻和自主呼吸条件下的胸腔镜检查,较少发生心律失常、缺氧和二氧化碳蓄积,但仍应吸入高浓度氧气以减小气胸的影响。自主呼吸患者侧卧位开胸,由于反常呼吸和纵隔移位可影响气体交换,因此仍限用于时间短和较简单的手术。胸膜腔开放后空气进入,肺部分萎陷,可提供足够的视野和操作空间,人工注入气体造成正压以扩大空间并无必要,而且有一定危险。

(二)全身麻醉

大多数胸腔镜检查以全麻更为合适,间歇正压通气可减轻纵隔移位与防止反常呼吸,应选用双腔支气管插管以便术侧肺排气,也可在直视下扩张肺,以及便于观察有无漏气及胸膜粘连。可以硫喷妥钠、依托咪酯或异丙酚诱导,肌松药可根据手术时间长短给予。可以吸入麻醉或持续静脉滴注异丙酚维持麻醉。阿片类用以提供镇痛或辅助麻醉,区域阻滞合用全麻则可允许较浅麻醉和提供术后镇痛。术中要采用单肺通气以减少对术野的干扰,因而要了解单肺麻醉及有关并发症。

单肺通气多用左侧双腔支气管导管,因置入容易,安全性较大,即便根据临床征象认为双腔管位置是正确的,纤维支气管镜检查仍发现48%的患者放置错误。即使位置正确,术中还有25%的患者可发生下侧肺通气困难或难以完全隔离两肺。现认为用纤维支气管镜核实导管位置为宜,改为侧卧位后还要再次核实。气囊堵塞式的单腔单肺通气导管(univent)临床上用于胸腔镜检查更为方便,定位和调节均较简便。

在单肺通气过程中,流经非通气侧肺的血流实际是分流部分,通气侧肺能排出足够的二氧化碳以代偿非通气肺,因正常血氧已近饱和而不能摄入更多的氧,因而低氧血症常见,高二氧化碳血症较轻。在单肺通气过程中,到上侧非通气肺的血流降低,其原因包括重力、手术干扰、原先存在上侧肺的疾病以及缺氧性肺血管收缩,此外,萎陷性肺血管阻力增大,也使血流转向下侧通气肺。

单肺通气具有低氧血症的危险,因此呼吸管理很重要,一般认为要维持动脉血氧饱和度大于90%,吸入氧浓度应增加至50%以上,单肺通气的潮气量并不一定要减少,既往主张的低潮气量高频率通气,因通气效率差而较少应用,但应用正常潮气量通气时要严密监测气道压。如果通气有问题,应以纤维支气管镜检查双腔管位置是否正确。当低氧血症持续,应予双侧肺分别通气。重建双侧肺通气仍是改善氧合的最快速的方法。

缺氧是胸腔镜手术麻醉单肺通气过程中最常见并发症,原因除分流因素外,气管导管位置不当也是常见原因之一;其次在长时间手术过程中,下肺易发生肺间质水肿,从而进一步减少气体交换。手术损伤和出血并发症并不多见,一旦发生,出血量较大,因此术前宜有快速输血的准备。双腔支气管套囊过度充气致支气管破裂也可偶见。很多并发症需要剖胸处理,增加剖胸术危险性的因素有吸烟、高龄、冠心病、术前体重降低、肥胖、肺功能不良及麻醉的持续时间。

无论何种胸腔内镜检查,不论是在镇静及局麻或全麻下进行,基本监测是必要的,包括心电图、动脉血压和持续脉搏氧饱和度测定。在全麻过程中还应有二氧化碳监测,小儿应有体温监测。

三、术后处理

胸腔镜手术术后疼痛轻,呼吸功能障碍发生率低。然而仍需防止可能发生的并发症。术后鼓励患者深呼吸,头高位及早期活动。胸背叩击及体位引流以促进分泌物排出。

(焦向阳)

第八节　腹腔镜手术的麻醉

一、人工气腹对生理功能的影响

(一)人工气腹对呼吸的影响

二氧化碳气腹是目前腹腔镜手术人工气腹的常规方法,其对呼吸的影响较大,包括呼吸动力学改变、肺循环功能影响、二氧化碳吸收导致的呼吸性酸中毒等。

1. 通气功能改变 人工气腹造成的腹内高压引起膈肌上移,胸肺顺应性可减小 30%～50%,为保证足够的肺泡通气量,必须相应提高通气压,但是人工气腹建立并稳定后,胸肺顺应性一般不会再受头低位和调节潮气量的影响,所以术中持续监测胸肺顺应性和呼吸压力－容量环的形态,仍可及时发现导致呼吸道压力增高的并发症,如支气管痉挛、气管导管滑入支气管、肌松程度改变和气胸等。人工气腹时膈肌抬高引起的功能残气量减少和气道压力上升引起的通气/血流分布异常也同时发生,但腹内压 14mmHg 伴头高或头低位 10°～20°不会明显影响生理死腔,对无心血管疾患的患者也不增加肺内血右向左的分流。

2. $PaCO_2$ 上升 人工气腹引起 $PaCO_2$ 升高,主要有两方面的原因,一是胸肺顺应性下降导致的肺泡通气量下降,但更重要的是二氧化碳通过腹膜的快速吸收。所吸收的二氧化碳约占机体二氧化碳总排出量的 20%～30%。二氧化碳排出量和 $PaCO_2$ 的增加是逐步的,这与体内可以储存大量的二氧化碳有关。二氧化碳吸收与其分压差、弥散性能、腹膜面积和腹膜血流灌注情况有关,腹内压力的增高仅仅引起二氧化碳分压的轻微上升,而压力升高对腹膜血流灌注影响更甚(包括心排血量下降和血管受压),所以腹压增高对二氧化碳的吸收起延缓作用,手术结束腹腔降压后,残留的二氧化碳吸收加快,能引起一过性二氧化碳呼出增加,加之组织内潴留的二氧化碳逐渐释放进入血液,所以术后短期内 $PaCO_2$ 仍会偏高,此时麻醉、肌松药的残留作用对呼吸仍有抑制,故应注意呼吸监测和支持。$PaCO_2$ 增高的其他原因包括腹压增高、体位影响、机械通气、心排血量减少等可导致肺泡通气/血流比例失调和生理死腔量增加,尤其在肥胖和危重患者。麻醉深度不足引起的高代谢、保留自主呼吸时的呼吸抑制也是原因之一。二氧化碳气肿、气胸或气栓等并发症则可导致 $PaCO_2$ 显著升高。

$PaCO_2$ 升高引起酸中毒,对器官功能有一定影响,但目前对 $PaCO_2$ 升高的容许范围已明显大于 20 年前的认识水平。人工气腹引起的 $PaCO_2$ 升高一般通过增加肺泡通气量 10%～25%即可消除。

部位麻醉下保持自主呼吸的患者,主要通过增加呼吸频率进行代偿,$PaCO_2$ 可以保持在正常范围;机械通气保持分钟通气量稳定,$PaCO_2$ 则渐进性升高,一般 15～30min 达到平衡,之后不再继续升高,升高的幅度与腹腔二氧化碳压力有关。如果患者 15～30min 之后,$PaCO_2$ 仍继续升高,则必须查找其他方面的原因,如是否发生二氧化碳皮下气肿等。全身麻醉下保留自主呼吸的患者,因为代偿机制受到一定抑制,包括中枢抑制和呼吸做功增加,因而$PaCO_2$ 也逐步上升,一般也于 15～30min 达到高峰,所以保留自主呼吸的腹腔镜手术操作应尽量缩短时间,并保持较低的腹内压,否则应进行辅助通气或控制呼吸。

呼气末二氧化碳($PETCO_2$)监测可间接反映 $PaCO_2$,正常情况下两者之间相差 3～6mmHg,即 $PETCO_2$ 小于 $PaCO_2$ 约 3～6mmHg,这主要是由于呼出气中除有肺泡气外,还有部分死腔气,在呼气末虽然主要是肺泡气,但仍混有小量的死腔气,尤其是肺泡死腔增大的患者,死腔气中不含二氧化碳,所以对呼出气的二氧化碳起到稀释作用,导致 $PETCO_2$ 小于$PaCO_2$。肺泡弥散功能的障碍一般对肺泡气和动脉二氧化碳分压差影响较小。二氧化碳气腹后,虽然 $PETCO_2$ 和 $PaCO_2$ 之间的平均差值无显著变化,但不同患者个体间的差异增大,危重患者尤其是术前呼吸功能不全的患者,两者差值增大,例如 ASA 2～3 级患者,两者差值明显高于 ASA 1 级的患者,可达 10～15mmHg,所以有人认为用 $PETCO_2$ 代表 $PaCO_2$ 时应谨慎,怀疑二氧化碳蓄积时应查动脉血气。

(二)腹腔镜手术对循环功能的影响

腹腔镜手术对循环功能造成影响的主要原因有气腹的影响、患者体位、高二氧化碳血症、麻醉以及迷走神经张力增高和心律失常等造成的影响。气腹压力超过 10mmHg 者可影响循环功能，表现为心排血量下降、高血压、体循环和肺循环血管张力升高，其影响程度与压力高低有关。

1. 心排血量的变化　虽有心排血量不变或增加的报道，但多数情况下心排血量下降，下降程度大约 10%～30%，正常人均可耐受。心排血量是否充足较简单的监测方法是混合静脉血氧饱和度和血乳酸，若正常说明机体无缺氧现象发生，表明心排血量的大小能够满足机体氧供需平衡的需要。心排血量下降多发生在人工气腹建立时的充气期，心排血量下降程度与充气速度也有关。手术中由于应激等因素的影响，引起心血管系统兴奋，心排血量一般能恢复到正常水平。心排血量减少的原因很多，腔静脉受压导致下肢瘀血，回心血量减少，心室舒张末期容积减小是主要原因之一。但由于胸腔内压增高，心室舒张末期压力并不低，右房压和肺动脉压也不低，所以这些平时能够反映心脏容量负荷的指标在人工气腹状态下意义有限，其数值有时不能正确反映当时真正的循环功能变化。扩容和头低位能帮助提高回心血量。

2. 外周血管阻力的变化　气腹时外周血管阻力增高，一方面是心排血量下降引起交感功能兴奋的结果，但可能还有其他原因的参与，如患者体位，头低位时外周阻力低于头高位。外周阻力升高可用具有扩血管作用的麻醉药如异氟烷或直接血管扩张药，α_2—受体兴奋药可减轻血流动力学改变和减少麻醉药用量。外周阻力升高除机械性因素外，神经内分泌因素也参与其中，儿茶酚胺、肾素—血管紧张素、加压素等系统在人工气腹时均兴奋，但仅加压素升高与外周阻力升高在时间上是一致的。

3. 对局部血流的影响　下肢静脉血流淤滞并不能随时间延迟而改善，理论上增加了血栓形成的可能性，但研究报道血栓发生率未见升高。腹腔镜胆囊手术时肾血流、肾小球滤过率和尿量在二氧化碳气腹后均降低约 50%，也低于开腹胆囊手术。气腹放气后，尿量明显增加。腹腔内脏血流由于二氧化碳的扩血管作用对抗了压力引起的血流下降，所以总的结果是影响不大。脑血流因二氧化碳的作用而增加，维持二氧化碳正常，气腹和头低位对脑血流的不良影响较小，但颅内压升高。眼内压变化不大。

4. 高危心脏患者的循环变化　轻度心脏患者在腹腔镜手术中的循环功能变化与健康人差别不大，但术前心排血量低、中心静脉压低、平均动脉压高和外周阻力高的患者血流动力学变化大，所以主张适当扩容，硝酸甘油、尼卡地平和多巴酚丁胺有一定帮助，因外周阻力的不良影响占主要地位，尼卡地平的选择性扩张动脉的作用可降低外周阻力而较少影响回心血量。腹腔镜手术后的心血管功能恢复至少需要 1h，所以术后早期充血性心衰的发生仍有可能。在高危患者用较低的腹腔压力并减慢充气速度时最重要的。

5. 心律失常　虽然高二氧化碳可引起心律失常，但腹腔镜手术中心律失常的发生与二氧化碳的关系尚难肯定。快速腹膜膨胀、胆道牵拉等刺激引起迷走神经亢进是心律失常原因之一，可导致心动过缓甚至停搏，服用 β—阻断药的患者或麻醉过浅者更易发生迷走亢进。处理包括腹腔放气、给予阿托品、加深麻醉等。心律失常还可继发于血流动力学紊乱，少见原因还包括气栓等。

(三)特殊体位的影响

对呼吸的影响主要是头低位加重对膈肌的挤压，使肺容量减少，功能残气量进一步下降，气道压力上升,严重时可干扰到肺内气体交换。对循环功能的影响主要是头高位减少回心血量;头低位增加颅内压和眼内压等;截石位要防止腿部血流不畅和血栓形成。

(四)特殊腹腔镜手术技术

用惰性气体充气建立人工气腹可避免二氧化碳吸收引起的副作用如呼吸性酸中毒和心血管刺激作用等,但不能排除腹腔内压力高的影响,而且发生意外性气栓后后果严重。

非注气性腹腔镜手术是通过悬吊牵拉腹壁而暴露腹腔内手术部位,无腹内高压的副作用,但显露程度有限,结合腹壁悬吊和低压注气能明显改善显露程度。

二、常见并发症

了解术后并发症的发生和发展过程,可帮助及时发现和处理并发症。妇科腹腔镜手术的历史较长,积累的病例和经验也较多,手术后死亡率约为 1/10000 到 1/100000,严重并发症为 0.2%～1%,其中 30%～50% 为腹腔脏器损伤,出血等血管方面的并发症占 30%～50%,烧伤占 10%～20%。腹腔镜胆囊切除术的死亡率是妇科腹腔镜手术的 10 倍左右,约 1% 的腹腔镜胆囊手术患者需改行开腹手术。脏器穿孔发生率 0.2%,总胆管损伤 0.2%～0.6%,出血 0.2%～0.9%。腹腔镜胆囊手术较轻的手术并发症多于开腹手术,但全身并发症如术后肺部感染等低于后者。

1. CO_2 皮下气肿　人工气腹时发生 CO_2 皮下气肿是最常见的并发症。多数是由于建立人工气腹时穿刺针没有穿通腹膜进入腹腔,针尖仍停留在腹壁组织中,气体注入到腹壁各层之间的空隙,即形成气肿。检查可见腹部局限性隆起,腹部叩诊鼓音不明显,肝浊音界不消失。这类气肿一般不会引起严重的不良后果,亦无需特殊处理,这也是人工气腹常用二氧化碳的原因之一。但皮下气肿严重时,可导致建立人工气腹失败,影响手术的进行。CO_2 皮下气肿多为建立人工气腹过程中注气失误造成;也有些情况是难以避免的,如疝修补或盆腔淋巴结清扫,必须人为造成软组织间的人工空腔,则皮下气肿必然发生;膈肌裂孔修补术中气体可经过纵隔形成头颈部皮下气肿。发生皮下气肿后,二氧化碳的吸收很快,$PaCO_2$ 显著升高,导致二氧化碳呼出增多,这种情况下依靠调节潮气量往往不能有效的降低 $PaCO_2$,所以术中若出现 $PETCO_2$ 显著升高而增大潮气量仍不能很快使其恢复者,应怀疑 CO_2 皮下气肿的可能。二氧化碳吸收的速度也与压力有关,必要时可适当减低气腹压力,以减少二氧化碳吸收,若发生严重 $PaCO_2$ 升高,一般措施不能纠治时,应暂停手术,停止气腹后 $PaCO_2$ 升高可在短时间内消除。发生 CO_2 皮下气肿者,术终应等待 $PaCO_2$ 恢复正常后再拔除气管导管,但少量的皮下气肿并不是拔管的禁忌证。

2. 纵隔气肿、气胸、心包积气　脐带残存结构可能导致腹腔与胸腔、心包腔相通或其间结构薄弱,膈肌裂孔存在或手术撕裂等均可能导致腹腔二氧化碳进入胸腔、纵隔和心包;或腹膜外气肿延至纵隔。纵隔气肿范围大时后果严重,表现为呼吸气促,心传导障碍及自发气胸,甚至休克或心跳骤停。此时,应立即停止手术,穿刺排气。

气胸的原因除了腹腔气体经过胸腹腔之间的上述薄弱结构漏入胸腔外,手术中为保证通气量而增大通气压力造成的肺大泡破裂也是气胸原因之一。两种类型的气胸表现和处理有一定差别,二氧化碳漏入胸腔造成的气胸,二氧化碳吸收面积增大,吸收显著加快,$PETCO_2$ 升高明显;而肺大泡破裂的气胸,$PETCO_2$ 不增加,还有可能减低。这是因为从肺泡进入胸腔的气体是肺泡气,其二氧化碳含量较低,血液不会从胸腔气中吸收二氧化碳。

因胸膜吸收二氧化碳的速度很快,在停止充气后,漏入胸腔内的二氧化碳在 $30\sim60min$ 内会全部自行吸收,不需行胸腔引流;而肺大泡破裂的气胸,胸腔内气体为呼吸的气体,不易被吸收,而且因为肺泡破裂口的存在,会有气体持续进入胸腔,所以应行胸腔闭式引流,单次胸腔抽气可能作用不大。

气胸量较小和压力较低时,对循环影响可能不大,低氧血症也不多见,张力性气胸时循环干扰明显。术中气胸诊断以听诊为主,术者经腹腔镜观察两侧膈肌位置和运动情况的差异也有助于诊断,气胸的确诊一般依靠 X 线检查。发现气胸后,应立即停止氧化亚氮麻醉,调整呼吸参数防止缺氧,并经常与术者保持联系,尽可能减低人工气腹压力。非肺大泡破裂引起的气胸可加 PEEP,肺大泡引起者禁用 PEEP。

3.气管导管进入支气管　人工气腹导致膈肌上升,气管隆突同时上升,气管导管可进入支气管,在盆腔手术采用头低位时可发生,胆囊手术采用头高位时也有报道。主要表现为 SpO_2 下降和气道坪压升高,短时间内可能不会发生缺氧表现,仅仅坪压升高。需与气腹造成的坪压升高相鉴别,导管进入支气管因同时也存在人工气腹,所以坪压升高更明显。

4.气栓　气体进入血管内则形成气栓。患者出现呛咳,呼吸循环障碍,大量气栓可致猝死。

气栓发生率低但后果严重,腹腔镜和宫腔镜同时进行时发生率增加。气栓一般发生在人工气腹建立时,多为注气针误入血管所致,可能为误入腹壁血管,也有误穿内脏的可能,尤其在有既往腹腔手术史的患者。也有报道气栓发生在手术后期。二氧化碳溶解和弥散性能好,且能被血红蛋白、血液碳酸氢盐结合,小的气栓能很快消失,这也是气腹常用二氧化碳的原因之一。二氧化碳注入血管的致死量约为空气的 5 倍。因多系气体大量注入血管,所以症状凶险,表现为气体存留于腔静脉和右房导致回心血量减少,循环衰竭。气体可能撑开卵圆孔进入左心,引起体循环栓塞。空气栓塞常见的支气管痉挛和肺顺应性变化在二氧化碳栓塞时少见。

气栓的诊断对及时处理是非常关键的,少量气栓(0.5ml/kg 空气)可引起心脏多普勒声音改变和肺动脉压力升高,大量气栓(2ml/kg)可发生心动过速、心律失常、低血压、中心静脉压升高、心脏听诊有磨坊样音、紫绀、右心扩大的心电图改变等,虽然经食管超声或胸前多普勒、肺动脉漂浮导管对诊断有主要价值,但在腹腔镜患者很少作为常规使用。SpO_2 可发现缺氧,$PETCO_2$ 可因肺动脉栓塞、心排血量减少和肺泡死腔增加而下降,但又可因为 CO_2 的吸收而表现为早期升高。经中心静脉导管抽出气体可诊断气栓,但其比例不高。

气栓的治疗包括:发现气栓后应立即停止充气,气腹放气;采取头低左侧卧位,使气体和泡沫远离右心室出口,减少气体进入肺动脉;停吸氧化亚氮改用纯氧,以提高氧合并防止气泡扩大;增加通气量以对抗肺泡死腔增加的影响;循环功能支持;必要时插右心导管或肺动脉导管抽气。已有体外循环用于治疗大量气栓成功的报道,可疑脑栓塞者建议高压氧舱治疗。

5.其他并发症　包括血管损伤、呕吐、反流误吸等,较为少见。气腹并不增加胃—食管压差,所以反流危险并不增加,且有减少的报道。血管损伤主要见于腹壁血管损伤、腹膜后大血管损伤和脏器血管损伤。如有较大血管损伤常来不及抢救而危及生命。一旦发生大量出血及血肿增大者应立即剖腹手术,少量出血及小血肿应严密观察。

三、麻醉处理

(一)术前评估

腹腔镜手术患者的术前评估主要应判断患者对人工气腹的耐受性。人工气腹的相对禁忌证包括颅内高压、低血容量、脑室腹腔分流术后等，也有钳夹分流导管后行腹腔镜手术的成功报道。心脏病患者应考虑腹内压增高和体位要求对血流动力学的影响，一般对缺血性心脏病的影响程度比对充血性或瓣膜性心脏病轻。虽然手术中的影响腹腔镜手术大于开腹手术，但术后影响以腹腔镜手术为轻，所以应综合考虑。腹内压增高对肾血流不利，肾功能不全的患者应加强血流动力学管理，并避免应用有肾毒性的麻醉药物。由于术后影响轻，呼吸功能不全的患者应用腹腔镜手术更具优势，但术中管理困难加大。术前用药应选择快速起效和恢复的药物以适应于腹腔镜手术术后恢复快的特点，术前应用非甾类抗炎药对减少术后疼痛和镇痛药的应用有好处，可乐定等能减轻术中应激反应。

（二）麻醉选择

腹腔镜用于诊断时，可采用局麻，腹腔镜下手术，多选用全身麻醉或硬膜外麻醉。

1. 全身麻醉　腹腔镜手术选用气管内插管控制呼吸的全身麻醉最为常用和安全。麻醉的诱导和维持原则与一般手术的全身麻醉相同。对心血管功能较差的患者应避免应用直接抑制心肌的麻醉药，选择扩血管为主的麻醉药如异氟烷更为有利。氧化亚氮的应用虽有顾虑，但尚未发现氧化亚氮直接影响预后的证据。异丙酚的快速清醒特点和较少的术后副作用使其应用较多。良好的肌松有助于提供更大的手术空间，但尚无证据表明必须加大肌肉松弛药用量以提供比一般开腹手术更深度的肌松。腹膜牵张能增加迷走神经张力，术前应给予阿托品，术中也要做好随时应用阿托品的准备。

全麻保留自主呼吸的方法安全性较难保证，包括呼吸功能不全和呕吐、误吸，约 1/3 的死亡患者与这种麻醉方法有关。在短小手术，可用喉罩辅助通气，但腹内压增高后气道压一般也超过 20mmHg，喉罩有漏气的问题，所以喉罩也限于较瘦的健康患者。人工气腹期间通气量一般应增加 15%～25%，以保持呼气末 CO_2 在 35mmHg 以下。COPD、有自发性气胸病史等患者应以增加呼吸频率为主来加大通气量。

2. 部位麻醉　硬膜外麻醉用于输卵管结扎等妇产科腹腔镜手术有较多报道，但要求患者一般情况好、能合作、人工气腹的腹腔内压力要尽量低、手术技术要求也高，所以仍不能作为主要的麻醉方法。胆囊手术则因为牵拉膈肌，麻醉平面要达到 $T_{4～5}$，而且腹腔脏器受操作影响，往往患者有明显不适，要求镇静。高平面的硬膜外麻醉、人工气腹、镇静和特殊体位的综合影响，往往使上腹部腹腔镜手术中硬膜外麻醉应用受限。

（三）术中监测

由于人工气腹等因素对呼吸和循环有较大影响，术中和术后必须有相应的有效监测，以及时发现生理功能的紊乱。术中监测主要包括动脉压、心率、心电图、SpO_2、呼气末 CO_2，心血管功能不稳定的患者，需中心静脉压和肺动脉压监测，必要时监测血气，因有心脏或肺疾病的患者呼气末 CO_2 和动脉 CO_2 可能存在较大差异。

（四）术后处理

腹腔镜手术对循环的干扰可持续至术后，包括外周阻力升高和循环高动力状态，这些变化对心脏病有较大影响。呼吸的干扰也可持续到术后，包括高二氧化碳和低氧，所以要常规吸氧。术后另一常见问题是恶心、呕吐发生率较高，应加强预防和处理。

1. 术后疼痛　开腹手术患者主诉的疼痛主要为腹壁伤口疼痛，而腹腔镜手术后患者疼痛主要为内脏性疼痛，如胆囊切除术后有胆道痉挛性疼痛，输卵管手术后有盆腔痉挛性疼痛，肩部疼痛不适多有膈肌受牵扯有关，术后24h内80%患者有颈肩部疼痛。二氧化碳气腹所引起的术后疼痛比氧化亚氮气腹重,腹腔残余二氧化碳加重术后疼痛,所以应尽量排气。疼痛治疗方法一般均有效,包括镇痛药、非甾类抗炎药、胸部硬膜外阻滞等。于右侧膈下腹腔内注射局麻药(0.5%利多卡因或0.125%布比卡因80ml,含肾上腺素)可防止腹腔镜下盆腔小手术术后的肩痛,但对腹腔镜胆囊切除术术后的肩部疼痛效果不理想。

胆囊切除术患者,腹腔镜手术的术后应激反应低于开腹手术,表现为C反应蛋白和白介素-6,这些反映组织损伤的介质水平较低,高血糖等代谢反应和免疫抑制也较轻。但是内分泌激素的反应方面两者无明显差别,如皮质醇和儿茶酚胺等。复合硬膜外麻醉方法并不能减轻全身麻醉下腹腔镜手术的应激反应,其原因可能为腹腔镜手术的应激反应有腹膜牵张、循环紊乱、呼吸改变等多种因素引起。术前应用 α_2-受体兴奋药可减轻腹腔镜手术时的应激反应。

2.术后呼吸功能　腹腔镜手术术后对呼吸功能的影响比开腹手术轻,包括术前COPD、吸烟、肥胖、老年等患者,但这些患者呼吸功能所受的影响仍较正常人严重。腹腔镜妇产科手术的术后肺功能影响比胆囊切除术轻。术后硬膜外镇痛并不能改善腹腔镜胆囊切除患者的术后肺功能。

3.恶心、呕吐　腹腔镜手术术后恶心、呕吐的发生率较高,达40%～70%,术中应用阿片类增加其发生率,而异丙酚能减少其发生。

四、特殊患者的腹腔镜手术麻醉

(一)孕妇

孕妇腹腔镜手术常为阑尾切除和胆囊切除,主要考虑的问题有流产和早产、子宫损伤、对胎儿的影响等三方面。文献报道均显示在孕4～32周,腹腔镜手术不危及正常妊娠过程,但一般认为在孕12～23周流产和早产可能性最小,同时腹腔空间也较大,便于手术操作,大于24周的手术必要时可应用抑制子宫收缩的药物;通过调整气腹穿刺针、镜鞘等位置可以防止对增大的妊娠子宫损伤的危险;腹腔内压增加和二氧化碳对胎儿有一定影响,包括胎儿酸中毒、心率和血压增高,但程度较轻,且术后很快恢复,主要是二氧化碳的影响,而不是腹压高的作用。用氧化亚氮气腹胎儿的这些变化则消失。术中胎儿监测可用经阴道超声。孕妇术中机械通气可调节到动脉二氧化碳在正常值的低限。

(二)小儿

小儿腹膜面积相对于成人较大,二氧化碳吸收更快,但一般也是15min左右达高峰,其后维持在坪值水平。人工气腹对循环和呼吸功能的影响小儿与成人相近。研究报道小儿阑尾切除术用腹腔镜或开腹手术,术后恢复和疼痛等无差别。

(杨毅)

第二章　甲状腺外科疾病

第一节　甲状腺功能亢进症的外科治疗

甲状腺功能亢进是体内甲状腺激素过多所致的一种综合征,临床上分为原发性和继发性两类。原发性甲状腺功能亢进症又称 Graves 病或弥漫性毒性非结节性甲状腺肿,在临床上最常见。继发性甲状腺功能亢进症包括毒性结节性甲状腺肿(Plummer 病)和高功能腺瘤(毒性腺瘤),Plummer 病为多结节,高功能腺瘤为单结节。罕见的还有外源性甲状腺摄入过多、葡萄胎妊娠伴人绒促性素释放增多;更少见的情况是甲状腺恶性肿瘤分泌过多甲状腺激素。本文主要叙述 Graves 病。

Grave 病是甲状腺功能亢进症(弥漫性毒性甲状腺肿)的最常见原因。本病最早由爱尔兰医生 Robert Graves 于 1835 年描述。

一、发病情况

男女发病率之比为 1：4;Graves 病男女发病率之比为 1：8,70％的 Graves 病发生在 20～40 岁,Plummer 病多发生在 40 岁以后。

二、发病机理

Graves 病的甲状腺功能亢进其病因是刺激性自身抗体作用于 TSH－R。虽然有关这种抗体的产生存在数种学说,但是,本病的病因都未得到公认。本病可能存在遗传易感性,有依据表明单卵孪生中 Graves 病的概率增加。Graves 病的眼球突出和胫前黏液性水肿的发病机理尚未明确。

三、临床表现

甲状腺功能亢进症(甲状腺毒症)的典型症状是多汗、意料之外的消瘦(虽然食欲增加)、怕热、易渴、月经失调、焦虑、腹泻、心悸、毛发脱落和失眠。甲状腺毒症比较严重的体征是高排量心衰竭、充血性心衰竭伴周围水肿和心律不齐,如:室性心动过速和心房颤动。Graves 病眼征出现的顺序是先有凝视时瞬目延迟,然后是突眼,最终是眶周组织畸形、视神经受累及失明。少数患者有胫前水肿。

Graves 病通常有三大典型表现:①甲状腺毒症的症状和体征。②视诊可见到颈部增粗(甲状腺增大),符合甲状腺肿的诊断,甲状腺肿上可以听到血管杂音(其原因是血流增加)。③突眼。压迫气管会引起气道梗阻症状,不过,急性压迫导致呼吸窘迫的情况极其罕见。

四、诊断

甲状腺功能亢进症的诊断有时并不容易,没有哪项指标能取代其他指标作出诊断,需要综合分析临床和实验室检查。

1.基础代谢率(BMR)概测　BMR＝脉率＋脉压(mmHg)－111

BMR 正常值为±10%；+20%～+30%为轻度甲状腺功能亢进；+30%～+60%为中度甲状腺功能亢进；>+60%为重度甲状腺功能亢进。

2. 放射免疫分析测定血清总 T_4、T_3 和 T_3 树脂摄取（T_3RU）　T_3RU 值与血清总 T_4 的乘积称为游离甲状腺素指数。在 Graves 病，该指数和摄^{131}I 率均增加，这有助于与甲状腺炎、口服甲状腺素过量以及卵巢甲状腺肿等非甲亢性毒性甲状腺肿相区别。

3. 血清 TSH 水平　血清 TSH 水平有助于判断甲状腺功能亢进是否为垂体依赖性。由甲状腺病变引起的甲状腺功能亢进，其血清 TSH 水平降低；而垂体病变引起者，血清 TSH 水平则升高。

4. 甲状腺素结合球蛋白（TBG）　T_4 的升高反映血清 TBG 的升高（例如妊娠期）。相反，游离 T_3 和 T_4 的测定并不受变化的 TBG 水平影响。

5. 甲状腺摄^{131}碘率测定　正常人 24h 内摄^{131}I 量为入体总量的 30%～40%。若 2h 内摄^{131}I 量>25%或 24h 内摄^{131}I 量>50%，且摄^{131}I 高峰提前，表示甲状腺功能亢进。

6. 放射性核素甲状腺扫描　甲状腺肿大，摄碘均一。

7. 其他　血清胆固醇降低，血糖和碱性磷酸酶水平增高。

五、治疗

Graves 病有三种治疗方法：①药物干扰甲状腺素的合成和释放。②放射性碘破坏甲状腺组织。③手术切除。Graves 病有自限性，因此首选药物治疗或放射性碘治疗。迄今，Graves 病相关的眼球突出和胫前黏液性水肿还无法治疗。

1. 药物治疗

(1)抗甲状腺药物：对 50%左右的患者有效，尤其适用于症状持续时间短、甲状腺肿大不明显者。这些药物[丙基硫氧嘧啶（PTU）、他巴唑、普萘洛尔]起效快，可在短时间内控制症状。抗甲状腺药物的主要缺点是停药后复发率高，因此，症状控制后要维持治疗一段时间。毒副作用有发热、皮疹、关节痛、狼疮样症候群和粒细胞缺乏等中毒症状时，应及时停药。

(2)大剂量碘剂（Lugol 碘液）：可抑制蛋白水解，阻止甲状腺激素释放，但碘剂的这种抑制作用仅持续 10～15d，仅作为术前准备用药，凡不准备手术的患者一律不要服碘剂。

2. 放射性碘（^{131}I）　每克甲状腺组织使用^{131}I 80μCi。优点是能口服，简单，安全，价廉，可免去手术之苦。缺点是可引起胎儿染色体畸变以及儿童和青壮年的生殖细胞染色体畸变。此外，由于^{131}I 起效慢，症状重者常需加用抗甲状腺药物。5～10 年后 50%～70%的患者会发生甲状腺功能减退。放射性碘治疗不损伤甲状旁腺，无粒细胞减少现象。外照射治疗甲状腺功能亢进症无效。

3. 手术治疗　常用的方法是双侧甲状腺次全切除术。手术可快速控制病情。

(1)适应证：①Plummer 病和高功能腺瘤。②抗甲状腺药物治疗不能耐受，或因精神、情绪因素无法随访的，对碘剂过敏或拒绝抗甲状腺药物或放射性碘的患者。③成人经药物治疗 1 年，小儿经药物治疗 3 个月后，病变未自限者。④儿童和青壮年、妊娠 3 个月以上以及拟怀孕的女患者，不能用放射性碘治疗者。

(2)术前检查：胸部 X 线检查排除胸骨后甲状腺肿。喉镜检查了解声带状况和喉返神经功能。

(3)控制甲状腺功能亢进症状：目的是降低甲状腺危象发生率和减少术中出血。术前应该用药至甲状腺功能亢进症状基本控制（患者情绪基本稳定、睡眠好转、体重增加、脉率稳定在 90 次/min 以下，BMR<＋20％）。

服药方案：①PTU 100～300mg，每日 3 次，连服 8 周；有些患者需加大 PTU 剂量。然后再加用 Lugol 液每次 5～10 滴，每日 3 次，10d 后即可手术。如此准备不仅可减少术中和术后甲状腺危象发生率，还能缩小甲状腺体积，减少甲状腺血供，降低手术难度。缺点是术前准备时间长；在孕妇，抗甲状腺药可越过胎盘屏障，引起胎儿甲状腺肿。②Lugol 液 10 滴，每日 3 次，连服 7～10d 后手术。③服普萘洛尔 1 周，使脉率迅速降至正常。该法适用于对抗甲状腺药物有不良反应的患者。用这种方法做术前准备起效快，甲状腺功能可很快正常，同时甲状腺缩小、血供减少。由于循环中甲状腺激素的半衰期是 5～10d，因此术后还应服普萘洛尔 7～10d，防止甲状腺危象。

（4）手术要点：充分显露，操作轻柔，保护甲状旁腺，保护喉返神经，严格止血，保留 3～4g 腺体量。

4.术后并发症

（1）呼吸困难和窒息：原因有血肿压迫气管，喉头水肿，软化的气管塌陷和双侧喉返神经损伤。

处理：就地立即拆开伤口缝线，清除血肿、止血。血肿清除后，患者呼吸仍无改善者，应施行气管切开或气管插管术。床边备气管切开包。

（2）喉返神经损伤：单侧喉返神经损伤表现为发音嘶哑，若神经依然完整，发音可望在 3 周～3 个月恢复。双侧喉返神经损伤表现为呼吸道梗阻，需要行急诊气管切开。

（3）喉上神经损伤：外支损伤后环甲肌麻痹，表现为音调降低。内支损伤后喉黏膜感觉丧失，表现为误咽，进水呛咳。一般可自行恢复。

（4）手足搐搦：在术后 1～3d 出现低钙的症状，表现为口周、指（趾）部麻木感或针刺感，焦虑不安，手足搐搦，Chvostek 征或 Trousseau 征阳性。治疗见术后低钙血症的处理：

1）在全甲状腺切除术后 24h 内或在出现症状后早期复查血钙水平。

2）血钙水平<1.90mmol/L 属于内科急诊：应该静脉推注 10％葡萄糖酸钙 10ml 予以纠正，还可能需要静脉推注 10％硫酸镁 10ml。

3）口服钙剂 1g，每日 3～4 次。

4）必要时每日口服 1－α－生素 D（骨化三醇）1～3μg。

（5）甲状腺危象：原因是甲状腺功能亢进未充分控制。多数甲状腺危象见于患者因其他疾病手术且医生不知该患者有甲亢时。患者表现为肾上腺素能兴奋，如：高热（>39℃）、快速心律失常（>160bpm）、烦躁、血压高。

处理：普萘洛尔 5mg 加葡萄糖溶液 100ml 静脉点滴；利血平 1～2mg 肌内注射或胍乙啶 10～20mg 口服；Lugol 碘液 3～5ml 口服；地塞米松 10～20mg 静脉推注；降温、吸氧。

（王龙龙）

第二节　甲状腺癌

在美国，甲状腺癌约占人体全部恶性肿瘤的 3％。约 75％的病例是女性，占女性最常见恶性肿瘤的第 6 位。甲状腺乳头状癌的发病率无论在男性或女性都在迅速增加，在 1973 年至 2003 年间,美国的发病率就增加了 189%;也是美国发病率增长最快的恶性肿瘤(图 2—1)。

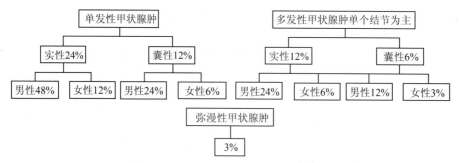

图 2—1　甲状腺肿的恶性风险(12 定律)

甲状腺肿罹患癌症的风险可以用因子 12 来表示。单结节比单结节为主的多结节患癌率高,实性比囊性患癌率高,男性比女性患癌率高。

在甲状腺癌中,90%～95%是起源于滤泡细胞的分化良好的肿瘤,包括乳头状癌、滤泡状癌和 Hurthle 细胞癌。髓样癌约占甲状腺癌的 6%(其中 20%～30%有家族背景,包括 MEN2A 和 MEN2B)。未分化癌是一种侵袭性恶性肿瘤,在美国占甲状腺癌总数不足 1%。未分化癌与乳头状癌形成鲜明对照,乳头状癌是最常见的甲状腺恶性肿瘤,其预后通常也良好,而未分化癌则少见得多,但预后极其恶劣。

一、甲状腺乳头状癌(papillary thyroid cancer,PTC)

甲状腺乳头状癌是甲状腺癌中最常见的类型,一般来讲,这种癌的预后比较好,年轻女性患者尤其如此。在甲状腺癌中,70%～80%是乳头状癌。其实,乳头状癌的发生率远大于我们的检出率。尸体解剖研究表明,在死于其他疾病的人群中约 30%的人可以发生小(<1cm)乳头状癌。这提示我们小乳头状癌的临床意义可能微不足道。

(一)危险因素

乳头状癌最重要的风险因素是儿童期的辐射暴露史,可以是医疗性暴露,也可以是环境暴露。甲状腺乳头状癌的其他风险因素还包括一级亲属(父母、同胞兄弟姐妹和子女)中患甲状腺癌的病史与涉及甲状腺癌有关的家族性综合征,如:Werner 综合征、Carney 综合征和家族性腺瘤性息肉病。乳头状癌的女:男为 2.5:1,发病峰年龄为 30～50 岁。

(二)病理学

乳头状癌的病理诊断取决于能否见到易于辨认的乳头状细胞。根据单个细胞的形态就可以下乳头状癌之诊断,基于这一点,人们就可以依据 FNA 细胞学来诊断乳头状癌。FNA 下的乳头状癌表现有核内包涵体、细胞沟和簇状聚集的钙化细胞[又称砂砾体(psammoma bodies),很可能是脱落的乳头状突起物]。还有一种乳头状癌表现为境界清晰的滤泡,仅有很少乳头状结构,人们称之为乳头状癌滤泡变,约占乳头状癌的 10%。典型乳头状癌与乳头状癌滤泡变的预后相仿。

乳头状癌还有岛型癌、柱型癌和高细胞型癌等其他亚型,这些亚型在生物学行为上的侵袭性难以预测。这些亚型在临床上罕见,占乳头状癌的 1%不到,主要见于老年患者,预后比较差。

(三)临床特点

乳头状癌最常见的表现是单个甲状腺结节;有关甲状腺结节的评估请参见前文。然而,如今越来越多的甲状腺结节是在做影像检查时偶然发现的。对具备如下特征的甲状腺结节应该怀疑甲状腺癌：坚硬的无痛性肿块、与毗邻结构粘连固定、伴有发音嘶哑、同侧颈淋巴结肿大、有前述甲状腺癌的危险因素。在超声显像上，甲状腺乳头状癌可以为囊实混合性。偶尔，转移的乳头状癌首发表现是颈侧区无痛性肿块（甲状腺癌颈淋巴结转移），甚至患者的甲状腺触诊未发现异常。全面的头颈部检查，往往还需要借助便携式超声检查，有助于明确肿块的特征。通常都应该做 FNA。

（四）预后评估

大多数乳头状癌患者的预后良好，对分期良好的患者来讲，10年存活率在95％以上。然而，临床和病理分期中的许多因素会对乳头状癌的这种良好结局构成影响（表2—1）。1979年，Cady 及其同事首先对临床评分系统进行了评估，报道了一组患者30年的研究结果，他们对这组患者做了风险分层。制定了 AMES 临床评分系统，该系统基于的指标是 age（年龄）、distant metastasis（远处转移）、extent of the primary tumor（原发瘤的直接侵犯范围）和 size of the primary tumor（原发瘤的大小）。Hay 及其同事报道了 Mayo 诊所的经验，并开发了 Mayo 诊所的 AGES 临床评分系统，他们基于的指标是 age（年龄）、pathologic grade of tumor（肿瘤病理分级）、extent and size of the primary tumor（原发瘤的直接侵犯范围和大小）。有证据表明，AMES 和 AGES 临床评分系统在乳头状癌和滤泡状癌的预后评估方面都起作用。

表2—1　分化良好甲状腺癌患者的预后风险分类（AMES 或 AGES）

指标	低风险	高风险
年龄（岁）	<40	>40
性别	女	男
范围	无局部直接侵犯、无腺外侵犯、无包膜侵犯	包膜有侵犯、腺外有直接侵犯
转移	无	区域或远处
大小	<2cm	>4cm
分级	分化好	分化差

在分化良好的甲状腺癌的预后因素中最重要的预后因素是确诊时患者的年龄。如果在确诊时患者的年龄小于40岁，生存率极高。在女性，这种年龄获益可以延长至50岁。此外，初次治疗时没有远处转移和肿瘤小于4cm 也是重要的正面预测因素。即使在肺部存在远处转移的患者，其10年生存率依旧很高，可达50％；然而，在脑部有远处转移的患者，中位生存期只有1年。对肿瘤大于4cm 和原发瘤突破甲状腺包膜直接侵犯周围软组织的患者来讲，死亡风险自然增高。小肿瘤的预后一般都很满意，但是，依旧存在临床复发的证据。淋巴转移对预后的影响取决于患者的年龄。大宗年轻患者（<45岁）的研究表明有淋巴结转移对患者良好的总生存率没有影响，但是，在年龄大于45岁的淋巴结转移患者，死亡风险就增加46％。

隐匿型甲状腺癌（occult thyroid carcinoma）是一类无临床表现的甲状腺癌，尸检报告其发生率为5.6％～35.6％。这类肿瘤大多数可长期处于静止状态，终生无临床表现。

约70％的甲状腺乳头状癌患者为多中心性，可能系腺体内转移，也可能是多原发瘤。颈淋巴结转移在乳头状癌也是常见情况，尤其在小儿，小儿甲状腺癌在初次就诊时临床上触及淋巴结转移者高达50％，镜下发现淋巴结转移者高达90％；但是，这并不增加患者的死亡率。有淋巴结转移的患者只要原发性乳头状癌限于腺内就不会影响患者的长期生存。如肉眼或镜下证实原发性甲状腺乳头状癌突破包膜造成直接侵犯，可以预期患者的预后不良，并且颈淋巴结转移的可能性增加。由于甲状腺乳头状癌往往为多中心性,容易有淋巴结转移,因此在行甲状腺切除术前应该用超声对甲状腺和颈部中央区和外侧区的淋巴结做一次全面检查,了解是否有恶性病灶。虽然淋巴道扩散是甲状腺乳头状癌最常见的转移方式,但是在就诊时有远处转移者仅占全部病例的 3‰～5‰。远处转移的两个最常见部位是肺和骨。

人们已经用 DNA 倍体数来评估临床预后,核 DNA(非整倍体)增加者死亡风险增加。然而,该观点并未得到广泛认同。有关 DNA 倍体数的信息或许对预后有某种影响,但是,对治疗方案没有明确影响。

(五)治疗

分化型甲状腺癌(包括乳头状癌和滤泡状癌)的主要治疗方法是外科切除。在拟定手术方案时应该考虑几个因素。如前文所述,尽管分化良好的甲状腺癌通常预后良好,然而,由于甲状腺内多中心性癌灶和淋巴结转移率高,因此,复发不少见。虽然积极的甲状腺和淋巴结切除术必然会增加患者的并发症风险,但是,积极的手术为放疗、甲状腺激素抑制治疗和监测创造了条件。鉴于这些情况,初期治疗目标就应该是:①切除原发瘤和受累的颈淋巴结。②尽可能减少治疗相关性并发症。③尽可能对疾病做正确分期。④只要病情合适,就为术后放疗创造条件。⑤为确切的长期监视(随访)做准备。⑥尽可能减少复发或转移风险。

1.已知或疑诊为甲状腺癌患者的术式选择　这类患者恰如其分的术式是:①病侧甲状腺腺叶切除,加或不加峡部切除术。②近次全甲状腺切除术,其定义是在健侧 Berry 韧带处、喉返神经旁保留少于 1g 的甲状腺组织。③全甲状腺切除术。对甲状腺恶性肿瘤来讲,结节切除术或病侧次全腺叶切除术残留的甲状腺组织在 1g 以上,都是不恰当的外科术式(表 2-2)。全甲状腺切除术或近次全甲状腺切除术的优点是可以有效利用放射性碘进行术后治疗。只要有残留甲状腺组织,放射性碘治疗的效果就差,需要使用的量就大。采用比全甲状腺切除术或近次全甲状腺切除术范围更小的术式,其优点是双侧喉返神经损伤和甲状旁腺功能低下的发生率少。

表 2-2　几种常用甲状腺切除术式的定义

术式的名称	切除范围	手术适应证
部分(结节、肿块)切除术	结节+周边正常组织	良性病灶
次全腺叶切除术	病侧腺叶切除 1/2 以上+峡部切除	良性病灶
腺叶切除术(一侧甲状腺切除术)	一整叶+峡部切除	所有诊断不明确结节的初始治疗标准
近全甲状腺切除术	病侧腺叶切除+峡部切除+对侧腺叶次全切除	低危患者的乳头状癌,不需要放射性碘治疗者
全甲状腺切除术	两侧腺叶+峡部切除	任何其他种类的甲状腺癌

2.没有活检证据患者的术式选择　这种患者的术式选择应该在癌症的可能性和潜在并发症(表 2-3)之间权衡。对下列未确诊的甲状腺结节患者来讲,由于恶性的可能性大,初次切除术就应该考虑采用全甲状腺切除术或近次全甲状腺切除术:肿块大于 4cm 的患者、活检提示明显异型性的患者、FNA 结果怀疑乳头状癌的患者、有甲状腺癌家族史的患者以及年龄大于 50 岁的患者。如果患者没有这些高危因素,也没有确诊为甲状腺癌,恰如其分的初次切除术就应该是病侧甲状腺腺叶切除术,标本还可以用作诊断性活检。

表2-3 手术适应证

操作	优点	缺点和并发症	适应证
FNA	正确诊断恶性肿瘤	无法确诊为良性;包膜出血	对超声判断的实质性结节做细胞诊断;在得到确诊结果前
开放活检	直接看到	需要手术室条件;或许需要全身麻醉	FNA无法给出诊断的复杂病例
结节切除术(比腺叶切除范围小)	毫无优点	如果诊断为癌症,就增加了再次手术行腺叶切除术的难度	没有适应证
腺叶切除术(加峡部切除)	低钙血症和神经损伤发生率低	如果诊断为癌症,可能就需要追加甲状腺切除术	高度怀疑为良性结节者;分化好、风险低、<1cm 的 PTC
近次全甲状腺切除术	低钙血症和神经损伤发生率比较低	残留的甲状腺组织可能会复发	良性多结节性病灶;腺叶全切除侧为小结节;甲状腺功能亢进症
全甲状腺切除术	术后用^{131}I最有效;术后可以监测甲状腺球蛋白水平判断复发	低钙血症和神经损伤发生率比较高	广发多结节性病灶;甲状腺功能亢进症;>1cm 的甲状腺癌(触诊为扪及淋巴结肿大)
改良根治性淋巴结清扫术	减少复发率	Ⅺ颅神经损伤;耳廓和颈外侧区感觉丧失;(左)胸导管漏和淋巴囊肿;Horner综合征	确诊为PTC、FTC或髓样癌的患者,触诊或超声发现阳性肿大淋巴结
胸骨正中切开术	显露纵隔内容	出血;胸骨不愈合(如果胸骨完全切开);住院时间长	肿瘤直接侵犯入前上纵隔;胸骨后甲状腺肿无法推动
颈中央区(Ⅵ区)淋巴结清扫术	减少复发风险	低钙血症和神经损伤风险增加	髓样癌;确诊为 PTC 或 FTC 的患者,触诊或超声发现阳性肿大淋巴结

直径小于1cm的乳头状癌称为微小癌。如果患者的细胞学加影像诊断为单发性甲状腺腺内乳头状微小癌,临床上未发现颈淋巴结受累,并且既往头颈部没有辐射史,恰当的术式就是病侧甲状腺腺叶切除术加峡部切除术。如果患者诊断为甲状腺癌,癌灶大于1cm或乳头状癌小于1cm伴颈部阳性淋巴结、多灶性或有头颈部辐射史,初次手术方式就应该是全甲状腺切除术或近次全甲状腺切除术,这种患者术后很可能需要做放疗消融。

3.预防性淋巴结清扫问题 中央区和颈侧区淋巴结的处理一直是多学科文献中热门的争议话题。尽管在有些患者(特别是45岁以下年龄组)淋巴结的扩散看似对预后没有显著影响,但是,大量的研究表明从全部甲状腺乳头状癌患者来看,有淋巴结转移的患者与无淋巴结转移的患者相比,远期生存率略有(但统计学上有显著性)减少。因此,如今人们建议对所有已知或怀疑为乳头状癌的患者,在甲状腺病灶切除前,都应该对中央区和颈侧区做彻底体格检查和全面超声检查。如果临床发现中央区有阳性淋巴结,就应该在全甲状腺切除术或近次全甲状腺切除术的同时行治疗性中央区(Ⅵ区)淋巴结清扫术。晚近有人主张常规行预防性Ⅵ区淋巴结清扫术,即使临床上未发现淋巴结受累的患者也是如此,不过,人们对这一观点尚存在不同意见。支持该观点的人认为尽管临床上未发现淋巴结转移,但病理学上阳性的频率颇高,并且有研究表明中央区淋巴结常规清扫能降低局部复发率。反之,其他研究发现除了一过性低钙血症、永久性甲状旁腺功能低下和神经损伤发生率高外,没有证据表明预防性中央区淋巴结清扫术有任何好处。

颈侧区的淋巴结处理同样是一个有争议的领域。如今,共识支持对活检证实有颈侧区淋巴结转移的患者行病侧治疗性颈侧区淋巴结清扫术。它要求对确定区域的淋巴结做正规清扫术,而非仅将受累淋巴结摘除(即:摘草莓)。研究表明颈侧区淋巴结的微转移率接近 30%,但是,对临床淋巴结阴性的患者行预防性颈侧区淋巴结清扫术几乎不会有任何好处。

4. 术后诊断为甲状腺癌的问题　在诊断性甲状腺腺叶切除术或全甲状腺切除术(先前认为是良性疾病,如:症状性多结节性甲状腺肿)后,术后病理结果诊断为分化良好的甲状腺癌或多中心性甲状腺癌的情况并不少见。这就提出了一个临床问题:是否应该做追加甲状腺切除术和/或淋巴结清扫术。追加甲状腺切除术的优点是可以完全去除多灶性病变,为放射性碘治疗创造条件,也有利于检测血清 Tg 水平监测病情进展。缺点是需要再次手术,要冒技术性并发症的风险。现行的推荐意见是:如果术前就知道其病变性质,根据前文的推荐,初次手术本来就应该行全甲状腺切除术或近次全甲状腺切除术,那么,就应该做追加甲状腺切除术。换句话说,除了肿瘤小(<1cm)、单灶、甲状腺内、淋巴结阴性和其他方面都是低危的乳头状癌外,均应该追加甲状腺切除术。对满足低危标准的患者来讲,可以认为甲状腺腺叶切除术本身就是一种恰如其分的术式,没有必要追加甲状腺切除术。

5. 术后放疗　对分期低的患者来讲,手术切除后 5~10 年生存率通常超过 90%。比较大的病灶生存率会低一些,老年男性尤其如此;对已知有转移的患者、有甲状腺外直接侵犯的患者和肿瘤大于 4cm 的患者,建议用术后[131]I 治疗。在初次手术后局部或区域淋巴结复发的患者,如果有残留甲状腺组织,应该做追加甲状腺切除术加区域淋巴结清扫术。将放射性碘治疗作为辅助治疗。乳头状癌远处转移罕见,但是远处转移者预后差。已经做了甲状腺切除术的患者都需要做外源性甲状腺激素替代,外源性甲状腺激素替代还有抑制 TSH 的作用,因此,可以抑制分化型甲状腺癌的进一步生长。

Mayo 诊所发表过一篇甲状腺乳头状癌患者的随访研究,时间上溯至 1940 年。该研究最初 10 年(1940—1949)的主要术式是腺叶切除术,约占病例总数的 70%。1950 年以后,近次全甲状腺切除术或全甲状腺切除术基本成了标准术式,与之前的患者相比,生存率显著改善。此后 50 年,虽然术后放疗的应用更多,但是,病因—特异性死亡率和局部复发率维持不变。其他学者的研究表明术后[131]I 治疗有获益。

对于那些对放射性碘治疗无应答,局部复发或转移的进展性分化型甲状腺癌可以采用索拉非尼。索拉非尼最常见的不良反应是腹泻、乏力、感染、脱发、皮疹和胃肠道症状。此外,用索拉非尼后患者的促甲状腺激素水平会增高,需要调整甲状腺激素替代治疗的剂量。

(六)随访

可以根据临床怀疑程度采用胸部 X 线、放射性核素扫描、CT 和其他手段来评估患者是否存在远处转移。对全甲状腺切除术的患者,可以通过测定术后 Tg 水平监测有无复发,但是,不必测定术前 Tg 水平。

二、甲状腺滤泡状癌(follicular thyroid cancer,FTC)

滤泡状甲状腺癌的发病率在分化良好的甲状腺癌中居第二位,约占甲状腺恶性肿瘤总数的 10%。与乳头状癌相比,滤泡状癌患者的发病年龄稍大,峰年龄在 40~60 岁。女性多见,女：男约为 3：1。滤泡状癌有一种亚型称为 Hurthle 细胞癌,由嗜酸性细胞构成,患者的发病年龄更大,通常为 60~75 岁。滤泡状癌的发病率似乎存在地域性,与碘缺乏有关。与乳头状癌不同,滤泡状癌的发生与辐射暴露的关系不密切。

（一）病理学

滤泡状癌是甲状腺上皮的一种恶性肿瘤,显微镜下的变化范围很广,可以是几近正常的滤泡结构和功能,也可以是严重改变的细胞结构。滤泡状癌的组织学诊断取决于滤泡细胞出现于异常位置,如:包膜侵犯、淋巴管侵犯和血管侵犯。如果没有这些表现,只能诊断为良性滤泡性腺瘤。根据这些指标,人们通常将滤泡状癌分为两种:微侵犯性和泛侵犯性。越来越多的证据表明镜下血管侵犯是一项重要的预后指标。滤泡状癌的患者淋巴结受累不常见,发生率低于 10％。这一点与乳头状癌截然不同,乳头状癌的特点是在初诊时有很高的淋巴结受累率。泛侵犯性滤泡状癌患者的远处转移更常见,常见受累脏器是肺、骨和其他实质性脏器。

（二）临床特点

像乳头状癌一样,滤泡状癌的典型表现也是无痛性甲状腺肿块,有关甲状腺肿块的评估请参见前文。10％的滤泡状癌可以合并有多结节性甲状腺肿。虽然临床检查发现发音嘶哑和肿块固定提示为晚期病例,且预后差,但是,这些情况毕竟仅见于少数病例。在这些病例,要借助 CT 或 MRI 仔细查找有无气管直接侵犯和远处转移,尤其对年长患者。

（三）辅助检查

实验室检查通常提示甲状腺功能正常。甲状腺恶性肿瘤(包括滤泡状癌)伴毒性甲状腺肿的发生率为 2％。术前影像检查有助于了解所触到的肿块的范围。超声可以了解肿块的大小和是否为多灶性;不过,滤泡状癌通常的表现是单个肿块。放射性核素扫描可以判断肿块是否有功能,是否为冷结节。其实,在冷结节病例中被证实为甲状腺癌的病例仅为少数。

虽然 FNA 细胞学检查在甲状腺结节的检查中具有重要地位,但是,它在滤泡状癌术前诊断中的价值有限。滤泡状癌的诊断要求见到包膜或血管或淋巴管有滤泡细胞侵犯。这些超微结构特征无法通过 FNA 来判断。此外,众所周知,术中冰冻切片也无法对滤泡状癌给出明确诊断。

与乳头状癌不同,滤泡状甲状腺癌的特点是通过血道扩散,约占病例数的 10％～15％。最常见的转移部位是溶骨病灶和肺转移灶。

（四）预后评估

滤泡状癌的预后比乳头状癌稍差,以包膜或血管侵袭程度轻的年轻患者预后最佳。像乳头状癌一样,年龄是术后存活的最重要预后因子,年龄小于 40 岁的患者的 10 年存活率为 95％,年龄在 40～60 岁者 10 年存活率为 80％。滤泡状癌患者的年龄越大,放射性核素治疗的效果就越差。尽管原发瘤的大小是重要的预后因素,但是,与乳头状癌不同,即使小的滤泡状癌也应该认识到其临床意义。

（五）治疗

治疗滤泡状癌的主要手段是外科手术。滤泡状病灶的术前 FNA 或术中冰冻切片检查无法得出是否为癌症的诊断。外科医生的任务是为滤泡状病灶选择最有效的治疗方法,如果该滤泡状病灶既没有肉眼可见的恶性病灶的显著特征,也不是广泛的侵袭性滤泡状病灶,则很可能为良性病灶。如果该病灶小于等于 2cm,且完全局限于甲状腺一侧叶内,甲状腺腺叶切除术加峡部切除足矣。如果病灶大于 2cm,外科医生就可以选择全甲状腺切除术。如果滤泡状病灶大于 4cm,癌症的风险就大于 50％,全甲状腺切除术显然是不二之选。总的来讲,人们对滤泡状外科处理方法的推荐意见是借鉴乳头状癌。需要引起注意的是,在甲状腺腺叶切除后冰冻报告滤泡状肿瘤的病例有可能最终病理报告为滤泡状癌。只要能保证诊断的正确性，并能够提供全甲状腺切除术，如今的推荐意见支持追加做甲状腺切除术。

滤泡状癌治疗后其预后取决于患者的年龄。年龄小于 40 岁者预后最好，95％能存活 5～10 年。有多篇研究比较了滤泡状癌与乳头状癌的预后，结果表明滤泡状癌的预后稍差，不过这种差异在 10～15 年才比较明显。分化差的滤泡状癌和分化良好的滤泡状癌的 10 年存活率分别为 60％和 80％。

在分化良好的乳头状癌和滤泡状癌手术后，人们公认的术后处理方法是放射性核素消融和长期监测 Tg。[131]I 含有高能(γ 射线)和中能(β－粒子)，能增加治疗效果。患者通常都不采用甲状腺替代治疗，因此 TSH 水平可能上升，甲状腺处于碘饥渴状态，从而使得[131]I 的疗效最大化。有几项研究表明[131]I 消融能降低 1cm 以上原发瘤患者的疾病特异性死亡率。

（六）随访

如果患者做了追加甲状腺切除术，Tg 水平就应该测不出。晚近面世的人重组 TSH 重新明确了监测血中刺激性 Tg 水平作为肿瘤复发证据的效率。采用人重组 TSH 可以比较早的发现肿瘤复发，从而有助于早期治疗。虽然有这些进展，但是，采用 Tg 来监测肿瘤复发依旧有其缺陷。15％～30％的甲状腺癌患者有抗 Tg 抗体，这种抗体会严重影响 Tg 作为肿瘤标志物的价值。

三、甲状腺 Hurthle 细胞癌（Hurthle cell carcinoma）

Hurthle 细胞癌是 FTC 的一种亚型，无论肉眼观还是在光镜下都酷似 FTC。Hurthle 细胞癌的特点是含大量嗜酸性细胞(嗜酸性瘤细胞)。这些细胞来源于滤泡细胞，有大量颗粒状嗜酸性细胞质。有些研究表明 Hurthle 细胞癌的临床预后比典型 FTC 差；但是，有关这一点人们还未达成共识。Hurthle 细胞癌多见于年长人群，在儿童极其罕见。

Hurthle 细胞癌的表现与 FTC 极为相似。术前 FNA 也存在许多相同的问题；见到 Hurthle 细胞就引出了是否存在侵袭和是否为恶性肿瘤的问题。Hurthle 细胞癌的治疗是外科手术，总的手术原则同 FTC。争议的焦点是一个明显的甲状腺结节当 FNA 发现是 Hurthle 细胞为主时是否应该选择全甲状腺切除术，抑或腺叶切除术即可。

与 PTC 和 FTC 不同，Hurthle 细胞癌一旦出现局部淋巴结扩散，预后就打折扣，死亡率接近 70％。Hurthle 细胞癌的预后之所以比 FTC 差，其部分原因可能是摄碘能力差，因而放射性核素消融的效果差。其复发率也显著高于 FTC。

四、甲状腺髓样癌（medullary thyroid cancer，MTC）

甲状腺髓样癌占甲状腺癌总数的 4％～10％。这种癌症起源于滤泡旁细胞(即：C 细胞)，这种细胞位于甲状腺腺叶的上极，为神经嵴源性细胞。MTC 最常见的类型是散发型(80％)，剩余的是常染色体显性遗传性疾病，如：MEN2A、MEN2B 和家族性甲状腺髓样癌(familial medullary thyroid cancer，FMTC)。FMTC 是 MEN2A 的一种变异，它有 MTC、但没有 MEN2A 的其他特征。与来源于 MEN2B 的 MTC 或散发型 MTC 相比，MEN2A 来源的 MTC 的远期结局比较好。

（一）临床特点

典型散发型甲状腺髓样癌患者有下列两大表现之一：①大多数患者可以扪到甲状腺肿

块,FNA 免疫组织化学染色能明确诊断。②血降钙素水平增高。降钙素分泌过多是 MTC 存在的有效标志物,既有肿块又有血降钙素水平升高基本就可以诊断为 MTC。然而,如果患者的血降钙素水平升高,但未扪及甲状腺肿块,就需要做进一步检查,包括再次测定降钙素水平,以及钙刺激试验或胃泌素刺激试验。在临床上,降钙素水平升高不一定伴有低钙血症,不过,在疾病晚期,少数患者会有腹泻和潮热。有些 MTC 患者也会有癌胚抗原(carcinoembryonic antigen,CEA)升高。

MEN2 综合征和 FMTC 综合征涉及程度不同的 RET 原癌基因胚系激活突变(germ－line－activating mutation)。40%～50%的散发型 MTC 标本也有 RET 突变。遗传性 MTC 综合征患者起初是 C 细胞增生,C 细胞增生在这种患者就是一种癌前病灶。然而,如果患者没有 RET 突变,C 细胞增生几乎不会有恶性的可能性。鉴于 MTC 的高外显率,以及 C 细胞增生和 MTC 的早年发生(early development),患 MEN2 的家庭成员应该在早年就做 RET 原癌基因筛查。与 MEN2B 患者有血缘的人群应该在出生后立即做 RET 检查;与 FMTC 或 MEN2A 患者有血缘的人群应该在 5 岁前做 RET 检查。这些患者的检查还应该包括对患者及其家属围绕 MEN2 的特征进行详细深入的家族史询问。如果怀疑为 MTC,就一定要考虑到患者是否有 MEN2 综合征的其他伴随疾病;一定要测定血钙和尿儿茶酚胺值来评估是否有甲状旁腺功能亢进症和嗜铬细胞瘤。特别要注意的是,在考虑对 MTC 患者实施手术前一定要排除嗜铬细胞瘤。

(二)治疗

大多数 MTC 患者或 MTC 易患患者至少都应该做全甲状腺切除术。全甲状腺切除术的优点是切除了全部腺体,便于判断是否为多中心病灶。散发型 MTC 的病灶一般都局限于一叶内,而 MEN2 的病灶都涉及两叶的上半部。在 MEN2B RET 突变的患者,人们推荐在 1 岁之内做预防性全甲状腺切除术。对胚系 RET 突变的其他患者,建议在 5 岁前做预防性全甲状腺切除术。不过,RET 突变的患者可以等到 5 岁之后手术。对 1 岁以下行预防性甲状腺切除术的 MEN2B 患者,以及 5 岁以下行预防性甲状腺切除术的 MEN2A 和 FMTC 患者,可以省略Ⅵ区淋巴结清扫术,除非甲状腺结节大于 5mm,降钙素水平高或有淋巴结转移证据。

即使没有胚系 RET 突变,对已知或疑为 MTC,但没有疾病晚期证据的患者,应该行全甲状腺切除术,加预防性Ⅵ区淋巴结清扫术。对临床检查有中央区淋巴结转移的患者,则必须行双侧Ⅵ区淋巴结清扫术;至于是否需要行病侧外侧区淋巴结清扫术,业内意见不一。如果临床或超声显像在外侧区发现了病灶,就应该行全甲状腺切除术加Ⅵ区和外侧区淋巴结清扫术。如果术前评估发现有远处转移灶,就应该采取比较保守的术式,以减少潜在的喉神经损伤和甲状旁腺功能低下等并发症发生率。不过,颈部疼痛或气道梗阻者是姑息手术的适应证。

如果采用的术式范围小于全甲状腺切除术,在术后才诊断出 MTC,就应该按术前已知 MTC 的患者做再次手术追加治疗,包括追加甲状腺切除术和淋巴结清扫术(只要有指征)。有一种情况例外,那就是甲状腺腺叶切除术意外发现的散发型单灶 MTC、没有 C 细胞增生,以及患者的颈部超声显像正常(甲状腺肿块除外)、标本切缘阴性和血降钙素水平正常,这些条件都同时具备。

所有 RET 突变患者的预防性甲状腺切除术都应该在经验丰富的中心进行,目的是保护喉返神经和甲状旁腺功能。中央区淋巴结清扫有助于病情的正确分期。可以预期,肿块小、术后测不出降钙素的患者的手术是成功的,预后也好。文献中有人采用基础降钙素值和刺激降钙素值来监测 MTC 的复发,因为刺激降钙素值会先于基础降钙素值升高。遗憾的是,生化手段诊断的 MTC 复发往往提示为远处转移灶无法切除,包括肺脏和肝脏。晚近的报道提示放射性碘扫描和放射性碘治疗对 MTC 几乎没有作用,除非患者伴有 PTC 或 FTC。

五、甲状腺未分化癌(anaplastic thyroid cancer,ATC)

甲状腺未分化癌约占全部甲状腺恶性肿瘤的 1%。与分化良好的甲状腺癌的预后(大多预后良好)截然相反,它在甲状腺癌中恶性程度最高,其疾病特异性死亡率几乎为 100%。

(一)病理学

肉眼观,这种肿瘤是局部侵犯、坚硬、外观发白。镜下可见到巨大的细胞(核内的细胞质内陷)。细胞从中分化至分化极差不一。偶尔,在肿瘤灶内可以见到分化良好的甲状腺癌(如乳头状癌)的鳞状细胞成分或鳞状细胞岛。因此,人们推测 ATC 或许起源于分化良好的甲状腺癌;然而,迄今尚缺乏支持该学说的有力证据。

(二)临床特征

未分化癌的典型表现是年长患者有吞咽困难、颈部疼痛和触痛以及颈部肿块迅速增大。患者往往有分化型甲状腺癌的既往史,有甲状腺肿史者高达 50%。还可以有上腔静脉综合征。临床病情迅速恶化,很快就出现毗邻结构的局部侵犯和气管梗阻。

(三)治疗

未分化甲状腺癌的手术治疗结果因其快速进展的临床病程而削弱。90% 的患者在确诊时已经有远处转移,最常见的部位是肺,大多数研究认为外科切除术的效果不乐观。FNA 的诊断正确率为 90%,因此,很少有指征做开放活检。其细胞群有三种——小梭形细胞、巨细胞和鳞状细胞。这几种类型的预后都很差。p53 突变率为 15%,比分化良好的甲状腺癌高得多。术后外照射或辅助化疗几乎不增加总生存率,但是应该给予考虑。

看来,如果未分化甲状腺癌在初诊时是可切除的,那么,在切除后或许你能见到微弱的生存改善。如果初诊时肿瘤已有远处转移或局部侵犯无法切除的结构(如:前纵隔的气管或血管),就应该选择保守的术式,如气管造瘘术。鉴于本病预后恶劣,后事安排以及姑息方法的选择应该成为早期处理方案的一部分,并征求这些患者的意见。

六、甲状腺淋巴瘤(thyroid lymphoma)

尽管原发性甲状腺淋巴瘤属临床罕见病,但是,本病的发生率日益增多。凡甲状腺肿的患者都应该考虑到淋巴瘤之诊断,尤其是那些在短期内明显增长的患者。其他初期症状还有声音嘶哑、吞咽困难和发热。甲状腺淋巴瘤的发病率在女性比男性多 4 倍。约 50% 的原发性甲状腺淋巴瘤患者既往有 Hashimoto 甲状腺炎基础。

(一)诊断

甲状腺淋巴瘤患者需要按甲状腺肿块或甲状腺肿做正规检查。可疑迹象是肿块迅速增大和弥漫性疼痛。体格检查示肿块固定、硬、轻度触痛、往往向胸骨后伸展。患者可以有局部症状(包括声带麻痹)。少数患者有淋巴瘤的症状。超声检查可以表现为典型的假性囊肿。此时,FNA 采用流式细胞术检查其单克隆性(monoclonality)有助于明确诊断。甲状腺淋巴瘤几乎全是非-Hodgkin 淋巴瘤,并且大多数起源于 B 细胞。甲状腺淋巴瘤的一种亚型是黏膜相关淋巴组织(mucosa—associated lymphoid tissue,MALT)淋巴瘤,有研究发现该亚型约占患者的 6%～27%。如果 FNA 不能明确诊断,就应该考虑行病核针切活检或开放活检。如果诊断肯定或高度怀疑,就应该加做颈部、胸部和腹部 CT 或 MRI 检查,了解是否存在甲状腺外病灶,你或许会发现气管被肿瘤完全包裹。或许还应该加做 PET 检查。约 50% 的患者其病变仅限于甲状腺,5% 的患者可以发现膈肌两侧均有病变或广泛脏器受累,其余患者是局部区域淋巴结有病灶。

(二)治疗

对气道阻塞迫在眉睫的患者来讲,启用化疗(尤其是糖皮质类固醇)往往能迅速缓解其压迫,或许能免除气管切开术之需。化疗和手术切除的治疗理念是不一样的。CHOP 方案的生存率上佳。人们坚信手术切除(包括近次全和全甲状腺切除术)能强化这些结果,尤其在 MALT 淋巴瘤。但是,手术切除对有甲状腺外病灶的患者来讲几乎不起作用。包膜周围可以有显著水肿、肿胀,从而使正常的组织间隙消失。积极的切除术只会增加颈部并发症的发生率,对本病的结局无济于事。

MALT 淋巴瘤通常在疾病的早期就会得到诊断,进展缓慢。弥漫性和混合性大细胞淋巴瘤的行为比较强势,往往在初诊时已经有全身广泛受累。MALT 淋巴瘤的 5 年生存率接近 100%,而大细胞和混合性大细胞淋巴瘤的 5 年生存率则分别为 71% 和 78%。

(王龙龙)

第三章　胸外科疾病

第一节　胸部损伤

一、胸壁软组织损伤

胸壁软组织损伤在胸部损伤中非常多见,包括皮肤肌肉挫伤、皮肤裂伤、肌肉撕裂伤、皮肤皮下肌肉穿通伤等。

(一)诊断标准

1.临床表现及体征

(1)有较明确的外伤史。

(2)局部疼痛:与暴力的强度、性质、持续时间及受伤部位的神经分布有关,疼痛程度可以随呼吸幅度或咳嗽、打喷嚏而改变。

(3)肿胀:由局部软组织内炎性反应渗出、瘀血或皮肤损伤所致。

(4)创面:不同的创伤性质和强度可以造成皮肤表面伤痕、破损等。

(5)功能障碍:严重损伤患者可因疼痛限制咳嗽而引起排痰障碍,导致肺不张等合并症。

(6)心率、血压、呼吸多正常。

(7)严重、大面积软组织损伤可以有心率加快、血压升高或降低、呼吸幅度变浅、呼吸频率加快。疼痛剧烈时面色苍白、出冷汗。

2.检查　拍摄后前位 X 线胸片,应该正常,可以排除肋骨骨折和其他并发症。

(二)治疗原则

1.对症止痛　依据伤情严重程度给予活血、化瘀、止痛的中、西药物。

2.局部理疗　受伤早期(6h 内)局部冷敷,无继续出血迹象后热敷或选用其他理疗方法。

3.清创缝合　有皮肤破损的患者,必须给予彻底清创,清除异物及坏死组织,充分止血,一期修复神经、血管、缝合伤口。污染严重的伤口,妥善止血后,开始换药。

4.其他　酌情应用抗生素及破伤风抗毒血清。

二、肋骨骨折

肋骨骨折是最常见的胸部损伤,骨折多发生于第 4～7 肋,第 9～12 肋骨骨折可能伴有潜在的腹内脏器损伤。肋骨骨折分为单根单处肋骨骨折、多根单处肋骨骨折、多根多处肋骨骨折和单根多处肋骨骨折四种。多根多处肋骨骨折(一般 4 根以上)是最严重的肋骨骨折,可形成胸壁软化,引起反常呼吸运动,严重影响呼吸功能。间接暴力引起的肋骨骨折,骨折端常常向外折断,而引起开放性骨折,直接暴力引起的肋骨骨折,骨折端向胸腔内折断,常导致血胸、气胸和肺损伤等并发症。老年人骨质疏松更易发生骨折。

(一)诊断标准

1.临床表现及体征

(1)有车祸、坠落产生的胸部撞击、挤压伤史。

（2）胸部疼痛明显，深呼吸、咳嗽、打喷嚏、变动体位时疼痛加剧。

（3）局部肿胀、压痛或伴有瘀血斑，胸廓挤压试验（间接压痛试验）阳性，有时可触及骨擦感或骨折断端。

（4）多根多处肋骨骨折常伴发胸壁软化，胸壁反常运动，引起低氧血症、发绀。

（5）疼痛限制咳嗽动作幅度，影响气道分泌物排出，加重肺水肿及肺不张，胸壁反常运动会在伤后数小时逐渐明显起来，呼吸音减低，也可闻及啰音。

（6）伴有血胸、气胸的患者，呼吸音可以消失，叩诊可以发现浊音区和鼓音区。

2.检查

（1）X线片较易确定肋骨连续性中断或错位的部位，并可以了解是否有血胸、气胸、纵隔或皮下气肿、肺损伤或肺不张等合并症的存在。

（2）肋软骨骨折或肋软骨与硬骨连接处骨折，不能在胸片上显示，X线需在3～6周后发现骨痂形成时才能确诊，必须根据病史、体征来明确诊断。

（二）治疗原则

1.闭合性肋骨骨折

（1）镇静止痛：可口服或注射止痛药，必要时可以采用骨折部位和肋间神经封闭术及"止疼泵"硬膜外或静脉持续给药止痛。有效控制疼痛有助于改善呼吸障碍。

（2）帮助患者咳嗽，雾化吸入，更换体位，排除分泌物，必要时经鼻导管或纤维支气管镜吸痰，预防肺不张及肺炎的发生。

（3）多头胸带固定胸部，有助于止痛和控制反常呼吸。

（4）抢救过程中要注意避免过多输入晶体液，一般不应超过1000ml，如果伤情严重，应该适当使用胶体液或血液制品，避免进一步加重肺水肿。

（5）多根多处肋骨骨折，造成胸壁反常呼吸运动范围较小者，通常不做特殊处理，也可用棉垫加压包扎。当反常呼吸运动范围较大，胸壁严重塌陷时，如果患者条件允许，可以考虑手术固定肋骨，减少呼吸功能不全的时间。严重的胸壁软化及合并头部损伤或严重呼吸功能障碍时，可以行气管插管，呼吸机辅助呼吸，待胸壁相对稳定，反常呼吸消失后，停止辅助呼吸，拔除气管插管。

（6）合理选择使用抗生素，预防感染。

（7）有气胸、血胸等合并症时要同时处理。

2.开放性肋骨骨折

（1）常规清创、彻底清除异物、碎骨及坏死组织，缝合伤口。

（2）开放时间过长，或污染严重的伤口，清创后引流换药。

（3）根据伤口污染程度及细菌培养结果选用敏感抗生素。

三、胸骨骨折

胸骨骨折多见于发生车祸的机动车司机，骨折部位多在胸骨上部。在胸部损伤中少见，但是容易合并不同程度的心脏损害，有较大的潜在危险性。

（一）诊断标准

1.临床表现及体征

（1）有胸部撞击伤或车祸、减速伤史。

(2)局部明显疼痛,呼吸或活动时加重。

(3)局部可扪及骨折摩擦或断端重叠畸形。

(4)常伴多根肋软骨骨折。

(5)有反常呼吸可发绀。

2.检查

(1)X线片较易确定骨折部位。

(2)要除外心脏、大血管或支气管损伤。

(二)治疗原则

1.无移位或仅有轻度移位的胸骨骨折,对胸廓活动无明显影响,可以仅给镇静止痛,对症治疗。

2.重症、有呼吸困难、反常呼吸的患者,行气管插管,呼吸机辅助呼吸,待呼吸功能稳定后,停止辅助呼吸,拔除气管插管。

3.开放性胸骨骨折移位明显或伴有连枷胸,应该在全身麻醉下钢丝或钢板固定,纠正严重畸形,胸骨骨折处后放置纵隔引流管,保持引流管通畅。

4.合理选择抗生素,预防感染。

四、创伤性气胸

气胸在胸外伤的患者中常见。气胸可以由各种锐器造成胸壁穿透伤,外界气体进入胸膜腔而形成,也可以由各种锐器伤、爆震伤、挤压伤、肋骨骨折损伤肺、支气管,因而气体进入胸膜腔而形成,还可因食管破裂而形成。可分为闭合性气胸、张力性气胸和开放性气胸三种。

(一)诊断标准

1.临床表现及体征

(1)有挤压伤、肋骨骨折或锐器伤、爆震伤等外伤史。

(2)少量气胸症状轻微,胸闷、憋气症状不明显。

(3)大量气胸可以引起呼吸困难,甚至发绀。患侧呼吸音减弱或消失,叩诊为鼓音。

(4)张力性气胸时呼吸急促、极度困难,精神紧张,大汗淋漓,四肢湿冷,甚至发绀。

(5)患侧呼吸音消失,肋间增宽,皮下气肿,纵隔气管向健侧移位,血压下降,心率增快,处于休克状态。

(6)开放性气胸可以听到随患者呼吸有气体进出伤口的声音,同时有四肢湿冷,血压下降等休克症状。

2.检查

(1)X线胸片可确定气胸的程度及是否有肋骨骨折、肺不张、纵隔移位,皮下气肿、血胸等合并症。

(2)张力性气胸时患侧肺完全萎陷,纵隔移向健侧,皮下气肿(紧急情况下先行闭式引流或粗针头第二肋间排气处理后再拍片)。

(二)治疗原则

一般处理原则包括吸氧、镇静、止痛、化痰,排出分泌物,输血、补液,纠正休克,合理选择抗生素预防感染。

1.闭合性气胸

(1)少量气胸(患侧肺压缩<30%),症状多不明显,可密切观察,不做特殊处理。

(2)中等以上气胸(患侧肺压缩>30%),应行胸腔穿刺抽气或胸腔闭式引流,酌情给予止痛和抗生素治疗。

2.张力性气胸

(1)紧急情况下粗针头锁骨中线第二肋间刺入胸腔排气。

(2)条件允许时行胸腔闭式引流,管腔内径要粗。

(3)持续大量漏气,闭式引流不能缓慢解症状时,说明有较大的气管、支气管损伤或有大面积肺撕裂伤,应该及时手术探查,必要时行肺切除术。

3.开放性气胸

(1)无菌敷料覆盖、暂时闭合伤口、变开放性气胸为闭合性气胸,再行胸腔闭式引流。

(2)情况危急的患者需要气管插管,呼吸机辅助呼吸。

(3)彻底清创、切除毁损组织、仔细止血、修复伤口。胸壁伤口缺损面积较大时,应及时手术,用带蒂肌皮瓣或人工代用品修补。

五、创伤性血胸

各种原因造成的胸腔内积血称为血胸。出血通常来源于肺裂伤、肋间血管或胸廓内动脉损伤,其至大血管、心脏破裂出血均可引起血胸。轻度肺裂伤,出血常可自行停止。体循环的动脉出血常不易停止。血胸可以单独存在,也可以与其他胸部损伤同时存在。缓慢、少量出血多不凝固,大量迅速出血时就可以出现胸内血凝块,形成凝固性血胸,可不同程度影响呼吸、循环功能。受到污染的血胸如果治疗不彻底有转变为脓胸的危险。

(一)诊断标准

1.临床表现及体征

(1)外伤后依出血量的多少,可以有不同程度的呼吸困难,出血量大而迅速时,血压下降、心率加快,出血超过1000ml时,可以有四肢湿冷、烦躁等休克表现,如果抢救治疗不及时会出现呼吸、循环衰竭而死亡。

(2)患侧呼吸音减低,叩诊浊,合并气胸时叩诊可以发现鼓、浊音界面。

2.检查

(1)立位或坐位X线胸片:少量血胸仅见肋膈角变钝或消失,中等量血胸液面可从膈顶到肺门水平不等,大量血胸液面可达肺门水平以上。平卧位X线胸片患侧胸腔透过度减低,并可估计血胸的严重程度。

(2)胸腔穿刺抽出血性液体即可确定诊断。

(二)治疗原则

1.密切观察血压、心率,输血、补液,预防失血性休克,合理选择使用抗生素,预防血胸感染。

2.少量血胸动态观察或胸腔穿刺,中等量需做胸腔闭式引流术,大量血胸应及时行闭式引流,必要时开胸或电视胸腔镜(VATS)急诊手术探查,凝固性血胸在病情稳定后尽早(2周左右)开胸或VATS手术,清除血凝块和肺表面的纤维膜。

3.进行性血胸的判定

(1)脉搏逐渐增快,血压持续下降。

(2)经输血补液后,血压不回升或升高后又迅速下降。

(3)重复测定血红蛋白、红细胞计数和血细胞比容等,持续降低。

(4)胸膜腔穿刺因血液凝固抽不出血液,但连续多次 X 线检查显示胸膜腔阴影继续增大。

(5)闭式胸腔引流后,引流血量连续 3h 超过 200ml,或一次引流量超过 1000ml。

如果有上述五项之一,就应该及时开胸探查,彻底止血。

4.手术探查要点

(1)根据伤情选择开胸手术或 VATS。

(2)仔细探查可能的出血部位,确切止血。

(3)修补肺撕裂伤,如果裂口过大过深,无法缝合止血,可以行肺段或肺叶切除。

六、胸导管损伤

外伤导致胸导管损伤、破裂可引起低蛋白血症及水电解质紊乱。大量乳糜液积存在胸腔,压迫肺组织引起呼吸困难,时间长久以后形成纤维板,严重限制呼吸。

(一)诊断标准

1.临床表现及体征

(1)有颈、胸部外伤史或手术损伤史。

(2)外伤后数日或数周出现闷气短、呼吸困难。

(3)患侧呼吸音减弱,叩诊浊音。

(4)胸腔积液反复出现,或者手术后胸腔引流管内持续有较多量的引流液。

(5)可伴有电解质紊乱,营养不良。

2.检查

(1)X 线显示大量胸腔积液。

(2)胸穿抽出积液,典型表现为乳白色液体。

(3)胸水乙醚、苏丹Ⅲ检查,乳糜试验阳性。

(二)治疗原则

1.非手术治疗

(1)禁食。

(2)加强营养支持,维持水、电解质、酸碱平衡。

(3)酌情合理选择抗生素预防感染。

(4)胸腔闭式引流,观察引流量及性状,保持肺的良好膨胀。

2.手术治疗

(1)保守治疗无效多行胸导管结扎术。

(2)术前纠正水电解质紊乱,给予静脉营养。

(3)术前 2h 口服炼乳或芝麻油,有利于在术中观察溢出乳白色乳糜液的破损处,行局部缝扎。

(4)术中不能发现破损乳糜管时可以于膈肌上方低位结扎胸导管。

(5)术后保持引流管通畅,待引流液逐渐减少时拔除引流管。

七、肺挫伤

肺挫伤常与胸壁损伤同时存在,常见于严重创伤。可导致严重的肺内分流和低氧血症,也是导致急性呼吸窘迫综合征(ARDS)的一种高危因素,如果不能及时纠正,会造成多器官衰竭而死亡。应提高对肺挫伤的认识,及时诊断和早期综合治疗,以提高抢救成功率。

（一）诊断标准

1.临床表现及体征

（1）严重的外伤史或有受强大冲击波损伤史。

（2）皮肤损伤、皮下瘀血或皮下气肿。

（3）胸痛、咳嗽、咯血、咳血性泡沫痰,呼吸困难。

（4）患侧可闻及啰音、水泡音、管性呼吸音。

（5）可伴有液气胸或气栓而出现神经症状。

（6）发生 ARDS 时严重缺氧、发绀,甚至烦躁不安、有出血倾向,尿少,昏迷,直至死亡。

2.检查

（1）X 线胸片:单纯肺挫伤可表现为局限性斑片影或边缘模糊的浸润阴影。严重肺挫伤表现为单肺或双肺大片浸润阴影或团块状影。

（2）CT 能更敏感地显示肺实质的损伤类型和程度,复查 CT 可以起到随诊作用。

（3）PaO_2 低于 60mmHg,$PaCO_2$ 高于 50mmHg,血压下降。

（4）凝血机制改变,血小板降低,可出现出血倾向,也可出现高凝状态。

（二）治疗原则

1.肺挫伤、肺裂伤

（1）吸氧、控制输液速度、减少晶体液量。

（2）酌情使用抗生素预防感染。

（3）如合并血气胸,行胸腔闭式引流术。

（4）持续大量漏气或持续严重出血时需开胸探查,必要时切除受损肺组织。

2.急性呼吸窘迫综合征（ARDS）

（1）监测血气情况及电解质,及时纠正。

（2）吸氧并保持呼吸道通畅,维持呼吸功能,吸氧无改善或二氧化碳升高、pH 降低时,应该尽快气管插管,正压通气辅助呼吸,并加用呼气末正压。

（3）条件允许可置漂浮导管监测心功能。

（4）抗生素治疗,预防肺部感染。

（5）激素治疗。

（6）治疗不对称的两侧肺损伤,有条件的话可以同时插入双腔气管插管,分侧通气。用两台呼吸机分别给两侧肺通气,呼吸频率、气道压力、吸入氧浓度、PEEP 均可以不同。

（7）保肝护肾,成分输血,必要时补充血小板。

八、创伤性窒息

创伤性窒息属胸部闭合性损伤,又称胸部挤压综合征,常常是胸部瞬间挤压伤使患者声门突然紧闭,胸腔内压力突然升高,致使头颈部毛细静脉血管破裂出血、瘀斑,从而导致脑、眼、鼻、耳、口腔等毛细血管破裂。

（一）诊断标准

1.临床表现及体征

（1）有胸部挤压伤史。

（2）轻者胸闷、气短、呼吸困难。

（3）重者头颈部皮肤紫红斑，肩部、上胸部瘀斑和出血点。

（4）眼结膜和口腔黏膜出血点，视网膜出血，视力减退，甚至失明。

（5）鼻、耳出血，耳鸣或耳聋，脑组织出血造成神经错乱，甚至昏迷，窒息死亡。

（6）肺内出血点、瘀斑可引起呼吸困难，听诊可以闻及啰音。

2.检查 X 线胸片　可见肺间质斑点状模糊阴影。

（二）治疗原则

1.轻者吸氧、休息、对症治疗。

2.重者镇静、止痛，吸氧，抗休克，强心利尿。

3.紧急情况下心肺复苏，气管插管辅助呼吸。

4.脑水肿时脱水治疗。

九、外伤性气管损伤

气管损伤是指由直接暴力或间接暴力引起的气管损伤，也包括医源性损伤，气管切开不当，长期气管插管引起的狭窄、气管食管瘘等。气管穿透伤一般在颈部。钝器伤引起的气管损伤可以造成严重后果。医源性气管损伤包括经口气管插管造成的声门下狭窄，气管切开或环甲膜切开造成的狭窄，插管气囊造成的压迫性气管壁坏死及气管软化。

（一）诊断标准

1.临床表现及体征

（1）有外伤史或气管插管、气管切开史，要注意钝性创伤可以损伤气管支气管。

（2）受伤初期症状可以不明显，逐渐出现呼吸困难、颈部皮下气肿，有握雪感、捻发感，可以蔓延至面部及腹股沟，轻微咯血，也可伴有气胸或血气胸。

（3）随着纵隔气肿的加重，可以出现心悸、气短、烦躁不安，也可以因咳痰困难引起缺氧或肺部感染。

2.检查

（1）X 线纵隔气肿和下颈部气肿是气管断裂的重要而且最敏感的征象。

（2）纤维支气管镜检查最可靠，可以见到血性分泌物及气道损伤。在呼吸衰竭时可引导气管插管正确定位，避免盲插引起的并发症，如加重气道损伤等。

（二）治疗原则

1.吸氧、气管插管，保持呼吸道通畅。维持水电解质平衡。适当选用抗生素。预防感染。

2.早期气管损伤，无明显污染时可以清创一期缝合重建气道，但是要特别注意喉返神经和声带的功能。当喉返神经有临时性或永久性损伤时，需要在吻合口远端做气管切开。

3.复杂、严重的气管破碎损伤，可以从断裂的远端插入气管插管，避免组织水肿引起气管梗塞，待炎症反应消退后再延期重建气管。气管和喉部交界处断裂较难处理，需请耳鼻喉科医师会诊协助。

十、支气管损伤

80%的创伤性支气管断裂发生在距隆突远端 2.5cm 处，首先破裂点在主支气管软骨和膜状部联合处，通常有纵隔气肿和血气胸。右主支气管损伤较左侧多见，左主支气管纵隔内部分较长,损伤造成的纵隔气肿发生率较高。

(一)诊断标准

1.临床表现及体征

(1)有胸部外伤史。

(2)呼吸困难、发绀、纵隔皮下气肿、咯血,可以伴有气胸或张力性气胸、血胸。

(3)肺不张时,呼吸音消失,纵隔移位,叩诊浊音。

2.检查

(1)纵隔气肿、皮下气肿、肺下垂征是支气管断裂的典型 X 线征象。

(2)纤维支气管镜检查可以明确诊断。

(3)支气管碘油造影可见盲袋状支气管,证实晚期支气管断裂。

(4)X 线可以有液气胸表现。

(二)治疗原则

1.吸氧、保持呼吸道通畅,预防感染。

2.置胸腔闭式引流,积极处理血气胸。

3.纤维支气管镜确定支气管损伤较大时,或闭式引流严重漏气时,需要积极手术探查。

4.未及时处理的闭塞性支气管断裂可以行择期手术,支气管对端吻合,尽可能保留肺组织。如果肺组织已经纤维化或感染化脓,则只好行肺叶切除或全切除。

(李智勇)

第二节　胸廓疾病

一、漏斗胸

漏斗胸是胸壁最常见的先天性发育畸形,目前多数人认为病因是下胸部肋软骨过度生长,过长的软肋向内牵拉胸骨下端及部分肋骨向脊柱凹陷,使前胸壁呈漏斗状的一种畸形,绝大多数患者自胸骨柄或从第三肋软骨开始向内凹陷,至剑突上形成最低点。少数病例与家族遗传有关。年龄较小的患者畸形常常是对称的,随年龄增长病情往往加重,可使畸形不对称,胸骨发生偏转,一侧肋软骨凹陷更深。严重畸形压迫心肺,使心脏向左侧移位。部分病例伴有心脏畸形或马方综合征,青春期后脊柱弯曲逐渐明显。

(一)诊断标准

1.临床表现及体征

(1)胸骨下端前胸壁向内凹陷。

(2)畸形严重者常有反复呼吸道感染,运动耐力下降。

(3)心脏压迫病儿可伴有心律失常,或心脏杂音,超声心动图有二尖瓣脱垂。

(4)患者还可能伴有精神抑郁、性格孤僻等心理改变。

2.检查

(1)病情严重者肺活量减少,活动耐量降低。

(2)X 线心影向一侧移动,部分病例可见中心透过度增强,侧位片胸骨和脊柱间隙缩小。

(3)胸部 CT 能更清晰显示胸廓内凹的范围、程度和胸廓的对称性以及胸骨扭转的角度,便于计算胸廓指数,为手术方案的设计提供帮助。

(4)漏斗胸畸形程度测定

①胸廓指数(haller index)是最常用的指标:胸骨最凹陷处的胸廓内侧最大横径与相应平面胸骨后缘到椎体前缘间的最短距离的比值。胸廓指数正常值为2.5,2.6~3.2为轻度,3.3~3.5为中度,3.6~6.0为重度,大于6.0为极重度。

②漏斗凹陷容积测定:以患者仰卧为凹陷部位的水容量来表示,重度畸形可以容纳200ml。

(二)治疗原则

1.手术纠正畸形,目的是解除凹陷的胸骨和肋软骨对心肺的压迫,纠正畸形,恢复心肺功能,消除患者的心理负担。

2.最佳手术时间是学龄前,4~7岁。

3.常见手术方法

(1)胸腔镜Nuss手术:在胸骨最凹陷的两侧胸壁做小切口,在胸腔镜引导下,在胸骨后方放置矫形钢板,将下陷的胸骨和肋软骨抬高,使胸壁恢复正常形态,矫形钢板两端固定在胸壁或肋骨上,2~3年后取出支撑钢板。

(2)胸骨肋软骨抬举术:正中切口或双侧乳腺下横切口,切除畸形的3~7肋软骨,使胸骨抬高,胸壁恢复正常形态,为防止术后胸骨下陷可在胸骨后用金属支撑物固定,1年后取出支撑物。

(3)带蒂胸骨翻转术:将胸骨充分游离,在胸骨柄处横断胸骨,但保留胸骨两侧胸廓内动脉和腹直肌,然后将胸骨翻转180°,胸廓内动脉和腹直肌呈交叉状,用不锈钢丝固定胸骨,原胸骨最凹处变为最突出部位,因手术创伤大目前已很少采用。

二、鸡胸

鸡胸是胸骨向前凸起的一种畸形,多数人认为病因是肋软骨过度生长造成,胸骨畸形继发于肋软骨畸形,常在五六岁以后才被注意到。少数病例也具有家族史。

(一)诊断标准

1.临床表现及体征

(1)胸骨下部明显向前移位隆起,胸骨两侧向内凹陷。

(2)多数无明显不适,也很少出现压迫心肺的症状。

(3)重症鸡胸可出现反复上呼吸道感染、活动耐力差等表现。

2.检查　X线和胸部CT能清楚显示胸骨畸形、病变范围和严重程度。

(二)治疗原则

1.轻度鸡胸可以通过功能锻炼或佩戴矫形支具下压胸骨治疗。

2.严重畸形或对心肺功能有影响的鸡胸才考虑手术治疗。

3.切除双侧畸形肋骨,并做胸骨整形。

三、胸廓出口综合征

胸廓出口综合征是指臂丛及锁骨下动、静脉在胸廓出口不同部位受到压迫而引起的上肢症状和相应的体征,造成神经、血管功能受累的原因包括:颈肋、颈$_7$横突过长、异常第一肋包括第一肋叉状和第一、二肋融合、姿势改变引起肩胛下垂、上肢过度外展、第一肋或锁骨骨折畸形骨痂形成、举重运动员肌肉肥大等引起的胸颈腋区通道狭窄。最佳治疗方法是手术切除第一肋及异常纤维肌肉组织，使神经、血管得到彻底减压。

（一）诊断标准

1.临床表现及体征

（1）神经受压症状：臂丛神经受压主要出现患肢疼痛、麻木和感觉异常，晚期还可能有感觉丧失、麻痹、肌肉萎缩，常常出现在手背尺侧，也可以出现在患侧任何部位，往往无固定位置。

（2）动脉受压症状：如果动脉受压会因缺血引起患肢麻木、疼痛、发冷、易倦、无力、感觉异常，多在活动后或处于特殊姿势时加重。

（3）静脉受压症状：相对少见，包括患肢肿胀、疼痛，末端指压性水肿，以及青紫。

2.检查

（1）肌电图等实验室检查无特异性，价值较小，如能检测计算神经传导速度，在胸廓出口处传导减慢可以确定胸廓出口综合征。桡动脉体位试验也并不完全可靠，颈臂丛和上肢神经检查更为重要和可靠。

（2）3min举臂运动试验最可靠，患者坐位，前臂外展90°，屈肘90°，缓慢、稳定握拳与张开3min。胸廓出口综合征患者感肢体沉重疲劳，手麻，进行性肩部疼痛，举起的手臂常会自动落下。

（3）肌肉强度检查：大多数胸廓出口综合征患者的三头肌弱，二头肌强，反射正常。可与颈椎间盘脱出、关节周围炎、滑囊炎、腱鞘炎、腕管综合征鉴别。

（4）颈椎及胸部X线检查：了解是否有颈肋、第一肋异常、锁骨异常、第7颈椎退化下翻。

（5）动脉造影检查：可以证实体位检查的阳性结果，并了解受压部位及程度，还可以发现是否有动脉瘤、粥样斑块、缺血或血栓。

（6）MRI检查：可以弥补X线检查的不足。

（二）治疗原则

1.保守治疗　症状轻微的患者应尽可能避免引起症状的体位和活动，适当的肩臂休息、提高肩胛、避免过度外展，可以使半数患者的症状缓解。

2.手术治疗　疼痛、轻瘫、功能障碍的患者应该手术治疗，切除第一肋及异常纤维肌肉组织，使神经血管得到彻底减压，是最有效的手术方法。

3.并发症　血胸、气胸为常见的并发症，神经拉伤多为暂时性并发症，少数患者症状复发。

四、肋软骨炎

肋软骨炎一般为非特异性病变，部分患者有上呼吸道感染史，可能与病毒感染有关，亦有人认为是内分泌异常导致肋软骨营养障碍所致，胸肋关节韧带慢性损伤也可能是病因之一，病理检查仅见骨组织增生及软骨骨膜纤维增厚。本病多见于成年女性。

（一）诊断标准

1.临床表现及体征

（1）局部肋软骨肿大隆起，伴疼痛，但是没有红肿的炎症表现。好发于第二至四肋软骨。

（2）病重的患者活动或咳嗽时局部疼痛加重。

（3）症状时轻时重，反复发作。

2. 检查

（1）X线检查多无异常，依此可以与骨结核、骨肿瘤鉴别。

（2）CT检查也多无异常。

（二）治疗原则

对症止痛，如果不能排除肿瘤可以手术切除。

五、胸壁结核

胸壁结核常常继发于胸膜、肺、纵隔结核，结核菌经淋巴管感染肋间淋巴结，也可以由结核性脓胸直接破溃如胸壁，还可以由肋骨、胸骨结核性骨髓炎侵犯软组织而形成。

（一）诊断标准

1. 临床表现及体征

（1）多数既往有胸膜病变或肺结核病史。

（2）症状不明显，或有全身结核症状，乏力、盗汗、低热、消瘦等。

（3）胸壁出现无痛性肿块，逐渐增大，基底广，可伴有波动感，但是皮肤不红，无局部发热，肿块逐渐增大，有时会自行破溃，伤口不易愈合。

2. 检查

（1）X线可见局部胸膜肥厚，肋骨或胸骨受侵蚀，呈不规则缺损。

（2）胸部CT显示胸壁软组织肿块、脓腔位置、大小，相应胸腔内胸膜多有病变，胸膜增厚或慢性脓腔。

（3）穿刺可抽出脓液，涂片或培养可进一步明确诊断。

（二）治疗原则

1. 抗结核治疗，加强营养，肿块局限后可考虑手术。

2. 破溃伤口换药引流，待脓液减少，炎症局限，结核得到有效控制后手术。

3. 手术时要彻底清除坏死组织及受损肋骨，清除肉芽组织，仔细止血，一期缝合，加压包扎。对于胸腔内存在慢性脓腔的患者，往往需要同期清除胸腔内脓腔，否则容易复发。

4. 术后继续抗结核治疗1年以上。

六、胸壁肿瘤

不论原发与继发的胸壁肿瘤均多见于骨骼部分。原发于胸壁软组织肿瘤良性居多，如脂肪瘤、海绵状血管瘤等，但是有些肿瘤，如软骨瘤、纤维瘤和神经纤维瘤等，尽管在病理组织学检查时属良性，但是其生物行为属恶性，即其生长具有浸润性，极易复发，又具有转移性，因此应按恶性新生物处理。恶性肿瘤有纤维肉瘤、神经肉瘤、脂肪肉瘤、恶性神经鞘瘤等。

原发于肋骨、肋软骨的良性胸壁肿瘤有：骨纤维异常增生症（骨纤维结构不良）、骨囊肿、血管瘤、软骨瘤等。恶性肿瘤有软骨肉瘤、骨肉瘤、浆细胞瘤、网织细胞肉瘤、骨髓瘤等。

原发于胸骨的胸壁肿瘤以恶性居多。

（一）诊断标准

1. 临床表现及体征

（1）无症状的胸壁局部隆起或变形，也可以是伴疼痛的肿块。

（2）病史长、肿块小的多为良性，病史短、生长迅速、肿块大，直径超过 4cm，疼痛剧烈、肿块硬且固定的肿瘤多为恶性。

2.检查

（1）X 线胸片有助于确定肿瘤位于软组织还是来源于骨骼，切线位 X 线有利于鉴别胸壁或肺内肿瘤。

（2）胸部 CT 能显示胸壁肿瘤部位、大小、边界以及是否侵犯周围组织，对于胸骨或肋骨肿瘤 CT 计算机三维骨成像可以更清晰显露肿瘤形态并精确定位肿瘤部位。

（3）确诊有赖于病理检查，一般在术后组织冷冻切片检查，然后决定切除范围。多数人不主张术前活检，以免肿瘤细胞种植或播散。

（二）治疗原则

1.无手术禁忌证者应积极手术治疗，对于恶性肿瘤，手术切除边缘应距肿瘤 5cm 以上，及上下各一段肋骨。

2.对于恶性肿瘤，手术后给予放疗、化疗等综合治疗。

3.切除 3 根以上肋骨或大部分胸骨的大块胸壁缺损需要用自体肋骨、自体髂骨或金属网、金属板、合成纤维、有机玻璃等人工材料修补胸壁，以避免胸壁软化，纵隔扑动，影响呼吸功能。伴有大块皮肤缺损需要肌皮瓣转移。

4.术后注意保持呼吸道通畅，充分止痛，预防感染。

（李智勇）

第三节　胸膜疾病

一、脓胸

（一）急性脓胸

胸腔感染主要是继发性感染，如肺炎后或肺周围炎直接感染胸膜或病灶破溃病菌直接进入胸腔，可以形成脓胸。不到 5％的肺炎患者发展成脓胸。常见的致病菌有肺炎链球菌、链球菌、金黄色葡萄球菌，其他还有革兰阴性杆菌、结核杆菌等。胸腔手术、胸部外伤、邻近脏器病变也可以引起脓胸，如：肝脓肿、膈下脓肿、肾周围脓肿均可以直接感染、破溃入胸腔，淋巴脓肿、纵隔脓肿、骨髓炎也是引起脓胸的原因之一。影响预后的因素有发病年龄，是否合并心、肺、肾病变，住院期间发生脓胸或脓液培养阳性，特别是革兰阴性细胞感染或多种细菌混合感染者。

1.临床表现及体征

临床表现取决于是否有潜在的肺部病变、感染的微生物、细菌的数量、胸液量、病变的阶段以及患者的防御机能。患者可从无症状到出现严重的中毒性发热、休克。临床上表现常有以下几点：

（1）常有肺炎、外伤、手术等病史。

（2）持续高热、胸痛、咳嗽、咳浓痰、呼吸困难。

（3）体检患侧呼吸运动减弱，叩诊浊音，呼吸音减弱或消失，肋间增宽，纵隔向健侧移位。

2.检查

（1）X 线见胸腔积液的抛物线影。

(2)CT 检查可以发现多房性积液的表现,辨别是胸腔积液还是肺渗出或胸膜增厚,同时可以发现是否存在肺实质病变。

(3)超声检查可以确定积液的多少,并协助定位。

(4)胸穿抽出脓液,早期为渗出液,胸液呈低粘度,低细胞成份,白细胞计数(WBC)$<1×10^9/L$,LDH$<500～1000U/L$,PH>7.20,葡萄糖$>40mg/dl$;继而脓性,白细胞计数可达$(10～15)×10^9/L$,以中性粒细胞为主,蛋白质$>3g/dl$,葡萄糖$<20mg/dl$。进行细菌培养,并选择敏感抗菌素。

3. 治疗原则

(1)根据细菌培养,选用敏感抗生素治疗。治疗上推荐抗需氧菌属和抗厌氧菌属药物联合用药,以后根据患者临床表现、胸液培养结果和药敏调整用药,通常需要几周的药物治疗才能达到满意的治疗效果。

(2)根据胸片表现和 CT 提示有无分隔决定是否安放胸管。胸腔置管可引流、冲洗、促进肺复张。如果 CT 提示脓腔呈分隔状,则不宜安放胸管,可采取电视胸腔镜辅助或开胸探查。通常使用 26～32F 胸腔引流管,先行胸穿抽出胸液、定位,然后安放胸管。胸管拔出的时间取决于脓腔的消失和肺复张的情况。

(3)局限在脊柱旁沟的局限性脓肿,闭式引流管可能会影响患者平卧休息,胸穿治疗难免留有残腔,导致脓胸复发,因此可以置入心血管造影用猪尾型导管,反复抽脓冲洗,并注入抗生素,有利于彻底治疗。

(4)电视辅助胸腔镜手术(VATS)。VATS 应用于早期脓胸患者的诊断和治疗,VATS 的优势在于能及时处理且对患者损伤小,最适合脓胸的脓性纤维蛋白原期和多房腔积液且单一胸管引流无效的患者。手术可使脓腔分隔消失,全肺复张。

(5)全身支持治疗。

(二)慢性脓胸

多数慢性脓胸是由于急性脓胸处理不当或不及时引起的,也可能是由于胸腔内残留异物、支气管胸膜瘘或食管瘘引起,还可以是由于特异性感染引起,如:结核、真菌感染等。病程往往超过 6 周,脓液黏稠并含有大量纤维素,纤维素沉积在胸膜表面,逐渐增厚、机化,形成胸膜纤维板,限制肺膨胀,脓腔也不能缩小,即形成慢性脓胸。

1. 临床表现及体征

(1)有急性脓胸病史,治疗超过 3 个月未愈,仍有脓腔。

(2)低热、咳嗽、胸廓下陷,肋间变窄,呼吸音减弱,胸廓呼吸运动减弱,脊柱向健侧弯,杵状指趾。

(3)慢性消耗病容,贫血、消瘦、营养不良。

2. 检查

(1)X 线显示胸膜肥厚,肋间变窄,患侧呈大片模糊影,纵隔向患侧移位,膈肌抬高,有时可见残腔影。患者健侧卧位、水平透照 X 线片有利于确定脓腔在侧胸壁的最低位。

(2)CT 可以明确脓腔的大小、部位,胸膜增厚的程度,是否合并肺内病变。

(3)以毛细血管和纤维细胞增生的胸膜纤维层机化为特征,胸水黏稠并有大量沉淀物,成纤维细胞移行入胸膜腔,形成无弹性、膜状的"胸膜外皮"紧紧包裹在肺表面,使肺丧失扩张作用。胸穿抽得脓液做细菌培养及药物敏感试验。

3.治疗原则

(1)合理选用抗生素,加强营养,纠正贫血,适当体育锻炼。

(2)于脓腔最低位行胸腔闭式引流,引流管管径要足够粗大,最好在32F以上,有利于引流。

(3)手术行胸膜剥脱,消灭残腔,彻底松解肺组织,有利于肺复张。

(4)双腔气管插管静脉全身麻醉,健侧卧位,开胸探查沿胸膜外间隙钝性剥离壁层纤维板,再牵开肋间,逐渐剥除纤维板,剥离脏层纤维板时必须耐心、仔细,避免损伤肺组织。纵隔部位要注意奇静脉、胸导管、上腔静脉、锁骨下动静脉、膈神经等邻近组织。

(5)如果合并肺内病变,如:支气管扩张、结核空洞、肺纤维化等,需要切除部分肺组织。

(6)合并支气管胸膜瘘的患者可游离背阔肌、胸大肌或大网膜等周围组织修补瘘口、填充残腔,并充分引流。

(7)残腔较大不便填充时应行胸廓改形术,去除脓腔表面的肋骨,长度要超过脓腔边缘1cm,将胸壁软组织压迫下陷,消灭残腔。

二、胸膜肿瘤

累及胸膜的肿瘤约占胸膜疾病的一半,原发胸膜肿瘤较转移性胸膜肿瘤发生少。原发良性胸膜肿瘤,如:脂肪瘤、血管瘤、纤维瘤等,更为少见。多见的是弥漫性恶性胸膜间皮瘤。局限性胸膜间皮瘤多为单发,有完整包膜,手术治疗效果良好。

(一)诊断标准

1.临床表现及体征

(1)良性胸膜肿瘤多无症状或仅有局部胸痛,常在X线健康查体时发现。

(2)恶性胸膜肿瘤可以引起剧烈胸痛、咳嗽、消瘦。

2.检查

(1)X线、CT可见胸膜不规则阴影,胸膜增厚,结节状或类圆形,可伴有积液影。

(2)B超检查常为实性包块。

(3)胸膜穿刺活检可明确诊断。

(二)治疗原则

1.局限性胸膜肿瘤可以在电视胸腔镜下切除,也可开胸手术切除。彻底切除肿瘤,必要时切除部分肺组织及或胸壁组织,重建胸壁。

2.恶性弥漫性胸膜间皮瘤手术效果差,胸膜全肺切除很难延长患者的生存,VATS可以取胸膜活检明确诊断,指导以后药物治疗。目前恶性弥漫性胸膜间皮瘤首选一线药物为培美曲塞。

3.转移性胸膜肿瘤往往原发为肺癌,一般为多发结节病变,VATS可以取胸膜活检明确诊断,无法行根治性切除。按原发肿瘤方案进行治疗。

(李智勇)

第四章　血管外科疾病

第一节　下肢动脉硬化闭塞症

下肢动脉硬化闭塞症(arteriosclerosis obliterans,ASO)是动脉粥样硬化所致的慢性动脉闭塞性疾病,好发于腹主动脉下端、髂动脉、股动脉、腘动脉等大、中型动脉,患肢表现为发冷、麻木、疼痛、间歇性跛行、动脉搏动消失、营养障碍、趾端、足部甚至小腿发生溃疡或者坏疽。患者生活质量严重下降,甚至失去肢体,对社会也是很大的负担。随着生活水平的提高、饮食结构的改变以及人均寿命的延长,ASO 的发病率显示出明显上升趋势,已经成为血管外科的常见病和多发病。

一、病因

流行病学调查显示吸烟、糖尿病、高脂血症、高血压病、高同型半胱氨酸血症、高凝状态、血液黏着性增高及高龄等是下肢动脉硬化闭塞症的危险因素。其中吸烟与糖尿病的危害最大,两者合并存在则危险性更高。其次是高脂血症,尤其是血低密度脂蛋白胆固醇升高,与全身多部位动脉粥样硬化的发生密切相关。及时发现导致动脉硬化的危险因素并加以控制,能够延缓动脉硬化的进程,降低下肢动脉硬化闭塞症的发生风险。

二、发病机制

动脉硬化闭塞症的主要发病机制可有下列几种学说。

(一)损伤及平滑肌细胞增殖学说

Rokitansky 于 1852 年最早提出。各种原因造成的动脉内膜损伤是发生动脉硬化的始动因素。这些损伤因素主要包括:高血压、血流动力学改变、血栓形成、激素及化学物质刺激、免疫复合物、细菌病毒、糖尿病及低氧血症等。动脉内膜损伤后刺激平滑肌细胞向内膜移行,随后发生增殖。这些增殖的细胞形成了大量细胞外基质以及脂质聚积,最终形成动脉硬化斑块。硬化斑块使管腔增厚影响氧弥散作用可导致局部动脉壁的低氧血症,在动脉硬化斑块中细胞代谢的低氧状态可致病变部位发生坏死及炎症。

(二)脂质浸润学说

多种原因导致低密度脂蛋白积聚在动脉内膜,动脉壁内的酶活性减退也有利于胆固醇的沉积,各种脂蛋白在内膜下滞留聚积,最终就会形成动脉硬化斑块。家族性高胆固醇血症患者是患动脉硬化的高危人群。

(三)血流动力学学说

在动脉硬化的发病过程中,血流动力学改变及特殊的血管解剖部位是两种互相关联的致病因素。导致硬化斑块形成的血流动力学有关因素包括:切力(shear stress)血流分离瘀滞切力向量的摆动湍流及高血压。硬化斑块往往好发于血管床的分叉处,如肾下腹主动脉及髂、股动脉。这与其解剖学特点有一定的关系。

（四）遗传学说

遗传学调查显示本病有家族史者比一般人群高 2～6 倍，可能是由于遗传缺陷致细胞合成胆固醇的反馈控制失常以致胆固醇过多积聚。

三、临床表现与鉴别诊断

（一）临床表现

下肢动脉硬化闭塞症一般见于中老年人，常伴有吸烟、糖尿病、高血压、高脂血症等危险因素。下肢动脉硬化闭塞症症状的有无和严重程度，受病变进展的速度、侧支循环的多寡、个体的耐受力等多种因素影响。症状一般由轻至重逐渐发展，但在动脉硬化闭塞症基础上继发急性血栓形成时，可导致症状突然加重。

早期可无明显症状，或仅有轻微不适，如畏寒、发凉等。之后逐渐出现间歇性跛行症状，这是下肢动脉硬化闭塞症的特征性症状。表现为行走一段距离后，出现患肢疲劳、酸痛，被迫休息一段时间；休息后症状可完全缓解，再次行走后症状复现，每次行走的距离、休息的时间一般较为固定；另外，酸痛的部位与血管病变的位置存在相关性。病变进一步发展，则出现静息痛，即在患者休息时就存在肢端疼痛，平卧及夜间休息时容易发生。最终肢体可出现溃疡、坏疽，多由轻微的肢端损伤诱发。

（二）辅助检查

1. 踝肱指数（ABI）　应用多普勒血流仪与压力计，测算下肢踝部动脉收缩压与上肢肱动脉收缩压之比。静息状态下 ABI 一般为 0.91～1.30，高于 1.30 提示动脉管壁僵硬不易压瘪；ABI 为 0.90～0.41 提示存在轻—中度缺血；ABI≤0.40，提示存在严重缺血。另外还有趾臂指数（TBI）可以了解末端动脉病变情况。

2. 经皮氧分压测定　通过测定局部组织的氧分压可间接了解局部组织的血流灌注情况，评价缺血程度；并可用来判断肢端溃疡、伤口的愈合趋势，经皮氧分压过低，提示伤口不易愈合。

3. 彩色多普勒超声　为常用筛查手段，可见动脉硬化斑块，管腔狭窄、闭塞等。该方法无创、方便且花费较低，但对于治疗的指导意义不大。

4. CT 血管成像（CTA）　已成为下肢动脉硬化闭塞症的首选检查方法，可清楚显示动脉病变的部位、范围、程度；明确诊断，并为治疗方案的确定提供帮助。不足之处是由于需使用含碘造影剂，对肾功能可能造成影响，肾功能不全者慎用。

5. 磁共振血管成像（MRA）　同 CTA，亦可为下肢动脉动脉硬化闭塞症提供明确的影像学诊断，优点是无需使用含碘造影剂，但对钙化的分辨能力差，并可能会高估病变的严重程度。

6. 数字减影血管造影（DSA）　为诊断下肢动脉硬化闭塞症的金标准，能确切显示病变部位、范围、程度、侧支循环情况，延迟现象可评价远端流出道情况。DSA 对于病变的评估及手术方式的选择均具有重要意义，同时在有条件的医院，可在造影的同时行血管腔内治疗，同期解决动脉病变。

（三）诊断与鉴别

大多数动脉硬化闭塞性患者根据病史和体格检查可做出诊断，详细的询问病史和仔细的体格检查例如肢体的脉搏触诊及腹部和股—腘动脉的听诊都是很有必要的。根据脉搏的强弱或消失和杂音的出现可以初步判断血管病变的程度和位置。此外,还可根据静息痛、感觉异常或麻木、肢体组织溃疡或坏疽等可初步判断出缺血的严重程度。结合影像学检查所见,多可进行诊断。

本病应与腰椎间盘突出、下肢动脉栓塞、血栓闭塞性脉管炎等相鉴别。

四、分期和分级

ASO临床表现的严重程度,可用Fontaine分期或Rutherford分级进行划分,以增加临床评价的客观程度,并使各类临床治疗结果之间具有更强的可比性。

(一)Rutherford分期

由轻至重分为0~6共7个等级。

1. Rutherford 0级 无临床症状,踏车试验或反应性充血试验正常,无动脉阻塞的血流动力学表现。

2. Rutherford 1级 轻度间歇性跛行,完成踏车试验,运动后踝动脉压>50mmHg,但休息时踝动脉压低于约20mmHg。

3. Rutherford 2级 中度间歇性跛行,界于1和3之间。

4. Rutherford 3级 重度间歇性跛行,不能完成踏车试验,运动后踝动脉压<50mmHg。

5. Rutherford 4级 缺血性静息痛,休息时踝动脉压<40mmHg,足背和胫后动脉几乎不能触及,足趾动脉压<30mmHg。

6. Rutherford 5级 小块组织缺损、非愈合性溃疡,局灶性坏疽伴足底弥漫性缺血改变,休息时踝动脉压<60mmHg,足背和胫后动脉几乎不能触及,足趾动脉压<40mmHg。

7. Rutherford 6级 大块组织缺损,超过跖骨平面,足部功能无法保留,其余标准同Rutherford 5级。(标准踏车试验在15°斜面上,速度为每小时约3km,时间5min)。

(二)Fontaine分期

1. 第1期 轻微主诉期。患者仅感觉患肢皮温降低怕冷或轻度麻木活动后易疲劳肢端易发生足癣感染而不易控制。

2. 第2期 间歇性跛行期。当患者在行走时,由于缺血和缺氧。较常见的部位是小腿的肌肉产生痉挛疼痛及疲乏无力必须停止行走休息片刻后症状有所缓解。才能继续活动,如再行走一段距离后症状又重复出现。小腿间歇性跛行是下肢缺血性病变最常见的症状。

3. 第3期 静息痛期。当病变进一步发展而侧支循环建立严重不足使患肢处于相当严重的缺血状态,即使在休息时也感到疼痛麻木和感觉异常疼痛一般以肢端为主。

4. 第4期 组织坏死期。主要指病变继续发展至闭塞期侧支循环十分有限,出现营养障碍症状。在发生溃疡或坏疽以前皮肤温度降低色泽为暗紫色,早期坏疽和溃疡往往发生在足趾部,随着病变的进展,感染坏疽可逐渐向上发展至足部踝部或者小腿严重者可出现全身中毒症状。

五、治疗

(一)内科治疗

动脉硬化是一种全身性疾病,应整体看待和治疗,包括控制血压、血糖、血脂,严格戒烟等,并积极诊治可能伴发的心脑血管疾病。在医生指导下加强锻炼,促进侧支循环形成;并注意足部护理,避免皮肤破损、烫伤等。针对下肢动脉硬化闭塞症的内科药物治疗,主要用于早、中期患者,或作为手术及介入治疗的辅助。常用药物包括:抗血小板药,如阿司匹林、氯吡格雷等;血管扩张及促进侧支循环形成的药物,如西洛他唑、安步乐克及前列腺素类药物等。

(二)外科治疗

由于轻度的间歇性跛行通过药物治疗、积极的身体锻炼得到一定的缓解,而目前临床上需要外科干预的下肢慢性缺血的适应证主要包括严重的间歇性跛行(正常步速下行走距离<200m)、静息痛和组织缺损(溃疡和坏疽)。治疗的方式主要为下肢动脉血流的重建,只有在血流重建成功的基础上,足部的创面才能得到愈合,肢体才能得以保存。因此,下肢动脉血流的重建在治疗下肢慢性缺血性病变中,是最重要和关键的措施。

目前治疗下肢动脉硬化闭塞症的外科手术,主要有以下几种。

1.下肢动脉腔内治疗　包括经皮穿刺动脉内单纯球囊扩张术和动脉腔内支架成形术。作为一种微创手段,尤其是当患者年老体弱或伴有其他疾病无法耐受动脉搭桥手术创伤打击者,可以作为首选。如果介入治疗成功,一般症状可以缓解或改善,创面也可较快愈合。目前的评估指标包括主观指标和客观指标。前者包括主观症状的改善,如疼痛缓解或减轻程度,肢体发冷感觉改善情况等;后者包括踝肱指数(ABI)、溃疡面愈合情况、截肢平面的降低等。

2.下肢动脉旁路移植　作为治疗下肢缺血的传统方法,主要有两种方法,股动脉膝上或膝下腘动脉旁路移植和下肢远端小动脉旁路移植,后者由于下肢动脉移植最远端的吻合口是吻合在小腿动脉或足部动脉上,所以手术有较大的难度。由于手术创伤较大,对于同时伴有严重的心脑血管疾病或其他疾病的老年患者选择旁路手术要慎重,可以选择下肢动脉腔内介入治疗或其他微创措施。

3.血管新生疗法　尽管外科手术和腔内微创治疗可以使大部分下肢缺血患者症状得到改善,但仍有 30%~40% 的患者不能耐受或不适合上述治疗方法。血管新生技术作为一种微创甚至无创的新技术应运而生。在临床上应用主要在最近十几年发展起来。目前临床上主要包括两种:血管生长因子和干细胞技术。

早在 20 世纪 90 年代,人们就已经研究采用基因技术体外构建能够促进血管生长的各种因子,注射到体内,促进大量侧支循环的生成,改善下肢远端的血液供应。不过,由于基因的复杂性,这项技术一直停滞不前。最近已经有一些新的临床试验研究用于临床,并取得了令人兴奋的效果。

自体干细胞移植作为最近几年发展起来的新技术,目前在国内、外仍处于研究阶段,因缺乏大宗证据而尚未得到普及。干细胞移植一般包括骨髓血、外周血、脐血和胚胎干细胞。目前用于临床的主要是自体骨髓血和自体外周血干细胞移植。自体干细胞的优点:①不存在免疫排斥。②没有胚胎干细胞的伦理道德问题。③创伤小,操作简单。④疗效肯定。⑤体外没有特殊处理,减少了外源污染的可能。目前国家正在规范干细胞的临床应用。

干细胞移植适应证的选择必须严格。一般来讲应针对严重肢体缺血者。在部位上,对于膝下动脉病变者效果很好,对于股动脉以下病变者,其疗效也比较好,而对于主髂动脉病变者常常无效。

六、围术期并发症的处理要点

下肢动脉硬化闭塞症围术期并发的发生与操作人员的技术水平,患者全身情况和病变血管条件、范围、程度,腔内治疗的方式、选择的材料、设备条件,围术期处理等有关。

(一)重视对基础疾病的围术期控制

老年患者常合并冠心病、高血压、糖尿病等基础疾病,术前的疼痛及有创操作均易诱发心律失常和血压改变;合并糖尿病的心脏可存在冠状动脉硬化、心肌细胞代谢和心脏自主神经等多种病理改变,从而多重增加对心功能的不利影响。所以对该类患者围术期积极控制血糖及血压水平非常重要,主要措施有:①保证围术期血流动力学的稳定,对高危患者,如合并心力衰竭、心肌梗死史、极高危高血压者,应做好围术期的管理,尽量降低心脑血管不良事件的发生率。②积极给予他汀类降脂和抗血小板药物,围术期行正规抗凝治疗,既要防治急性血栓形成,又要防止血性并发症。③腔内操作尽可能缩短操作时间以减少对全身的不良刺激,避免血糖及血压的波动过大,对复杂多节段性病变最好分次进行,做到适可而止,不必过分追求完美的影像学表现。

(二)手术操作可能引起的并发症预防及处理

老年患者动脉硬化,血管弹性差,血管的腔内操作极易出现斑块脱落、血管破裂、夹层形成、血管穿刺点不易闭合等可能;围术期抗凝药物的使用,会增加局部出血、假性动脉瘤(pseudoaneurysm,PA)的发生等风险。预防和处理并发症需注意以下几点。

1. 围术期要充分抗凝,尤其术中肝素化,术中操作轻柔,尽量选用长球囊。避免多次扩张以减少对血管壁的损伤,斑块翘起与脱落,以及急性动脉血栓形成。血栓形成者可先试行置管溶栓,对大动脉血栓形成或栓塞应立即切开取栓,以减少需行截肢的风险。

2. 老年患者动脉壁穿刺点不易收缩闭合,应避免反复穿刺,术后适当延长加压包扎及肢体制动的时间,以减少局部血肿和假性动脉瘤的发生。如出血明显,需暂停抗凝、活血等药物的应用,血肿多可自行吸收;而对假性动脉瘤者,行彩超下加压或凝血酶注射多能够成功治愈。采用小切口股动脉切开可明显降低局部血肿和PA的发生率。

3. 操作过程中应尽量选用较细、柔软的导管和超滑导丝,选用合适的球囊进行扩张,操作小心、轻柔,切忌粗暴,避免导丝成襻或进入夹层。夹层发生时应将导管或导丝退回至真腔后置入相应规格的支架。

4. 微小粥样硬化斑块或血栓脱落栓塞于趾间小动脉,导致趾端急性缺血,即蓝趾综合征。予抗凝、扩血管、活血等治疗多可缓解。如缺血症状严重,可导致趾端坏疽,需行截趾。

(三)TASC分级和围术期并发症的关系

按新的TASC诊疗指南,将下肢动脉硬化闭塞症分为主髂动脉和股腘动脉两型并分为4级。临床上,即使主髂动脉病变已达到B或C级,介入治疗仍相对容易,但股腘动脉病变介入治疗的技术成功率则远不及主髂动脉成功率高,这可能与股腘动脉管径较细且多为多发长段的弥漫性粥样硬化病变有关。动脉硬化闭塞症患者多为高龄,全身情况往往较差,具备了心脑血管疾病易发的高危因素,对于此类患者,即使介入治疗的轻微创伤和疼痛也可能诱发心动过速、心律失常和血压改变;同时,患者多有长期吸烟史,合并不同程度的呼吸系统慢性炎症,术后卧床较久极易发生肺不张,从而影响肺的交换功能,引起低氧血症、呼吸衰竭并最终诱发心力衰竭。因此,对于此类病变介入治疗的困难和由此导致的操作时间较长、术后卧床较久等正是股腘动脉型下肢动脉硬化闭塞症介入围术期并发症发生率明显高于主髂型的原因。手术时可采取分期处理病变动脉、每次控制治疗时间不宜过长等措施会明显减少术后并发症的发生。

（四）合并糖尿病的下肢动脉硬化闭塞症患者术前需积极控制血糖

糖尿病患者的动脉硬化多呈节段性分布，股腘动脉甚至膝下动脉分支广泛受累，而且患者往往等到已出现明显的肢体坏死才来就诊，此时患者的全身情况和远端流出道均较差，多无法完成旁路移植手术，而行介入治疗也较为困难。另外老年糖尿病合并冠心病患者心力衰竭发生率较高，而心力衰竭又诱发呼吸功能的衰竭。糖尿病还可加速和加重动脉粥样硬化。对于此类患者，术前积极控制血糖对降低术后并发症发生率极为重要。

（五）常见的几种并发症的处理

旁路移植手术的常见并发症包括急性人工血管血栓形成，伤口感染，人工血管感染，人工血管闭塞等。因为目前绝大多数患者均选择和接受了腔内治疗，考虑腔内治疗的普及和未来发展的趋势，本文的重点将主要介绍腔内治疗的围术期并发症处理如下所示。

1. 出血、血肿　局部出血和血肿表现为穿刺部位肿胀、皮下瘀斑。发生在腹股沟韧带上股动脉穿刺可致腹膜后出血可能，严重者可导致患者失血性休克。发生原因：①术后高血压。②肥胖。③操作者技术不熟练，动作粗暴、反复穿刺。④穿刺部位血管动脉硬化，不易压迫。⑤穿刺部位高于腹股沟韧带水平。⑥术后压迫不确切，患肢未有效制动。⑦使用大号鞘管、抗凝、溶栓的剂量过大等。对高血压患者术中监测患者血压，使用硝酸甘油或硝普钠等降压药物将血压控制在 160/100mmHg 以下。选择正确的穿刺部位：一般股动脉穿刺点在腹股沟韧带下 3cm 处，约腹股沟皮肤皱褶下 1～2cm，肱动脉穿刺点在肘部内侧皮肤皱褶上方，肱动脉搏动最明显处。选择直径较小的介入器材，现在一般在 6F 以下即能满足大部分下肢动脉腔内治疗需要。治疗结束后应先用左手示、中、环指分别放在皮肤穿刺点、血管穿刺点及血管穿刺点头侧压迫，且压迫在股骨上，压迫 15～20min，再采用 8 字绷带加压包扎，患肢制动至少24h。也可使用血管封堵器。对于一侧需要同时行顺行、逆行穿刺的，或血管条件差反复穿刺，或使用大号鞘管的患者，可采用局部浸润麻醉，腹股沟做一 3～5cm 纵形切口暴露股动脉，直视下操作，穿刺后缝合血管穿刺点，以减少穿刺点出血。一旦确诊，暂停使用抗凝、溶栓药物，立即予以有效压迫。如血肿较小可自行吸收，不需特殊处理。腹膜后大出血如患者血流动力学稳定，可非手术治疗。如血肿巨大造成血流动力学不稳定，血细胞比容和血红蛋白持续下降，需要外科探查或者采用介入方法置入覆膜支架。

2. 假性动脉瘤　主要由于压迫穿刺点不佳所致。对于直径<3cm 者可重新压迫或超声引导下压迫，并可在瘤腔内注射凝血酶；直径≥3cm、且上述方法无效时，需手术治疗。精准穿刺、拔除鞘管后加以有效压迫是防止出现假性动脉瘤的良好方法。

3. 动脉夹层　在开通长段闭塞病变或球囊扩张时，易将内膜撕起形成夹层，应选择合适的导管、导丝通过病变，并进行适当的球囊扩张。可选择较细的 4F 导管和 0.035in 软滑导丝，先进导丝，再跟进导管，避免盲目导管前进，必要时以路径图指引；对于长段闭塞段或伴有较严重的钙化病变，常规方法难以通过，需应用内膜下技术，从病变血管的内膜下进入远端真腔；对于长段病变或相邻的多个短段病变，可选用长球囊扩张，避免用短球囊分次反复扩张。通过狭窄或闭塞病变段时，全程均应在透视下进行，并随时观察导丝、导管头端位置，可手推少量造影剂明确血管情况。根据血管的形态选择导管、导丝类型，一般采用椎动脉导管配合直头超滑导丝或直头导管配合 J 形头导丝。如发生夹层，可退回导管，重新操作或试行内膜下血管成形术（subinfimai angioplasty），将导管、导丝从夹层的远侧回入真腔，再进行 PTA 或支架置入。如无法回入真腔，且夹层较大较长，在没有阻塞侧支血管时一般不会加重肢体缺血。可暂停介入治疗,如肢体缺血加重,则需手术治疗。

4.动脉穿孔　是较严重但少见的腔内治疗并发症,临床表现为肢体肿痛,血管造影表现为对比剂外溢,严重者出现血压下降;也可能为亚急性表现,术后数日发生。常见原因是操作不当,动作粗暴,或选择球囊直径过大,压力过高。出现穿孔时可导入球囊暂时阻断血流,并在相应位置外用绷带加压包扎,多可停止。若球囊扩张后出现的动脉裂口较大,出血严重,可用球囊控制近端血流,再置入支架行腔内修复或外科手术修复。

5.动脉痉挛　由于导管、导丝的刺激可引起血管痉挛,膝下动脉管径较细,更易发生;操作时间过长会增加血管痉挛的发生率。若痉挛持续不缓解,可导致动脉急性血栓形成。应尽量减少对血管刺激,减少操作时间。出现动脉痉挛时,通过导管在动脉内注射硝酸甘油 10mg 或罂粟碱 30mg 有助于缓解。

6.急性动脉血栓形成或动脉栓塞　穿刺点压迫不当,导管、导丝、球囊对动脉壁的损伤,动脉痉挛,附壁血栓或硬化斑块脱落,围术期抗凝、抗血小板药物用量不足等均可引起急性动脉栓塞或血栓形成;穿刺、导管/导丝对动脉壁的损伤,球囊扩张造成动脉痉挛,术中、术后未及时应用抗凝、祛聚药物或用量不足,可引起急性肢体动脉血栓形成,尤其在处理管径细、血流慢的小动脉病变时。动脉内的附壁血栓或动脉硬化斑块脱落造成动脉栓塞。均表现为肢体疼痛,皮温降低,皮色苍白,远端动脉搏动减弱或消失。在术前 3d 口服氯吡格雷 75mg/d 或阿司匹林 100mg/d,术中、术后给予全身肝素化,腔内介入治疗时间过长,要及时追加抗凝药。操作过程小心细致。动脉血栓形成一旦发生,应立即予以溶栓治疗。可通过导管或外周静脉溶栓。在溶栓过程中,要每天监测凝血酶原时间,一般维持在正常的 2 倍左右。对于动脉栓塞的患者。小的栓子可应用抗凝、溶栓、扩血管药等治疗,大的动脉栓塞手术取栓。

7.动脉再狭窄或闭塞　与球囊扩张不充分、支架贴壁不良或明显残余狭窄,平滑肌细胞过度增生、管壁弹性回缩及血管重塑、血栓形成等有关,常伴肢体缺血加重。合并糖尿病、肾功能减退或凝血功能亢进、停用抗血小板药物患者的危险性增高。对下肢动脉硬化性闭塞症腔内治疗后再狭窄、闭塞的防治,加强随访尤为重要。对随访中症状复发,踝肱指数下降,以及彩超提示血流减慢等,应尽早行抗凝、抗血小板及溶栓药物。必要时再次应用腔内的方法行局部球囊扩张和支架置入或外科手术。

(李大林)

第二节　血栓闭塞性脉管炎

血栓闭塞性脉管炎(thrombosis angiitis obliterans,TAO),又称 Buerger 病,是一种以中、小动脉和静脉节段性、无菌性炎症和血管腔内血栓形成为特征的慢性闭塞性疾病。

一、病因

血栓闭塞性脉管炎的发病原因,迄今仍未清楚。比较公认的原因有以下几项。

1.烟草过敏　是公认的主要的发病学说,早已被烟雾燃染和烟草浸液注射实验及患者烟草浸液皮内外过敏反应和临床研究所证实。烟草中的尼古丁可以引发交感神经系统兴奋,和血管活性物释放过多,内皮细胞损害,从而使血管痉挛性收缩,更为重要的,烟草所引发的血管免疫性损害,在 TAO 的发病和发展中起着更为重要作用。

2.性激素影响　TAO患者绝大多数是20～45岁男性吸烟者,女性患者非常少见。多认为与吸烟多少有关,而重要的是女性激素对血管有保护作用,此有实验研究为依据。大龄女性患者增多,可否用雌激素减少来解释。男性多发的原因除吸烟和易过敏外与性器官功能异常和感染有关。

3.寒冷刺激　此病在寒冷地区多见,特别是自主神经功能亢进和对寒冷敏感者,是TAO发生的一个重要因素。

4.营养状态　在实验研究中,除烟草过敏外,营养不良,精神紧张和疲劳,也是"TAO"发生的重要因素。

5.遗传因素　在文献中曾有父子、兄弟和叔侄先后发病的报道,说明TAO存在遗传因素的影响。

6.其他因素　日本学者认为屈膝盘坐和动脉造影见腘动脉确有受压影像,是TAO腘及以下动脉闭塞多的一个因素。膝和踝关节持重和活动频繁,可能性与发病有一定关系。真菌感染者易患甲周炎和趾间溃疡,常是TAO体表病变加重或恶化的诱因。

二、病理学

TAO多累及肢体的中小动静脉,以动脉为主,很少累及心、脑及内脏动脉。病变呈节段性,其组织病理学研究结果不甚统一。从形态学上鉴别TAO与ASO极为困难。根据病情分期不同组织学差异很大,节段的血栓性浅静脉炎对于急性期TAO的诊断较有意义。急性期病变呈节段性分布,主要是血管壁全层的炎性反应,管腔内可见炎性血栓,周围有多形核白细胞浸润,微脓肿和多核巨细胞可能存在;亚急性期可见动脉和静脉内逐渐机化的血栓,大量炎症细胞向血栓内浸润;如血管内只有机化的血栓和纤维化则考虑为慢性期,动静脉及神经纤维化粘连成条索状(图4—1)。

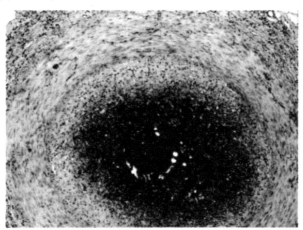

图4—1　TAO病变动脉管腔内血栓形成,血管壁可见大量炎症细胞浸润

三、临床表现

临床表现的轻重决定于肢体的缺血程度,而缺血程度又决定于动脉阻塞位置、程度、范围、急缓和侧支动脉建立的情况。肢体缺血的分期方法,在国外多采用Fon－taine的分期方法,在国内多采用Ⅲ期的分期方法,第Ⅲ期又分三级。

1.分期

(1)Ⅰ期(局部缺血期):肢体末梢畏寒、发凉、麻木、不适,尤其气温低时明显。可先从某趾开始,以第一趾多见。患者行走一定距离后,足底或小腿肌肉酸胀,甚至会因疼痛而被迫停步,此谓间歇性跛行。原因是肌肉在运动时产生酸性代谢产物,局部缺血使之蓄积,刺激末梢神经感受器所致。休息片刻可走同样距离,此称跛行距离。末梢动脉减少或消失,趾跖面皮色正常或稍白,但压迫试验阳性。

(2)Ⅱ期(营养障碍期):Ⅰ期表现加重,末梢皮肤苍白明显。病久者,可因缺血使皮下乳头丛静脉麻痹性瘀血而呈发绀色,但压迫或Buerger试验呈阳性。跛行症状加重,距离缩短,甚至起步就有痛感。长期慢性缺血可出现营养障碍,表现为皮肤变薄,皮下脂肪减少和汗毛稀疏;肌肉萎缩;趾甲生长较慢、粗糙和畸形。嵌甲常是甲周炎→感染→溃疡→坏疽的起因。严重缺血就会引起静息痛。

(3)Ⅲ期(组织坏疽期):组织坏疽常从足趾开始,跖底、足背或踝关节附近先有坏疽者较少、小面积坏疽如无感染多为干性坏疽,大面积的深层坏疽多呈湿性坏疽。坏疽容易合并感染,感染又会加重坏疽,严重者会引起全身性毒热反应。患者剧痛难忍,常抱足呼叫,夜不能寐、食欲下降,机体耗损,精神恍惚,甚而出现"精神性癔病"。少数感染性坏疽患者出现Buerger征,即患足喜凉怕热,伸足于被外和愿垂足于床边。久则小腿下部和足明显水肿,创面渗液增多,又会加重感染。原因可能是患者自主神经功能紊乱,动、静间短路过多开放,在缺血性疼痛的基础上又出现皮肤充血性灼痛。所以患者试图以低温来减轻充血性灼痛和垂足来缓解缺血性疼痛。

此期又分三级,即一级坏疽局限趾指,二级坏疽超越趾跖或指掌关节,三级坏疽则近踝(腕)或踝(腕)及以上。肢体长期缺血导致营养缺乏,表现为皮肤干燥,脱屑,脱毛,趾(指)甲增厚、变形和生长缓慢。肌肉松弛、萎缩,肢体周径变细。病情继续发展产生溃疡、坏疽。30%~80%首诊出现足趾溃疡,严重者可见足背及全足坏死而最终截肢。

2.根据病变状态分期　可分为活动期和稳定期。

(1)活动期:肢体缺血有进行性或突然加重,组织濒于坏疽,溃疡和坏疽范围扩大,静息痛加剧。游走性浅静脉炎是此病特点,发生率平均为60%,且有复发和游走性特点。表现为静脉疼痛、索条状和皮肤色素沉着。如动脉病变在近体表处(如足背、胫后、尺和桡动脉),局部有炎症反应。血管非创检查多发现动脉又有高位闭塞和肢体血流量减少。血液高凝和免疫学检测阳性率高。

(2)稳定期:肢体缺血趋于或明显好转,表现溃疡缩小或愈合。坏疽分界明显,疼痛缓解或消失。抗寒能力增强,皮温升高,皮色改善。跛行距离延长。血流动力学、血液学和免疫学检测均有明显改善和呈阴性。

TAO很少只累及单个肢体,有超过50%累及上肢,故即使患者只有单个肢体症状,其他肢体的血管造影也很有可能存在异常。静脉系统受累的研究不多,波兰的一项报道有62%的患者静脉系统受累。除肢体动静脉外,其他血管受累需引起重视,如肠系膜血管、脑血管、冠状动脉甚至生殖器官动脉等受累均见报道。

四、诊断标准

目前为止,国际上尚无TAO统一诊断标准。

Shionoya 提出了 TAO 的诊断标准即吸烟史、发病年龄在 50 岁之前、腘动脉以下动脉闭塞、上肢受累或游走性静脉炎,除了吸烟外没有动脉硬化的危险因素,确诊 Buerger 病以上五项缺一不可。

Mills 倡导以下标准:吸烟史或吸烟成瘾;发病年龄<45～50 岁或以下;腘动脉以下节段性动脉闭塞而近端很少受累;上肢远端动脉常可受累;浅静脉炎;排除动脉硬化、糖尿病、真性动脉炎、动脉栓塞和高凝状态。

国内常用以下诊断标准:①发病年龄一般<45 岁。②存在肢体缺血的临床表现,如肢体发凉,感觉异常,上下肢远端的雷诺综合征,间歇性跛行,足或手的静息痛,肢端的痛性溃疡或坏疽,游走性浅静脉炎,肢体近端脉搏存在而远端脉搏消失,踝部多普勒动脉压测量值降低等(至少两项以上)。③辅助检查(动脉造影,CTA 或 MRI)显示没有动脉硬化的证据,膝部或肘部以远动脉存在多发性、节段性闭塞或突然截断,近端动脉光滑平整,远端出现一些侧支循环(图 4－2)。④需排除以下疾病,下肢动脉硬化闭塞症,创伤性动脉血栓形成,腘动脉陷迫综合征,由系统性红斑狼疮或硬皮病引起的闭塞性血管病,血管型白塞病等。

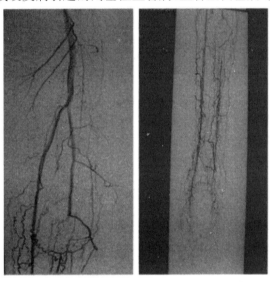

图 4－2　TAO 患者左小腿动脉的多发节段性闭塞及螺旋状的侧支血管

五、鉴别诊断

临床工作中 TAO 需与以下疾病相鉴别

(一)下肢动脉硬化闭塞症(arteriosclerosis obliterans,ASO)

患者多为 50 岁以上老年人,多有吸烟史,常伴有高血压、糖尿病和高血脂,病变多位于大中动脉,如腹主动脉末端,髂股动脉,锁骨下动脉等。动脉多呈扭曲、伸长或扩张,动脉硬化严重,其他动脉如脑动脉,冠状动脉及肾动脉等也常见受累。最近我国 ASO 有年轻化趋势。ASO 与 TAO 主要鉴别点如下(表 4－1)。

表 4-1 TAO 与 ASO 的主要鉴别诊断

项目	TAO	ASO
吸烟史	几乎全有	不一定
始发年龄	在 20~50 岁	45 岁以后
	平均 35 岁	平均 60~65 岁
女性患者	多在经期,但很少见	多在绝经后占 20%
下肢病变位置	股—髂动脉以上少	多
病变进程	急性恶化者少	占 20%~25%
游走性静脉炎	30%~100%	罕见
肢体近端杂音	很少	50%以上
高血压	很少	30%~60%
高脂血症	罕见	36%~40%
糖尿病	罕见	10%~20%
冠心病	罕见	30%~40%
脑血栓病	罕见	较多见
免疫学检查	阳性率明显高	很少见
影像检查	动脉闭塞外多属正常	动脉闭塞外有纤曲、扩张、狭窄和钙化
动脉病理	免疫病理学炎症变化	AS 变化
生命预后	良	不良

(二)大动脉炎

发病年龄在 1~60 岁;10~29 岁者占 70%;女性患者占 65%~70%;活动期有风湿样全身症状;病变主要在主动脉及其分支动脉,上肢血压低和无脉是最常见的体征,腹主动脉和肢体近端常有血管杂音,肢体坏疽者罕见;50%的患者并发高血压和心脏病;脑缺血者占 30%~40%,可有眼底特有的变化;肺动脉病变占 30%~45%。实验室检查可发现血沉加速,抗 O 抗体、C 反应蛋白、类风湿因子、IgG、IgM 等均可升高。

(三)糖尿病足坏疽

趾端坏疽也是糖尿病足的常见症状,患者年龄多超过 50 岁,上肢极少受累,有多年的糖尿病史。糖尿病足多伴有周围神经病变,肢体的触觉、痛温觉减弱甚至消失。

(四)雷诺病

可以是 TAO 的早期表现,多见于年青女性,表现为双手手指对称的阵发性苍白、变紫和潮红,发作间期皮色恢复正常,尺桡动脉搏动正常,指端极少发生坏疽。

(五)免疫性性血管炎

这是一组以侵犯细小动、静脉和毛细血管为主的疾病,诸如过敏性血管炎(多由药物引起)、结缔组织病性血管炎,结节性血管炎、坏死性血管炎,以及结节性动脉周围炎等。除极少数患者急性严重病例有肢端和皮肤点片状坏疽,及内脏(如心、肾)小血管受累外,病变主要发生在皮肤上,以疼痛性结节或点片状皮损为主。绝大多数患者末梢动脉搏动正常。其中的结节性动脉周围炎主要侵犯中小动脉,肢体可出现与 TAO 相似症状,但结节性动脉周围炎病变范围较广,常累及心脏、肾脏,皮下可见沿动脉走行排列的结节,常有发热,乏力,血沉增快以及高球蛋白血症。确诊需活组织病理检查。

（六）动脉外伤

有明确创伤史，病变局限在创伤部位，近远端血管壁光滑，无 TAO 典型的跳跃性、节段性闭塞。

（七）腘动脉陷迫综合征

是由腘窝的异常肌束、肌腱或纤维索带压迫腘动脉，而引起的相应病理改变和临床表现。患者多为年轻人，在运动后产生缺血症状而被发现，部分患者可发生腘动脉狭窄后扩张成瘤，血管影像学检查可发现腘动脉远端闭塞，周围侧支形成，但近远端血管条件良好。

（八）乌脚病

此是中国台湾地区西南沿海地区特有疾病，由饮水中砷和某荧光物质过多所致。发病年龄从幼年到老年，女性病例占 1/3。年轻人似 TAO，老年人有 ASO 的特点。

六、治疗

TAO 的治疗比较困难，因动脉闭塞多在肢体的远端，侧支血管建立不易，血液流出道满意者少，血管重建手术指征不多，而且常有周期性恶化的特点。所以中晚期患者治疗绝非短时就能获得良好效果。

治疗原则是要控制病变活动，以药物为主和争取血管重建术来改善肢体的血液循环。坚持 Buerger 肢体锻炼和适当步行活动也很重要。应该严格遵守绝对忌烟、防寒保暖、避免外伤和坚持治疗的四项基本要求。

（一）一般治疗

严格戒烟是一切治疗措施的基础，尤其不能间接吸烟；改善生活条件，应减少及避免环境刺激，如寒冷、潮湿及外伤等；在医生指导下适当的运动对该病缓解有一定的好处。

（二）药物治疗

1. 中成药　从 20 世纪 50 年代开始以中医的活血化瘀理论，以中药为主。中西医结合治疗 TAO，一直是 TAO 主要的效果良好的治疗方法之一。各种中药制剂多有不同程度的降黏、抗凝、降纤、抗血小板和扩张血管等多方面相似的抗栓和改善血液循环的所谓"多靶点""广谱"的药理作用。

常用中成药注射剂有：脉络宁注射液，灯盏花注射液，川芎嗪注射液，葛根素注射液，血塞通注射液等。

常用中成药片剂和胶囊制剂有：通塞脉片，脉管炎片，瑞香素等，是急慢性动静脉闭塞性疾病最常用的简便、有效的药物。

2. 西药　如：前列环素（PGI_2），前列腺素 E_1（PGE_1），奥扎格雷钠注射药，5－羟色胺（5－HT）受体拮抗药（安步乐克），西洛他唑（Cilostazol），盐酸噻氯匹定，血小板膜糖蛋白 Ⅱb/Ⅲa 受体拮抗药等常用药物和阿司匹林、潘生丁、烟酸、低分子右旋糖酐、己酮可可碱、托拉苏林、罂粟碱和脉栓通等。均能在一定程度上改善肢体的缺血状态。

（三）外科治疗

1. 交感神经切除或化学性交感神经灭活术　对一些患者有效或缓解病情，交感神经兴奋引起血管痉挛，切除腰交感神经节第 2～4 个及神经链，可使下肢血管扩张及开放更多的侧支循环，改善下肢血液供应。经腹切口创伤较大，化学性交感神经灭活术创伤较小、较为安全、操作相对简单。目前已基本取代了交感神经切除术。约有半数以上的患者可在短期内改善症状。

2. 自体大隐静脉或人工血管旁路转流术 如患肢流出道通畅,可采用自体大隐静脉或人工血管旁路转流术改善供血,总体上用自体静脉效果更好,但由于其多累及中小动脉,且存在移植物再狭窄、闭塞和感染等并发症,不管是近期效果还是中远期效果均不确切。一些其他的对症手术如血栓内膜剥脱术,静脉动脉化手术等均可短期改善症状,但不降低截肢率。

3. 带蒂网膜移植 通过大网膜组织与患肢建立侧支循环,改善血供。但具有多为终末血管、供血量有限、结构差异较大等局限性,目前已少有应用。

4. 自体骨髓干细胞移植 近年发展起来的一种治疗周围动脉缺血疾病的有效方法,特别是对于需重建小血管的 TAO 具有较好的疗效。有报道称与下肢动脉硬化闭塞相比,自体骨髓单核细胞移植对 TAO 的效果更好。但具体机制尚不清楚。

5. 血管腔内技术 近年发展迅猛,但对于膝下中小动脉的作用较局限,小球囊扩张等血管成型方法短期效果良好,与外科手术相比具有创伤小及可重复性等特点。

6. 基因疗法 谷涌泉等用肝细胞生长因子(HGF)对 7 例 TAO 患者(7 个患肢)进行了基因治疗,其中 5 个有溃疡的患肢中 3 个得到治愈,2 个患者的夜间静息痛得到缓解,无明显副作用。谷涌泉等认为对那些经内科及外科治疗无效的患者,应用 HGF 进行基因治疗也许能获得满意效果。但关于这方面的研究还处于临床试验阶段。

7. 截肢术、截趾术 对于肢体已坏疽的大部分患者,仍需要进行截肢、截趾,甚至反复多次手术。

总体来讲 TAO 仍是一种难治性疾病,无根治性治疗方法,治疗目的是改善患肢血供,减轻疼痛,提高生活质量,降低致残率,延缓病变发展。

(李大林)

第三节 急性动脉栓塞

一、肢体动脉栓塞

急性动脉栓塞是指栓子从心脏或近心端动脉壁脱落,被血流冲向远端,造成血流阻断,导致栓塞远端组织、器官缺血坏死的病理过程。急性动脉栓塞的栓子大多数来源于心脏,小部分来源于近端动脉瘤或动脉硬化所致的附壁血栓。可分为 2 大类,即周围动脉栓塞和内脏动脉栓塞,其中周围动脉栓塞较为常见,有资料统计 90% 以上的急性动脉栓塞发生于腹主动脉末端及其以下的下肢动脉,因此本章主要介绍周围动脉栓塞。

(一)发展概况

最早报道急性动脉栓塞的是 William Gould 于 1684 年报道 1 例心源性所致颈内动脉栓塞,但是在接下来的很长一段时间里,对本病的处理仍停留在非手术治疗阶段,效果很不满意,1895 年 Sabanyer 首次尝试进行动脉栓子摘除术,但未获得成功。直到 1911 年,Georges Labey 施行栓子摘除术获得成功,患者肢体得以挽救。在以后的 20 年里,经过许多学者的不断努力,使急性动脉栓塞的发病机制和动脉取栓术得到了更多外科医生的认同,但限于当时的医学水平和手术器材的不完备,动脉取栓术的失败率仍较高。直到 1963 年 Fogarty 导管的问世,才得以使动脉取栓术在全世界范围内得到全面推广,手术成功率也得到了很大的提高,Fogarty导管大大简化了手术方法,减少了手术风险,是一种简单、安全、有效的手术方法,一直沿用至今天。

(二)病因学

急性动脉栓塞的栓子可以是血栓、空气、肿瘤、脂肪、羊水以及异物等,但以血栓最为常见。血栓栓子绝大多数来源于心脏,非心源性栓子,可来源于动脉瘤、动脉硬化斑块所致的附壁血栓,人工血管或支架内所形成的血栓以及在血管腔内介入治疗过程中产生的血栓等,有一小部分患者的栓子来源不明,甚至经过尸体解剖,仍然不能明确病因。

1.心源性　血栓栓子大多数来源于心脏,特别是左心。容易形成心脏血栓的疾病包括风湿性心脏病、冠心病、心肌病、心力衰竭、细菌性心内膜炎、新房黏液瘤以及心脏人工瓣膜置换术后。其中风湿性心脏病和冠心病最为常见,合并心房颤动则是周围动脉栓塞的高危因素,周围动脉栓塞的患者中约70%以上合并有心房颤动。

急性心肌梗死是动脉栓塞的另一个常见原因。随着目前冠心病的发病率的日益升高,急性心肌梗死所导致的周围动脉栓塞也逐渐受到学者的重视。急性心肌梗死时,左心室扩大,收缩乏力,血液不能完全排空,容易在左心室形成血栓,脱落后可造成动脉栓塞,此时50%以上的患者可不伴有心房颤动,若急性心肌梗死后并发左心室室壁瘤者,其合并周围动脉栓塞的发生率将大大提高。

2.血管源性　近端血管若出现动脉瘤,瘤腔内的附壁血栓是动脉栓塞栓子的另一个重要来源,各种动脉瘤如腹主动脉瘤、股动脉瘤、腘动脉瘤、锁骨下动脉以及肱动脉瘤等都可以导致远端动脉栓塞,因此临床上若遇到无心脏病基础的周围动脉栓塞,应注意查找近端血管动脉瘤的可能性,避免遗漏而造成动脉栓塞的复发。

近端血管出现的动脉粥样硬化性斑块附壁血栓也可导致远端动脉栓塞,粥样硬化性斑块表面溃疡,斑块内胆固醇结晶可进入血液循环,造成远端小动脉栓塞,栓塞后不仅堵塞末梢循环,而且胆固醇结晶溶入血管壁后还成为炎性肉芽肿,诱发血管周围炎,加重局部组织缺血。

随着血管外科的逐渐发展,各种血管转流术及血管腔内介入治疗技术在各个医院广泛开展,也导致由这些治疗方法引起的周围动脉栓塞逐渐增多。人工血管或支架内的血栓可自发或在取栓过程中脱落造成远端动脉栓塞,在介入治疗过程中,导管、导丝表面形成的血栓,甚至折断的导管、导丝都可能造成动脉栓塞,这种类型的动脉栓塞发病率正日益升高。

静脉系统的血栓,在右心房压力超过左心房时,血栓可经未闭的卵圆孔或室间隔缺损进入动脉系统,造成动脉栓塞,称之为"反常性动脉栓塞"。

3.其他原因　原发或转移性肺癌可破溃进入动脉循环成为栓子造成动脉栓塞,恶性肿瘤手术切除时或手术后可能出现癌栓栓塞,另外,有小部分动脉栓塞患者,经全身检查仍不能发现栓子来源。

(三)病理解剖基础

动脉栓塞发生的部位与栓子的大小、密度以及相应的动脉直径、动脉分叉的角度和形状等有关,多发生在动脉直径突然发生变化的动脉分叉部位,这是因为分叉处动脉直径突然变小,阻力增大,从血流动力学来看,血流的阻力与动脉半径的4次方成反比,也就是说动脉管径越细,阻力也就越大。

周围动脉栓塞的发生部位下肢多于上肢,下肢动脉栓塞在整个周围动脉栓塞中占80%以上,其中股动脉发病率最高,其次分别是髂总动脉、腘动脉和胫后动脉,上肢动脉栓塞发病率由高至低分别是肱动脉、腋动脉、桡动脉和尺动脉。

(四)病理生理学

肢体因动脉栓塞而发生急性缺血后,可依次发生如下4个主要的病理生理变化:首先,栓塞发生后,栓塞处的动脉及其邻近侧支动脉会立即出现动脉痉挛,产生痉挛的原因是栓子直接刺激和管腔压力增高,通过神经反射,引起支配动脉的交感神经兴奋,致使动脉壁平滑肌出现强烈收缩。其次,栓塞动脉远端由于血流灌注急剧减少,血流缓慢甚至停止加上动脉痉挛而导致继发血栓形成,堵塞动脉分支及其侧支循环。这种继发血栓与动脉内膜粘连紧密,难以摘除,即使摘除,由于内膜的损失也可造成再次血栓形成,这是动脉取栓术后需要使用抗凝药物的病理生理学基础。继发性血栓常在栓塞后8~12h发生,因此目前公认的观点是发病后6~8h手术取栓是最佳时机。再次,缺血组织尤其是肌肉组织水肿,导致肌筋膜室内高压,继而可发生骨筋膜室综合征。最后,小血管的细胞缺血肿胀,进一步加重微循环灌注阻力,如不及时治疗,其结果必然是组织细胞不可逆性坏死。

栓塞发生后,或多或少地会加重心脏的后负荷。栓塞动脉直径越大,阻塞越完全,对心脏的影响就越大,如果心脏不能代偿这种血流动力学的变化,就会出现血压下降、休克和左心衰竭,甚至造成患者死亡。

栓塞发生后,肌肉的缺血坏死程度和范围,取决于缺血持续的时间和严重程度、肌肉本身的代谢能力、以及恢复血流再灌注的时间等因素。如果缺血超过一段时间,肢体血流再灌注后,肌细胞的微循环血流入血液循环,出现再灌注损伤的临床表现,其特征是代谢性酸中毒、高钾血症、呼吸窘迫综合征、肌红蛋白尿、急性肾小管坏死和肌肉水肿,继而可能出现急性肾动脉衰竭。

(五)临床表现

急性动脉栓塞可发生于任何年龄,但以50岁以上者占大多数,这与心脏病的发病年龄有关系,如风湿性心脏病心房颤动引起动脉栓塞者年龄较轻,冠心病心房颤动引起动脉栓塞者年龄较大,随着我国风湿性心脏病发病率的逐年降低,冠心病发病率的逐年增高,动脉栓塞患者的年龄也逐渐增大,这些高龄患者往往合并有很多并发疾病,给其治疗带来了一定的难度。

急性动脉栓塞的症状轻重,取决于栓塞的位置、程度、缺血的持续时间以及侧支循环的代偿情况。典型的临床表现有肢体急性缺血的"6P"征,即疼痛(pain)、苍白(pallor)、无脉(pulselessness)、感觉异常(paresthesia)、麻痹(paralysis)和皮温变化(poikilothermia)。

1.疼痛 大多数急性动脉栓塞患者具有疼痛症状,常为突然发生的剧烈而持续的疼痛。个别患者可无疼痛感觉而仅仅表现为肢体麻木。疼痛开始发作时,位于阻塞平面处,随着病情发展而逐渐加剧,并向肢体远端延伸而表现为整个肢体的疼痛。疼痛的主要原因是组织缺血缺氧,栓塞处的剧烈疼痛与局部血管压力骤增,血管突然扩张有关。只有当血流恢复灌注或严重缺血使感觉神经发生不可逆变化后,疼痛才会消失。在临床上遇到急性动脉栓塞患者,若其肢体疼痛症状逐渐好转,并不一定代表病情在好转,还应考虑到是否病情已经发展到肢体感觉功能减退的严重阶段了。

2.苍白 肢体皮肤苍白是急性动脉栓塞后即刻出现的症状,是由于动脉栓塞后皮肤血液灌注减少和皮肤毛细血管缺血反应性收缩共同作用的结果。皮层乳头下静脉丛血液首先排空,皮肤呈蜡样苍白。若血管内尚积聚少量血液,在苍白皮肤间可出现散在小岛状紫斑。浅表静脉萎瘪,毛细血管充盈缓慢,腓肠肌呈生面团样。

3.无脉 动脉栓塞发生后,可出现栓塞远端动脉搏动减弱或消失,但若动脉发生严重痉挛,栓塞部位近端也可出现动脉搏动减弱。有时由于血液的冲动,栓塞近端动脉的搏动可传导至栓塞远端的动脉,这时远端动脉可有传导性搏动,产生搏动依然存在的假性,给临床诊断造成一定的困难。

4.感觉异常 主要表现为肢体麻木,症状出现时间较早,随着缺血时间的延长,逐渐出现皮肤感觉迟钝甚至消失。首先消失的是轻触觉,随后是痛觉、压力感和温觉。感觉神经障碍分布区常呈袜套状。

5.麻痹 麻痹症状一般出现较晚,是动脉栓塞发展到较为严重和晚期的一种症状,是肢体即将发生坏疽的一种前驱表现,意味着神经和骨骼肌缺血可能已经进展至不可逆转的程度。临床可表现为某些肌群肌力减退,或者有不自主肌肉收缩。如果麻痹且伴有寒战,远端肢体肌肉如木板样僵硬,往往表示缺血已经不可逆转,此时如果再行手术取栓,不但有可能不能挽救肢体,还有可能使肌肉坏死产生的代谢物质随血流恢复被带至全身,而引起严重的水电解质紊乱以及中毒性表现。

6.皮温变化 皮温变化是急性动脉栓塞患者的一个特征性表现,由于动脉血供中断,致使皮肤温度下降甚至厥冷,肢体远端尤为明显。事实上,肢体皮肤温度的改变要比实际栓塞部位低一个关节平面。如腹主动脉骑跨栓塞者,皮温改变平面在双侧大腿上部和臀部;髂—股动脉栓塞在大腿中部和膝部;腘动脉栓塞在小腿部;腋动脉栓塞在上臂;肱动脉栓塞在前臂。

(六)诊断

突然发生严重的肢体缺血症状体征,特别是具有典型"6P"征,有明确栓子来源的患者,诊断并不困难,但是当症状体征不典型,诊断较为困难时,以下辅助检查有利于帮助诊断。

1.彩色超声多普勒检查 超声检查安全、简便、无创伤,可以快速进行,对急性动脉栓塞的诊断具有较大价值,可以对栓塞部位进行精确定位,特别是股总动脉准确性最高,同时可以了解远端动脉有无继发血栓形成以及伴行静脉的情况。

2.多普勒超声无创伤血管检查 该检查主要是动脉节段测压和肢体末梢动脉波形描记,能显示肢体动脉的搏动强度和消失部位,对定位诊断有帮助,根据踝肱比(ABI)能大致判断缺血的严重程度,同时可以判断另一侧肢体的动脉情况,对急性动脉栓塞与急性动脉血栓形成的鉴别诊断具有重要参考价值。

3.动脉造影 急性动脉栓塞一般具有典型的症状体征,加上简单的彩色超声多普勒及无创伤血管检查,大多数都能即刻做出明确诊断,因此在很长一段时间内,大多数血管外科医师均认为动脉造影检查对于急性动脉栓塞的诊断没有太大意义。但是值得注意的是,随着急性动脉栓塞病因的不断变化,冠心病所致的心房颤动、急性心肌梗死、室壁瘤以及心力衰竭等成为急性动脉栓塞的主要病因,这些患者往往合并有周围动脉粥样硬化性狭窄或闭塞,一旦发生动脉栓塞,首先是诊断上有时很难和急性动脉血栓形成相鉴别,其次治疗上动脉取栓术失败率较高,常需要行动脉旁路转流术,所以术前动脉造影检查正日益受到大家的重视。特别是对于与急性动脉血栓鉴别有困难者,动脉造影可以明确病因,了解远端动脉通畅情况,为可能进行的动脉旁路转流术做必要的术前准备。

急性动脉栓塞在动脉造影中表现为动脉闭塞端呈平截状或杯口状,侧支循环较少;而动脉血栓形成则在动脉闭塞端呈锥形或"鼠尾"状,侧支循环较丰富。

对急性动脉栓塞患者是否进行动脉造影检查应根据患者的具体状态而定,如果患者肢体缺血程度较重,患肢已有感觉或运动障碍等体征,或者患者一般状态较差,都不应该过于强调动脉造影对诊断的作用,以免耽误手术时机,造成严重后果。

4.CT与MRA检查　CT血管成像(CTA)与磁共振血管成像(MRA)CTA以及MRA对于急性动脉栓塞的诊断没有明显优势,只有当患者来院就诊时,肢体缺血程度不重,同时和急性动脉血栓形成鉴别困难,有行动脉旁路转流术可能时才进行。

（七）鉴别诊断

1.急性动脉血栓形成　是急性动脉栓塞最主要的鉴别诊断,这是因为两者都可以导致下肢急性缺血,但是治疗方式却存在着较大差别,下面将两者的鉴别要点归纳如下(表4-2)。

表4-2　急性动脉栓塞与急性动脉血栓形成的鉴别要点

鉴别要点	急性动脉栓塞	急性动脉血栓形成
发病方式	急骤,进展较快	较为缓和,很少迅速出现肢体坏死
分界平面	较为清晰	比较模糊
间歇性跛行病史	少见	常见
肢体慢性缺血体征	少见	常见
对侧肢体搏动	通常正常	减弱或消失
栓子来源	一般有明确来源	很少有明确来源
动脉造影	闭塞端呈截状或杯口状,侧支循环较少	闭塞端呈锥形或"鼠尾"状,侧支循环较丰富

2.急性深静脉血栓形成　严重急性深静脉血栓形成发生股青肿者,可引起反射性动脉痉挛,使远端动脉搏动减弱或消失,致使皮温降低,皮色苍白,易误诊为急性动脉栓塞,此时彩色超声多普勒检查对鉴别诊断意义较大,多普勒超声无创伤血管检查能清晰闻及动脉搏动声,ABI通常>0.5。

3.主动脉夹层　主动脉夹层累积一侧或双侧髂股动脉,可出现急性下肢缺血症状,但主动脉夹层往往有剧烈的背部或胸部疼痛症状,患者有高血压病史。

（八）治疗

急性动脉栓塞一旦诊断明确,如无特殊情况均应积极采取手术取栓治疗,但若有下列情况者则应对手术采取慎重态度:①伴有严重的心脑血管疾病,患者一般情况较差,对手术难以耐受者。②栓塞部位位于腘动脉或肱动脉以远肢体缺血情况不严重者,这种情况非手术治疗往往效果较为满意。③患肢已经出现坏疽感染者,此时再手术取栓已经毫无意义,应该及时行截肢治疗。

患者若无手术禁忌,应抓紧时间进行手术取栓治疗,肢体缺血到发生不可逆性组织细胞坏死的时间约为6h,虽然缺血的严重程度个体差异较大,但是一般来讲,发病6~8h以内手术取栓成功的疗效最好。缺血时间越长,死亡率和截肢率越高。如果患者来诊时发病已经超过6~8h,但只要远端肢体未发生坏疽,也应抓紧时机尽早手术。

下面以单侧髂股动脉栓塞为例,介绍手术取栓的步骤及要点。

1.患者平卧位,麻醉可以选取局部麻醉、硬膜外阻滞麻醉或气管插管全身麻醉。

2.显露股动脉,取患侧腹股沟纵切口长约5cm,解剖游离出股总动脉、股浅动脉、股深动脉,分别绕以橡皮筋牵拉控制,对比较小的分支可以游离出后用7号丝线控制。

3.静脉给予肝素 30～40mg 后,在股总动脉前壁纵行切开长约 1cm(若患者动脉直径较细,可采用动脉横切口以防止缝合后动脉狭窄),向动脉近端插入 5F 导管,插过术前估计的栓塞部位后,注入肝素盐水充起导管气囊,缓慢持续用力拉出导管,取出栓子及继发血栓,重复此过程直至近端动脉出现喷射性血流,动脉恢复膨胀性搏动,表示取栓成功,再次阻断近端股动脉血流。

4.向远端股浅动脉和股深动脉插入 4F 或 3F 导管,依上法取出远端动脉栓子或继发性血栓,见远端动脉有回血,提示远端动脉已通畅。

5.再次检查近端动脉的喷血情况,如动脉喷血佳,即使用 5～0 prolene 线缝合股动脉切口,边距 1mm,针距 1mm,连续外翻缝合动脉壁,再逐层关闭切口。

6.插入取栓导管时,切忌未识别动脉真腔,匆忙插入导管,以致进入动脉假腔,造成动脉夹层分离,引起远端肢体缺血。

7.在取栓过程中,要求动作轻柔,应根据动脉直径的大小选择合适型号的取栓导管,在回撤导管的过程中,应根据阻力大小随时调整气囊的大小,忌用暴力,以免撕脱内膜及损伤血管。

8.缺血时间长者,为减少缺血再灌注损伤对全身的影响,可在缝合股动脉切口恢复血流之前,静脉快速滴注 5% 碳酸氢钠 125～250ml。

(九)术前准备

1.动脉栓塞诊断一旦明确,应立即给予肝素化,以防止栓塞动脉的近端和远端继发血栓蔓延,保持侧支通畅,以减少缺血的损伤范围和程度。

2.迅速而准确地评估患者的全身情况和手术耐受力,同时积极抗休克,控制心力衰竭,尽可能改善心脏功能。

3.完善术前常规化验检查,同时备皮、备血。

(十)术后处理

1.术后继续使用肝素或低分子肝素行抗凝治疗,对防止再栓塞和取栓术后因动脉内膜损伤所致的血栓形成极为重要。

2.对于有明确房颤病史的患者,若无特殊禁忌,应尽早给予口服华法林,调整 PTINR 达 2.0～3.0 后停用肝素或低分子肝素,并长期坚持口服。

3.密切观察患肢皮温、皮色及动脉搏动情况,如再次出现患肢缺血情况,应仔细分析原因,必要时再次手术取栓。

4.密切检测动脉血气、电解质、肾功能及尿量,纠正取栓后可能出现的水电解质紊乱及肾功能损害。

二、肌病肾病性代谢综合征

尽管急性动脉栓塞的治疗取得了很大的进展,但目前其致死率及截肢率仍然较高,其主要原因就是急性动脉栓塞后导致的肌病肾病性代谢综合征(myonephropathic metabolic syndrome, MMS)。MMS 是一种主要由肢体急性缺血所致横纹肌溶解及由此产生的肌红蛋白、离子紊乱、氧自由基等引起的代谢综合征,急性动脉栓塞后 MMS 的发病率为 7.5%～27.5%。

(一)病理生理学

1.缺血性改变 急性动脉栓塞后 12h 内即可出现患肢苍白、肿胀,在 24h 时这一变化更为显著。此时切开肌肉,可见肌肉呈鱼肉样外观。24h后,肌肉因充血而发紫、变硬,静脉内可形成血栓,缺血时肢体肿胀不明显,一旦血供恢复,水肿会进一步加重,导致肌肉坏死。

骨骼肌包含大量的生化物质,对缺氧极度敏感。在缺氧状态下,这些生化物质释放入血,其中一些物质对人体的损害甚至是致命的,也是引起MMS的主要因素。肢体缺血时,肌细胞内三磷腺苷(ATP)显著减少,导致肌纤维细胞膜的通透性异常改变,从而导致一系列代谢综合征的发生,产生大量氧自由基,性质不稳定,有很强的反应性,具有细胞毒性,导致MMS及肌细胞的坏死。

2.代谢综合征

(1)代谢性酸中毒:几乎发生于所有患者,但严重程度不同。代谢性酸中毒源于酸性代谢产物的堆积,组织缺血缺氧导致有氧代谢减少和无氧酵解增强,产生大量乳酸和丙酮酸。血供重建前,pH<7.2提示预后不良。

(2)水电解质失衡:血清钠大多在正常范围内,钾离子初期也在正常范围内,血运重建后,肌细胞溶解释放大量的钾离子入血,血钾明显增高,可能导致心搏骤停。约半数以上患者伴低钙、高磷血症及少尿。正常情况下,细胞外液钙离子浓度比细胞内钙离子浓度高3~4倍。如果肌细胞膜破坏,细胞内钙离子浓度增高,直至细胞内外钙离子浓度相等,肌细胞收缩性增强,造成缺血肢体发生僵硬,部分患者可出现肌肉痉挛。

(3)酶学改变:肌酸磷酸肌酶(creatine phospho kinase,CPK),尤其是其同工酶CPK—MM升高是肌肉损害的直接证据,高含量CPK通常反映肢体进行性肌坏死。所有患者乳酸脱氢酶(LDH)和谷草转氨酶(SGOT)水平均有升高。SGOT持续升高表明肌肉发生了不可逆的病理损害。

(4)肌红蛋白尿:骨骼肌溶解释放肌红蛋白使尿呈现樱桃红色,血中肌红蛋白浓度升高,由肾脏排泄时可堵塞肾小管引起急性肾衰竭。

(5)急性肾衰竭:肌肉缺血坏死、酸中毒和肌红蛋白尿可导致患者急性肾衰竭,病理改变为急性肾小管坏死,需立即行血液透析治疗,否则将危及患者生命。

(二)临床表现

随着病情的进展,MMS可分为以下2个阶段。

1.急性缺血期 临床表现为患肢剧烈疼痛、皮温低、肤色苍白、发绀、感觉异常或消失,运动或检查肢体均会产生剧烈疼痛。本期最典型的临床表现是患肢僵硬或坏死后强直,尤其是远端如膝、踝关节,发生"冰僵"现象。肢体的僵硬预示着代谢综合征的发生。12~24h后肢体严重肿胀,遍及整个患肢,有时大腿比小腿更为严重。水肿主要发生在肌肉组织内,肿胀肢体各呈现柔软、拉紧、木样质地,呈非凹陷性。同时伴皮温低、发绀,常被误诊为"股青肿",两者主要区别在于此水肿发生于肌肉而非皮下组织内。患者常可出现躁动、神志恍惚及定向力障碍。此期常伴不同程度的代谢紊乱、酸中毒、氮质血症和高钾血症,若不及时纠正,可引起严重并发症甚至死亡。

2.血运重建再灌注期 临床症状随缺血程度不同有较大差异,严重者虽血供恢复,但因远端组织灌注不完全,疼痛非但不减轻反而加重,血供恢复后,有时血小板和纤维蛋白组织的微血栓可进入肺循环,引起严重的并发症。

(三)诊断

急性动脉栓塞的患者均应想到MMS发生的可能性,并做到早期观察和诊断。MMS早期突出的表现是肌肉收缩、关节僵硬和患肢非凹性水肿。患者可因疼痛、代谢障碍和氮质血症的影响出现精神症状。血运重建及再灌注期的突出表现为非凹性水肿、樱红色尿、少尿或无尿及心功能受损的表现。有以上症状者应尽早进行以下实验室检查。

1. 血液检查 血钾、CPK、SGOT 及 LDH 升高的程度反映骨骼肌坏死的程度和范围;血肌红蛋白增高注意肾衰竭可能;血 pH 下降,特别是在血运重建后,pH 进一步下降提示预后不佳。

2. 尿液检查 尿液中出现肌红蛋白时应警惕急性肾衰竭的发生。

3. 氧自由基检测 因其化学性质不稳定及半衰期很短,故检测有一定困难。可通过测定与脂质过氧化氢作用成比例增加的丙二醛酸,间接测定氧自由的存在。

(四)治疗

MMS 的治疗应同时兼顾局部和全身治疗,警惕潜在并发症的发生是诊治的关键。治疗前须确定两大重要表现:①有无肌红蛋白尿。②有无患肢僵硬、非凹性水肿。监测各项重要的生化指标;如 pH、肌红蛋白、CPK、PCO_2、PO_2、血钾等,判断血容量,根据检测结果,给予对症处理。

(五)术前准备

立即补充丢失液体及纠正酸碱、电解质平衡。无论是否发现肌红蛋白尿,均应给予碳酸氢钠以纠正可能或已存在的酸中毒并有利于肌红蛋白的排出。

如出现小腿或更高位肌肉僵硬,应考虑施行肌筋膜切开术。手术需同时打开患处的所有骨筋膜室,目前认为选用纵行全程筋膜切开,可得到较充分的减压效果。术中应注意保护神经和血管,避免不必要的损失,若皮肤能在无张力的情况下关闭者可一期缝合。若肌肉已经坏死,常需多次清创切除,敞开皮肤切口,保持创面清洁,防止伤口感染,待血液循环改善,水肿消退后二期缝合或植皮。

(六)术后处理

尽快行动脉取栓术是防治 MMS 的关键。术中、术后必须持续给予甘露醇和碱性药物,以防肌肉进一步受损,直到血 pH、尤其是患肢血 pH 恢复正常。碱性药物的使用在有肌红蛋白尿时尤为重要,以防止肌红蛋白在肾小管内酸性环境沉积形成管型。同时,恢复电解质平衡,包括降低血钾至正常范围。若出现急性肾衰竭,应立刻行血液透析,直到肾功能恢复。应用抗凝、溶栓和祛聚等药物维持及改善血流灌注。为了防止缺血再灌注损伤,可用药物来清除自由基,保护细胞的功能,如维生素 E、维生素 A、维生素 C、谷胱甘肽、SOD、CAT、过氧化物酶、甘露醇、丹参、二甲亚砜等。

肢体如有坏疽,应行截肢术。即使无明显坏死,为防止代谢物从缺血肌组织内扩散,尤其是出现严重、广泛的横纹肌溶解时,也应行截肢术。

(李大林)

第四节 多发性大动脉炎

多发性大动脉炎(takayasu arteritis, TA)是一种慢性非特异性炎性动脉疾病,主要累及主动脉及其主要分支如头臂干、颈动脉、锁骨下动脉、椎动脉和肾动脉,以及冠状动脉、肺动脉等。以前报道好发于东南亚青年女性,但现在研究表明,此病男女均可发病,并且呈全球性分布,女性患者与男性患者的比率从东南亚到西方逐渐降低。其主要症状是由于病变动脉阻塞引起的眩晕、昏厥、视力减退、头痛、无脉、偏瘫、失语等。此病名称较多,除了多发性大动脉炎外,以前又称无脉症、主动脉弓综合征、突发性大动脉炎或不典型性主动脉缩窄症等。

一、历史

多发性大动脉炎的历史最早可推至 1830 年,日本人 Yamamoto 在他的著作《Kitsuo idan》一书中描述了一个 45 岁的男性患者,不明原因的持续发热、上肢动脉和颈动脉搏动不能触及,伴有体重降低和呼吸困难,这可能是关于多发性大动脉炎的最早报道。第一个科学描述多发性大动脉炎的是日本眼科教授 Takayasu,他在 1908 年第十二届日本眼科协会年会上报道了一个 21 岁的女性患者,她的眼底出现了特异性的冠状动静脉吻合,但是 Takayasu 当时并没有注意到该患者双侧桡动脉不能触及这样一个事实,以至于未能对 TA 做进一步的研究。直到 1939 年,日本学者 Shinmi 报道了一个 28 岁的女性患者并首次使用了"多发性大动脉炎"这个名称,该患者因精神错乱入院,有多次昏厥病史,体检发现双侧桡动脉和颈动脉搏动不能触及,入院后一周因为充血性心力衰竭死亡。随后 Okabayashi 对其进行了尸体解剖,尸检中发现该患者有主动脉、双侧颈总动脉、颈内动脉、颈外动脉、锁骨下动脉和腋动脉的全层动脉炎,患者死于脑软化和肺充血。1940 年日本学者 Oohta 重新系统地分析了该病例并指出多发性大动脉炎的动脉炎症不仅仅累及动脉中层,也累及动脉的内层和外层,这是首次准确的描述多发性大动脉炎是由主动脉及其主要分支炎症病变所引起的。

二、病因

多发性大动脉炎的病因及发病机制目前尚不清楚,各种文献报道均认为多发性大动脉炎发病多与自身免疫因素、内分泌失常及遗传因素有关。多数学者认为本病是一种自身免疫性疾病,可能由结核菌或链球菌、立克次体等在体内的感染,诱发主动脉壁和(或)其主要分支动脉壁的抗原性,产生抗主动脉壁的自身抗体,发生抗原抗体反应引起主动脉和(或)主要分支管壁的炎症反应。其理论依据:①动物实验发现长期给兔补含高效价抗主动脉壁抗原的患者血清、可产生类似动物炎症改变。②临床发现多发性大动脉炎患者可有血沉、黏蛋白增高,α、γ 球蛋白及 IgG、IgM 的不同程度增高,服用肾上腺皮质激素有效。③本病患者血中有抗主动脉壁抗体,同时发现主动脉壁抗原主要存在于动脉中层组织。最近日本学者推测本病与 HLA 系统中 BW40、BW52 位点有密切关系,属显性遗传,认为有一种先天性遗传因子与本病有关。此外,大剂量雌激素可造成主动脉肌层萎缩、坏死和钙化,主要发生于主动脉及其分支,即承受动脉血流和搏动最大的机械应力部位,从而推测在内分泌不平衡最显著时期,雌激素过多和任何营养不良因素(如结核病)相结合,导致主动脉平滑肌萎缩,抗张力下降,成为致病因素之一。总之,综合致病因素在不同的环境下作用于主动脉和(或)其主要分支,产生多发非特异性动脉炎。

三、病理

多发性大动脉炎可在主动脉全长任何部位发生,并可累及所有主要大分支、肺动脉和其叶段分支,大多数可累及 2 支以上的动脉分支,但以头臂干动脉、胸主动脉、腹主动脉及肾动脉最常发生。病变血管大体标本呈灰白色,管壁僵硬、钙化、萎缩,与周围组织有粘连,管腔狭窄或闭塞。上述病变的发展均较为缓慢,在逐渐引起动脉狭窄、闭塞的同时,常在周围产生侧支血管。病变早期或活动期以肉芽肿型炎症为主。动脉的外膜、中层、内膜全层均有淋巴细胞、巨噬细胞、单核细胞等炎性细胞浸润,然后纤维组织增生,外膜滋养血管改变明显。外膜可与周围组织形成粘连,纤维增生。中层基质增多,弹性纤维肿胀断裂破坏。平滑肌坏死,肉芽组织形成,淋巴细胞、浆细胞浸润,中层还常有上皮样细胞和朗格汉斯细胞形成结节样改变,增生纤维化使管壁变厚,纤维收缩及内膜增厚使整段动脉变细狭窄,壁内也可有钙化。壁内中层坏死、变薄,可有局部扩张或动脉瘤形成。此外冠状动脉也可受累,典型表现为局限在开口处及其他端的狭窄性病变。左、右冠状动脉可同时受累,但弥漫性冠状动脉炎较为常见。

四、临床表现及分型

多发性大动脉炎的临床表现一般分为早期和晚期 2 个阶段。早期表现为一些非特异性症状如低热、身体不适、体重减轻、易疲劳等,由于缺乏特异性的表现,所以早期诊断较为困难。随着病情发展,到了疾病晚期,将出现眩晕、昏厥、视力减退、头痛、无脉、偏瘫、失语、血管杂音、主动脉反流、心肌炎、心包炎、心肌缺血、扩张性心肌病以及肾小球病变等临床表现。按受累血管部位不同分型如下。

1. 头臂型 病变位于左锁骨下动脉、左颈总动脉或无名动脉起始部,可累及一或多根动脉,以左锁骨下动脉最为常见。此型病变可致脑、眼及上肢缺血,表现为耳鸣、视物模糊。少数患者诉眼有闪光点或自觉眼前有一层白幕,逐渐出现记忆力减退、嗜睡或失眠、多梦、头晕、眩晕、一过性黑矇等。当颈动脉狭窄使局部脑血流降至正常的 60% 以下时,可产生意识障碍,出现发生性错厥,甚至偏瘫、昏迷、突发性失明、失语、失写等。体检可发现颈动脉搏动减弱或消失,颈动脉行径可闻及粗糙响亮的Ⅲ～Ⅳ级收缩的期血管杂音,眼部出现眼球震颤、角膜白斑、虹膜萎缩、白内障和视网膜萎缩。在无名动脉或锁骨下动脉近端受累时,还可出现患侧肢体发凉、麻木、无力、无脉、血压测不到,锁骨上区可闻及Ⅲ～Ⅳ级血管收缩期杂音。由于患侧椎动脉压力下降,可致血液从椎动脉倒流,脑供反流入左锁骨下动脉使脑遭受缺血损害,出现"锁骨下动脉窃血症",表现为患肢运动后脑部缺血症状加重甚至产生昏厥。1978 年 Ishikava 指出,在颈动脉阻塞的多发性大动脉炎病例,眼底检查可显示视网膜病变,共分四期。Ⅰ期:小动脉扩张;Ⅱ期:小血管瘤形成;Ⅲ期:动—静脉吻合;Ⅳ期:眼部并发症。Ⅰ、Ⅱ期属于轻、中度,Ⅲ、Ⅳ期为重度。

2. 胸腹主动脉型 病变累及左锁骨下动脉以远的降主动脉和(或)腹主动脉。主要病理生理改变为受累主动脉近侧高血压、远侧供血不足,因而加重心脏负担和增高脑血管意外发生率。临床表现为上半身高血压并伴有头痛、头晕、心悸以及下肢供血不足症状,如酸麻、乏力、发凉,可有间歇性跛行,严重者可有心功能减退表现。有时腹腔干、肠系膜上动脉等腹主动脉分支可累及,但因病变时间长,常有丰富的侧支循环,较少引起胃肠道症状。当病变在肾动脉以上时,继发肾缺血性高血压。体检可见上肢脉搏宏大有力,血压高达 18.7～32/12～18.7kPa(140～240/90～140mmHg)甚至更高,而下肢股、腘、足背动脉搏动减弱甚至消失。于胸骨左缘、背部肩胛间区、剑突下或脐上等处可闻及Ⅱ～Ⅲ级血管收缩期杂音。

3. 肾动脉型 多为双侧肾动脉受累。单纯肾动脉病变仅占 16%,主要累及肾动脉起始部,合并腹主动脉狭窄者达 80%。动脉炎性狭窄使肾脏缺血,激活肾素－血管紧张素－醛固酮系统,引起顽固性高血压。临床表现以持续性高血压为特征,幅度高而且舒张压也非常高,用一般降压药物效果不佳,严重时可产生高血压危象,表现为头痛、头晕、血压骤然升高、视物不清、眼底出血、恶心及呕吐,腹部可闻及血管杂音。

4.混合型　混合型的患者其血管受累的范围较广,在临床表现上可同时出现上述头臂型、胸腹主动脉型及肾动脉型的症状和体征。其中肾动脉同时受累者最为常见。

5.肺动脉型　病变主要累及肺动脉。目前国外报道45%～50%的多发性大动脉炎合并有肺动脉病变,可见于单侧或双侧肺叶动脉或肺段动脉。前者多见,并呈多发性改变。单纯肺动脉型临床上一般无明显症状,肺动脉缺血可由支气管动脉侧支循环代偿,只有体检时于肺动脉瓣区听到收缩期杂音。

此外,多发性大动脉炎引起的冠状动脉狭窄亦值得重视。1951年Frovig首先报道这一现象。1977年Lupi报道在107例多发性大动脉炎中,16例有冠状动脉狭窄,其中8例有心绞痛症状。起初症状常与神经系统症状(头痛、一过性脑缺血等)同时出现,也可同时出现心肌梗死症状。有些病例可出现心力衰竭,以左心衰竭较为常见。

五、辅助检查

1.血液检查　多发性大动脉炎病因未明,早期无特异性检测标准。红细胞沉降率(ESR)在提示本病活动性方面有一定意义,尤其是年轻患者,在活动期83%ESR加速(≥20mm/h)。然而,随着年龄增长,ESR有下降趋势。ESR的高低与急性发作并不成正比,故ESR不能提示本病活动程度。此外本病在活动期抗O抗体上升,C反应蛋白可呈阳性,白细胞轻度增高,组织因子、vWF因子、血栓烷、组织型纤溶酶原激活因子、ICAM-1、VCAM-1、PECAM-1、α1、α2、γ球蛋白增高,IgM、IgG可先后呈不同程度增高,但与正常人对照无显著性差异,类风湿因子、抗主动脉抗体可阳性。1982年Hideo在研究本病的血液凝固改变病原学方面指出,在初期,患者血液均显示高纤维蛋白原而纤维蛋白活性下降;晚期血中纤维蛋白原恢复至正常范围而纤维蛋白活性增高,Hideo指出,高凝状态在本病的发生中起着一定作用。因此血液流变学检查可有异常。

2.超声血管检查　多普勒超声血管检查,对多发性大动脉炎患者可用于测定病变动脉的近远端血流及波形,尤其是对颈动脉的检查诊断的正确率高达96%,对临床诊断有十分重要的意义。经颅多普勒超声可评价Wills环的血流量和血流方向。这些检查项目简单实用,为无创伤检查,患者无痛苦。患者可重复进行,因此在临床上应用较广泛。但彩色多普勒超声及频谱分析在精确性及符合率上不及常规造影。

3.节段性肢体血压测定和脉波描记　采用应变容积描记仪(SPG)、光电容积描记仪(PPG)测定动脉收缩压并可以在指、趾描记动脉波形,了解肢体各个平面的动脉血供情况。多发性大动脉炎患者若同侧肢体相邻段血压或两侧肢体对称部位血压差>2.67kPa(20mmHg)提示压力降低的近端动脉狭窄或阻塞。由于此法简单、方便、无痛苦,乐于被患者接受,可作为本病客观指标之一广泛应用于临床,并可用于随访病变进展。

4.脑血流图　头臂型大动脉炎,颈动脉严重受累者,脑供血不足,脑血流图可显示脑血流量明显减少。

5.眼底检查　眼底检查有常规眼底检查、荧光素血管检查、电子视网膜照相检查。颈动脉重度狭窄或闭塞者可致眼底缺血,眼底检查可发现视网膜缺血性变性或萎缩等病变。荧光素血管检查可见视网膜静脉扩张、动静脉短路、新生血管及缺血管区。

6.肾素活性测定 肾动脉型患者肾素－血管紧张素体系的升压作用已被公认,肾素活性测定也已被广泛应用。测定两侧肾静脉肾素活性比值(患侧肾素/对侧肾素)以及周围循环肾素的水平或对侧肾静脉肾素与周围血肾素的比值,不仅有助于证实血管病变对肾功能的影响程度借以明确手术指征,对术后预后有较明确的估价周围血肾素活性高,两侧肾静脉肾素活性差＞2 倍,外科疗效良好;周围血肾素活性差＞2 倍,外科疗效良好;周围血肾素活性正常或对侧肾静脉肾素与周围血肾素比值低于 1.3,两侧肾静脉肾素活性差＞1.4 倍,术后血压亦都恢复正常或明显下降;两侧肾静脉肾素活性比值＜1.4,手术效果不佳。2 肾静脉肾素活性比值对于鉴别肾血管性高血压与原发性高血压亦有价值,在后者比值基本＜1.4 或相等。静脉注射对肾素分泌有立即刺激作用的药物如呋塞米 0.33～0.36mg/kg,在肾动脉狭窄可使原血液肾素活性差更为显著。有别于肾实质性病变的肾素活性增高。

7.磁共振检查(MRI) MRI 和 MRA 是较先进的无创影像学检查方法,使机体组织显像发展到解剖学、组织生物化学和物理学特性变化相结合的高度,使许多早期病变的检测成为可能。多发性大动脉炎引起血管狭窄或阻塞,相应脏器缺血所致的代谢障碍,可通过 MRI 诊断。由于本病为动脉全层的非化脓性炎症及纤维化,MRI 可观察到动脉壁异常增厚,受累的胸腹主动脉狭窄。MRA 与常规血管造影相比,避免了动脉腔内操作,减轻了痛苦,是无损伤血管检测技术的一大发展,尤其是对于动脉内膜和管壁的早期病变参考价值较大。但 1986年 Miller 在分析 10 例多发性大动脉炎用 MRA 和动脉造影进行诊断的前瞻性双盲对照研究时指出:MRA 仅对主动脉、无名动脉和双侧髂总动脉或经细心选择的病例动脉显影清晰正确,MRA 诊断多发性大动脉炎的敏感性仅为 38%。因此目前此法尚不能完全取代动脉造影。

8.动脉造影 动脉造影(DSA)仍是主要的检查手段。可以详细了解病变的部位、范围及程度,以及侧支循环形成情况。动脉造影可为手术或介入治疗提供最有价值的影像学资料。早期患者可见主动脉管壁有多发局限性不规则改变;晚期可见管腔狭窄或闭塞,少数呈动脉扩张,主动脉分支病变常见于开口处,呈节段性。胸降主动脉狭窄多始于中段,逐渐变细表现为特征性"鼠尾巴"形状,侧支循环丰富。锁骨下动脉近端闭塞可见锁骨下动脉窃血现象。在肠系膜动脉闭塞或肠系膜上、下动脉间的腹主动脉缩窄,可见肠系膜血管弯曲等特异性动脉造影像。由于大动脉炎有多发的特点,造影时应注意了解降主动脉、腹主动脉、肾动脉等大动脉有无病变,必要时可用局部注射造影剂或分段造影来验证。头臂型大动脉炎造影时,锁骨下、无名、颈动脉造影的延期像有特别重要的诊断意义。在延期片上,仔细寻找通过侧支血管再通的颈总动脉或颈内动脉的影像,是争取动脉重建的最可靠的证据。

六、诊断

美国风湿病学会制定的多发性大动脉炎诊断标准如下:①发病年龄＜40 岁。②患肢间歇性运动乏力。③一侧或双侧肱动脉搏动减弱。④双上肢收缩压差＞10mmHg。⑤锁骨下动脉或主动脉杂音。⑥主动脉及一级分支或上下肢近端的大动脉狭窄或闭塞,病变常为局灶或节段性,且不是由动脉粥样硬化、纤维肌性发育不良或其他原因引起。

符合上述 6 项中的 3 项可诊断为多发性大动脉炎。

七、治疗

1.非手术治疗 活动期或早期患者,原则上不应该手术治疗,应该应用激素类药物治疗直至病情稳定。特别是血沉增快的患者,应尽量使用药物使其达到正常后方可考虑进一步的手术治疗。

(1)激素类药物:可抑制炎症、改善症状,使病情趋于稳定。目前主张长期口服小剂量激素,不良反应小,症状控制理想。当血沉正常后,激素可逐渐减量,直至完全停用激素,病情经治疗后不见缓解或伴有恶性高血压者不得长期使用。在使用皮质激素基础上,加用丙种球蛋白对缓解症状有时有显著作用。文献报道显示,术前和术后的激素治疗有利于改善预后。

(2)免疫抑制药:免疫抑制药如硫唑嘌呤、环磷酰胺等可与激素合用。但应注意药物反应。甲氨蝶呤对小孩也能较有效的控制病情。

(3)血管扩张药物:在控制炎症发展基础上,还可辅以血管扩张药物如妥拉苏林,每次25mg每日3次,他巴唑,每次100ml每日3次,以改善缺血症状。此外己酮可可碱可提高红细胞的可变性,从而增加组织灌流功效,常用剂量为400mg,分3~4次,其临床疗效有待进一步观察。

(4)祛聚类药物:如低分子右旋糖酐、复方丹参和川芎嗪注射液有祛聚作用,肠溶阿司匹林、潘生丁、双嘧达莫等药物能有效抑制血小板聚集,可作为辅助药物,有助于改善症状。

(5)降压药:患者常有肾素-血管紧张素活性增高,特别是肾动脉型患者,因此血管紧张素转化酶抑制药卡托普利和受体拮抗药类药物降压效果较为理想。

2.介入治疗　近年来,随着介入技术及材料的不断进步,介入治疗已被广泛地应用于多发性大动脉炎的治疗,包括经皮腔内血管成形术(PTA)及支架置入术。自1978年Gruntzig首次报道用PTA扩张肾动脉获得成功后,给本病的治疗开辟了新途径。其治疗机制是病变动脉经带囊导管扩张后,动脉内膜断裂与血管深层分离,弹性纤维拉长、平滑肌细胞核呈螺旋形畸形,进一步导致内膜及中层破裂使动脉扩张。此后新内膜及瘢痕形成使动脉愈合,产生类似动脉内膜剥脱术的效果。PTA具有微创、简单、住院时间短、易行及可重复应用等优点,不成功亦不妨碍手术治疗。一般采用经皮穿刺途径,但对于双侧股动脉搏动减弱者,如果穿刺困难,可切开暴露股动脉,在直视下穿刺插管,既安全又简便。支架置入常运用于扩张失败或反复狭窄患者。当然PTA作为一种有创治疗也存在一定并发症,如穿刺部位血肿、假性动脉瘤、远端继发血栓形成、血管破裂等,术中应予重视。介入治疗近年来得到了广泛地应用,其远期疗效与手术相比目前虽无大宗病例的比较,但越来越受到学者的重视,并被不少学者作为多发性大动脉炎治疗的首选。

3.手术治疗　由于本病病变广泛,后期病变血管全层破坏、僵硬,与周围广泛粘连,切除病变血管直接做血管移植术渗血多,游离困难,组织不牢靠,血管缝合不可靠,术后容易形成吻合口瘘,假性动脉瘤,疗效欠佳,目前已较少应用。采用血管重建、旁路移植术无须广泛分离粘连,手术操作较简单,可保留已建立的侧支循环,疗效尚满意,是首选方法。其原则是重建动脉,改善远端血液供应。因手术为解剖外途径转流,手术方案的确定主要根据病变部位、范围,受累长度以及患者一般情况来设计。有以下术式可供选择。

(1)升主动脉-无名动脉(或颈动脉)-锁骨下动脉旁路术:当主动脉弓的分支发生多发性病变,特别是无名动脉或颈总动脉、锁骨下动脉所累时,为改善脑或上肢的血供,可应用此术式。此手术需全身麻醉开胸,手术创伤较大。

(2)锁骨下动脉-锁骨下动脉-颈动脉旁路术:主要适用于左锁骨下动脉和左颈总动脉起始处狭窄和闭塞、无名动脉通畅者,以及无名动脉分叉处狭窄、闭塞使右锁骨下动脉和右颈总动脉血流发生严重障碍、左锁骨下动脉通畅者。

（3）锁骨下动脉－颈总动脉旁路术：适用于颈总动脉或锁骨下动脉起始部狭窄或闭塞者。对伴对"锁骨下动脉窃血现象"而同侧颈动脉或无名动脉通畅者，为使术中脑血流能充分氧合，一般采用低温气管插管全身麻醉，降低脑细胞代谢率，增长脑血流阻断时脑细胞耐受缺血、缺氧的安全时限。

（4）锁骨下动脉－颈总动脉－颈总动脉旁路术：适用于无名动脉和左颈总动脉起始处狭窄闭塞，而左锁骨下动脉通畅者。

（5）颈总动脉－颈总动脉旁路术：适用于无名动脉或左颈总动脉狭窄闭塞者。

（6）腋动脉－腋动脉旁路术：适用于锁骨下动脉狭窄闭塞，患者高龄、高危，不适合更复杂的术式，可有效改善患侧上肢缺血及椎动脉窃血。

（7）胸降主动脉－腹主动脉旁路术：适用于胸腹主动脉狭窄或闭塞，有明显上肢高血压及下肢缺血患者。

（8）升主动脉－腹主动脉旁路术：适用于胸腹主动脉长段狭窄闭塞，无法行胸－腹主动脉旁路术的患者。

（9）腋动脉－双侧股动脉旁路术：对全身情况较差而又有胸腹主动脉狭窄闭塞导致下肢缺血者，为改善下肢动脉供血，可应用此术式。

（10）腹主－肾动脉旁路术或自体肾移植术：肾动脉型可导致严重高血压，应积极恢复肾脏血供，腹主－肾动脉应为首选。对肾动脉条件不佳，行动脉旁路术有困难时，可考虑行自体肾移植术。

八、术前准备及术后处理

1.对本病要有充分的认识，对于年轻患者特别是年轻女性患者，有脑、内脏或肢体缺血症状或者严重高血压者，应想到本病可能，并积极给予检查诊断。

2.诊断明确后，应尽快确定其是否在活动期，评估全身状况，行全面的影像学检查以确定患者病变部位，避免遗漏。

3.若患者处于疾病活动期，应避免盲目的介入或手术治疗，而应先给予药物非手术治疗，待疾病稳定后方可开始进行下一步治疗。

4.对于介入治疗，应避免强行操作，以招致动脉夹层或破裂的严重后果，对支架置入应持保守态度，因其再狭窄率较高。

5.对于手术治疗，术前应全面评估患者对手术的耐受能力，若全身情况较差，应选择相对简单，创伤较小的术式。

（李大林）

第五节　颈动脉狭窄

颅外颈动脉狭窄疾病指可引起缺血性脑卒中和短暂性脑缺血发作的颈总动脉和颈内动脉狭窄和（或）闭塞，颅外颈动脉狭窄是引起脑缺血症状的重要原因之一，随着社会生活水平的提高、生活方式的改变，动脉粥样硬化性疾病的发病率逐渐增高，颈动脉狭窄在临床上的检出率也逐年增多。

一、病因

颈动脉动脉硬化性狭窄占颅外段颈动脉狭窄的 90% 以上,但仍有一些其他疾病可以引起管腔狭窄,例如:放射性动脉炎、多发性大动脉炎、巨细胞动脉炎、颈动脉夹层形成、肌纤维发育不良甚至颈动脉栓塞等。

二、发病机制

随着颈动脉狭窄程度的逐渐增高,颅内脑血流逐渐降低,如果同时合并患者的颅内血管调节功能失衡,就可以引起脑缺血的发生,这种现象在非动脉硬化狭窄中较为常见。目前研究表明,动脉粥样硬化性狭窄的患者,颈动脉动脉硬化斑块的不稳定性(破裂、斑块内出血、血栓形成、栓塞)是引起临床事件的主要原因。

三、临床表现

颈动脉狭窄根据是否产生脑缺血性神经症状,分为有症状性狭窄和无症状性狭窄 2 类。

(一)有症状颈动脉狭窄

1. 短暂性脑缺血发作　是一侧大脑半球颈内动脉供血区的局灶性缺血引起的症状。临床表现为一侧肢体感觉或运动功能障碍,如:肢体无力、短暂性偏瘫、一过性的单眼黑矇、失语、一过性意识丧失。临床症状在 24h 内完全恢复,一般持续仅数分钟。影像学检查脑组织无梗死性病灶。

2. 可逆性缺血性神经功能障碍　指神经功能缺损持续 24h 以上,但于 1 周内完全消退的脑缺血发作,影像学检查脑组织往往有梗死性病灶。

3. 缺血性卒中　脑缺血神经障碍恢复时间超过 1 周或有卒中后遗症,并具有相应的神经系统症状、体征和影像学特征。

(二)无症状颈动脉狭窄

临床上无任何神经系统的症状和体征。但无症状性颈动脉重度狭窄或有溃疡性斑块形成的患者被公认为"高危患者",越来越受到重视。

四、辅助检查

目前诊断颈动脉狭窄的方法很多,包括彩色多普勒超声(color duplex flow imaging,CD-FI)、CT 血管成像(computer tomography angiography,CTA)、磁共振血管成像(magnetic resonance angiography,MRA)和有创性数字减影血管造影(digital substrate angiography,DSA),由于无创性影像学检查具有方便、快捷、并发症少等特点,很易于被患者接受,广泛应用于颈动脉狭窄患者的筛查及治疗中。

1. 超声　超声检查方便快捷无创伤。二维超声可以显示颈动脉狭窄的部位和范围,测量血管内膜的厚度,并探测狭窄血管壁内斑块的回声情况。而彩超可以监测靶血管的血流动力学改变,并可以评判血管狭窄程度,其主要依据测定狭窄段血管与狭窄近端及狭窄远端的面积或直径的比值,以及狭窄段血流速率与颈总动脉血流速率的比值来判断,理论上较二维超声更为准确。3D 超声是一项比较新的技术,可以提供一个能够产生外周血管的三维实时解剖结构的有用的、无创的方法,实际是应用计算机流体动力学精确模拟血流,用于定量分析粥样硬化斑块大小、形状以及狭窄程度等,它比临床其他方法更加全面。高频血管内超声能够准确区分脂质和坏死,对斑块的成分和稳定程度的判断起非常重要的作用。在常规超声检查的基础上,通过静脉注射超声造影剂(ultrasound contrast agent,UCA)来增强人体的血流散射信号,实时动态地检测到动脉硬化斑块表面的血流信息,可以准确地评估动脉硬化斑块的性状。超声对斑块形状、性质的判定优于 DSA 和 MRA。另外,经颅多普勒超声还可以检测手术中产生的栓子,监测大脑中动脉血流情况,预测或评估过度灌注综合征发生的危险性及其发展过程。

2.CTA　随着 CT 技术的进步,尤其现在 MDCTA 的 Z 轴空间分辨率的提高及强大独立后处理工作站的应用,使其三维重建的应用范围越来越广泛,目前的 256 排或 320 排 CT 可以在 5s 完成一次从主动脉弓至 Willis 环的扫描,可以完整的评估主动脉弓、颅外及颅内动脉的病变及代偿情况,了解血管的钙化、纤曲情况,对治疗方式的选择提供帮助(图 4-3),在发现不规则斑块和检出斑块内溃疡的能力上,较血管造影更有优势。

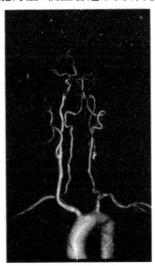

图 4-3　CTA 显示左侧颈总动脉闭塞,颈动脉分叉以远通过 Willis 代偿显影

3.MRA　应用于评判血管相对较晚,MRA 对斑块的性质的检测具有得天独厚的优势。MRA 一次检查可以显示颈动脉全貌,可获取比 DSA 更多的诊断信息。导致斑块的不稳定因素包括脂肪成分、薄纤维帽、斑块内出血,在判断这些斑块内结构方面,MRA 较其他检查方法敏感,MRA 检测斑块内出血有较高的敏感性。斑块内新生血管被认为是与炎性细胞浸润有关,是斑块的不稳定因素。动态增强 MRA 可见显示一些斑块内新生血管,进而提供了一种预测新生血管和斑块薄弱点之间的联系的研究方法。由于血管搏动以及动脉狭窄局部血流由正常层流变为涡流或反向血流,MRA 诊断颈动脉狭窄会出现假阳性,尤其 TOF 技术的MRA 更容易夸大动脉狭窄的程度。近年来,广泛采用磁共振增强三维血管造影(contrast enhanced three dimensioal MRA,CEMRA)利用造影剂缩短血液的 T_1 弛豫时间原理成像,检查时间大大缩短,减少患者移动伪影,明显提高图像的信噪比,并能完成冠状面采集,无饱和效应的影响,可显示颈动脉全程。但 CEMRA 对狭窄程度有过高评判的倾向。

4.血管造影　血管造影目前仍为诊断颈动脉狭窄的"金标准",并且可在发现狭窄的同时进行球囊扩张/支架置入治疗。常规血管造影由于受投照位置的限制,在非切线位摄片时将可能低估狭窄的程度。DSA 三维成像可以从不同角度观察血管病变的三维立体结构,能从不同角度观察狭窄段血管腔轮廓的改变(图4—4,图4—5),以发现最大的狭窄角度,还可应用容积再现和仿真血管内镜技术显示相应的管腔内部改变,如管腔变细变窄、表面凸凹不平、突向腔内的"斑块"和"斑点"。如果怀疑有颈动脉闭塞,应延时曝光,这有助于发现"线样"狭窄。虽然DSA属于有辐射的有创检查,但对需行介入治疗的病例,DSA是必不可少的检查。血管造影只显示血管腔的情况,无法观察到血管壁斑块性状和稳定程度,这是血管造影在评价颈动脉狭窄时的一个缺陷。

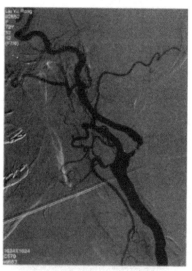

图4—4　女性,72岁,血管造影提示左侧颈内动脉重度狭窄

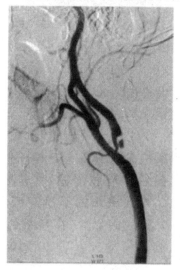

图4—5　男性,55岁,左侧颈内动脉重度狭窄合并溃疡斑块形成

5.颈动脉狭窄程度　目前颈动脉狭窄程度多根据DSA来判断,采用NASCET法判定:对比颈内动脉最狭窄处的动脉内径与狭窄远端正常颈内动脉的比率,此方法的缺陷是颈内动脉重度狭窄患者,颈内动脉远端纤细,此时可低估狭窄率。

五、术前准备

颈动脉动脉硬化性狭窄是全身动脉硬化的局部表现,术前需详细评估冠状动脉、肾动脉甚至下肢动脉的病变情况及程度,对于合并其他部位动脉严重狭窄的患者,需考虑充分防治围术期心脑并发症的发生。急性期脑卒中的患者可以行 MRA 检查,了解梗死部位、范围及 Willis 环的开放情况,原则上需在 4~6 周后行血运重建术。

六、治疗

(一)药物治疗

颈动脉狭窄的药物治疗包括针对高危因素的药物治疗和针对血栓形成的治疗两方面。颈动脉狭窄高发于高血压、高脂血症、糖尿病、高同型半胱氨酸血症人群,控制基础疾病可以防治颈动脉狭窄的发生。

预防动脉硬化血栓形成的药物包括:阿司匹林、噻氯匹定、氯吡格雷和华法林(华法令)。有研究表明长期口服阿司匹林 5 年中可使脑卒中和其他血管事件发生的危险性降低 25%,同时也指出口服小剂量阿司匹林与大剂量(300mg/d)具有相同的效果。

噻氯匹定是抗血小板制剂,比阿司匹林更有效,但是价格高,而且有一定不良反应(神经系统,腹泻)。氯吡格雷是新一代抗血小板制剂,已被证实在预防脑卒中,心肌梗死及周围血管疾病中有很好的疗效。临床应用中需注意药物抵抗的发生,必要时可行血栓弹力图检测血小板抑制情况。

抗凝治疗可以有效降低来自心脏或其他部位的血栓栓塞的危险,但同时有出血的危险。

(二)手术治疗

中国卫生部组织国内的专家组就颈动脉狭窄的手术适应证达成共识:①对无症状性颈动脉狭窄的患者首选阿司匹林等抗血小板药或他汀类药物治疗。②对近期有 TIA 或近 6 个月有缺血性卒中史的同侧颈动脉严重狭窄(70%~99%)的患者,推荐行颈动脉内膜剥除术(carotid endarterectomy,CEA)。③最近有缺血性卒中或 TIA 的同侧颈动脉中度狭窄(50%~69%)的患者,可以行 CEA,但需考虑患者的一些特殊情况如,年龄,性别,并发症和始发症状的严重程度等。④对有症状的颈动脉严重狭窄(>70%)的患者,可以考虑使用颈动脉支架术(carotid artery stenting,CAS)。⑤有症状的颈动脉闭塞的患者,不推荐常规行颅内或颅外的旁道分流术。

1.手术麻醉　最初的颈动脉内膜切除手术是在局部麻醉或颈丛麻醉下完成,患者术中清醒,可以帮助术者精确的评估患者脑缺血的耐受情况,缺点为患者术中往往有恐惧感、躁动,不能很好的配合完成手术。本中心的全部患者在全身麻醉下接受颈动脉内膜切除术,优点为:①麻醉师可以更好地控制患者的呼吸,维持呼吸、循环的稳定。②吸入麻醉药可以增加脑血流,同时降低脑代谢,可以增加患者大脑对阻断颈动脉后的耐受性。③全身麻醉患者处于睡眠状态,术者无需担心患者手术配合问题。关于局部麻醉与全身麻醉对颈动脉狭窄患者手术的对比研究(locoregional versus general anesthesia,GALA trial)表明不同的麻醉方式对手术的预后无明显统计学差异。

2.颈动脉内膜切除手术　患者采取仰卧位,肩部放置肩垫,手术切口一般采取胸锁乳突肌外侧缘纵形切口,这种切口的好处之一就是在遇到分叉位置较高或显露颈动脉较困难时,可以方便地上、下延长手术切口以达到完成手术的目的。在游离颈动脉过程中,注意避免损伤迷走神经、舌下神经,对于高位颈动脉分叉病变患者,注意避免损伤面神经下颌缘支,如果颈内动脉显露不足,或颈内动脉病变长,需切开二腹肌后腹以便于更好地显露。在处理颈内、外动脉交角处组织或切断二腹肌时还要注意避免损伤舌下神经。在处理颈动脉分叉以前,最好用1％利多卡因麻醉颈动脉窦,防止心动过缓的发生。

(1)转流管的使用:在游离完颈动脉,准备行内膜切除术之前,决定是否应用颈动脉转流管。如果患者采取局部麻醉,则将颈总动脉、颈内动脉及颈外动脉阻断3min,在此期间内让患者讲话并活动对侧肢体,如无肢体活动障碍或神志改变则可认为脑侧支循环丰富足以在阻断颈动脉下完成手术,如果侧支循环不足则需使用颈内动脉转流管。对于全身麻醉患者,许多医生常规使用转流管;有些医生则采用测定颈内动脉反流压的办法来判断是否使用转流管,还有一种方法是脑电生理检测,可以根据术中的脑血流变化或捕获异常信号指导转流管的应用。目前认为,如果患者有脑梗死病史或颈内动脉反流压力<25mmHg则常规使用转流管,如果>40mmHg则可以不使用转流管。笔者单位常规使用转流管,通过应用转流管,增加脑部血流,同时可以提高手术的安全性。另外,使用转流管后,术者可以有充足的时间来处理好病变的内膜斑块。反对者认为,放置转流管的过程增加了手术的步骤,且有增加病变斑块脱落栓塞和气栓的风险,笔者认为可以通过术中谨慎、仔细的操作来降低此风险,术中颈内动脉远端病变内膜的完全切除是预防该并发症的关键。

(2)内膜切除:在阻断颈动脉之前,按 1mg/kg 剂量静脉注入肝素,在切开颈总动脉及颈内动脉后,根据个体情况放置颈动脉转流管,病变内膜的切除可以采取分段的方式完成,避免过分牵扯颈内动脉段内膜,切除需到达颈内动脉内膜的正常处,切断颈内动脉端内膜时尽量保持断端整齐,然后用 7—0 prolene 线固定翻起及可能翻起的内膜。由于国人的血管直径偏细,笔者常规采用人工血管或静脉补片行血管修补术。完成补片成形术后,开放阻断钳的顺序为先开放颈内动脉然后再阻断,如有残渣或气体可反流回颈总动脉内,再开放颈总动脉、颈外动脉,使可能出现的小栓子、气栓流到颈外动脉内,最后开放颈内动脉。在开放颈动脉前静脉给予甘露醇以降低脑颅压,开放后维持血压低于基础血压的 10％～20％,防止过度灌注综合征。术后常规放置引流管。全身麻醉患者应在术后即刻拔除气管插管,观察患者意识及四肢活动情况(图 4—6)。

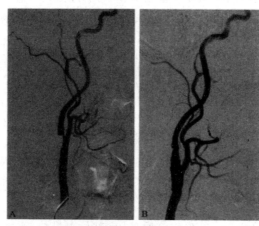

图 4—6 内膜切除术后

A. 男性,77 岁,术前右侧颈内动脉重度狭窄,行 CEA 手术;B. 术后 3 年复查,右侧颈内动脉管腔畅,无再狭窄

3. 颈动脉外翻剥脱术 颈动脉外翻剥脱术开始于 20 世纪 50 年代,成熟于 20 世纪 80 年代,目前欧美多数血管外科中心应用此项技术,由于有着与颈动脉内膜切除手术相媲美的手术效果,且不增加手术的围术期风险,近年来越来越多的国内同行应用于临床。

颈动脉外翻剥脱手术的游离过程等同于 CEA,术中的脑部血供监测至关重要,如发现患者不能耐受颈动脉阻断或监测指标明显异常,需及时更改手术方式。外翻剥脱手术中需充分游离颈内动脉至正常内膜处,自颈动脉分叉处锐性切断颈内动脉后,将颈内动脉外膜翻转,同时固定增厚的内膜,仔细地将外膜剥脱至正常血管处,环形剥离颈内动脉远端内膜后,将颈总动脉内的斑块剥离,冲洗后,将颈内动脉吻合于颈动脉分叉部,对于颈内动脉纡曲的患者,切除部分颈内动脉,可以达到矫治的目的。

4.围术期并发症

(1)颅外神经损伤:常见的为舌下神经、舌下神经降支、喉上神经、面神经下颌缘支、迷走神经损伤,多见于颈动脉分叉位置高,显露困难或者切断二腹肌后腹、茎突舌骨肌的患者,表现为术后伸舌偏斜、吞咽困难、口角歪斜等,多在 6 个月到 1 年内恢复。在行双侧颈动脉手术时,需要谨慎的分辨、保护神经,避免损伤,在分期行颈动脉内膜切除手术前需明确判断声带的运动情况,防止出现双侧神经损伤,长期气管切开的情况。

(2)过度灌注综合征:是导致术后颈动脉粥样硬化狭窄患者死亡的主要原因之一,主要表现为头痛、抽搐,甚至脑出血。统计 1981—2009 年的资料表明,其发生率在 0.2%～18.9%,颅内出血发生率在 0.2%～2.2%,多发生在手术后的 2～7d,与以下因素有关,①高龄,年龄>75 岁。②长期的高血压。③颈动脉狭窄≥90%。④术后恶性高血压,控制不良。⑤近期有过卒中病史。⑥对侧颈动脉严重狭窄;所以术中开放循环前给予降颅压、术后给予严格控压(低于术前 20～30mmHg)、术后应用甘露醇等措施对预防该并发症至关重要。

(3)围术期脑卒中:与术中的脑灌注不足、术中栓塞和术后血栓形成、脱落栓塞有关,可以导致术后一过性甚至不可逆性神经功能缺陷。预防措施包括,阻断靶血管前提高血压 20mmHg;置放转流管时操作细致;动脉中膜剥离面干净、无残渣;颈内动脉内膜断面固定确切等,也有术后颈内动脉内膜翻起后应用支架帖服的治疗报道。

(三)介入治疗

颈动脉内膜切除术的早期及远期结果显示:手术疗效非常理想,但对于合并严重冠心病、既往有放疗病史、高位颈动脉狭窄、不能耐受手术的患者,行 CEA 手术会有明显的副作用,往往影响临床手术疗效,而颈动脉血管成型及支架置入术(CAS)的开展为这类患者提供了一种可选择的治疗方法。

经皮颈动脉腔内成型术(PTA)最初是用来治疗颈动脉肌纤维发育不良。从 19 世纪 90 年代开始,PTA 治疗动脉硬化性颈动脉狭窄开始陆续报道。但是,PTA 技术治疗颈动脉狭窄的最主要问题是残留狭窄和术中脑卒中,随着脑保护装置及支架的技术进展,使得颈动脉血管成型及支架置入术(CAS)被广泛地应用于临床,现在被认为可以作为 CEA 手术的一个替代方法,尤其是对于高危人群,包括合并严重心肺疾病、颈动脉分叉位置高、既往接受过颈部放射治疗、解剖入路上有困难的患者。

1.目前认可的颈动脉支架的适应证为　①颈动脉狭窄程度≥70%。②病变表面光滑,无血栓及明显的钙化。③狭窄较局限并呈环形。④无血管外狭窄因素(如肿瘤、瘢痕)。⑤无严重的动脉纡曲。⑥手术难以抵达部位(如颈总动脉近段、颈内动脉颅内段)的狭窄。⑦复发性颈动脉狭窄。⑧高龄、合并严重心、肺疾病不能耐受手术者。

2.颈动脉支架术的血栓保护装置

(1)远端阻塞装置:利用球囊在病变远端阻断血流,防止术中栓子进入颈内动脉造成脑梗死。球囊在充气前直径只有约 0.4mm,当球囊通过病变部位到达远端时,球囊开始充气,手术开始至结束前,球囊近端积累的血液中可能含有很多微小栓子,因此在球囊释放前需将这部分血液吸出,尽量减少血栓流入颈内动脉。它最大的缺点是完全阻断颈内动脉血流,造成一段时间内脑缺血,此外由于血流阻断后,部分含有栓子的血流可能流入侧支血管,从而造成远端器官的栓塞,目前应用较少。

(2)远端滤器装置:目前应用最多的装置,将滤器置于病变部位的远端,在保持动脉血流的同时过滤、捕获栓子。代表产品有 Angioguard,Filter Wire,Neuro Shield,它们均采用带孔薄膜作为滤网。缺点包括,①滤器收缩状态下直径约 1mm,通过病变部位时有可能引起斑块脱落,造成远端栓塞。②直径较小的栓子通过滤网小孔,可以造成终末器官的栓塞。③滤网回收时必须通过支架,某些患者会出现回收困难甚至导丝断裂的情况。

(3)近端阻塞装置:在病变部位近端以球囊阻断动脉前向血流,甚至可通过人工动静脉瘘、动静脉穿刺通路造成颈内动脉血流逆流,以防止颈总动脉栓子进入颈内动脉。代表产品是由 Parodi 等设计的抗栓塞系统(parodi antiembolism system,PAES),它的主要缺点也是阻断颈内动脉引起远端器官缺血。

3.颈动脉支架置入术 在颈动脉支架置入术前,需要首先行全脑动脉造影,了解颅底动脉形态及 wills 环的开放情况,确定狭窄部位后,应用导引支撑导丝将导引导管放置于狭窄近段血管腔内,扩张球囊的直径与长度是根据测量结果选定,原则上先应用小球囊扩张,支架的选择需要兼顾颈总动脉及颈内动脉的直径,如果动脉直径差别大,可选择锥形支架,长度需要全部覆盖动脉病变,目前资料表明:后扩张可以预防术后支架内再狭窄,但增加了术中脑卒中的风险。如果残存狭窄<30%,不建议后扩张。

4.颈动脉支架术的注意事项 在行颈动脉支架置入术前 1 周,口服阿司匹林 100mg/d,硫酸氢氯吡格雷 75mg/d,术中需常规应用抗凝治疗,将 ACT 控制在 250s 以上,术后行阿司匹林 100mg/d、硫酸氢氯吡格雷 75mg/d 双抗半年,终身阿司匹林抗血小板治疗。术中需监测心电、血压、氧饱和度情况,在行球囊扩张时,注意心率变化,必要时给予阿托品调整。

5.颈动脉支架成形术并发症及处理 颈动脉支架成形术后最常见的为低血压,与支架刺激颈动脉窦反射有关,术后早期需监测心电、血压情况,个别患者出现顽固性低血压,可给予补液、多巴胺治疗,出现严重心动过缓的患者可应用阿托品或置入心脏起搏器来治疗;随着脑保护装置的应用,成形术中的栓塞及急性血栓形成比例逐渐降低,对于出现急性血栓形成的患者,可应用导管溶栓、抽吸取栓治疗,如出现明显神经系统症状,则需急诊手术取栓及血运重建治疗;CAS 术后需要准确、长期进行随访,支架内再狭窄是目前介入治疗普遍遇见的问题,对于颈动脉支架内再狭窄的判断目前仍有争议,但再狭窄通常是无症状的,是否干预应视病变发展速度来决定,可以应用球囊扩张/切割球囊、再次支架或 CEA 手术的方式来治疗。

(四)颈动脉狭窄手术与介入治疗的对比

1.颈动脉和椎动脉腔内成型术的研究(carotid artery and vertebral artery transluminal angioplasty study,CAVATAS) 该试验是对比不使用脑保护伞的颈动脉血管成型及支架置入(CAS)与颈动脉内膜切除术(CEA)。共 504 例患者入选,结果在死亡与脑卒中发生率上,两组无显著性差异(支架组:10%,CEA 组:9.9%),但 CEA 组的 9.9%并发症发生率远高于其他 CEA 随机实验的结果,因此,其结论不能被大家所接受。

2.手术的高危患者采用脑保护伞行颈动脉血管成型及支架置入实验(stenting and angioplasty with proctection in patents at high risk for endartererctomy,SAPPHIRE)　该实验第一次对比了应用脑保护伞的支架置入术与手术结果。334 例患者入选,患者均属颈动脉内膜切除术的高危人群,被随机分为支架治疗与手术治疗。实验终点包括主要并发症(30d 内的死亡、脑卒中,心肌梗死或 1 年内的同侧脑卒中)。入选标准为经超声或造影检查诊断为有症状患者颈动脉狭窄＞50％,后无症状患者颈动脉狭窄＞80％。结果:1 年内主要并发症在支架组为 12.2％,手术组为 20.1％。脑神经损伤在手术组为 4.9％,而支架组为 0％,而术后再狭窄需再次处理在支架组为 0.6％,手术组为 4.3％。值得一提的是,此结果中主要并发症的差异并不是在死亡或脑卒中之间,而是在手术组出现了大量的心肌梗死发生率,而且心肌梗死绝大多数为非 Q 波型心肌梗死。

3.EVA-3S 试验　是法国多中心随机对照研究,对比有症状的颈动脉严重狭窄患者支架术与手术。CEA 组纳入了 259 例患者,CAS 组纳入了 361 例患者,实验终点是 30d 内任何卒中发生或死亡。结果为:30d 卒中或死亡率支架组明显高于手术组(9.6％,3.9％)。而非致命性的脑卒中发生率支架组明显高于手术组(8.8％,2.7％)6 个月脑卒中或死亡发生率支架组明显高于手术组(11.7％,6.1％)。

4.颈动脉手术与颈动脉支架的对比研究(carotid revascularization endarterectomy versus stenting trial,CREST)　由美国国立卫生院(NIH)资助,对比正常危险因素的患者支架术与手术对比实验,共纳入 2502 例有症状及无症状患者,随机分为颌动脉支架组和颈动脉内膜切除组,首要终点事件为围术期内任何原因导致的卒中、心肌梗死、死亡或 4 年内的同侧脑卒中。随访 4 年,卒中及死亡率在支架组为 6.4％,在手术组为 4.7％(P=0.03),有症状患者 4 年的卒中及死亡率在支架组为 8.0％,在手术组为 6.4％(P=0.14),而无症状患者分别为 4.5％和 2.7％(P=0.07)。终点事件在围术期的单独发生率:死亡率在支架组和手术组分别为 0.7％和 0.3％(P=0.18),卒中率分别为 4.1％和 2.3％(P=0.01),心肌梗死发生率分别为 1.1％和 2.3％(P=0.03)。随访 4 年发现同侧卒中率在两组均较低,分别为 2.0％和2.4％(P=0.85)。结论:主要终点事件在支架组和手术组无明显统计学差异,而围术期支架组中脑卒中的概率和手术组中心肌梗死的概率均较高。

颈动脉狭窄的血运重建经历了药物、手术、支架的逐步演变过程,同时也完成了众多的 RCT 对照研究,截至目前,证据仍支持 CEA 在颈动脉狭窄治疗中的绝对地位,CAS 尚没有超越 CEA 的疗效,但对部分高危患者,其成为必不可少的治疗手段。同时也要认识到,药物的进展也在很大程度上降低了脑卒中的发生率,仍需要进行新的关于药物、手术、支架的对比研究,以指导临床。

(李大林)

第六节　椎动脉狭窄

一、流行病学

颅外椎动脉硬化狭窄性疾病是一种发作症状不明显,但具有潜在致残性或致死性危险的疾病。在一般人群中这种疾病的实际发病率没有确切统计,但一些研究者的资料表明,25％～40％的脑血管疾病的患者中存在椎动脉硬化狭窄。尽管椎动脉疾病经常可能有一个症状不明显的病期,但50%的患者最初即表现为单独的卒中发作,26%的患者在短暂性缺血发作后短时间内出现卒中。对于那些有椎基底动脉短暂性缺血发作的患者,椎动脉疾病预示着5年后有22%～35%的卒中发病风险。与椎基底动脉系统卒中相关的致死率是20%～30%,明显高于颈动脉系统卒中中的致死率。动脉硬化狭窄可以发生在椎动脉全长的任何部位,但最常见于起始部。

二、病因及分型

(一)病因

动脉粥样硬化是椎动脉狭窄的最常见病因,其他病因包括:大动脉炎、巨细胞性动脉炎、肌纤维发育不良、外力压迫改变以及钝性或锐性损伤等。

(二)分型

Mori等根据狭窄血管的结构及支架成形术经验将狭窄血管长度和几何形态分为3型:A型,狭窄长度<5mm,同心和中等程度偏心;B型,狭窄长度5～10mm,极度偏心,中度成角;C型,狭窄长度极度成角(>90°)。

三、椎动脉解剖

近段的颅外椎动脉最常发自于相应部位锁骨下动脉的上后壁,少见情况下,椎动脉起自其他部位,如主动脉弓或颈总动脉。经典的主动脉弓结构上,椎动脉的第一段起始于锁骨下动脉的后上壁并且向上延伸进入C_6的横突孔;椎动脉的第二段则从C_6延伸到C_1,通过每一颈椎的横突孔,这一段行程可能非常扭曲,可以造成颅外椎动脉中段或远段腔内支架置入困难。第三段椎动脉与C_1呈鹰嘴状并且终止于椎动脉穿入硬脑膜处。第四段和末段是颅内段,从椎动脉进入颅内脑膜室开始到它与对侧椎动脉形成的结合部止,形成了基底动脉。

小脑后下动脉(PICA)通常起始于椎动脉的颅内段,但也可能起自于颅外椎动脉。在大约7%的患者中椎动脉在小脑后下动脉有变异的终末支。典型的前脊髓动脉分支也起始于椎动脉的颅内段,并且汇入形成了前脊髓动脉。值得重点注意的是:一些患者的小脑后下动脉缺如,这些患者本该由小脑后下动脉血流灌注区域则由同侧的小脑前下动脉或对侧的小脑后下动脉供应。

典型的椎动脉肌支起源于椎动脉的第二段和第三段,这些分支一般供应颈背部的肌肉系统血循环,通常与甲状颈干或颈外动脉形成交通支,在颈总动脉或椎动脉闭塞情况下,这些血管支在造影时能够被充分显影。认识这些分支的位置以避免在进行导管或导丝操作时穿破血管是非常重要的。需要指出的是,有症状的患者存在颈部肌肉侧支血管预示着可能有更好的临床预后。

四、症状

根据神经系统症状持续的时间,脑缺血被分为2大类。①TIA:通常表现为突然发作,持续时间一般15～20min,但最多不超过24h。②卒中:定义为任何有症状的脑缺血事件持续时间超过24h。

椎基底动脉缺血可以由栓塞、血栓形成和低灌注的血流动力学因素引起。将导致患者神经系统症状的原因归类为这些分类中的一种是非常重要的,因为这可以初步确定研究和治疗的目标。栓塞是椎基底动脉缺血最常见的病因,表现为突发而明显的神经症状发作。栓塞最常影响远侧高流量的血管,椎基底动脉系统栓塞主要涉及大脑后动脉,其远侧分支供应大脑皮质,主要与视觉相关。栓塞性缺血的症状能够快速缓解,尤其是当栓子自发快速溶解时更是如此。

血栓形成所致脑缺血发病一般相对较缓慢,在最明显的神经症状出现之前,呈现时轻时重的病症发作。根据形成血栓的大小,这一进展性发病过程可以从数小时到数天。血栓闭塞性病变通常与动脉硬化斑块导致的局部狭窄或溃疡有关,这些病变使得血小板易于聚集和形成血栓。

当一处重度狭窄或连续几处狭窄导致远端灌注压降低时,就会出现血流低灌注的症状。远端灌注压降低发生在平均动脉压中度减低或狭窄突然加重时,可以导致狭窄水平以远的灌注压突然降低。当维持正常神经功能的血流不足时就会出现神经症状。椎基底动脉供血不足(VBI)这一名词用于描述这种短暂的、椎基底动脉缺血症状,VBI经常是体位性的,与某一常规动作有关,例如颈部伸展或头部在某一特定方向旋转时。这种短暂发作可能有特定的病因,如孤立的动脉硬化或颈椎关节强直等病因导致的颈椎横突孔狭窄。如果持续缺血就可能出现脑梗死。椎基底动脉供血不足也可能由锁骨下动脉窃血综合征引起,该病症中椎动脉开口近段的锁骨下动脉存在重度狭窄或闭塞。当患者活动患病侧上肢时,由于同侧椎动脉血液逆流,锁骨下动脉从后窝"窃"血供应上肢肌肉系统,所以患者表现为椎基底动脉血流动力学低灌注症状。

由于椎基底动脉系统与精细运动控制、平衡、脑神经功能、视觉、力量和意识水平的神经组织有潜在的关系,因此存在一组与椎基底动脉缺血有关的症候群。椎基底动脉系统症状经常与其他系统功能障碍的症状相混淆。椎基底系统缺血的真正特点是多种症状的同时表现,最常见的是眩晕和视力障碍。间断发作的口周麻木或感觉异常也是椎基底系统缺血的特殊征象。其他的相关症状包括共济失调、构音障碍、晕厥、头痛、恶心、呕吐、耳鸣、双侧运动或感觉不适以及脑神经功能障碍。脑神经功能障碍能够导致面瘫、吞咽困难、误吸、构音困难、复视、眼球震颤、面部感觉麻木或斜颈。

五、影像学检查

彩色多普勒超声:双功超声能够提供清晰的二维超声图像,同时也能提供血流动力学信息,可以确定椎动脉有无闭塞性病变以及病变的部位和严重程度。

1.CT　CT血管造影术用于确定椎动脉硬化闭塞症的狭窄部位和严重程度。研究表明,CT对闭塞性病变诊断的敏感性和特异性较高,而对狭窄病变诊断的准确性略低。CT血管成像(CTA)可使闭塞部位远端的血管显影,且影像可以自由旋转,有助于特殊病变的诊断。与磁共振血管造影术(MRA)比较,CTA的操作时间短,分辨率高。金属夹、支架和人造装置不会产生明显的伪像,安装起搏器和除颤器的患者也可以行CTA检查。其不足在于存在电离辐射和造影剂导致的肾损伤。

2.MR　MR血管成像(MRA)是近年发展起来的外周血管疾病诊断方法,其对于确定动脉狭窄的部位和严重程度很有帮助。荟萃分析表明,对于血管直径狭窄>50%,MRA的敏感性和特异性为90%～100%。最近的研究认为MRA的准确性为91%～97%。钆增强MRA的准确性更高。MRA的不足之处:由于湍流的影响,MRA倾向于过高估计血管狭窄的程度;受侧支血管反向血流的影响,MRA 会过高估计血管闭塞的程度;此外金属夹可产生与血管闭塞相似伪影;钆增强 MRA 偶尔可引起高肌酐患者的肾毒性损伤。

3. 数字减影血管造影技术(DSA)　DSA 是血管成像中常用的技术,避免了血管和组织的重叠,单独显示血管结构,可清晰显示病变部位和正常血管。另外多角度的 DSA 检查能够全面了解动脉,以指导治疗方案的制订。缺点是有创检查,设备、技术要求较高;图像放大率会带来误差以及造影过程可能导致血栓脱落。

六、治疗

颅外椎动脉硬化狭窄性疾病的治疗包括:内科治疗、开放性手术或血管腔内治疗。

1. 内科治疗　包括阿司匹林、华法林、氯吡格雷或其他的抗凝药物,对减少椎动脉狭窄患者的卒中风险有一定的益处。Wityk 等在 2003 年对 102 例椎动脉病变的患者进行了 15 个月的随访研究,尽管使用了大剂量的抗血小板药物或华法林治疗,但是仍有 14% 的患者发生卒中。

2. 手术治疗　开放性手术包括椎动脉内膜剥脱术和旁路手术等,一些报道的病例组中有较好的手术成功率,但同时也有较高的非卒中相关并发症,例如 Horner 综合征、淋巴管损伤、椎动脉栓塞和喉神经损伤等。Burger、Morash 和 Kline 的报道中,介绍了近 14 年进行的因近端椎动脉病变行远端椎动脉重建的病例,共 100 例。以大隐静脉或自体动脉为移植物,做颈外、颈内或颈总动脉至枕骨大孔或 $C_{1\sim2}$ 水平处的颅底椎动脉转流术。这种手术方式的失败率为 28%,4 例发生急性卒中致围术期死亡,20 例发生迟发卒中。在法国的一项大规模外科组研究中,同样出现了高失败率和并发症发生率。在他们的报道中,28 例发生致死性卒中,5 例非致死性卒中,7 例术后死亡,术后桥血管闭塞的发生率为 7%。

3. 血管腔内治疗　1986 年 Higashida 首先报道了椎动脉及锁骨下动脉狭窄的经皮血管成形术,并在其后的文献中推荐使用支架置入来降低再狭窄发生率。随着介入技术和材料的不断改进,目前椎动脉支架置入术已被临床医生认可,来自 Barrow 神经病学学院的 Cameron McDougall 报道了 33 例椎动脉狭窄行支架置入术的患者,男 24 例,女 9 例。无死亡患者,并发症发生率低于 1%。然而经过 6 个月的随访发现支架内再狭窄的发生率为 43%,但只有 1/3 再狭窄的患者有症状。

七、介入治疗的围术期处理

1. 术前　在介入治疗前,对病变部位影像的测量、分析动脉狭窄与患者症状的相关性、治疗的风险效益比以及治疗效果的评估等方面尤为重要。因此在治疗期间需要多科室的通力合作,包括神经内科、放射影像、麻醉科等。术前准备方面,目前经验认为操作前 3~4d 应用抗血小板药物对减少亚急性支架内血栓形成是非常重要的,这种血栓形成可能是由血管成形或支架置入时内皮损伤或斑块破裂所引发。建议患者术前口服阿司匹林(300mg,每日 1 次)和氯吡格雷(75mg,每日 1 次),并且至少在介入手术前 3~4d 开始应用。对于高龄或既往有胃溃疡病史的患者加用胃黏膜保护药或抗酸药,以防止应激性溃疡发生。

2. 术中　有文献报道部分股动脉入路不良的病例采用经桡动脉入路,取得了满意的效果。鉴于经桡动脉入路良好的舒适度以及较低的并发症,愈来愈多的介入治疗选择该途径。但目前在椎动脉介入治疗中仍未成为常规入路。以后随着技术改进及器械小型化,该入路或许会成为椎动脉介入治疗的良好选择。

对于麻醉方式的选择，目前存在一些不同看法。一些研究中心推荐在全身麻醉下进行介入操作，以减少操作时患者的活动。局部麻醉下操作的优势在于，可以在整个操作过程中通过与患者交流随时进行神经系统监测，以期避免或快速发现并发症。

如条件允许，所有病例术中均应行诊断性主动脉弓上及全脑血管造影。动脉通路建立后，在0.889mm导丝指引下导入造影导管至主动脉弓。选择合适角度行主动脉弓上造影，整体了解弓上主要分支形态、位置。之后选择合适的投照范围及角度行脑血管造影。如果椎动脉起始段同锁骨下动脉影像重叠，可以行头位成角度造影。确定病变血管后，以多功能导管选择进入病变侧锁骨下动脉，于椎动脉开口近端造影。多角度成像后对椎动脉起始部详细评估，包括了解椎动脉形态、精确测量狭窄率及病变长度，同时确定选择支架的型号及是否行预扩张。决定行干预性治疗后，引入导引导管或长鞘至椎动脉开口附近。导引导管和长鞘可以提供更好的稳定性，并同时保护操作经路的血管壁以及支架输送装置。为防止导引导管和长鞘内血栓形成，并在操作过程中脱落造成远端栓塞，可常规经该管路持续泵入肝素盐水。随后将0.0356mm导丝在适当塑型后通过狭窄部位到达椎动脉远端，导丝放置的位置足够远是非常重要的，这样可以使它更稳定以及提供更大的支撑力，避免在操作中脱出。但在整个操作过程中，导丝的尖端应该在视野范围内，以避免血管穿破的危险。导丝及支架输送系统在通过狭窄部位时，操作应尽可能地缓慢轻柔，避免其快速前跳造成副损伤。

对于在施行椎动脉支架置入术过程中，是否应用远端保护装置，目前仍有争议。导丝及支架输送系统对病变部位的损伤所造成的碎屑脱落，无疑是一种风险。因此有学者探索在椎动脉成形和支架置入过程中应用远端保护装置。远端保护装置在颈动脉介入治疗中的作用已得到认可，其使用原因包括①治疗过程中有造成斑块破裂、脱落，诱发血栓形成的潜在风险。②介入治疗术中行经颅多普勒监测，10%～20%的病例能观察到栓子脱落。③在回收的远端保护装置中行组织学检查，约30%发现碎屑成分。在其使用效果方面，Kastrup等回顾了1990年1月至2002年6月施行颈动脉支架置入术的相关文献，发现30d内发生卒中或神经源性死亡的发生率在使用保护装置组为1.8%，未使用保护装置组为5.5%。目前尚无关于在椎动脉介入治疗过程中使用保护装置的大规模报道，但鉴于椎动脉不同于颈动脉的特殊解剖形态，部分学者对其应用在椎动脉治疗中仍抱慎重态度。此外远端保护装置尚存在一些缺点：滤膜堵塞可造成血流中断及颅内缺血；小于滤膜孔径的碎屑颗粒仍能通过；通过狭窄处时可造成栓子脱落；需要保持位置稳定，其移动可引起血管内皮损伤及血管痉挛。因椎动脉口径较细，推入远端保护装置进入椎动脉会有潜在困难。而且保护装置撤除困难的可能性也必须考虑到，包括如果椎动脉起始部在放置支架后有不正常的成角弯曲时保护装置如何被收回等。有学者报道探索性治疗3例患者，其中2例在回收保护装置时遇到困难。

对于狭窄程度较高或椎动脉残余管腔较细的病变，预计支架输送系统通过困难，应该进行支架放置前的预扩张。考虑到预扩张亦存在有造成斑块及血栓脱落的风险，因此应该以能够达到改善支架输送条件为度，避免反复及过度扩张。扩张球囊的长度应该覆盖超过整个病变长度，同时球囊的直径应该小于相应椎动脉病变远端血管的直径，以减少局部夹层形成可能。本组选用直径2～3mm球囊，在持续造影剂显示下缓慢扩张，扩张压力维持在6～8atm（1atm＝101.325kPa），通常持续扩张<10s，以减少椎动脉完全阻断的时间。

支架选择（自膨式或球扩式）要根据病变的解剖关系或进入动脉的路径决定。椎动脉起始部周围有较发达的肌肉系统,因而和其他的开口部病变一样有较高的再狭窄发生率。另外引起狭窄病变的斑块通常位于锁骨下动脉的管腔壁上,这样斑块的力量就可能很大,所以治疗椎动脉起始部病变理想的支架应该有较高的外部径向支撑力。由于病变通常较局限,所以支架的准确放置是非常重要的,必须使支架缩短的可能性降到最低。目前球扩式冠状动脉支架是比较理想的,因为它有最佳的综合上述的优点,如高的外部径向支撑力、缩短程度小、轮廓较细以及合适的直径。自膨式支架用于直径较大的椎动脉(>5.5mm),因为球扩式支架是通过0.0356mm导丝放置的,做成较大的尺寸的球扩式支架较少。选择支架的直径与病变椎动脉远端直径相当,并且长度大于相应的病变区。

支架的直径应该与病变椎动脉远端直径相当,并且长度应大于相应的病变区。对于椎动脉起始部病变,在支架未释放时,支架近端应该定位于锁骨下动脉管腔内2~3mm,支架其余部分应该覆盖病变并且超过病变3~5mm。对伸入锁骨下动脉的支架部分进行扩张是必要的,因为一般也对导致椎动脉开口病变的锁骨下动脉内斑块进行治疗。如果部分支架未能伸入锁骨下动脉管腔内,那么再狭窄的可能性就会增加。支架必须定位于其近端能在锁骨下动脉管腔内打开后有相对正常直径的位置,以防止增加再狭窄的机会。然后在连续透视监视下慢慢释放支架,避免由于释放过快导致支架放置出错。

支架放置后应慎用球囊后扩张,因其有可能使支架的金属网眼对斑块形成切割作用,导致小斑块脱落或造成夹层形成。经导引导管或长鞘造影,如果残余狭窄率<30%,支架形态尚可,不建议反复扩张;残余狭窄率>30%或锁骨下动脉内支架形态不佳,形成漏斗状,建议应用较小球囊后扩张。如果需要,支架后再次血管成形所用的球囊要与支架远端血管直径相当,但必须强调的是不建议过度扩张球囊,因为增加了血管破裂或夹层的风险。另外强力过度扩张还可能增加导致栓塞的斑块物质被驱赶向远端血管的可能性。裸露的支架条柱也可能使再次血管成形所用的球囊通过支架发生困难。

3. 术后 完成操作后,停止应用肝素。由于残留的抗凝作用,建议应用经皮动脉闭合装置闭合动脉穿刺孔。术后患者一般在ICU密切监护大约24h,阿司匹林可以不限期地连续应用,氯吡格雷术后至少连续应用1个月。

八、随访

1. 短期围术期治疗效果 操作的短期目标包括没有神经系统和动脉入路相关并发症的技术成功(支架后血管造影显示残余狭窄<50%),还有解决了患者症状的临床效果。Charstain等报道椎动脉血管成形和支架置入的技术成功率是98%(55例中成功54例),没有围术期并发症发生。技术成功定义为正确放置支架,使狭窄减少到50%以下。Albuquerque等报道椎动脉起始部狭窄血管成形和支架置入的技术成功率是97%(33例中成功32例),唯一的一例技术失败则与支架过早释放有关。就并发症而言,一例出现了无症状的、不影响血流的椎动脉夹层。一例死于不相关的中枢神经系统事件(非操作血管供应区的卒中)。另一例患者放置椎动脉支架是为了打开通路治疗基底动脉血栓,但是患者最终死于脑干梗死。有症状的椎动脉或颅内动脉动脉硬化病变支架置入(SSYLVIA)临床研究显示,技术成功率(残余狭窄<50%)为97%(18例中的17例),没有围术期的神经系统事件发生。

2. 长期结果 与椎动脉血管成形和支架置入术后患者长期随访相关的中心内容是:支架内再狭窄的发生率以及椎基底动脉缺血的症状还是否存在。选择患者进行治疗的标准以及术后监测的持续时间和方法都会对结果的解释有影响,因此当组间患者进行比较时,必须把上述每1个因素都要考虑在内。

Charstain 等报道的一系列患者在术后6个月进行了随访的血管造影。49例中的44例随访血管造影报告了10%的血管发生了程度>50%的再狭窄。本研究中临床随访的平均时间是25个月。在这段时间内,只有2个患者有神经系统症状;一例是 TIAs,该患者随后再次行支架置入,另一例是支架置入术后2个月发生卒中。

Albuquerque 等报道的一系列患者,33例中有30例进行了随访的血管造影,平均随访时间是16.2个月。13例(43%)发生了再狭窄(直径狭窄>50%)。21例有眩晕症状的 TIAs 患者中,术后有6例症状完全消失,12例发作显著减少,3例症状无变化。再狭窄和症状复发没有相关性。对明显再狭窄(狭窄>50%)的患者再次进行了血管成形术。

有症状的椎动脉或颅内动脉动脉硬化病变支架置入(SSYLVIA)试验中,18例接受了治疗的颅外椎动脉狭窄患者中有14例在术后6个月进行了随访血管造影。这14个患者中,有6例(43%)显示了支架再狭窄的证据,这些再发病变中一半是血管完全闭塞。18例中的2例(11%)发生了已经治疗过的颅外椎动脉血管分支区域的卒中,这2例都有血管造影再狭窄的证据。对侧椎动脉有病变或其他头臂动脉血管分支有病变的患者,可能更经常存在伴有症状的长期病程。另外,Albuquerque 等报道的病例组随访时间更长,这可能是本组患者再狭窄率高的原因。颅外椎动脉血管成形和支架置入的长期治疗结果表明其再狭窄的发生率比颈动脉支架术后再狭窄发生率更高,但椎动脉的再发病变大多数无症状。

九、展望

椎动脉硬化闭塞性疾病治疗方法的进展必须遵循安全、有效(症状缓解或避免了卒中)、持久的原则。就椎动脉成形和支架置入而言,治疗进展的下一阶段可能是药物洗脱支架的应用。在冠状动脉病变中,这些支架的应用已经显示能够减少再狭窄的发生。这一发现对糖尿病患者尤其重要,因为与非糖尿病患者相比,糖尿病能够增加支架内狭窄的风险性。随着对内膜增生和支架诱导再狭窄生物学的更深入研究以及随着材料科学的进展,生物可吸收材料治疗动脉硬化闭塞性疾病或许成为可能。生物可吸收材料在中膜和动脉壁重塑过程中能够帮助再血管化和预防再狭窄,它们最终被降解为可吸收的片断。在支架替代研究方面,例如低温成形术,或许在将来能为难治性复发狭窄闭塞的治疗带来希望。

目前,进展中的各种治疗方法主要是针对本病在生物学、血流动力学和结构紊乱方面的因素,能够使临床医生帮助患者度过急性期和亚急性期,并且获得了好的治疗效果。但是有几种因素使这些患者在治疗后易于复发,但这种复发经常是无症状的。将来,在这种血管疾病的研究领域,是否能够把握住降低再狭窄风险的这一关键点还有待进一步证实。

(李大林)

第七节　肠系膜上动脉供血不全

一、肠系膜上动脉解剖

肠系膜上动脉(superior mesenteric artery,SMA)是腹主动脉的重要分支,在腹腔干稍下方起自腹主动脉前壁,经胰头与胰体交界处后方下行,越过十二指肠水平段前面进入小肠系膜根部。其主要分支为胰十二指肠下动脉、空回肠动脉、回结肠动脉、右结肠动脉及中结肠动脉。供血范围主要包括胰腺、十二指肠、空肠、回肠及升结肠、横结肠。在空回肠部分,小肠系膜内各条动脉分支相互吻合成动脉弓,弓的分支可一再分支并吻合形成多级动脉弓的血管网。

研究表明,肠系膜上动脉狭窄闭塞的发生并不少见,其中以肠系膜上动脉开口部位粥样硬化斑块和夹层形成最常见。一组尸检结果发现,肠系膜上动脉狭窄或闭塞的发生率为 6%～10%;另有报道超声检查发现腹腔干、肠系膜上动脉或二者均存在明显狭窄的发生率达 14%～24%。肠系膜上动脉狭窄的发生率较高,但具有典型慢性肠缺血临床症状的患者并不多见,原因在于腹腔干、肠系膜上动脉和肠系膜下动脉三支主要肠道供血动脉之间存在着丰富的侧支循环。以往认为 3 支动脉中至少要存在 2 支以上血管的阻塞,才会有症状出现。然而,临床上发现因单一动脉特别是肠系膜上动脉的闭塞而导致肠缺血的情况并不罕见;而另外 2 支血管单独闭塞却很少引发肠道缺血症状,表明解决肠系膜上动脉闭塞是极为重要的。

二、发病原因

肠系膜上动脉供血不全是由于各种因素导致的肠系膜动脉供血障碍引起的肠壁缺血乃至坏死以及肠管运动功能障碍的一系列症候群,多见于年老、伴有心血管疾病(如冠状动脉心肺病、心律失常)、糖尿病等的患者。本病临床上较少见,但近年随着人口老龄化的加剧,人均寿命延长、诊断技术的进展等因素,肠系膜动脉供血不全相关疾病的发病率及检出率逐年增多。

三、急性肠系膜上动脉栓塞

1.发病机制　由于血栓栓子脱落,栓塞于肠系膜上动脉,引起肠系膜上动脉供血区的肠管发生急性缺血,甚至坏死。血栓多来源于心血管系统病变,如风心病二尖瓣狭窄、心房纤颤、急性细菌性心内膜炎、心肌梗死、心房黏液瘤、腹主动脉瘤等,或者心脏内置入移植物手术,如心脏起搏器等而未及时足量抗凝治疗所致。

2.临床表现　起病急骤,突发右上腹或脐部剧烈痉挛性、阵发性腹痛,伴腹胀、恶心、呕吐。查体无明显腹膜刺激征象。初期腹痛症状与体征不符合,腹痛剧烈而腹部体征轻微。进而肠鸣音减弱或消失,出现麻痹性肠梗阻;部分病例呕吐物呈血性,或排出血样便;数小时后如发生肠坏死,可出现腹膜刺激症状,有明显压痛和腹肌紧张,肠鸣音消失,患者可出现全身中毒症状。

3.诊断与鉴别诊断　心血管患者,突然出现上腹和(或)脐周剧烈疼痛,结合心脏和主动脉的检查以及曾有四肢或脑梗死史者,应考虑本病。腹部血管超声(通过有经验的超声科医生)、腹部增强 CT 有助于及时确诊,必要时可急诊行腹主动脉造影。

本病应与急性肠系膜上动脉夹层、肠扭转、粘连性肠梗阻、绞窄性腹外疝、急性胰腺炎等相鉴别。

4.术前准备　对急性肠系膜上动脉栓塞诊断明确的患者,如症状明显,无明显手术禁忌证,能够耐受手术,应当机立断,尽早手术取栓,以免延误病情,造成大面积肠坏死,则死亡率大大增加,即使存活下来,也可能出现短肠综合征等并发症,难以长期存活,或终身依赖肠外营养。

术前及时补足血容量,纠正血液浓缩状态,积极纠正存在的酸中毒及电解质紊乱,选用合适的抗生素及留置胃管等。

术前即刻予以低分子量肝素皮下注射抗凝治疗,有助于防止及控制新生血栓形成,减轻肠缺血进一步加重,同时应注意监测各项凝血指标和血小板计数,以防继发出血。

术前除准备合适的取栓导管外,应准备好人工血管,做好血管转流的准备,以免术中发现和术前诊断不符,或取栓失败,造成措手不及。

5. 治疗

(1)手术取栓:一旦确诊,应紧急剖腹探查,以取栓导管将肠系膜上动脉内的栓子取出,注意取栓手法,尽量取净栓子,同时勿损伤动脉内膜(图4—7);术中如发现肠管坏死,则同时行肠管切除术;术中注意静脉肝素化,取栓后,向远侧动脉内注入尿激酶溶液,有助于溶解难以取出的小血栓栓子,提高治疗效果。抗凝、扩血管等内科药物治疗自术前及等待手术过程中即应开始;同时应积极治疗造成栓塞的原发病,对于心房纤颤或心脏内置入移植物手术患者,尤其注意持续、足量抗凝治疗,有时抗凝需持续终生,以防再发栓塞。

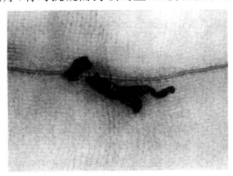

图4—7　54岁女性患者,突发腹痛、肠梗阻,既往心房颤动,并有脑梗死、下肢动脉栓塞史,行剖腹探查,自肠系膜上动脉取出分叉型血栓栓子,术后第2d肠梗阻症状消失

(2)血管腔内介入治疗:近年来,一些介入治疗中心采用导管内血栓抽吸及溶栓方法,取得了一定的治疗效果,因其不用开腹,损伤小,对年老体弱的患者获益较大。但选择的患者限于未出现明显腹膜刺激症状者,且效果不佳时应果断采取手术取栓,以免延误病情造成大范围肠坏死,出现短肠综合征乃至危及生命的严重后果。

6. 术后处理　至关重要,需要严密细致的监测和观察腹部症状和体征,特别是进行肠切除后消化道重建手术的患者,应密切观察,若体温持续在38℃以上,心率每分钟>100次,全身不适、腹胀、腹部压痛、胃肠道功能迟迟不恢复,应警惕肠瘘可能,以免延误病情,出现腹膜炎、腹腔脓肿,脓毒症和败血症,最后导致多器官衰竭而死亡。若出现肠瘘,可经瘘口在其远端肠襻内置管进行肠内营养,或进行全胃肠外营养支持治疗,同时维持水、电解质平衡并纠正酸中毒,联合应用抗生素等。取栓术后仍需进行正确的抗凝及抗血小板治疗,并防止手术后再栓塞及动脉血栓形成。另外针对栓子来源积极治疗,如心房颤动可通过药物及射频消融术治疗,心房黏液瘤可通过手术切除等。

7. 预后　本病预后和栓子的大小,治疗时机有关。若治疗不及时,往往出现大面积肠坏死,死亡率很高,患者多死于感染性休克、多器官功能衰竭、肠瘘或短肠综合征,因此早期明确诊断与及时、有效的治疗是抢救成功的关键。

四、急性肠系膜上动脉血栓形成

1.发病机制　多见于有动脉粥样硬化病史的老年人。由于腹主动脉粥样硬化而蔓延至肠系膜上动脉开口端，引起部分狭窄，血流减少，血流速度缓慢，导致突发血栓形成，造成急性肠缺血。

2.临床表现　患者既往多有轻度腹痛病史，有时便秘与腹泻交替，一般有体重减轻。在此基础上突发急性腹痛，麻痹性肠梗阻；少数患者初始即有剧烈腹部绞痛，呕吐频繁。随着病程的进展，出现腹胀、肠鸣音减弱或消失，发生肠坏死后可出现腹膜刺激征。

3.诊断　既往多有慢性腹痛病史，发病过程较肠系膜上动脉栓塞相对缓慢，但本病临床上有时很难与栓塞性和非闭塞性患者相鉴别，急诊血管造影有助于诊断和鉴别诊断。

4.治疗

(1)手术治疗：常用血管内膜剥脱或血管旁路术重建肠系膜上动脉血运，围术期及术后注意足量抗凝、抗血小板及扩血管治疗。

(2)血管腔内介入治疗：急诊行动脉造影及导管溶栓对一些病例可收到较好的效果，但一般需行狭窄部球囊扩张及支架置入。

5.术前准备及术后处理　基本同肠系膜上动脉栓塞处理类似。但本病患者多年龄大，常合并有高血压、冠心病、糖尿病等多种慢性病，术前应完善心脏彩超、肺功能、血生化及血气分析等检查，请相关科室会诊，并与麻醉科、外科ICU等充分合作，以利于安全度过手术期及术后恢复。术后需长期抗血小板、降血脂、控制血压及血糖治疗，防止术后肠系膜动脉再狭窄及血栓形成。

五、急性非闭塞性供血障碍

1.发病机制　病因不明确，可能与血容量减少、心排血量降低以及感染、心源性休克有关。由于上述病因而发生或诱发的急性广泛性的肠系膜上动脉痉挛引起肠缺血，而动脉本身并无病变。

2.临床表现　急性剧烈腹痛，伴有呕吐和腹泻，病程发展快，可出现腹胀、肠鸣音减弱或消失，腹膜刺激征等。白细胞数迅速升高，全身反应较重。动脉痉挛轻者，症状较轻。可有反复发作史。腹痛常在饭后加剧，长期进食减少，可有体重明显减轻。

3.诊断　主要依靠腹主动脉造影，应与机械性肠梗阻、胰腺炎等鉴别。

4.治疗

(1)一般治疗：补液，纠正低血容量、低排血量和休克。

(2)血管扩张药：立即静滴血管扩张药，解除痉挛，改善供血，防止肠坏死。常用罂粟碱、前列地尔、妥拉唑啉等。

(3)介入治疗：近年来有部分医疗中心通过肠系膜动脉造影，在病变段肠系膜血管内持续泵入罂粟碱等血管扩张药，获得良好的效果。

(4)手术治疗：多数药物治疗即能缓解，一般不需要手术治疗，但当出现明显的腹膜刺激征，高度怀疑有肠坏死者，则需做剖腹探查，明确是否要切除坏死肠段。

六、慢性肠系膜上动脉狭窄或闭塞

1.发病机制 病因是腹主动脉粥样硬化,在此基础上逐渐出现肠系膜上动脉狭窄乃至闭塞,缺血性肠病的表现。但因病情发展较慢,可有侧支循环建立,能维持部分血液供应。

2.临床表现 多见于55～70岁的中老年人,尤其是有动脉粥样硬化、糖尿病者,女性略多于男性。主要表现为上腹部不适或疼痛,恐食症和体重明显减轻。常有反复发作史,多在餐后15～30min出现上腹部不适或疼痛,逐渐加重,持续1～2h可解除;少数患者有剧烈痉挛性疼痛,向背部放射,这种疼痛是本病的特征。疼痛随着时间的延长而发作次数增多,程度加重。部分患者则因反复发作的麻痹性肠梗阻而就诊。患者因餐后腹痛,恐惧进食,致使进食明显减少和吸收不良,有时体重下降惊人。可有便秘或腹泻症状。约半数的患者在上腹部可闻及收缩期血管杂音。

3.诊断 本病发病率不高,诊断的关键是出现症状后应考虑到本病的可能性。高血压病、心脑、血管动脉硬化性疾病、糖尿病患者,若出现上述表现,应首先排除本病的可能。肠系膜血管造影被公认为诊断肠系膜动脉狭窄或闭塞的金标准(图4-8);增强CT尤其是血管三维重建技术的广泛应用,大大提高了CT对缺血性肠系膜血管病变的诊断价值,目前腹部CT血管成像(CTA)一般均可准确反映病变的部位和程度(图4-9),而且绝大部分患者均发现在肠系膜上、下动脉之间出现粗大的侧支循环——Riolan动脉,为本病特征性表现,具有诊断意义。腹部核磁血管成像(MRA)与CTA相似,也是良好的诊断方法,且能更好地显示肠缺血病变。

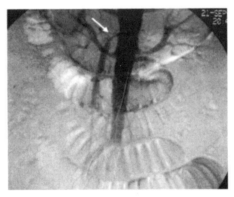

图4-8 一例肠梗阻的患者,肠镜检查诊断为缺血性肠病,行腹主动脉造影显示肠系膜上动脉起始部重度狭窄

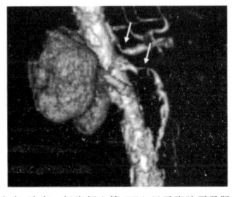

图4-9 76岁男性,餐后腹痛、消瘦。行腹部血管CTA显示腹腔干及肠系膜上动脉起始部重度狭窄

4.鉴别诊断　本病缺乏特征性的症状和体征,临床上相对少见,因此易误诊为胆囊炎、上消化道溃疡、胰腺炎等。关键是想到本病的可能性,通过相关检查进行鉴别诊断。

5.治疗

(1)病因治疗:控制血压,降血脂,降血糖,治疗冠心病,延缓动脉硬化的进展。

(2)内科非手术治疗:包括低分子肝素抗凝,口服阿司匹林及波立维等抗血小板治疗;扩血管治疗,解除动脉痉挛,可以改善肠管血运,缓解疼痛,降低肠坏死的风险。常用血管扩张药有罂粟碱、前列地尔、妥拉唑啉等。另外可作为手术或血管腔内治疗术前及术后的支持辅助治疗。

(3)手术治疗:作为传统经典的治疗方法,适用于重度肠缺血者。最常采用血管转流术,如腹主动脉-肠系膜上动脉转流术或髂动脉-肠系膜上动脉转流术等。对于病变局限者也可采用局部血管内膜剥脱术,肠系膜上动脉管壁较薄,手术操作时注意动作轻柔,防止管壁损伤致吻合后狭窄或血栓形成。须格外注意的是,本病患者一般均为高龄,一般有多种并发疾病,文献报道手术死亡率6%～9%,其他手术相关并发症发生率16%～22%,因此外科手术中及术后的风险需仔细权衡。

(4)腔内介入治疗:近年来血管腔内介入治疗技术的迅速发展,为本病的治疗提供新途径。1980年Furrer等首先报道了采用PTA方法成功治疗肠系膜动脉狭窄的病例。但由于诊断技术、介入技术及导管和支架材料性能的限制等,其应用并未广泛开展。近年来随着影像学和介入技术的飞速发展,支架结构和材料的改进,支架输送系统的细型化以及介入治疗经验的增多,对于血管腔内技术治疗肠系膜上动脉狭窄持肯定态度的报道不断增多。北京朝阳医院血管外科近年来采用血管腔内技术治疗了20余例慢性肠系膜上动脉狭窄或闭塞患者,效果良好。有5例在术后1周内症状消失,最快者术后当天腹痛消失,第2d肠梗阻即解除;大部分患者在术后3～6个月内体重恢复至接近正常。与传统的手术方法对比而言,血管腔内介入治疗的技术成功率高,而并发症发生率很低,术后8h即可下地活动,术后2～3d即可出院,对于高龄且有多种并发疾病的患者,其治疗的安全性较开腹血管重建手术具有更大的优势。

6.术前准备及术后处理　本病患者多高龄,常合并有高血压、冠心病、糖尿病等多种慢性病,术前应完善心、肺、肾功能、血生化及血气分析等检查,如必须手术,术前应请心内科、呼吸科等会诊,并与麻醉科、外科ICU等充分合作,以利于安全度过手术期。手术后及支架介入治疗后需长期口服阿司匹林及氯吡格雷等治疗,同时控制"三高",防止术后肠系膜动脉再狭窄、支架再狭窄及血栓形成。

7.预后　新近的研究结果表明,肠系膜上动脉支架置入术后其早、中期的临床症状缓解率和血管开通率与外科手术相当,而长期的支架开通率仍低于手术治疗。术后复查随访工作非常重要,出院后每隔3～6个月定期复查腹部血管超声,患者应严格戒烟,长期坚持抗动脉硬化治疗。肠系膜上动脉支架置入后发生再狭窄,大多可通过再次介入治疗使支架开通。

(李大林)

第八节　腹主动脉瘤

腹主动脉瘤(abdominal aortic aneurysm,AAA)指腹主动脉壁局部的异常扩张和膨大,是一种严重危害人类生命健康的疾病。主要发生于60岁以上的老年人,常伴有高血压病和心脏疾病,年轻人偶见。男性发病率较女性高2~6倍。Lederle等研究发现AAA以每年2.4%的速度递增。通常以肾动脉平面为界分为肾动脉平面以下的AAA和肾动脉平面以上的AAA,腹主动脉瘤发生后可逐渐增大,最后破裂出血、常导致患者死亡。另一严重危害是动脉瘤附壁血栓在血流的冲击下脱落,堵塞远端肢体造成下肢动脉的急性缺血,起病急、进展快、预后差,常需积极处理。

1804年Antonio Scarpa首次系统论述了其分型与诊断。Dubost在1951年成功进行了腹主动脉瘤切除术,成为动脉瘤外科治疗的重要里程碑,但择期手术有较大风险,即使开腹手术救治成功后,远期死亡率也很高,主要死亡原因是心、脑、血管事件。阿根廷血管外科医生Parodi率先报道了支架—人造血管复合体治疗AAA后,大大促进了动脉扩张病腔内隔绝术在国际范围内的推广。

一、病因

一般认为AAA是遗传学、环境学和生物化学等多种因素相互影响和共同作用的结果,但其发病机制至今尚不清楚。

1.动脉粥样硬化 动脉粥样硬化被认为是腹主动脉瘤的最常见的病因,常发生于高龄合并动脉粥样硬化者。当动脉发生粥样硬化后,中层弹性纤维断裂,管壁薄弱,不能耐受血流压力而发生局部膨大,张力增高导致动脉扩张,扩张造成张力进一步增高,瘤体迅速膨大,最终成为搏动性肿块。肾动脉开口以下的腹主动脉是粥样硬化最易发生的部位,此区域滋养血管少,内膜增厚纤维化导致血管中层氧和营养物质供应障碍,并常延伸至主动脉分叉处。在膨大的瘤腔内血流缓慢,形成涡流,可产生附壁血栓。

2.腹主动脉的结构缺陷与主动脉壁结构成分的变化 导致腹主动脉壁力量减弱,是腹主动脉瘤形成必不可少的局部因素,实验证明,当主动脉的弹力蛋白层经破坏降至40层以下时,就易形成动脉瘤,其次,腹主动脉的滋养血管较少,当有动脉硬化斑块形成时,依赖血管内弥散血液供氧的内膜,中膜发生营养障碍,坏死,管壁变得薄弱,再次,平滑肌细胞需要在脉冲压震荡力的刺激下合成胶原和弹力蛋白,由于腹主动脉的僵硬度较大,脉冲压对平滑肌细胞刺激的震荡力减少,其合成动力下降,再加上血管发生瘤性扩张后,许多平滑肌细胞被纤维化的结缔组织所代替,使得胶原蛋白和弹力蛋白的合成减少,不利于受损血管壁的修复。

3.免疫、结缔性疾病以及遗传性疾病 免疫性疾病常继发于多发性大动脉炎、巨细胞性动脉炎、系统性红斑狼疮、白塞病等。最多见的结缔组织病造成的是马方综合征(Marfan syndrome)与埃勒斯—当洛斯综合征(Ehlers—Danlos syndrome)。40岁以下女性破裂性动脉瘤者,多与妊娠相关,可能与激素水平变化引起结缔组织结构变化有关。研究表明AAA具有家族遗传的倾向,Johnson和Koepsell报道约有19.2%在一级亲属中发生,主要为X染色体的隐性遗传,以及常染色体显性遗传。弹力蛋白和胶原蛋白的遗传缺陷,直接引起主动脉壁的薄弱,而各种酶的遗传变化,则使动脉壁基质结构蛋白失活和降解增加,其间的整合联合受到破坏,从而间接导致动脉壁的薄弱,如Marfan综合征发生的胸腹主动脉瘤。

4.其他因素 如局灶性中膜发育不良、结节性硬化、性腺发育不全、感染等。吸烟、炎症、创伤、高龄、高血压等危险因素对AAA的发生和发展起促进作用。

二、病理生理

腹主动脉瘤的发生和发展是诸多引起主动脉壁薄弱和增加其负荷的因子长期相互作用的必然结果,弹力蛋白的降解和失活,可导致腹主动脉瘤的形成,这是成瘤的关键因素,而胶原储备的耗竭则可引起不可逆的、连续的动脉瘤的扩张,导致最后的破裂。吸烟,炎症,创伤,高龄,高血压等危险因素对腹主动脉瘤的发生和发展起到促进作用。动脉瘤破裂后腔内的血凝块,可机化和感染,血凝块脱落可引起远端动脉栓塞。

三、临床表现

根据动脉瘤的部位、大小、类型和患者临床表现有所差异。大多数AAA患者缺乏明确症状,偶尔全身症状为首发,往往是在体格检查时偶然发现。

1.腹部搏动性肿块　是AAA最常见最重要的体征。常因其他原因或自己无意中偶然发现。典型的腹主动脉瘤是一个具有搏动感的肿块。多数患者自觉心窝部或脐周有搏动感,以仰卧位和夜间尤为突出。可在腹部扪到膨胀性搏动肿物,多位于脐周或脐上方偏左,与心跳节律一致,具有持续性和多方向性,约50%的患者伴有血管杂音。

2.疼痛　约1/3患者表现出疼痛。多位于脐周,两肋部或腰部,可为钝痛、胀痛、刺痛或刀割样疼痛。一般认为疼痛与瘤壁的张力有关,动脉外膜和后腹膜的牵引,压迫邻近的神经所致。慢性腹部或者腰部隐痛或钝痛考虑炎性或感染性的AAA。突发性剧烈疼痛提示有破裂、感染或瘤内夹层的可能。但持续的剧烈的刀割样疼痛,不因体位变动而缓解,同时伴有低血压或休克时,首先考虑破裂。早期破裂尚未发生休克时及早明确诊断,对于挽救生命十分重要。

3.压迫症状　随着瘤体的不断扩大,可以压迫邻近的器官而引起相应的症状。①肠道压迫症状:由于十二指肠的活动性较小,是AAA最常压迫的器官。常表现为腹部饱胀不适,食欲下降,严重者会出现恶心、呕吐、排气排便停止等肠梗阻症状,易误诊为胃肠道疾病,延误诊治。②泌尿系受压迫症状:因解剖关系左侧的输尿管最易受累。瘤体侵犯输尿管时可出现输尿管的梗阻,可出现腰部的胀痛,可向腹股沟区放射,可伴有血尿,肾盂积液,泌尿系结石的发病率随之增高。③胆管压迫症状:表现为肝区的不适和厌油腻食物,严重者可出现周身皮肤黏膜和巩膜的黄染,生物化学检查呈梗阻性黄疸改变,临床上较少见。④压迫下腔静脉,引起下肢回流障碍等一系列症状。

4.栓塞　瘤体血栓一旦发生脱落便成为栓子,栓塞其供血的脏器或肢体而引起与之相应的组织器官急性缺血性症状。栓塞在肠系膜血管,可出现肠缺血,严重者可引起肠坏死。患者出现剧烈的腹痛和血便,继而表现为低血压和休克,以及全腹的腹膜刺激症。一侧或双侧髂内动脉栓塞造成臀部间歇性跛行。栓塞肾动脉,患者表现为剧烈的腰痛和血尿。栓塞下肢时,则出现相应肢体的疼痛,脉搏减弱甚至消失,肢体瘫痪,颜色苍白,以及感觉异常等症状,小动脉瘤常发生下肢主要动脉的栓塞。

四、外科手术治疗

1951年Dubost首次成功进行了AAA切除术,开放手术成为治疗"金标准"。随着医学诊疗技术的提高,手术成功率提高,手术方式也得到改进,小刀口、腹膜后路径、内镜下机械手操作取得良好效果,患者基本上享有同年龄人的寿命。

(一)手术适应证

1.瘤体直径>5.5cm 的肾下或肾周腹主动脉瘤患者应行修补术,以消除破裂风险。

2.伴有剧烈的腰腹疼痛,改变体位无明显减轻,考虑动脉瘤急性扩张,同时伴休克和低血压则考虑动脉瘤破裂,须急症手术。

3.远端动脉栓塞者,无论瘤体大小均应手术治疗。

4.并发感染,与下腔静脉或肠管形成内瘘,应紧急手术。

5.因瘤体压迫造成胃肠道症状、泌尿系症状等一系列临床症状,经内科非手术治疗无效且症状持续加重者。

(二)手术禁忌证

1.全身脏器功能衰竭,不能耐受手术者。

2.患恶性肿瘤等其他致命性疾病,预计生存期在 2 年以内者。

3.全身或手术区域有严重感染病灶存在者。

4.瘤体直径较小,且经随访稳定者,也应列为相对禁忌证。

(三)术前准备

1.全面检查评估心、肝、肺、肾、脑等重要脏器的功能,如存在严重的缺血性心脏疾病,需积极内外科治疗;对慢性阻塞性肺病患者应慎重;严重高血压应纠正高血压状态,常规腹部检查了解是否存在需要处理的腹部疾病。

2.必要的影像学检查,如 MRA、CTA、DSA 等检查明确动脉瘤相关情况及参数,瘤体的形态大小、瘤壁的厚度、与周围的关系,特别要注意输尿管的走行、左肾静脉的位置,肾动脉与腹腔瘤囊的关系,是否有髂动脉瘤的存在(图 4—10)。全面评估手术的风险,制订合适的手术方式,备齐适当尺寸或类型的人造血管或血管内支架。

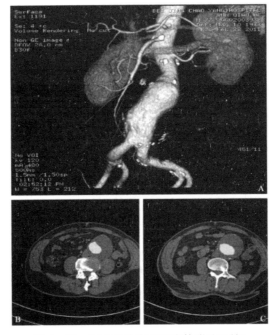

图 4—10　腹主动脉瘤 CT(瘤体附壁血栓)

3.术前备血,术前预防应用广谱抗生素,当 AAA 破裂急症手术时分秒必争,可在纠正或补充血容量的同时进行剖腹探查。

(四)开腹手术要点

腹主动脉瘤手术两种入路:腹部正中切口经腹入路及左侧腹膜外入路。

1.AAA 切除术手术要点

(1)剖腹后暴露腹主动脉,证实诊断,探查腹腔脏器,如发现术前未估计到的病变,对晚期肿瘤和急性感染性疾病,应终止手术。在开腹过程中,应减少干扰动脉瘤,防止内部血栓脱落,造成肢体远端动脉的急性栓塞。

(2)小心应对粘连,减少十二指肠部位的游离,避免损伤肠管及肠系膜的血供。游离腹主动脉上方时注意勿损伤左肾静脉,瘤颈过短结扎左肾静脉时要保留其属支,确保良好的左肾静脉回流,分离左肾静脉时勿伤及肾动脉。

(3)肾动脉下段主动脉多有粥样硬化改变,置钳时松紧适当以免碎裂。注意肾动脉解剖位置变异,可位于左肾静脉水平或稍低,在这个水平阻断主动脉,有可能同时钳闭肾动脉而不被察觉而导致急性肾衰竭。

(4)髂总动脉已形成动脉瘤但未过分叉,髂内外动脉须全部显露,减少在髂总动脉起始部做过多游离,以免损伤并行的静脉;避免损伤紧贴的静脉及盆腔静脉造成大出血。保护越过腹主动脉分叉处的盆腔神经丛,避免导致勃起功能障碍。髂总动脉吻合完毕前,先松开近侧阻断钳排气及血凝块;远侧松钳未见回血,需查明原因恢复血供。注意肠道及内脏血供,髂内动脉重建尤为重要,可以避免盆腔及臀部缺血等并发症。

(5)在动脉瘤阻断之前和人工血管重建完成后,与麻醉师配合,输血补液、提升血压、纠酸扩容和维持血流动力学稳定,以减少各脏器的损害和术中松钳性休克(Declamping Shock)。

2.AAA 破裂的手术处理　AAA 破裂病死率达 $80\%\sim100\%$,紧急止血是关键。术中减少出血,缩短手术时间,维持血容量及血压稳定。切开动脉瘤前尽可能补充全血和晶、胶体。手术成功的关键在于能否及时控制动脉瘤破裂口近端主动脉。常用的止血方法有:经股动脉插管气囊反搏导管,向上到 AAA 近端,堵塞腹主动脉内腔后再手术处理。胸腹主动脉瘤,可采用经瘤腔内置入球囊导管,控制内脏动脉出血,避免游离内脏动脉引起出血及损伤周围组织。进入腹腔后,在 AAA 近端用手指等压迫将其推向后面的椎体,然后分离放置主动脉钳。远端出血的控制,可经皮从股动脉插入 Fogarty 导管阻断双侧髂总动脉。或切开经血管腔内向远端髂总动脉插入 Foley 尿管。

3.主动脉一十二指肠瘘的处理　其发生率仅为 $1\%\sim2\%$,首先探查瘘的位置,从主动脉裂口阻断主动脉,控制出血,分离动脉瘤体和肠道瘘口,必要时可切除,再行十二指肠修补,最后切除瘤体,主动脉上下吻合口之间放置腹膜或大网膜,避免再形成瘘。

4.主动脉一下腔静脉瘘　大量主动脉血进入下腔静脉,引起下腔静脉阻塞和心力衰竭,可触及震颤,可闻及瘘造成的杂音。首先阻断主动脉瘤体近远端后,切开瘤体,瘤体内连续缝合瘘口,切除动脉瘤,移植人造血管。

(五)常见并发症及处理

正确术前评估、精细的手术操作和围术期处理,可减少并发症的发生,但仍常出现心、肺功能异常、下肢缺血和 MOD 等并发症。

1.心功能异常　是术后死亡最常见的原因,包括心力衰竭、严重心律失常、心绞痛及急性心肌梗死。术前心功能的检查,控制高血压等高危因素至关重要,术中术后严密监测心功能,发现异常及时处理。

2.肾功能受损　术中仔细操作,避免损伤肾脏血管、输尿管和神经,可减少术后肠粘连、肾盂积水以及男性性功能不全的发生。约5%患者术后发生急性肾衰竭,一旦发生患者需要血液透析。

3.出血　常发生在主动脉近端的吻合口,术中仔细操作,出现大出血征象应立即剖腹探查,找出原因及时处理。

4.感染　首先全身使用抗生素以防止感染扩散,手术切除感染的血管和组织,解剖外腋股旁路做血管重建。

5.移植物血栓形成和闭塞　常与近期血液的高凝状态有关,远期阻塞常与吻合口新内膜增生致狭窄有关,术中、术后抗凝治疗是关键,取栓手术常可恢复正常的血供。主-股动脉旁路术的血管闭塞,取栓不成功,可选用耻骨上股动脉-股动脉转流术。

6.假性动脉瘤　常发生在切除病变的部位,用短段移植物移植到原先吻合口的稍远侧处,腔内技术利用合适的覆膜支架也可处理该并发症。

五、腔内治疗

腹主动脉瘤腔内隔绝术是将一段恰当口径和长度的支架型人工血管经股动脉导入瘤腔内,固定在腹主动脉瘤和(或)髂总动脉内壁上,从腔内将瘤壁与血流隔绝。具有创伤小、失血少、并发症少、住院时间短、术后恢复快等优点。

(一)适应证

1.肾动脉开口以下、近端瘤颈≥1.5cm的腹主动脉瘤。

2.远端瘤颈≥1cm者,可采用直管形或分叉形移植物。

3.瘤体侵及主动脉分叉,远端瘤颈消失者,须采用分叉形移植物。

4.瘤体侵及髂总动脉者,须在分叉形移植物基础上加套延长单支。

(二)禁忌证

1.腹主动脉瘤的位置或形态不适于腔内隔绝者。

2.有严重基础疾病,如无法纠正的心力衰竭,肾功能及凝血功能障碍者。

3.并存恶性肿瘤或其他严重疾病,预期寿命不超过1年者。

4.对造影剂过敏或孕妇。

5.肠道血供必须依赖肠系膜下动脉者。

6.径路血管纡曲,输送系统不能通过的,手术难以完成者。

7.有系统或腹股沟区感染者。

(三)操作要点

准确测量AAA各项几何学参数,主要是近端瘤颈长度及直径、瘤体长度、近端瘤颈成角、远端髂动脉扭曲程度等,根据这些数据选择合适的腔内移植物对成功修复AAA至关重要。

解剖股动脉两端血管吊带悬吊备用,经一侧股动脉穿刺造影观察肾动脉、瘤颈、瘤体、侧支血管,并准确标记定位肾动脉开口、主动脉和髂动脉分叉处。需要注意以下几点:①近肾(瘤颈长度<1.5cm)腹主动脉瘤不能使用普通移植物,应使用近端带裸支架,这种支架可以固定在肾动脉开口部位或开口以上的动脉壁上而不会阻断肾动脉的血流。②导入动脉狭窄者,

可先行球囊扩张,再插入导丝和导管,主—髂动脉成角影响支架放置效果时,可应用球囊扩张狭窄局部。③近端锚定点及远端锚定点的观察:近端瘤颈部的直径和长度,邻近肾动脉的主动脉情况,有无血栓、钙化及走行异常,病变有无累及髂内动脉。④在释放近端移植物过程中,要注意监测肾动脉通畅情况,避免误闭肾动脉。⑤放置分叉形移植物时,要掌握好移植物的三维位置,谨防移植物短臂在转向状态下被释放。⑥两段移植物的对接,必须重叠一节支架(2cm)的长度,防止滑脱造成严重内漏。⑦扩张移植物远侧端时,应掌握好力度,防止动脉破裂。⑧对腹主动脉瘤累及髂动脉,应保证一侧髂内动脉的血供,维持盆腔脏器及臀肌的血供,否则须同时做一侧髂内动脉—髂外动脉转流术。⑨支架完成后行血管造影,必要时行多平面造影,评估动脉瘤被隔绝的情况以及并发症(图4—11,图4—12)。

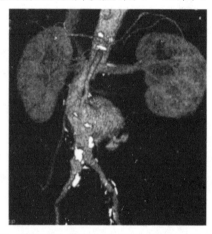

图4—11 74岁男性,腹部不适,腹部血管CTA显示巨大的腹主动脉假性动脉瘤

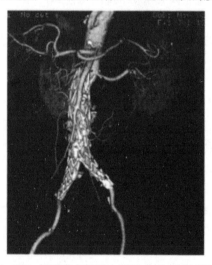

图4—12 行覆膜支架腔内隔绝术后,动脉瘤消失

(四)术后并发症及处理

1.内漏 是指支架型血管置入后在移植物腔外、被旷置的瘤体及邻近血管腔内出现活动性血流的现象,是腔内治疗最常见的问题。常与腔内血管移植物相关,瘤颈过短(<1cm)常导致近端内漏,主要后果是瘤腔继续增大可能破裂。选择直径适当的移植物和反复球囊扩张是纠正的主要方法。二期通过腔内技术多次球囊扩张,支架置放治疗。

2.移位　是指主动脉支架向动脉远端相对移动的现象,术中发生移位和技术操作有关,可能会造成迟发的内漏以及继发性动脉瘤破裂。常因移植物近端固定不充分、瘤颈进行性扩大、支架缺乏可以固定移植物的装置所致,在术中将锚定点放在显示屏的中央减少视差的影响,可有效防止因移位而发生的内漏。

3.血栓形成及远端动脉栓塞　术中抗凝不充分、瘤腔内血栓脱落、移植物扭曲继发人工血管内支架血栓形成均可导致肢体缺血。在进行手术过程中给予充分抗凝,检测 ACT 调整肝素用量;缩短手术时间;一旦发现血栓形成及时取栓,发生急性血栓形成的患者术后应适当抗凝;血液流出道不畅和血管存在狭窄的患者需立即取栓并辅以其他处理以恢复血供。

4.肠坏死/缺血性肠炎与臀部间歇性跛行　该并发症的出现与腔内治疗后,结肠和臀部血供障碍有关,术中保证一侧髂内动脉通畅可有效预防该并发症的发生。特殊患者术中行肠系膜上动脉造影观察肠系膜上动脉及肠系膜下动脉交通情况和结肠血液供应情况,对已经发生肠坏死的患者应及时行手术切除病变肠道。

5.动脉瘤破裂　介入治疗后发生破裂是一种严重的并发症。应及时就诊,急症行外科手术处理。

6.截瘫　是腹主动脉瘤腔内治疗的灾难性并发症,极少发生,常与脊髓根大动脉的变异有关,术中移植血管覆盖了该血管则有发生截瘫的可能性,另一原因该血管发生了栓塞和急性血栓形成。谨慎操作、积极有效抗凝、可有效避免并发症的发生。

除上述几种并发症外,介入治疗还有移植物感染、腔内治疗后反应综合征、支架移植物堵塞、支架导丝、支架覆盖动脉开口、造影剂肾病等其他并发症。但腔内技术具有恢复快、创伤小、全身并发症少等优点,然而远期疗效尚不明确,仍需进一步的观察研究。

(李大林)

第九节　胸主动脉瘤

一、病因、病理

胸主动脉瘤,系胸主动脉由于先天性发育异常或后天性疾病引起动脉壁正常结构损害,尤其是承受压力和维持大动脉功能的弹性纤维变脆弱和破坏,主动脉在血流压力的作用下逐渐膨大扩张而成。定量的定义为:动脉管径的扩张或膨出大于正常动脉管径的50%以上为动脉瘤。其发病率随年龄增长而增加,50~70 岁达到高峰,男性多于女性,男女之比为(3~10):1。胸主动脉瘤的患病率占主动脉瘤的 20.3%~37%。

胸主动脉瘤的发生率目前还无准确报道。瑞典在尸检的研究中发现,在男性患病率为489/10 万人口,女性为437/10 万人口,Bickerstaff 报道发病率为 5.9/10 万人口,发病率随年龄增长而增加,男性多于女性。推测在人群中的发病率为400/10 万人口,按此推算我国就有几百万患者,这可是不小的数字。这是主动脉病变中预后极为恶劣的疾病,如不及时诊断并进行手术治疗,自然死亡率极高。

(一)发病原因

约80%的胸主动脉瘤继发于高血压病动脉粥样硬化,14%是由于梅毒引起,其他的原因包括先天新因素、马方综合征及胸部顿挫伤等。

1.动脉粥样硬化　多见于腹主动脉,亦可见胸主动脉,主动脉弓与降主动脉较升主动脉为多,还可出现广泛的胸主动脉瘤样扩张。在 50 岁以上人群多见,但也有少数 30～40 岁的患者发生巨大动脉瘤而无动脉硬化表现者,此类患者也很可能为动脉硬化所致,据报告此类患者的动脉硬化可能是继发于其他不明的原因,是国外的首位病因。

2.囊性中层坏死或退行性变　是当前胸主动脉瘤中最常见的病因。典型者多见于青、中年的男性,其好发部位为主动脉根部并影响主动脉窦与主动脉环,形成主动脉根部动脉瘤和窦瘤。由于主动脉环的扩大而产生严重的主动脉瓣关闭不全,向远侧端则多扩展至右无名动脉起始部而中止。组织学表现主要为平滑肌细胞的坏死及消失,弹性纤维稀少、断裂并出现充满黏液的囊性间隙,致使动脉壁薄弱,形成特殊类型的梭状动脉瘤。马方综合征是此类型升主动脉瘤的代表,亦可见于主动脉瓣二瓣畸形等的患者。此类患者易发生夹层动脉瘤或伴发夹层动脉瘤,是国内的首位病因。

3.创伤性动脉瘤　由于加速或减速伤的剪力作用于胸主动脉造成破裂或撕裂。根据胸主动脉的解剖特点,顿挫伤常发生在无名动脉起点以下 2cm 左右的升主动脉,主动脉瓣环上方 3～5cm 处和胸主动脉峡部。由于高速交通工具的迅速发展,近年来主动脉损伤有增加的趋势。创伤性动脉破裂大部分因失血或复合伤死亡。15%～20%的伤员生存下来,形成假性动脉瘤,但随时有破裂的危险。因此,确诊后应尽快手术治疗。

4.细菌感染和真菌性动脉瘤　细菌或真菌损伤动脉中层,造成动脉壁的局部膨出。

5.梅毒　梅毒性动脉炎的后期并发症,现已少见。一般在感染梅毒后的 15～30 年出现。50%位于升主动脉,30%～40%位于主动脉弓,15%发生在降主动脉,仅有 5%位于腹主动脉。有多发倾向。自然预后险恶,出现症状后,平均寿命可短至几个月。是 1940 年以前的首位病因。

6.先天性动脉瘤　常伴有主动脉缩窄、动脉导管未闭和二瓣化畸形。

(二)胸主动脉瘤的分类

1.部位分类

(1)升主动脉瘤,从主动脉根起,至无名动脉起始部止,可并发主动脉瓣关闭不全。

(2)主动脉弓动脉瘤,从无名动脉至左锁骨下动脉。

(3)胸部降主动脉瘤,从左锁骨下动脉起至膈肌一段主动脉。

(4)胸部降主动脉下端,从胸部降主动脉下端至腹主动脉上端。其好发部位依次为:降主动脉、升主动脉、主动脉弓及胸腹主动脉。

2.病理分类

(1)真性动脉瘤:是指主动脉壁和主动脉瘤壁全层均有病变性扩大或突出而形成的主动脉瘤,根据其形状又可分为囊状、梭形或混合形。

(2)假性动脉瘤:是指动脉管壁被撕裂或穿破,血液自此破口流出而被主动脉邻近的组织包裹而形成血肿,周围包绕纤维结缔组织而非动脉管壁,多由于创伤所致。

(3)夹层动脉瘤:又称主动脉内膜剥离。是由于内膜局部撕裂,而受强力的血液冲击,内膜剥离扩展,主动脉形成真假两腔。可根据夹层累及范围分为 DeBakey Ⅰ、Ⅱ、Ⅲ型。

1)Ⅰ型:剥离范围延伸至弓部和降主动脉可达髂动脉。

2)Ⅱ型:剥离范围只限于升主动脉和弓部。

3)Ⅲ型:①Ⅲ型 A,累及范围位于主动脉峡部、左锁骨下动脉远侧。②Ⅲ型 B,降主动脉到腹主动脉甚至髂窝。

3.形态分类

(1)囊性动脉瘤:病变仅累及局部主动脉壁,突出呈囊状,与主动脉腔相连的颈部较窄。

(2)梭形动脉瘤:病变累及主动脉壁全周,长度不一,瘤壁厚薄不均匀。动脉瘤壁及邻近主动脉壁可有钙化,动脉瘤内壁可附有血栓。动脉瘤长大后,可压迫和侵蚀邻近器官和组织,产生相应的临床症状,最后常因自行破裂引起大出血致死。

(3)夹层动脉瘤:主动脉壁发生中层坏死或退行性病变,当内膜破裂时,血液在主动脉压力的作用下,在中层内形成血肿并主要向远端延伸形成夹层动脉瘤。夹层动脉瘤可向外穿破入心包腔、胸膜腔、纵隔或腹膜腔引起出血死亡。少数病例可能再向内穿破入主动脉腔,症状得到缓解。

(三)病理生理

胸主动脉中层囊性变性是导致胸主动脉瘤的最重要原因,可表现为主动脉中层的平滑肌细胞坏死、弹性纤维变性和黏液样物质沉积。这种病理变化多发生在升主动脉,少数可见于降主动脉,可使主动脉壁变薄、扭曲形成梭形动脉瘤,若发生在主动脉根部可引起主动脉瓣反流。所有马方综合征者,均可见主动脉壁中囊性改变,也可见于其他遗传性结缔组织疾病,如Ehlers-Danlos综合征等。升主动脉瘤很少发生动脉粥样硬化,但可伴有广泛的粥样硬化,尤其是肾动脉、脑动脉和冠状动脉。主动脉弓部的动脉瘤常累及到升主动脉或降主动脉,常是由于中层囊性变性、动脉粥样硬化、梅毒或其他感染所致。胸主动脉瘤常合并有高血压,后者可影响主动脉壁的强度,加速动脉瘤的膨胀。在胸部,局限性囊性动脉瘤比环状或弥漫性动脉瘤更为常见。

二、临床表现

胸主动脉瘤除主动脉内膜急性剥离——急性夹层动脉瘤外,早期均无症状,可能是在X线透视下偶然发现。随着动脉瘤的增大、压迫或阻塞动脉瘤周围的组织与器官时才出现症状与体征。概括起来不外疼痛、压迫引起的症状及心功能不全与心绞痛三大类。

(一)症状

1.疼痛 疼痛常常是降主动脉瘤的主要症状。疼痛性质多为钝痛,也有刺痛。有的疼痛呈持续性,也有的可随呼吸或活动而加剧。疼痛可向左肩胛区放射,也向上肢或颈部放射的疼痛。升主动脉或主动脉弓前壁的动脉瘤所引起的疼痛多在胸骨后。疼痛的原因有时难以解析,可能是因为动脉壁内神经因动脉壁的扩张而受牵拉引起的或者是因为周围组织,特别是交感神经受动脉瘤压迫所致。

2.压迫症状 升主动脉动脉瘤除侵犯主动脉瓣者外,很少有症状。胸主动脉瘤,特别是主动脉弓动脉瘤常常出现刺激性咳嗽和呼吸困难,是由于刺激和压迫气管或阻塞支气管的结果,严重时可引起肺不张、支气管炎及支气管扩张。压迫上腔静脉则可出现上腔静脉阻塞综合征的临床表现。左弓部和峡部的动脉瘤可压迫喉返神经而产生声音嘶哑或失声。降主动脉动脉瘤可压迫食管而出现咽下困难,晚期可破入食管或破入气管或支气管系而出现咯血或大量呕血,并可引起窒息或失血性休克而死亡。

3.心功能不全与心绞痛 心功能不全与心绞痛主要出现在升主动脉根部动脉瘤(多见于马方综合征)的患者,此类患者常常伴有严重的主动脉瓣关闭不全,动脉瘤压迫右心室流出道或肺动脉,临床上也可出现气短、气急等心功能不全的症状,严重者,可出现心力衰竭而致死亡。心绞痛的原因有二:一是由于严重的主动脉瓣关闭不全而舒张压过低、脉压差过高而产生冠状动脉供血不足而引起的;另一原因是动脉粥样硬化而伴有的冠状动脉阻塞而引起的。前者可因主动脉瘤手术而治愈,后者特别是 50 岁以上的患者,需要时应行冠状动脉造影术,并在动脉瘤手术的同时进行主动脉-冠状动脉旁路移植术。

(二)体征

体征与病因有密切的关系。

1.血压升高　作者等统计发现主动脉瘤患者中 20%～22.64% 有高血压。

2.动脉瘤压迫症　因升主和(或)弓部主动脉瘤压迫上腔和无名静脉而出现上腔静脉阻塞综合征,则可见颈静脉和胸壁静脉怒张,面、颈肿胀和发绀等体征。压迫上颈交感神经节出现 Horner 综合征。当有声音嘶哑时,喉镜检查可见左声带麻痹。

3.胸部体征　胸部叩诊表现与动脉瘤及心脏有关的体征,如胸前区有异常的浊音区,心脏浊音区增大;主动脉、二尖瓣听诊区的收缩期和(或)舒张期杂音等。

4.周围血管征　伴主动脉瓣关闭不全严重者,则可见脉压增大和周围血管征——水冲脉、枪击音和毛细血管搏动。

上述体征依动脉瘤发生的部位不同。

(三)影像学表现

1.X 线表现

(1)纵隔阴影增宽或形成局限性块影,至少在某一个体位上,与胸主动脉某部相连而不能分开。一般升主动脉瘤位于纵隔的右前方,弓降部和降主动脉动脉瘤多位于左后方。

(2)肿块或纵隔增宽阴影可见扩张性搏动。

(3)瘤壁有时可有钙化。

(4)瘤体(尤其囊状)可压迫侵蚀周围器官,例如压迫脊椎或胸骨的侵蚀性骨缺损,有助于动脉瘤的诊断。

2.超声心动图　可显示主动脉某段的梭形和囊状扩张,并可直接测量其径线,还可显示动脉瘤内附壁血栓的情况。

3.CT 表现　不仅可显示动脉瘤的存在和瘤壁的钙化,还可测量其宽径。对比增强扫描,可清楚显示附壁血栓及其范围。主动脉弓部连续扫描,对明确该部动脉瘤与头臂动脉的关系也有一定帮助。

4.MRI 表现　不用对比剂可显示主动脉内脏、管壁及其与周围组织的关系,能直接摄取横断、冠状、矢状等任何层面图像,对立体地把握动脉瘤的形态、大小、范围以及与主要动脉分支的关系有重要意义。

5.血管造影　以胸主动脉造影为宜,可直接显示梭形和(或)囊状动脉瘤及其部位、大小、范围以及动脉分支受累情况。

(四)诊断检查

1.诊断　多数胸主动脉瘤可经胸部 X 线(后前位及左侧位)发现,表现为纵隔影增宽、主动脉结增大或气管移位。然而,有些动脉瘤较小,尤其是囊性动脉瘤,在胸片上未被发现就已破裂,此时,X 线片不能排除动脉瘤的诊断。动脉造影仍然是作为胸主动脉瘤选择手术疗法时术前评价和准确确定动脉瘤的解剖结构及其大小的较好方法。注射造影剂的增强 CT 扫描可确定并测量升主动脉和降主动脉的动脉瘤。经胸壁超声心动图对胸主动脉瘤,尤其是胸降主动脉瘤的诊断不及 CT 扫描准确,而经食管超声心动图(TEE)观察升主动脉瘤和降主动脉瘤,图像清晰可靠,手术符合率高。MRI 用于确定升主动脉和升、降主动脉瘤的解剖结构比 CT 扫描更为可靠,并可发现患者原有的动脉病变。

2. 实验室检查

(1)血常规　大多数患者血常规检查在正常范围。如合并夹层动脉瘤,急性期可出现轻度贫血,发病数小时内白细胞计数升高,$>10\times10^9/L$。感染性主动脉瘤,白细胞计数升高,中性粒细胞增加。

(2)尿常规　大多数在正常范围。如合并夹层动脉瘤,尿中可出现尿蛋白阳性、管型和大量红细胞。

(3)血脂　动脉粥样硬化的患者多表现为血脂和血黏度升高。

(五)鉴别诊断

1. 主动脉夹层动脉瘤　多数在胸主动脉瘤的基础上并发主动脉内膜分离而产生,两者很相似,较难鉴别。但夹层动脉瘤往往有突发病史,发病时剧烈胸痛,呈撕裂样或刀割样,常伴休克症状。如果得不到及时诊断和治疗,病情将迅速进展而致死亡。

2. 胸主动脉假性动脉瘤　此病可发生于升主动脉、主动脉弓及降主动脉。但假性动脉瘤往往有创伤史或感染史。超声心动图、CT 和 MRI 检查可提供鉴别,必要时行血管造影。

3. 中心型肺癌　有时不易与胸主动脉瘤相鉴别,但此病有咳嗽、咳痰带血史,痰瘤细胞检查呈阳性,纤维光束气管镜检查,取病理标本检查可以确诊。

4. 食管癌　中下段食管癌与降主动脉瘤在 X 线检查时,易混淆。但食管癌有进行性吞咽困难史,食管钡剂造影和食管镜检查可以确诊。

三、手术治疗

胸主动脉瘤和胸—腹主动脉、腹主动脉瘤都一样,由于自然经过险恶,手术疗效良好,故一经诊断,在无全身其他器官的手术禁忌证时,即应进行相应的手术治疗。但应注意其合并的各种伴随病变如伴冠心病、瓣膜病、头颈动脉阻塞病变,应同时进行相应的手术处理,以取得更为良好的手术效果。过去采用的金属丝包缠、纤维材料包裹或加固和主动脉瘤内修补术,除个别病例外,几乎已被放弃,而为动脉瘤切除主动脉壁缝合、直接再吻合或人工血管移植所替代,这已是现代主动脉瘤外科治疗的准则。

(一)手术适应证

不管病因如何,胸主动脉瘤一旦形成,预后恶劣,因此应尽早手术治疗。对于急性夹层或瘤体直径大,且管壁薄弱的动脉瘤要急症手术。对其他动脉瘤,可在做好充分准备下择期手术。如合并其他病变,如主动脉瓣关闭不全等,要同时进行手术处理。

(二)基本方法

选择胸主动脉瘤手术是一种复杂手术,易对脑、脊髓、腹腔内脏及肾等重要器官产生缺血损伤,手术基本方法要根据病变的部位及瘤体大小来决定。有低温、临时血管旁路、左心转流、全心转流、深低温停循环,深低温低流量灌注等方法供选择。

(三)手术切口

根据病变部位、范围及手术方法采取适当切口。升主动脉瘤和弓部动脉瘤,手术采用胸部正中切口,对弓部或累及其分支的动脉瘤,可将切口延至颈部以利显露。弓降部和降主动脉瘤,多采用左后外侧切口,可经第4肋间或切除第5肋骨进胸。对于瘤体较长者,可采用一个皮肤切口,分别从两个肋间进胸的方法。

(四)手术方式

依动脉瘤类型、部位及大小可采用不同的手术方法。

1.囊状动脉瘤切除 动脉瘤累及主动脉壁周径<50%者,可在动脉瘤颈部用一大弯钳钳夹行切线切除瘤体,用prolene线连续往返缝合关闭切口,若瘤颈部>50%者,需在瘤体上、下阻断胸主动脉,切除瘤体,用补片修补主动脉壁缺损处。

2.升主动脉瘤切除 病变仅局限在升主动脉,可在体外循环下切除瘤体,并做人工血管移植。合并主动脉瓣关闭不全者,可同时行人工瓣膜置换术。若病变累及冠状动脉开口部,需行bentall手术,即用带瓣人工管道做瓣膜置换和人工血管移植的同时,将左、右冠状动脉移植至人工血管上。

3.弓部主动脉瘤切除 这一手术涉及头臂动脉、左侧颈总动脉及左侧锁骨下动脉。因此手术的关键是预防脑部缺血并发症。预防方法有深低温停循环、深低温右锁骨下动脉或头臂动脉低流量灌注及上腔静脉逆灌等方法。手术方法是在人工血管移植完成后,将头臂动脉、左侧颈总动脉及左侧锁骨下动脉的开口,剪成一个血管片与人工血管吻合。

4.胸降主动脉瘤切除 根据瘤体大小及部位,可采用常温、低温、临时分流及左心转流等方法,对于位于峡部大的胸主动脉瘤,分离多较困难,可在全身转流、深低温停循环下,行动脉瘤切除和人工血管移植术。

5.夹层动脉瘤切除 夹层动脉瘤的手术治疗比较困难,特别是Ⅰ型夹层动脉瘤。对于该型动脉瘤,因为破口的入口常在升主动脉,因此先行Bentall手术。如果属于Ⅱ型夹层动脉瘤,可以分期解决胸降主动脉瘤和腹主动脉瘤。也可以一次解决胸、腹主动脉瘤,后者创伤大。

(五)手术注意事项

1.术前要有详细的诊断,包括动脉瘤的类型、原因、部位及大小等,并做好充分的术前准备。

2.依据不同的病情选择适当的手术方法。

3.注意心、肺、脑、脊髓、腹腔内脏及背功能的保护。

4.急性夹层动脉瘤48h内破裂病死率可达50%,有条件应急诊做二维超声心动图或MRI检查,诊断确定后,急症手术处理。

四、腔内介入治疗

胸主动脉瘤的腔内介入治疗是近年来动脉瘤治疗的一大进展,特别是对一些高龄患者或不适宜手术治疗的患者提供了一种新的治疗方法。2005年,美国FDA首次批准使用胸主动脉瘤支架,这种微创治疗方法大大改变了胸主动脉瘤的治疗模式,因为这种腔内修复术的风险已被一致认为大大低于传统开胸手术。1994年Pake首次报道了将自膨型"Z"形覆膜支架用于胸主动脉瘤的治疗,共治疗13例胸主动脉瘤,病因包括动脉硬化,假性动脉瘤和夹层动脉瘤。12名患者瘤体全部血栓化,1名部分血栓化,2名有内瘘。夹层动脉瘤患者因弓部假腔持续扩大,于4个月后手术治疗。1999年Dake MP治疗19例急性夹层动脉瘤,4例Stanford

A 型夹层(破口在降主动脉,逆撕至升主动脉)和 15 例 Stanford B 型夹层,15 例患者假腔全部血栓化,4 例假腔部分血栓化,3 例在 30d 内死亡(15.7%)。两例死于远端假腔破裂,一例死于败血症。

覆膜支架介入治疗主动脉瘤的适应证:真性动脉瘤、假性动脉瘤、Stanford B 型夹层动脉瘤和 Stanford A 型夹层动脉瘤(破口位于降主动脉,夹层逆撕至升主动)。

介入治疗的条件是:动脉瘤两端的要有瘤颈(其直径应与两端正常的动脉管径相当),且要足够长,一般要 1.5～2.0cm 长,以利于支架锚定动脉瘤本身不能过度纤曲。另外,介入治疗的通路多采用股动脉,股动脉不能过于纤曲、狭窄,否则易造成动脉的损伤。如股动脉不能使用,则可通过髂动脉、腹主动脉放置。可通过开腹或大麦氏切口暴露腹主动脉。没有适当的瘤颈,动脉瘤过度纤曲,累及重要的分支血管不适宜支架置入。

治疗效果:覆膜支架治疗动脉瘤的早期死亡率约为 10%。主要原因有瘤体破裂和多脏器衰竭。瘤体破裂的原因有两个:一是支架释放时导管头或支架尖端刺破瘤体所致;二是瘤体封闭不严,有内漏存在,瘤体进一步扩大所致。由于选择覆膜支架患者中,有很大一部分为高龄患者或合并手术危险因素,因此术后易出现多脏器功能不全,甚至衰竭。目前,覆膜支架治疗主动脉瘤的临床疗效已证明其是一种简单、快捷、有效、创伤小、患者所受的痛苦小、并发症少、康复快的治疗方法。这一方法可在一定程度替代手术治疗。

五、内科治疗

对那些动脉瘤扩展和伴显著动脉粥样硬化幸存者的长期疗效尚未肯定,但有报道认为,β受体阻滞药对成年马方综合征患者有确切的疗效,可使主动脉扩张的速度减慢,主动脉夹层分离、主动脉瓣反流发生率及死亡率均减少;在对随访中的小胸主动脉瘤和已经手术治疗的胸主动脉瘤患者也可减少 dp/dt 和控制血压。

六、疾病预后

胸主动脉瘤的预后很差,梅毒性主动脉瘤则较动脉硬化性或创伤性更差。绝大多数患者在诊断明确后 6～8 个月死亡,死亡原因,半数为动脉瘤破裂。创伤性主动脉瘤,因起源于原来健康的组织,故其预后相对较好;硬化性主动脉瘤的预后较梅毒性动脉瘤为佳;伴有糖尿病、高血压或冠心病等疾病者预后极差。升主动脉瘤切除手术死亡率为 5%～15%;主动脉弓部动脉瘤为 10%～30%;降主动脉瘤为 5%～15%。术后早期死亡的主要原因是大出血和心、肺衰竭;晚期死亡的主要原因为假性动脉瘤破裂或吻合口破裂大出血。

七、预防

1. 由于动脉粥样硬化和非特异性主动脉退行性病变是导致动脉瘤形成的主要原因,要预防和积极治疗动脉粥样硬化。

2. 主动脉瘤一旦确诊,其直径>5cm 者,无论有无症状,都应及早进行手术治疗。切除动脉瘤、移植人工血管,恢复正常血供。

(李大林)

第十节　胸腹主动脉瘤

一、病因、病理与临床表现

胸腹主动脉瘤(thoracoabdominal aortic aneurysm,TAA)是指动脉瘤同时累及胸腔段和腹腔段主动脉或侵犯到内脏动脉的腹主动脉瘤。研究表明,TAA 患者 2 年后仅 24％存活,其中半数与动脉瘤破裂有关。

(一)病因

与主动脉其他部位动脉瘤类似,TAA 的病因也很多,长期以来,动脉硬化被认为与胸腹主动脉瘤有关,但动脉硬化影响的是血管内膜病变,而胸腹主动脉瘤多位中层和外膜的病变。所以动脉硬化是胸腹主动脉瘤形成的重要原因,但并非全部,其余还有动脉中层病变、黏液病变性、感染或外伤等所致。其他因素包括高血压、高龄、吸烟等因素可以促进 TAA 的形成。TAA 还具有明显的家族性,超过 20％的患者有家族史,另外超过 1/4 的 TAA 患者与主动脉夹层有关。

(二)病理

TAA 典型的镜下改变除了炎性细胞浸润外,还表现为中层变薄和平滑肌细胞及弹力蛋白的破坏。浸润的炎性细胞包括 T 淋巴细胞、B 淋巴细胞和巨噬细胞,这些细胞分泌蛋白酶和弹性蛋白酶,使动脉壁发生退变。发生炎性细胞浸润迁移的原因还不清楚,但临床和实验研究结果显示,金属蛋白酶是最具代表性的一组弹性蛋白酶,在 TAA 的发展中扮演重要角色。TAA 可由大动脉炎(Takayasu 病),也可由非特异性巨细胞动脉炎引起,此类动脉瘤既可在局部也可沿胸、腹部主动脉广泛分布,且常常与内脏动脉瘤(感染性动脉炎引起)和肾动脉阻塞性疾病有关。感染性 TAA 与感染性心内膜炎赘生物的关系更为密切。感染性 TAA 的发病机制通常是细菌种植于动脉粥样硬化斑块,局部动脉炎发展过程中伴有动脉壁的分解,随后形成假性动脉瘤。继发于慢性夹层分离的 TAA 患者年龄明显小于退行性变引起者,且累及范围更广。马方综合征病理特点是真正的囊性中层坏死,与微纤维蛋白－1 的变异有关,可引发动脉瘤形成和主动脉夹层分离。

(三)病理类型

根据动脉瘤累及的范围目前多采用 Sail 修订的 Crawford 分型。

1. Ⅰ型胸腹主动脉瘤指动脉瘤从左锁骨下动脉开口,远端延伸至腹主动脉上段,正好位于肾动脉水平以上,没累及肾动脉,累及肋间动脉、腹腔动脉及肠系膜上动脉。

2. Ⅱ型病变最广泛,从左锁骨下动脉开口始,延伸至腹主动脉分叉处,累及肋间动脉、腹腔动脉、肠系膜上动脉及双肾动脉。

3. Ⅲ型指从病变从降主动脉下部,约第 6 肋间隙处,延伸至腹主动脉分叉处,累及肋间动脉、腹腔动脉、肠系膜上动脉及双肾动脉。

4. Ⅳ型病变累及全部腹主动脉,从膈肌处主动脉至腹主动脉分叉处,累及腹腔动脉、肠系膜上动脉及双肾动脉。

5. Ⅴ型指病变从第 6 肋间隙处的降主动脉,延伸至肾动脉水平以上的部位,累及肋间动脉、腹腔动脉及肠系膜上动脉。

(四)临床表现

有超过一半的 TAA 患者有症状。腰背部疼痛最为常见,但很难区别是肌肉神经问题还是动脉瘤增大或破裂所致,通常在动脉瘤破裂时疼痛很严重,同时伴有低血压。对邻近脏器的压迫可以产生相应的症状,压迫喉返神经或压迫迷走神经可致声带麻痹、声音嘶哑。压迫肺动脉可致肺动脉高压和肺水肿,压迫食管可吞咽困难,压迫支气管呼吸困难。约 50% 的 TAA 患者因肾脏和内脏动脉硬化闭塞症的存在而有明显的肠绞痛或肾血管性高血压。约有 20% 的患者同时有多部位的动脉瘤,最广泛者为巨主动脉(maga－aorta),动脉瘤可发生于升、降主动脉和胸腹主动脉。超过 90% 患者在腹部可扪及膨胀性搏动性肿物,不像腹主动脉瘤可在腹部清楚确切扪及其上缘。瘤体轻度压痛且在相应内脏血管开口区如肾动脉及腹腔动脉开口,双髂动脉处可闻及收缩期杂音。

1. 症状

(1)疼痛:肾区疼痛最为常见,但很难区别是肌肉神经问题还是动脉瘤增大或破裂(不管是渗漏还是包裹性的)所致,通常在动脉瘤破裂时疼痛较严重,同时伴有高血压,约 50% 的 TAA 患者因肾脏和内脏动脉硬化闭塞症的存在而有明显的肠绞痛或肾血管性高血压。动脉瘤夹层可引起腰背部撕裂样疼痛,截瘫和休克。

(2)邻近脏器压迫症状:TAA 对邻近脏器的压迫可以产生相应的症状,压迫喉返神经或压迫迷走神经可致声带麻痹、声音嘶哑,如位于胸部、腹部、背部疼痛,气管、支气管压迫可产生喘鸣、咳嗽、肺炎和呼吸困难,压迫肺动脉可致肺动脉高压和肺水肿,压迫食管可吞咽困难或呕血,压迫胃腔可致患者无饥饿感而致体重减轻。腐蚀至十二指肠致间断大量胃肠道大出血,压迫肝和肝门导致黄疸。累及内脏动脉分支阻塞可出现腹腔动脉综合征和肠系膜上动脉供血不足症状,椎体受蚀致背痛,甚至截瘫。

(3)多发动脉瘤:约有 20% 的患者同时有多部位的动脉瘤,最广泛者为巨大动脉瘤,可发生于升、降主动脉和胸腹主动脉。动脉瘤体内斑块或附壁血栓脱落致下肢或内脏血管阻塞、缺血。

(4)合并症状:Cosselli 统计 1914 例资料中,尚有其他合并的症状,如高血压(75.8%),阻塞性肺病(36.9%),冠状动脉心脏病(35.5%),肾衰竭(13.4%),动脉瘤破裂(11.1%),糖尿病(5.7%),术前透析(1.4%)和截瘫(0.6%)。

2. 体征　0.4% 患者在腹部可触及膨胀性搏动性肿物,不像腹主动脉瘤可在腹部清楚地触及其上缘。瘤体轻度压痛且在相应内脏血管开口区如肾动脉及腹腔动脉开口,双髂动脉处可闻及收缩期杂音。

3. 辅助检查

(1)胸片:胸腹主动脉瘤常可在胸片上显示纵隔增宽,甚至可见动脉瘤边缘钙化影。腹部平片:有时可见到动脉瘤壁钙化影。

(2)超声:多普勒无创检查可查腹主动脉的大小,有无附壁血栓及累及腹内脏器血管情况及累及下肢髂动脉情况。

(3)动脉造影:根据造影可判断动脉瘤大小、范围和累及脏器血管的情况,侧支循环建立情况以及胸腹主动脉瘤主动脉分型。

(4)CT 血管重建:近 10 年来,螺旋 CT 扫描已经代替动脉造影成为诊断 TAAA 的金指标。主动脉直径可以逐层对主动脉弓、胸腹主动脉进行测量,以确定动脉瘤累及的范围。CT

血管造影(CTA)能够了解血管腔,可以清晰地看到主动脉夹层的真假腔,也可以看到血栓的充盈缺损,以及血管炎性改变。有游离的液体或造影剂溢出表示动脉瘤已经破裂。薄层CTA影像能够确定肋间动脉是否通畅。冠状位重建或3D重建轴位CT能够了解动脉瘤的整体形态。CTA提供影像可以了解TAA累及的范围进而决定外科手术的方案。

(5)MRI:磁检查血管造影(MRA)已经常作为确定主动脉瘤及分支血管的手段。MRA比CTA的优势是不需要碘造影剂,因此对于肾功能不全的患者应用较为安全。但MRA不如薄层CTA精确。此外对于主动脉钙化和血管腔内血栓CT影像更为清楚。此外MRA禁忌证包括患者无法耐受较长时间的机器内孤寂的环境和患者体内的金属物品。

(6)TEE:经食管内超声检查(TEE)能够清楚地显示胸主动脉体。可以床旁或手术台上进行。在手术室内,TEE能够很好地显示血管壁进而定位最佳的主动脉阻断区域以及评价心功能。但TEE是一种侵入式检查方法。需要有经验的检查医师完成。

以上检查是可以互补的,并不是上述检查每个患者必须均作,而是选择性检查,达到确诊目的。根据患者动脉瘤各种症状及伴发症状,首先可行无创检查,然后依次选择2～3项辅助检查。至今动脉造影还是最好检查手段。当疑有动脉瘤分层或破裂时,可选择用MRI、CT等检查代替动脉造影。

(五)诊断

根据患者动脉瘤各种症状及伴发症状,首先可行无创检查,首选多普勒无创检查,可显示腹主动脉瘤的大小,有无附壁血栓及累及腹内脏器血管情况及累及下肢髂动脉情况。食管内超声检查可显示胸主动脉瘤的情况、夹层动脉瘤真假两腔等。至今动脉造影还是最好检查手段,根据造影可判断动脉瘤大小、范围,累及脏器血管情况,侧支循环建立情况以及做到胸腹主动脉分型。当前影像学技术发展很快,绝大部分病例,可选择用MRA、CTA等检查代替动脉造影。

二、开放性手术治疗胸腹主动脉瘤

(一)手术指征

1.动瘤患者有无症状　通常患者无症状。动脉瘤内形成的附壁血栓及动脉瘤内斑块脱落可引起远端栓塞或动脉瘤压迫邻近脏器时才有症状。腹腔动脉和肠系膜上动脉缺血,症状表现为餐后疼痛,如无体征表现者,常说明动脉瘤已累及肾上腹腔动脉和肠系膜上动脉。累及肾动脉可致肾性高血压。总之,当主动脉瘤有症状时手术指征很强,应积极准备手术。

2.瘤体直径大小　动脉瘤的破裂与其直径有必然联系。文献资料记载动脉瘤直径＞8cm,5年内破裂者达75%,动脉瘤直径＜4cm,5年内破裂率15%。由于动脉瘤平素无症状,当发现动脉瘤时,往往已达非手术不可地步。如直径＜4cm必须定期随诊,观察动脉瘤增长速度。

3.安全及死亡率　腹主动脉瘤手术死亡率本组为零,远期病死率5%。而胸腹主动脉瘤手术死亡率为25%,非手术治疗病死率为66.6%,以上数字表明腹主动脉瘤手术效果好。因此有症状的胸腹主动脉瘤不论其直径大小均应手术。动脉瘤直径超过4cm无症状亦应手术。手术与否在权衡动脉瘤破裂可能性及手术危险性后所得到的结论应该是肯定的。

(二)术前准备

全面了解患者的心、肺、肝、肾等重要脏器功能情况。评价是否有围术期心肌缺血可能,有心力衰竭表现者应行左心功能测定;肺功能检查为术前常规检查;肾功能指标是准确判断手术危险和维持肾功能的重要指标。手术前氮质血症是择期手术的相对禁忌证,术前可静脉滴注肾剂量多巴胺溶液;高龄患者要评估对手术的耐受程度。对于存在的各种功能不全,要进行纠正;同时术前需做肠道准备并静脉应用抗生素。全面的影像学评估对精确的手术设计来说是非常必要的。根据术前影像,操作者应对手术方式及各种困难的处理有明确的认识和充分准备。

(三)治疗

1.手术方式的选择

(1)Etheredge 法:首先在动脉瘤近远端建立临时主动脉转流,阻断动脉瘤近端,将人工血管与主动脉近端做端端吻合,再将阻断钳顺次向人工血管远端移动,将腹部主要分支动脉与人工血管的侧孔直接或应用人工血管做端侧吻合,最后将阻断钳置于主动脉分叉部上方,完成人工血管与主动脉的端端吻合,并切除动脉瘤。该方法为胸腹主动脉瘤手术的最初方式,因有手术时间过长、阻断期间脏器灌注不足等缺点,现已很少运用。

(2)DeBakey 法:先将人工血管吻合于近远端的主动脉上,然后阻断动脉瘤近端主动脉,再逐一将腹腔干动脉、肠系膜上动脉和左右肾动脉解剖显露并分别移植于人工血管主干或分支上,最后切断动脉瘤近远端的主动脉,缝闭残端。该法在 Crawford 法问世前一直作为 TAA 的标准术式。缺点是:①需逐一解剖内脏动脉,吻合口多,手术时间长。②人工血管侧臂易扭曲而闭塞。③近端吻合口是端侧吻合,术后假性动脉瘤及破裂的概率较高。

(3)Crawford 法:阻断胸主动脉及远侧腹主动脉或两侧髂总动脉后,于左肾动脉后侧的瘤体上做纵行切开,行人工血管与近端降主动脉端端吻合,将带有腹腔干动脉、肠系膜上动脉和右肾动脉的主动脉剪成一卵圆形补片,人工血管在相对应部位做卵圆形开窗后与上述补片吻合,而左肾动脉则另做一补片与人工血管缝合或直接与人工血管侧臂吻合,最后将人工血管的远端与腹主动脉远端吻合并用瘤壁覆盖人工血管。其特点是既彻底切除了动脉瘤,又重建了主动脉和内脏血流。缺点是腹部脏器及脊髓的缺血时间较长。

本法是目前公认的治疗 TAA 的首选手术方式,其主要原则强调尽量缩短手术时间和简化手术,不提倡使用外部转流管或者旁路术,以减少动脉瘤前壁夹层形成,避免使用全身抗凝。现在继续沿用这些总的手术原则,仅稍做改动,包括阻断和缝合技术的改进,使用辅助措施,以减少主要并发症的发生,另可联合使用主动脉远端灌注和序贯阻断技术。动脉远端灌注可使肋间、内脏、肾血管床在缝合近端吻合口时得到灌注,从而减少缺血时间,尤其适用于降主动脉瘤。

2.术后处理 维持足够的血容量,肺动脉压维持在 12mmHg。每小时尿量反映了肾功能,要严密注视。脑脊液压力维持在 10mmHg 以下,患者可能丧失大量电解质,尤其是钾浓度。在清醒前给予镇静。清醒后,做全面的神经系统检查。争取在术后 24h 内撤气管插管,停呼吸机。拔管后鼓励患者深呼吸,或施物理疗法,胸腔引流减少时,撤胸腔引流。脑脊液引流在术后第 3d 或第 4d 撤除;发生神经并发症时,重复插入脑脊液引流管继续引流脑脊液。胃肠蠕动或肠鸣恢复后开始进食。

(四)预后

胸腹主动脉瘤的手术死亡率约为 10%。破裂动脉瘤急诊手术的围术期死亡率较高,高龄及伴随疾病亦增加手术死亡率。冠状动脉疾病、明显的 COPD 和术前肾功能不全会增加手术危险性。这些器官存在明显的功能不全,增加了术后器官特有并发症的发生率,而正是这些并发症的发生,增加了手术死亡率。除急诊手术和 TAA 破裂具有决定性影响之外,与手术死亡率特别相关的是术后并发症。有神经系统损害、术后肾衰竭和心肺并发症者,手术死亡率明显增加。资料显示,术后并发肾衰竭者死亡危险性增加 6 倍;并发截瘫者增加 16 倍。

Svensson 报道 TAA 术后 5 年生存率为 60%,结果与 Cambria 的 160 例基本相同。大部分生存者可独立生活。其他部位的动脉瘤破裂约占后期死亡的 10%,提示顺利接受手术的 TAA 患者需继续监测主动脉。心脏病是后期死亡最常见原因。术后截瘫者或因肾功能衰竭而依赖血液透析者长期生存率明显减低。

三、外科和腔内杂交技术治疗胸腹主动脉瘤

随着腔内修复技术的快速发展,胸腹主动脉瘤的腔内修复治疗已经成为一种更微创和更安全的治疗方式。Quinones—Baldrich 等在 1999 年首次通过杂交技术治疗胸腹主动脉瘤。由于杂交技术相对于传统开放手术术中不需要阻断主动脉,维持了术中血流动力学的稳定以及减小了缺血再灌注损伤。同时杂交手术由于能够分期进行,内脏动脉单独重建的时间也相对较短,减少了术后出现内脏衰竭和截瘫发生的风险。而相对于应用开窗型或分支型覆膜支架进行腔内修复术等待较长时间定制支架,杂交技术更容易推广。

(一)术前准备

同本节“开放性手术治疗胸腹主动脉瘤”的术前准备。

(二)治疗

先开腹行内脏动脉重建手术。常采用气管内麻醉,常规使用血液回收机和动脉及中心静脉置管监测血流动力学。腹部正中切口,先暴露肾下腹主动脉或髂动脉,在显露动脉瘤累及到的腹腔干以及肠系膜上动脉和双肾动脉起始部。移植物搭桥根据动脉瘤累及范围,其流入道可选择肾下腹主动脉或髂动脉。合并有腹主动脉瘤或髂动脉瘤可同期行腹主动脉瘤或髂动脉瘤切除人工血管置换术,再选择置换的人工血管作为流入道。如果肾下腹主动脉是正常的,可行腹主动脉切开,移植物与切开的腹主动脉行端一侧吻合。如果主动脉瘤涉及腹主动脉分叉部,则需要选择髂总或髂外动脉作为流入道。通常使用倒置的分叉涤纶人工血管作为搭桥移植动脉,根据主动脉瘤病变范围先行人工血管主干与腹主动脉或髂动脉端侧吻合作为流入道,人工血管支沿小肠系膜根部穿横结肠系膜在胰腺上方与腹腔干或其分支的肝总动脉行端一侧吻合,在胰腺后下方与肠系膜上动脉行端一侧吻合,再和双侧肾动脉行端一侧吻合。行端一侧吻合有利于人工血管和内脏血管口径匹配,也方便吻合血管时一侧固定容易操作,有利于固定吻合口不至于因肠管或内脏活动影响吻合口稳定性。术中超声证实人工血管和内脏动脉吻合口血流通畅,则结扎内脏动脉根部以阻断逆流血流(腹腔干,肠系膜上动脉和双肾动脉)入动脉瘤,防止 II 型内漏。内脏动脉和肾动脉吻合成功后,即可选择合适的覆膜支架一期或二期行腔内修复,术后可通过 CT 血管成像(CTA)评估各内脏血管通畅和主动脉瘤情况,经一侧股动脉胸腹主动脉瘤腔内覆膜支架修复术,术中采用较正常主动脉瘤颈直径大 20%~30% 的直管形覆膜支架完成腔内修复。

(三)术后处理及并发症

1. 术后处理 控制高血压,以硝普钠静脉内持续泵入,控制血压波动于 120~140mmHg/

80~95mmHg；呼吸支持：术后因腹水、胸腔积液较多常出现心慌、气紧等症状，伴烦躁不安、谵妄等，需要经面罩吸氧、解痉、利尿；预防感染、营养支持、低分子肝素抗凝等治疗；术后每日采用低分子肝素抗凝，进食后口服华法林并调整剂量使凝血酶原时间国际标准化比值达到2.0~3.0；监测患者肾功能；需复查搭桥血管以了解血流通畅情况。

2. 并发症及处理　杂交手术中的并发症主要包括两个方面：旁路术相关并发症及腔内修复术相关并发症。前者与传统开放手术类似，包括出血、移植物感染、再灌注损伤、吻合口狭窄及引起的相关器官缺血性改变等。后者主要包括内漏、截瘫、移植物移位等。

术前对患者心、肺、脑、肾功能的详细评估是至关重要的。而出血是内脏动脉旁路术后最常见的并发症，术后止血与抗凝间的矛盾是主要原因。术中仔细止血是最重要的预防措施。任何一支重建的动脉旁路出现问题都是灾难性的，为防止吻合口狭窄，应选用口径匹配的人工血管、尽量进行端端吻合、术后尽早抗凝、终身使用抗血小板药物。其他的常见并发症包括肺部感染、肺水肿、心功能不全、肾功能不全等，它们往往互为因果，一旦发生常引起多器官衰竭甚至死亡。

影响脊髓功能障碍程度的因素很多，最重要的是动脉瘤的长度。手术应尽量保留肋间和腰动脉，但术中对肋间动脉和腰动脉的损伤是无法绝对避免的。如果受损动脉的脊髓供血区域存在侧支循环，就可能不发生并发症。脊髓缺血保护措施大致分为外科手术方法和辅助方法。杂交手术无需大范围游离主动脉，对肋间动脉的侧支循环破坏少，而且主动脉阻断时间短、部位低，对血流动力学影响小，这些都可能是截瘫发生率低的原因。

（四）预后

对于胸腹主动脉瘤患者行杂交手术的预后，Bakoyiannis 等进行的系统评价报道，手术成功率为91.6%，16.6%的患者出现Ⅰ期内漏，2.7%的患者出现Ⅱ期内漏。术后30d死亡率为10.4%，2.7%的患者术后出现了永久性的神经损害，11.1%的患者出现了肾功能不全。在时间为10.6个月的随访期间，人工血管移植物通畅率为97%。认为杂交技术或许能降低术后早期并发症发生率及提高术后晚期生存率，尤其对于开放手术高危患者。总之，杂交手术可以作为胸腹主动脉瘤患者的治疗选择之一，特别是对于高风险、不适合接受传统手术的患者，但是尽管在术后并发症发生率和死亡率方面，杂交手术都要优于传统开放手术，但是在脊髓缺血、肾衰竭的并发症发生率方面仍然存在争议。

（李大林）

第十一节　髂静脉压迫综合征

髂静脉压迫综合征（iliac venous compression syndrome，IVCS）又称 May—Thurner 综合征或 Cockett 综合征。其定义为髂静脉被从其前面跨过的髂动脉压迫，导致静脉管腔内粘连、管腔狭窄或闭塞等改变，进而引起髂静脉血流受阻，下肢和盆腔静脉回流障碍，产生一系列临床症状的综合征。髂静脉压迫不仅造成静脉回流障碍和下肢静脉高压导致下肢静脉功能不全表现，包括下肢肿胀、浅静脉曲张、下肢皮肤色素沉着、静脉性跛行及溃疡等，而且是继发急性髂股静脉血栓的重要潜在因素。

一、病因及病理机制

（一）病因

髂动脉与髂静脉的解剖关系是髂静脉压迫综合征产生的基础。双侧髂总静脉于 L_5 椎体中下部平面右侧汇入下腔静脉上行,左髂总静脉汇入下腔静脉的角度明显大于右侧髂总静脉。腹主动脉则自脊柱左侧下行于 L_4 椎体下缘平面分为左、右髂总动脉,右髂总动脉跨越左髂总静脉前方并向骨盆右下延伸。右髂总动脉多于双侧髂总静脉汇合点水平附近跨越左髂总静脉。此时,左髂总静脉被腰骶椎的生理性前凸推向前方,同时又被跨越于其前方的右髂总动脉压向后方,使其处于前压后挤的解剖位置。右髂总动脉、腰骶椎与左髂总静脉的紧密接触,以及动脉搏动使静脉壁反复受刺激引起静脉内膜的慢性损伤,继而导致应所致静脉内膜肥厚增生纤维化等病理改变,管腔内出现类似嵴状、网状、环状异常组织结构,导致静脉管腔内粘连,出现管腔狭窄或慢性闭塞(图4—13)。随着解剖学研究和临床报告增多,发现除上述机制外,还有其他解剖因素如盆腔血肿、肿瘤压迫、腰大肌脓肿、膀胱疾病、异位肾脏、髂部滑液囊肿等也可导致髂静脉受压并引发类似的临床症状。以往普遍认为典型的髂静脉受压综合征累及左髂总静脉近端,以女性多见。近年来,报道髂静脉压迫病变出现于男性患者及右侧髂总静脉者亦不少见。

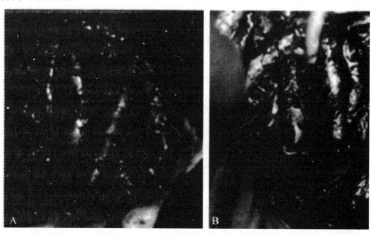

图4—13 髂动脉与髂静脉的解剖关系

A.可见左髂总静脉近端被前方跨过的右髂总动脉压迫;B.可见左髂总静脉腔内可见异常网状结构

（二）病理机制

髂静脉内外因素引发的管腔狭窄或阻塞所导致的下肢静脉血流动力学变化,是髂总静脉受压综合征病理生理学和演变过程的基础。静脉梗阻导致的血流动力学变化和多种因素有关,比如病变静脉数量、部位、狭窄程度、病变段长度、侧支形成、以及休息和活动时容积血流变化等。盆腔内丰富的侧支静脉在减缓髂总静脉受压综合征血流动力学变化中起到重要的作用。当侧支循环能够代偿或负荷不大的情况下,下肢静脉血流动力学变化影响较小,在下肢就不会出现或仅有轻度的临床表现。当侧支循环代偿不足时,血流动力学显著改变,下肢静脉近心端回流受阻可导致持续下肢静脉压力增加,下肢血流淤滞,血液含氧量降低,毛细血管壁通透性增加,红细胞外渗,血红蛋白代谢产物含铁血黄素沉积于皮下,导致足靴区皮肤呈现褐色色素沉着。局部组织因缺氧发生营养不良,抵抗力降低,可并发淤积性皮炎、静脉炎、淋巴管炎和溃疡等。持续下肢静脉高压可继发深、浅静脉及穿通静脉瓣膜关闭不全,引起继发性下肢静脉曲张。

在髂静脉受压和腔内异常结构存在的基础上,一旦合并外伤、手术、分娩、恶性肿瘤或长期卧床等,使静脉回流缓慢或血液凝固性增高,可继发急性髂-股静脉血栓形成。

二、临床表现

髂静脉外在受压在临床上很常见,但多数没有明显的临床症状。当出现下肢和盆腔静脉回流障碍,产生一系列临床症状时,则显现出一定的临床意义。髂静脉压迫综合征的临床表现主要为长期下肢静脉高压导致的慢性静脉功能不全表现,为下肢水肿、浅静脉曲张、皮肤改变、脂性硬皮病、湿疹以及溃疡等。合并盆腔静脉回流障碍的患者可出现耻骨联合上方及腹壁静脉曲张,男性患者可合并精索静脉曲张,女性患者因盆腔充血可出现月经期延长、月经量增多、盆腔疼痛等表现。

当髂静脉压迫综合征继发急性髂股静脉血栓形成时,表现为下肢肿胀急剧加重,伴明显疼痛,软组织张力明显升高,严重者可出现股白肿和股青肿。

三、辅助检查及诊断

髂静脉压迫综合征缺乏特异性临床症状,以下肢静脉功能不全的症状为主要临床表现,仅从症状、体征检查很难与原发性深静脉瓣膜关闭不全和下肢静脉曲张等相鉴别。其临床诊断依赖于辅助检查。静脉造影检查仍是目前髂静脉压迫综合征诊断的金标准。

1. 静脉造影 包括经足背静脉上行造影和经股静脉造影。前者有时不能非常清楚的使髂静脉完全显影以评估其狭窄、闭塞情况,可用于评估下肢静脉流入道通畅及瓣膜功能情况。经股静脉造影检查能够显示下肢静脉、髂静脉、下腔静脉形态学改变,包括闭塞、狭窄及侧支循环形成。经股静脉行髂静脉造影时,多角度造影可增加诊断的准确性。造影可见髂静脉受压段狭窄变细或充盈缺损、受压静脉横径增宽,上粗下细喇叭状形态;局限性充盈缺损,纤维条索和粘连结构阴影;不同程度的盆腔侧支静脉及腰升静脉显影;侧支静脉内造影剂排空延迟现象等,均提示髂静脉回流受阻。

2. 股静脉压检测 可用于评估静脉流出道阻塞情况。病变处远近端显著的压力差(2～4mmHg)或病变段周围静脉压力持续增高,提示严重狭窄病变。患侧股静脉压较对侧高出 2～4mmHg 也提示血流动力学性显著阻塞。

3. 静脉体积描记检测和压力测试 检测下肢静脉血流动力学有无异常,可作为髂静脉压迫综合征的筛查方法。该症患者下肢静脉最大流量在休息时正常,活动后较正常人下降,同时静脉再充盈时间缩短;活动后静脉压较正常人升高。本方法存在较高的假阳性率,体积描记检测结果阳性有助于进一步检查和干预,但检测结果阴性不能排除临床上流出道严重阻塞的可能。明确诊断有赖于影像学检查。

4. 多普勒血管超声检查、螺旋 CT 和 MR 静脉三维重建 可显示病变静脉形态、走向、压迫部位及程度和是否存在侧支血管,还可显示腔外结构(髂动脉、腰骶椎等),同时可排除腹盆腔肿瘤等压迫因素,也成为其重要的辅助诊断方法。

5. 血管内超声检查 可准确评估静脉管壁增厚、新生内膜增生、血流情况,直接观察到外在受压所致的静脉管腔变形或者血栓后机化表现。可精确测量正常与受压或者病变静脉的横截面和直径并计算狭窄程度,同时可作为介入治疗过程中的辅助治疗手段。

四、治疗

症状轻微的髂静脉压迫综合征可在监测下行非手术治疗,包括抬高患肢、穿循序减压弹力袜以缓解症状、口服改善静脉功能药物及抗凝、抗血小板药物预防静脉血栓形成等。

血流动力学显著性改变、髂静脉形态学狭窄>50%者,建议积极手术干预治疗。治疗目的为恢复髂静脉血流通畅及防止术后再狭窄及闭塞。治疗方法包括腔内治疗技术和开放手术。

1. 腔内治疗 髂静脉腔内治疗由于其微创、技术成功率高、合并症发生率低、零死亡率、远期通畅率高等优势,目前已作为髂静脉压迫综合征的首选的治疗手段。其介入治疗适应证为静脉形态学狭窄>50%,盆腔侧支循环开放,两侧股静脉压力差或患侧狭窄两端压力差>2mmHg。单纯球囊成形术术后静脉回缩再狭窄闭塞发生率高,必须同期行支架置入术以提高远期通畅率。髂静脉支架置入术使下肢静脉回流能够显著改善患者下肢静脉功能不全症状,缓解疼痛、肿胀、促进慢性溃疡愈合,显著改善患者生活质量。

腔内治疗入路首选经皮同侧股静脉入路,较少采用对侧股静脉入路或颈内静脉入路。术中经静脉给予普通肝素 $1\sim1.5mg/kg$ 全身肝素化,使激活全血凝固时间(ACT)达到 $250\sim300s$。术中经前后位及 $45°$、$60°$ 斜位造影明确髂外静脉、髂总静脉病变程度和部位,同时明确下腔静脉通畅情况,在路图技术下使用超滑软头导丝通过狭窄或闭塞段,如果通过闭塞段困难,更换超滑加硬导丝或由导管支撑下的超滑导丝反复尝试以通过病变部位,确保导丝及导管位于血管腔内。导丝成功通过病变段并进入下腔静脉后,应用合适直径及长度的球囊扩张导管进行病变段的预扩张。针对狭窄性病变,可选择 $12\sim16mm$ 直径的相应长度的球囊预扩张,针对闭塞性病变,应先选择直径 $4\sim6mm$ 的小球囊预扩张后再应用 $12\sim16mm$ 直径的球囊进行扩张,所有病例在预扩张后均置入直径 $12\sim16mm$ 血管支架,支架长度与数目的选择以覆盖病变全段为目的。必要时应用球囊进行后扩张以保证支架与静脉管壁的贴附以及支架间交界处的贴附以避免支架移位。由于髂静脉受压部位常位于髂总静脉近心端近汇合处,支架置入时支架近心端适当定位于下腔静脉内以避免术后早期再狭窄。由于静脉病变段往往比其静脉造影显示的更广泛,腔内治疗时应选择足够长度的支架覆盖病变以确保流入道和流出道的通畅。

2. 手术治疗 经血管腔内治疗失败或腔内治疗后再狭窄的病例是髂静脉压迫综合征开放性手术适应证。手术方法包括髂静脉减压手术、静脉成形术及静脉转流手术等。

(1)髂静脉减压术、静脉成形术:对于髂静脉狭窄或短段髂静脉闭塞,推荐腔静脉远端和髂总静脉的直接探查,可选择髂静脉移位、切断外在的束带压迫、切除管腔内陈旧的血栓以及自体静脉或 ePTFE 血管补片成形术等。有学者建议将右髂总动脉转位至左髂内动脉以减轻对左髂总静脉的压迫,也可达到较好的远期效果。而较早提出的用硅树脂材料支撑髂静脉以消除右髂动脉对左髂静脉的压迫的方法现在已不被推荐。

(2)静脉转流术:针对髂静脉慢性闭塞病变腔内治疗失败或再闭塞患者,可选择静脉转流手术。最常应用的术式为经耻骨上股—股静脉旁路转流术(PALMA术),术前评估对侧髂股静脉系统通畅以确保静脉回流。双股间的静脉交叉转流术有一定的作用。转流血管可以是自体的或人造的,术后还可以加做远侧暂时性动静脉瘘,以增加血流量,减少移植物血栓发生的概率。经典的 Palma 手术是对侧大隐静脉切断后,其近侧段转至患肢闭塞段的远端;也有将左侧髂静脉转至右髂总静脉,选择自体大隐静脉或 ePTFE 人工血管作为旁路移植物,术前于患侧病变静脉以远建立临时性动静脉瘘提高静脉流入道血流量有助于提高术后早期通畅率。

3.合并症治疗　合并有严重下肢静脉曲张、静脉溃疡及深静脉重度反流的髂静脉压迫综合征患者建议近期同时手术处理相应病变。单纯腔内治疗髂静脉病变后这些继发病变多不会消失,下肢静脉功能不全症状难以完全改善。

针对髂静脉压迫综合征合并急性髂股静脉血栓形成,早期积极地清除血栓会明显减少静脉梗阻发生率,保护静脉瓣膜功能。清除血栓的方法包括:手术取栓、机械性取栓、药物溶栓、经导管溶栓治疗等。直视下及 X 线透视下经取栓导管取栓效果肯定,可彻底清除血栓,避免血栓机化后静脉梗阻导致下肢静脉功能不全表现,且术中造影可明确髂静脉受压部位及程度,同期进行腔内治疗,虽然手术创伤较大,但清除血栓彻底,显著提高疗效,缩短病程。经导管溶栓治疗是在 DSA 透视下将溶栓导管经深静脉直接插入髂股腘静脉血栓中的一种介入性溶栓方法,能在减少出血风险的前提下提高血栓清除率,提高药物的溶栓效率,快速开放受阻的静脉,但应严格掌握其适应证及排除禁忌证,溶栓过程中密切监测凝血功能。髂静脉血栓完全溶解者近期行腔内治疗。未达到预期溶栓效果者积极抗凝治疗,不建议早期进行腔内治疗。

4.术后处理　无论是腔内治疗还是静脉成形、静脉移位及转流手术,术后治疗均以积极抗凝为主,预防支架内、静脉内及转流移植物内血栓形成及再狭窄,提高远期通畅率。术后 6h 即可使用低分子肝素抗凝治疗,3000～6000U 皮下注射,每日 2 次,持续 7～10d。同时应用华法林抗凝治疗至少持续 6 个月,监测凝血酶原时间(PT)和国际标准化比值(INR),建议 INR 维持在 2.0～2.5 为佳。抗血小板药物可与华法林同时服用,可增强其抗凝效果。

(李林)

第十二节　下肢深静脉血栓形成

一、发病原因

19 世纪中期,Virchow 提出深静脉血栓形成的 3 大因素:静脉血流滞缓、静脉壁损伤和血液高凝状态,至今仍为各国学者所公认。美国每年约有 70 万例,欧盟为 68 万例 DVT 患者,我国尚无统计数字,但并不少见。

下肢深静脉血栓的高危因素包括:男性、手术、外伤、妊娠、医院或疗养院住院、恶性肿瘤、中央静脉导管或经静脉放置起搏器、静脉曲张和浅表静脉血栓等。

二、临床分型

下肢深静脉血栓依据部位可以分为 3 种类型。

1.周围型　血栓只累计膝下静脉系统。

2.中央型　血栓累计腹股沟韧带上的髂股静脉。

3.混合型　血栓涉及到髂股静脉及膝下静脉系统。

依据发病时间可以分为急性期(发病 14d 以内)、亚急性期(发病 15~30d)及慢性期血栓(发病 30d 以上)。

三、临床表现

下肢深静脉血栓的症状会因血栓发生的时间、部位、范围、侧支循环建立情况不同而有差异。

急性期 DVT 可以引起下肢疼痛、水肿、触痛、发热、发绀等,慢性期则可表现为下肢肿胀、浅静脉曲张、下肢酸沉、色素沉着甚至溃疡形成。

当血栓只发生于膝下深静脉时,症状不明显,表现为轻微小腿胀痛、腓肠肌轻压痛、局部沉重感,因此易被忽视;当血栓从小腿向大腿继续伸延时,小腿肿胀、疼痛日益明显,腹股沟以下浅静脉扩张、肿胀,股三角区有明显压痛,并可摸到一条有压痛的索状物,血栓就蔓延到了髂股静脉,此时,可伴有发热、乏力、心动过速,血白细胞增高等全身症状。如果血栓脱落,可造成肺栓塞,会出现咳嗽、胸痛、呼吸困难,甚至发生发绀、休克、猝死。若整个下肢深静脉系统广泛性血栓形成,不仅血栓造成静脉阻塞,同时刺激动脉强烈痉挛,则下肢疼痛剧烈,整肢明显肿胀,皮肤紧张、发亮、呈紫褐色,有的可发生水疱,足背、胫后动脉搏动消失,此种类型也称为"股青肿"。表现为下肢凹陷性水肿及苍白者成为"股白肿"。

四、诊断

多数下肢深静脉血栓患者临床症状明显,结合辅助检查容易确诊,但部分患者无明确下肢不适症状,血栓的辅助检查 D-二聚体特异性较低,需要结合静脉超声检查来明确,下肢静脉造影诊断深静脉血栓特异性高,但费用贵、操作复杂、有辐射,目前应用较少(图 4-14,图 4-15)。对于门诊疑似下肢深静脉血栓患者,首先行血管超声检查,如结果阴性,需检查 D-二聚体,对于检查结果阳性患者,为防止漏诊需继续复查血管超声。

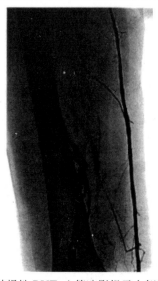

图 4-14　患者男性,46 岁,右下肢慢性 DVT,血管造影提示右侧股浅静脉血流充盈差,管腔不光滑

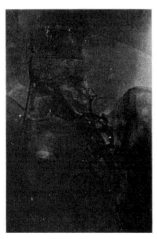

图 4-15　女性,65 岁,左下肢急性 DVT 合并左侧髂静脉受压综合征

五、治疗

深静脉血栓一般采取以下治疗方法。

(一)初期治疗

患者应卧床休息,抬高患肢,可以缓解急性腿部肿胀和压痛,同时给予的药物抗凝治疗可以预防血栓的蔓延及脱落,国外的资料表明早起下地活动并不增加肺动脉栓塞的概率,但国内刘建龙等分析临床数据后发现 DVT 患者早期的活动(下地、便秘、腹压增加)与肺动脉栓塞正相关,国内的专家共识建议早期卧床、制动、抬高患肢。

(二)药物治疗

包括抗凝、溶栓治疗。下肢深静脉血栓诊断成立后立即给予静脉肝素或皮下注射低分子肝素,同时给予华法林口服,重叠 5~10d,将 INR 控制在 2~3,停用肝素应用。对于中央型急性深静脉血栓,可以给予溶栓治疗,以最大程度的去除血栓负荷,尽快减轻症状,避免出现静脉瓣膜功能障碍,目前研究支持导管溶栓,可以最大限度地发挥药效并减少溶栓的全身并发症。

(三)手术治疗

手术治疗适用于急性期髂股静脉血栓患者,手术越早效果越好。手术方法有两种,一种是静脉切开取栓术,一般发病 1 周内取栓最好。如果病期已经超过了上述时间,血栓已经与血管内膜广泛粘连,则取栓效果不佳。第二种方法是腔内超声血栓消融术和血栓消融器溶栓术。上述手术后都应配合抗凝治疗,以防血栓再次形成。

(四)腔内治疗

随着介入技术的发展及器械的进步,下肢急慢性期血栓均可采用腔内介入的方式来治疗。目前常用的溶栓导管可以在急性期减低血栓负荷,对于合并左髂静脉受压(May-Thurner 综合征)患者,可以同期行血管内成形术。Raju 等对血栓后综合征(post-thrombotic syndrome PTS)的患者行腔内治疗后,60%~70%的患者下肢肿胀、疼痛、溃疡改善。

(五)腔静脉滤器

放置滤器的目的是预防肺动脉栓塞的发生,对于已经有大面积 PE 发生后放置滤器是为了防止发生进一步致命性 PE 或患者溶栓治疗禁忌。目前滤器分为永久型、临时型及可转换型三种,临时型滤器主要用于创伤等存在抗凝禁忌且短期可脱离血栓危险因素的患者,永久型滤器主要应用与高龄、血栓高危因素持续存在、有肺动脉栓塞的患者,但也发现永久滤器在放置2~8年后可增加DVT的复发率。可回收滤器是不错的选择,缺点是大多数滤器的回收时间窗短,不能完全覆盖血栓的治疗期。

1.腔静脉滤器的适应证　①有抗凝禁忌的DVT患者。②有抗凝并发症的DVT患者。③尽管使用抗凝治疗,仍导致PE发生的患者。④抗凝治疗无效的DVT患者。

2.扩大的适应证　①使用抗凝药物依从性差。②髂静脉漂浮血栓。③导管溶栓/手术取栓。④有高风险抗凝并发症的DVT。⑤复发性PE合并肺动脉高压。⑥有DVT的孕妇、烧伤、高危手术、创伤、癌症患者。

六、预防

下肢深静脉血栓在住院患者中有着很高的发病率,预防DVT的最重要因素是对高危患者的识别。住院患者中根据手术部位及范围、时间分为高危、中危、低危组,采取物理性(弹力袜、下肢加压装置)及药物性(肝素、低分子肝素、口服维生素K拮抗药、Χa因子抑制药)的方法来降低DVT的发生率。

(李林)

第十三节　上肢深静脉血栓形成

腋—锁骨下静脉血栓形成是以上肢肿胀、疼痛、皮肤发绀和功能障碍为主要表现的一组综合征。1949年,Hughes首先描述本症为:健康成人出现严重程度不同的急性上肢静脉闭塞,而无明确病因学、病理学依据者,称为Paget—Schroetter综合征。

一、发病原因

腋—锁骨下静脉血栓形成通常分为原发性和继发性两大类。

1.原发性　原发性的致病原因在血管外,一般因上肢的体位改变或强力活动,造成血管受压,可伴有或无解剖异常所致的胸廓出口压迫症,如锁骨下静脉在穿过肋锁三角时,受到肋锁韧带、锁骨下肌、前斜角肌和突出的斜角肌结节等压迫,当上肢做强有力的活动(游泳、攀登、举重、垒球、网球等),或者因某些职业造成上肢的不习惯动作等,均可使锁骨下静脉遭受反复损伤而内膜。

2.继发性　往往是因为静脉壁损伤而导致的血栓形成,如PICC管置入、锁骨下静脉置管、起搏器置入、上肢骨骨折损伤静脉内壁等。

二、临床表现

男、女和任何年龄均可发病。继发性者常有发病原因可追溯;而Paget—Schroetter综合征则以中青年男性多见,2/3病变发生于右上肢,这可能与右上肢用力较多有关。4/5的患者在发病前24h有受挫病史,如上肢强有力的活动或长时间上肢处于不习惯的姿势,约1/10的患者可无任何诱因,只是经过一夜睡眠后,清晨醒来时发现。上肢肿胀、疼痛、皮肤发绀和浅静脉曲张是四大主要表现。

三、治疗

腋—锁骨下静脉血栓形成的治疗包括 3 个方面：急性血栓治疗、血管外压迫治疗和血栓后遗的静脉管腔狭窄的治疗。

急性血栓形成而无明显临床表现者，可给予抗凝治疗，对于存在中心静脉导管患者，可尽早拔除导管，有明显症状和体征者，行抗凝和溶栓治疗，溶栓成功后症状不改善，仍有患肢疼痛、肿胀和发绀者，应考虑做手术治疗。病因为受第 1 肋压迫者，应做压迫段肋骨切除和受压静脉段松解术。若静脉有短段狭窄或闭塞，同时合并上肢静脉高压，可行静脉补片成形术或静脉腔内成形术。

（李林）

第十四节　单纯性下肢浅静脉曲张

一、解剖及病理生理

（一）下肢静脉解剖

下肢静脉循环系统分为深静脉与浅静脉两组，共同将下肢静脉血回送至心脏和肺。深静脉位于下肢肌肉筋膜以下的深层肌肉腔隙内，通过下肢静脉瓣膜和肌肉泵的作用，负责大部分下肢静脉血的回流。浅静脉位于肌筋膜外，没有筋膜的支撑，管壁稍薄的浅静脉壁有高度可扩张性，能够显著扩张容纳大量的血液。下肢浅层组织和皮肤的血液汇入浅静脉，然后汇入深静脉系统。

2 支最主要的下肢浅静脉为大隐静脉与小隐静脉。

大隐静脉是人体内最长的静脉，起源于足背静脉弓内侧，经内踝前方、下肢内侧上行，穿过卵圆窝汇入股静脉。大隐静脉进入股静脉的汇入点被称为股隐交界点。大隐静脉含多组静脉瓣膜，其中最主要的两处瓣膜分别位于股隐交界点水平及其下方 1～2cm。大隐静脉在近股隐交接点的位置有 3～7 个属支，解剖变异较大，而以 5 支最为多见，其分别为腹壁浅静脉、旋髂浅静脉、阴部外静脉、股外侧静脉和股内侧静脉。

小隐静脉起自足背静脉弓外侧，于外踝后下方后沿小腿后侧上行至腓肠肌内、外侧头之间进入腘窝，穿过深筋膜多汇入腘静脉，汇入点称为隐腘静脉交界点。少数小隐静脉汇入其他静脉如大隐静脉，或多个终末分支汇入大腿浅静脉分支。小隐静脉主要收集来自小腿内外侧缘的血流。在腓肠肌区域存在 3 支交通血管将小隐静脉与大隐静脉交通，称为隐间静脉，分别位于腓肠肌下 1/3 处、腓肠肌中段和膝下缘，以膝下那支最为粗大。

深静脉在肌肉之间与同名动脉伴行。小腿部有胫前、胫后和腓静脉，于腘窝处汇入腘静脉，进入内收肌管后移行为股静脉，其伴随股动脉上行，初在其外侧，后转至其内侧，与股深静脉汇入股总静脉，至腹股沟韧带深面移行为髂外静脉。

在深、浅静脉之间有许多穿通静脉存在。有些穿通静脉直接连接浅静脉和深静脉，多有相对固定的解剖位置；有些则通过肌间静脉与深静脉相连接，解剖位置变异较大。下肢主要穿通静脉早期以研究者人名命名，后经修订后改为以其解剖位置命名。如内踝和小腿内侧的穿通静脉，旧称为 Cockett's 穿通静脉，现在命名为胫后穿通静脉。这些穿通静脉进一步分为下、中、上三组,连接后弓状静脉和胫后静脉。另外一支重要的穿通静脉为胫周穿通静脉(旧称为 Boyd's 穿通静脉),位于小腿前内侧。股管穿通静脉(旧称为 Dodd's 和 Hunterian 穿通静脉)分为低位、高位两组,低位股管穿通静脉位于大腿远段连接大隐静脉和腘静脉,高位股管穿通静脉位于大腿中段连接大隐静脉和股静脉。小隐静脉发出的主要穿通静脉包括小腿中段穿通静脉(旧称 May 穿通静脉)和跟腱周围穿通静脉(旧称 Bassi 穿通静脉),前者连接小隐静脉和比目鱼肌静脉,后者连接小隐静脉和腓静脉。正常穿通静脉通过单向瓣膜仅允许血流自浅静脉向深静脉单向流动。当穿通静脉瓣膜功能不全时,血液逆流可发生病理性改变。

网状静脉为位于皮肤和肌筋膜之间的小静脉,管壁薄,外观呈蓝紫色,直径 1~3mm。网状静脉连接大、小隐静脉的分支并形成小静脉的网状结构系统,被称为外侧皮下静脉系统。该系统主要位于小腿外侧并向上延续至腘窝以上水平。静脉高压下网状静脉可出现功能不全可导致相应部位的毛细血管扩张。

(二)下肢浅静脉曲张的病理生理

单纯性下肢浅静脉曲张的发病原因,包括静脉瓣膜功能不全、静脉壁薄弱和静脉内压力持久增高。静脉壁薄弱、弹性降低和静脉瓣膜缺陷或结构不良,与遗传因素有关,属"原发性"下肢浅静脉瓣膜关闭不全。血液的重量作用以及任何后天因素使重力作用增加造成静脉瓣膜正常的关闭功能受到损害而形成的静脉曲张属"继发性"。继发性瓣膜关闭不全的诱发因素包括重体力劳动、长时间站立或坐立工作、肥胖、妊娠、长期便秘、慢性咳嗽等;静脉炎史、静脉系统梗阻以及循环血量超过回流负荷均可造成静脉内压力增高而形成静脉曲张。当隐股静脉连接点处的大隐静脉瓣膜遭到破坏而致关闭不全以后,就可影响其远心端的静脉瓣膜和交通支瓣膜,也可通过其属支静脉影响到小隐静脉。由于瓣膜关闭不全可导致血液反流,因浅静脉管壁肌层薄且周围缺少结缔组织,血液反流可引起静脉增长增粗,出现静脉曲张。血液反流导致下肢静脉压增高,静脉血流淤滞,静脉壁发生营养障碍和退行性变,尤其是血管中层的肌纤维和弹性纤维萎缩变性,被结缔组织替代。部分静脉壁呈囊性扩张而变薄,有些部位因结缔组织增生而增厚,因而血管可呈结节状。静脉瓣膜萎缩、机化,功能丧失。因血流淤滞、静脉压增高和毛细血管壁的通透性增加,血管内液体、蛋白质、红细胞和代谢产物渗出至皮下组织,引起纤维增生和色素沉着。局部组织缺氧而发生营养不良,抵抗力降低,易并发皮炎、湿疹、溃疡和感染。

二、临床表现

单纯性下肢浅静脉曲张是最常见的周围血管病。其发生常与遗传因素和职业因素有关,多见于经常从事站立工作者。临床上已大隐静脉瓣膜反流导致的静脉曲张最为常见,单纯小隐静脉反流导致的静脉曲张相对少见。

静脉曲张患者出现进行性加重的下肢浅表静脉扩张、隆起和纤曲。发病早期下肢浅静脉轻度纤曲隆起,可无明显症状。随静脉曲张程度进展,逐渐出现足踝区水水肿,下肢酸胀、麻木、困乏、沉重感,久站后症状加重,而平卧或肢体抬高后症状明显减轻。若并发血栓性浅静脉炎,局部红肿疼痛明显,曲张静脉呈硬条索状。血栓机化及钙化后,可形成静脉结石。病程较长、曲张静脉较重者,在足靴区或小腿出现皮肤营养性改变,包括皮肤萎缩、脱屑、皮肤色素沉着、湿疹和静脉性溃疡,患者有皮肤瘙痒感。如曲张静脉除有外伤则可造成该处破裂出血,静脉曲张也易并发血栓性浅静脉炎,表现为局部红、肿、热、痛,可触及红肿条索和血栓硬结。曲张静脉团因溃疡侵蚀或外伤致破裂,可发生急性出血。

目前，临床上常用 CEAP 静脉功能评分系统的 C 分级将下肢静脉曲张临床症状分为六期。CEAP 静脉功能评分系统由 1994 年首次被提出，2004 年修订后广泛应用于各种慢性下肢静脉疾病分级及严重程度评分。此系统是将慢性下肢静脉疾病根据临床表现（C－Clinical）、病因学因素（E－Etiologic）；病变的解剖定位（A－Anatomic）和病理生理改变（P－Pathophysiologic)进行分级。单纯性下肢静脉曲张的病因学因素、病变解剖定位、病理生理改变特征明确，该评分系统 C 分级（表 4－3）则在单纯性下肢静脉曲张中有重要临床意义，用于术前对病变程度分级、指导治疗方案和术评价后疗效。

表 4－3　CEAP 静脉功能系统评分的临床分级

分级	病变程度及体征
C_0	无可见或可触及的静脉疾病体征
C_1	毛细血管扩张或网状静脉扩张
C_2	静脉曲张（直径≥3mm 的网状静脉曲张亦视为静脉曲张）
C_3	水肿
C_4	继发于下肢静脉功能不全的皮肤和皮下组织改变。其中，C_{4a}:皮肤色素沉着或湿疹；C_{4b}:皮肤脂肪硬化症或白色萎缩症
C_5	愈合的静脉性溃疡
C_6	未愈合的静脉性溃疡

1.毛细血管扩张或网状静脉扩张　毛细血管扩张指持久性扩张的真皮内小静脉，内径<1mm，红色或蓝色，呈线状或丝状；网状静脉为蓝色持久性扩张的真皮内小静脉，内径>1mm 但<3mm，通常呈扭曲状不同于正常皮内小静脉。

2.皮下浅静脉扩张　在直立位时腿部可见弯曲增粗的表浅静脉血管，内径>3mm，高出皮肤，在腿部抬高或平卧后可消失，常有小腿酸胀、易疲劳等不适感觉，并呈扭曲状，可累及大隐静脉、小隐静脉或非隐静脉系统。

3.静脉性水肿　通常发生于足踝区和小腿，以站立过久或劳累后较明显，晨起时水肿可消退，患肢常比对侧肢体增粗。

4.皮肤和皮下组织改变　包括皮肤色素沉着、湿疹、皮肤脂肪硬化症或白色萎缩症等。皮肤色素沉着为早期的皮肤改变，常发生于踝周，可向小腿或足部扩展。湿疹表现为红斑、水疱、渗出或鳞屑状皮疹，多发生于曲张静脉周围，或广泛累及整个下肢，又称瘀血性皮炎。皮肤脂肪硬化症表现为小腿下段皮肤和皮下组织的局限性慢性炎症和硬化，有时伴有跟腱的瘢痕和挛缩。白色萎缩症多为圆形的局限性皮肤白色萎缩斑，周围有扩张的毛细血管，有时伴有明显色素沉着。

5.静脉性溃疡　好发部位在踝周及小腿下 1/3，尤以内踝和足靴区内侧最多见，为全层性的皮肤缺损。C_5 和 C_6 以静脉性溃疡已愈合（C_5）或活动期（C_6）为区别，同时可伴有 C_4 期各种皮肤及皮下组织改变。

三、检查及诊断

（一）检查

1.下肢静脉功能检查

（1）浅静脉瓣膜功能试验（Trendelenburg 试验）：患者仰卧，抬高下肢使静脉排空，于腹股沟下方束止血带压迫大隐静脉。嘱患者站立,释放止血带后10s内如出现自上而下的静脉曲张则提示大隐静脉瓣膜功能不全。同样原理,在腘窝处束止血带,可检测小隐静脉瓣膜功能。

（2）深静脉通畅试验（Perthes试验）：患者站立位,于腹股沟下方束止血带压迫大隐静脉,待静脉充盈后,嘱患者用力踢腿或下蹲10余次,如充盈的曲张静脉明显减轻或消失,则提示深静脉通畅;反之,则可能有深静脉阻塞。

（3）穿通静脉瓣膜功能试验（Pratt试验）：患者仰卧,抬高下肢,于腹股沟下方束止血带压迫大隐静脉,先从足趾向上至腘窝缠第一根绷带,再从止血带处向下缠第二根绷带。让患者站立,一边向下解开第一根绷带,一边继续向下缠第二根绷带,如果在两根绷带之间的间隙出现静脉曲张,则提示该处有功能不全的穿通静脉。

2. 多普勒血管超声检查　简便,无创,可重复性强。可动态、直观地显示静脉解剖结构的切面图像及彩色血流成像,评估深、浅静脉及穿通静脉瓣膜功能,以及各静脉血管壁、管腔、血流方向、速度、侧支循环、是否合并血栓形成等情况。常常作为单纯性下肢静脉曲张的诊断、术前检查、术后随访的首选方法。

3. 下肢静脉造影　有顺行性与逆行性两种造影方法,一般单纯性下肢静脉曲张无必要做此检查,当怀疑合并深静脉病变时,对疾病的鉴别诊断具有重要价值。可了解深静脉系统通畅情况、判断交通支瓣膜功能及解剖部位,为手术结扎交通支提供切口部位,评估深静脉功能。单纯性下肢静脉曲张顺行造影时可见浅静脉明显扩张,穿通静脉可有扩张及逆流,深静脉正常;逆行造影,可见造影剂逆流通过隐股静脉瓣,并显示大隐静脉近端呈囊状扩张,而股静脉瓣膜无逆流。

（二）鉴别诊断

根据患者的病史、体征诊断下肢浅静脉曲张并不困难。但单纯性下肢静脉曲张应与各种原因导致的可继发下肢浅静脉曲张的疾病相鉴别。

1. 原发性下肢深静脉瓣膜功能不全　原发性下肢深静脉瓣膜功能不全可继发有下肢浅静脉曲张,但下肢静脉功能不全表现更严重,患者久站时出现明显胀痛和下肢明显肿胀。多普勒血管超声检查和下肢静脉造影检查可明确下肢深静脉瓣膜反流性质及严重程度。

2. 下肢深静脉血栓形成后综合征　下肢深静脉血栓形成后血栓阻塞深静脉,血液回流障碍,浅静脉失代偿可引起继发性静脉曲张;病程早期下肢深静脉回流障碍,病程后期血栓机化再通后,静脉瓣膜遭破坏,演变成倒流性病变,代偿性出现浅静脉曲张,下肢水肿,肢体沉重或酸痛感及皮肤营养性变化,可继发患肢淋巴水肿。血栓形成的闭塞期,深静脉通畅试验阳性,血栓再通后,深静脉通畅试验也可阴性。可根据患者既往深静脉血栓病史、多普勒血管超声检查和下肢静脉造影鉴别。

3. 慢性髂腔静脉梗阻性疾病　慢性髂腔静脉梗阻性疾病,如髂静脉压迫综合征、布加综合征、血栓后髂静脉闭塞等,因下肢静脉回流受阻可继发下肢浅静脉曲张及下肢静脉功能不全表现。

4. 下肢动静脉瘘　先天性动静脉瘘,患肢常较健肢明显增长、粗大;后天性动静脉瘘多有外伤史。动静脉瘘处局部可以扪及持续性震颤,听诊时可闻及连续性杂音;皮温升高,常继发浅静脉曲张。

5. 先天性静脉畸形骨肥大综合征（Klippel－Trenaunay Syndrome）　为一种先天性静脉畸形病变,以葡萄酒色斑痣、肢体浅静脉曲张伴有或不伴有深静脉畸形及骨与软组织增生肥大三联征为主要表现。浅静脉曲张多见于下肢的外侧面,也有患者累及整个肢体。

四、治疗

(一)非手术治疗

非手术治疗法仅能改善症状,适用于:①病变局限,症状较轻。②妊娠期间发病,鉴于分娩后症状有可能消失,可暂行非手术疗法。③症状虽然明显,但手术耐受力极差者。

1.循序减压弹力袜或弹力绷带　循序减压弹力袜或弹力绷带使曲张静脉处于萎瘪状态,减少静脉管径,降低毛细血管滤过性,加强瓣膜功能。远侧高而近侧低的压力差利下肢静脉回流。此外,还应避免久站、久坐,间歇抬高患肢。

2.药物治疗　常用药物包括马栗种子提取物、地奥司明、七叶皂苷钠、曲克芦丁等。通过增强静脉血管弹性和张力、降低毛细血管通透性、抑制炎症反应、促进静脉血液回流、改善微循环等改善临床症状。

3.硬化剂治疗　硬化剂治疗的基本原理是通过硬化剂的注入,使药物刺激静脉壁,使静脉痉挛、内膜变性、炎症反应发生和内膜硬化。其理想结果是曲张静脉经注射硬化剂治疗后形成纤维条索,最终被吸收。注射硬化剂后的局部反应与硬化剂的浓度和作用时间相关,治疗不足可能没有效果,治疗过度可以引起血管周围组织破坏及炎症反应强烈。

硬化剂治疗发展初期主要应用液体硬化剂,常用的硬化剂包括5%鱼肝油酸钠、酚甘油液(2%酚溶于25%～30%甘油液中)等。近年来,泡沫硬化剂已广泛应用于临床,逐渐取代液体硬化剂。泡沫硬化剂的优势在于:它不会与血液混合而导致硬化剂浓度被稀释;由于泡沫制剂进入血管内后可迅速占据血管腔而驱走血液,使得药物与静脉壁广泛接触会增加作用时间和接触面积已提高疗效。泡沫制剂的这些特性使得治疗时可以用低浓度和少量硬化剂就达到满意疗效;此外,泡沫制剂在超声下很容易直视到,可以在整个治疗过程中监测治疗状况。在超声引导下注射硬化剂可以准确地穿刺到靶血管,监测到制剂在血管腔内弥散情况,监测到与静脉壁的接触状况,减少了穿刺到静脉外或误穿动脉而造成的并发症。

(二)手术治疗

手术是单纯性下肢静脉曲张根本的治疗方法。手术方法包括三个方面:①大隐静脉反流的处理。②曲张静脉团的处理。③功能不全的交通支静脉的处理。目前还没有一种方法能十全十美地治疗静脉曲张,最佳的方法是取各种方法的优点,结合患者具体情况制定治疗方案。

1.传统手术治疗　传统手术包括高位结扎及大隐静脉的剥脱、交通支的处理以及静脉团的手术切除。根据剥脱器的改进分为普通剥脱和内翻剥脱器,内翻剥脱对周围组织损伤较普通剥脱器小。

(1)术前准备:术前用记号笔标记曲张静脉,均行下肢静脉超声检查,以了解深静脉通畅情况及瓣膜功能是否正常并标记出交通支血管的位置。

(2)手术方法:在腹股沟韧带下约1.5cm的卵圆窝处做2cm的切口,切开浅筋膜,于卵圆窝内下缘找到大隐静脉,游离,切断并结扎所有属支,在距股深静脉约0.5cm处切断大隐静脉,结扎大隐静脉近端,经切断大隐静脉断端向下逆行送入剥脱器,在膝下或踝部大隐静脉主干处做0.5cm小切口,引出静脉剥脱器。沿大隐静脉走行注射TLA液(0.9%生理盐水500ml、2%利多卡因20ml,肾上腺素1ml),以减少出血及减轻术后疼痛,将剥脱器由远端拉出,逆行、内翻拖出大隐静脉,向大隐静脉血管床再注入 TLA 液 50～100ml,压迫止血。然后按术前标记在有交通支处做 0.3～1cm 的切口,切断,结扎交通支。对于表浅曲张静脉,根据其病变程度、范围选择手术切除或用粗丝线行"8"字缝合,将其闭塞,用弹力绷带加压包扎,术毕。

(3)术后处理:建议术后早期活动,术后持续使用弹力绷带或弹力袜至少 8～10d。推荐穿弹力袜 1～3 个月。

(4)手术结果:传统手术长期随访结果差异性很大,复发率为 6%～60%,2006 年 Fisher 报道一项多中心的近 7 年的随访结果,复发率在 19.2%。目前国际上比较认可的结果在 20%左右。复发的原因为:手术不彻底(包括大隐静脉剥脱不完全和交通支未处理),解剖异常,疾病继续发展,肥胖和血管新生等。

2.腔内激光治疗(endovenous laser treatment,EVLT) 激光的特性是可以通过光纤能够传递热能量使管腔收缩、内膜损伤继而迅速机化并形成纤维条索,最终使静脉闭合,以达到消除反流的目的。

(1)术前准备:同传统手术。

(2)手术方法:在下肢消毒前,先用 18G 套管针做患肢踝静脉穿刺,肝素帽封管备用。常规消毒铺巾,将患肢垫高 30°;由套管针处置入 0.035in 超滑导丝,引导 5F 可透光造影导管至股隐静脉交界点以远 1～2cm 处(可通过术中超声定位),肝素盐水封管留置。如套管针穿刺踝静脉失败或经套管针导入超滑导丝、导管失败,可在术前标记明显曲张且有交通支处切开皮肤,切断交通支并找到大隐静脉主干,在此处沿主干导入造影导管。打开激光引导光源,沿造影导管置入激光光纤,引导光源可透过皮肤,准确将激光光纤送至股隐静脉交界点以远 1～2cm 处,激光发射仪设定参数,准备发射激光治疗。有 2 种治疗方法:①间断治疗法,设定参数功率 12W,作用时间 1s,间隔时间 1s,此种设定后,激光间断发射,激光发射时激光纤维停留,间隔时回撤光纤,速度以 0.5cm/s 为宜,此种方法疗效取决于静脉的直径,其缺点是治疗不均匀。②连续治疗法,激光以连续方式发射,光纤也连续回撤,此时作用能量取决于设定发射量和回撤速度;是否作用均匀取决于术者回撤光纤的状况。除参数设定正确外,大隐静脉直径也是治疗效果的重要因素,对于直径粗大且静脉壁较厚的患者可适当减缓退行速度,而对主干细且壁较薄的患者可适当加快激光退行速度;助手用手沿大隐静脉行程压迫,闭合大隐静脉全程。

(3)手术禁忌证:如果患者有静脉炎史、血小板减少症、大隐静脉迂曲严重或脉囊性扩张以及大隐静脉十分表浅时,不适合采用激光治疗。

(4)术后处理:同前。

(5)手术结果:目前仅有中短期手术结果发表,报告只提到大隐静脉闭合率,而静脉曲张复发率很少提及。在 1～3 年随访时,大隐静脉闭塞率在 95%左右,3 年的复发率有报道是 6%。

3.射频腔内闭合术 射频腔内闭合术(radiofrequency endovenous occlusion,VNUS closure system)是通过射频治疗系统将射频能量传递到静脉壁,足够的热量作用于静脉壁,使胶原质收缩、内皮细胞裸露,从而导致静脉壁增厚、管腔闭合。目前最先进的射频腔内闭合系统为 ClosureFAST 系统(美国 VNUS 医疗技术公司),以节段性消融为特点,治疗大静脉及小隐静脉的反流。ClosureFAST 导管远端附有 1 个 7cm 长的双极电极,其机制为该电极直接作用于静脉壁释放射频能量,与静脉壁的直接接触导致血管内皮损伤、静脉壁胶原纤维收缩至血管闭合及血管内血栓形成,最终导致静脉内纤维化,新的胶原基质形成致使静脉管腔收缩最终血管闭合。

(1)手术方法:取仰卧位,将患肢垫高约30°,根据静脉的直径大小选择治疗合适直径的电极导管;采用静脉穿刺或静脉切开方法,将血管鞘导入静脉内备用,将治疗电极导管与主机相连并连接好肝素盐水。沿大隐静脉走行皮下注入TLA液,经血管鞘将治疗电极导管置入大隐静脉主干,电极头端送至股隐静脉交界处以远1~2cm。治疗开始时,打开射频发生器,备好射频装置,应用ClosureFAST系统节段性消融技术时,每20s治疗时间针对性治疗每7cm静脉节段。按下导管手柄的按钮即可释放射频能量,每20s治疗周期完成,能量释放自动停止。治疗起始部位时需要2个20s治疗周期已达到有效的静脉闭合。此外,针对静脉瘤或局部扩张明显的静脉段,由操作者决定必要时也应用进行两个20s治疗周期。在每1个20s治疗周期中,能量开始释放后5s内温度即达到120℃,如果5s内未达到这个温度值,该节段静脉应再进行1个20s治疗周期。射频发生器监控整个治疗周期内的所有参数,如果参数未达到有效值会报警提醒操作者。同一节段静脉不能接受3个以上的治疗周期。完成每个7cm节段静脉的治疗后,在导管轴上应用1个6.5cm长的分段标记物将导管回撤至下1个节段。6.5cm的空间使相邻两节段存在0.5cm的重叠,以避免两节段间存在未治疗区域。重复进行这一过程直至靶静脉全段完成治疗,全过程一般需要1~5min,时间取决于病变静脉的长度和治疗节段的数量。

(2)手术结果:目前报道3~5年射频治疗后的大隐静脉闭合率在85%左右。

4.透光直视旋切术　透光直视旋切术(transilluminated powered phlebectomy,TIPP)方法适合于曲张静脉团的治疗,尤其适合大面积广泛而严重静脉曲张团。透光旋切仪器由电动组织旋切器(Smith+Nephew EP-1)及内镜照明装置(Smith+Nephew 300XL)组成。

治疗方法在完成对大隐静脉主干反流处理后,根据静脉曲张的范围设计切口(2~6个,长0.3~0.5cm),以照明光棒和电动组织旋切器均能达到为标准。一切口置入照明光棒,以此透射皮下曲张的静脉团并注入TLA液,该液体通过一个直接连于照明光棒的加压灌输装置进行灌注,灌注压力200~400mmHg。关闭手术室灯光,将照明光棒自切口送入静脉深处,暗色条状的曲张静脉就会被映照在皮肤上。从另一切口导入电动组织旋切器。该装置含有一个旋转的管状刀头,于曲张静脉平面内沿着曲张静脉的走行慢慢推进,将组织旋切器刀头窗口对准曲张静脉,启动开关,该处的曲张静脉会被吸入并在直视下被碎解,同时立刻被连接在旋切器手柄后方的吸引器吸出。吸引器选择400~700mmHg的压力,可确保所有的曲张静脉均被切除。照明光棒和旋切器可在任一切口进行交换操作,使其能在切口最少的情况下进行最大面积的切除。透光直视旋切术对静脉团的处理十分理想,治疗彻底,但创伤较大,TLA液充分冲洗有助于抑制出血及血肿形成,并助于术后镇痛。

5.局部麻醉下选择性静脉曲张切除术(selective ablation of varicose vein under local anesthesia,SAVLA)　腔内血管技术(激光、射频)的开展,对传统的腹股沟处大隐静脉切断结扎做法的必要性提出质疑,有学者发现在行血管腔内闭合大隐静脉后,隐－股连接点处的反流有恢复的现象,也有学者发现在切除完大隐静脉的属支后,大隐静脉主干内的反流消失,还有报道大隐静脉反流处理后,深静脉反流消失,以及大隐静脉远端属支处理后,近段大隐静脉直径缩小。以上种种现象促使人们提出了下肢静脉曲张的新的病理生理概念,即静脉曲张开始于最薄壁,最浅表的静脉网水平。根据超声波的检查,数目众多的文章发表已经对传统认为的大隐静脉反流从上至下发展的共识提出异议,同时他们提出了曲张静脉起源于远端或多点自下而上发展的假说。有相当多的下肢静脉曲张患者在超声波检查时并未发现有隐-股连接点处的反流现象也支持这样的假设。在一项有关静脉反流的程度与年龄的研究中,研究者对 2275 例研究对象进行下肢静脉超声检查时也发现静脉反流有从下至上顺行发展的趋势,即反流先从浅表的大隐静脉属支开始,扩展到大隐静脉,最后止于隐-股连接点处。根据这样的假设,我们认为如果患者大隐静脉未发现有反流现象而发生静脉曲张,则切除静脉曲张可以避免反流向大隐静脉发展。另外,如果患者的大隐静脉有反流但程度不重,切除属支曲张静脉则有可能使大隐静脉的反流恢复,从而减小手术创伤,保留大隐静脉。局麻下选择性静脉曲张切除术由此产生,此手术是真正意义上的微创手术方法,且保留了大隐静脉,最大程度地减少因处理大隐静脉而造成的隐神经损伤的并发症。据部分文献报道该手术术后 2～3 年的随访结果,大隐静脉血流动力学改善率达 90%,临床症状缓解率达 80%～90%,外观改善率达 90%,静脉曲张复发率 15.7%,与传统手术结果相近。但该方法远期结果有待研究,另外该理论还需得到绝大多数专家的认可。

6. 其他治疗静脉曲张的方法

(1)超声引导下/透视下大隐静脉主干硬化剂注射治疗:通过硬化剂对静脉壁的作用使静脉闭合。

(2)电凝法:将电凝导管送入大隐静脉主干内,另一端与手术电刀连接,将大隐静脉通过热损伤将其闭合。

(3)微波法:将微波腔内辐射器置入大隐静脉主干内,采用 2450MHz 微波将大隐静脉热凝固封闭。

综上所述,静脉曲张的手术治疗由对大隐静脉反流的处理,对交通支的处理及曲张静脉的处理三部分组成。每一部分的处理方法多种多样,在临床中应结合各种方法治疗。随着对静脉曲张疾病的深入认识,新技术的不断出现,血管外科医生在治疗大隐静脉曲张的手术方法上有了更为多的选择,由于目前还没有哪一种方法是治疗静脉曲张最为有效和完美的方法,因此,根据患者不同病情,患者意愿,并结合各自医院的仪器设备给予个性化治疗是今后的方向。

(三)并发症及其处理

单纯性下肢静脉曲张病变较重且长期未经治疗者,可发生血栓性静脉炎、淤积性皮炎、静脉性溃疡、曲张静脉团破溃出血等并发症。处理方法如下。

1. 血栓性静脉炎　血栓性静脉炎为下肢静脉曲张常见的并发症。表现为局部疼痛,静脉表面皮肤潮红、肿胀,皮温升高,静脉呈索条状或团块状,伴压痛。治疗应抬高患肢,局部热敷或理疗,穿弹力袜,多不需应用抗生素,当合并全身感染或局部皮肤细菌感染可适当应用抗生素治疗。待炎症控制后行手术切除受累静脉,而且解决静脉曲张的根本问题。若发现血栓扩展,有向深静脉蔓延趋向者,应早期施行高位结扎术。

2. 淤积性皮炎　多位于足靴区,严重者可广泛累及整个小腿。早期表现为皮肤红斑,有轻度鳞屑,伴皮肤瘙痒,逐渐出现皮肤粗糙、脱屑、渗液,皮肤增厚、皲裂,呈苔藓化样损害。反复发作或加重,以冬季为甚。皮肤易继发葡萄球菌或链球菌感染。治疗包括休息时抬高患肢,应用弹力袜或弹力绷带改善静脉回流,避免长久站立或重体力劳动。合并感染者选择敏感抗生素控制,保持局部清洁和干燥,分泌物多时,可先用 0.1%～0.5% 依沙吖啶湿敷,待分泌物减少后再外用药物。其治疗的根本方法是针对静脉曲张手术治疗,减少下肢静脉高压及静脉瘀血,通过改善下肢内环境缓解症状。

3. 静脉性溃疡　为下肢静脉曲张病情进展后期常见的并发症。多发生于足靴区和小腿下端前内侧。溃疡肉芽苍白水肿,表面稀薄分泌物,周围皮肤色素沉着,有皮炎和湿疹样变化,有时呈急性炎症发作。局部治疗以控制感染和保持创面清洁为主。加压疗法为静脉性溃疡非手术治疗的主要措施,包括应用弹力袜、弹力绷带、间歇性气囊加压疗法等,改善静脉汇率,促进溃疡愈合。而手术治疗是静脉性溃疡的首选方法,包括对浅静脉主干反流的手术治疗、溃疡周围曲张静脉团缝扎及穿通支结扎手术。对面积较大的溃疡可同期或二期行溃疡清创、皮肤移植术或游离皮瓣移植术。

4. 曲张静脉破裂出血　曲张静脉团因静脉压力较高,静脉壁缺乏弹性,在轻微外伤下即可出血甚至自发出血,出血特点为出血量多且多无痛觉,很难自行停止。出血发生后应紧急处理:立刻抬高患肢,加压止血,有明显破裂的静脉可予缝扎止血。手术治疗下肢静脉反流及切除曲张静脉团是根本的治疗方法。

(李林)

第十五节　原发性下肢深静脉瓣膜功能不全

一、下肢静脉解剖

下肢深静脉走行于主干动脉及各分支动脉旁,均位于深筋膜下方,胫前、胫后及腓动脉相伴同名脉,往往成对,在膝关节处汇入腘静脉,腘静脉在膝关节后侧上行并沿内侧收肌管下缘走行成为股浅静脉。股深静脉由紧邻股骨的大腿深部肌肉发出,在腹股沟以下靠近腹股沟皱褶处,股深及股浅静脉汇成股总静脉,股总静脉在腹股沟韧带下缘向上为髂外静脉。瓣膜广泛存在于双侧胫前、后静脉及腓静脉,研究表明,每条静脉平均有 3～12 对瓣膜分布,大多数腘静脉都有 1～3 对瓣膜,股浅静脉有 1～5 对瓣膜,约 90% 的患者股浅静脉具有永久性瓣膜,它位于股浅静脉与股深静脉汇合处远端 1～2cm 处,约 88% 的患者股深静脉有 1～4 对瓣膜,在腹股沟韧带附近数厘米处,股总静脉一般有 1～2 对瓣膜。

二、病因

目前对于原发性下肢深静脉瓣膜功能不全的发病机制已达成初步共识,即持续的静脉高压是导致临床症状发生的根本原因。其中 Kistner 提出的瓣膜学说,他认为深静脉瓣膜长期受血流重力的冲击,使瓣叶的结构形态和强度发生改变,瓣叶边缘对合出现缝隙,从而出现反流。国内的张柏根等提出管壁学说认为是下肢静脉管壁长期处于高压状态,引起管径增加以至瓣膜关闭相对不全,而血液反流更加重了高压,进而形成了周而复始的恶性循环。还有些研究表明在发病过程中,炎症先于静脉瓣膜功能不全而发生,炎症反应引起了上皮细胞的渗透性增加,炎性细胞黏附、浸润、内皮间隙纤维组织增生引起细胞连接间隙增大,从而加速了瓣膜功能损害的进程。

三、临床表现

在原发性下肢深静脉瓣膜功能不全中,随着病程的发展,临床症状的发生逐渐涉及深静脉、交通静脉、浅静脉3个系统。①肿胀、胀痛:这是深静脉瓣膜功能不全、静脉高压的特征性表现,下肢出现明显的乏力、酸胀、不适或胀痛,小腿呈均匀性肿胀,胫前可有指压性水肿,症状在午后、行走时加重,晨起、休息、抬高患肢可缓解。②浅静脉曲张:沿大隐静脉和(或)小隐静脉解剖位置分布的浅静脉扩张、纤曲,部分可出现球状扩张。③皮肤营养性改变:包括皮肤萎缩、脱屑、瘙痒、色素沉着、皮肤和皮下组织硬结、湿疹和溃疡,如果合并踝部交通静脉功能不全,则可加速这些变化的出现。

四、辅助检查

(一)空气体积描记术

可检查深静脉的病理生理改变,该技术的基础是在静脉排空和灌注期间,通过围绕小腿的袖套内空气置换来监测血容量的改变。将闭合的袖套置于抬高肢体的附近,在快速排气时评估静脉流量,他有70%～80%的敏感性并且有99%的阳性预测值。

(二)肢体光电容积描记检测

这是对静脉瓣膜功能的测定,是用感光探针反向光反射的方法测定下肢真皮层血容量的相对改变,静脉灌注时间不足18～20s预示静脉瓣膜功能不全,＞20s表示静脉正常充盈。

(三)动态静脉压测定

平均非卧床静脉压(正常值20～30mmHg)和再灌注时间(正常值18～20s)是测量的标准值。在患者确诊为深静脉反流病变后,将探针埋入足底静脉并与压力转换器连接,可了解静脉高压病情的严重程度。

(四)静脉多普勒超声

彩超能观察静脉瓣膜的活动,判别反流的部位,并利用血流频谱,测量静脉血反流量,是最先进的无损伤检查方法,在相当程度上可以代替静脉造影检查。但是有以下缺点:诊断的准确性随检查者的技术水平和个人经验有着较为显著的差异;不能清晰的显示股浅静脉远端以下的深静脉,并且受患者肥胖程度影响;在检测时患者的体位以及判断深静脉反流的标准不一。

(五)静脉造影检查

下肢深静脉造影术虽然是有创性检测手段,但仍然是诊断下肢静脉病变的"金标准"。

1. 下肢深静脉顺行造影术　原发性下肢静脉功能不全的特征为:

(1)深静脉主干增粗,呈现明显的直管状扩张。

(2)瓣膜影模糊或消失,该处的静脉段失去竹节状膨隆外形。

(3)大隐静脉显影呈曲张状态,严重时局部扩张成囊状。

(4)内踝上方可见增粗的交通静脉。

2. 下肢深静脉逆行造影术　此法的检查目的是判断深静脉倒流的范围。患者平卧于造影床上,行股静脉穿刺,使患者处于60°头高位,向静脉内注入非离子型造影剂10ml,观察下腔－盘静脉是否通畅,然后将静脉导管缓缓向外拉出,使其顶端处于股骨头平面,一次性注入造影剂10～15ml,嘱患者屏气并做Valsalva动作,观察髂股静脉中瓣膜的位置,以及瓣膜是否有血液反流,向远端跟踪观察反流的范围(图 4—16)。

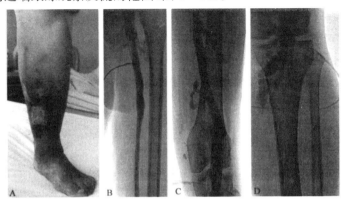

图 4—16　下肢深静脉逆行造影术

A.女性,50 岁,下肢酸胀伴已愈合溃疡;B~D 显示静脉造影:深静脉重度反流

3.腘静脉插管造影术　部分患者有着明显和严重的临床表现,行顺行造影符合下肢深静脉功能不全,但逆行造影结果为 0 级,造影剂受阻于股静脉第一对瓣膜,因此行腘静脉插管造影术。根据腘动脉的体表投影或者超声引导,穿刺腘静脉成功后造影。

4.曲张浅静脉造影术　患者直立,使曲张的浅静脉充盈,在需要检查的部位,如解剖学所示交通静脉存在处,或者曲张静脉特别明显处,用 16F 套管针直接穿刺曲张的浅静脉,患者平卧于检查床,头高足低 15°~30°,持续注入造影剂;曲张静脉造影可以清晰地显示交通静脉的病变程度,特别是溃疡周围的曲张静脉,可以作为指导手术的依据。

五、临床分级

根据 Kistner 的分类法如下。

1.0 级　瓣膜功能正常,造影剂无反流。

2.1 级　造影剂反流局限于大腿上段。

3.2 级　造影剂反流更加广泛,可能达到大腿下部,腘静脉存在有功能的瓣膜,小腿水平没有反流。

4.3 级　造影剂反流同上,但腘静脉瓣膜功能不全,可反流至膝关节平面以下。

5.4 级　瓣膜几乎没有功能,造影剂迅速、显著地反流至小腿远端甚至踝部。

六、治疗

根据术前的超声多普勒及血管造影检查,外科医生可以确定可以修复的瓣膜位置,目前多数医生选择近端股静脉进行瓣膜成形术,对于股深静脉瓣膜重度反流的患者,也需同期处理,有些医生针对下肢深静脉瓣膜反流的患者选择修复腘静脉瓣膜,他们认为腘静脉瓣是下肢深静脉的"入口",而且是有效阻断反流血的最佳位置。外科治疗的目的是达到:①使患者重新具备符合生理结构和血流动力学的瓣膜。②预防术后血栓形成。③维持长期的疗效。但目前尚无一种外科治疗方法能够同时具备上述 3 点,以下方法各具优点,但也有一些不足。

(一)瓣膜修复术

针对原发性下肢静脉瓣膜功能不全、反流分级在 Kistner3~4 级的患者,通过腔内或者腔外的手术方法,缩窄了血管管径,重塑了静脉瓣膜结构,消除了血液反流。但国内外的回访资料显示:术后 2~4 年的临床有效率为 70%~85%,4 年以后的疗效降至 50% 以下。

（二）瓣膜缩窄术

在 1972 年由 Hdlberg 首先报道,应用材料将股静脉周长缩窄 1/4~1/3,恢复瓣叶间贴合的紧密程度,提高瓣膜阻挡回流血液的能力。包窄用的材料主要有:自体大隐静脉、阔筋膜片、人造血管片、静脉瓣膜外支撑环,宽度掌握在 1~2cm。早期手术针对的是股浅静脉的第一对瓣膜,随着对下肢肌肉泵的研究深入,有学者对腘静脉瓣膜实施手术,获得明显的手术效果。该术式适应于 PCVI 患者的静脉瓣叶功能尚好、深静脉通畅、反流>3 级的人群。瓣膜包窄术操作简便,而且保持了血管壁的完整性,术后不需抗凝治疗,是开展较多的术式,但阔筋膜的退行性变和大隐静脉的渐进性挛缩可以导致管腔的进一步缩窄,影响了患者的长期疗效。

（三）瓣膜移植术

有学者将带瓣腋静脉段移植到股静脉或腘静脉处治疗下肢静脉瓣膜功能不全,但移植静脉段因缺血发生退行性病变或者局部血栓形成是影响该术式长期疗效的重要因素。

（四）瓣膜移位术

Kistner 在 1979 年首先报道,具体手术方法包括:股深-股浅静脉移位术;股浅-大隐静脉移位术。但大多数学者认为股浅静脉的瓣膜抗反流能力较股深静脉和大隐静脉瓣膜能力强,当股浅静脉瓣膜受到压力而功能不全时,股深静脉和大隐静脉瓣膜也大都被破坏,所以手术后的长期疗效也是不确定的。

（五）肌襻代瓣术

1963 年 Psthakis 首先提出此术式,以半腱肌和股二头肌肌腱,在腘动静脉间缝合形成"U"形肌襻。在站立位时,肌襻处于松弛状态,腘静脉完全开放,进入摆动后,肌襻开始收缩,腘静脉因肌襻收缩产生的压迫作用而逐渐闭合,阻止了腘静脉血液的反流。由于肌腱结构坚韧,作用有力且持久,所以该术式是治疗严重反流病变的优选术式,主要并发症是肌襻过短或术后组织粘连而造成血液回流困难或者血栓形成的问题。

（六）非手术治疗

非手术治疗包括药物治疗和物理机械加压治疗两方面,应是原发性下肢深静脉瓣膜功能不全患者的首选治疗方案,贯穿其整个治疗过程(包括手术后),非手术治疗的目的是改善下肢慢性静脉高压引起的症状及体征。药物治疗包括利尿药、微粒化黄酮、羟基脲类、活血药物、前列腺素以及各种局部使用的相关制剂,药物在欧洲应用广泛,但北美应用极少。加压治疗对于合并下肢静脉性溃疡或下肢充血、沉重感的患者效果明显,加压治疗可以通过各种技术和设备来实现,包括弹力袜、弹力绷带以及间歇式充气压力泵等,应用过程中须注意监测患者的下肢动脉情况,避免对下肢动脉缺血的患者使用。

（李林）

第十六节 血管瘤

一、血管瘤概述

（一）血管瘤定义和流行病学

血管瘤是胚胎期血管形成过程中的发育异常;起源于血管内皮细胞和周围细胞增生所致的

疾病,属错构瘤性质,具有肿瘤和畸形的双重特性,是婴幼儿发病率最高的先天性皮肤血管病变,血管瘤患者有一半是出生时就存在。多见于婴儿出生时(约 1/3)或出生后不久(1 个月之内)。早产儿发病率最高,且与体重成反比,它起源于残余的胚胎成血管细胞。目前认为血管瘤是非遗传性疾病。女性易患此病。男女比为 1:(2~4)。一般发展缓慢,多发生在皮肤及皮下组织浅层、颌面、头颈、四肢及躯干,但当发展扩大时可侵犯肌肉及骨骼内脏等深部组织,从而在诊断治疗上涉及多个学科。但以头颈部最为常见,发生于口腔颌面部的血管瘤约占全身血管瘤的 60%,其中大多数发生于面颈部皮肤、皮下组织,极少数见于口腔黏膜。深部及颌骨内的血管瘤目前认为应属血管畸形。其次为四肢、躯干。较少见的有骨骼,神经和肌肉。

(二)血管瘤的病理和病程

血管瘤的组织病理学特点是瘤内富含增生活跃的血管内皮细胞,并有成血管现象和肥大细胞的聚集。它的生物学行为是可以自发性消退。其病程可分为增生期、消退期及消退完成期 3 期。增生期最初表现为毛细血管扩张,四周围以晕状白色区域;迅即变为红斑并高出皮肤,高低不平似杨梅(草莓)状。随婴儿第一生长发育期,约在 4 周以后快速生长,此时常是家长最迫切求治的时期。如生长在面部,不但可招致畸形,还可影响运动功能,诸如闭眼、张口运动等;有的病例还可在瘤体并发继发感染。快速增生还可伴发于婴儿的第二生长发育期,即 4~5 月龄时。经过一段稳定的静止期后,1~2 岁或更晚一些开始进入消退期。消退是缓慢的,首先是颜色改变,鲜红色变为暗红、淡红、灰白,从中央到周围逐渐扩散。然后瘤体软化、变平、瘤体缩小,局部皮肤恢复正常。10%~20%病例有残留皮肤改变,如毛细血管扩张、皮肤松弛,瘢痕或萎缩。并非所有婴儿血管瘤均能自然消退,如葡萄酒色斑痣不治疗将终身存在。恶变者罕见。据统计,50%~60%的患者在 5 年内完全消退;75%在 7 年内消退完毕;10%~30%的患者可持续消退至 10 岁左右,但可为不完全消退。因此所谓消退完成期一般在 10~12 岁。但消退完成不等于消退完全,大面积的血管瘤消退完成后可以后遗局部色素沉着、浅瘢痕、皮肤萎缩下垂等体征。

(三)血管瘤分类

血管瘤的大小、深度、发育时期、部位、临床和组织学的表现差异很大,目前的分类主要是根据形态学进行分类(表 4—4)。

表 4—4 血管瘤分类

毛细血管瘤
　　葡萄酒色斑痣
　　继血色斑
　　草莓状毛细血管瘤
　　老年性血管瘤
　　硬化性血管瘤
　　肉芽性血管瘤
海绵状血管瘤
蔓状血管瘤
血管瘤性综合征
　　Kasabach—Merritt 综合征
　　Maffucci 综合征
　　Blue rubber bleb nevus 综合征
　　Sturge—Weber 合征
　　Klippel—Trenaunay—Weber 综合征
　　Gorham 综合征

二、毛细血管瘤

毛细血管瘤是血管瘤中最常见的,毛细血管瘤一般比较表浅,多在出生时出现,开始为苍白色斑点,而后出现毛细血管扩张,发生于皮肤和黏膜,形成扁平点状或大片状不等的、没有界线、弥散的红斑。根据其形态结构,可分为以下几种类型。为表浅的毛细血管扩张、曲折、迂回而成。它起源于残余的胚胎成血管细胞。其组织病理学特点是瘤内富含增生活跃的血管内皮细胞,并有成血管现象和肥大细胞的聚集。发生于口腔颌面部的血管瘤约占全身血管瘤的60%,其中大多数发生于面颈部皮肤、皮下组织。因分类较多,分述如下。

(一)毛细血管瘤分类概述

1.葡萄酒色斑痣(portwine stain) 相对少见,是一种表浅、扁平、边缘不规则的毛细血管瘤。出生时即可发现,随着年龄的增大而逐渐变成紫色。好发于面、颈、躯干、四肢等。以面部最多,常循三叉神经支配区分布,呈斑状或大片状,不高于皮肤,压之不褪色。是真皮毛细血管病变。位于肢体者,少数可以向皮下、肌间隙浸润。葡萄酒色斑痣很少自然消退。常可构成多种严重血管瘤性综合征。包括Sturge—Weber综合征和Klippel—Trenaunay—Weber综合征。

2.鲑鱼色斑(salmonpatch) 是一种以橘红色到铁锈色的斑点,平坦而不高出皮肤表面,多数在前额、上眼睑、鼻孔周围、枕部或颈部,出生时即存在,面积大小不一,斑色可于哭闹、激烈运动和周围温度变化时颜色加深,手指压迫可暂时褪色。它与新生儿斑痣的区别,在于它位于真皮内,不会自然消失。

3.草莓状毛细血管瘤(strawberry capillary hemangioma) 因为该病变不属于真皮内毛细血管瘤,所以有完全或部分消退的特点。该病较常见,发生率占新生儿的1%,通常在出生后最初几日发现,也可能在出生后数周内只有极小的红斑点,以后逐渐长大,常高出皮肤表面,鲜红色,呈现许多小叶,表面如草莓状的顺粒样结构,因此取名草莓。草莓状毛细血管瘤是毛细血管瘤中常见的种类。可出现于全身皮肤任何部位,但更多见于面部。多在1岁后开始萎缩。部分能完全恢复正常。位于黏膜处的草莓状毛细血管瘤很少有萎缩和消退。

4.老年性血管瘤(senile hemangioma) 多见于40~60岁的中老年患者,色红,略高出于皮肤,呈斑疹状,直径为2~5mm。多位于躯干,面部少见。为局部毛细血管扩张。一般无临床意义,可不必处理。

5.硬化性血管瘤(sclerosing hemangioma)多见于中青年妇女。好发于四肢,常有外伤史。肿物呈黄棕色结节状,质硬、与皮肤粘连,多在4~5cm以内。表皮可正常或呈轻度退行性变。病理表现为扩张的毛细血管伴有大量增生的纤维结缔组织,为皮肤和皮下组织的毛细血管瘤。治疗可手术切除。

6.肉芽性血管瘤(granuloma telangectasis)多见于儿童和青年,发生较迟,20岁以上者占一半多,病因不明,可能与外伤、感染有关。发病后进展快,可发生于皮肤任何部位。以四肢末端多见。一般直径不超过1cm。发病初期常于局部有紫红色小斑点,逐渐增大,但多不超过1.5cm。肿物呈圆形隆起,基底广,瘤表面覆有菲薄的表皮,常呈感染状,酷似增生的肉芽组织,可形成糜烂、溃疡及痂皮。易出血,常有短蒂。常与体表恶性肿瘤混淆,需做活检鉴别。

7.蜘蛛状痣(spider angioma) 又称星状血管瘤(satellite angioma),特征是从一个皮下中心小动脉,发生许多放射形扩张的皮下毛细血管,有纤细的伪足,形状酷似蜘蛛。痣的中央点隆起,一般细小如针眼,最大直径不超过 2~3mm,四周放射形血管长度可达 0.5~1cm,痣的颜色多为鲜红,多见于面、臂、手和躯干上部,发生在脐部平面以下部位罕见。当用针尖抵压中心红点时,蜘蛛痣及其伪足可完全消失。上腔静脉回流区的皮肤及黏膜是多发区域。一般孕期多见,为女性激素分泌过多所致。当原发病变改善后蜘蛛痣可自然消退,不需处理。

(二)毛细血管瘤的治疗

明确病灶属于增生期、稳定期及消退期,是选择正确治疗方法的前提。由于相当一部分血管瘤能自然消退,而治疗往往不可能达到像自然消退的满意效果,所以在密切观察的前提下可暂不处理。增生期一般多持续到一岁左右。在观察期要定期测量瘤体的大小,观察表面颜色的变化。根据情况决定是治疗还是等其消退。毛细血管瘤瘤体较小时容易治疗,施行手术切除或以脉冲激光、液氮冷冻治疗、效果均好。瘤体增大时仍可用手术或冷冻治疗,但易留有瘢痕。亦可用磷 32 敷贴或 X 线照射。有时候,面对较大的瘤体,为降低手术难度和减少手术中失血,可先采用非手术治疗,等瘤体缩小并发生纤维化后再行手术。也有时先手术切除肿瘤的一部分,不便于切除的待日后以非手术疗法继续完成治疗。

1.非手术疗法　多用于婴幼儿,具有安全简便和痛苦较少等优点。但需要时间长,有些血管瘤及瘤体较大波及范围较广者不宜试用。

(1)冷冻和激光治疗:用于面积较小的表浅的血管瘤。冷冻使用液氮低温治疗机,配有相应的冷冻头,将其与血管瘤接触 1~2min,对于面积大和不能一次治愈的,可分次冷冻。一般用于治疗表浅的葡萄酒色斑痣、蜘蛛痣。要注意容易形成瘢痕。

激光治疗血管瘤的原理主要是依赖选择性光热作用。选择性光热作用是指利用毛细血管内血红蛋白在 580nm 波长附近存在吸收高峰而周围组织吸收热量较少的特性,利用脉冲期间散热的原理,实现对血红蛋白的高选择性的热凝固作用,造成血管闭塞,达到治疗目的。目前应用氩激光来治疗。氩激光可用于治疗葡萄酒色斑、痣、妨碍功能的草莓状血管瘤、蜘蛛痣和老年性血管瘤。光斑直径为 0.2~1mm,输出功率为 0.5~2.5W,脉冲间期为 0.2~0.4s,每平方厘米面积接受的总量为 100~125W,面积较大者需要麻醉。

(2)硬化剂治疗:治疗原理为注入硬化剂,诱发血管内膜炎,导致血栓形成,纤维组织增生,管腔闭塞,最终血管瘤发生萎缩减小或完全消退。目前对硬化剂的应用态度不一,因其注射后疼痛,并可能出现组织坏死,瘢痕形成等风险,现应用较少。

(3)放射疗法:多用于瘤壁为单层内皮细胞组成的婴幼儿的血管瘤,此类血管瘤对放射线照射敏感,以促使其发生血管内膜炎,弥漫性血管硬化和血管周围基质的纤维性变。但放射疗法如使用不当,可引起慢性放射性皮炎及溃疡,骨骼发育障碍、白内障,甚至诱发骨癌等,应慎用。

(4)激素治疗:自 1967 年 Zarem 首先报道以来,多项研究证实激素治疗疗效稳定且均无复发,1983 年 Folkman 证实了部分留体类激素在体外对血管生成过程具有抑制作用。目前认为口服皮质类固醇治疗及血管瘤局部注射激素治疗的原理是通过控制血管瘤毛细血管内皮细胞异常增殖,并形成幼稚的新生血管的血管生成过程,达到对增殖期血管瘤的治疗作用。

因激素可导致发育迟缓、柯氏综合征等并发症,治疗时应注意随时调整激素用量,应用激素治疗的见效时间因人而异,治疗早期见效表现为肿瘤生长停止,使得血管瘤提前进入稳定期和消退期,表现为瘤体变软,表面变白并出现皱纹,生长停止等。但完全消退是一个漫长的过程。值得注意的是并非所有的增生期血管瘤都对激素治疗敏感,在第一次疗程中没有见效表现的血管瘤被认为对激素治疗不敏感,不应继续使用大剂量的激素治疗。对已经进入消退期的血管瘤进行激素治疗也是不恰当的,因为此时血管形成的过程已经终止。一般认为,激素治疗用于头面部较大面积的增生期血管瘤,全身多发及伴有各种并发症及影响正常生理功能表现的增生期血管瘤,行手术或其他疗法时有一定危险性或将遗留明显畸形和功能障碍的血管瘤。口服激素治疗常用方案:泼尼松每千克体重4mg,隔日晨起顿服,共8周,以后每周减量一半,通常给药不要超过2个疗程,间隔2~3周。目前对于难治性、多发性及危重的婴幼儿血管瘤,口服激素是加速其自然消退的首选方法。在治疗期间严密观察,并严格按规定服药,很少出现明显或严重的并发症。对于十分局限的小血管瘤,也可以选择局部注射治疗,可用醋酸缩丙酮去炎松每次20~50mg加倍他米松磷酸酯钠每次5.26mg混合后注入瘤体间质中,消退不完全者,6周后可重复注射。但出现并发症的可能性比口服用药要高。

(5)压迫疗法:婴幼儿血管瘤单纯采用压迫包扎方法治疗,有时也可取得阻止肿瘤继续发展或促进消退的效果,四肢血管瘤持续弹性压扎有减轻症状延缓增长的作用。本法宜用为与其他疗法相结合的辅助治疗。

2.手术疗法 疗效可靠,各种类型的血管瘤都适用。原则上讲,对于局限的,能直接切除缝合的小病灶可以在增生早期行手术切除。术前术中要设计好切口并精细缝合,以使愈合后切口不明显,对后期的外观影响小。而需要切除后植皮的,应注意皮肤颜色是否匹配、植皮可能坏死、皮下组织过度增生等并发症,手术前要慎重考虑。

三、海绵状血管瘤

海绵状血管瘤也称为低血流量血管畸形,系先天性血管发育异常,比较局限并有包膜,也可呈弥漫性分布、境界不甚清晰的位于皮肤的真皮深层和皮下组织内的病灶。是血管组织延伸,扩张而形成海绵状腔隙或囊,内由大量血液充填。腔隙的内壁衬有血管内皮细胞,腔隙间由纤维结缔组织包裹分隔,触诊柔软并有海绵样感觉。

海绵状血管瘤可以发生在身体任何部位。以面颈部、四肢躯干多见,也可位于内脏。较表浅者局部皮肤膨隆,高低错落,起伏不平。皮面微现蓝色或浅紫色,曲张盘旋的血管隐约可见。较深不波及皮肤者,除局部显现形态不规则的轻度或中度膨隆外,肤色并无明显改变。海绵状血管瘤也可见于黏膜下层或舌部,黏膜表面呈暗紫色改变。海绵状血管瘤如发生在肌肉组织内,称为肌间血管畸形,以股四头肌、小腿三头肌最常累及,表现为肌肉间广泛的畸形血管或血窦,往往很难与正常肌肉组织分开;海绵状血管瘤增长过快、面积较大者破坏四周正常组织,使肢体变形。也可以是稳定、界线清晰、有完整包膜的肿物。当受压时肿物暂时萎缩,哭闹及激烈运动时肿物显著膨胀。长期瘀血可导致静脉石,颜色依距皮肤深度分为深蓝、青紫色或正常皮肤。有少部分可萎缩。

海绵状血管瘤易于诊断,由于其分布较葡萄酒色斑深在,肿物表现为界限不清,质软,当触诊检查时,有似蠕虫互相盘绕集聚之感,有时可扪出有颗粒状的静脉石存在,乃为血栓机化钙盐沉着所形成。X线摄片可显示结石阴影。病灶有压缩性,压之可萎缩,减压后可复膨胀。体位试验阳性也是重要的特征:肿物体积大小可随体位改动而发生变化;低垂体位、压迫回流静脉、激烈运动、哭闹均可增加瘤体含血量而显著膨隆。瘤腔内穿刺可抽得新鲜血,这些都是它的主要特征。当伴有较多脂肪、纤维组织成分者,海绵状血管瘤的特征较不明显,注意和神经纤维瘤病和脑脊膜膨出鉴别。

根据患者的具体情况及技术条件选择适当的治疗方案,选择得当,常可获得满意的疗效。由于海绵状血管瘤很少有自然衰退的,所以治疗应持积极态度。主要的治疗手段包括手术和非手术治疗。

1.手术治疗　对于局限性的可以安全切除,效果也比较理想;较大或估计较深的血管瘤,治疗前需要做好充分的术前准备:术前超声及 MRI 检查,可了解病灶的分布及血流动力学情况,失血的估计及补充等,造影技术有助于了解肿物侵及的部位、层次、与主干血管的关系,肌肉、骨组织受侵情况,动静脉瘘的存在与否及其部位、数量,判断手术治疗的可能性及其效果。瘤腔穿刺造影适用于较局限的病变,动脉造影可显示较广泛的病变。手术治疗的最大危险是术中大出血,应该准备足量鲜血及快速输血条件。术前 3 周先行硬化剂瘤腔内注射,可缩小瘤体,减少术中出血。

2.非手术治疗　作为单独治疗或术前准备均有意义。为取得满意疗效,可进行多次反复治疗,具体方法包括:

(1)硬化剂治疗:常用的硬化剂有无水乙醇、鱼肝油酸钠、尿素、平阳霉素等化疗药物,高渗氯化钠、中药制剂等也可应用。向瘤腔内注入硬化剂,可促进瘤腔栓塞闭合。适用于广泛深在的病变而无法手术切除者。巨大血管瘤需分期、分区注射,硬化剂注入后,用弹性绷带压迫患处,效果较好。该治疗操作简易,设备要求低,故应用十分广泛,硬化剂治疗需要耐心的观察和长期的坚持,可以使相当一部分病例避免手术带来的创伤。

(2)放射治疗:适用于 1 岁内的婴幼儿,因其瘤壁常为单层内皮细胞,类似肉芽血管,对射线较敏感。临床上根据病变深浅,大小选择不同射线。但要注意的是,若处理不当,应用放射治疗不但不能根治血管瘤,反会造成严重的并发症。

(3)铜针留置法:主要是通过将铜针留置在瘤腔内,导致内皮细胞的无菌性炎症,纤维结缔组织增生,进而血管瘤发生纤维化,最后萎缩。但一般单独使用时往往不能避免复发。多与其他方法联合使用。

(4)其他疗法:电化学治疗,微波治疗等。一般多作为术前准备手段。压迫治疗也可以作为一种终身防护之用,可减少症状和并发症。

四、蔓状血管瘤

蔓状血管瘤又称高流量血管畸形。主要由新生的小动脉、小静脉、和动静脉间的短路相互吻合成为迂回弯曲有搏动性的血管性肿块。其特点为:在不同程度的静脉畸形或毛细血管畸形的基础上,合并了先天性动静脉瘘的存在。

(一)临床表现

蔓状血管瘤较毛细血管瘤或海绵状血管瘤少见,只占血管瘤与血管畸形的 1.5%。好发于头面部或颈部的颈动脉分支附近,也见于四肢。

1.症状　位于头面部者,患者可自感波动及自闻杂音,有头痛和耳鸣等症状,甚为苦恼和痛苦。瘤组织可以向深层发展侵犯颅骨,或与颅内的静脉窦相通,手术切除时,可发生难以制止的大出血。位于四肢部位者,肢体可由于超常供血的营养而过度发育,较对侧增长或肥大。严重的蔓状血管瘤,还可以呈现心脏肥大左心室劳损的变化。

2.体征　典型的蔓状血管瘤的特征是病灶及周围区域内可见念珠状或索状弯曲迂回的粗大并带有搏动的团块。表面隆起,温度高于正常皮肤,可扪及持续的震颤,局部可听及连续性吹风样杂音,有明显的可压缩性、膨胀性。肢端可呈现不同程度的缺血征,严重者可发生坏死。广泛的动静脉瘘造成回心血量的极大增加,导致心脏容量负荷增大,具有心功能不全及衰竭的潜在危险。

3.辅助检查 选择性动脉造影是目前蔓状血管瘤诊断和治疗前的主要和常用的检查方法,可采用快速连续摄片或数字减影血管造影(DSA)记录主要的动静脉瘘所在的部位和范围,判断病变的范围,瘘口的部位和数量,以及和主干血管的关系。部分病例还可以在造影后进行栓塞。彩色多普勒超声检查也有助于了解动脉血的分流情况。

(二)治疗

蔓状血管瘤的病理基础是与正常共存的,大量动静脉瘘构成的血管性团块,由于病灶的面积大,血流量大,治疗后残留的动静脉瘘可能引发形成新的交通血管开放及扩张,从而出现复发,甚至较前明显加重,同时因为血管瘤区域正常组织的氧分压低,愈合能力差。容易形成局部溃疡、感染、甚至坏死,增加了治疗的困难。可以说,蔓状血管瘤是外科领域治疗的难点之一。

随着新技术的不断出现,对蔓状血管瘤的认识及治疗也不断完善。术前的选择性动脉造影为治疗提供了明确而全面的资料。但要注意的是,应避免单纯的动脉结扎或栓塞。因为病灶有极其丰富的交通血管网,结扎动脉或栓塞后往往使得潜在的交通血管在较短时间内开放,导致治疗无效甚至加重。目前,传统的手术治疗加超选择性介入栓塞治疗已经成熟,并不断改进。

1.超选择性介入栓塞 介入治疗是最近新兴的学科,随着数字减影血管造影技术的发展及各种导管、栓塞材料的出现,为临床很多疾病的治疗带来了突破性的进展。在蔓状血管瘤的治疗中,一般选用 PVA(polyvinyl alcohol)颗粒和丁氰酯衍生物(NBCA)为栓塞剂,栓塞治疗的要点是尽可能地选择光滑的细小导管,插入到动静脉瘘区内或邻近的区域,栓塞瘘本身,使其通血的横截面积减少,血流量降低。其中,采用球囊导管是最佳选择,它可在造影时暂堵塞动脉而减少反流,增大造影剂的浓度,有利于其他交通支的动脉显影。

对于血流量不大、造口直径很小的蔓状血管瘤,不少病例通过栓塞即可达到控制甚至治愈的结果。但大口径及流量大的蔓状血管瘤不适合单纯的栓塞治疗,但采用临时性栓塞剂栓塞,可减轻手术中的出血。

2.手术治疗 对于流量大的严重的蔓状血管瘤,合理的手术仍是最理想的治疗方案。术前进行血管造影是必不可少的,手术医生充分了解病变范围,对切除的范围有比较精确的认识。权衡切除过广可能造成的并发症,从而能使手术达到最佳效果。特别局限的病灶可以通过直接切除后缝合、植皮或皮瓣转移修复。较大的病灶则可采用介入栓塞与手术结合治疗方案,同时覆盖创面宜选用血供丰富的皮瓣,这样可以增加局部修复的能力,同时对受区提供了血流动力学上的调整,有助于防止复发。

然而,对于那些巨大、深在或波及重要器官的蔓状血管瘤,手术是危险的,需要慎重考虑。

五、恶性血管肿瘤

(一)血管内皮瘤

血管内皮瘤是由血管内皮细胞增生所形成的恶性肿瘤。可发生在身体的任何部位,其症状因患病部位不同而表现不同;肿瘤出现在软组织中表现为孤立的、有疼痛的皮下肿物,呈暗红色,大小不等,较大的肿物周围常有卫星状小结节排列。当肿瘤出现在较大血管时可出现血管阻塞症状,如间歇性跛行,末梢水肿。位于内脏、骨髓的肿瘤较难发现。位于肺的肿瘤,X线片可显示双侧性非钙化的实质性小结。肝内的肿瘤多表现为腹痛和黄疸,也可以有门静脉高压的症状。血管内皮瘤如含有纤维母细胞来源者,称为血管内皮肉瘤。恶性血管内皮瘤在儿童期少见,肿物生长迅速,但有相对的静止期,宜早行根治手术。肝肺部的血管内皮瘤恶性程度较高。成人患者的恶性度比小儿患者的高。可经血供和淋巴转移。病理是诊断的主要依据。治疗上应尽量早发现,早治疗。尚无明显远处转移征象者,应及早截肢或扩大根治术。放射治疗也有一定的效果。

(二)血管外皮细胞瘤

血管外皮细胞瘤被认为起源于血管外皮细胞。肿瘤可发生于任何年龄,以 50～60 岁多见。多发生在下肢和腹膜后。肺、骨盆、子宫、颅、回肠等部位也有报道。一般生长缓慢,疼痛不明显,为局限性孤立的边界清晰的肿物。切开后可见血管腔扩张和囊性样变。X 线片及 CT 显示出不透 X 线的软组织团块,周围组织内可见浸润。偶尔有钙化影。该病先天性者多为良性。治疗上以手术切除为主。术前可采用栓塞技术。放疗和化疗效果不理想。

(三)Kaposi 肉瘤

较少见。多发生于赤道非洲,其次为欧洲、美洲等地。目前认为 Kaposi 肉瘤来自多潜能血管细胞,也有可能来自外被细胞及神经膜细胞,其原因与机体免疫状态低下和某些病毒感染有关。免疫功能不全或长期接受免疫抑制药的肾移植患者及艾滋病患者的患病率较高。其病理分为四期:①血管扩张,含铁血黄素沉积。②淋巴细胞增殖并向真皮内浸润。③血管内皮细胞增生。④肉瘤样变,伴丝状分裂象。上述四期病变可新旧同时存在同一病例。肉瘤主要侵犯手、足或踝部皮肤,呈棕红色斑疹或结节状。患肢可发生水肿,病变沿浅部静脉走向出现新的病变。病灶较大时表面可出现溃疡或真菌感染。肿瘤可因血栓或免疫作用而自行消退。肿瘤可转移至肺、肝和消化道。Kaposi 肉瘤患者第二原发肿瘤的发生率较高。以淋巴瘤和白血病多见。治疗上局限病变可采用手术切除。分期低电压放射治疗也较敏感。化疗采用联合化疗。本病预后不良,常因广泛转移致命。

(四)血管肉瘤

血管肉瘤是内皮细胞及纤维母细胞性组织增生形成恶性度极高的肿瘤。多见于青少年,无性别差异。常发生在四肢皮下组织内。肿物一般为蓝褐色,有一定张力。因其血供丰富,生长迅速,肿瘤常有震颤、搏动和血管杂音。邻近组织常受侵犯。生长过快者可出现瘤体坏死。肿瘤一般向肺、骨骼等处转移。病理检查是诊断的主要依据。治疗上以根治性手术为主。无法手术的可采用分期放疗。总的来说,治疗效果不佳,死亡率较高。

(五)血管周细胞瘤

是来源于毛细血管基底膜外层 Zimmermann 周细胞。肿物呈结节状。可发生于身体的任何部位。肿瘤常有一个相对缓慢的生长阶段,有时可达数年;可远处转移。治疗为手术切除。

六、血管瘤性综合征

(一)Maffuccis 综合征

由血管瘤伴有软骨发育障碍、肢体严重畸形构成,表现为多发性的海绵状血管瘤伴发一侧肢体末端,如指(趾)骨和掌骨的骨软骨瘤。Maffucci 综合征半数病例出现在学龄前。血管瘤可为各种类型。通常位于皮肤。患者身材短小、软骨细胞增长可导致腿长不等。脊柱侧弯,病理性骨折。软骨细胞增生可以恶变。

（二）Blue Rubber Bleb Nevus 综合征

该综合征的显著临床特征为皮肤及消化道同时存在着血管瘤。并伴有消化道出血及贫血,属于常染色体显性遗传。即体表的海绵状血管瘤伴有消化道黏膜下的同样病变,可发生消化道出血,引起黑粪与贫血,有时病变还累及肝、脾、胸膜等内脏和中枢神经系统。皮肤的血管瘤有三种表现:①大面积的毛细血管瘤。②小而突出于皮肤的,可压缩黑蓝色囊性血管瘤,表面呈乳头状。③斑状蓝色痣,有时含有黑点。消化道血管瘤主要位于小肠,偶尔也在胃和结肠的黏膜下层。突向肠腔,经钡剂、内镜及血管造影可明确病变。该血管瘤不能自行萎缩。其数目由单个到数百个不等。患者常伴有缺铁性贫血。治疗可切除病变小肠。

（三）Kasabach－Merritt 综合征

即海绵状血管瘤并发血小板减少症、微血管内溶血性贫血和一个急或慢性凝血因子消耗的症候群。好发于婴幼儿,可表现为瘤体内出血和全身性紫癜,血小板计数明显减少。原因考虑系血管瘤内广泛凝血导致大量血小板和其他凝血因子被消耗所造成,属于不同程度的弥散性血管内凝血(DIC)。本病对放射线较敏感,瘤体缩小后血小板可迅速回升。对于严重病例,在放疗前应用肝素治疗来纠正微循环障碍,可得到较满意的疗。

（四）Sturge－Weber 综合征

患者在同侧面部及软脑膜同时患有血管瘤。面部血管瘤为葡萄酒斑痣,分布于三叉神经分布区。脑膜血管瘤下方有大脑皮质萎缩和钙化。病灶对侧半身瘫、视力缺陷,可有不同程度的智力发育迟缓。在约 1/3 的患者中同时患有牛眼症或青光眼。CT 检查可以发现脑皮质萎缩、沟回扩大。造影剂增强后 CT 可以在脑皮质钙化前确定血管瘤病变的范围。目前缺少有效治疗措施。

（五）Gorham 综合征

其特征是在皮肤,纵隔和骨骼上生长血管瘤和淋巴瘤。是一种非遗传性,两性发病均等的综合征。通常在 30 岁之前发病,也被称之为消失性骨疾病。常见骨病位置是脊柱、喉。骨病变伴有疼痛,并伴有骨畸形和病理性骨折。皮肤血管瘤多位于患骨附近,常伴有肌肉萎缩。Gorham 综合征通常是单侧性病变,最终为自限性,不恶变。然而对发育极为不利,目前还无特殊治疗方法。

（六）Klippel－Trenaunay 综合征

Klippel－Trenaunay 综合征(KTS)是一种先天性周围血管疾病。由法国医师 Klippel 和 Trenaunay 首先于 1900 年报道,命名为"静脉曲张性骨肥大血管痣"。目前病因仍不明确。可能与血管壁间质组织的先天性疾病有关。多数学者认为胎儿期发育异常是该病的原因,并且已从临床征象、客观检查和组织学检测中得到证实。目前 Young 提出的胎儿期中胚层发育畸形是 KTS 病因的假设已经被广泛认同。临床上 KTS 的症状波及的组织和器官均来源于中胚层,因此中胚层发育异常可以解释 KTS 临床表现复杂多样的特性。

1. 分类

（1）静脉型:以患肢静脉系统发育异常为主,静脉曲张,静脉瘤,浅静脉异常增生,深静脉瓣膜功能不全或缺如,深静脉缺如等是其主要表现。

（2）动脉型：主要表现为患肢动脉系统发育异常。出现深、浅动脉异常堵塞，深动脉部分或全部缺如或深、浅动脉异常增生等表现。

（3）动静脉瘘型：患肢出现发育异常的动静脉瘘。

（4）混合型：同一病例出现 2 种或 2 种以上的临床表现。有时甚至出现在同一肢体上。

2. 临床表现　发病部位多见于四肢，以下肢为多见，一般多累及一条肢体，部分病变累及臀部、腰部和肩部。主要是毛细血管瘤或海绵状血管瘤伴有深部静脉阻塞或畸形。

（1）浅静脉曲张：多数患者在肢体外侧出现明显的浅静脉曲张，部分曲张严重的浅静脉呈瘤样改变。同时部分患者伴有深静脉的发育异常包括深静脉瓣膜或深静脉缺如。较严重的病例可出现患肢水肿、色素沉着及溃疡。

（2）多发性的皮肤血管痣或血管瘤：多数患者患肢皮肤出现大面积的葡萄酒色斑，呈粉红色或紫红色。略高于皮肤，压之褪色。血管瘤多为海绵状血管瘤。

（3）肢体过度生长：表现为软组织和骨发育过度。肢体增粗、增长，常有一部分患者患肢皮温显著增高。还可以出现汗液分泌增加。

部分患者可同时有患肢的动静脉瘘，个别患者因严重的动静脉瘘可引起肢体远端的缺血改变。有的患者还可伴有血栓性浅静脉炎、蜂窝织炎、皮肤湿疹及淋巴回流障碍的表现。

3. 诊断　KTS 具有典型的三联症：①浅静脉曲张。②多发性皮肤葡萄酒色斑块状血管痣或血管瘤。③肢体过度生长、增粗，增长。

但根据临床表现诊断有困难时，可进行相应的辅助检查：①血管造影是目前应用最广泛的也是最可靠的诊断方法，根据不同情况可选择不同造影，静脉造影可明确浅静脉走行方向，是否有深静脉的异常，同时还可以了解深静脉瓣膜功能情况，动脉造影可以明确有无动脉畸形或动静脉瘘，并明确动静脉瘘的部位，程度和范围，有助于治疗，淋巴管造影也可明确显示下肢增粗的淋巴管。②彩色超声多普勒可检查深、浅静脉的形态、有无血管畸形或深静脉缺如及静脉反流、静脉瓣膜功能等。③核素检查也可以了解静脉和淋巴管情况。但误诊和漏诊的概率高。

4. 治疗　没有特效的治疗方法。由于本病是一个良性病变。很少出现严重症状和后果。因此主要是对症和减状治疗。

（1）非手术治疗：症状不明显，浅静脉曲张轻微，仅有局限的皮肤葡萄酒色斑，肢体长度差＜1cm 的患者可不做特殊处理。肢体长度差超过 1.5cm 的病例，可采用垫高健侧鞋跟，防止长期跛行导致继发性脊柱侧弯。

一旦确诊后对伴有浅静脉曲张的患肢可首先应用弹力袜。通过压迫曲张静脉，改善静脉瘀血和静脉高压，减轻下肢肿胀及沉重感，防止血栓性浅静脉炎的发生或瘀血性溃疡的形成。手术前后应用弹力织物可以对手术起到辅助作用。

（2）手术治疗：手术治疗的目的是为了减轻症状，但要注意的是只有部分患者通过手术可改善症状，因此在选择手术病例时要慎重，严格掌握手术适应证。

术前应做好详细的准备工作，准确了解患肢动静脉血管的情况；同时了解患者状况，做好常规准备。手术一般有以下几种方式。

1）局部曲张浅静脉剥脱术：必须掌握好适应证，适用于单纯异常浅静脉曲张；异常浅静脉曲张但深静脉通畅，瓣膜功能正常；异常浅静脉曲张伴深静脉轻－中度瓣膜功能不全，但深静脉通畅，大、小隐静脉瓣膜功能正常。深静脉缺如或闭塞；重度深静脉瓣膜功能不全严禁做此手术,否则会加重病情。单纯异常浅静脉曲张可行局部曲张静脉剥脱和分支结扎术。若曲张静脉与大、小隐静脉相交通,并引起曲张,可同时行高位结扎加剥脱术。若曲张静脉分布广泛,涉及整个肢体,可借助止血带和驱血的方法手术。

2)耻骨上大隐静脉转流术:适用于患肢深静脉缺如或闭塞,浅静脉曲张明显但回流到髂静脉或下腔静脉,患者症状严重,同时对侧深、浅静脉通畅,瓣膜功能良好。对侧有静脉回流障碍的严禁做此手术。手术将健侧大隐静脉离断远心端,游离至合适长度,并结扎该长度内所有属支。将其通过耻骨上隧道引导至患侧,将大隐静脉远心端与患肢较粗大的浅静脉进行端侧吻合。

3)海绵状血管瘤切除术:局限的海绵状血管瘤进行局部切除。分布广泛的肿瘤彻底切除难度大,有大出血的风险,可以应用止血带和驱血的方法,还可根据情况分期切除。

4)动静脉瘘栓塞术:对于症状严重的动静脉瘘患者,可应用直接结扎和栓塞剂注入的方法减少动静脉直接分流量。降低静脉压,减少静脉回心血量,减轻心脏前负荷。但应注意防止肺栓塞及远端肢体缺血性坏死的发生。

手术后应进行适当的处理以避免并发症的出现。对于行耻骨上大隐静脉转流的患者,术后应给予适当的抗凝和祛聚治疗,以防止转流血管的阻塞。并定期复查。采用其他 3 种术式的患者,术后应用弹力织物绑扎,在辅助治疗的同时,还起到了压迫止血的作用。动静脉瘘栓塞术后的患者,应密切注意有无急性肺动脉栓塞的发生及肢体远端缺血的表现。

(李林)

第五章　创伤骨科

第一节　肱骨近端骨折

肱骨近端骨折是指包括肱骨外科颈在内及以上部位的骨折,临床上较为多见。肱骨近端骨折约占全身骨折的 4%～5%,占肩部骨折的 26%,占老年人全身骨折的 1/3。年轻患者中男性比例高,多与严重创伤有关,老年患者中女性为多(可能与绝经后骨质疏松有关)。总体来讲,肱骨近端骨折的男女比例为 4∶1 或 3∶1,而在 45 岁以上,特别是女性患者,年龄增长与骨折发生率几乎呈正相关关系。许多人认为肱骨近端骨折与股骨近端骨折有很大的相似性,老年患者、骨质疏松是肱骨近端骨折发生率较高的主要原因。

一、损伤机制

肱骨近端骨折可因间接暴力或直接暴力引起,骨折断端几乎总是呈现向前或向后成角或远近端前后重叠移位。这是因为肱骨近端头与颈之间存在 25°左右前倾角,而且由于附丽于肱骨大、小结节的肩带肌的合力也是产生这种移位的重要因素。前者是因患者跌倒时以手、前臂或肘部着地,传达暴力在肱骨颈与肩盂关节处产生杠杆力量,而造成肱骨上端骨折。同样的外力作用于肱骨近端,由于年龄因素以及骨与关节囊韧带结构的强度不同,可发生不同类型的损伤。由于肱骨近端为网状骨小梁结构,在青壮年肱骨近端骨质强韧,故受到传导暴力时发生盂肱关节脱位的几率明显高于骨折。而中老年由于骨质有不同程度的疏松,故发生骨折的几率明显多于脱位。18 岁以下的少年跌伤,间接暴力作用于肱骨近端时,由于肱骨近端骨骺尚未完全闭合,最常发生为肱骨近端骨骺分离。

直接暴力冲击肩部也可造成肱骨近端骨折,多见于交通伤或高速运动如滑雪、肩部受到撞击,暴力方向多由前外向内后,造成骨折移位大(多为 Neer 三部分或四部分,或 AO 分为中 B3、C3 型骨折),往往伴有神经、血管损伤以及胸部和其他部位损伤,应该进行详细的临床检查,以免漏诊或误诊。

老年人,尤其是老年妇女,由于骨质疏松,肱骨近端骨质原有的强韧性几乎完全丧失,故可因较轻外力,如滑倒时肩部外侧着地或肘部着地而形成传达暴力,引发肱骨近端骨折。骨折多呈粉碎状,但骨折块之间往往形成嵌插,相对移位不大,往往被归属于一部分无移位骨折类型,但此型最为多见。

此外,比较少见的有因肩带肌强力收缩而致肱骨近端撕脱骨折(如癫痫、电休克患者)。肱骨近端病理骨折可见于良性或恶性肿瘤,常因轻度外力即发生骨折,骨折移位多不严重。

二、分类

肱骨近端骨折有多种分类方法,但 Neer 的分类方法对于指导治疗很有帮助,所以直至今天仍是很重要的一种分类方法,故本节主要对其进行介绍(图 5-1)。

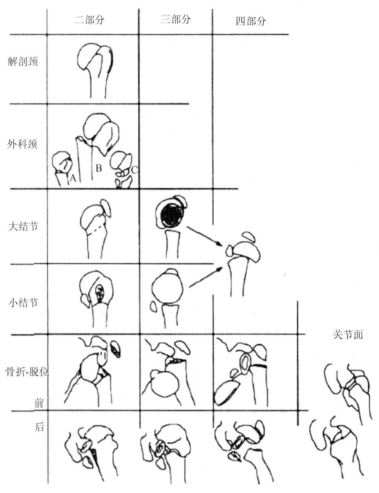

图 5-1 Neer 分类

1.一部分骨折(轻度移位骨折) 轻度移位的骨折是指那些达不到 Neer 移位标准的骨折。这类骨折占肱骨近端骨折的绝大部分(60%～90%),最常见于老年人。属稳定骨折。采用非手术治疗(交叉布带悬吊于 Velpue 位),外固定直至骨折愈合后,早期开始功能锻炼,效果较好。

2.二部分骨折 二部分骨折指肱骨近端一个部分骨折移位。常见的包括肱骨外科颈骨折或大结节撕脱骨折,属于二部分骨折。小结节撕脱或单纯解剖颈骨折少见。

(1)大结节骨折:移位大于 1cm 的大结节骨折通常合并有肩袖的损伤。失去对抗的肩袖部肌肉将牵拉大结节向上、向后移位。并有可能使大结节卡在喙肩弓的下方。如整块大结节骨折,旋转间隙(位于冈上肌和肩胛下肌之间)将纵向向前撕裂。如大结节的一小部分骨折,可能会撕裂冈上肌或肩外旋肌腱。大结节骨折常与肩肱关节脱位相伴随,而跌倒时上肢骤然外展、外旋,受冈上肌、冈下肌及小圆肌的牵拉也可引起单纯大结节骨折。

(2)外科颈骨折:发生于肱骨大、小结节的远端肱骨干与肱骨头交界处,较多见,占肩部损伤的 11%。此类中也包括合并轻度移位的肱骨头骨折或结节骨折的外科颈骨折。Neer 又将此类骨折分为成角型、嵌插型及粉碎型。成角的骨折多向前成角,通常后侧骨膜连续,使用闭合复位方法容易获得满意复位。移位的外科颈骨折因骨膜不连续,因此不稳定,胸大肌牵拉肱骨干骨折块向前、内移位,复位较为困难。偶尔可见伴随神经、血管损伤。我们也常将外科颈骨折分为内收型和外展型。内收型:骨折近端向外成角,近端骨折面朝向前外,多出现于青少年肱骨近端骨骺分离或外科颈骨折。外展型:骨折端向内成角,近端骨折面朝向前内。多见于中老年人。

(3)解剖颈骨折:很少见。此时肱骨头失去了全部或几乎全部软组织附着,故肱骨头缺血坏死率非常高。

(4)小结节骨折:多与有轻度移位的肱骨外科颈骨折合并发生。因强力外旋,肩胛下肌牵拉而引起的单纯小结节骨折较少见。

3.三部分骨折 包含三个主要部分的移位,即肱骨头、肱骨干(多发生于外科颈处)及大结节或小结节之一。因肩带肌失去了对抗,关节面会转向面对已经骨折的大结节或小结节一侧。例如,伴大结节移位的三部分骨折。连于小结节的肩胛下肌会使肱骨头向后旋转。在腋窝位像或肩胛骨侧位像上,可清楚地看到关节面朝向后方。伴小结节移位的三部分骨折时,仍然连接于大结节的冈下肌、小圆肌会使关节面向前旋转。由于三部分骨折时肱骨头尚有大结节或小结节与之相连,还保留着部分血运,肱骨头坏死率相对较低,允许做切开复位。

4.四部分骨折 包括全部四个部分的移位或成角,是一种非常严重的损伤,约占肱骨近端骨折的3%。其软组织损伤较重,骨折块分离非常明显,肱骨头几乎失去了全部血供,缺血坏死率很高。人工肱骨头置换术是其适应证之一。

5.骨折—脱位 在严重暴力作用下,二、三、四部分骨折均可伴有前、后或侧方的盂肱关节脱位。在大结节骨折—脱位中,肱骨头向前脱位;在小结节骨折—脱位中,肱骨头向后脱位。四部分骨折—脱位中,肱骨头脱位的范围较大。如果关节部分骨折块是独立的骨折块,活动上肢时可以使关节脱位的方向改变。

6.关节面骨折 当肱骨头骨块穿出关节囊时,关节面骨折可因脱位时肱骨头撞击坚硬的肩胛盂边缘,而使关节面塌陷。也可以发生肱骨头劈裂骨折,有时轴向压力还可使肱骨头爆裂成几个部分并从关节囊穿出。

三、诊断

患者有明确的外伤史。体格检查可发现肩部压痛、肿胀、活动受限,有时还可检查出骨擦感或可触及移位的骨折块或肱骨头。受伤几天内会出现局部青紫并沿上肢及胸壁向下扩散。肱骨头前脱位时可能有肩前部饱满,后部空虚;后脱位时则体征相反。肱骨头后脱位容易漏诊且预后不好,需引起注意。

检查时还应注意血管神经情况。腋动静脉、臂丛神经紧贴于肩关节内侧,前脱位及肱骨干骨块向内移位都可能拉伤或直接损伤这些组织。神经损伤更常见,但如有血管损伤,神经多同时受损。老年人动脉硬化,更容易损伤。

标准清晰的X线片是作出诊断的重要依据。创伤系列X线片应包括肩胛骨前后位(投照时患者向患侧倾斜40°)、侧位片(包括与肩胛骨平面水平的侧位和腋部侧位)及腋位片。肱骨正常颈干角约143°,后倾25°,应熟记这些角度,在阅片时才能明确骨折移位成角及旋转。一旦有了满意的X线片就可以进行Neer分类或AO分类。

CT现在已广泛应用于确定复杂的肱骨近端骨折类型。在普通X线片上难以明确显示的骨折,CT能清晰呈现。CT不仅可用于急性创伤患者的检查,对于肱骨近端骨折不愈合或畸形愈合的诊断,CT 也很有帮助。肩关节镜对诊断肱盂关节创伤性关节炎或继发于肱骨大结节畸形愈合的肩峰撞击症独具价值。

四、治疗

肱骨近端骨折的治疗效果直接影响肩关节的功能,治疗原则是争取骨折早期解剖复位,保留肱骨头血运,合理可靠的骨折固定,早期功能锻炼,减少关节僵硬和肱骨头坏死的发生。肩关节是全身活动最大的关节,关节一定程度的僵硬或畸形愈合,由于代偿的功能,一般不会造成明显的关节功能障碍。骨折方法的选择需综合考虑骨折类型、骨质量条件、患者年龄、功能要求和自身的医疗条件。肱骨近端骨折中有 80%～85% 为轻度移位骨折,Neer 分型中为一部分骨折,常采取保守治疗;二部分骨折中,部分外科颈骨折可以保守治疗,大结节骨折明显移位者尽可能行手术复位,以免骨折愈合后,引起肩峰下撞击和影响肩袖功能。而三、四部分骨折中只要情况允许,应尽可能行手术治疗。对于肩关节脱位的患者,有学者主张无论有无骨折,都进行关节镜清理,将撕脱盂唇缝合修复,以免引起肩关节的再脱位;肱骨头劈裂多需要手术探查或固定或切除。

(一)一部分骨折

肱骨近端虽有骨折线,但骨折块的移位和成角均不明显。骨折的软组织合页均有保留,肱骨头的血运也保持良好。骨折相对比较稳定,一般不需再闭合复位或切开复位,尽可能采取非手术治疗。通过制动维持骨折稳定,减少局部疼痛和骨折再移位的可能,早期功能锻炼,一般可以取得较为满意的治疗效果。

常用颈腕吊带或三角巾悬吊,可把患肢固定于胸前,肘关节 90°屈曲位,腋窝垫一棉垫,保护皮肤,如上肢未与胸壁固定,患者仰卧休息时避免肘部支撑。固定 3 周左右即可开始做上臂摆动和小角度的上举锻炼,定期照 X 线片观察是否有继发性移位,4 周后可以练习爬墙。3 个月后可以部分持重。

功能锻炼的范围和强度应由小到大,循序渐进,初期主要为被动活动,增加活动范围。3～4 周后变为主动锻炼,6 周左右开始行抗阻力锻炼。一般每日可练习 3～4 次,每次持续 20～30min,锻炼最好在康复科医生的帮助和指导下进行。

(二)二部分骨折

1.外科颈骨折 原则上首选闭合复位,克氏针固定或用外固定治疗。闭合复位需在麻醉下进行。全麻效果好,肌间沟麻醉不完全。肌肉松弛有利于操作,复位操作手法应轻柔,复位前认真阅片和分析暴力机制,根据受伤机制及骨折移位方向,按一定的手法程序复位,切忌粗暴盲目地反复复位。这样不但难以成功,反而增加损伤,复位时尽可能以 X 线透视辅助。骨折断端间成角>45°时,不论有无嵌插均应矫正,外科颈骨折侧位片上多有向前成角畸形,正位有内收畸形。整复时,先行牵引以松开断端间的嵌插,然后前屈和轻度外展骨干,以矫正成角畸形,整复时牵引力不要过大,避免骨折端间的嵌插完全解脱,以免影响骨折的稳定。复位后三角巾悬吊固定或石膏托固定。

骨折端间完全移位的骨折,近端骨折块因大、小结节完整,旋转肌力平衡,因此肱骨头没有旋转移位。远端骨折块因胸大肌的牵拉向前,故有内侧移位,整复时上臂向远牵引,当骨折近端达到同一水平时,轻度内收上臂以中和胸大肌牵拉的力量,同时逐渐屈曲上臂,以使骨折复位,正位片呈轻度外展关系。整复时助手需在腋部行反牵引,并以手指固定近端骨折块,同时帮助推挤骨折远端配合术者进行复位,复位后适当活动肩关节,可以感觉到骨折的稳定性,如果稳定,可用三角巾悬吊或石膏固定。如果骨折复位后不稳定,可行经皮克氏针固定。克氏针固定一般需3根克氏针。自三角肌止点处向肱骨头打入两枚克氏针,再从大结节向内下干骺端打入第3枚克氏针。克氏针需在透视下打入,注意不要损伤内侧的旋肱血管。旋转上臂观察克氏针位置满意、固定牢固,再处理克氏针尾端,可以埋于皮下,也可留在皮外,三角巾悬吊,早期锻炼,6周左右拔除克氏针。

如骨折端有软组织嵌入,影响骨折的复位,二头肌长头腱卡于骨折块之间是常见的原因。此时需采取切开复位内固定治疗。手术操作应减少软组织的剥离,可以依据具体情况选择松质骨螺钉、克氏针、细线缝合固定或以接骨板螺钉固定。

总之,外科颈骨折时,不管移位及粉碎程度如何,断端间血运比较丰富,只要复位比较满意,内、外固定适当,骨折基本能按时愈合。

2.大结节骨折 移位>1cm的结节骨折,由于肩袖的牵拉,骨块常向上方移位,此时会产生肩峰下撞击和卡压,影响肩关节上举活动,且肩袖肌肉松弛、肌力减弱,往往需切开复位内固定。

肩关节前脱位合并大结节撕脱骨折。一般先行复位肱骨头,然后观察大结节的复位情况,如无明显移位可用三角巾悬吊,如有移位>1cm,则手术切开内固定为宜。现有学者主张肱骨头脱位时,应当修复损伤的盂唇和关节囊,以免关节脱位复发。

3.解剖颈骨折 单纯解剖颈骨折少见。由于骨折时肱骨头血运遭到破坏,因此肱骨头易发生缺血性坏死,对于年轻患者,如有肱骨头移位建议早期行切开复位内固定。术中操作应力求减少软组织的剥离,减少进一步损伤肱骨头的血运。尤其是肱骨头的边缘如有干骺端骨质相连或软组织连接时,肱骨头有可能由后内侧动脉得到部分供血而免于坏死,内固定方式可用简单的克氏针张力带固定,也可用螺钉或可吸收钉固定。老年患者,解剖颈骨折时,应首选一期肱骨头置换术。

4.小结节骨折 单独小结节骨折极少见,常合并肩关节后脱位。骨块较小不影响肩关节内旋时,可行悬吊保守治疗。如骨块较大,且有明显移位时,会影响肩关节的内旋,则应切开复位螺丝钉内固定术。

(三)三部分骨折

三部分骨折中常见类型是外科颈骨折合并大结节骨折,由于损伤严重,骨折块数量较多,手法复位常难以成功,原则上需手术切开复位;三部分同时骨折时由于肱骨头血运常受到破坏,肱骨头坏死有一定的发生率,有报告为3%～25%不等。手术治疗的目的是将移位骨折复位,重新建立血供系统,尽量减少软组织剥离,可用钢丝克氏针张力带固定,临床也常用解剖型接骨板螺钉内固定,这样可以早期功能锻炼。对有骨质疏松的老年患者,临床使用AO的LCP系统锁定型接骨板取得了较好的效果,对骨缺损患者可以同时植骨,但对骨质疏松非常严重,估计内固定可能失败的患者,可一期行人工肱骨头置换术。

(四)四部分骨折

四部分骨折常发生于老年人,骨质疏松患者。比三部分骨折有更高的肱骨头坏死发生率,有的报告高达13%～34%,目前,一般均行人工肱骨头置换术。对有些患者,由于各种原因,不能行人工肱骨头置换术,也可切开复位,克氏针张力带内固定术,基本能保证骨折愈合,但关节功能较差,肩关节评分不高。但这些患者,对无痛的肩关节也很满足。但年轻患者的四部分骨折,一般主张切开复位内固定术。

人工肱骨头置换术首先由 Neer 在 1953 年报告,在此之前,肱骨近端的严重粉碎骨折只能采用肱骨头切除术或肩关节融合术治疗。人工关节的应用为肱骨近端骨折的治疗提供了更多的选择,对某些特殊骨折患者有着内固定无法达到的效果。1973 年 Neer 重新设计出新型人工肱骨头(Neer Ⅱ 型),经过几十年的应用和改进,目前人工肱骨头置换术治疗肱骨近端骨折已达到 83% 以上的优良效果。

(五)骨折合并脱位

1.二部分骨折脱位 以大结节骨折最常见,此时应先急诊复位,复位后大结节骨折往往达到同时复位,如大结节仍有明显移位,则应切开复位内固定。

肱骨头脱位合并解剖颈骨折时,肱骨头血管破坏严重,宜考虑行人工肱骨头置换术。肱骨头脱位合并外科颈骨折时,可先试行闭合复位脱位的肱骨头,然后再行外科颈骨折复位。如闭合复位不能成功,则需手术切开复位,同时复位和固定骨折的外科颈。

2.三部分骨折脱位 一般均需切开复位肱骨头及移位的骨折,选择克氏针、接骨板螺钉均可,尽可能减少软组织的剥离。

3.四部分骨折脱位 由于肱骨头解剖颈骨折失去血循环,应首先考虑人工肱骨置换术。手术复位肱骨头时,应常规探查关节囊及盂唇,应缝合修补因脱位引起的盂唇撕裂,可用锚钉或直接用丝线缝合,防止肱骨头再次脱位。

(1)肱骨头压缩骨折:肱骨头压缩骨折一般是关节脱位的合并损伤,肱骨头压缩面积<20% 的新鲜损伤,可进行保守治疗;后脱位常发生较大面积的骨折,如肱骨头压缩面积达 20%～45% 时,可造成肩关节不稳定,引起复发性肩关节脱位,需将肩胛下肌及小结节移位于骨缺损处,以螺钉固定;压缩面积>40% 时,需行人工肱头置换术。

(2)肱骨头劈裂骨折或粉碎骨折:临床不多见,此种骨折因肱骨头关节面破坏,血运破坏严重,加之关节面内固定困难,所以一般需行人工肱骨头置换术。年轻患者,

首先尝试行切开复位内固定,尽量保留肱骨头。

(贾存岭)

第二节 肱骨干骨折

肱骨干骨折临床较常见,占全身骨折发病率的 3%～5%。骨折好发于老年(60～80 岁)女性及青年(20～30 岁)男性,大部分患者经保守治疗可以取得满意疗效。

一、肱骨干解剖

肱骨干是指从近端胸大肌止点下至肱骨髁上处。近端肱骨干上半部横断面呈圆形,远端在前后径呈扁状。肱骨前缘界限近端为大结节前方,远端为冠突窝。内侧从近端小结节到远端内上髁。外侧为大结节后方到外上髁。肱骨干髓腔在近端呈圆柱形,向远端逐渐形成三角形。三角肌止于三角肌粗隆,位于肱骨干近段前缘。三角肌粗隆向下为桡神经沟,桡神经和肱深动脉于该处向下走行。内、外侧肌间隔膜将上臂部肌肉分成前后两群。前筋膜间隙内有肱二头肌、喙肱肌和肱肌,肱动静脉、正中神经、肌皮神经、尺神经沿肱二头肌内侧缘走行。后筋膜间隙内包括肱三头肌和桡神经。肱骨干的血供起自肱动脉。滋养动脉自肱骨干中段穿

入向远近段分布。某些患者伴有第二滋养血管，在桡神经沟区域。

肱骨干骨折后由于骨折远近段附着肌肉的牵拉作用使其产生不同的移位特点。当骨折位于胸大肌附着点上方时，由于肩袖的牵拉可引起肱骨近端外展内旋，远端受胸大肌牵拉发生内移；当骨折位于三角肌的止点以上时，骨折近段受胸大肌、背阔肌、大圆肌牵拉发生内移，同时远段受三角肌牵拉发生外移；当骨折位于三角肌止点以下时，骨折近段受三角肌和喙肱肌牵拉外展屈曲移位，远段受肱三头肌、肱二头肌作用向上移位

二、病因及分类

（一）病因

1.直接暴力如打击伤、挤压伤或火器伤等，多发生于中 1/3 处，多为横行骨折、粉碎性骨折或开放性骨折，有时可发生多段骨折。

2.传导暴力如跌倒时手或肘着地，地面反击暴力向上传导，与跌倒时体重下压暴力相交于肱骨干某部即发生斜行骨折或螺旋形骨折，多见于肱骨中下 1/3 处，此种骨折尖端易刺插于肌肉，影响手法复位。

3.旋转暴力如投掷手榴弹、标枪或翻腕赛扭转前臂时，多可引起肱骨中下 1/3 交界处骨折，所引起的肱骨骨折多为典型螺旋形骨折。

（二）分类

1.AO 分类 根据 AO 组织推荐的分类方法，肱骨干骨折可分为三种类型。A 型：简单骨折，包括发生在近、中、远侧 1/3 部位的螺旋形、斜形、横形骨折；B 型：楔形骨折，为 A 型基础上有楔形骨折块；C 型：复杂骨折，有两个以上粉碎骨折块或多段骨折。每一类骨折又可分为 1、2、3 亚型。每一亚型又分为近、中、远三组，因此肱骨干骨折可分为 3 型、9 个亚型和 27 个组。A1 表示骨折预后较好，C3 预后最差。

2.按骨折部位分类

（1）肱骨干上 1/3 骨折：多由间接暴力所致，伤肢压痛、叩击痛，功能障碍，可有短缩畸形，骨折近端向前、内移位，远端多向上移位。

（2）肱骨干中 1/3 骨折：多由直接暴力所致，伤肢压痛、叩击痛，功能障碍，骨折近端向前、外移位，远端多向上移位。中下 1/3 骨折可损伤桡神经。

（3）肱骨干下 1/3 骨折：多由间接暴力所致，伤肢下段明显肿胀、压痛，可有成角、短缩及内旋畸形，骨折线多呈斜形或螺旋形。

三、诊断

（一）临床表现

肱骨干骨折患者常主诉上臂疼痛、肿胀及畸形，有异常活动和骨擦感，患肢不能负重。无移位的骨折患者的临床症状也许很轻。由于肱骨干骨折常由高能量暴力造成，所以应该特别注意并发症的检查。首先应处理危及生命的损伤，注意合并有无胸部外伤等，然后再对肢体做系统检查。若有指征则应使用多普勒超声仪探测脉搏来判断血管情况，用测压仪来监测筋膜间隔的压力。对肿胀严重或有较重软组织损伤以及多发伤的患者更应注意仔细检查周围神经包括臂丛神经、桡神经、正中神经、肌皮神经、尺神经的损伤。

（二）影像学检查

肱骨干的标准 X 线片应包括正侧位 X 线片。X 线片中应包含肩、肘关节，这样可以识别合并的关节脱位或关节内骨折。拍摄 X 线片时应转动患者，而不是转动肱骨干来获取正位和侧位 X 线片，对粉碎性骨折或骨折移位大的患者，牵引下拍摄 X 线片可能会有所帮助。有时拍摄对侧肱骨全长 X 线片对制定术前计划也有所帮助。CT 扫描不常应用。对病理性骨折，一些特殊的检查能帮助确定病变的范围，这些包括得同位素骨扫描、CT、MRI 检查等。

四、治疗

大多数肱骨干横形或短斜形骨折如 AO 分类的 A 型及部分 B 型骨折，可采用非手术方法治疗。

（一）手法复位外固定

局部麻醉或臂丛神经阻滞麻醉。助手握住前臂，在屈肘 90°位，沿肱骨干纵轴持续牵引，矫正重叠、成角畸形。术者用双手握住骨折端，按骨折移位的相反方向，进行手法复位，X 线照片确认骨折的对位、对线情况。复位成功后，减少牵引力，维持复位，可选择小夹板固定。用四块合适长度的小夹板分别置于上臂前、内、外、后侧捆扎固定。成人固定 6～8 周，儿童固定 4～6 周，在屈肘 90°位用三角巾悬吊。小夹板固定后，要经常观察调整其松紧度，过松使固定不牢，发生骨折再移位；过紧有可能导致皮肤软组织及神经血管压迫，发生肢体远端肿胀、缺血甚至坏死等并发症。

对于复位后比较稳定的骨折，可用 U 形石膏固定。若为中、下段长斜形或长螺旋形骨折，手法复位后不稳定，可采用上肢悬垂石膏固定，但有可能因重量太大，导致骨折端分离，宜采用轻质石膏，并在固定期间严密观察骨折对位对线情况。

（二）切开复位内固定

1.适应证　有以下情况可考虑手术治疗：①反复手法复位失败，骨折端对位对线不良，估计愈合后影响功能。②骨折有分离移位，或骨折端有软组织嵌入。③合并神经血管损伤。④陈旧骨折不愈合。⑤影响功能及外形的畸形愈合。⑥同一肢体或其他部位有多发性骨折。⑦病理性骨折。⑧8～12h 内污染不重的开放性骨折。⑨不稳定骨折如 AO 分类的 B3 型及 C 型。

2.固定方法

（1）普通钢板螺丝钉固定：一般用于肱骨中 1/3 骨折，如横断型骨折或短斜型骨折，最好采用 6 孔钢板螺丝钉固定。普通 6 孔钢板内固定治疗肱骨干骨折，是一种传统的治疗方法，能维持肱骨干的对位对线，但对骨折端没有加压作用，骨折易发生分离和移动，同时术中尽量避免广泛剥离组织和骨膜，防止破坏局部血供，影响骨折愈合。在中段骨折，易造成桡神经牵拉和压迫性损伤。术后要加用夹板或上肢石膏托外固定。

（2）加压钢板固定：使用方法及适应证与上同。加压钢板对骨折端有加压作用。断面接触紧密，特别是自动加压钢板，在上肢肌肉收缩和重力的作用下，其接触面更大更紧，自动加压钢板的螺帽与钢板孔边之间可以滑动而产生自动加压，钢板材料强度坚硬，能承受骨折的张力，使骨折起到了有效的固定作用。因此骨折不易产生分离和移动，有利于骨折早期愈合，外固定可早期解除或不固定，避免了因固定时间过长，造成肌肉萎缩无力、骨质疏松和关节功能障碍。只要手术适应证选择合理，术中不广泛剥离组织和骨膜，避免牵拉桡神经时间过长，根据骨折类型和部位术后给予合适外固定,可以减少并发症的发生。加压钢板优于普通钢板。

（3）交锁髓内钉固定:特别是静力性交锁髓内钉适用中段及上段骨折,或粉碎性骨折、多节段骨折以及病理性骨折治疗。可以通过闭合复位穿钉,不需剥离组织和骨膜,对骨折端血供影响小,骨折愈合率高,感染率低。在生物力学上,交锁钉除了拉伸刚度与加压钢板接近外,其抗轴向压缩、抗弯曲、抗扭转等性能均优于加压钢板,而没有内锁作用的肱骨髓内钉不能有效控制骨折端的分离和旋转,这是一种比较坚强的内固定,完全能够满足患肢术后早期进行主动功能锻炼的要求。文献报道交锁钉治疗肱骨骨折,其医源性桡神经损伤发生率较低。顺行插钉时,交锁髓内钉插钉部位通常选择在大结节内侧,骨锥在钻洞时必须穿透冈上肌腱及肩峰下滑膜囊,可能发生肩袖损伤,引起肩关节活动障碍、疼痛。根据不同的骨折类型选择顺行或逆行髓内钉,顺行法适应于肱骨近中段骨折,逆行法适应于肱骨中远段骨折。

（4）锁定钢板固定:其特点雷同加压钢板,但由于对骨膜破坏少,同时对旋转控制强,愈合速度和质量均有一定程度的提高,带有瞄准器的锁定钢板可以进一步减少创伤以及对骨膜的剥离,不再特别强调解剖复位。目前经常的错误为钢板长度短,不符合桥式钢板的原则。部分医师目前常是采用经皮锁定钢板技术取得成功,但理论上存在桡神经侵袭的可能性,故不建议推广。锁定钢板固定植入的微创特点与取钢板非微创的矛盾尚未被很好地解决。

（三）康复治疗

无论是手法复位外固定,还是切开复位内固定,术后均应早期进行功能锻炼。复位术后抬高患肢,主动练习手指屈伸活动。2～3周后,开始主动的腕、肘关节屈伸活动和肩关节的外展、内收活动。但活动度不宜过大,逐渐增加活动量和活动频率。6～8周后加大活动量,并做肩关节旋转活动。在锻炼过程中,要随时检查骨折对位、对线及愈合情况。骨折完全愈合后去除外固定。内固定物若无不适也可不必取出。在锻炼过程中,可配合理疗、体疗、中医、中药治疗等。

（贾存岭）

第三节　肱骨髁上骨折

肱骨髁上骨折系指肱骨远端内外踝上方的骨折。以小儿最多见,约占小儿四肢骨折的3%～7%,肘部骨折的30%～40%,其中伸直型占90%左右。多发年龄为5～12岁。近年由于高能暴力的增加,成年人肱骨髁上骨折也大幅增加,但在治疗上与儿童此类骨折有一定差别。

当肱骨髁上骨折处理不当时容易引起 Volkmann 缺血性肌挛缩和肘内翻畸形。虽然各种方法都有改进或提高,使危害严重 Volkmann 的缺血性肌挛缩已明显减少,但仍不时发生肘内翻畸形,发生率仍然较高,治疗时必须加以注意。

一、伸直型肱骨髁上骨折

（一）病因与分类

多为间接暴力引起。当肘关节处于过伸位跌倒时,手掌着地,暴力经前臂向上传递,身体向前倾,由上向下产生剪式应力,再加上尺骨鹰嘴向前施加的杠杆力,使肱骨干与肱骨髁交界处发生骨折。通常是近折端向前下移位,远折端向后上移位。如果在跌倒时同时遭受侧方暴力,可发生尺侧或桡侧移位。

根据骨折移位的程度,伸直型肱骨髁上骨折可分为三种类型:Ⅰ型,骨折无移位;Ⅱ型,骨折远端后倾,或有横向移位,后侧骨皮质完整;Ⅲ型,骨折断端完全移位。

(二)临床表现和诊断

儿童有手着地受伤史,肘部出现疼痛、肿胀、皮下瘀斑,肘部向后突出并处于半屈位,应想到肱骨髁上骨折的可能。检查局部明显压痛,有骨摩擦音及假关节活动,肘前方可扪到骨折断端,肘后三角关系正常。在诊断中,应注意有无神经血管损伤,因为向前下方移位的骨折近端可能压迫、挫伤或刺破肱动脉而致血液循环障碍,应特别注意观察前臂肿胀程度,腕部有无桡动脉搏动,手的感觉及运动功能等。必须进行肘部正、侧位 X 线照片,不仅可以确定骨折的存在,更主要的是准确判断骨折移位的情况,可发现骨折线由后上斜向前下的斜形骨折,为选择治疗方法提供依据。

(三)治疗

必须考虑到软组织损伤,尤其是是否合并有血管神经损伤。早期无损伤的闭合复位外固定最为理想。但如果合并有血管损伤则必须考虑手术治疗。

1.非手术治疗　无移位或移位很小的骨折,可单纯中立位石膏托固定 1~2 周,然后开始逐步练习肘关节伸屈活动。6 周左右待骨折愈合后则去掉石膏托。

(1)闭合复位:闭合复位最适用于儿童肱骨髁上骨折。某些成人骨折也可试行闭合复位。复位术应在臂丛神经阻滞麻醉下进行。充分的麻醉可以使肌肉松弛便于复位,同时也使肘关节内侧的血管神经的张力缓解。一般情况下采用臂丛神经阻滞麻醉,儿童也可采用全麻。

复位前应仔细阅读 X 线片,注意骨折远端向后移位的程度,以及向内或向外侧移位与成角的程度。然后认真拟订复位方案。

待麻醉生效后,一助手握住患肢上臂,另一助手握住患肢的腕上部,两助手对抗牵引以纠正重叠移位,如骨折远端有旋转移位,牵引远端助手则旋转患者前臂来纠正骨折远端的内旋或外旋畸形。纠正骨折断端的重叠与骨折远端的旋转移位后,术者以双手的 2~5 指重叠环抱骨折近端的前侧,双手拇指抵住肘后尺骨鹰嘴向前推挤,同时令牵引远端的助手在持续牵引下缓慢地屈曲患者的肘关节,患手屈曲方向为本人耳部,这个角度可以防止出现肘内翻。此时可感觉到骨折复位时的骨擦音。在双手拇指向前推挤骨折远端时勿要过度,否则可使骨折断端背侧的骨膜撕裂或广泛剥脱失去其"折页"作用而影响骨折的稳定性,甚至使伸直型变成屈曲型。注意在牵引时要伸肘位纵向牵引以克服肱二头肌、肱三头肌的牵拉作用。在骨折复位前如果屈肘位牵引骨折近端前侧锐利的部分有可能刺伤肘关节前侧的神经与血管。

骨折复位后要逐渐地慢慢地屈曲肘关节,这样可使骨折对位维持稳定,但屈肘时的角度往往由于肘部的严重肿胀而受到影响,过度的屈曲有时会妨碍静脉回流从而使肿胀加剧,甚至引起肱动脉闭塞。如果屈肘到一定角度,桡动脉搏动消失,则要再伸直 5°~10°或更多至桡动脉搏动出现,此时再用石膏托固定。如果没有血运障碍复位后肘关节固定在屈曲 90°位。当肘关节伸直时,因提携角的存在,在暴力的作用下,造成肱骨移向上臂内侧。此时无论骨折远端朝何方向移位,也不能改变骨折近端的危险位置。该断端位于肱二头肌与正中神经之间,可损伤肱动脉和正中神经。在此种情况下,手法复位要特别注意。

骨折移位大、肿胀严重的患者复位术后必须住院观察治疗。随时注意病情的变化,防止出现血管损伤的并发症。必要时采用 20%甘露醇 125ml 静脉滴注,一日两次脱水消肿治疗。

至于闭合复位后,前臂固定在什么位置,亦即固定在旋前位还是旋后位目前尚有争论。有人认为前臂固定在中立位即可,而不强调旋前或旋后位。More 认为前臂的位置对维持骨折断端的对位确实有所影响,由于骨折断端的成角畸形,所引起的肘内翻是常见的。Salter 在治疗儿童肱骨髁上骨折时认为,前臂固定的位置与骨折的类型有关,如内翻型,远端向内侧移位,外侧骨膜撕裂,内侧的骨膜完整,此时应固定在旋前位。如果为外翻型因外侧骨膜完整则应固定在旋后位。尽管成人骨膜不如儿童骨膜坚固,但其原理对成人仍然适用。

移位小的伸直型肱骨髁上骨折多见于儿童,有的仅仅是前倾角减小,如果前倾角减小不超过 20°,虽然屈肘功能可能稍受影响,但这一位置亦可接受,不予纠正。如果减小超过 20°就应进行纠正。骨折对位满意后,用石膏托肘关节屈曲 90°或其他适当屈曲角度进行固定。石膏托可用三角巾悬吊于胸前。无移位的肱骨髁上骨折亦应以石膏托固定而不能单纯应用三角巾悬吊,如此可以保护已受伤并不稳定的肘关节,并可以促进损伤的软组织尽快恢复。

某些患者肿胀严重,复位困难,可先行 Duulopz side-arm 牵引或头前位的尺骨鹰嘴牵引,肿胀消退后再试行闭合复位。

复位后的处理:复位后立即摄 X 线片检查复位效果。术后第 3d 及第 7d 拍片复查,因为在这一期间容易发生再移位,特别要注意骨折远端的内外翻成角。肱骨远端的内外翻可以通过屈肘位的切线位 X 线片发现,必要时可拍对侧相同位置的 X 线片进行对比。

无论何种情况禁止管形石膏固定。石膏托固定期限一般为 4 周以内,去除石膏托后改用三角巾悬吊,练习肘关节屈曲活动。骨折固定期间如果 X 线片显示有连续骨痂通过骨折线,临床稳定后,可去除外固定,主动练习肘关节主动活动。但禁止被动强力的活动。

(2)尺骨鹰嘴牵引:下列情况应考虑行尺骨鹰嘴牵引治疗:手法闭合复位不成功者;骨折复位成功,但外固定难以维持对位;肘关节周围肿胀严重,末梢血运欠佳,有发生肌间隔室综合征的危险;开放骨折创面污染严重,不能应用外固定者。

尺骨鹰嘴骨牵引的优点是比皮牵引容易调整。平行牵引、头前位牵引均可采用。头前位牵引易于消除肘关节肿胀,而且在重力作用下可以早期练习肘关节屈曲运动且换药方便。Smith 认为头前位牵引也利于控制骨折远端的成角。D'Ambrosia 曾报道,在儿童中采用闭合复位及尺骨鹰嘴牵引后没有发生肘内翻畸形者,他认为这是由于在头前位牵引使前臂保持旋前位,如果床旁牵引将前臂置于中立位或旋后位,而往往使骨折远端有内翻趋势。

过早地去掉牵引可能引起骨折移位,从而导致疗效欠佳。尺骨鹰嘴牵引有可能在牵引针眼发现分泌物,但一般不难控制,拔除牵引针后可很快愈合。牵引的另一个缺点是患者必须在医院留住较长的时间。牵引时间一般掌握在 4～6 周。

2.手术治疗 对伸直型肱骨髁上骨折,有两种手术方法:一是闭合复位,经皮穿针内固定;二是切开复位内固定,在成人骨折后者更为常用。

(1)经皮穿针固定:1939 年 Muller 首次报道用经皮穿针固定的方法治疗肱骨髁间骨折。Swenson 曾采用此法治疗儿童肱骨髁上骨折。虽然经皮穿针内固定主要用于儿童或青少年的肱骨髁上骨折,但 Jones 也用此法治疗成人骨折。克氏针一般 4～5 周后拔除,然后继续应用石膏托固定 1～2 周,经皮穿针内固定后,不必将肘关节固定在过度的屈曲位。

对于成人来说可能克氏针太细,则维持骨折对位的机械强度不足,即使术后应用管形石膏也不行。因此一些作者建议采用较粗的斯氏针,可以使骨折得到稳定的固定。

经皮穿针内固定适用于那些不考虑或不适于切开复位内固定的患者。要注意术后针道的感染，如果发生针道的感染则可能会累及肘关节。并且针道感染后会引起固定针的退出，使固定不可靠。此项技术的应用有赖于医师对解剖的熟悉程度及准确的定位能力。在肘关节肿胀的情况下复位以及准确触摸到骨性标志往往比较困难。在这种情况下可以先行牵引，等肿胀好转后，再行闭合复位经皮穿针固定术。如果有电视 X 线机设备，对应用此法治疗肱骨髁上骨折有极大的帮助。穿针时，一般是通过肱骨的内外踝，斜向对侧穿透到骨折近端的对侧骨皮质。但在钻入内侧的固定针时一定要注意勿要损伤尺神经。为了避免损伤尺神经的危险，Fowles 等将两枚固定针都自外侧穿入。第一枚针像通常一样自肱骨外踝穿入，第二枚针自外侧穿越肱尺关节到尺骨鹰嘴的外侧，但并不固定肱尺关节。亦有一些作者认为，为使骨折稳定干脆固定针穿过肘关节(肱尺关节)进行固定。此种方法最好不用，因为肱尺关节固定以后，骨折断端的应力明显加大，即使用石膏托外固定骨折也趋向于不稳定。前臂较大的杠杆力，可导致固定针弯曲或者脱出。另外，经关节的固定也妨碍肘关节伸屈活动，甚至导致肘关节强直。

(2)切开复位内固定：适应证为通过手法闭合复位不能获得满意的对位；合并有血管神经损伤；合并有同一肢体其他部位骨折如肱骨干或前臂骨折。

对于一些老年患者需早期下地活动，也可选择切开复位内固定手术治疗。如若牵引治疗则需较长时间卧床，老年患者容易产生压疮、肺感染、泌尿系感染等并发症。某些患者肱骨髁上骨折后，闭合复位不能获得满意的对位往往是肌肉特别是肱肌嵌入骨折断端。但是，骨折近端刺入肱肌的情况较为罕见。如果骨折近端刺入肱肌，刺孔处呈"扣眼"状锁住骨折近端，如试图通过纵向牵引使骨折端自肌肉内解脱出来，只能使骨折尖端周围的肌肉紧张复位更加困难。如伴有血管损伤者，必须急诊手术，进行血管吻合，并对骨折进行可靠的固定，而入路应采用前暴露。对于不合并血管损伤者可通过外侧切口或通过后侧入路显露骨折断端。相对而言，后侧入路可以较好地显露骨折断端并且比较安全，进行内固定时操作更方便。骨折在直视下复位后，可以采用经皮穿针固定，也可采用 Y 形钢板固定。也有人推荐 AO 系统的半环形支架或动力加压钢板固定，而如果采用普通双钢板固定效果会更好，普通钢板放置时应一枚钢板放在侧方另一枚放置在后方双向固定，比 Y 形钢板更为可靠。

选择切开复位内固定的主要目的是使骨折获得坚强的固定，从而容许早期进行肘关节功能锻炼。从某种意义上讲简单的肱骨髁上骨折更适用切开复位内固定。对于严重粉碎骨折往往内固定达不到可靠固定的目的，并往往采用由于切开复位本身存在缺点而导致并发症，产生不好的治疗效果。因此，这样的患者往往非手术疗法可能获得较好的治疗效果，尽管目前手术操作技术及内固定器材都取得了进展，但那些估计内固定效果不好严重粉碎性肱骨髁上骨折应慎重考虑手术。

开放性肱骨髁上骨折，应彻底清创，由于其软组织损伤往往比较严重，应进行坚强的内固定或外固定。如果创面污染严重，则应彻底清创后保持伤口开放并延期闭合伤口，然后再设法整复固定骨折。

二、屈曲型肱骨髁上骨折

(一)病因

多为间接暴力引起。跌倒时，肘关节处于屈曲位，肘后方着地，暴力经肱尺关节向上传导至肱骨下端导致骨折。

（二）临床表现和诊断

受伤后，局部肿胀、疼痛，肘后凸起，皮下瘀斑。检查可发现肘上方压痛，后方可扪到骨折端。X线照片可发现骨折的存在及典型的骨折移位，即近折端向后移位，远折端向前移位，骨折线呈由前上斜向后下的斜形骨折。由于肘后方软组织较少，折端锐利，可刺破肱三头肌和皮肤形成开放骨折。由于暴力作用的方向及跌倒时的体位改变，骨折可出现尺侧或桡侧移位。少有合并神经血管损伤。

（三）治疗

1.非手术治疗　闭合复位应首先肘关节屈曲位牵引，如果伸直位牵引，由于肱骨内外踝肌肉的牵拉作用从而使骨折远端前屈，会妨碍骨折复位并有可能损伤前侧的软组织。在屈曲位牵引下将骨折远端用两拇指向后推挤，双手其余四指环骨折近端的后侧向前拉，迫使骨折对位，一旦复位成功则伸直肘关节然后用石膏夹板固定。因为大部分患者前侧的骨膜保持完整，起到"折页"作用，通过肘关节伸直位固定，可以使压力作用于远端的前侧，更由于其关节囊及侧副韧带的完整可使骨折远端获得向后的力，使骨折保持稳定。因成年人骨膜较为薄弱，仅能提供微弱的固定力，因此有可能发生移位；另外，固定不要将肘关节完全伸直，以免将来骨折愈合后肘关节屈曲功能受限。

当肱骨髁上骨折后，可将肱骨髁视为前臂的一部分，术者一手握住肱骨髁，另一手保持前臂旋后位的情况下，将肘关节置于屈曲位，牵引骨折远端纠正重叠移位及成角。助手放置石膏衬垫后，仅将上臂先打一管形石膏，待石膏固化后，术者一手放在石膏后侧，另一手向后推挤骨折远端整复骨折断端的前后移位，复位后，再以长臂管形石膏固定6周后拆掉石膏，练习肘关节活动。

2.手术治疗　对于闭合复位失败或不能维持对位者，可行切开复位双钢板固定术。如前经过坚强的内固定术后可以早期练习肘关节活动，可获得满意的功能恢复。

（贾存岭）

第四节　尺骨鹰嘴骨折

尺骨鹰嘴骨折是肘部常见损伤，成人多见。除少数尺骨鹰嘴尖端撕脱骨折外，大多数病例骨折线波及半月状关节面的关节内骨折。由于肘关节伸、屈肌的收缩作用，骨折很容易发生分离移位。因此，在治疗时恢复其关节面的正常解剖对位和牢固固定早期活动关节是获得良好功能的重要措施。如果关节面对合不整齐，日后可能引起创伤性关节炎，导致关节疼痛和功能受限。

一、损伤机制

尺骨鹰嘴骨折为临床较为常见的肘关节损伤，其发生率约占全身骨折的1.17%。常由肘后侧直接暴力如打击伤等而致骨折；另外，摔倒时肘后触地也是常见原因之一。由于肱三头肌的急剧收缩，造成尺骨鹰嘴的撕脱骨折临床也常见到。由于肱三头肌的牵拉作用，鹰嘴骨折块向上移位。打击伤肘后撞击伤等直接暴力导致的尺骨鹰嘴骨折常为粉碎性，其移位程度比撕脱骨折要小。

二、分型

鹰嘴骨折的分类有很多种,但没有一种分类被广泛接受。简单地分为无移位和移位骨折,或是简单横行骨折和粉碎性骨折,可能是最有帮助的分类方法。另外常用的有 Colton 分类和 Schalzker 分类。

Colton 把鹰嘴骨折分为两大类,无移位骨折(Ⅰ型)和移位骨折(Ⅱ型)。Ⅰ型无移位骨折定义为骨折块分离小于 2mm,肘关节屈曲到 90°时移位无增加,患者可以克服重力伸展肘关节。Ⅱ型移位骨折进一步分为:ⅡA 型,撕脱性骨折;ⅡB 型,斜行和横行骨折;ⅡC 型,粉碎性;ⅡD 型,骨折脱位。

1987 年 Schatzker 从内固定的力学方面对尺骨鹰嘴骨折进行分类。A 型:张力带固定的经典类型,接骨板和螺钉固定也有效。B 型:关节面的压缩必须识别、复位,并使用植骨和(或)内植物来稳定,骨折固定方式如 A 型。C 型:由拉力螺钉产生骨折间加压,并由接骨板或张力带提供保护。D 型:中间骨块复位并应用双皮质或骨内螺钉固定,如果骨折状况稳定且允许加压,使用张力带固定。如果骨折状况不允许加压,可使用接骨板螺钉固定。E 型:力学上不适合张力带固定;使用接骨板和螺钉,于骨折间应用拉力技术。F 型:显著不稳定的复杂骨折需要注意所有损伤的骨性和软组织成分。

三、临床表现及诊断

鹰嘴骨折属关节内骨折,常发生关节内出血和渗出,导致肿胀和疼痛。骨折端可触及凹陷,并伴有疼痛及活动受限。不能抗重力伸肘是可以引出的最重要体征,表明肱三头肌的伸肘功能丧失,伸肌装置的连续性中断,此体征的出现与否对确定治疗方案非常重要。有时合并尺神经损伤,特别是直接暴力导致严重粉碎骨折时更易出现,应在确定治疗方法之前仔细评定神经功能,以便及时进行处理。

评估鹰嘴骨折时,最容易出现的错误是未能获得一个真正的肘侧位 X 线片,在急诊室得到的常常是有轻度倾斜的侧位片,它不能充分判断骨折长度、粉碎程度、半月切迹处关节面撕裂范围及桡骨头有无移位。应尽可能获得一个真正的侧位片,以准确掌握骨折特点。正位 X 线平片也很重要,它可呈现骨折线在矢状面上的走向。对于关节面压缩、严重粉碎、桡骨头骨折、关节内碎片或并发肱骨远端骨折的复杂类型骨折,需要重建 CT 扫描进行评估。

四、治疗

尺骨鹰嘴骨折为肘关节内骨折,其治疗原则与其他关节内骨折一样,要求精确对位,可靠固定,早期开始关节功能活动。

在过去未开展手术时,此种骨折常用夹板伸直位固定 4～6 周,因而大量患者出现肘关节僵直,屈曲受限,过早改为半屈曲位固定,又常导致骨折块移位而出现不愈合,使肱三头肌伸肘力量减弱。

(一)无移位骨折

Ⅰ型或稳定型骨折,可为无移位或移位小于 2mm,当肘关节屈曲至 90°时,骨折移位不增加,并能抗阻力伸直肘关节。此类患者可将肘关节用石膏托固定在屈肘 45°～90°位。固定 5～7d 后拍片复查骨折是否发生移位。3 周去石膏托,循序渐进地练习肘关节伸屈活动,此时忌用被动屈肘的方法来加速肘关节伸屈功能的恢复,否则有引起骨折块分离移位的危险。待X线片显示骨折临床愈合后才可屈肘超过90°。骨折愈合常需6～8周的时间。

（二）移位骨折

切开复位内固定目前为临床上最常用的方法。手术采用肘后正中的弧形或直形切口,手术显露比较简单直接,内固定器材及方法却多种多样。

1. 张力带钢丝固定　将骨折处显露,清除血肿,将骨折块对位后,自鹰嘴突向骨折远端平行钻入两枚克氏针。在骨折远端距尺骨嵴背侧0.5～1cm处钻孔,将钢丝自孔内穿过,然后呈8字形绕过克氏针尾端将钢丝抽紧在骨折两侧打结。将克氏针尾弯曲剪去多余的部分,进一步将克氏针锤入使其尽量埋入骨内。钢丝打结后,剪去多余的部分,将残端尽量深埋于肱三头肌深面,否则有可能引起肘后侧局部疼痛。术后屈肘90°三角巾悬吊,无需石膏托固定。

另一种方法是:骨折对位后自鹰嘴中1/3与背侧1/3交界处平行钻入两枚克氏针穿过骨折线及前侧的骨皮质。在骨折远端距尺骨嵴背侧0.5～1cm处钻孔,将钢丝自孔内穿过,用套管针引导自肱三头肌腱下穿过钢丝双侧打结。

2. 钩状钢板固定　1951年,Zuelzer首先报道用钩状钢板固定骨折有小粉碎块者。Weseley应用钩状钢板治疗了25例尺骨鹰嘴骨折。天津市天津医院也研制了钩状自动加压钢板148例获得良好的治疗效果。加压钩状钢板结构为长6cm、宽1cm、厚0.3cm,近端为两个平行的钩,呈斜状(与鹰嘴解剖斜度一致),两钩的长度,其分叉处在骨折线远端,钩逐渐变细,有利于缓解纵轴应力载荷。其方法是将骨折显露对位后,将钢板的两个钩尖钩住鹰嘴突,并将其尖端进一步打入。远端的钢板置于尺骨嵴上,用螺钉固定。本方法尤其适用于骨折断端间有骨折碎片的病例。在钻孔及拧入螺钉时,要注意自背侧向掌侧钻孔及拧入螺钉如果偏斜且螺钉过长则有可能误将桡骨小头固定,使患者发生前臂旋转功能障碍。近年来,为解决粉碎骨折或骨质疏松患者复位后骨丢失问题,LCP重建塑形钢板被广泛采用。

3. 双皮质螺钉固定　此法最适于骨折线自前上斜向后下的斜行骨折。将骨折断端及尺骨冠突显露,骨折对位后自骨折近端骨折块的中1/3与背侧1/3交界处斜向骨折远端的前侧钻孔直至穿透骨折远端前侧的骨皮质。用丝锥攻丝后拧入一枚长度适宜的松质骨螺钉。这种方法之所以称之为双皮质固定,即螺钉穿通近端骨折块背侧的骨皮质及骨折远端掌侧的骨皮质将骨折断端固定。

上述三种方法,张力带固定适用于横断骨折,钢板固定适用于粉碎骨折,双皮质固定法适用于斜行骨折。三者都是治疗尺骨鹰嘴骨折较好的方法,如果使用与操作得当都可使骨折获得可靠固定,而无须再使用外固定仅用三角巾悬吊即可,3～7d后即可开始练习肘关节伸屈活动。

4. McAtee装置固定　此方法可称为带锁的髓内固定方法。此种固定方法切口较长。将骨折断端暴露以后,在距尺骨鹰嘴突6～7cm处的尺骨背侧钻孔。在此孔内置入螺母,将骨折对位后于尺骨鹰嘴突中部钻孔并与髓腔相贯通,自此孔穿入一长螺栓与预先置入的螺母铰接拧紧对骨折断端加压。此种方法固定可靠但操作有一定难度,术中一定要拍片检查螺栓是否穿过螺母及骨折对位情况。

5. 鹰嘴钩固定　鹰嘴钩是一种外固定器。由"卡钳"与鹰嘴钩两部分组成。操作时,患者取仰卧位,肩关节外展90°,屈肘90°,抽尽肘关节内积血。于距尺骨鹰嘴6～7cm处,将卡钳的两个锐利的尖端刺入尺骨的内外侧,然后拧紧两侧的螺母使卡钳紧紧地卡在尺骨上。将鹰嘴钩的螺杆部分穿过卡钳中心孔尾部的钩尖钩在鹰嘴骨折块便会逐渐复位。骨折对位满意后再用止血钳分别将所有的螺母再进一步旋紧,无菌敷料包扎。术后三角巾悬吊,根据骨折的情况,3～7d后开始练习屈肘活动,4～6周可将固定器去掉。在操作时注意鹰嘴钩的钩尖不要偏于前侧,否则可引起骨折断端背侧分离,尽量固定于张力侧。鹰嘴钩固定的优点是不需要切开复位,避免了再次手术取内固定;操作方法也较简单,功能恢复也好。此手术要求在电视放射 X 线机监视下进行。

在练习肘关节活动过程中,要注意检查固定螺母是否松动,要及时调整。否则可引起骨折再移位。

(贾存岭)

第五节　股骨颈骨折

股骨颈骨折多发生于老年人,随着社会人口年龄的增长,股骨颈骨折的发生率不断上升。青年人中股骨颈骨折的发生主要由于高能量创伤所致,常合并有其他骨折。股骨颈骨折存在两个主要问题,即骨折不愈合和晚期股骨头缺血坏死,因此一直是创伤骨科领域中重点研究的对象之一。

一、应用解剖

(一)股骨颈

股骨颈为铁桶状结构,是连接股骨头与股骨干的桥梁。股骨颈与股骨干之间形成 2 个重要的角度:颈干角与前倾角。颈干角:股骨颈与股骨干之间形成的角度,正常为 $110°\sim140°$,平均 $127°$,颈干角的存在使粗隆部及股骨干远离髋臼,使髋关节可以大幅度活动。前倾角:下肢中立位时股骨头与股骨干在冠状面上形成角度,由于颈干角与前倾角的存在使股骨颈内侧产生压应力,在股骨颈外侧产生较小的张应力,另外使股骨颈还承受一定剪力。

将股骨头颈沿冠状面剖开后可见有两种不同排列的骨小梁系统。

一个系统起自股骨干上端内侧骨皮质,向股骨颈上侧呈放射状分布,最后终于股骨头外上方 1/4 的软骨下方,此为承受压力的内侧骨小梁系统;另一系统起自股骨颈外侧皮质,沿股骨颈外侧上行与内侧骨小梁系统交叉,止于股骨头内下方 1/4 处软骨下方,此为承受张力的外侧骨小梁系统。在上述两种骨小梁系统在股骨颈交叉的中心区形成一个三角形脆弱区域,即 Ward 三角区。在老年人骨质稀疏时,该处仅有脂肪充填其间,更加脆弱。从股骨干后面粗线上端内侧的骨密质起,由很多骨小梁结合成相当致密的一片骨板,向上通过小粗隆前方,向外侧放散至大粗隆,向上与股骨颈后方皮质融合,向内侧与股骨头后内方骨质融合,以加强干颈之间连接与支持力,称为股骨距。大粗隆下方股骨干外侧皮质薄,向下逐渐增厚,故股骨颈骨折的内固定物所处的部位与其固定强度有密切关系,如正位于股骨颈中的 Ward 三角区,且尾端正在大粗隆下股骨干皮质最薄处,就不能起到良好固定作用。如内固定物,从大粗隆下方沿骨皮质厚处,与股骨干纵轴成 30°左右的方向,紧贴于股骨距处钉入,此内固定物正在牢固致密的内侧骨小梁系统中与髋关节负重力线相平行。

此位置所受剪力小,内固定物尾端嵌在较厚的骨皮质中,可起到较坚强的固定作用,所以有人称股骨距为"真性股骨颈"。有它存在,不仅增强了颈干连接部对应力的承受能力,而且它还明显加强了抗压力与抗张力两组骨小梁最大受力处的连接,在股骨上段形成一个完整合理的负重系统。股骨距在股骨颈发病机制及治疗中,以及股骨头假体的置换技术方面,均具有重要意义。

(二)股骨头及颈的血供

股骨头的血液供应来自旋股内动脉主干之终末支外骺动脉(上支持带动脉),此动脉有2~6小支由股骨头颈交界之外上部进入股骨头,供给股骨头之外侧 2/3~3/4;其次是旋股外动脉发出的下骺动脉(下支动脉),此动脉有1~2支在股骨头软骨内下缘处进入头部,供给头内下 1/4~1/2;圆韧带动脉(内骺动脉)发自闭孔内动脉,一般供给股骨头凹窝部分;来自股骨上端之骨髓内动脉无独立分支达头部。以上各动脉在股骨头内可互相吻合。

股骨颈骨折后,股骨头的血液供应可遭受损害。据动物实验所见,头下骨折后股骨头血流可减少 83%,经颈骨折则减少 52%,骨折后股骨头坏死与否主要与其残存血供和代偿能力有关。因此股骨颈骨折应早期复位及内固定手术,以利于使扭曲受压与痉挛的血管尽早恢复。另外选择内固定物,应以对血供损伤小,固定牢固类型为佳。

二、病因及损伤机制

造成老年人发生骨折有两个基本因素,内因骨强度下降,多由于骨质疏松;双光子密度仪证实股骨颈部张力骨小梁变细,数量减少甚至消失,最后压力骨小梁数目也减少,加之股骨颈上区滋养血管孔密布,均可使股骨颈生物力学结构削弱,使股骨颈脆弱。另外,因老年人髋周肌群退变,反应迟钝,不能有效地抵消髋部有害应力,加之髋部受到应力较大(体重 2~6 倍),局部应力复杂多变,因此不需要多大的暴力,如平地滑倒,由床上跌下,或下肢突然扭转,甚至在无明显外伤的情况下都可以发生骨折。而青壮年股骨颈骨折,往往由于严重损伤如车祸或高处跌落致伤,偶有因过度过久负重劳动或行走,逐渐发生骨折者,称之为疲劳骨折。

三、分类

股骨颈骨折有多种不同的分类方法。

(一)按骨折部位分类(图 5-2)

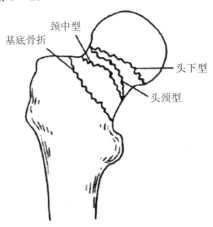

图 5-2　股骨颈骨折按部位分类

1.股骨头下骨折　骨折线位于股骨头与股骨颈的交界处。骨折后由于股骨头完全游离,可以在髋臼和关节囊中自由旋转移动,同时股骨头的血液循环大部中断,即使圆韧带内的小凹动脉存在,也只能供应圆韧带凹周围股骨头的血供;如果小凹动脉闭塞,则股骨头完全失去血供,因此此类骨折愈合困难,股骨头易发生缺血坏死。

2.股骨颈头颈部骨折　骨折线由股骨颈上缘股骨头下开始,向下至股骨颈中部,骨折线与股骨纵轴线的交角很小,甚至消失,这类骨折由于剪力大,骨折不稳,远折端往往向上移位,骨折移位和它所造成的关节囊,滑膜被牵拉、扭曲等改变,常导致供给股骨头的血管损伤,使骨折不易愈合和易造成股骨头坏死。

3.股骨颈中部骨折　骨折线通过股骨颈中段,由于保存了旋股内侧动脉分支,骺外侧动脉,干骺端上及下侧动脉,经关节囊的滑膜下进入股骨头,供应股骨头的血液循环,因此骨折尚能愈合。

4.股骨颈基底部骨折　骨折线位于股骨颈与大转子之间,由于骨折两端的血液循环良好,骨折容易愈合。

（二）按骨折移位程度分类（Garden 分型）

见图 5－3。

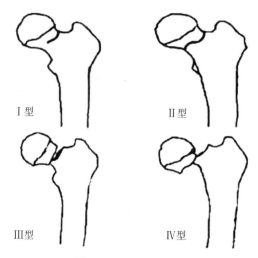

Ⅰ型　　　　　　　　Ⅱ型

Ⅲ型　　　　　　　　Ⅳ型

图 5－3　Garden 分型

　　Ⅰ型:不完全骨折,骨折线没有通过股骨颈全部,仍有部分骨质连续,骨折无移位,此类骨折容易愈合;Ⅱ型:完全骨折,无移位,股骨颈虽然完全断裂,但骨折对位良好,若为股骨颈头下型骨折,仍有愈合可能,但常有股骨头变形坏死;若为经股骨颈骨折或基底型骨折,骨折容易愈合,股骨头血供良好;Ⅲ型:股骨颈完全骨折,部分移位,多为骨折远端向上移位或者骨折远端下角嵌插在近折端的断面内,形成股骨头向内旋转移位,颈干角变小;Ⅳ型:股骨颈完全骨折,完全移位,两侧的骨折端完全分离。近折端可能完全旋转,关节囊和滑膜都有严重的损伤,股骨头的血液供应受到损害,发生股骨头坏死的概率较高。

（三）按骨折线倾斜角分类

该角测量是指骨折线与水平面的夹角,称为 Pauwels 角。Ⅰ型:外展骨折,Pauwels 角＜30°,稳定性最好;Ⅱ型:Pauwels 角在 30°～50°之间,稳定性次之;Ⅲ型:内收骨折,Pauwels 角＞50°,稳定性最差。骨折面实际为螺旋形,在 X 线片上见到骨折线的斜度受投照体位,特别是旋转位的影响。按 Pauwels 角分类也代表在同样暴力损伤机制下的不同分期(图 5－4)。

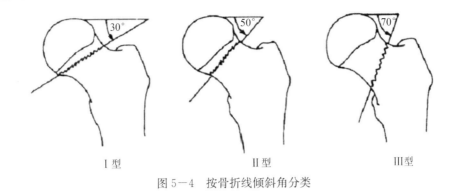

I型   II型   III型

图5—4 按骨折线倾斜角分类

四、临床表现及诊断

有明确外伤史,老年人多为跌倒致伤,而年轻人多为强大暴力致伤,如交通事故或高处坠下等。错位型骨折伤后患髋疼痛,不能站立及行走,患肢呈内收、外旋和短缩畸形,大粗隆上移。股三角区压痛,纵轴叩击痛,屈伸障碍。而对于不完全骨折和嵌插型骨折则往往容易漏诊,由于症状轻,无畸形,患者往往仍可步行,常被诊为软组织扭伤。尤其对于嵌插型骨折,往往由于漏诊而造成移位导致不愈合或股骨头坏死。因此对老年人跌伤并髋部疼痛、步行不利者,应考虑到股骨颈骨折的可能,拍X线片以排除。X线片阴性而临床高度怀疑者亦应卧床2周,待折线显露后再拍摄X线片或行CT、MRI检查证实。

当怀疑骨折时应常规拍摄X线片以排除骨折,并进一步明确骨折类型。

五、治疗

股骨颈骨折的最佳治疗方法是手法复位内固定,只要有满意复位,大多数内固定方法均可获得80%～90%的愈合率,不愈合病例日后需手术处理亦仅5%～10%,即使发生股骨头坏死,亦仅1/3病例需手术治疗。因此股骨颈骨折的治疗原则应是:早期无创伤复位,合理多钉固定,早期康复。人工关节置换术只适应于65岁以上,GardenⅢ、Ⅳ型骨折且能耐受手术麻醉及创伤的干扰者。

（一）复位内固定

复位内固定方法的结果,除与骨折损伤程度,如移位程度、粉碎程度和血供破坏与否有关外,主要与复位正确与否,固定正确与否,术后康复情况有关。

1.闭合复位内固定

（1）适应证:适于所有各种类型骨折,包括无移位或者有移位。

（2）治疗时机:早期治疗,有利于尽快恢复骨折后血管扭曲、受压或痉挛。在移位骨折中,外骺动脉(股骨头主要血供来源)受损,股骨头的血供主要由残留圆韧带动脉、下干骺动脉及周围相连软组织和骨折断端的再生血管供养。据动物实验,兔的股骨头完全缺血6h,就已造成成骨细胞不可逆的损伤。缺血股骨头成骨细胞坏死,组织学上一般需10d左右才能观察到,所以有人提出,股骨颈骨折应属急症手术(24～36h以内),不超过2周仍可为新鲜骨折。

（3）麻醉:以局麻为主,个别采用硬膜外麻醉。用0.5%普鲁卡因50～100ml,做粗隆外侧浸润麻醉直达骨膜下,再向股骨颈骨折间隙和关节内注射。

（4）骨折复位:准确良好的复位是内固定成功的重要条件。骨折内固定后,应力的75%由骨本身承受,内固定只承受应力的 25%。

1)复位方法:Whitman 法,牵引患肢,同时在大腿根部加反牵引,待肢体原长度恢复后,行内旋外展复位。Leadbetter 改良了 Whitman 法,主要是屈髋屈膝 90°位牵引;Flymn 则在屈髋屈膝超过 90°位牵引。有人比较以上三种复位手法后认为,三种手法的疗效并无差别,目前许多学者主张先用缓慢的皮牵引或骨牵引数日,待骨折复位后再手术,因为这样创伤可小些。临床多采用患者仰卧于骨科牵引床上,健肢固定于足板上。患肢固定于另一足板上,在外旋位,外展患肢 20°,给予足够牵引,使之达到稍超过正常长度,然后内旋患肢,直至股骨内旋 20°~30°。复位操作在 C 形臂 X 线机监视下进行。各种手法只要操作得当,即足够牵引及内旋,绝大部分骨折可达良好复位,复位好坏与预后密切相关。如果手法仍不能复位时,应考虑近侧骨折端可能插入关节囊,或有撕裂的关节囊碎片嵌插在骨折线之间,此种情况见于青壮年患者,应考虑切开复位。

2)复位判断标准:多用 Garden 对线指数判断复位,即根据正侧位 X 线片,将复位结果分为四级。正常正位片上股骨干内缘与股骨头内侧压力骨小梁呈 160°交角,侧位片上股骨头轴线与股骨颈轴线呈一直线(180°)(图 5-5)。

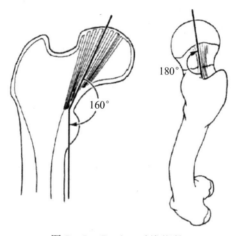

图 5-5 Garden 对线指数

Ⅰ级复位,正位呈 160°,侧位呈 180°;Ⅱ级复位,正位 155°,侧位 180°;Ⅲ级复位,正位＜150°,或侧位＞180°;Ⅳ级复位,正位 150°,侧位＞180°。如果髋正位像上,角度＜160°表明不可接受髋内翻,而＞180°表明存在严重髋外翻,由于髋关节匹配不良,将导致头缺血坏死率及骨关节炎发生率增高。侧位像上,仅允许 20°变化范围,如果股骨头前倾或后倾＞20°范围,说明存在着不稳定或非解剖复位,而需要行再次手法复位。

(5)手术方式:股骨颈骨折治疗方法选择,取决于患者年龄,创伤前患者的身体情况,骨折移位程度,骨折线的水平及角度,骨密度及股骨颈后方的粉碎程度。由于特殊解剖部位,股骨颈骨折闭合复位内固定要求固定坚强,方法简单,对血供破坏少,符合局部力学特征。骨折固定失效,增加骨不连、股骨头坏死的发生率。内固定的选择需要能够抗剪切力、抗剪曲力,同时负重时能够承受一定的张力和抗压缩力。临床常用的固定材料为 6.5~7.3mm 空心钉,其固定理念基于多枚斯氏针固定治疗股骨颈骨折。

1)4 枚斯氏针闭合复位内固定治疗股骨颈骨折:局麻后,患者置骨科牵引床上,健肢外展牵引,患肢内收内旋位牵引,C 臂透视复位后,按第一枚斯氏针的要求位置,正位透视下沿股骨距进入压力骨小梁,注意根据患肢内旋角度调整前倾角,直到股骨头软骨面下 5mm,侧位透视如斯氏针位于股骨颈和股骨头内即可,如不满意,注意调整前倾角,同样的方法钻入第 2、3、4 枚斯氏针,其进针点、进针方向见图 5—6,进针分布见表 5—1。注意调整不同的前倾角,使斯氏针在股骨颈和股骨头的分布均匀。针尾埋于阔筋膜内,术后穿防旋鞋,2 周后扶双拐足内侧缘部分负重(图 5—7)。

表 5—1 枚斯氏针的进针分布

针序	进针点(粗隆顶下)	进针方向	针在股骨头位置		软骨面下距离
			正位	侧位	
1	10~11cm	经股骨距压力骨小梁交叉		后方	
2	8cm(偏前)	经张力骨小梁交叉	中 1/3 偏内		0.5~1cm
3	8cm(偏后)				
4	6cm		中 1/3 偏外	前方	

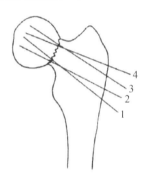
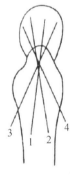

图 5—6 4 枚斯氏针内固定股骨颈骨折的针位设计

注:图中序号为进针顺序。

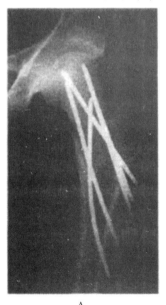
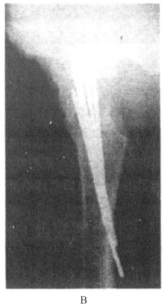

A   B

注:A. 正位;B. 侧位

图 5—7 骨圆针固定股骨颈骨折

2)空心加压螺丝钉固定方法:沿股骨颈前面放一根 3.2mm 导针,在 X 线电视机辅助下,使此导针接近股骨颈内侧皮质,在股骨外侧皮质骨中点,并与前面导针平行,钻入 1 枚导针经股内侧皮质,股骨颈入头,至股骨头软骨下 5mm,导针前倾角控制在 10°以内,使导针位于股骨头后方,在稍上方再穿入第 2 枚导针,第 3 枚导针经大粗隆基底处,沿张力骨小梁,经颈入头,前倾角控制在 5°以内,使导针侧位像显示偏股骨头前方。从穿入导针,测量每个空心钉所需长度,沿导针先下,后上旋入相应长度空心钉,拔除导针 X 线机 C 形臂电视下,核实螺钉位置(图 5-8)。

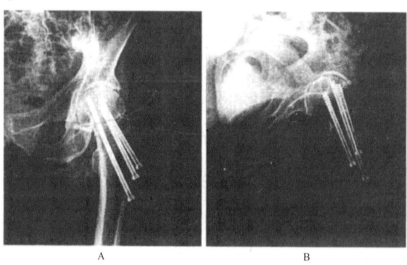

注:A. 正位;B. 侧位

图 5-8 空心钉固定股骨颈骨折

2.切开复位内固定

(1)内固定方法:如下所述。

1)单纯切开复位,空心钉固定:①适应证:经过 1~2 次轻柔的闭合手法复位未获得成功或复位后不能接受者,应考虑切开复位内固定。②方法:一般选择 Watson-Jones 入路外侧切口,向近端和前侧稍延伸,切开皮肤、皮下阔筋膜,剥离并向前牵开部分股外侧肌,向后牵开臀中小肌,显露关节囊,切开关节囊及清理血肿,直视下解除关节囊嵌入或者股骨颈前、后缘骨折尖端插入关节囊等影响复位因素,用骨刀插入前面的骨折间隙撬拨复位。当复位满意后,插入导针,行空心螺钉固定。

2)切开复位,空心钉固定及股骨颈植骨术:①适应证:50 岁以下尤其青壮年的股骨颈头下型或头颈型骨折,骨折不易愈合并有股骨头坏死的可能者,或陈旧性股骨颈骨折不愈合者,可以采用开放性多根针或空心钉固定加股骨颈植骨手术。②方法:植骨方法多采用带肌蒂骨瓣或带血管蒂骨瓣,如股方肌骨瓣移植或带旋髂深血管的髂骨瓣移植较为常用。

(2)内固定术式:如下所述。

1)股方肌蒂骨瓣移植术:手术在硬膜外麻醉下进行。患者取健侧卧位,按髋后侧切口由髂后上棘与股骨大粗隆顶点连线中点开始,经大转子顶点再转向股骨外侧下,长 15cm 左右,逐层分开。暴露出诸外旋肌和坐骨神经。股方肌位于闭孔外肌与最小的上、下肌之间,游离股方肌至股骨粗隆后侧的止点,在肌止点四周用电刀切开骨膜约 1.5cm×6cm 范围,再用骨刀在切开骨膜处凿取约厚 1.5cm 的长方形骨块,并与股方肌保持连接,切断闭孔内外肌与下肌止点,向内侧翻开,暴露关节囊后壁,沿股骨颈方向切开关节囊,暴露股骨颈和股骨头,将骨折复位,沿股骨颈长轴凿一骨槽约 1.5cm×5cm,深 1.5cm,在骨槽的近端向股骨头内用骨刀挖一骨穴约深 1cm 多,将带股方肌蒂的骨瓣嵌插在股骨颈的骨槽内,其骨瓣的粗隆端插入股骨头的骨穴内,稍加锤击后即可嵌紧(图 5—9)。

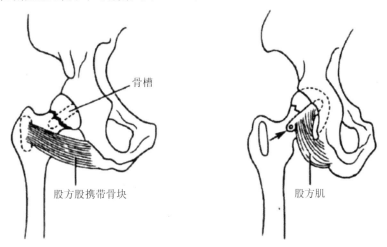

图 5—9 股方肌骨瓣移植治疗股骨颈骨折

在股骨大粗隆以下的股骨外侧,在直视下插入空心钉或多枚针固定。行多枚针固定时,亦可在嵌入植骨前,将计划经植骨槽外的 3 枚针插入,3 枚针的位置是骨槽前、上、下各 1 枚。应行 X 线片或电视核查内固定的位置。

2)带旋髂深血管蒂的髂骨瓣转位移植术:手术在硬膜外麻醉下进行,患者取平卧位,臀部垫高,取髂前外侧切口(S—P切口)。

游离旋髂深血管及髂骨瓣:在切口中部向内侧游离皮瓣,暴露腹股沟韧带,在股动脉或髂外动脉上寻找向外上方走行的旋髂深动脉及伴行静脉,亦可不显露股动脉,直接在腹股沟带下找寻旋髂深血管。向外分离时,切断腹内斜肌和部分腹横肌,最后可见血管进入髂肌,在向髂骨分离时尽量保留髂肌。在接近髂前上棘时,有股外皮神经由动静脉之前穿过,注意勿损伤。旋髂深动脉在距髂前上棘上方内侧 6cm 处,分出数支穿支进入髂骨。以此血管束为中心,设计取骨范围,骨膜下显露外板,一般取 6.0cm×1.5cm×1.5cm 全层骨块,保留血管束周围的髂肌和骨膜,防止损伤进入髂骨的血管支。切取的带血管蒂骨块应有鲜血溢出。用盐水纱布包绕骨块待用。

暴露股骨颈:分开缝匠肌与阔筋膜张肌间隙,切断股直肌的止点下翻暴露髋关节囊,沿股骨颈的方向切开关节囊暴露股骨颈,切除股骨颈骨折间隙内的纤维瘢痕组织,并进行骨折复位。

股骨颈骨折固定:在 X 线电视指导下或直视下多针或 2 或 3 枚空心钉由股骨大粗隆外侧切口进行插针固定。3 枚针的位置是股骨颈后面,上下各 1 根;在股骨颈的前侧,沿其长轴凿一骨槽,宽深各 1.5cm,长 6cm,并在骨槽上端向股骨头挖一骨穴,约深 1cm,将带血管蒂髂骨瓣移植股骨颈骨槽内。注意血管蒂不能扭转,骨块外层皮质向上,将骨块一端插入股骨头的骨穴内,再将其余部分嵌插在骨槽内,轻轻捶击使骨块固定牢固。为防止骨块滑脱,可用螺丝钉固定或用粗丝线缝合股骨颈骨膜固定。

（二）人工假体置换术

1.适应证　自从 Moore(1943)和 Thompson(1952)报道人工股骨头置换术治疗股骨颈骨折以来，人工假体置换术治疗股骨颈骨折已成为一种重要方法。其原因：假体置换后，可允许老年患者立刻负重并恢复活动能力，有利于预防卧床和不活动引起并发症；假体置换消除了股骨颈骨折的骨不连接和缺血坏死，对于有移位股骨颈骨折，假体置换与内固定相比，可减低再手术概率。但假体置换也有其不足：假体置换手术比一般的复位内固定术显露大、出血多；假体置换术后，当出现机械失败及感染时，处理方法比较复杂。基于上述的优缺点，对于移位股骨颈骨折行人工假体置换有以下适应证：

（1）55～65 岁间骨质疏松明显，骨折不能得到满意复位及内固定者。

（2）65 岁以上的股骨颈头下骨折，GardenⅢ、Ⅳ型骨折。

（3）年龄＞60 岁以上陈旧股骨颈骨折未愈合者，或者患者因并存症多，一般情况差，不能耐受第 2 次手术。

2.手术入路　由于后入路并发症发生率高，尤其是脱位及感染，一般选择改良的外侧入路（Hardinge 或 Watson－Jones），并发症发生率低。

3.假体选择　对于仅可在室内活动且预计寿命在 2 年以内患者，主要采用单极半髋个体置换，对于活动范围较大且又有假体置换适应证的患者采用全髋关节置换。

股骨颈骨折的重要并发症为股骨头缺血性坏死和骨折骨不连，其发生率和患者年龄、损伤的能量、骨折的部位、移位程度、复位程度、固定程度等相关。早期的解剖复位，骨折的加压固定可促进骨折愈合，减少股骨头的血供破坏。因此，早期的闭合牵引复位空心钉内固定是目前常用的方法，但对于外展型股骨颈骨折不强求牵开短缩的骨折端，防止进一步损伤股骨头血供。复位的标准为 Garden 指数，可接受的复位为：正位股骨头内侧骨小梁和股骨干内侧皮质夹角介于 160°～180°，侧位股骨头前倾、后倾小于 20°。准确复位和可靠固定是良好预后的重要因素。对年轻患者更是如此，如复位不能接受，可考虑切开复位空心钉内固定、股方肌蒂骨瓣移植术。

（贾存岭）

第六节　股骨转子间骨折

股骨转子间骨折是指从股骨颈基底至小转子水平以上的骨折，好发于老年人，男性多于女性，属于关节囊外骨折。股骨转子间血运丰富，很少不愈合和发生股骨头坏死。

一、病因及发病机制

股骨转子间骨折是临床最常见的髋部骨折之一，其发病原因老年人主要是由于骨质疏松，肢体不灵活，当下肢扭转、跌倒或使大转子直接触地致伤造成，或由于转子部受到内翻及向前的复合应力，引起髋内翻畸形和以小转子为止点的嵌压形成小转子碟形骨折；亦可由髂腰肌突然收缩造成小转子撕脱骨折。年轻人骨折则多因高能损伤而致，多为粉碎性骨折。由于转子部血运丰富，骨折后极少不愈合，易发生髋内翻畸形，但高龄患者长期卧床引起的并发症很多,为临床治疗的难题。

二、分型

常用的股骨转子间骨折分型有以下几种:

(一)Boyd—Griffin 分型(图 5—10)

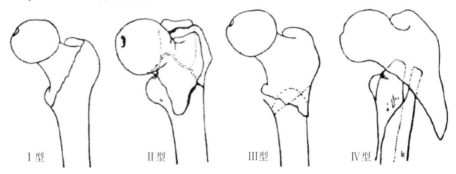

Ⅰ型　　　　　　Ⅱ型　　　　　　Ⅲ型　　　　　　Ⅳ型

图 5—10　股骨转子间骨折 Boyd—Griffin 分型

Boyd 和 Griffin 将股骨转子周围的所有骨折分为 4 型,其范围包括股骨颈关节囊外部分至小转子远端 5cm。

Ⅰ型:简单骨折,骨折线自大转子沿转子间线至小转子。此型复位简单并容易维持。

Ⅱ型:粉碎骨折,主要骨折线位于转子间线,但骨皮质多发骨折。此型复位困难,因为骨折粉碎并存在冠状面骨折。

Ⅲ型:此型基本上可以认为是转子下骨折。骨折线自股骨干近端延至小转子,可伴不同程度粉碎。此型骨折往往更难复位。

Ⅳ型:骨折自转子区至股骨干近端,至少有 2 个平面的骨折。

(二)Evans 分型

Evans 根据骨折线方向分为两种主要类型。Ⅰ型,即顺粗隆间骨折,骨折线从小粗隆向上外延伸;Ⅱ型为逆粗隆间骨折,骨折线反斜行,从小粗隆向外下延伸,由于内收肌的牵拉,股骨干有向内侧移位的趋势。其中Ⅰ型 1 度和Ⅰ型 2 度属于稳定型占 72%,Ⅰ型 3 度、Ⅰ型 4 度和Ⅱ型属于不稳定型占 28%。Evans 观察到稳定复位的关键是修复股骨转子区后内侧皮质的连续性,简单而实用,并有助于我们理解稳定性复位的特点,准确地预见股骨转子间骨折解剖复位和穿钉后继发骨折移位的可能性。1975 年,Jensen 认为,Evans 没有考虑到大小粗隆,随着大小粗隆受累,骨折数的增加,骨折的稳定程度也随之降低。提出改良 Evans 分型。

Ⅰ型:即顺粗隆间的两部分骨折,ⅠA 为骨折无移位;ⅠB 为骨折移位;Ⅱ型:顺粗隆间三部分骨折,ⅡA:三部分骨折包括一个游离的大粗隆;ⅡB:三部分骨折包括一个游离的小粗隆;Ⅲ型:即包括大小粗隆游离的四部分骨折(图 5—11,图 5—12)。

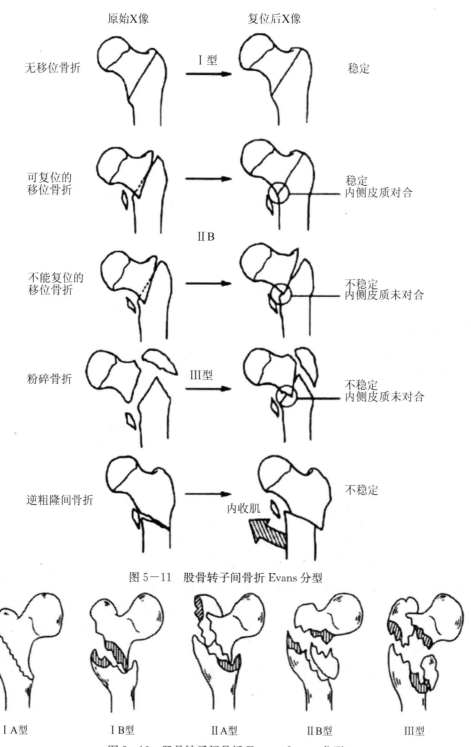

原始X像　　　　　复位后X像

无移位骨折　　　　Ⅰ型　　稳定

可复位的
移位骨折　　　　　　　　　稳定
　　　　　　　　　　　　　内侧皮质对合

ⅡB

不能复位的
移位骨折　　　　　　　　　不稳定
　　　　　　　　　　　　　内侧皮质未对合

粉碎骨折　　　　　Ⅲ型　　不稳定
　　　　　　　　　　　　　内侧皮质未对合

逆粗隆间骨折　　　　　　　不稳定
　　　　　　　内收肌

图 5-11　股骨转子间骨折 Evans 分型

ⅠA型　　　ⅠB型　　　ⅡA型　　　ⅡB型　　　Ⅲ型

图 5-12　股骨转子间骨折 Evans-Jensen 分型

以上各类型骨折中,一类中Ⅰ型与ⅡA型骨折小粗隆上缘骨皮质无压陷者,骨折移位和髋内翻畸形不显著,为稳定骨折,髋内翻的发生率很低。ⅡB和Ⅲ型小粗隆上缘骨皮质压陷者,多发生移位及髋内翻畸形,为不稳定性骨折。

（三）AO 分型（图 5—13）

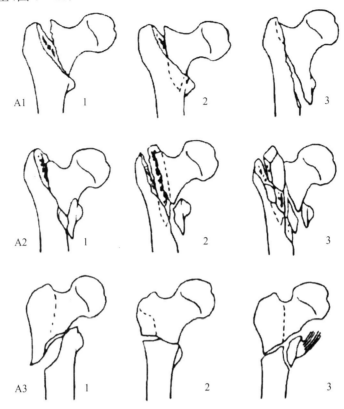

图 5—13　股骨转子间骨折 AO 分型

AO 将股骨转子间骨折划分至股骨近端骨折入型。

A1：股骨转子部简单两部分骨折，大转子外侧皮质完整。

A1.1 沿转子间线骨折，骨折端间无嵌插。

A1.2 沿转子间线骨折，骨折端间有嵌插。

A1.3 顺转子间骨折，骨折线至小转子下。

A2：股骨转子部粉碎骨折，大转子外侧皮质完整。

A2.1 有一个中间骨折块。

A2.2 有两个中间骨折块。

A2.3 有两个以上中间骨折块。

A3：骨折线经过外侧以及内侧皮质。

A3.1 简单骨折，由外下斜向内上。

A3.2 简单骨折，横行。

A3.3 粉碎骨折。

三、临床表现及诊断

患者多为老年人，大多有明显的外伤史，髋部剧烈疼痛，活动后加重，不能负重行走或站立。患肢短缩及外旋畸形，无移位的嵌插骨折或移位较少的稳定骨折，上述症状较轻，但多伴有下肢的外旋畸形。体检时可见患肢大转子上移，局部肿胀明显，可见瘀斑，局部压痛明显，纵向叩击患肢转子部疼痛明显。需与股骨颈骨折相鉴别,转子骨折压痛点在转子部,而股骨颈骨折压痛点在腹股沟中点外下方。拍片可见股骨转子骨折线,可以根据 X 线片分型,必要时行 CT、三维重建检查,有利于明确骨折粉碎程度,了解复位稳定性。而 MRI 检查对一些隐性骨折有效。虽然神经血管损伤并不常见,但应该认真检查。对由于高能量创伤所引起的骨折患者需要进行仔细的检查以除外合并损伤。

四、治疗

在治疗股骨转子间骨折时主要遇到的问题是治疗后髋内翻畸形。因此,预防髋内翻是治疗的重点。

(一)非手术治疗

虽然股骨转子间骨折治疗以手术治疗为首选,但仍然有时候手术治疗不能进行而只能采取保守治疗。保守治疗的相对适应证有:伤前不能行走患者;感染患者;术区皮肤条件差者;疾病晚期患者;内科情况不允许者等。

非手术治疗有两种方式,一是不顾及骨折的位置以及愈合情况而早期活动,适于无行走可能患者,伤后数天内,一旦患者可以耐受,将患者自床上移至椅上,以减少长期卧床之并发症。二是经骨牵引达到并维持骨折复位直至骨愈合。适于有行走可能患者,以 15% 体重行胫骨骨牵引 8~12 周(之间拍 X 线片以了解折端情况并加以调整),之后患髋活动,患肢部分负重骨折愈合后完全负重。

(二)手术治疗

在对于股骨转子间骨折进行手术治疗之前,仔细阅读 X 线片,以判断骨折的稳定程度极为重要。需明确骨折本身是否稳定,如不稳定,骨折复位后是否能够重获稳定。

股骨转子间骨折的稳定程度主要取决于内后侧骨皮质是否完整,如果内后侧骨皮质无接触而失去完整性,股骨头颈部将发生内收和后倾。因此,小转子部位对于骨折复位后稳定性的支持尤为重要。在手术中应尽可能将小转子部位复位固定,以恢复内后侧骨皮质的完整。对于内后侧部位严重粉碎骨折而无法复位固定者,有人主张行转子部截骨或将股骨干内移,以增加稳定程度。

手术治疗的根本目的是复位后对于股骨转子间骨折进行牢固的固定。而固定是否牢固取决于以下因素:①骨骼质量。②骨折类型。③复位。④内固定物的设计。⑤内固定材料的置放位置。

大多数股骨转子间骨折的患者都伴有不同程度的骨质疏松,把持内固定物的股骨头颈部的骨质不够坚硬。因此内固定物的置放位置应处于骨质相对致密的部分。1838 年,Ward 首先对股骨头颈部的骨小梁系统进行了描述,指出骨小梁的走行与应力方向一致,其中较粗大的一组骨小梁自骨距向上至股骨头负重区。另一组较细的骨小梁自股骨头间凹后侧经股骨颈上部行至大转子及外侧骨皮质。股骨距非常致密,自小转子下股骨干垂直向上、向外走行至大转子,支持股骨颈后下方。股骨距内侧最厚,向外逐渐变薄。股骨头颈的前上方最为薄弱。尽管对于内固定材料的颈部的置放位置存在争议,但多数学者认为正侧位皆在股骨头、颈的中心或中心位略偏后下较为适宜。

骨折复位对于内固定后的稳定非常重要,应该力求达到解剖复位。因为解剖复位,特别是内后侧骨皮质连续性恢复,仍是复位后稳定的基础。如骨折端严重粉碎而无法解剖复位,则应考虑行截骨术或股骨近端内移,以获稳定的解剖复位。总之,复位的目的是获得骨折的稳定性。复位方法可采用闭合复位或切开复位。无论骨折类型是否复杂,均应首先试行闭合复位。复位时应用牵引床进行牵引。根据骨折类型,患肢可处于中立位或轻度外旋位。对于严重粉碎骨折,特别是小转子明显移位者,需加大外旋以闭合内后侧骨缺损。如调整复位牵引内后侧骨缺损依然存在,则应考虑:切开解剖复位;应用截骨术或股骨干内移来获得稳定的非解剖复位。

骨折端的粉碎程度常会影响内固定的稳定性,常见的情况有骨折短缩、股骨颈内收及股骨头颈后倾。短缩将造成头颈部的内固定物穿出股骨头,这在应用 Ender 钉固定时常会发生。股骨头颈内收及后倾可造成内固定物切割较薄弱的头颈内上部,使其向内上方脱出。

近年来治疗股骨转子间骨折的内固定材料不断发展更新,其中常用的标准内固定物可分为两类:一类是滑动加压螺钉加侧方接骨板,如 Richards 钉板、DHS、DCS 等。另一类是髓内固定,如 Ender 针、带锁髓内针、Gamma 钉、PFN 等。

1.滑动加压螺钉加侧方接骨板固定　20 世纪 70 年代,滑动加压螺钉加侧方接骨板应用于股骨转子间骨折的治疗。其基本原理是将加压螺钉插入股骨头颈部以固定骨折近端,在其尾部套入一侧方接骨板以固定骨折远端。Sanstegard 等对 Richards 钉板固定的研究表明,骨折固定后,大部分负荷由 Richards 钉板承担,而骨折部位所承受负荷很小。另外,加压螺钉穿出股骨头、加压螺钉切割股骨头等情况极少发生。Gudler 等对不稳定型股骨转子间骨折应用髓腔内固定(如 Enders 针)及加压螺钉加侧方接骨板固定后的比较研究,发现后者的固定强度较前者高 5 倍。由于滑动加压螺钉加侧方接骨板系统固定后承受大部分负荷直至骨折愈合;固定后股骨颈干角自然恢复、骨折端特别是骨距部分可产生加压力,目前已成为股骨转子间骨折的常用标准固定方法。对于不稳定的粉碎型股骨转子间骨折,传统的转子部截骨及股骨干内移等提高稳定性的方法也很少应用。

操作步骤:Richards 钉板、DHS

(1)自股骨大转子下 2cm 向股骨头颈部钻入导针。

(2)通过导针向股骨头颈部扩髓。

(3)通过导针攻丝。

(4)拧入相应的加压螺钉。

(5)向钉尾套入侧方接骨板。

(6)用皮质骨螺钉将接骨板固定于股骨干。

(7)取出导针。

2.髓内固定　目前常用的髓内固定可分为两类:股骨髁－股骨头髓内针和股骨头－髓腔髓内针。

(1)股骨髁－股骨头髓内针:1950 年,Leizius 首先应用髓内针自股骨中段向股骨头穿入,以固定股骨转子间骨折。1964 年,Kuntscher 将其入点移至股骨内下侧。由于股骨内下侧皮质较薄,软组织覆盖少,因此更容易使用髓内针。1970 年 Enders 等人首先报道应用 3 根较细而且更有弹性的髓内针治疗股骨转子间骨折。与 Kuntscher 髓内针相比,Enders 针更容易插入。在股骨转子部可分别放置于压力、张力骨小梁处,提高了固定的稳定性。在 20 世纪 70—80 年代曾得以广泛应用。

Enders 针固定的优点:手术时间短、创伤小、出血量少;患者肢体功能恢复快、感染率低、骨折延缓愈合及不愈合率低。

Enders 针由于以上优点,70 年代至 80 年代曾得以广泛应用,与此同时也暴露出一些缺点,其中有:术后膝关节疼痛;髓内针脱出;髓内针穿出股骨头;术后外旋畸形愈合等。近年来,Enders 针的应用逐渐减少。

(2)股骨头－髓腔髓内针:股骨头髓腔髓内针固定股骨转子间骨折在近年来有很大发展,主要有 Gamma 钉、Russell－Tayler 重建钉、Unioex 钉、PFN 等。其特点是通过髓内针插入一螺栓至股骨头颈。其优点如下:有固定角度的螺栓可使股骨颈干角完全恢复;有效地防止旋转畸形;骨折闭合复位,髓内固定使骨折端干扰减少,提高骨折愈合率;中心位髓内固定,内固定物所受弯曲应力较接骨板减少,内固定物断裂发生率降低。目前股骨头髓腔髓内针已逐渐成为股骨转子间骨折,特别是粉碎、不稳定型的首选固定方法。

PFN 较 Gamma 钉的优点之一是股骨近端增加了防旋钉固定,可以控制股骨头的旋转,其次为主钉远端与锁钉之间的距离加长,减少了主钉远端部位发生骨折的并发症。国外文献报道 PFN 之拉力螺钉股骨头切出率为 0.6%,而 Gamma 钉则可达 10%。但是 PFN 近端直径较粗,在入口技术操作时应避免骨质发生劈裂。

3.外固定架治疗　外固定支架操作简便迅速,可局麻下进行闭合复位骨折固定,固定后患者可进行早期功能锻炼。艾纯华等使用多功能单臂外固定架治疗股骨转子间骨折,认为其有手术切口小,操作简单,手术时间短,并发症少等优点,该方法适用于 Evans Ⅰ、Ⅱ、ⅢA 型较稳定的股骨转子间骨折,对 Evans Ⅳ型及逆粗隆间骨折应慎用。刘瑞波等采用的力臂式外固定架,针对顺粗隆间稳定型骨折、顺粗隆间不稳定型骨折、反粗隆间骨折,分别设计有交叉穿针等不同的穿针法。尤其是反粗隆间骨折,因此型骨折穿针困难及不稳定,曾经是外固定器治疗的禁忌证,其设计的绞手架式穿针法组成了一个牢固的几何不变体系,能较稳定地维持骨折于良好对位,扩大了外固定架的治疗范围。但外固定架因力学稳定性不如髓外钉板和髓内钉内固定系统,螺钉经过阔筋膜和股外侧肌而阻碍了髋、膝关节的伸屈活动,活动时的牵涉痛和外固定架本身对患者产生的生理压力而妨碍了康复锻炼,患肢膝关节都存在不同程度的永久性伸屈受限,且钢钉外露也易合并钉道感染,故多限于在多发伤或全身情况差不能承受其他较大手术的患者中应用。

(贾存岭)

第七节　股骨干骨折

股骨干是指从小转子以下 2～5cm 至股骨髁上 2～5cm 的部分。股骨干骨折约占全身骨折的 5%。近年来,随着交通事故的增多,其发生率呈明显升高趋势。目前治疗方法不一,理想的治疗的方法应该是既能维持骨折的良好复位及固定,又能尽快恢复下肢的关节活动及负重功能。

一、致伤原因与病理

多数骨折由强大的直接暴力所致,如撞击、挤压等;一部分骨折由间接暴力所致,如杠杆作用,扭转作用,由高处跌落等。前者多引起横断或粉碎性骨折,而后者多引起斜面或螺旋形骨折。儿童的股骨干骨折可能为不全或青枝骨折;成人股骨干骨折后,内出血可达 500～

1000ml，出血多者，在骨折数小时后可能出现休克现象。由挤压伤所致股骨干骨折，有引起挤压综合征的可能性。

股骨干上 1/3 骨折时，骨折近段因受髂腰肌，臀中、小肌及外旋肌的作用，而产生屈曲、外展及外旋移位；远骨折段则向后上、内移位。

股骨干中 1/3 骨折时，骨折端移位，无一定规律性，视暴力方向而异，若骨折端尚有接触而无重叠时，由于内收肌的作用，骨折向外成角。

股骨干下 1/3 骨折时，由于膝后方关节囊及腓肠肌的牵拉，骨折远端多向后倾斜，有压迫或损伤动、静脉和胫、腓总神经的危险，而骨折近端内收向前移位。

二、分类

现在临床上广泛应用的是 Winquist 分类：Ⅰ型是指骨折部位没有或几乎无粉碎，任何小骨折块在进行髓内针固定后对骨折端的稳定无影响；Ⅱ型是指粉碎骨折块比Ⅰ型大，但小于远、近端主骨完整骨皮质周径的 50%，骨折复位后以髓内针固定，由于骨皮质存在广泛的接触而能够控制骨折端的短缩和旋转，一般髓内针固定所产生的稳定作用对多数Ⅱ型骨折已经足够，但因为有可能存在未被发现的骨折线，故对Ⅱ型骨折应常规进行静力锁定，以避免内固定失效；Ⅲ型骨折是指远、近端两个主骨折块有 50%～100% 的骨皮质发生粉碎，如此大的蝶形骨折块使主骨折块骨皮质不可能获得广泛连接，从而影响骨折固定效果，简单的髓内针固定不足以稳定Ⅲ型骨折，必须加用锁钉、捆绑钢丝或术后使用牵引或支具；Ⅳ型骨折是指远、近端 2 个主骨折块之间无骨皮质接触，在 1 个节段内骨皮质的整个周径呈粉碎状态，即使用髓内针固定，骨折远、近端也无接触，骨折所有的内在稳定性丢失。在枪伤时，整个股骨干可以有 1 个纵向骨折裂隙（图 5—14）。

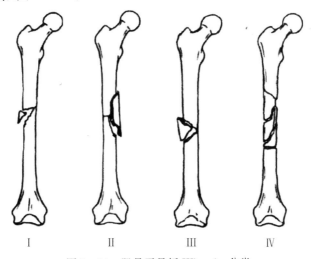

Ⅰ　　　Ⅱ　　　Ⅲ　　　Ⅳ

图 5—14　股骨干骨折 Winquist 分类

三、诊断

患者有明确的外伤史，伤后患肢剧痛，活动障碍，部分患者出现休克。检查患肢大腿明显肿胀，肢体短缩，局部有异常活动及骨擦音，远侧肢体多表现外旋。摄 X 线片可明确诊断。对股骨下 1/3 骨折，应注意检查足背动脉、足趾活动及皮肤感觉情况，以确定有无神经血管伴随损伤。同时应注意检查髋关节及膝关节情况,以免漏诊这些部位同时存在的损伤。

四、治疗

儿童和成人股骨干骨折的治疗有所不同。

(一)儿童股骨干骨折的治疗

儿童股骨干骨折,在成长期间,能自行矫正15°成角,重叠约2cm,再者骨折愈合快特点,所以儿童股骨干骨折多采用非手术治疗。

1.小夹板固定法　对无移位或移位较少的新生儿产伤骨折,将患肢用小夹板或圆形纸板固定2~3周。对移位较多或成角较大的骨折,可稍行牵引,再行固定。因新生儿骨折愈合快,自行矫正能力强,有些移位、成角均可自行矫正。

2.悬吊皮牵引法　悬吊皮牵引法适用于3~4岁以下患儿,将患儿的两下肢用皮肤牵引,两腿同时垂直向上悬吊,其重量以患儿臀部稍稍离床为度。患肢大腿绑夹板固定。为防止骨折向外成角,可使患儿面向健侧躺卧。牵引3~4周后,根据X线片显示骨愈合情况,去掉牵引。儿童股骨横行骨折,常不能完全牵开而呈重叠愈合。开始虽然患肢短缩,但因骨折愈合期血供活跃,患骨生长加快,约年余两下肢可等长(图5-15)。

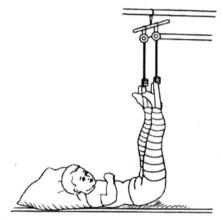

图5-15　儿童股骨干骨折双腿皮牵引,使臀部离床

3.水平皮牵引法　水平皮牵引法适用于5~8岁的患儿,用胶布贴于患肢内、外两侧,再用螺旋绷带包住。患肢放于枕上或小型托马夹板上,牵引重量为2~3kg。如骨折重叠未能牵开,可行两层螺旋绷带中间夹一层胶布的缠包方法,再加大牵引重量。对股骨上1/3骨折,应屈髋、外展、外旋位,使骨折远端对近端。对下1/3骨折,需尽量屈膝,以使膝后关节囊、腓肠肌松弛,减少骨折远端向后移位的倾向。注意调整牵引针方向、重量及肢体位置,以防成角畸形。4~6周可去牵引,X线片复查骨愈合情况。

4.骨牵引法　骨牵引法适用于8~12岁的患者。因胫骨结节骨骺未闭,为避免损伤,可在胫骨结节下2~3横指处的骨皮质上穿牵引针。牵引重量为3~4kg,同时用小夹板固定,注意保持双下肢股骨等长,外观无成角畸形即可,患肢位置与皮肤牵引时相同。

(二)成人股骨干骨折的治疗

1.非手术治疗　股骨干骨折的非手术治疗一骨牵引疗法,由于需长期卧床,住院时间长,并发症多,目前已逐渐少用,骨牵引现在更多的是作为常规的术前准备或其他治疗前使用。但骨科医生同样应熟悉、掌握骨牵引治疗股骨干骨折。

适用于各类型骨折治疗,对股骨上及中 1/3 骨折,可选用胫骨结节牵引,下 1/3 骨折,可选胫骨结节或股骨髁上牵引。

对于斜行、螺旋、粉碎、蝶形骨折,于牵引中自行复位,横行骨折的复位需待骨折重叠完全被牵开后才能复位,尤需注意发生"背对背"错位者,最后行手法复位。

牵引的要求与注意事项:①将患肢放置于带副架的托马架上或波朗架上,以利膝关节活动及控制远端旋转。②经常测量下肢长度及骨折的轴线。③复位要求,无重叠,无成角,横行移位≤1/2 直径,无旋转移位。

治疗期间功能锻炼:从第 2d 开始练习股四头肌收缩及踝关节背伸活动,第 2 周开始练习抬臀,第 3 周两手吊杆,健足踩在床上,收腹,抬臀,使身体大、小腿成一直线,加大髋膝活动范围。从第 4 周开始可扶床架练习站立。待骨折临床愈合,去牵引后逐渐扶拐行走直至 X 线片检查骨折愈合为止。

2.手术治疗 近年来,由于内固定器械的改进,手术技术的提高以及人们对骨折治疗观念的改变,股骨干骨折现多趋于手术治疗。骨折手术治疗,除了必须从骨折的部位、类型、软组织损伤的程度,有无合并伤及患者的全身情况等因素考虑外,还需根据两个原则来选择,一是要有足够强度的内固定材料,使固定后能早期功能锻炼而不至于骨折愈合前发生内固定器材断裂及失效;二是骨折固定方法上要提倡微创,尽量减小骨折局部血供的破坏及内固定器材不应有应力集中及符合生物固定原则,以促进骨折愈合。

成人长骨干骨折的治疗,包括股骨的治疗,在 20 世纪 90 年代,治疗理论从 AO 坚强内固定,向 BO 生物学接骨术转变,虽然对生物学接骨术的内容还无统一认识,但原则是尽量使骨折愈合按照骨折后生物自然愈合过程来进行,骨外膜和软组织在骨折愈合过程中起主要作用,骨髓内血供也是重要因素。髓内针固定为轴心固定,其生物力学较骨外钢板偏心固定为优越。因此生物学接骨术的含义应当包括不剥离或尽少剥离骨外膜,不扩髓,尽量采用髓内固定,以容许骨折上下关节早日活动,提高骨折愈合率,髓内钉的发展从梅花髓内钉,扩髓髓内锁钉,到不扩髓髓内锁钉,现在的髓内扩张自锁钉,更符合生物学接骨术的原则。

(1)钢板螺丝钉固定:对股骨干骨折采用解剖复位,骨折块间加压及钢板螺丝钉固定治疗方法,因其手术不需要骨科手术床及 X 线影像增强器,仍有应用。目前由于适应证选择不当,应用方法上错误,过早完全负重,使内固定失效及松动率较高,招致骨折延迟愈合或不愈合,应严格掌握适应证。儿童骨折,因为钢板固定不需通过骨骺线,不会影响生长发育;无髓内针固定装置及不适宜髓内固定患者均可使用钢板螺丝钉固定。手术方法:平或侧卧股骨外侧切口,将股外侧肌向前掀起,结扎血管穿支,持骨器钳夹住骨折端,依靠向外加大成角及骨膜起子撬拨复位,钢板放置于股骨后外侧,首先在邻近骨折部位拧入 1 枚动力加压螺丝钉,然后拧入钢板两端螺丝钉,其余螺丝钉依次拧入。有骨缺者应行植骨。不必修复股外侧肌放回原位,放负压引流,依次缝合切口。术后外固定保护直到骨折愈合。

由于接骨板固定股骨干骨折,抗肌肉牵拉力不足,术后需外固定保护。术中骨膜破坏较多,骨折愈合慢,现较少使用。

(2)髓内钉:梅花针为第一代髓内针,固定作用机制为梅花针与髓内腔壁相互嵌压所产生的摩擦力,从而控制骨折端的旋转与剪切力。因此其绝对适应证为股骨干峡部横行骨折、短斜行或短螺旋形骨折,而峡部粉碎、长斜行及长螺旋形骨折以及股骨干远近端骨折,梅花针的抗旋转、抗短缩能力有限。梅花针的进针点为梨状窝,可以通过顺行或逆行穿针固定。由于防旋能力有限,逐渐被带锁髓内针所替代。1972 年 Klemm 和 Schellman 报道锁式髓内钉固定股骨干骨折,相继出现 Gross、Kempf 钉和 Morris 钉等,治疗股骨干骨折取得满意疗效,锁式髓内钉结构特点,髓内钉具有一定弧度,以适应股骨干前弓结构;另外,其髓内钉近端有一斜向带螺纹孔,螺钉穿过孔固定于粗隆部,螺钉与髓内钉成150°,在距髓内钉远端 4～8cm 处,有 2 个无螺纹的水平孔,以行远端交锁,配套器械为打入器及锁钉导向器,后者用于髓内钉打入后,使斜向螺钉准确穿过螺孔到达小粗隆,另有一套锁钉导向器在影像增强透视下,引导远端锁钉横向交锁(图 5－16)。

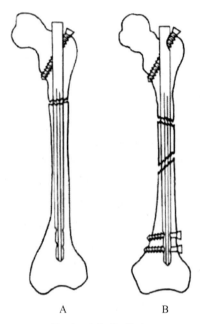

注:A.动力;B.静力

图 5－16　股骨骨折交锁髓内钉固定

　　3.股骨髓内扩张自锁钉　内锁髓内钉治疗股骨骨折,已广泛用于临床及取得效果也比较满意,由于其结构决定,仍存在应力集中,近 4％患者发生锁钉或髓钉断裂;另外术中需要 X线透视机等必要设备,为克服以上不足,李健民设计髓内扩张自锁钉,使股骨骨折治疗变坚强内固定为生物学固定,简化治疗。

　　(1)髓内扩张自锁钉操作方法:如下所述。

　　1)术前准备:髓钉的长度及宽度选择,依据骨折 X 线片及测量健肢该骨长度而定,长度要求外钉的钉尾部外露大粗隆间窝上 2cm,远端达髌骨上缘。髓腔峡部的宽度以外钉的宽度加 2mm 为内钉侧刃宽度。如果峡部宽度＜9mm,则按 9mm 计算,术中扩髓到 9mm。

　　2)患者取侧卧位,患肢在上,股外侧切口,自外侧肌间隔向前牵开股外侧肌显露股骨,如有骨折牵引复位床和 C 臂 X 线机,最好闭合穿针,否则切开穿钉。顺行者,先在臀部显露大粗隆间窝,逆行者骨折处少剥离骨外膜以能置入髓钉为限,先置入 9mm 扩髓器,使其通过峡部,然后以扩髓导针逆行穿入至大粗隆间窝穿出,接髓钉开槽器打入,然后置入外钉达骨折部,复位骨折,将外钉置入至髌骨上缘,再打入内钉,至远端分叉后,于外钉尾端拧防旋螺帽。

　　3)术后不需外固定,第 2d 可行患肢功能锻炼,2 周后扶拐部分负重。

　　(2)临床应用:目前已用髓内扩张自锁钉治疗各种类型股骨干骨折 530 例,骨折愈合率

90.9%,内固定失败率2.1%,肢体功能恢复优良率97.7%。林允雄等用髓内扩张自锁钉治疗股骨干骨折43例,包括股骨上、中、下1/3骨折,横型、短斜型、粉碎、多段骨折。随诊13.4个月,骨折均愈合,平均3.2个月,功能恢复优良率97.7%,无固定失败。此方法优点:骨外膜损伤小,闭合穿钉则不切骨外膜或开放复位少破坏骨外膜;不扩髓;骨髓腔有较长范围的接触固定;无骨端锁钉,应力不集中;内外钉之间有一定弹性,抗折弯,抗扭转应力大;有中等抗短缩能力,还符合骨折端的生理压力,比较符合生物学固定。

(贾存岭)

第八节　股骨远端骨折

股骨远端骨折包括股骨髁上骨折和髁间骨折,约占所有股骨骨折的4%~7%。其在两类人群中发生率最高:一类是青年人,尤其是青年男性,多发生于高能量损伤;另一类是老年人,尤其是老年女性,多发生于低能量损伤。在这类骨折中,严重的软组织损伤、骨折端粉碎、骨折线延伸到膝关节和伸膝装置的损伤常见,这些因素导致治疗的复杂性,可能发生畸形愈合、膝关节功能障碍等,是难治的骨折之一。

一、损伤机制

按暴力的作用方式可分为直接暴力与间接暴力。

1.直接暴力　作用于股骨远端的直接暴力,常经髌骨将应力转变为造成单髁或双髁骨折的楔形力。当暴力呈水平方向作用于髁上区时,常造成髁上骨折。直接内外翻暴力造成股骨远端骨折较少见。

2.间接暴力　由坠落造成股胫间的传达暴力同时伸膝时,可产生股骨或胫骨的单髁或双髁劈裂骨折。膝关节常有生理性外翻,外髁的应力比内侧集中,而且外髁的结构比内侧薄弱,因此损伤常常在外髁。

使膝关节屈曲的股胫部位冲击力(伴有内翻或外翻),首先使膝关节处于最大限度的屈曲,以此吸收掉部分外来能量,继而造成股骨远端及胫骨平台骨折,股骨远端表现为单一的后髁骨折。

外翻应力可产生股骨外髁的斜行骨折,有时产生股骨内上髁撕脱骨折、内侧副韧带撕裂或胫骨外侧平台骨折。当膝关节处于外翻位时,胫骨内髁平台为外翻应力的旋转轴,它至内侧副韧带的距离较至外侧髁者短,因而外侧髁所受的压力大大超过内侧副韧带所受的伸应力,这样股骨外髁或胫骨外髁往往先骨折,进而才产生内侧副韧带的损伤。

内翻应力可造成股骨内髁斜行骨折,如果发生胫骨平台骨折,则由于胫骨平台内髁的抗力较强,骨折线先出现在胫骨棘外侧,经过骨干与干骺端的薄弱区再转至内侧。

二、分型

股骨远端骨折分型目前多推荐Muller分型(图5-17)。因为任何一种有临床意义的骨折分型,都要符合以下几点:①必须考虑到此类骨折的所有病例,从而在讨论此类损伤时有共同标准。②简单易行。③能够指导临床医师选择治疗方案。④能够根据所选择的治疗方案判断预后。Muller分型具备治疗以上所有特点,依据骨折部位及程度,将股骨远端骨折分为

A(关节外)、B(单髁)、C(双髁)三种主要类型。每一型又分成三个亚型:A1,简单两部分骨折;A2,干楔形骨折;A3,粉碎骨折;B1,外髁矢状面骨折;B2,内髁矢状面骨折;B3,冠状面骨折;C1,无粉碎股骨远端骨折(T 形或 Y 形);C2,远端粉碎骨折;C3,远端骨折和髁间骨折粉碎。从 A 型到 C 型,包括每型从 1~3 各亚型,骨折严重程度逐渐递增,而预后递减。Muller分型有利于判断骨折的严重程度,制定骨折治疗方案及判定其预后。

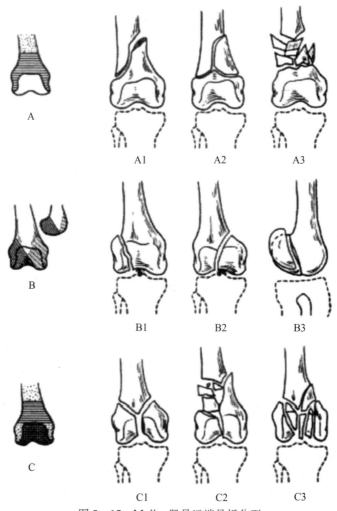

图 5-17 Muller 股骨远端骨折分型

三、诊断

一般根据临床检查即可诊断股骨远端骨折。患者多有明确外伤史,查体可见膝关节肿胀、局部压痛、畸形和反常活动。常规拍摄正侧位 X 线片多可确诊。同时拍摄骨盆、同侧髋部和股骨干 X 线片,排除合并损伤。CT 和 MRI 可提供更多信息,尤其是关节内骨折。

必须仔细检查神经血管状况。腘动脉损伤若为动脉破裂,表现为膝部和腘窝迅速进行性肿胀,张力大,如有开放伤口,伤口出血多。而血栓栓塞后则无继发出血。动脉挫伤,表现为内膜中断或挫伤后血栓形成,局部肿胀一般。腘动脉损伤,产生肢体远端缺血症状,即小腿中远段以远皮温减低、苍白、麻木、胫前区疼痛、足背动脉波动减弱或消失、甲床毛细血管充盈差。为明确腘动脉通畅,可采用血管多普勒,甚至需要作 CTA 或血管造影,以便和髁部骨折血肿所致的腘窝张力高而实际并无动脉损伤加以鉴别。腓总神经损伤不多见,注意检查有无该神经感觉和运动障碍。

注意多发损伤。除了创伤局部外,还要注意有无其他部位损伤,尤其是颅脑损伤和脏器损伤,并优先处理,挽救生命。

四、治疗

（一）保守治疗

对于稳定无移位和嵌插骨折,予以支具外固定。对于不稳定骨折可采用骨牵引,卧床 6～12 周。然后改用支具固定。首先打入髁上牵引针或（和）胫骨结节牵引针,患肢置于 Thomas 支架或 Braun 支架上牵引。调整膝关节屈曲角度,大腿腿架顶端位于骨折端水平,对抗股骨髁后倒。根据 X 线检查调整牵引重量和位置。单针牵引无效可采用双针。牵引使得大腿轴线上的牵引力量达到 15kg 甚至更大,后期根据 X 线调整牵引重量,避免过牵。为对抗腓肠肌牵拉,髁上牵引针可从股骨髁上部位偏前的部位进针。骨折愈合到一定程度,患肢接触牵引,改为支具固定,可进行保护性功能锻炼。在更换为支具固定时,要确保支具塑形准确,以免出现畸形愈合。

（二）手术治疗

1. 手术目的　关节面解剖复位;纠正旋转和成角,恢复力线;将股骨髁稳定固定在股骨干上;早期康复锻炼。目前手术特别强调微创技术,但仍需要股骨髁解剖复位,通过适当显露,在膝关节内直视下进行。

2. 手术时机　多发伤患者应尽早固定,以便于护理。对伴有严重软组织损伤的开放骨折,或早期无法手术内固定的,可采用式外固定支架固定。

徒手牵引或使用牵开器可纠正短缩。严重粉碎骨折解剖复位困难。对于骨质疏松和干骺端有压缩的严重粉碎骨折,少量短缩是可接受的。

3. 切口

（1）前外侧入路:属于外侧入路的一种方法,优点是比标准外侧入路更好地显露股骨髁的关节面,便于股骨远端骨折复位,而无需胫骨结节截骨。但软组织剥离广泛,甚至造成骨片游离。需要切开股中间肌,术后造成股中间肌与股骨粘连,造成膝关节屈曲障碍。

（2）标准外侧入路:大腿外侧纵切口,远端经股骨外踝中点到外侧副韧带前方,在膝关节前方弯向胫骨结节至其外缘。沿切口纵行切开阔筋膜和远端的髂胫束,注意结扎切断膝上外动脉,避免损伤外侧半月板。从肌间隔分离骨外侧肌并牵向前内侧。骨膜下剥离显露骨折。小心避免过多剥离髁上区域的软组织以免骨失活。Starr 对前路手术进行改良,采用前外侧入路的皮肤切口,而在外侧切开关节。按外侧入路切开阔筋膜和远端的髂胫束,分离股外侧肌。该法比传统外侧入路更好地显露股骨内髁骨块。

（3）微创外侧入路:为了不过多切开关节外组织,使软组织剥离降到最低,采用微创接骨术。可采用外侧小切口,在外踝作一长约 3cm 的切口。在该切口内也可进行关节内骨折复位,用于桥式接骨板桥接固定,如动力髁螺钉（DCS）和微创稳定系统（LISS）。

（4）内侧入路:仅限于内髁骨折（B2 型和内髁骨折 B3 型）,以及严重 C3 骨折,需要内侧接骨板固定。大腿远端内侧正中纵切口。由内髁远端向近端至收肌结节。切开深筋膜,分离股内侧肌和大收肌。结扎切断膝上内动脉,切开髌旁内侧支持带、关节囊和滑膜,避免损伤内侧半月板。股血管在膝关节上一手宽处穿过收肌腱裂孔进入腘窝。扩大入路时需加以注意。

(5)逆行髓内钉入路:作髌韧带前正中纵切口,进入关节内。可暴露髌间窝,定位进针点。如果为复杂关节内骨折可作膝关节前正中纵切口,内侧髌旁切开以便股骨髁骨折复位。

4.内固定技术和内植物　关节内骨折需要在直视下复位,克氏针临时固定,然后用拉力螺钉加压固定,对于有骨质缺损的也可用皮质骨螺钉支撑固定。再根据骨折类型选用其他内固定器材固定。

(1)螺钉固定:螺钉有两种,即跨骨折线加压螺钉和支撑螺钉。单纯螺钉固定适用于 B 型骨折固定:B1 型,股骨髁小块骨折块,用松质骨拉力螺钉固定;B2 型,伴大块股骨髁骨块,可用支撑接骨板固定;B3 型,即 Hoffa 骨折(股骨髁冠状面骨折),松质骨螺钉固定。单髁骨折加压螺钉固定,由于骨折端有剪切移位趋势,可辅助使用支撑螺钉克服剪切力。螺钉加一个垫圈,压住股骨髁骨块近端顶部,防止其移动。可用于骨质良好的骨折。否则,需用钢板固定。完全关节内骨折,常需要用螺钉恢复关节面解剖复位。髁间骨折先用螺钉将股骨髁骨块固定,骨块粉碎,宜使用非加压螺钉固定。螺钉固定前,需要事先计划好后续的内固定器材,如DCS、钢板和髓内钉的放置位置,以免螺钉影响其放置。避免穿透髁间窝或滑车髌面。螺钉可放置在钢板或 DCS 拉力螺钉插入点近端。冠状面骨折开裂者,可在螺钉钉帽处用钢丝环扎固定,结合矢状面螺钉固定,多能稳定固定股骨髁骨折。

(2)接骨板固定:常用的有 95°角钢板、DCS 和髁支撑接骨板。

1)95°角钢板操作要点和注意事项:首先,关节解剖复位,螺钉或克氏针不要出在刃板和侧方接骨板途径位置上。确认刃板插入点,插入点距离关节面 1.5～2cm,位于外髁最长矢状径的前中 1/3 交界处或外髁前半部的中点。尽可能接近外髁前部。刃板定位:沿股骨远端关节面打入 1 枚克氏针,在髌面上打入 1 枚克氏针,在外髁远端打入第 3 枚克氏针,使其与远端克氏针在冠状面平行,与髌面的在水平面平行。开槽,确定刃板长度,选择长度合适的侧方接骨板,保证钢板在近折段固定不少于 8 个骨皮质单位。沿刃板骨槽插入,钢板与股骨干固定。手术避免螺钉与角钢板相互干扰,刃板长度合适,以便从内髁切出造成疼痛。刃板要与关节面平行,否则会造成关节面内、外翻畸形。刃板过于偏后可能造成股骨髁向前移位。对于多处骨折,难以确定钢板长度,可与健肢对比,参考嵌插骨块间接还原的方法解决。干骺端粉碎骨折可采用股骨牵开器协助复位。

2)DCS:钉板远端也是 95°。髁螺钉为空心拉力螺钉,打入螺钉后仍可调节侧方接骨板,可采用微创技术经皮插入。操作要点:首先仍需恢复关节面解剖对位。股骨髁复位和确定髁螺钉入钉点同 95°角钢板。确定髁螺钉长度,拧入髁螺钉。侧方接骨板固定,固定近折段至少8 个骨皮质单位。若选择较长接骨板,髁螺钉入钉点宜略微靠后些,以适应股骨前方皮质,否则接骨板近端就会从股骨前端突出。该装置不足在于体积过大,单靠拉力螺钉不好控制旋转。对于邻近关节面的骨折难以有效固定。

3)髁支撑接骨板:有多种预先塑形的解剖学接骨板可用,本节仅介绍传统解剖学接骨板。设计特点为在髁部有很多螺钉孔,便于固定远端骨块。钢板常有宽大翼部,钉孔设计并不匀称。螺钉在螺钉孔内可以调节进钉方向打入。此类接骨板内外翻稳定性相对较差,如果内侧皮质缺损或粉碎,有时需要内侧辅助支撑钢板。否则,容易发生内翻畸形。角度稳定接骨板有助于克服这个问题。要避免远端螺钉打入髁间窝。

4)角度稳定接骨板:有 LISS 和股骨远端解剖学锁定接骨板。螺钉经过特殊设计,与钢板锁定,具备角度稳定性。有利于防止内翻畸形。对于骨质疏松骨折患者更适用。优点在于对骨皮质无加压。不足在于插入接骨板之前必须先复位和临时固定,以及拧螺钉时不能感知骨质好坏。

股骨远端解剖学锁定接骨板优点是锁定螺钉具备角度稳定性,在关节处能够稳定固定,防止Ⅰ期和Ⅱ期复位丢失,而传统螺钉能够使骨折块间加压。使用此类接骨板固定,首先要将关节内骨折解剖复位和固定,然后进行干骺部重建和临时固定,最后接骨板固定。为确保锁定螺钉插入,钢板要置于骨干中心部位。再者就是使用锁定螺钉导向器钻孔,确保锁定螺钉和锁定孔的正确对合对螺钉锁定很重要。用测深器测量所需螺钉长度。若传统螺钉和锁定螺钉联合使用,要先打入传统螺钉。

5)LISS:接骨板预先塑形,螺钉均为锁定螺钉。能采用微创技术经皮在肌肉下插入。生物力学实验表明,LISS 比传统接骨板能承受更高的负荷。手术步骤为首先要将关节内骨折解剖复位和固定,然后进行干骺部重建和临时固定,最后插入接骨板固定。患者采用仰卧位,A 型骨折切口位于 Gerdy 结节近端纵向切口。C 型可选择外侧髌旁切口。关节外骨折在 C 形臂间接复位,恢复力线。利用克氏针、股骨牵开器或外固定支架临时固定。接骨板必须在近端骨块固定 4 个骨皮质单位,相对于传统接骨板,应选择长一点的接骨板较好。将瞄准器和接骨板安装在一起,在股外侧肌和骨膜之间沿股骨外侧插入,可通过感知或利用 C 形臂确认接骨板远近端与股骨良好匹配,在接骨板远近端用克氏针临时固定。螺钉放置取决于骨折类型。远近骨折块至少需要 4 枚锁定螺钉。先在远端骨块打入螺钉,插入深度要预先测量。螺钉利用电动螺丝起子打入,利用瞄准器和插入套筒打入固定近折段的螺钉。螺钉扭力限制型扳手拧紧。

(3)髓内钉固定:髓内钉为负荷分散装置,闭合复位固定时具有损伤小的优点,但对于股骨远端骨折,固定稳定性较差,术后易发生畸形愈合、愈合不良等并发症。故为带锁髓内钉取代,逆行带锁髓内钉比顺行固定更适合固定远端。不足在于对膝关节损伤。适应证包括 A 型,C1、C2 型,B1、B2 型也可。

手术操作要点:仰卧位,可用腿部支架屈膝。首先进行骨折和关节复位与临时固定,然后膝前侧切口,髁间窝上方开口,沿髓腔中心插入导针。逐级扩髓,骨干部分过扩 1~1.5mm。在 C 形臂下插入合适长度和直径的主钉,钉尾埋头以免突出妨碍髌骨。利用瞄准器插入远端锁钉,至少 2 枚。插入近端锁定之前确保骨折长度与对位对线满意,注意纠正轴向旋转畸形,再插入近端锁钉,可利用瞄准器或徒手进行。注意事项:股骨远端要恢复良好对位和对线,纠正内外翻畸形、前后成角畸形和旋转畸形。临时固定要能维持稳定复位,屈膝插入导针,屈膝角度不足会妨碍插入髓内钉。避免偏心扩髓。钉尾埋头,避免突出关节面。

(贾存岭)

第九节 髌骨骨折

髌骨骨折占全部骨折损伤的 10%,大部分髌骨骨折由直接及间接暴力联合所致。髌骨骨折造成的重要影响为伸膝装置连续性丧失及潜在的髌骨关节失配。

一、病因及损伤机制

髌骨骨折为直接暴力和间接暴力所致。直接暴力多因外力直接打击在髌骨上,如撞伤、踢伤等,骨折多为粉碎性,其髌前腱膜及髌两侧腱膜和关节囊多保持完好,骨折移位较小,亦可为横断型骨折。间接暴力,多由于股四头肌猛力收缩所形成的牵拉性损伤,如突然滑倒时,膝关节半屈曲位,股四头肌骤然收缩,牵拉髌骨向上,髌韧带固定髌骨下部,而股骨髁部向前顶压髌骨形成支点,三种力量同时作用造成髌骨骨折。间接暴力多造成髌骨横行骨折,移位大,髌前筋膜及两侧扩张部撕裂严重。

二、分类

大多数髌骨骨折分类都基于骨折类型和部位进行描述。当前的分类系统只有创伤骨科协会的分类方法被普遍接受,而基本的指导治疗的分类方法是将骨折分为非移位骨折和移位骨折(表5-2)。描述术语常用横断、星状或粉碎、垂直或边缘骨折、上下极骨折和软骨骨折(图5-18)。横断骨折最常见,且大多数横断骨折位于髌骨中部或下1/3。边缘骨折常由直接暴力引起,多累及髌骨外侧。

表5-2　髌骨骨折的分类

非移位骨折	横断骨折,星状骨折,纵行骨折
移位骨折	横断骨折,星状骨折,多片段骨折,两极骨折(上极或下极);骨软骨骨折

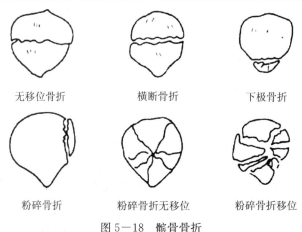

无移位骨折　　　　　横断骨折　　　　　下极骨折

粉碎骨折　　　　粉碎骨折无移位　　　粉碎骨折移位

图5-18　髌骨骨折

三、诊断

髌骨骨折的诊断包括完整的病史、临床检查与合适的X线检查。直接损伤或间接暴力引起的膝前塌陷、疼痛、肿胀应考虑髌骨骨折的可能。如果由高能损伤引起的髌骨骨折,应高度怀疑同侧胫骨、股骨或髋部的联合损伤。髌骨位于皮下易于触诊检查,常可发现明确的压痛点、骨折部位的缺损或骨折端的分离。关节血肿常见于大多数髌骨骨折,血可以渗入到邻近的皮下组织,膝关节内的张力性血肿可加重膝关节的疼痛,必要时应抽吸血肿或急症手术减压并行内固定。

任何较大的挫伤、擦伤或者水疱都应该仔细检查以确定与膝关节是否相通，相通则表明有开放性膝关节损伤的存在。开放性髌骨骨折属于外科急症，需要在 6～8h 内进行清创，否则易致骨折或膝关节的感染。盐水注射实验有助于判断膝关节开放性损伤，方法是用 50ml 注射器，18 号针头行关节穿刺，注射盐水 50～90ml，判断液体是否从伤口或软组织损伤部位流出。

闭合性膝关节损伤，膝关节穿刺抽吸积血，并由此途径注射局麻药有助于缓解关节疼痛。在膝关节腔内注射局麻药物后，膝下垫枕，嘱患者伸直小腿，能对抗重力主动伸膝者，说明伸膝装置完整，但不能除外骨折。髌骨骨折存在，且不能主动伸膝者，说明内外侧支持带断裂，能否进行主动伸膝是决定闭合治疗还是手术治疗的关键。但这一检查应避免加重原有损伤。

在诊断髌骨骨折时应常规拍摄膝关节正侧位 X 线片，需要时应加拍髌骨轴位片。因为与股骨髁的重叠，正位片评价有时是困难的，但在显示不明显的裂纹骨折时是有帮助的。侧位片对诊断最有帮助，它显示髌骨的侧剖面，并提示骨折的移位程度及关节面情况。对有直接撞击病史及疼痛显著的患者，如正侧位 X 线片缺乏阳性表现，补照轴位像将有助于发现垂直的边缘骨折，以防漏诊。但应注意与二分髌骨的鉴别。

四、治疗

髌骨骨折治疗的目的是：恢复伸膝装置的连续性，保存髌骨的功能，减少髌骨骨折的并发症。

（一）非手术治疗

非手术治疗的指征为：伸膝装置完整无移位骨折，如非移位性骨折、星状骨折、纵行髌骨骨折等。因为此种骨折伸肌扩张部保持完整，大多数作者都提倡非手术治疗。但是，对于有移位的髌骨骨折采用非手术治疗的标准却有不同的看法。Bostrom 等人认为骨折移位不超过 3～4mm，关节面有 2～3mm 的不平整是可以接受的标准。同时对他的一组 212 例非手术患者进行了随访，其中 84％无疼痛，91％功能正常或轻度受限。Edwards 等人认为，骨折移位超过 2mm，关节面不平超过 1mm，有 2/3 的患者有不适和股四头肌肌力减弱。早期肿胀严重时应在无菌条件下抽吸血肿，行上下石膏托或管形石膏固定。从腹股沟下方 2cm 至踝关节，将膝关节固定在伸直位但不要过伸。固定后 1～2d 开始练习股四头肌收缩，2 周后练习直腿抬高。4～6 周去除石膏，逐步练习膝关节活动并持双拐练习负重。

（二）手术治疗

1.手术治疗的指征　髌骨骨折关节面不连续、台阶大于 2mm，或骨折块移位超过 3mm，应建议手术治疗。手术治疗适应证还包括关节面破裂的粉碎性骨折、关节内移植物移位的骨软骨骨折，伴有粉碎性或移位的边缘骨折和纵行骨折。

2.手术入路　传统的手术入路为髌前横切口，近年某些国外作者采用髌前纵切口或绕髌骨内侧弧形切口，以便使术野显露更广泛（图 5－19）。

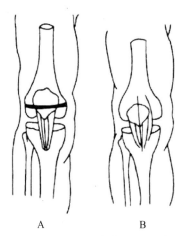

注：A. 髌骨前面横切口；B. 骨正中纵切口，髌旁内侧弧形切口

图 5-19　髌骨骨折手术入路

3.手术时机　手术最佳时机为患者全身及局部皮肤条件许可时即可手术。如果就诊时髌前皮肤有擦伤，只要伤口清洁、受伤时间不超过 4~8h 可即刻进行手术，因此时可能尚无细菌生长，伤口感染的危险性很小。此种情况如错过急症手术时机，待皮肤结痂需时 2 周左右，将影响以后的关节康复。如皮肤擦伤范围广、污染严重，必须等到皮肤愈合再施手术，以避免伤口感染的危险。对合并同侧胫骨、股骨等骨折时应同期处理髌骨骨折。

4.手术方法　目前，髌骨骨折的手术方法基本为：切开复位坚强内固定、髌骨部分切除及骨碎片切除韧带修补、髌骨全切精密的伸膝装置修补、闭合复位抓髌器固定、Cable-pin 等。

（1）切开复位内固定：切开复位环扎术是治疗馆骨骨折的传统方法，由 Berger 在 1892 年首先提出，一直沿用至今。近年来为 AO/ASIF 技术修改和完善，适用于横断骨折及部分粉碎骨折。力学研究已证实：当钢丝置于髌骨的张力侧时与传统的环扎术比较，固定的强度明显增加。

1）单纯钢丝环扎术：适用于髌骨横断骨折，或骨折片不超过 2~3 片的粉碎骨折。髌骨的环扎术是由 Cameron 和 Lister 首先应用的。一般选择髌前横切口，用手锥分别于骨折远近段经骨钻孔，方向应平行骨折线。将钢丝引入孔内，骨折整复后巾钳临时固定。确认关节面平滑后，把钢丝拧紧剪除多余部分。X 线证实对位满意后，关闭切口。术后石膏托固定 4~6 周，开始膝关节功能练习。由于此种固定方法不十分牢靠，屈曲膝关节时髌骨前面易于张开，所以关节康复练习时间较晚，已很少单独使用。但对骨折粉碎不太严重、移位较轻时，应用荷包缝扎法，即用钢丝经髌骨周围软组织间断穿入，呈环行固定。穿过髌腱和股四头肌腱抵止时，应在肌腱的中层紧贴髌骨，复位的同时收紧环轧钢丝，在髌骨的外上方拧紧剪断钢丝。存在的问题也是固定不牢，术后常须固定 6~8 周方可练习膝关节活动。Magnuson 等人介绍的方法是通过髌骨的纵向钻孔，钢丝环行固定（图 5-20），以及 Lotke 等推荐的纵向钻孔，钢丝8 字固定，都收到了比较满意的固定效果（图 5-21）。Johnson 提出的严重粉碎骨折"间接复位技术"即保留每个骨碎块上附着的软组织，尽量避免不必要的破坏血运，用双钢丝固定。收紧矢状面环形钢丝时，用手指轻轻复位，同时屈膝 10°左右，以股骨髁关节面为解剖复位的模板。位置满意后，再放置 8 字前张力带钢丝固定。严密缝合扩张部和关节囊。术后不必应用外固定。

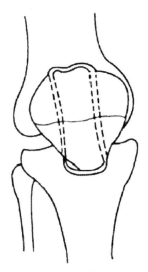

图 5—20 Magnuson 提倡的髌骨纵向钻孔,环形钢丝固定

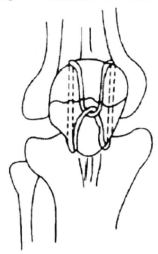

图 5—21 Lotke 提倡的髌骨纵向钻孔,8 字钢丝固定

2)AO 改良张力带固定:骨折整复后,用两把巾钳维持对位。纵向钻入两根克氏针,两针之间应平行(或用直径 4mm 松质骨拉力钉),钢针应位于髌骨前后位的中部或略偏向关节面侧。有时,准确地穿入钢针比较困难,可在屈膝位从骨折近段逆行穿针,然后复位,再将骨折固定。这两根钢针为张力带钢丝提供了稳固的落脚点,同时也抵消了骨折断端的扭转力。钢丝通过股四头肌腱和髌韧带及克氏针再牢固地固定到髌骨的表面(图 5—22)。穿针时注意方向与髌骨下极针的长度,不要过长,否则易造成术后膝部疼痛,或影响伸直活动。膝关节伸直时,张力带钢丝可能造成关节面的微小分离,屈曲时,伸肌的拉力通过前张力带钢丝变为压力。这种动力学的力可以闭合残余的骨折间隙。粉碎的骨折可以去除小的碎片,将残留的主要骨块关节面对齐拉紧。固定的稳定性应在术中进行试验,将膝关节进行最大范围的活动,同时观察骨折端的稳定程度。如骨折断端没有活动,术后早期开始膝关节的主动康复。一般术后 3～6d 即可开始,必要时可用 CPM 辅助练习。

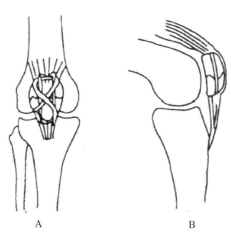

图 5-22　髌骨骨折 AO 改良克氏针张力带固定示意图

(2)髌骨部分切除:适用于髌骨下极粉碎骨折未波及软骨面,近折段大而完整。取髌前横切口,清除无法复位的碎骨块,保留与髌腱相连的骨块。钢丝通过近折断的横行钻孔(钻孔应靠近髌骨软骨面,以防近折段骨折面向后反转)远段通过髌腱与骨块交界处,收紧钢丝。修补撕裂的关节囊及伸膝扩张部。应注意:过多地切除髌骨下极都将造成伸膝装置的短缩,增加了髌骨关节的压力。术后石膏固定 4 周左右,逐步练习关节活动。

(3)髌骨全部切除:严重粉碎性骨折且用任何办法都无法保留髌骨的病例方可选择此种手术。早年,Brooke 等人认为髌骨不是一个功能器官,髌骨切除后可以改善膝关节的力量。后来,Kaufer 等人否定了这个观点,认为髌骨是伸膝装置中重要的功能结构。他们提倡在髌骨骨折的治疗中应力争保留髌骨。手术方法为仔细将髌骨碎快完全切除后,认真冲洗关节腔的碎屑,仔细缝合关节囊及伸肌扩张部,并将股四头肌腱与髌韧带直接缝合。不能缝合的,可将股四头肌倒 V 形翻转缝合,恢复伸膝装置的连续性(图 5-23)。术后,石膏固定 4 周左右,开始练习活动。应注意预防股四头肌萎缩,否则易发生步行耐量减低,上下坡时感觉疲乏。

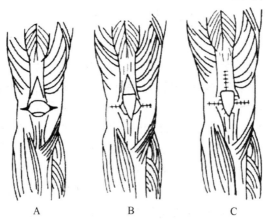

图 5-23　髌骨全切术后,股四头肌腱倒 V 形翻转术缝合方法

(4)抓髌器固定:Malgaigne 最早用经皮夹子治疗髌骨骨折后,因感染和关节化脓而放弃,20 世纪 80 年代天津市天津医院金鸿宾研制出抓髌器并应用于临床。抓髌器是由两对不锈钢钩连接在螺旋加压盖上构成,其中一对钩间距较宽,用来抓髌骨上极,另一对钩间距较窄,用来抓髌骨下极。治疗适应证主要为髌骨横断骨折。手术在 C 形臂 X 线机监视下进行,股神经

阻滞麻醉下,先抽吸关节内血肿,继用双手拇、示指挤按髌骨上下极向中心靠拢。将抓髌器钩尖刺入皮肤,分别抓在髌骨上下极的前侧缘上。X线证实已抓牢后,双手稳住抓髌器,助手拧紧上面螺旋,使骨块靠拢复位至紧密嵌插。若系移位较大的粉碎骨折,还可用手按压髌骨前侧,同时轻轻屈伸患膝,以股骨髁前关节面为模板,更好地复位。术后用无菌敷料包扎,不需另加辅助固定。当日练习股四头肌收缩活动,次日下地活动,在无痛范围内进行少许屈伸活动。每隔数日更换敷料时适当调紧加压螺旋,以持续加压。第3周开始积极练习屈膝活动,至5~6周患膝如有80°~90°,X线检查证实骨折愈合,可去除抓髌器,继续功能锻炼。经临床观察,总的疗效满意,但去除外固定后有再骨折的病例发生,可能为软组织嵌入骨折断端所致。

(5)Cable-pin治疗髌骨骨折:张力带钢丝治疗髌骨骨折疗效确切,但也存在一些问题,例如克氏针退出、钢丝皮下刺激引起疼痛、钢丝滑脱或钢丝难以拧紧而不能产生骨折端加压等。近年使用的Cable-pin系统适用于髌骨横断骨折的治疗,它同时利用张力带和加压螺钉的固定原理对骨折进行牢固的加压固定,克服了张力带钢丝的缺点,Cable-pin的钢缆具有特殊结构,使其具有良好的柔韧性,可以尽可能地收紧,帖服骨面而不会断裂,同时可以牢固地固定骨折。螺钉尾具有条形结构,利于取出。因此,与张力带钢丝比较,Cable-pin具有明显的优点。它的缺点为:螺钉直径为4.0mm,无法用于严重粉碎性骨折。常规方法显露骨折,探查和清理骨折端,复位后,尽可能平行拧入两根钢缆的螺钉部分(顺向或逆向),使两个主要骨块之间获得加压,然后在髌骨近端(或远端)横行钻一隧道,用钢缆穿过隧道,在髌骨前方8字结扎。用专用器械收紧钢缆,以专用固定夹扣将钢缆固定。术后2周拆线,每月复查,6~8周开始负重行走。

(贾存岭)

第十节 胫骨平台骨折

膝关节是下肢三大负重关节之一,胫骨平台骨折影响膝关节的功能和稳定性。胫骨平台骨折占所有骨折的1%、老年人骨折的8%,其中外侧平台骨折多见,占55%~70%,单纯内侧平台骨折占10%~23%,而双侧平台受累的占10%~30%。总体来讲,胫骨平台骨折可由交通事故、严重撞击伤等高能量损伤所致;而运动伤、摔伤及其他低能量损伤也可造成此类骨折,尤其易发生于老年骨质疏松患者。近年来,高能量损伤所致的胫骨平台骨折伴脱位有增加趋势。骨折的合并伤、并发症及预后与骨折类型密切相关。

一、损伤机制

胫骨平台骨折多为严重暴力所致,膝关节受强大的内翻或外翻应力合并轴向载荷的联合作用而造成多种形态的骨折。当外翻应力作用时,股骨外踝对下面的胫骨外踝施加了剪切和压缩应力,造成胫骨平台的压缩和劈裂骨折,同样在内翻应力作用时致胫骨内髁骨折。由于暴力强弱不同、骨质情况各异和致伤时间不等,因此致骨折的粉碎和移位程度不同。以外翻应力致伤为多见。在内外翻应力作用时,内、外侧副韧带类似一铰链,致内外侧胫骨平台骨折的同时常常合并软组织损伤,譬如外侧平台骨折常合并内侧副韧带或前交叉韧带损伤,而内侧胫骨平台骨折常合并外侧副韧带或后交叉韧带损伤。同样的内外翻应力作用于不同位置的膝关节,由于膝关节处于不同运动方位时胫骨髁与股骨髁的接触区不同,因而将致不同类型的骨折。如膝关节屈曲位受到内外翻应力的作用,常致胫骨内外踝后部的骨折;如膝关节屈曲外旋位受到外翻应力时常造成胫骨外踝前部骨折。高处坠落伤者因合并轴向压应力可造成胫骨双髁压缩或劈裂乃至干骺端骨折。

二、分型

现在,比较合理且广泛应用的一种是 Schatzker 分型,它归纳总结了以前的分类方法,将其分为 6 种骨折类型(图 5—24)。

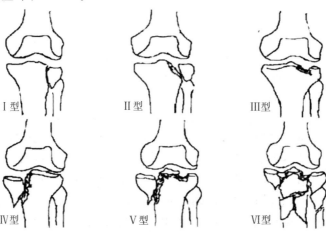

图 5—24　Schatzker 分型

Ⅰ型:单纯外侧平台劈裂骨折,无关节面塌陷。常发生在骨质致密,可以抵抗塌陷的年轻人。若骨折有移位,外侧半月板常发生撕裂或边缘游离,并移位至骨折端。

Ⅱ型:外侧平台的劈裂塌陷,是外侧屈曲应力合并轴向所致。常发生在 40 岁左右或更大的年龄组。在这些人群中,软骨下骨质薄弱,使软骨面塌陷和外踝劈裂。

Ⅲ型:单纯的外侧平台塌陷。关节面的任何部分均可发生,但常是中心区域的塌陷。根据塌陷发生的部位、大小及程度,外侧半月板覆盖的范围,可分为稳定型和不稳定型。后外侧塌陷所致的不稳定比中心塌陷者为重。

Ⅳ型:内侧平台骨折,因内翻和轴向载荷所致,比外侧胫骨平台骨折少见得多。常由中等或高能量创伤所致,常合并交叉韧带、外侧副韧带、腓神经或血管损伤,类似于 Moore 分类的骨折脱位型。因易合并动脉损伤,应仔细检查,必要时做动脉造影术。

Ⅴ型:双髁骨折,伴不同程度的关节面塌陷和移位。常见类型是内髁骨折合并外踝劈裂或劈裂塌陷。在高能量损伤患者,一定要仔细评估血管、神经状况。

Ⅵ型:双髁骨折合并干骺端骨折。常见于高能量损伤或高处坠落伤。X 线像检查常呈"爆裂"样骨折以及关节面破坏、粉碎、塌陷和移位,常合并软组织的严重损伤,包括出现筋膜间室综合征和血管、神经损伤。

三、诊断

1.病史　虽然患者很少能够讲述损伤的确切机制,但有些患者还是可以准确描述受伤机制的,应注意仔细询问病史,是内翻还是外翻损伤。损伤是由高能量还是低能量所致,这一点非常重要,因为几乎所有高能量损伤都存在合并伤。同时患者的全身情况及合并疾病(糖尿病等)也对治疗方案的制定有很重要的意义。

2.临床表现 伤后膝关节肿胀疼痛,活动障碍,因系关节内骨折,均有关节内积血。体检可发现主动活动受限,被动活动时膝部疼痛,胫骨近端和膝部有压痛。注意检查有无侧副韧带损伤。关节稳定性检查常受到疼痛、肌肉紧张的限制,特别是在双髁粉碎骨折者。在单髁骨折者,其侧副韧带损伤在对侧,该侧副韧带的压痛点即为其损伤的部位,在断裂者,侧方稳定性试验为阳性。应注意检查软组织情况、筋膜室张力、末梢动脉和下肢神经功能状态。小腿任何一个间隔的肿胀和肌肉的被动牵拉痛是间隔内压力增高的表现,表明可能存在有筋膜间室综合征。必须在早期反复检查足部脉搏,必要时测定筋膜间室压力。若有开放伤口,应查清其与骨折端和膝关节的关系。特别要强调的是不能忽视血管神经的检查。

3.影像学检查 X线片是评估骨折类型和严重性的重要方法,包括前后位、侧位和内外斜位。单纯前后位和侧位像是不够的,内外斜位片常常可以提供前后位上被遗漏的信息。内侧斜位主要显示外侧平台,而外侧斜位主要显示内侧平台。牵引下的X线片是必不可少的,它可以帮助明确牵引的效果和韧带间接复位的可能性,有助于正确设计手术切口的位置和范围。CT和三维重建可以描绘出髁部骨折线的位置、范围和骨折的严重程度;能发现在X线片上无法显示的骨折,尤其是平台塌陷的部位、程度和范围,对采用微创技术进行间接复位时非常有用,可避免暴露骨折线。MRI对软组织损伤的评估比CT更具优越性,如半月板的破裂和韧带的损伤。有些外伤患者在X线和CT均无骨折表现,但在MR上可显示有骨的挫伤。

四、治疗

胫骨平台骨折治疗原则是获得一个稳定的、对线和运动良好以及无痛的膝关节,而且最大限度地减少创伤后骨关节炎的发生,但由于外伤所致的韧带损伤比例较高及软骨骨折后存在软骨坏死等情况,在一定程度上影响了术后的功能康复,使胫骨平台骨折的治疗仍具有挑战性。理想的膝关节功能取决于关节稳定,对合关系良好,关节面正常,以允许均衡地传导通过膝关节的载荷。关节轴向对线不良或不稳定时,可以加速膝关节退变性过程。进行骨折复位时,首先要恢复膝关节的力线,避免出现膝关节的内外翻畸形;同时要尽可能地复位好关节面,尽量达到解剖复位,使关节面平整。

(一)非手术治疗

包括闭合复位、骨牵引或石膏制动。主要适用于低能量损伤所致的外侧平台骨折。相对适应证包括:①无移位的或不全的平台骨折。②轻度移位的外侧平台稳定骨折(即平台骨折下陷<2mm,分离、裂开<5mm)。③某些老年人骨质疏松患者的不稳定外侧平台骨折。④合并严重的内科疾病患者。

1.对无移位或轻度移位、力线正常的胫骨外侧平台骨折患者,采取非手术治疗时首先抽吸关节内血肿,并注入局麻药物,常同时配合静脉给予镇静药,然后对膝关节进行稳定性检查。若检查膝关节稳定,可加压包扎,并且用膝关节铰链支具固定,可进行股四头肌的等长收缩和被动膝关节功能锻炼。如果在治疗过程中出现骨折移位,需手术治疗。在8～12周后,依据骨折愈合情况开始部分负重。

2.对粉碎骨折或不稳定骨折可采用骨牵引治疗,在胫骨远端穿针。为使在牵引过程中膝关节有部分功能活动,需将下肢放在 Thomas 架,牵引重量 4.5～6.8kg。牵引通过韧带的张力对骨折有复位作用。但是,无法复位关节内的骨折塌陷,因为它们没用软组织附着。牵引治疗的主要作用是恢复下肢的轴线和关节活动,不能接受在冠状面上超过 7°的对线异常。牵引治疗易出现内翻及内旋畸形,其原因是患侧髋关节易处于外旋位,而牵引在中立位。牵引时间在 6 周左右,依据骨愈合情况改为支具固定,并开始主动功能锻炼。对移位的胫骨平台骨折采用牵引治疗,无法恢复关节面的解剖复位。

3.无移位的胫骨平台骨折可采用石膏固定,固定时间以 4～6 周为宜。超过 6 周固定,易出现关节僵硬,使膝关节的功能康复延长。

(二)手术治疗

1.手术时机　掌握手术时机对胫骨平台骨折的预后非常重要。对软组织损伤严重的胫骨平台骨折采用早期手术,术后易出现皮肤坏死、深部感染、骨筋膜间室综合征,有文献报道发生率高达 73.1%～85%。低能量损伤引起的胫骨平台骨折,软组织条件允许,可考虑早期手术内固定。对于高能量损伤所致的胫骨平台骨折,软组织损伤严重,建议先行骨牵引。当软组织修复后,手术就可安全进行。

2.术前计划　术前必须完成伤后常规和牵引复位后的 X 线摄片,并对 CT 或 MR 进行全面的分析,这样有利于确定合适的内植物和复位器械,而且也可以明确需要植骨的量。CT 及三维重建应作为胫骨平台骨折的常规检查,能判断骨折移位塌陷程度,而且能发现在侧位 X线片未能发现的损伤,如后髁骨折等。

3.手术入路

(1)外侧切口:适用于胫骨外侧平台骨折。自膝外侧副韧带前开始,沿关节线向前内做切口,经髌腱外缘处拐向下达胫骨粗隆外缘。切开后,将胫前肌起点骨膜下向下外翻开,显露胫骨上外侧及外踝。沿半月板下切开关节囊,向上牵开之,探查胫骨外侧平台关节面。

(2)内侧切口:适用于胫骨内侧平台骨折。在膝内侧,自膝关节线上 1cm 侧副韧带后起,向下前达胫骨粗隆内缘做弧形切口,切开皮肤、皮下,分开鹅足腱。骨膜下显露胫骨内髁骨折线,关节的显露方法及骨折块复位,同外侧显露。后内侧切口适用于胫骨内侧平台后部骨折。切口起自胫骨内髁后缘,自膝关节线上 1cm 处向前下方斜行切开皮肤,长约 7cm。切开皮下组织和深筋膜,暴露鹅足腱,可切断半腱肌和半膜肌肌腱,向后方牵开缝匠肌肌腱,显露骨膜暴露胫骨内髁后内方骨折块。

(3)膝前 Y 形切口或正中切口:适用于胫骨平台双髁骨折。膝前 Y 形切口自内外侧副韧带向前沿关节平面至胫骨粗隆上会合向下在胫骨粗隆内或外侧。膝前正中切口起自髌骨上缘,沿正中线经过胫骨结节向下延伸,切口长度依据骨折的情况和手术方式来确定。骨膜下显露胫骨内外踝及胫骨结节。半月板下方横行切开关节囊,前角止点可以切开,但前交叉韧带止点必须保留于原位,将半月板向上牵开,探查胫骨平台下陷情况,复位骨折。必要时可将髌腱止点连同胫骨块凿下,将其向上翻开,则胫骨内外踝关节面及骨折移位情况完全显露。此切口的优点是暴露充分,对皮瓣的血供损伤小,而且若需晚期重建,亦可重复使用此切口。

(三)不同类型胫骨平台骨折的治疗

1.Ⅰ型　当胫骨外侧平台的劈裂骨折有移位时,经常合并半月板边缘分离或破裂,半月板常陷入骨折部位,所以术前应行 MRI 检查,以明确诊断。亦可应用关节镜直接观察骨折和外侧半月板。如果存在半月板边缘的破裂或同时半月板嵌入骨折部位,应选择切开复位内固定,同时修复半月板。如果半月板是完整的,可行闭合复位,应用空心螺钉经皮固定。复位的质量可通过关节镜或 C 形臂影像增强机评价。通过内翻位牵引及撬拨技术可以达到复位。应用大号尖复位钳维持复位。钻入导针,用 2～3 枚 6.5mm 空心螺钉固定。Ⅰ型损伤一般不用钢板固定也不需植骨。如果应用经皮技术不能达到满意的闭合复位(<1mm),则切开复位,内固定。

2. Ⅱ型　外侧平台劈裂骨折合并不同程度的关节面压缩、塌陷,治疗时必须抬起游离的塌陷关节碎块。手术前,应仔细评价关节塌陷的部位及程度。大多数病例,压缩是在前侧或中心,因此最好的入路是通过髌旁外侧切口。前间隔的肌肉应仔细地从胫骨近端剥离,通过半月板下横行切开显露胫骨平台关节面。在胫骨平台的边缘留有足够缝合的关节囊。将半月板向上牵开能较好地观察关节面。为了更广泛显露关节,Perry 等人应用横断外侧半月板前角的方法更容易显露外侧平台骨折。他们在例患者中用了此种方法,其中 5 例在术后 5～9 个月用关节镜做了检查全部愈合。术中应尽量保存或修复外侧半月板,因为它在传导及分布通过关节的重力方面起重要的作用。为显露塌陷的关节碎块,可通过撑开劈裂的骨折线,加大外踝前部的骨折间隙看到塌陷的关节碎块,这样可以避免过多剥离胫骨近端骨膜。从下面应用小的嵌压器将塌陷的骨折块抬高,然后用植骨支撑。关节一旦复位,劈裂的外侧平台可以闭合,并用点复位器维持。外侧平台骨折完整时或碎块较小时可用空心钉固定,用或不用垫圈均可,不过当外侧髁是粉碎的或骨质疏松时,必须用支撑钢板。如果骨折片坚强固定之前塌陷的骨块维持对位困难,可以用克氏针将塌陷的骨块与外踝临时固定在一起,再用点复位钳将外踝复位并夹紧。此时,可将原临时固定的克氏针再向深处钻入 2～3cm,经透视证实克氏针未进入关节后,剪断针尾折弯后留置。再行钢板螺钉固定。此种方法可在术中维持骨块的对位,也可在日后练功时防止骨块的再移位。

3. Ⅲ型　此种骨折类型外侧关节面的压缩并不伴有外侧髁的劈裂,压缩可以是中心也可是边缘的。这种损伤通常发生在老年组伴有骨质疏松患者,并在受外翻力时发生。如果压缩的范围小并且关节稳定,可采用非手术治疗。如果发生在年轻患者且关节不稳,则有手术指征。CT 能确定压缩的部位及深度。如果进行手术,影像学研究可决定皮质开窗的部位。在过去的十年里,对Ⅲ型骨折的处理有了相当大的变化,传统的方法是做标准的外侧显露,骨开窗,用骨嵌压器将压缩的关节面抬高、植骨。应用半月板下关节切开直视下确定关节面复位。Ⅲ型骨折的微创治疗方法就是应用关节镜直视关节面或应用 C 形臂影像增强机。在前外侧做一个小切口,做皮质骨开窗,有足够的空间进行塌陷骨块的抬高和植骨即可。一旦骨折复位,平行关节面经皮放置 6.5mm 中空拉力螺钉,在植骨下方拧入预防塌陷。中心塌陷骨折,有时抬高后单纯植骨即可。

4. Ⅳ型　Ⅳ型骨折是内侧平台骨折。这些损伤通常由高能损伤引起,也可发生在其他联合损伤。这也是 Hohl 分类所描述的全髁压缩骨折或 Moore 分类的Ⅱ型骨折脱位。骨折常累及胫骨嵴,合并膝关节脱位及神经血管损伤。尽管骨的损伤表现不太严重,但常存在严重的软组织损伤导致更大程度的膝关节不稳。

对于由低、中能创伤引起骨折的骨质好的患者,有些作者用闭合复位、经皮松质骨空心钉固定。低能外翻力下,附着在平台上的关节囊可帮助复位。由高能外力引起的骨折常存在严重骨折移位合并外侧关节囊、韧带断裂或腓骨头骨折,这可引起腓总神经或腘血管的牵拉伤。应仔细进行临床观察,可疑时应行彩超或血管造影检查,尽早明确诊断,尽早施行手术治疗。

这些不稳定损伤需要通过膝内侧入路固定,如果骨折过大,超过胫骨嵴的外侧,则应考虑膝前外侧加厚内侧入路。内侧大块骨折行骨膜外显露。因为内侧平台受力较大,单纯使用拉力螺钉不足以固定,必须用支撑钢板。如果骨折主要是在后侧,则必须再行内后侧切口以达到解剖复位。对膝关节脱位者,可先行复位骨圆针固定再将内侧骨块复位,应用克氏针临时固定。经 X 线证实无残留内翻畸形后,再行钢板螺钉固定。如果髁间棘及附着其上的交叉韧带被撕脱应当复位,用环形钢丝或丝线通过在前侧皮质钻孔拉紧。

5. V 型和 VI 型 V 型和 VI 型胫骨平台骨折多为严重的损伤,是以内、外侧平台同时受累为特征。骨折常由在膝伸直位遭受重力造成,这些损伤常合并严重的软组织损伤。因为损伤机制常常是高能损伤,许多为开放骨折,医生必须高度警惕神经血管损伤或筋膜室综合征。Schatzker 把 V 型损伤描述为倒 Y 形,在他的分类中,骨折开始在髁间,进而分散到胫骨干骺端,将内、外髁分开。V 型损伤更常有内侧髁实质部分受累的劈裂骨折合并外侧平台压缩或劈裂压缩骨折。VI 型骨折与 V 型骨折的区别是其骨折向远延伸到骨干上部,导致骨干与干骺端分离。此两型骨折胫骨棘常常受累。

因为累及双侧平台的骨折常常是粉碎和压缩的,真正的移位范围最好是在牵引下拍照 X 线片,需要时经 CT、MRI 来证实。为减少手术困难,术前计划必须包括手术入路、骨折复位及固定方法。非手术处理很少使用。因为牵引和石膏不能提供持续有效的支撑,常常发生再移位。传统上这些损伤常采用大而广泛的入路,并行双钢板固定。不过,切开复位内固定常因伤口裂开、感染等并发症导致治疗失败。对合并严重骨质疏松的老年患者应慎重选择手术治疗。

为了减少手术损伤并改进对线和固定,用股骨牵开器间接复位,牵引可通过韧带的牵拉作用改善髁的对线和骨折块的对位。应用经皮复位钳有时可实现髁的复位。发生困难时,根据关节压缩或粉碎的部位,在胫骨近端通过有限的中线切口或髌旁内侧或外侧切口切开,通过劈裂胫骨髁的前部或小皮质开窗将关节面抬起,并用植骨支撑。关节面重建后用 2～3 根中空螺钉固定,再用超关节外固定支架或骨牵引纠正膝关节的力线。在那些干与干骺部连接处严重粉碎的患者,正确地恢复力线是困难的。根据软组织损伤的程度可能通过许多方法完成。对骨质好、软组织损害小的,可以在骨膜外放置外侧支撑钢板或 LISS 钢板行桥接固定。不过,在一些患者骨折的内髁不能被外侧的螺钉单纯控制,尽管手术后以支具、拐等支撑,内髁常常内翻。为预防内翻畸形,常应用小支撑钢板放置于胫骨内后侧面。术中有两种情况应引起注意:一种是在初步复位克氏针临时固定后影像监测对位良好,植骨后行钢板螺钉固定后关节面重叠移位,可能因为半螺纹加压螺钉过度加压所致。可以考虑调整加压力度或更换全螺纹螺钉。另一种情况是植骨后关节面反而不能恢复平整,或胫骨髁的宽度无法达到满意恢复,可能是植骨块过大过多所致。随着干骺端粉碎程度及软组织损伤的增大,应用内侧钢板会增加软组织解剖,增加伤口皮缘坏死及感染的危险。在这些患者中有些患者用一块外侧支撑钢板,内侧再联合应用半针外固定支架,完全可取代内侧支撑钢板。可用一根或两根半针置于接近并平行关节面的膝关节内侧,连接一个简单的单侧支架,再与远端位于骨折线之下的一根或两根半针相连。外固定器维持 6～10 周直到 X 线显示骨折愈合、内翻塌陷的可能减少。

对于软组织严重受损的病例,外侧显露、钢板固定甚至可能是灾难性的。对这些困难骨折可以考虑应用组合外固定器治疗。这种治疗方法有几种理论上和实践上的优势:近端应用小张力钢针,远端用半针常可达到稳定,钢丝经皮置入以减少骨与软组织的失活。同时钢针的橄榄球可以将关节周围小的骨片拢住并加压。组合固定器能跨越干与干骺处粉碎骨折区域,维持长度和对线,可以允许再次调整成角和旋转畸形。支架也可允许患者早期负重及膝关节活动。

后侧平台骨折虽然少见,因其影响预后,越来越受到医生的关注。胫骨平台骨折如果仅仅累及前侧或内外踝,外科医生可以很方便地使用前外侧切口或前内侧切口这些经典手术取得满意的效果。在实际工作中,发现有一些涉及胫骨平台后侧髁的骨折,但对于平台内外踝后侧的较大块骨折,仅仅使用原有入路会造成为了过分显露而增加软组织破坏,更不利于后期的恢复;对于后外侧髁骨折而言,由于后外侧有腓骨小头遮挡,前外侧切口对后外侧的暴露也往往不充分,由于骨折线偏后,前侧入路无法直视下复位,通过骨折窗复位实现解剖复位难度大。由于没有直接暴露骨折端,很难确切复位,无法提供良好的力学支撑。以往骨科医师习惯于通过前侧入路,自前向后置入拉力螺钉进行骨折固定,也只能在胫骨平台内侧或外侧予以横向螺钉固定,骨折的稳定性主要依靠拉力螺钉所提供的骨折片间的压力维持,不能给出很好的力学支撑,容易造成固定的失败。但由于在膝关节屈曲时平台后侧所受剪切应力很大,从固定原则来讲,在平台后方使用钢板固定可以有充分的支撑作用,力学稳定性更佳。

对于后内侧骨折,Trickey 提出的后内侧入路则是纵行切开内侧腓肠肌,显露神经血管丛,用于治疗胫骨后内侧平台骨折。Geogiadis 采用联合切口进行双钢板固定,获得了良好的力学稳定。Lobenhoffer 等采用后内侧入路、后外侧入路及联合入路分别治疗 9、12 例及 5 例胫骨平台骨折患者,经过平均 4 年的随访,优良率为 80%,他们认为对于冠状面上骨折线偏后的患者,选择后内侧或后外侧入路固定可以达到更好的治疗效果。

对于胫骨外侧平台后外侧髁骨折由于骨折块位置偏后外侧,传统的前外侧入路无法或难以充分暴露对骨折的复位和钢板的安放都带了不便;剥离软组织过多,术后并发症多。Bhattacharyya 等采用后正中 S 形切口治疗了 13 例胫骨平台后髁骨折患者,术后平均随访 20 个月,大多数患者取得了满意的疗效。Carlson 主张采用后内侧和后外侧双切口,治疗 5 例胫骨平台后髁双髁骨折患者,平均随访 13 个月,疗效满意。

后内侧和后外侧入路最早由 Galla 和 Lobenhoffer(1977)提出,作者发现相对于后外侧平台骨折,后内侧手术入路效果似乎更满意。作者提出打断腓骨进行胫骨后侧平台的显露,虽然具有对后外侧平台显露充分的优点,但由于易损伤腓总神经,所以一般在实际操作中并不主张截断腓骨颈,在注意保护周围解剖结构的同时,充分利用显露窗口是可以完成后外侧髁的复位和固定的。

(四)关节镜的应用

关节镜在胫骨平台骨折中的应用可分为两个范畴:第一:可用做诊断工具,评价半月板、交叉韧带、关节面的损害程度;确定骨折本身的解剖情况。第二:应用于治疗。

关节镜的应用优势之一就是可通过关节冲洗,抽空关节内出血及关节内碎骨颗粒,在有指征时镜下行半月板部分切除。不过,很少能确定哪一种平台骨折能在关节镜帮助下行骨折复位与固定。多数认为关节镜可有选择地应用在低能损伤外侧平台骨折。相反,内侧损伤、双侧平台骨折特别是那些发生于高能损伤的骨折不适合关节镜手术。

关节镜的主要优点是改善了视野并减少了患者的并发症。不过这种技术也有缺点,已报道的并发症包括:感染、深部静脉栓塞、肺栓塞及液体渗入软组织导致筋膜室综合征等。为了减少筋膜室综合征,冲洗应在无压力下进行。

实际上所有关于胫骨平台骨折应用关节镜技术的报道都来自于运动医学和关节镜专家,而并非创伤医生。Itokazu 和 Matsunaga 在关节镜下治疗了 13 例平台塌陷骨折病例。关节面塌陷是通过皮质开窗、抬高、植骨治疗。平均随访 5 年半,没有关节炎改变、关节运动正常。Fowble 和 Coworkers 系统回顾、比较了选择性地应用关节镜与应用传统的方法治疗胫骨平台骨折。这些作者认为关节镜复位的结果要优于开放复位内固定,因为关节恢复较好,住院时间以及负重前时间都比传统切开技术要短。在一篇对 16 例患者的前瞻性研究中,Holzach 和 Coworkers 在关节镜下对外侧平台骨折的滑雪者进行手术,使用骨隧道复位技术,除 2 例患者外,所有患者都恢复了伤前的活动水平。

研究认为,关节镜对 Schatzker I 型和 III 型平台骨折是有帮助的。对许多有经验的关节镜专家来说,对其他类型的骨折,关节镜也是有意义的。按照常规,关节镜检查习惯用前外、前内侧入路完成。在镜下置入 2mm 克氏针进入压缩关节面的中心部位,一旦确定了针的位置,用空心钻在皮质骨开窗,在镜下将关节面抬高、植骨,满意后经皮穿针、空心螺钉固定。

(贾存岭)

第十一节　胫骨远端 Pilon 骨折

累及胫骨远端关节面骨折称 Pilon 骨折,典型的胫骨 Pilon 骨折是指累及上关节面的干骺端骨折,常伴有不同程度的嵌压,不包括单纯内、外踝骨折。国际骨内固定协会(AO/ASIF)对踝关节骨折与 Pilon 骨折进行了区分:踝关节骨折累及踝穴顶部,而 Pilon 骨折主要是踝上方损伤。

一、损伤机制

胫骨轴向暴力或者下肢的扭转暴力是胫骨远端关节面骨折的主要原因。引起 Pilon 骨折的轴向作用力是高能量暴力,多伴有关节面严重分离、干骺端粉碎性骨折以及软组织损伤,并且大部分同时有腓骨骨折,主要见于车祸、工业事故伤等。而低能量的扭转暴力使胫骨远端骨折线呈螺旋形,关节面分离;干骺端粉碎性骨折及 Pilon 骨折典型的软组织肿胀较少见,腓骨骨折不一定出现,此类骨折主要见于运动伤(如滑雪、滑水等)。受伤时踝关节的位置与骨折类型密切相关:踝关节处于跖屈位时,暴力直接冲击胫骨远端关节面的后部,导致大的游离骨折块;处于中立位时,向上的垂直暴力使整个关节面破坏或前后踝为大游离骨块的 Y 形骨折;处于背伸位时,距骨宽大的前部刚好进入踝穴内,致使胫骨前部压缩和骨折,经常会有一大的骨折块;处于外翻位时,扭转暴力可使胫骨远端外侧骨折;处于内翻位时,则可出现内侧骨折。扭转暴力可使骨折端不稳定。当轴向暴力和扭转暴力联合作用时,踝关节可脱位、关节面嵌插,同时伴有干骺端粉碎性骨折,关节变得极不稳定。胫骨远侧干骺端骨折嵌插愈严重,越有可能发生踝关节的轴性脱位。

二、分型

1. AO 分型　根据骨折部位及关节面骨折移位和粉碎程度分型。

A 型:踝关节外的胫骨远端骨折(A1 型:单纯的胫骨远端骨折;A2 型:粉碎性胫骨远端骨

折;A3 型:严重的粉碎性胫骨远端骨折)。

B 型:骨折线经踝关节面的胫骨远端骨折(B1 型:单纯的经关节面劈裂骨折;B2 型:经关节面劈裂骨折伴有轻微的压缩骨折;B3 型:经关节冠状面劈裂骨折,后踝有大的游离骨折块)。

C 型:骨折线经踝关节面并且伴有干骺端骨折的胫骨远端骨折(C1 型:单纯关节面和干骺端骨折;C2 型:单纯关节面骨折伴有干骺端粉碎性骨折;C3 型:关节面和干骺端粉碎性骨折)。

2. Ruedi 和 Allgower 分型　根据关节面及骨折移位程度分型是目前最常用分型,将胫骨远端骨折分 3 个类型(图 5—25):

Ⅰ型:累及关节面无移位劈裂骨折。

Ⅱ型:累及关节面有移位劈裂骨折,但骨折移位轻。

Ⅲ型:累及干骺端及关节面粉碎骨折。

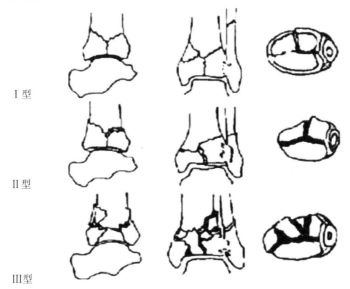

图 5—25　胫骨远端骨折 Ruedi 和 Allgower 分型

三、临床表现及诊断

外伤后踝关节周围可以很快出现明显的软组织肿胀、疼痛,不能站立或行走。检查时可见踝关节畸形,肿胀及压痛明显。叩击足跟部引起患处剧烈疼痛。常规的踝关节正侧位以及显示胫骨前内侧和后外侧关节面的外旋 45°位 X 线平片,可以很好地显示骨折情况。对侧踝关节 X 线平片既可以排除骨折的存在,又可以作为复位的模板。CT 片能够很好地显示骨折的形态、骨折块的数量以及移位的程度,矢状位和冠状位重建图像能够显示出事实上更为复杂的骨折情况。在评价骨折的移位程度、术前制订治疗方案以及指导手术治疗方面,CT 较普通 X 线片有明显的优势。

四、治疗

Pilon 骨折的治疗对医疗条件、器械材料,尤其是医生的技术水平都有较高的要求。治疗方案受很多因素影响,如患者的年龄和身体情况,骨、软组织、软骨的损伤情况,骨质疏松和骨折粉碎的程度,骨折的特点和医生的能力等。

（一）非手术治疗

闭合复位和外固定适用于无移位骨折或身体衰弱不能耐受手术的患者。牵引可用于由于软组织条件差而不得不推迟施行手术的患者的早期治疗。跟骨牵引形成的韧带束缚力可形成临时的固定，并维持术前肢体长度。

（二）手术治疗

1. 手术治疗原则　先整复和固定腓骨；显露和复位固定胫骨下端关节面；胫骨骨折支撑固定；干骺端缺损植骨。

2 手术时机　关于手术时机尚有争论，Sirkin 等提出，骨折急诊手术或暂时维持距骨中立位，在伤后 7～10d 软组织肿胀消退后再施行手术。但 Patterson 等认为伤后应急诊行腓骨固定，择期行胫骨固定。

3. 手术方法

（1）复位固定腓骨骨折，踝关节外侧切口，沿腓骨后缘做与腓骨平行切口，切开皮肤、皮下，将腓骨骨折解剖复位并用钢板和拉力螺丝固定，以恢复骨折的胫骨远端长度。

（2）显露胫骨下端关节面及临时固定：踝关节前内侧切口，沿内踝前缘距胫骨嵴外侧 1cm，由远端向近端做前内侧直切口，注意与踝外侧切口之间保留一约 7cm 宽前侧皮桥。切开皮肤、皮下及伸肌支持带，并深达骨膜，不做皮下分离，在胫前肌与前侧筋膜之间内侧切开，分离至骨膜，显露胫骨下关节面，复位并暂时用克氏针固定。胫骨关节面复位时，注意以下几个问题：首先是胫骨外侧关节面复位，尤其是在合并腓骨骨折时，随着腓骨长度的恢复，胫骨外侧关节面的骨折块经常被下胫腓韧带牵拉发生进一步移位，且其位置较深，容易造成复位困难。第二，由于骨折后胫骨干骺端发生压缩及粉碎，缺乏明显复位标志，因此应利用距骨顶作为对照。第三，因胫骨远端关节面整体压缩，术中对胫骨关节面复位情况经常估计不足，应当适当"过度"复位，必要时行术中 X 线检查的监测。

（3）骨移植：胫骨干骺端骨松质嵌压后缺损，可采用取髂骨移植充填。要注意对植骨有适当压力，量足够，以促进愈合及防止畸形。

（4）胫骨干骺端固定：选择应用内固定时，应根据软组织条件、骨折类型、术中情况选择不同方式，如拉力螺钉、T 型钢板、三叶钢板及 4.5mm 动力加压钢板等。固定中应强调：不论何种情况，都应优先考虑使用有限、简单内固定如螺丝钉或异型钢板，以减少骨与软组织损伤，降低其并发症发生；对严重干骺端粉碎骨折，应使用标准 AO 技术，将选择钢板固定于胫骨内侧面，以防止出现内翻畸形；当前侧皮质粉碎且后侧骨块较大时，可在前面用小的 T 形钢板固定，以提供稳定的前侧支撑。

术后可用胫骨及距骨外固定架固定或石膏固定，外固定架也是固定的重要方法，尤其是在严重粉碎骨折、局部软组织条件差或开放骨折治疗时，此时一味强调内固定是不恰当的。这时常常采取有限内固定结合外固定的方式治疗。外固定架最好应用立体混合式架，该类架可不超过踝关节，远端利用两枚骨圆针作支撑，同时可利用其固定胫骨远端的关节面，从而减少对踝关节的影响。外固定架可作为最终的治疗方式，也可酌情作为临时的固定方式，待软组织条件好转或创面条件允许时再改行内固定。

4. 开始功能锻炼时间　采用三叶型钢板固定，因固定坚强，术后一周开始功能锻炼；螺丝钉内固定加石膏外固定者，术后 6～8 周开始进行功能锻炼。单纯应用外固定架者，一般在术后 4 个月拆除外固定架方可进行锻炼。

（贾存岭）

第十二节 胫腓骨骨折

胫腓骨骨折在长管状骨骨折中是较为常见的一种。由于胫腓骨距离地面较近,在日常生活和工作中是最易受伤的部位之一。胫骨全长的内侧 1/3 面仅位于皮下而无肌肉组织保护,骨折易成为开放性,污染常较严重。小腿肌肉主要分布在后外侧,在骨连续性中断后由于力量的不平均而易产生成角、短缩和旋转畸形。胫骨血供不如其他有较多肌肉组织包绕的骨骼那样丰富,骨折后易发生不愈合、感染等。由于邻近的膝、踝关节的运动轴为近于冠状面的铰链式关节,所以小腿骨折后如有旋转畸形愈合则功能代偿较困难。

一、损伤机制

导致胫腓骨骨折的损伤形式有三种:超越骨自身能力的损伤即疲劳骨折(应力骨折);低能量暴力导致的较稳定的小移位骨折;高能量暴力造成的严重软组织合页破坏、神经血管损伤、粉碎骨折、骨缺损,这种高能量暴力常导致肢体多种组织严重创伤,肢体存活困难。

也可将骨折按损伤机制分为间接暴力与直接暴力所致骨折。间接暴力主要见于生活及运动时扭转损伤,当暴力以旋转形式作用于胫骨时常形成螺旋形骨折,并由于外力的大小不同而造成不同的粉碎程度,例如滑雪时足固定而身体强力扭转时造成的螺旋形胫腓双骨折,螺旋形骨折常伴随后踝的骨折,张英泽等报道其发生率可占胫骨远端螺旋形骨折的 88.2%。直接暴力常见于直接打击、碾压等损伤,三或四支点弯曲外力作用于小腿将造成短斜形或横形骨折,如外力较大使支点范围增大时导致粉碎形骨折。当外力大并且集中作用于较小范围时常形成骨和周围软组织严重创伤,例如重物直接砸于小腿上而形成的损伤,由于胫骨前方直接位于皮下易遭受外伤,碾压等损伤常导致局部软组织严重损伤。随着现代社会机械化程度增高,胫腓骨骨折发生率不断增加。

二、分类

胫腓骨骨折可分为三种类型:①单纯骨折:包括斜形骨折、横行骨折及螺旋骨折。②蝶形骨折:蝶形骨块的大小和形状有所不同,因扭转应力致成的蝶形骨折块较长,直接打击的蝶形骨折块可再有骨折线。③粉碎骨折:一处骨折粉碎,还有多段骨折(图 5—26)。

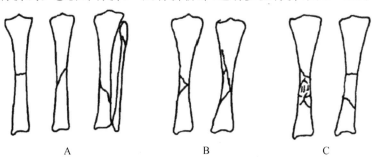

注:A. 单纯骨折;B. 蝶形骨折;C. 粉碎骨折

图 5—26 胫腓骨骨折分类

三、临床表现

胫腓骨骨折表现明显,可出现小腿疼痛、畸形、肿胀和短缩,不能站立行走。骨科诊断包括全面检查整个肢体。日常生活中摔扭伤常造成简单骨折。严重暴力伤,如坠落伤、汽车撞伤,常可导致粉碎骨折和开放性骨折。对闭合的胫腓骨骨折患者,医生一定要详细检查患者足部血管搏动情况,及早发现产生骨筋膜室综合征的可能。

四、诊断

明确的外伤史,体格检查发现小腿疼痛、肿胀和畸形。胫腓骨骨干相邻关节的正侧位 X 线片,对怀疑有病理骨折的患者,可行 CT、MRI 和骨扫描检查,应注意骨筋膜室综合征的可能。

五、治疗

胫腓骨骨折的治疗目的是恢复小腿的承重功能,因此,骨折端的成角畸形与旋转移位应予以完全纠正,以免影响膝踝关节的负重功能和继发关节损伤。除儿童不强调恢复患肢与对侧等长外,成年患者仍应注意使患肢缩短不多于 1cm,畸形角度不超过 10°,两骨折端对位至少应在 2/3。

1.非手术治疗 非手术治疗适用于无移位或整复后骨折面接触稳定无侧向移位趋势的横断骨折、短斜形骨折等,在麻醉下行手法复位及长腿石膏固定,膝关节应保持在屈曲 20°左右,待石膏干固后可扶拐练习踏地及行走,2～3 周后可开始扶拐练习负重行走。

2.手术治疗 胫腓骨骨折一般骨性愈合期较长,长时间的石膏外固定对膝、踝关节的功能必然造成影响。另外,由于肌肉萎缩和患肢负重等因素,固定期内可能发生骨折再移位。因此,对不稳定性骨折采用切口复位内固定者日渐增多,并可根据不同类型的骨折采用不同的内固定方法。

(1)螺钉内固定:斜形或螺旋形骨折,可采用螺钉内固定,与开放复位后,用 1～2 枚螺钉在骨折部位固定,用以维持骨折对位,然后包扎有衬垫石膏,2～3 周后改用无衬垫石膏固定 10～12 周。但 1～2 枚螺钉仅能维持骨折对位,起到所谓"骨缝合"的作用,固定不够牢固,整个治疗期内必须辅助有坚强的石膏外固定。

(2)钢板螺钉内固定:斜形、横断或粉碎性骨折均可应用。由于胫骨前内侧皮肤及皮下组织较薄,因此钢板最好放在胫骨外侧胫前肌的深面。加压钢板内固定,由于加压钢板的压力不容易控制,压力过大有可能造成骨折端压迫坏死,反而影响骨痂生长。坚强的钢板,可产生应力遮挡,使骨的生理应力消失,骨皮质可因此而萎缩变薄,拆除钢板后易发生再骨折。加压钢板厚度大,也容易压迫皮肤发生坏死,因此临床应用受到一定的限制。

(3)交锁髓内钉固定:交锁髓内钉运用的范围是距上、下节面各 4cm 以外的骨折。对较为稳定的,尤其是短缩趋势小的中段横行骨折,可采用动力型带锁髓内钉,远端不加螺钉交锁,有利骨折端间的紧密接触乃至加压。对不稳定性的胫骨骨折,静力型带锁髓内钉显然对维持复位十分有利,它不仅可以限制骨折进一步的移位或短缩,也可以限制其延长,维持接触,不发生分离。

(4)外固定支架:有皮肤严重损伤的胫腓骨骨折,外固定支架可使骨折得到确实固定,便于观察和处理软组织损伤,尤其适用于肢体有脱套伤的创面处理。粉碎性骨折或骨缺损时,外固定支架可以维持肢体长度,有利于晚期植骨。

(贾存岭)

第十三节 踝关节损伤

踝关节是人体负重最大的屈戌关节,是一个非常复杂的铰链样结构,其中的骨和韧带起着重要的、不可分割的作用。作为一个承重关节,在平稳步态下,踝关节会承受 1.25 倍体重的力;在剧烈活动下,则会承受 5.5 倍体重的力。日常生活中行走、跳跃活动,主要依靠踝关节的背伸、跖屈运动。当发生骨折、脱位或韧带损伤时,如果治疗不当,都会对关节功能造成严重影响。踝部骨折均为关节内骨折,需要完全复位,如果关节面对位不良,踝穴增宽或变窄,都会引起负重疼痛或关节不稳定。松动或运动受限,日后必将发生创伤性关节炎。因此对踝关节损伤的治疗,必须严格要求。

一、侧副韧带损伤

踝关节扭伤是日常生活中最易发生的外伤,尤以外侧副韧带扭伤最为多见,但对这类损伤迄今尚未受到应有的重视。事实是,严重损伤可使韧带断裂,骨折撕脱,治疗不当可后遗关节不稳定,容易反复扭伤,久之,可继发关节粘连或创伤性关节炎,造成功能障碍,因此对其治疗应像骨折一样重视。

(一)外侧副韧带损伤

1.致伤机制 踝关节内踝较外踝短,外侧副韧带较内踝侧薄弱。足部内翻肌群较外翻肌群力量强,因此当快速行走等运动时,如果足部来不及协调位置,容易造成内翻跖屈位着地,使外侧副韧带遭受超过生理限度的强大张力,发生损伤。

外侧副韧带中距腓前韧带起自外踝前面,向前内侧行,止于距骨颈。韧带界限清楚,呈扁平状,宽 6~8mm,长约 2cm。距腓后韧带是三条韧带中最宽大的一条呈三角形,起自外踝后面,向后内行,止点较宽,附于距骨滑囊后缘。跟腓韧带为关节囊外组织,起自外侧腓骨尖端,向后内呈 30°走行,止于跟骨外侧面、腓骨结节的后上方。当足部内翻跖屈位着地时,距腓前韧带遭受的张力最大,因此损伤的机会也最多(图 5-27)。

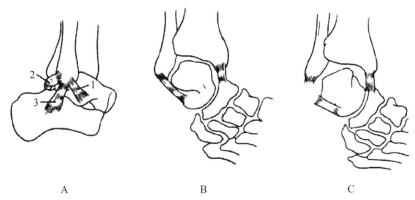

注:A.踝关节外侧韧带;1.距腓前韧带;2.距腓后韧带;3.跟腓韧带;B.外侧副韧带扭伤;C.外侧副韧带断裂

图 5-27 踝外侧副韧带扭伤

关于踝关节外侧副韧带对踝关节的稳定作用问题,周泰仁等通过实验证实,距腓前韧带是防止距骨向前移动的重要结构,断裂后可产生向前不稳,在应力下距骨滑车可以向前移位。Johson发现,切断该韧带后,踝关节前后可松动4.3mm,踝关节旋转活动增加10.8°,说明该韧带是稳定踝关节的重要结构。单纯跟腓韧带断裂,正位应力摄片,可显示距骨轻度倾斜,距骨无向前半脱位,只有合并距腓前韧带断裂,才出现距骨明显倾斜和距骨向前半脱位;距腓后韧带断裂,踝关节则未见明显不稳定。由此可知距腓前及跟腓韧带损伤病例,踝关节前后、旋转和内收均不稳定,如治疗不当,韧带松弛,瘢痕形成,尤其在不平坦的路上,踝关节有不稳感,可反复扭伤。据统计陈旧性踝关节扭伤,关节不稳定者占5%～25%,由于外侧不稳,关节内侧负荷增加,可导致距骨和胫骨关节内侧部分退行性关节炎。

2.分类　外侧副韧带由于损伤程度不同,可分为韧带扭伤和韧带断裂两类。

(1)韧带扭伤:为韧带遭受过大的牵拉张力使韧带部分撕裂,但韧带并未完全断裂。因此踝关节的稳定性未受到严重影响。主要表现为外踝部肿胀,运动痛等。但局麻下正位内翻应力摄片距骨倾斜<15°。

(2)外侧副韧带断裂伤:踝关节突然强力内翻跖屈位着地,外侧副韧带遭受过大的牵拉张力,韧带可以断裂。

内翻跖屈位时,距腓前韧带最紧张,断裂的机会也最多。跟腓韧带在内翻时紧张,但跖屈时紧张度不大,断裂机会较前者少。距腓后韧带仅内翻时稍紧张,一般不易离断。

3.诊断　韧带断裂为足部强屈内翻位着地暴力较大,局部肿胀及运动痛明显,可出现踝关节松动现象。但成人踝关节过度活动者占4%～6%,可用抽屉试验,以资鉴别。抽屉试验方法为一手抬脚跟向上,另一手向下压小腿下部,与健侧比较,活动度较大者为阳性。

X线检查应先摄正侧位片,检查有无骨折,对无骨折又不能排除韧带断裂的病例,应进一步行内翻加压摄片。方法为在局麻下,将踝关节加压,使其跖屈内翻,摄踝关节正位X线片,如果距骨倾斜,距骨体关节面与胫骨下关节外侧间隙增宽>15°角时,表示外侧副韧带断裂,一般倾斜度越大,损伤的韧带数也越多(图5-28)。

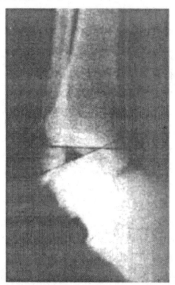

图5-28　踝关节内翻加压正位摄片

距骨倾斜与胫骨下关节面间隙角度>15°,表示外侧副韧带断裂。

4.治疗 外侧副韧带断裂,单纯石膏固定,断裂的韧带可因回缩,瘢痕形成,不能得到良好愈合,踝关节可松弛无力,早期手术修补可愈合良好,重建韧带功能。

手术方法:行外踝前下方弧形切口,切开皮肤后清除血肿,即可显露损伤的韧带。将其分离清楚,使足部保持90°背伸和轻度外翻位。将断裂韧带两端对齐,用1号肠线做"8"字间断缝合,术后小腿石膏固定3周即可。术时应注意避免损伤足背外侧皮神经。

外侧副韧带未能及时修复,踝关节有松动不稳等症状时,可用腓短肌进行外侧副韧带重建术。Chrisman-Snook 1969年报道采用腓骨短肌腱的一半,经腓骨和跟骨上的隧道,重建距腓前韧带和跟腓韧带,认为这种方法既可重建侧副韧带,又可保留腓骨短肌功能,较其他方法好。

(二)内侧副韧带与下胫腓韧带损伤

足外翻暴力一般均发生外踝或胫骨下端骨折,韧带多无严重损伤。但有少数病例,外翻暴力作用下,亦可发生内侧副韧带和下胫腓韧带断裂。胫腓下关节可分离使踝穴增宽,如不及时治疗,也可后遗关节不稳,并发骨关节炎。

1.致伤机制 踝关节内侧副韧带(三角韧带),分深浅两层,浅层起于内踝前丘部,远端大部分止于舟骨、足底韧带和载距突,小部分止于距骨;深层粗大,起于内踝后丘及前、后丘间沟,止于距骨滑囊面骨缘,走向较水平,能限制距骨侧向移位(图5-29),胫腓骨之间有胫腓联合韧带。

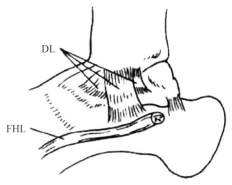

注:FHL为长屈趾肌腱

图5-29 三角韧带(DL)

三角韧带遭外翻外旋暴力,可自内踝起点或距骨附着点撕脱,多数病例可深、浅层同时断裂,但也可浅层完整,单纯深层撕脱,有的可合并内踝撕脱骨折及下胫腓韧带断裂。陆宸照等通过实验观察,如浅层断裂距骨可无明显倾斜及侧向移位;深浅层韧带同时切断,距骨倾斜可达14°,但无侧向移位,关节不稳定程度相当于外侧韧带断裂。如三角韧带与胫腓下关节韧带同时切断,距骨倾斜可达20°,并向外移位,踝关节内侧间隙增宽,对踝关节的稳定性影响更大。如发生旋后外旋骨折可同时有三角韧带断裂及胫腓下关节韧带损伤,踝关节更将极度不稳定。

2.诊断 单纯内侧副韧带及下胫腓副韧带断裂,临床体征常不明显。胫腓骨虽有分离,但X线片上可因两骨重叠,显示不清。但踝穴增宽,距骨体与内踝间隙增大明显易见,是诊断的重要标志。

3.治疗 对三角韧带断裂的治疗,应根据韧带损伤程度而定。

(1)韧带部分撕裂伤:如果将踝关节复位后,踝穴间隙恢复正常,可采用手法加压,使胫腓骨靠近,包扎塑形良好的小腿石膏,10~14d待肿胀消退后重新包扎并注意加压,保持胫腓骨正常位置和做好内、外踝塑形,固定6~8周,可得到治愈。

(2)合并外踝骨折:复位后,如踝关节内侧间隙>2mm,则应修补三角韧带。Clayton通过动物实验证实,断裂韧带回缩后,形成脆弱的瘢痕,抗张强度差,缝合后的韧带则可愈合良好,从解剖部位观察,三角韧带呈水平位排列,不但能防止距骨倾斜,而且可以防止距骨侧向移位,因此断裂后通过手术修补,对恢复三角韧带功能十分必要。

(3)内踝前部撕脱骨折合并三角韧带深层断裂(浅层韧带完整):如果仅行内踝骨折固定,不修补三角韧带深层,距骨仍可侧向移位。因此手术固定内踝时,必须注意有无韧带深层断裂,因其解剖部位深在,且有胫后肌覆盖,必须牵开胫后肌,并切开腱鞘,才能发现断裂的韧带。

三角韧带修补及骨折固定后,如有下胫腓关节分离,可用加压螺丝钉固定下胫腓联合,使胫腓骨靠拢,以恢复正常的踝穴。再用石膏外固定。固定钉应于10周取出,使踝关节能保持生理性的增宽变窄活动,以容纳踝关节在正常活动中距骨体前宽后窄的形态。

对有下胫腓关节分离者,无论单纯石膏外固定或螺丝钉固定后石膏外固定,患肢负重时间均须在术后8周以上,否则下胫腓关节可以再次分离,使治疗失败。

二、踝关节骨折

踝关节骨折是最常见的关节内骨折,约占全身骨折的3.9%,青壮年最易发生。

(一)病因与分类

多为间接暴力损伤。张力牵拉常造成撕脱骨折,呈横断型。在距骨移位侧常因铰链或旋转伤力造成斜形、螺旋形或粉碎性骨折。

1.Lauge—Hansen分类 Lauge—Hansen分类强调踝关节骨折在不同受伤体位、不同类型和程度暴力下的骨折移位病理状态。阐明了不同病理形态骨折的发生机制(图5—30)。

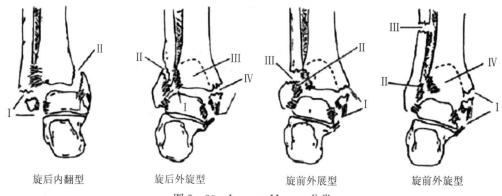

| 旋后内翻型 | 旋后外旋型 | 旋前外展型 | 旋前外旋型 |

图5—30 Lauge—Hansen分类

(1)旋后内翻型:"旋后"是指足受伤时的位置,与前壁的旋后类似,跖底朝向前内;"内翻"为暴力方向,距骨在踝穴内受到内翻伤力,外踝受到牵拉韧带撕裂或外踝撕脱骨折为Ⅰ度,加内踝骨折为Ⅱ度,骨折线自踝穴内上角斜向内上。

(2)旋后外旋型:是最常见的损伤类型。"旋后"的意义同上。"外旋"指距骨遭受伤力方向,以内后为轴在踝穴中外旋。首先下胫腓前韧带断裂为Ⅰ度。暴力继续撞抵外踝,引起的骨折线位于下胫腓连接水平,自前向后上走行,为Ⅱ度。Ⅱ度加下胫腓后韧带断裂或后踝骨折为Ⅲ度。Ⅲ度加三角韧带断裂或有内踝撕脱骨折为Ⅳ度。

(3)旋前外展型:"旋前"指足受伤时处于旋前位,即足跖底朝向后、外。"外展"为暴力的方向,踝内侧首先遭受暴力,造成内踝骨折或三角韧带断裂为Ⅰ度。暴力继续,下胫腓前、后韧带断裂或其附着的胫骨前结节或后踝骨折为Ⅱ度,Ⅱ度加外踝在下胫腓连接水平或稍上的斜形或蝶形骨折为Ⅲ度。

(4)旋前外旋型:"旋前"的意义同上,"外旋"指距骨受外旋伤力,以其外后为轴在踝穴内外旋。踝内侧先受张力损害,致内踝骨折或三角韧带断裂为Ⅰ度。暴力继续,下胫腓前韧带断裂为Ⅱ度,Ⅱ度加外踝上方6~10cm水平的斜形或螺旋形骨折为Ⅲ度,Ⅲ度加下胫腓后韧带断裂或后踝骨折为Ⅳ度。

2.Danis－Weber分类 根据外踝骨折的高低分型,适用于手术治疗。

(1)Ⅰ型:外踝骨折低于胫距关节水平,相当于Lauge－Hansen分类的旋后内翻型。

(2)Ⅱ型:外踝骨折位于胫距关节水平,相当于Lauge－Hansen分类的旋后外展型和旋前外展型。

(3)Ⅲ型:外踝骨折位于胫距关节水平,相当于Lauge－Hansen分类的旋前外旋型。

(二)临床表现及诊断

损伤后疼痛,由于踝关节表浅,局部肿胀、压痛及畸形明显。Lauge－Hansen分类阐明了骨折的不同病理形态及其发生机制,所以仔细分析X线片即可诊断、分型,并判断损伤的病理类型。

(三)治疗

踝关节面比髋、膝关节面积小,但其承受的体重却大于髋膝关节,而踝关节接近地面,作用于踝关节的承重应力无法得到缓冲,因此对踝关节骨折的治疗较其他部位要求更高,踝关节骨折解剖复位的重要性越来越被人们所认识。

1.非手术治疗 研究影像学所见结合Lauge－Hansen分类所提示的病理类型,做到踝关节骨折的解剖复位并不难。要求有充分的麻醉。按逆创伤机制实施手法复位,并以远折段向近折段对位对线。以常见的旋后外展型为例,其损伤界面为:下胫腓前韧带断面,外踝骨折面,下胫腓后韧带或后踝骨折断面,三角韧带或内踝断面。移位病理是远折段短缩,并以距骨水平截面内后为轴外旋。逆损伤复位手法是在持续牵引同时,使远折段内旋。一般应用石膏固定控制外旋和跖屈6~8周,去石膏后活动,逐渐负重。

2.手术治疗 手法复位困难,或不能成功者采取切开复位内固定术。内踝移位骨折,常用拉力螺钉内固定,后踝骨折移位骨折片大于矢状面胫骨下关节面的1/4,难以保持稳定,需手术固定后踝骨折片。外踝移位骨折的复位固定受到重视,外踝的解剖复位是踝关节对合正常的标志,因其纵轴与腓骨纵轴有10°~15°角,应先将接骨板塑形紧贴骨面内固定。内、外两踝移位骨折在复位内固定后,胫腓下连接无需固定。如胫腓下连接需固定,现主张用骨皮质螺丝钉仅穿过腓骨两面皮质和胫骨外侧皮质,术后石膏管型固定6~8周。

(贾存岭)

第六章　泌尿外科疾病

第一节　泌尿系统畸形

一、囊性肾病变

囊性肾病变主要分为遗传性和非遗传性两大类。遗传性：多囊肾；非遗传性：单纯性肾囊肿；其他：髓质海绵肾、多房性肾囊性变等。

（一）单纯性肾囊肿

绝大多数为非遗传性疾病，极少数为遗传性。

1.临床表现　一般无症状，常被偶然体检发现。当囊肿长至一定大小或合并出血、感染、压迫临近器官时可引起症状。可有腰部、侧腹部疼痛及镜下血尿。

2.辅助检查　影像检查B超为首选，典型表现是病变区无回声，囊壁光滑，边界清。B超不能确定时，CT有助于诊断。CT表现为囊壁薄光滑、边缘清晰，边界清楚。增强扫描无强化。MRI有助于鉴别囊内液体性质。

3.治疗原则　囊肿小于5cm，且无明症状的可观察随访。引起局部压迫症状、出血，则应予以处理。通常采用经腰部手术如腹腔镜，切除部分囊肿壁减压治疗。

（二）多囊肾

多囊肾有家族性，分婴儿型和成人型。婴儿型，常染色体隐性遗传（RPK），定位6号染色体，常伴有肝、脾或胰腺囊肿，多早期夭折。成人型，常染色体显性遗传（DPK），定位于16号和4号染色体。

1.临床表现　早期无任何症状，大多在40岁左右才出现症状。因梗阻、感染、出血时可引起肾区疼痛。常见镜下或肉眼血尿，原因尚不明。感染、肾结石是多囊肾的常见并发症。病变发展到晚期可出现肾功能严重受损。高血压也为常见症状。

2.辅助检查　静脉尿路造影可见双肾影明显增大，肾盏挤压变长，肾功能不良可延迟显影或不显影。B超、CT可见肾实质多发大小不等的囊性变。

3.治疗原则　对于较大的单个囊肿，局部症状明显，可采用囊肿减压，包括穿刺抽液注入硬化剂，手术去除囊壁等。

（三）肾盏憩室

肾盏憩室是肾实质内覆盖移行上皮细胞的囊腔，经过狭窄通道与肾盂或肾盏连通。病因尚不清楚，结石继发感染、梗阻、漏斗狭窄均可以引起肾盏憩室。

1.临床表现　多数肾盏憩室可无表现，憩室继发感染、结石时，可出现血尿、腰痛等症状。

2.辅助检查　主要依靠B超、IVP和CT。超声上特异性表现为液性暗区，在位置上肾盏憩室比肾囊肿更靠近集合系统。IVP、CT对明确诊断和确定肾盏憩室位置有帮助。

3.治疗原则　无症状无需特殊治疗，持续疼痛、尿路感染、血尿、结石患者需手术。

（四）肾盂旁囊肿和肾窦囊肿

肾盂旁囊肿一般指位于肾盂和肾窦周围的囊肿。肾窦囊肿指的是肾门内其他囊肿，即那些不是来源于肾实质,而是来源于肾窦其他结构,如动脉、淋巴等的囊肿。

1.临床表现　多数可无表现,憩室继发感染、结石时,可出现血尿、腰痛等症状。

2.辅助检查　CT 检查对诊断极有帮助、可以帮助鉴别肾盂旁囊肿和肾窦囊肿,超声价值略低。

3.治疗原则　无症状无需特殊治疗,持续疼痛、尿路感染、血尿、结石患者需手术。

二、肾缺如和肾发育不良

通常因发育不良引起。新生婴儿中,双肾缺如占 3/10000,单侧肾缺如占 1/1000。

1.临床表现　单侧肾缺如多无临床表现,多在体检时发现。肾发育不良可有腰痛、高血压等症状。

2.辅助检查　影像检查如 B 超、CT。

3.治疗原则　由于某种疾病需切除一侧肾脏时,应排除对侧肾缺如、肾发育不良。肾发育不良可伴有高血压,但对侧肾功能良好,切除病肾后血压可正常。

三、异位肾

胚胎发育中,原先在骨盆的肾未能到达腰部,形成异位肾。单侧异位肾常见,偶有双侧,发育较差,常伴旋转不良。

1.临床表现　可无任何症状或引起所在部位的压迫症状,如临近直肠可引起便秘等。

2.辅助检查　B 超、IVU、CT 可明确异位肾的部位。

3.治疗原则　如无临床症状、或压迫症状不明显可不做处理。如合并严重感染、积水等,则需手术切除,通常手术复位困难。

四、马蹄肾

马蹄肾又称蹄铁形肾,是融合肾畸形中最常见的一种。马蹄肾是双肾下极在脊柱大血管之前互相融合。80%合并肾积水,易继发结石、感染。

1.临床表现　多数患者因神经丛、血循环或输尿管受压迫而发症状。有上腹部、脐部或腰部疼痛,慢性便秘及泌尿系统症状,如慢性肾炎、肾盂炎、肾积水和结石等。

2.辅助检查

(1)B 超:可清楚显示两肾下极相连,横过下腔静脉和腹主动脉前方。

(2)KUB 和 IVP:根据两侧肾影靠近脊柱及低位,长轴相互平行或上极向外倾斜而下极向内靠近即可怀疑马蹄肾,有时可见连接的肾下极的峡部轮廓。尿路造影可明确诊断,最明显的征象是下肾盏指向中线,肾盂肾盏长轴上端向外下端向内呈倒"八"字形,输尿管向中线靠近。

(3)CT:可直接显示两肾下极融合部即峡部横过主动脉前方,且由于肾旋转不良,肾盏位于肾前方,输尿管越过峡部两侧前方向下行。但马蹄肾位一般较低,需扫描到较低位置才能确定诊断。

(4)MR 和肾图:可以从冠状位显示两肾下极融合情况。

3.治疗原则　无症状者无需治疗,有合并症者需要根据具体情况处置。有尿路梗阻伴严重腰肋疼痛等症状,影响工作和生活者,可行输尿管松解,峡部切断分离两肾及肾盂输尿管成形固定术。

五、重复肾及输尿管

重复肾是常见的泌尿系畸形,在正常的输尿管芽上方形成副输尿管芽,后者开口于正常输尿管下内方,到达膀胱以外,如前列腺、阴道前庭或外括约肌以远的尿道。重复输尿管可分为完全重复和部分重复。

1. 临床表现　大部分重复肾畸形患者无特异临床表现,多为体检或偶然就诊发现。输尿管异位开口和输尿管囊肿常合并存在。重复肾畸形应与附加肾相鉴别,重复肾畸形中的两肾多数不能分开,而附加肾是完全独立的第三个肾。

2. 辅助检查

(1)B超:典型的B超表现为肾区可见2个集合系统,即2个相邻的肾盂影像,部分B超还可显示双输尿管。

(2)静脉尿路造影(IVU):是诊断的重要手段,可以显示重复肾畸形及输尿管异位开口及输尿管囊肿。必要的时候可以使用双倍造影剂及延缓拍片法。合并有输尿管囊肿的IVU的典型表现为膀胱区内可见蛇头样改变或膀胱区内有类圆形充盈缺损。

(3)CT尿路造影(CTU):CT扫描诊断重复肾畸形敏感性优于超声检查和静脉尿路造影,CT扫描常能清楚显示重复肾畸形的双肾及双输尿管,能判断尿路是否有梗阻存在,并有助于确定重复肾的输尿管开口是正常位置或是异位开口。同时,CT扫描可评估重复肾的肾实质厚度和肾积水程度。

(4)磁共振水成像(MRU):适合于明确引起肾脏和输尿管结构改变的原因和部位。对于不适合做静脉尿路造影的患者(肾功能损害、造影剂过敏、妊娠妇女等)可考虑采用。特别是在诊断伴有并发症的重复肾畸形,MRU优于其他影像学检查。

3. 治疗原则　无症状者,无需处理。如重复肾盂梗阻积水、重度感染、异位开口导致尿失禁,可以行肾重复部分切除或重复输尿管移植。

六、先天性肾盂输尿管连接部梗阻

先天性肾盂输尿管连接部梗阻(UPJO)定义为,因先天性肾盂输尿管连接部发育不良、发育异常或受到异位血管纤维索压迫等因素引起肾盂输尿管连接部梗阻,导致肾盂内尿液向输尿管排泄受阻,伴随肾集合系统扩张并继发肾损害。

1. 临床表现　儿童期患者可出现上腹、脐周或腰部胀痛,血尿及尿路感染,并可伴有恶心、呕吐。可在出现腹部包块或体检时发现。输尿管狭窄部扭曲、成角或合并肾结石可出现肾绞痛,"间歇性肾积水"发作。自发破裂可表现为急腹症。肾内血管受压缺血,继发肾素增高,可引起高血压。肾积水晚期致肾功能不全,可引起患儿生长发育迟缓、喂养困难。

2. 辅助检查

(1)B超:产前B超在妊娠第28周发现肾盂增大而不伴输尿管扩张,需考虑UPJO可能。出生后B超检查时应观察:肾盂径线、肾盏扩张程度、肾脏大小、肾实质厚度、皮质回声、输尿管、膀胱壁以及残余尿量。新生儿推荐在48h后行B超检查,但对于严重病例如双肾积水、孤立肾、羊水过少等,应出生后立即行B超检查。

(2)肾图:是评价肾脏排泄功能受损严重程度最常用的诊断方法。利尿肾图有助于鉴别功能性排泄缓慢与器质性梗阻。

（3）膀胱尿道造影：当患儿B超发现肾盂积水伴输尿管扩张或双侧肾积水时应进行该检查。

（4）静脉肾盂造影（IVU）：IVU可显示扩张的肾盂肾盏，当UPJO合并肾结石时，应进行IVU检查。

（5）CT血管造影（CTA）：当考虑施行UPJ内镜下切开术时，应进行CTA检查以明确是否存在异位血管。

（6）MRU与MRA：可以显示尿路扩张情况，对诊断异位血管骑跨UPJO准确性达86%。特别适合于肾功能不全、对碘造影剂过敏或上尿路解剖结构复杂者。

3. 治疗原则

（1）产前治疗：胎儿期肾积水定量评估有助于预测出生后是否需要干预治疗。

（2）非手术治疗：控制感染，密切随访，一旦肾功能受损进行性加重或肾发育不良，就需要手术。

（3）手术治疗：目的是解除梗阻，最大限度恢复肾功能和维持肾脏发育。梗阻轻者，肾盂肾盏扩张不严重时，行单纯矫形手术。梗阻严重者，应切除狭窄段及扩张肾盂，再做吻合手术。梗阻很严重者，肾实质残留很少，应行肾切除术。

七、异位输尿管、输尿管膨出和其他输尿管异常

异位输尿管、输尿管膨出和其他输尿管异常为遗传性疾病，多由于输尿管开口、结构等异常所致。异位输尿管分为外侧异位开口及远侧异位开口，输尿管膨出分为膀胱内型输尿管膨出及异位型输尿管膨出。

1. 临床表现

（1）尿频、尿急、尿痛：由于尿液的抗返流机制受影响及尿液引流进入其他部位（如男性引流入前列腺尿道和膀胱颈），引起尿路感染，可出现尿频、尿急、尿痛症状。

（2）阴道分泌物：由于输尿管异位开口于阴道，表现为阴道总是有分泌物。

（3）腹部包块：患者可触及包块，为肾积水体征。而异位的输尿管膨出可能会脱出尿道形成阴道包块。

（4）尿失禁：患者存在不同形式的排尿障碍，包括尿急、尿失禁。

2. 辅助检查

（1）B超：在双集合系统中可发现分离的肾盏，而肾盏的扩张积水亦可由B超发现。

（2）IVU：排泄性膀胱尿路造影可显示输尿管膨出的大小和位置以及是否存在膀胱输尿管反流，能够提供输尿管开口位置线索。

（3）CT及MRI：MRI适合发现和定义被液体充盈的结构，此外还能提供内生殖器结构异常的信息。CT扫描的延迟相，能够发现其他检查所不能发现的上肾。

（4）膀胱尿道镜检：可在进行相关检查时发现异位开口，并进一步行逆行造影证实。

3. 治疗原则

（1）异位输尿管多采用上肾切除术，可以选择开放肾部分切除，或者腹腔镜肾切除或肾部分切除术。

（2）上肾仍有部分功能时可行肾盂输尿管吻合术。

(3)输尿管膨出切除和输尿管膀胱再植。

(4)对症处理,合并有泌尿系统感染时可采取抗炎等处理。

八、尿道上裂

尿道上裂是一种先天性的阴茎发育畸形,尿道自开口至耻骨联合在阴茎背侧呈一沟槽,包皮在背侧裂开,阴茎头呈扁平状,阴茎体较小。

1. 诊断标准　阴茎头型很少发生尿失禁,阴茎型和阴茎耻骨型,尿失禁的发生率各为75％和95％。尿失禁通常是尿道括约肌发育不良,还可出现远端阴茎弯曲。耻骨分离常合并膀胱外翻,尿道上裂认为是膀胱外翻的一种较轻形式;严重的尿道上裂常并发膀胱外翻。

2. 治疗原则

(1)非手术治疗:主要依赖于尿道扩张,即使手术治疗后的病例也应定期扩张,预防再次狭窄。尿道扩张不宜在尿道有急性炎症时进行,并应在良好麻醉和严格无菌条件下进行。

(2)手术治疗:非手术治疗失败的尿道狭窄患者可选用合适的手术治疗。一般实行尿道上裂整形术,包括阴茎伸直和尿道成形术。伴有尿失禁的患者,如括约肌成形术失败,再考虑尿流改道手术。

九、尿道下裂

尿道下裂是泌尿系统最常见的先天畸形,男性多见,发生率在0.2％～0.4％之间。分为4型。①阴茎头型:尿道开口在冠状沟腹侧中央。此型除尿道开口较窄外,一般不影响排尿和性交功能。②阴茎型:尿道外口开自于阴茎腹侧,需手术矫正;阴茎阴囊型:尿道开口于阴囊阴茎交界处,阴茎严重弯曲。③阴囊型:尿道外口位于阴囊,除具有尿道下裂一般特征外,同时阴囊发育差,可有不同程度对裂,其内有时无睾丸。④会阴型:尿道外口位于会阴,外生殖器发育极差,阴茎短小而严重下曲,阴囊对裂,形如女性外阴。

1. 临床表现

(1)排尿异常,主要表现为尿线细,尿流自下无射程,排尿时打湿衣裤。

(2)阴茎勃起时明显向下弯曲。

2. 辅助检查　严重的阴茎阴囊型或会阴型,可作染色体与性激素测定,并进行直肠指检、B超及CT检查,排除两性畸形的可能。

3. 治疗原则　手术治疗:手术目的是矫正阴茎弯曲,使尿道口恢复或接近在阴茎头的正常位置,归纳其手术方法主要为一期成形术及分期成形术两大类。一期成形术是矫正阴茎下曲畸形和重建尿道于一次手术完成;分期手术是先矫正阴茎下曲畸形,并作好包皮皮肤的转移,待6～12个月后,再施行尿道重建的手术。尿道成形术的方法很多,一般是利用阴茎腹侧的皮肤或阴囊的皮肤形成尿道。也有采用游离的膀胱黏膜或口腔黏膜形成尿道。

（张彬）

第二节　泌尿系统结核

泌尿、男性生殖系统结核是全身结核的一部分,其中最主要的是肾结核。肾结核大多数起源于肺结核,结核菌自原发感染灶经血行播散引起肾结核,如未及时治疗,结核杆菌随尿液下行可播散到输尿管、膀胱、尿道致病。含有结核菌的尿液还可以通过前列腺导管、射精管侵入生殖系统，可引起前列腺、精囊、输精管、附睾和睾丸结核。男性生殖系统结核也可以经血行直接播散引起。

一、肾结核

肾结核发病过程较慢，绝大多数起源于肺结核，其次是骨关节和肠道结核。多发于20～40岁青壮年，幼儿及老年少见。男性多于女性。约90%为单侧病变。

（一）病理

肾结核的早期病变主要是肾皮质内多发结核结节，是由淋巴细胞、浆细胞、巨噬细胞和上皮细胞形成的结核性肉芽组织，中央为干酪样物质，边缘为纤维组织增生。随病变发展，病灶浸润逐渐扩大，侵入肾髓质后病变不能自愈，进行性发展，结核结节彼此融合，形成干酪样脓肿，逐渐扩大蔓延累及全肾。结核钙化也是肾结核常见的病理改变，可以是散在的钙化斑块，也可为弥散的全肾钙化。少数患者全肾钙化，肾功能完全丧失，结核菌不能进入膀胱，膀胱继发性结核病变逐渐好转、愈合，膀胱刺激症状逐渐消失，这种情况称之为"肾自截"。但病灶内仍存有大量结核菌，仍可作为病源复发，不能忽视。

（二）诊断标准

1.临床表现　肾结核早期常无明显症状，随着病情的发展，其症状取决于肾病变的范围及输尿管、膀胱继发结核病变的严重程度。可以出现下列典型症状。

（1）尿频、尿急、尿痛：慢性膀胱刺激症状是典型的症状之一，最早出现尿频，以后随着结核病变侵及膀胱壁，尿频加剧，并伴有尿急、尿痛，晚期膀胱发生挛缩，甚至出现尿失禁。

（2）血尿和脓尿：血尿是肾结核的重要症状，可为肉眼或镜下血尿，但以终末血尿为主。血尿常在尿频、尿急、尿痛症状发生后出现。脓尿表现为尿液呈不同程度的混浊，也可为脓血尿。

（3）肾区疼痛和肿块：一般无明显肾区疼痛，仅患肾破坏严重，形成巨大脓肾、继发感染或病变蔓延至肾周可出现疼痛或肾区触及肿块。

（4）约50%～80%的男性患者伴有生殖系统结核，临床表现最明显的是附睾结核。

（5）全身症状：肾结核破坏严重、积脓或合并其他器官活动性结核病灶，可出现消瘦、乏力、低热、盗汗等全身症状。双肾结核或单侧肾结核对侧严重肾积水时，可出现慢性肾功能不全症状，如水肿、贫血、恶心、呕吐、少尿或无尿等。

2.辅助检查

（1）尿常规化验：尿呈酸性，有多数白细胞、红细胞和少量蛋白。

（2）尿细菌学检查：晨尿沉渣涂片找结核杆菌，约50%～70%的病例可找到抗酸杆菌，应连查3次，必要时重复检查。

（3）结核杆菌培养阳性率高达90%，这对肾结核的诊断有决定性意义，但培养时间长达4～8周。

（4）放射学检查：泌尿系统平片可见患肾局灶或钙化，应与结石鉴别；静脉尿路造影可见典型的肾盏、肾盂虫蚀样破坏，或棉桃样空洞阴影，同时可以了解分侧肾功能、病变程度及范围。严重者患肾不显影应行逆行肾盂造影，可显示肾脏破坏情况。

（5）膀胱镜检查：可见膀胱三角区及患侧输尿管周围充血水肿及浅黄色结核结节或溃疡

与肉芽肿。必要时取活组织检查明确诊断,患侧输尿管口可呈"洞穴"状,膀胱挛缩或急性期炎症时忌做此项检查。

(6)B超和CT检查:B超可显示肾结构紊乱、脓腔和对侧肾积水;CT对晚期病变的诊断优于静脉尿路造影,可显示肾皮质空洞、钙化及输尿管管壁增厚等。

(7)核素肾动态扫描:可了解分肾功能和上尿路排泄情况。

(三)治疗原则

肾结核是全身结核的一部分,要注意营养、休息、避免劳累。

1.药物治疗 适合病变较轻,范围局限的早期肾结核。抗结核治疗开始前必须明确诊断,对于确诊为肾结核的患者,无论其病变程度如何及是否需行手术治疗,均需按规定进行抗结核的药物治疗。采用联合用药,短期化疗。异烟肼(雷米封)300mg/d,顿服;利福平450～600mg/d,顿服;吡嗪酰胺25mg/(kg·d)(每日不超过2g),分3次口服。吡嗪酰胺仅用于头2个月,以后改为乙胺丁醇1g/d,持续服用6个月以上或根据病情适当延长。治疗期间应定期检查肝肾功能。对耐药菌株未确立的严重病例,近来多主张加用链霉素,但需注意其对听神经的损害。

抗结核药的停药标准:①全身情况明显改善,血沉正常。②排尿症状完全消失。③反复多次尿常规检查正常。④尿抗酸杆菌检查多次阴性。⑤泌尿系统造影检查病灶稳定或已愈合。⑥全身检查无其他结核病灶。

2.手术治疗 肾脏破坏严重,应行手术治疗。术前、术后均需药物抗结核治疗。根据病情,手术方式如下。

(1)肾切除术:肾切除的适应证为:①单侧肾结核病灶破坏范围超过50%以上。②全肾结核性破坏,肾功能已丧失。③结核性脓肾。④双侧肾结核,一侧破坏严重,而另一侧为较轻度结核。⑤自截肾。

(2)肾部分切除术:适于病灶局限于肾的一极。

(3)肾结核病灶清除术:局限于肾实质表面闭合性的结核性脓肿,与肾集合系统不相通。

(4)解除输尿管狭窄的手术:如切除狭窄段行对端吻合术,输尿管膀胱吻合术。适于输尿管结核病变致使管腔狭窄引起肾积水。

(5)挛缩膀胱与对侧肾积水的手术:如乙状结肠膀胱扩大术、肾造口术、输尿管皮肤造口术等。

二、肾结核对侧肾积水

肾结核合并对侧肾积水是肾结核的晚期并发症之一,发病率约15%左右。主要由于膀胱结核引起对侧输尿管口狭窄或闭合不全,输尿管下端狭窄,膀胱挛缩或结核性尿道狭窄所致,多为两种以上病因造成。

(一)诊断标准

1.临床表现 肾结核对侧肾积水与一般晚期肾结核的临床症状相同,肾积水的局部症状多不明显,但全身情况多较衰弱,突出的临床表现为膀胱结核症状。

(1)尿频、尿急、尿痛,排尿次数极为频繁,每小时排尿数次,甚至尿失禁,部分患者伴血尿。

(2)肾积水侧腰腹部有轻微胀痛不适,是因为肾积水引起的局部症状。

(3)肾功能不全症状,如水肿、贫血、恶心、呕吐、少尿等。

2.辅助检查

(1)实验室检查:①血沉增速。②尿液检查,尿液呈酸性反应,蛋白微量,有多数红细胞和白细胞。③尿液结核杆菌检查,尿沉渣涂片找抗酸杆菌,连续 3 次检查均为阳性,诊断才比较可靠;尿结核菌培养阳性率可高达 90%,但培养时间长,需 8 周才有结果;尿结核菌动物接种阳性率高达 90%以上,但费时较长,需 2 个月才能得到结果。④尿液结核 IgG 抗体测定阳性率高,具有一定的特异性和敏感性。PCR 检测结核杆菌具有快速、准确、灵敏度高等特点,但有一定的假阳性表现。

(2)静脉尿路造影:可了解肾结核的进展情况及对侧肾积水的程度和功能。

(3)B 超、CT 或 MRI:可显示积水的肾脏和扩张的输拔管。

(4)肾穿刺造影:是诊断肾功能损害较严重的肾结核及肾积水的较好方法,可获得清晰的肾盂输尿管影像,可了解尿路梗阻部位及程度,但目前已经逐步被 CTU 和 MRU 等无创检查方法所替代。

(5)膀胱返流造影:可了解输尿管闭合不全,尿液返流状况,因该检查可引起上行肾感染,应慎用。

(6)核素肾动态扫描:可了解肾功能和上尿路排泄情况。

(二)治疗原则

以保留和恢复积水肾的功能为主要目的,根据患者具体病情,依次选择以下治疗方案。

1.结核肾切除,患者一般情况好,在抗结核治疗后行肾切除术。

2.治疗肾积水侧的输尿管狭窄或闭合不全,如无膀胱挛缩,则治疗病变输尿管;如果有膀胱挛缩,应积极处理膀胱挛缩。

3.膀胱挛缩根据患者情况,可考虑行肠膀胱扩大术。

4.酌情行积水肾侧输尿管皮肤造口术或肾造口术等。

(张彬)

第三节 尿石症

尿石症是泌尿系统各部位结石病的统称,是泌尿外科的常见疾病之一,尿石症与环境因素、全身性病变和泌尿系统疾病有密切关系。

一、肾与输尿管结石

泌尿系结石最多见的是草酸钙,其次为磷酸钙、尿酸及胱氨酸结石。磷酸镁胺为感染性结石。本病好发于青壮年,男性多于女性。左右侧肾脏发病率相似,双侧者约占 10%。

(一)诊断标准

1.临床表现

(1)肾与输尿管结石不活动、无梗阻及感染时,可长期无症状,体检时可为 B 超发现。

(2)腰部钝痛:肾内有较大结石如铸型结石或输尿管结石梗阻引起肾积水时,常可致腰部钝痛。

(3)肾绞痛:较小的结石可引起同侧腰腹绞痛并向下腹等处放射,常伴恶心、呕吐,肾区叩痛明显。

（4）血尿：可为镜下血尿也可为肉眼血尿。血尿常发生于运动或颠簸及肾绞痛后。

（5）感染症状：结石伴感染时，可出现尿频、尿急、尿痛等症状，如继发急性肾盂肾炎或肾积脓时，可出现高热、寒战等。

（6）肾功能受损：双侧上尿路或孤立肾尿路结石梗阻或反复感染，可致肾功能不同程度受损，也可导致突然无尿。

2.辅助检查

（1）尿常规化验：常有多少不等红细胞，若伴感染时，可有较多的白细胞，尿细菌培养可阳性。

（2）X线检查：泌尿系平片可发现95%以上的阳性结石，静脉尿路造影可确定结石位置，并了解尿路的形态，此外还可以了解肾积水及分肾功能情况。

（3）B超及CT：可显示肾输尿管结石大小、部位及肾积水情况，以及X线检查不能发现的阴性结石。B超对肾内小结石的诊断存在一定假阳性率。

（4）血清及24h尿液中钙、磷、尿酸等检查：对发现因代谢异常引起尿石症的疾病非常重要。

（5）肾功能测定：如尿素氮、肌酐、肌酐清除率等。

（6）结石分析：可鉴定结石的理化性质，对结石的防治有一定帮助。

（7）内镜检查：包括肾镜、输尿管镜、膀胱镜检查。通常在泌尿系统平片未显示结石，排泄性尿路造影不能确诊时，可借助内镜明确诊断并诊疗。

（二）治疗原则．

1.一般治疗

（1）大量饮水：尽可能维持每日尿量在2000～3000ml。大量饮水配合利尿解痉药物，可促使小的结石排出。在感染时，大量饮水及利尿可促进引流，有利于感染的控制。

（2）对症治疗：肾绞痛发作时，首先应解痉止痛，可选用阿托品、布桂嗪、哌替啶、吗啡、吲哚美辛、黄体酮等。局部可行热敷。针灸肾俞、足三里、关元穴。呕吐严重者，应静脉点滴补充液体及电解质。直径小于0.6cm光滑结石可采用中药排石治疗，同时大量饮水，适当作颠簸运动，以促使结石排除。应观察每次排尿，注意有无结石排出。

（3）控制感染：伴感染时，根据细菌培养及药敏试验给予有效抗菌药物。

2.针对结石病因的治疗　对于原发性甲状旁腺功能亢进、痛风、肾小管性酸中毒等疾病所致尿石症，在治疗结石的同时对引起结石的疾病进行针对性治疗，对防治结石十分重要。

3.体外冲击波碎石（ESWL）治疗　体外冲击波碎石（extracorporeal shock wave lithotripsy,ESWL）是利用体外冲击波聚焦后击碎结石，使之随尿液排出体外。除无法纠正的血液疾病及结石远端尿路有梗阻和孕妇外，大多数上尿路结石均适用此法治疗（肾盂内小于2cm的单个结石效果最佳），但对较大结石碎石后有形成"石街"引起梗阻、感染危险。若需再次治疗，间隔时间不少于7d。

（1）ESWL治疗适应证

①输尿管结石的远端无器质性梗阻。

②孤立肾肾结石落入输尿管，引起无尿或少尿应急诊行ESWL。

③双侧输尿管结石同时发生梗阻引起无尿，应先对近期发作一侧的结石进行ESWL，待

结石梗阻解除,肾功能恢复后再治疗另一侧。

④输尿管结石发生急性肾绞痛应用解痉药无效患者可急诊行 ESWL。

⑤同侧输尿管多发结石应先治疗输尿管积水端结石,待结石粉碎后再治疗远端结石。

⑥对于较大的结石、结石在输尿管同一部位停留时间较长,肾功能较差,在实行 ESWL 治疗 1～2 次无效时,应及时改用其他治疗手段。

⑦输尿管内石街形成应及时行 ESWL,促进石街碎石屑排出。

⑧输尿管结石伴同侧肾急性感染时,应先行肾造瘘置管引流,控制感染后再行 ESWL 治疗,待结石排净后再拔管。

(2)治疗方法

①工作电压:为 4～9kV。

②轰击次数:每次治疗不超过 4500 次。

③间隔时间:两次治疗间隔时间应不少于 7d。

(3)并发症

①血尿:较轻并 1～2d 后血尿自行消失,无需处理。

②绞痛:在排石过程中少数患者会出现输尿管绞痛,应用解痉镇痛可缓解。

4.手术治疗

(1)非开放手术治疗

①输尿管肾镜取石或碎石术:适用于中下段输尿管结石,可使用套石篮取石或气压弹道及钬激光等碎石。

②经皮肾镜取石或碎石术:适用于直径＞2cm 的肾盂结石及肾下盏结石,可与 ESWL 联合应用治疗复杂性肾结石。

③腹腔镜输尿管切开取石术:对 ESWL 及输尿管肾镜难以治疗的患者,有条件的医院可考虑采用此项方法治疗。

(2)开放手术治疗:仅少数病例需要开放手术治疗。

开放手术包括以下方面。

①单纯性肾盂、肾窦切开取石术。

②肾盂肾实质联合切开取石术。

③无萎缩性肾实质切开取石术。

④放射状肾实质切开取石术。

⑤肾部分切除术。

⑥肾切除术。

⑦输尿管切开取石术。对合并尿路梗阻者,应手术一并解除梗阻。

5.药物溶石治疗 对尿酸结石、胱氨酸结石,门服溶石药物有一定疗效。

6.鹿角状结石的处理 也称铸状结石,指肾盂结石较大,且结石已深入肾盏,形状似鹿角而称鹿角状结石。

(1)单独应用 ESWL 治疗:适用于肾内型肾盂患者,结石虽为鹿角状结石,但结石总的体积较小,且无大的积水。治疗顺序依次为肾盂、下盏、中盏及上盏,力争将结石击碎成 2mm 的小颗粒以利于结石的排出,减少输尿管内石街的形成;如治疗前在患侧放置 D－J 管,也可减少输尿管内石街的形成。

(2)ESWL 与 PCN 联合治疗:适用于巨大的鹿角状结石的患者。结石过大常需反复多次碎石,既增加了费用,又加重了肾组织的损伤和造成泌尿系统梗阻的机会。因此应先行经皮肾镜,配合 B 超、激光、气压弹道等碎石技术将肾盂内的结石尽可能取尽,2～4d 后再行 ES-WL 治疗,将剩余的结石粉碎。如发生输尿管内石街,用 ESWL 治疗无效时,可行输尿管镜取石。孤立肾术前应放置 D－J 管,以减少输尿管内石街的形成。

(3)鹿角状结石的复打:由于鹿角状结石均较大,为了保证患者的安全,减少肾组织及肾周组织和血管的损伤,应严格控制碎石的工作电压和冲击次数及两次治疗的间隔时间,避免肾组织的严重损伤和肾周血肿的发生。

(4)肾造瘘:肾脏鹿角状结石一般均较大,经 ESWL 治疗后极易在输尿管内形成石街,但多数能自行排出,少数形成泌尿系统梗阻而影响肾脏功能或出现严重的泌尿系统感染甚至全身的感染。因此,当出现输尿管内石街时,如无症状应积极观察,一周后仍无变化,可先行 ESWL 治疗,由石街的下端开始向上治疗,绝大多数有效;在观察期间如出现梗阻感染症状,应积极采取减压措施,在 B 超引导下行患侧经皮肾穿刺造瘘术,待结石排出后再拔管。

(5)抗感染问题:肾脏鹿角状结石多半合并有感染,治疗前 1～2d 即开始应用抗菌药物,ESWL 治疗后再应用 3～4d。

(6)治疗前输尿管内置管问题:为了防止输尿管内石街形成导致上泌尿系统的梗阻,术前在患侧输尿管内放置 D－J 管,可以达到内引流的目的。但在实际临床工作中,由于鹿角状结石均较大,充满肾盂,D－J 管很难进入肾盂内而无法固定,导致 D－J 管脱落。

二、膀胱结石

原发性膀胱结石的发病率在我国已显著下降,多见于男性幼年和老年患者,女性极少见。小儿与营养不良及低蛋白饮食有关,老年男性多为继发性膀胱结石,常见于膀胱出口梗阻,如前列腺增生、膀胱颈挛缩或膀胱内异物等。感染、寄生虫、肾结石排至膀胱亦为原因之一。

(一)诊断标准

1.临床表现

(1)典型症状为排尿突然中断,并疼痛明显,放射至远端尿道和阴茎头。前列腺增生继发结石者疼痛不明显。

(2)排尿困难伴尿频、尿急和尿痛。继发感染时,症状加重。可伴血尿,以终末血尿多见。

2.辅助检查

(1)尿常规化验:多数有白细胞、红细胞。

(2)B 超:能显示结石声影,了解结石大小和数目,同时还可发现膀胱肿瘤、憩室等其他病变。

(3)X 线检查:膀胱区平片可显示绝大多数结石。尿路造影可显示膀胱内结石所致的充盈缺损。怀疑上尿路结石可能时,还需作泌尿系统平片及排泄性尿路造影。

(4)双合诊检查:排空膀胱后,行直肠和耻骨上双合诊检查,可触及较大的结石。

(5)膀胱镜检查:是最可靠的诊断方法,同时可以观察到其他病变,如前列腺增生、膀胱颈挛缩、膀胱憩室及结石引起的膀胱癌等。

(二)治疗原则

1.经膀胱镜碎石治疗　包括机械碎石、液电碎石、超声碎石、激光碎石及气压弹道碎石等。

2.经耻骨上膀胱切开取石术 适用于体积大与数量较多的膀胱结石。如合并前列腺增生及膀胱憩室等病变,应同时予以切除。

3.体外冲击波碎石(ESWL) 可俯卧位行 ESWL,将结石击碎自行排出。

(1)患者选择

①原发性膀胱结石小于 5cm 者。

②膀胱憩室结石而憩室颈无狭窄者。

③下尿路梗阻明显者不宜行 ESWL。

(2)治疗方法

①工作电压:为 4~9kV。

②轰击次数:每次治疗不超过 4500 次。

(3)并发症及处理

①血尿:血尿较上尿路结石稍重,可持续 2~3d,多可自愈。

②尿道疼痛:排石过程中可出现尿道疼痛,嘱患者多饮水增加尿量,减轻疼痛。

③发热:膀胱结石多与感染有关,碎石后可出现低热。可应用抗菌药物控制感染。

三、尿道结石

尿道结石绝大多数来自肾和膀胱,结石容易嵌顿前列腺尿道部、球部尿道,舟状窝或尿道外口处。尿道狭窄、尿道憩室或有异物存在,也可在尿道内形成结石。

(一)诊断标准

1.临床表现

(1)排尿困难:结石嵌顿在尿道,可发生突然尿流中断,出现排尿困难甚至急性尿潴留。

(2)疼痛:患者感觉排尿痛,可为局部剧烈痛或排尿时刀割样疼痛。后尿道结石引起的疼痛常放射至会阴部或肛门,常伴尿频、尿急及强烈尿意。

(3)感染症状:继发感染可导致尿道脓性分泌物增多,严重者脓肿破溃可形成尿瘘或尿道狭窄。

2.辅助检查

(1)触诊:前尿道结石常可用手触摸到并有疼痛。后尿道结石经直肠指检可能触及。

(2)金属尿道探子:可探及结石并能感到与结石摩擦感。

(3)B超:经会阴或直肠超声可显示尿道结石声影。

(4)X线检查:X线平片可显示尿道结石大小及部位。尿道造影则可发现有无尿道狭窄和尿道憩室等。

(5)尿道镜检查:可直接观察到结石及尿道合并症等。

(二)治疗原则

1.前尿道结石取出术 位于尿道外口和舟状窝的尿道结石可用血管钳夹持取出;前尿道结石如果表面光滑,向尿道内注入无菌石蜡油,然后向尿道外口挤压结石,可将结石取出。

2.经内腔镜碎石术 前尿道结石嵌顿严重,可采用气压弹道碎石或钬激光碎石,如失败,必要时行前尿道切开取石术。

3.后尿道结石 可用金属尿道探子将结石推回到膀胱内,再按膀胱结石处理。

(张彬)

第四节　泌尿、男性生殖系统肿瘤

一、肾肿瘤

肾肿瘤在泌尿生殖系统中较常见，在我国发病率仅次于膀胱肿瘤。肾肿瘤多为恶性，成年人肾肿瘤中绝大部分为肾癌，肾盂癌较少。在小儿恶性肿瘤中，肾母细胞瘤占到 20% 以上。良性肿瘤中最多见的是肾血管平滑肌脂肪瘤，又称肾错构瘤。

(一)肾癌

肾癌约占恶性肿瘤的 2%～3%，各国的发病率不同。我国肾癌的发病率和死亡率有上升趋势，发病年龄可见于各年龄段，高发年龄 50～70 岁，男性多于女性，比例约为 2:1。

肾癌又称肾细胞癌、肾腺癌，是起源于肾实质泌尿小管上皮系统的恶性肿瘤，占肾脏恶性肿瘤的 90%。其病理分类根据 2004 年世界卫生组织肾细胞癌病理分类标准主要为肾透明细胞癌(80%～90%)、乳头状肾细胞癌(10%～15%)、肾嫌色细胞癌(4%～5%)三种类型，此外还有集合管癌、肉瘤样癌、多房囊性肾细胞癌、未分类肾细胞癌等类型。其组织学分级根据 1997 年世界卫生组织推荐的将肾细胞癌分为高分化、中分化、低分化的分级标准。临床分期推荐采用 2002 年 AJCC 的 TNM 分期，2009 年做了部分修改，包括 T_2 期肿瘤中将肿瘤>7cm 且<10cm 定义为 T_{2a}，肿瘤>10cm 且局限于肾包膜内定义为 T_{2b}；T_3 期肿瘤中将肾肿瘤合并肾静脉血栓归属为 T_{3a}，肾肿瘤伴有肾上腺侵犯的归属为 T_4 期；淋巴结转移由 $N_{0\sim2}$ 简化为 N_0（无淋巴结转移）与 N_1（有淋巴结转移）。肾脏区域的区域淋巴结包括：肾门淋巴结、下腔静脉周围淋巴结、腹主动脉周围淋巴结及肾周的腹膜后淋巴结。

1.临床表现

(1)无症状肾癌的发现率逐年升高，国外报道高达 50% 以上，患者仅在体检时发现。

(2)经典的临床症状是血尿、腰痛和腹部肿块(肾癌三联症)，为肾癌晚期表现，临床出现率已经不到 10%。

(3)10%～40% 的患者出现副瘤综合征，全身症状表现为发热、高血压、血沉快、体重下降、红细胞增多症、高血钙以及男性患者平卧位不能消失的精索静脉曲张等。消瘦、贫血、虚弱等常是晚期症状。此外，25%～30% 患者可出现转移疾病相关症状，如病理性骨折、神经麻痹或咯血等。

2.辅助检查

(1)实验室检查：包括血常规、尿常规、血沉、血生化及碱性磷酸酶和乳酸脱氢酶等检查。

(2)超声检查：超声能够可靠地鉴别实性和囊性病变，可发现肾脏内 1cm 的早期肾癌。肾癌常表现为中低回声实性肿物，内部回声不均匀。少数可表现为中高回声，与肾错构瘤不易鉴别。本检查简单易行，是肾肿瘤的常规检查项目。

(3)X 线检查：胸部 X 线片(正、侧位)可了解有无胸部转移，是肾肿瘤的常规检查项目。腹平片可见肾外形轮廓，偶可见到肿瘤钙化，可为开放性手术选择手术切口提供帮助。静脉尿路造影可见到肾盏、肾盂因肿物挤压有不规则变形、拉长、移位或充盈缺损等，并且可评价对侧肾功能，是肾肿瘤的选择性检查项目。

(4)CT 平扫和增强扫描：腹部 CT 平扫和增强扫描是肾肿瘤诊断的可靠影像学检查，可发现早期肾癌,平扫时肾癌常表现中、低密度的不均质肿块,增强扫描肿瘤增强程度常不及正常肾实质,还能显示有无淋巴结转移,有无邻近组织受侵及肾静脉、腔静脉内有无癌栓等。胸部 CT 扫描检查必须在胸部 X 线片有可疑结节或临床分期Ⅲ期以上的患者中选择检查。脑部 CT 检查必须在有头痛或相应神经系统症状时选择检查。

(5)磁共振成像(MRI):为选择性检查项目,对肾功能不全、超声波检查或 CT 检查提示下腔静脉瘤栓患者采用。因具有较强的信号对比,对肾肿瘤的检查、转移,对邻近组织器官的侵犯及肾静脉、腔静脉内的癌栓常可获得较理想的检查结果。

(6)核素骨显像检查:对有下列指征者可选择此检查:有相应骨症状;碱性磷酸酶高;临床分期为Ⅲ期以上的患者。

(7)肾穿刺活检术:对年老体弱、有手术禁忌证的肾癌患者或不能手术治疗的晚期肾肿瘤需化疗或其他治疗的患者,治疗前为明确诊断,可选择行肾穿刺活检获取病理诊断。

(8)肾动脉造影:可表现肿瘤内的病理性血管、动静脉瘘、血管池、包膜血管增多等。尤其对直径小于 3cm 的小肾癌的诊断有较大帮助,现已不推荐作为常规检查项目。对需姑息性肾动脉栓塞治疗或保留肾单位手术前需了解肾血管分布及肿瘤血管情况者可选择行肾血管造影检查。

3. 治疗原则

(1)根治性肾切除术:是主要的治疗方法,是目前唯一公认的可能治愈肾癌的方法,可经开放性手术或腹腔镜手术进行。适用于局限性肾癌(临床分期为Ⅰ、Ⅱ)及局部进展性肾癌(临床分期为Ⅲ)。经典的切除范围包括肾、肾周脂肪、肾周筋膜、同侧肾上腺、从膈肌脚至腹主动脉分叉处腹主动脉或下腔静脉旁淋巴结以及髂血管分叉以上输尿管。现代临床观点认为如临床分期为Ⅰ或Ⅱ,肿瘤位于肾脏中、下部分,肿瘤<8cm、且 CT 检查显示肾上腺正常,可以选择保留同侧肾上腺的根治性肾切除术。局限性肾癌不推荐加区域或扩大淋巴结清扫术,局部进展性肾癌对转移的淋巴结或血管瘤栓需根据病变程度、患者的身体状况等因素选择是否切除。淋巴结清扫术似乎并不能提高根治性肾切除术后的长期生存率,区域或扩大淋巴结清扫术只对判定肿瘤临床分期有实际意义。最近研究认为 TNM 分期、瘤栓长度、瘤栓是否侵润腔静脉壁对预后有直接影响。推荐对临床分期为 $T_{3b}N_0M_0$ 的患者行静脉瘤栓取出术,不推荐对 CT 或 MRI 检查提示有下腔静脉壁受侵或伴淋巴结转移或远处转移的患者行此手术。

(2)保留肾单位手术:可经开放性手术或腹腔镜手术进行。保留肾单位手术包括部分肾切除术和肿瘤剜除术。适用于双侧肾癌、解剖性或功能性孤立肾肾癌及肾癌对侧肾功能欠佳者,相对适应于肾癌对侧肾存在某些良性疾病可能导致肾功能恶化的患者或者遗传性肾癌对侧肾有出现癌变风险的患者;选择性适用于临床分期为 T_{1a}(直径小于 4cm),肿瘤位于肾脏上、下极或边缘者、单发、无症状且对侧肾功能正常的患者。临床直径小于 4cm 的单发肾癌,保留肾单位手术在术后局部复发率和长期生存率方面和根治性肾切除术有相近的手术效果。保留肾单位手术肾实质切除范围应距肿瘤边缘 0.5~1.0cm,在保证肿瘤完整切除的情况下,手术切缘的厚度对肿瘤术后局部复发率影响不大。

(3)肾癌对放疗及化疗均不敏感,治疗效果不好:局限性肾癌术后不推荐常规应用辅助性放、化疗;对未能彻底切除干净的局部进展性肾癌可选术中或术后放疗;推荐将化疗作为转移性非透明细胞癌患者的选择方案,主要的化疗药物有吉西他滨、顺铂、氟尿嘧啶、卡培他滨,近几年以二氟脱氧胞苷为主的化疗对转移性肾癌取得了一定疗效；对转移性肾癌术后局部瘤床复发、区域或远处淋巴结转移、骨骼或肺转移患者，姑息放疗可达到缓解疼痛、改善生存质量的目的。近些年开展的立体定向放疗、三维适形放疗和调强适形放疗对复发或转移病灶能起到较好的控制作用。

(4)免疫疗法：应用白介素－2(IL－2)、干扰素等对转移癌的治疗有一定疗效，有效率约为15%。推荐将中、高剂量干扰素、白介素作为治疗转移性肾透明细胞癌的基本药物。

(5)分子靶向药物治疗：2006年起NCCN、EAU将分子靶向治疗药物(索拉菲尼、舒尼替尼、Temsirolimus、贝伐单抗联合干扰素)作为转移性肾癌的一、二线治疗用药。目前推荐索拉菲尼用量400mg，一日2次；或舒尼替尼50mg每日1次。分子靶向药物治疗转移性肾癌能提高肿瘤无进展生存率和总生存率。

(6)微创治疗：包括射频消融、冷冻消融、高强度聚焦超声。治疗适应证为：不适于开放性手术、需尽可能保留肾单位功能、有全身麻醉禁忌、肾功能不全、肿瘤最大径<4cm且位于肾周边的肾癌患者。

(7)肾动脉栓塞治疗：对于不能耐受手术治疗的患者可作为缓解症状的一种姑息性治疗方法。

(二)肾血管平滑肌脂肪瘤

肾血管平滑肌脂肪瘤又称肾错构瘤(AMI)，由成熟脂肪组织、平滑肌组织和厚壁血管组成，为肾脏良性肿瘤。近年来发病率有增高趋势，可能与诊断技术水平提高有关。肾错构瘤可以是独立的疾病，也可能伴有结节性硬化综合征(tuberous sclerosis syndrome，TS)。国外报道大约50%的血管平滑肌脂肪瘤伴有结节性硬化。结节性硬化是一种家族遗传性疾病。临床特点为双肾多发性病灶，生长迅速并合并智力发育迟缓，面部蝴蝶状皮脂腺瘤等。女性多见，发病年龄为20～50岁。但我国肾错构瘤患者绝大多数并不伴有结节性硬化。血管平滑肌脂肪瘤的最大危险在于其破裂导致的腹膜后大出血，又称Wunderlich综合征。单发的血管平滑肌脂肪瘤每年约有5%的增长率，多发的和伴有结节性硬化综合征的每年大约增长20%。

1.临床诊断

(1)体积不大的肾错构瘤多无症状，常在体检做B超或CT检查时被发现。

(2)体积较大的肾错构瘤因挤压周围组织和腹腔脏器，引起上腹胀感不适。

(3)当肿瘤内出血或肿瘤破裂出血，导致瘤体迅速增大，出现腹痛、血尿、可触及的肿块，严重者可出现失血性休克，危及生命，需急诊就医。

2.辅助检查

(1)超声检查和CT扫描诊断：超声检查的特征性表现是边界清楚、后伴声影的强回声病变，腹部回声无衰减，不能作为特异性诊断。CT检查是目前最准确有效的无创性诊断手段，主要表现为肿瘤中脂肪组织的CT负值(－20HU或更低)，MRI的脂肪抑制显像也有助于诊断。

(2)肾动脉造影：显示不规则分布的小动脉瘤样扩张，葡萄状，无肾癌常见的动静脉瘘，具有诊断意义。

3.治疗原则　肾错构瘤的治疗要考虑到其出血的危险，一般大于4cm的肿瘤大多数有症状。

（1）肾错构瘤为良性肿瘤，若肿瘤体积较小（<4cm），可长期随访，不作处理。建议每6～12个月复查，检测其增长率和临床症状。

（2）若肿瘤体积较大（>4cm）且有继续增长趋势或伴有疼痛、出血时，应考虑手术或介入性动脉栓塞。有症状的小肿瘤合并结节性硬化综合征或多发病灶或是需要保护肾功能者，需采取保留肾单位的选择性肾动脉栓塞或肾部分切除术。

（三）肾母细胞瘤

肾母细胞瘤又称肾胚胎瘤或Wilms瘤，是婴幼儿最常见的腹部肿瘤。多数在5岁之前发病，2/3发病在3岁以内。发病无性别及左右侧别差异。成人发病罕见，预后差。

1.临床表现

（1）婴幼儿腹部巨大包块是最常见的症状，肿物表面光滑。

（2）少数患儿当肿物侵犯肾盂或肾盏时可出现肉眼血尿或镜下血尿。

（3）肿瘤内出血或继发感染时，可出现腹痛、发热，肿瘤压迫肾血管时可出现高血压。

（4）患儿常合并虹膜缺如、隐睾、尿道下裂等先天性畸形。

2.辅助检查

（1）婴幼儿发现腹部巨大包块，首先应考虑到本病的可能性。

（2）X线检查：静脉尿路造影与肾癌相似，但巨大肿瘤常显影不良。胸部平片可能发现肺转移灶。

（3）超声检查、CT扫描或MRI：可以帮助确诊。

（4）其他：本病需与巨大肾积水、畸胎瘤、肾上腺神经母细胞瘤进行鉴别。

3.治疗原则　本病是应用手术、放疗、化疗综合措施治疗效果最好的实体肿瘤之一。

（1）手术切除：一般经腹切口，术中操作应轻柔，避免肿瘤溃破，静脉内癌栓也应一并取出。若肿瘤已侵犯周围脏器，如十二指肠、胰头等部位，在可疑残存肿瘤处放置银夹标记，待放疗、化疗后，3～6个月后可行二次探查、切除术。

（2）化疗：常用药物是长春新碱（VCR）、放线菌素D（ACTD）及阿霉素（ADR）。用药过程中应定期检查血常规及肝功能。

（3）放疗：巨大肾母细胞瘤术前先行放疗，待肿瘤缩小后再作手术。一般放射剂量6～8d内给800～1200cGy，2周后再行手术。术后放疗应不晚于术后10d，否则局部易复发。总之，对本病的治疗，手术、化疗、放疗应联合应用。

（四）肾盂癌

肾盂癌的组织来源，尿路上皮、移行上皮癌最多见，鳞癌和腺癌少见。50%以上的肾盂癌可同时或先后发生膀胱癌，尿道、输尿管癌或对侧上尿路移行上皮癌，故当发现肾盂癌时，必须对尿路全程进行检查。发病年龄与肾癌相同，男性多于女性，约2:1，肾盂癌的临床分期，按照Beahrs等人编写的癌症临床分期TNM分期系统。

1.临床表现

（1）血尿：是最主要的症状，可为无痛性全程肉眼血尿或镜下血尿。

（2）疼痛：部分患者有腰部钝痛，当有血块等引起输尿管梗阻时可引发肾绞痛。

2.辅助检查

（1）尿细胞学检查：阳性者有助于肾盂癌的定性诊断。

（2）静脉尿路造影：可见肾盂内充盈缺损，如显影不良时可做逆行性肾盂造影。

(3)B超:可鉴别结石与软组织肿瘤。

(4)CT扫描:可鉴别肾盂肿瘤与肾实质肿瘤并有助于肿瘤临床分期的确定。

(5)输尿管肾镜:可直视到肿瘤,并可取活检,但操作技术要求较高。

3.治疗原则 治疗原则应根据肿瘤的临床分期和分级。分期和分级低的肿瘤手术治疗效果较好。中等分期和分级的肿瘤根治性切除效果好,高分期和分级肿瘤治疗后预后不良。

(1)手术切除:标准的手术方式是根治性肾、输尿管全长和膀胱袖状切除术,腹腔镜手术或开放手术。孤立肾或双侧肾同时有肿瘤者手术时应尽可能多的保留肾组织,少数患者行根治性切除术后需长期血液透析维持生命。术后需定期膀胱镜检查。

(2)内镜治疗:由于上尿路管壁薄,管径细,内镜治疗容易造成穿孔、肿瘤残留、肿瘤细胞扩散等,术后纤维化及瘢痕挛缩可造成上尿路梗阻。因此应用受到限制。

1)输尿管镜治疗:采用输尿管镜行上尿路肿瘤电切或激光切除,主要并发症为输尿管肾盂穿孔、肿瘤种植、输尿管狭窄等。

2)经皮肾镜治疗:开展较少,主要问题是此种治疗可能造成肿瘤沿肾造瘘通道发生种植转移。一般认为此种治疗只适用于小的、单发、低分级的肿瘤,且不愿意开放手术者。

(3)放射治疗:用于预防术后局部复发或怀疑局部有复发的上尿路肿瘤,也可用于不能切除的上尿路肿瘤,放疗可缓解骨转移发生的骨痛症状。

(4)灌注疗法:卡介苗(BCG)、丝裂霉素等可通过肾盂造瘘、输尿管逆行插管途径进行灌注治疗,这些方法目前仅作为辅助或姑息治疗。

(5)化学治疗:治疗药物与膀胱癌类似,缺乏令人满意的疗效,MVAC方案(甲氨蝶呤、长春新碱、阿霉素和顺铂)的完全缓解率据报道只有5%。

(6)介入治疗:仅用于局部肿瘤无法切除和(或)发生远处转移并且有明显血尿症状的肾盂肿瘤。可缓解血尿的程度。

二、膀胱癌

膀胱癌是泌尿外科临床上最常见的恶性肿瘤之一,主要包括移行细胞癌、鳞状细胞癌和腺细胞癌,其次还有较少见的小细胞癌、混合型癌及转移癌等。其中90%以上为移行细胞癌,鳞癌占3%～7%,腺癌少于2%。男性发病率为女性的3～4倍,膀胱癌发病率随年龄增长而增加,高发年龄在50～70岁。

1.临床表现

(1)血尿:是膀胱癌最常见的症状。常表现为间歇性无痛性全程肉眼血尿,也可为镜下血尿。血尿的出血时间及出血量与肿瘤恶性程度、分期、大小、数目等并不一致。

(2)膀胱刺激症状:尿频、尿急、尿痛多因肿瘤坏死、溃疡或并发感染所致,有时尿液中混有腐肉样坏死组织排出。弥散性原位癌或浸润性癌开始就有膀胱刺激症状,预后不良。

(3)排尿障碍:三角区及膀胱颈部肿瘤可引起膀胱出口梗阻,导致排尿困难甚至尿潴留。

(4)晚期表现:浸润性癌晚期在下腹部可以触及坚硬肿块。广泛盆腔浸润或转移时还可出现腰骶部疼痛。引起输尿管梗阻后可出现肾积水与肾功能不全。还可出现下肢浮肿、贫血、乏力、体重下降等肿瘤晚期症状。

2.辅助检查

(1)尿细胞学检查:尿标本一般是通过自然排尿获得的新鲜尿液或通过膀胱冲洗取得。

尿细胞学检测膀胱癌的敏感性为 36%（13%～15%）。敏感性与癌细胞恶性分级密切相关。

（2）超声检查：经腹部 B 超简便无创，常用于膀胱肿瘤的初步筛查，可以发现直径 0.5cm 以上的肿瘤，了解肿瘤位置、大小、形态和浸润程度，确定临床分期。

（3）静脉尿路造影（KUB＋IVP）：主要用于了解肾盂、输尿管有无病变，膀胱癌侵犯一侧输尿管口，可出现输尿管扩张、肾积水。较大肿瘤可战示为膀胱内充盈缺损。

（4）膀胱镜检查：可以直接观察膀胱肿瘤所在部位、大小、数目、形态（有蒂还是广基）以及周边膀胱黏膜的异常情况，同时可以进行活检明确病理，是诊断膀胱癌最可靠的方法。

（5）CT 和 MRI：对于浸润性膀胱癌，可以了解肿瘤对膀胱壁的浸润深度、盆腔脏器有无受累以及淋巴结转移，有助于确定肿瘤分期。

3. 治疗原则

（1）经尿道膀胱肿瘤切除术（TUR－BT）：TUR－BT 适合非肌层浸润性膀胱肿瘤或浅表性肿瘤（T_{is}、T_a、T_1）及部分需要保留膀胱的浸润性膀胱癌患者等；手术对患者打击小，术后恢复快，可反复进行。

（2）经尿道激光手术：激光手术可以凝固，也可以气化，其疗效及复发率与 TUR－BT 相近。

（3）开放膀胱肿瘤切除或膀胱部分切除术：如缺乏经尿道手术器械或严重尿道狭窄等无法经尿道手术患者，可以采用开放切除肿瘤。需要保留膀胱的部分浸润性膀胱癌患者或膀胱憩室内肿瘤也可以采用膀胱部分切除术。

（4）根治性膀胱切除术及尿流改道术：根治性膀胱全切术的基本手术指征为 $T_2 \sim T_{4a}$，$N_{0 \sim x}$，M_0 浸润性膀胱癌，其他还包括高危非肌层浸润性膀胱癌 $T_1 G_3$ 肿瘤，BCG 治疗无效的 T_{is}，反复复发的非肌层浸润性膀胱癌等；根据患者情况和肿瘤部位，尿流改道可选择输尿管皮肤造口、回肠膀胱等不可控改道、可控尿流改道或原位新膀胱等。

（5）放疗：肌层浸润性膀胱癌患者不愿意接受或全身条件不能耐受根治性膀胱全切手术，或者根治性手术不能彻底切除肿瘤时，可选用膀胱放射治疗或联合化疗。

（6）化疗

1）膀胱灌注化疗：可选用卡介苗（BCG）、表柔比星、丝裂霉素、吡柔比星、羟喜树碱等药物。一般术后 24h 内即刻膀胱灌注后，继续每周 1 次，共 4～8 周，然后改为每月 1 次，共 6～12 个月。灌注化疗的副作用主要是化学性膀胱炎，停止灌药后一般可自行改善。由于 BCG 副反应重，建议用于高危非肌层浸润性膀胱癌的治疗，且避免术后即刻灌注。

2）新辅助化疗：对于可手术的 $T_2 \sim T_{4a}$ 患者，术前可行新辅助化疗。新辅助化疗的主要目的是控制局部病变，使肿瘤降期，降低手术难度和消除微转移灶，提高术后远期生存率。新辅助化疗后，患者死亡率可下降 12%～14%，5 年生存率提高 5%～7%，远处转移率降低 5%。新辅助化疗疗程至少需要 2～3 个周期基于顺铂的联合化疗。

3）辅助化疗：对于临床 T_2 或 T_3 期患者，如果淋巴结阳性、切缘阳性、或 $pT_{3 \sim 4}$，术后可辅助化疗，或化疗联合放疗。

4）动脉导管化疗：通过留置髂内动脉导管灌注化疗药物达到对局部肿瘤病灶的治疗作用。化疗药物可选用甲氨蝶呤（MTX）/顺铂（CDDP），或单用 CDUP 或氟尿嘧啶（5－FU）＋阿霉素（ADM）＋CDDP＋丝裂霉素（MMC）等。

5）全身化疗：一般用于转移性膀胱癌患者，可全身化疗，或化疗联合放疗。标准一线化疗药物有顺铂、吉西他滨和紫杉烷,一线方案有 GC(吉西他滨和顺铂)、MVAC(甲氨蝶呤、长春新碱、阿霉素、顺铂),一线替代方案有含铂或紫杉烷的化疗方案。二线化疗方案是长春氟宁,联合用药可选用 TC、GD 方案等。

(7)随诊:膀胱肿瘤切除后易复发,B 超、CT 和尿脱落细胞学检查有一定价值,但是均不能替代膀胱镜检查。一般建议术后第 3 个月行第一次膀胱镜复查,2 年内每 3 个月复查膀胱镜一次,如无复发以后每 6 个月或 1 年复查一次膀胱镜。

三、前列腺癌

前列腺癌在美国和欧洲列男性恶性肿瘤的第一位,在我国发病率虽然低于欧美国家,但上升趋势明显。前列腺癌患者主要为老年男性,高发年龄为 75～79 岁,50 岁以下男性很少见。

(一)诊断标准

1. 临床表现

(1)早期表现:早期前列腺癌局限在前列腺内,未侵犯前列腺周围组织结构,往往无明显的临床症状。常因体检时发现前列腺特异性抗原(prostate－specific antigen,PSA)升高或直肠指诊异常,行前列腺穿刺时发现。

(2)下尿路症状:肿瘤侵犯尿道和膀胱颈部、三角区时,可引起尿路刺激症状如尿频、尿急,尿路梗阻症状如排尿踌躇、排尿中断、尿后滴沥和排尿费力等。

(3)局部浸润症状:癌肿侵犯前列腺附近的神经束可出现局部疼痛或勃起功能障碍,压迫输尿管能导致肾积水,侵犯直肠时会导致排便困难或肠梗阻。

(4)转移性症状:前列腺癌最常转移的部位是盆腔淋巴结和骨骼,引起淋巴结肿大、下肢水肿、骨痛、病理性骨折和瘫痪。

(5)全身症状:表现为消瘦乏力、低热、进行性贫血、恶病质或肾功能衰竭等。

(6)直肠指诊:直肠指诊(digital rectal examination,DRE)是发现前列腺癌的第一线检查,对前列腺癌的诊断和分期都有重要价值。前列腺癌常表现为前列腺硬结,或腺体不光滑、呈团块状、坚硬如石。

2. 辅助检查

(1)血清 PSA 检测

①血清总 PSA(tPSA):血清总 PSA>4.0ng/ml 为异常,对初次异常者建议复查。tPSA 值 4～10ng/ml 的区间称为灰区,患前列腺癌的可能性为 15%～25%。

②游离 PSA(fPSA):当血清 tPSA 介于 4～10ng/ml 时,fPSA 水平与前列腺癌发生率负相关。国内推荐 fPSA/tPSA>0.16 为正常参考值。

③PSA 速率(PSA velocity,PSAV):为连续观察 PSA 的变化,正常值为<0.75/(ml·y),如果超过此值,应怀疑前列腺癌的可能。

④PSA 密度(PSA density,PSAD):即血清总 PSA 值与前列腺体积的比值。PSAD 正常值<0.15。

(2)经直肠超声检查(transrectal ultrasonography,TRUS):前列腺癌的特点为前列腺内部出现边界模糊的低回声,血流较丰富,以外周带多见。TRUS 还能初步判断肿瘤的体积大小和周围组织是否受侵。TRUS 引导下前列腺系统性穿刺活检是前列腺癌诊断的主要方法。

（3）CT 检查：前列腺部分应用 5mm 薄层连续扫描，并做增强扫描以增加病变与正常组织的对比。前列腺癌的主要特点为增强扫描时病灶呈现增强不明显的低密度区，包膜显示不清，当癌肿突破前列腺包膜后，腺体周围脂肪消失，精囊受侵犯后可表现为精囊边界模糊、膀胱精囊角消失。但由于 CT 检查不能很好显示前列腺正常的 3 个带，加上多数肿瘤的密度与正常前列腺组织近似或相同，所以它对早期前列腺癌诊断的敏感性低于 MRI。前列腺癌患者行 CT 检查的目的主要是进行临床分期，其准确率为 75%。

（4）MRI 检查：MRI 检查对前列腺癌诊断准确率比 CT 高，在临床分期上有着较重要的作用。MRI 检出前列腺癌主要靠 T_2 加权像，肿瘤表现为高信号的前列腺外周带内出现低信号的缺损区或前列腺带状结构破坏，外周带与中央带界限消失等。病变侧显示前列腺包膜模糊或中断、不连续，提示包膜受侵。前列腺癌侵犯精囊表现为一部分精囊为低信号所取代或双侧精囊信号均减低。MRI 还能显示直肠、膀胱受侵和盆腔淋巴结转移的情况，以及扫描范围内的骨转移病灶情况。

（5）核素检查（ECT）：核素全身骨显像技术诊断骨转移的敏感性较高，可比 X 线片提前 3～6 个月发现骨转移病灶，但特异性较差，炎症、外伤等良性病变可造成假阳性。前列腺癌的最常见远处转移是骨骼，因此对前列腺癌诊断成立的患者，应行全身骨显像检查，以确定临床分期。

（6）其他辅助检查：常规实验室检查项目包括：血、尿、便常规、凝血功能、病毒指标和肝肾功能，应含碱性磷酸酶和酸性磷酸酶。常规的影像学检查项目包括：腹部 B 超，胸部正、侧位 X 光片。特殊检查项目：胸部 X 光片有可疑结节需行胸部 CT 扫描；B 超怀疑有腹部脏器转移者应行 CT/MRI 检查；有神经系统症状者需行头部 CT 检查。

3. 前列腺穿刺活检　在直肠超声引导下行前列腺系统穿刺活检为前列腺癌的诊断提供了组织学依据。10 针以上穿刺的诊断阳性率明显高于 10 针以下，而并发症增加不明显。

（1）前列腺穿刺指征：①直肠指检发现结节，任何 PSA 值。②B 超发现前列腺低回声结节或 MRI 发现异常信号。③PSA＞10ng/ml，任何 f/tPSA 和 PSAD 值。④PSA 为 4～10ng/ml，f/tPSA 和（或）PSAD 值异常。

（2）重复穿刺指征：如第一次前列腺穿刺结果为阴性，以下几种情况需要重复穿刺，2 次穿刺的间隔多为 1～3 个月。①第一次穿刺发现非典型增生或高级别 PIN。②PSA＞10ng/ml，任何 f/tPSA 和 PSAD 值。③PSA 为 4～10ng/ml，复查 f/tPSA 和（或）PSAD 值异常，或直肠指检或影像学异常。④PSA 为 4～10ng/ml，复查如 PSA 连续 2 次＞10ng/ml 或 PSAV＞0.75/（ml·y）。⑤2 次穿刺结果均为阴性，属上述情况者，建议进行 2 次以上穿刺。

（二）治疗原则

前列腺癌的治疗方案的选择应根据临床分期、患者的年龄、全身状况、预期寿命等综合考虑。

1. 严密观察　指密切监测前列腺癌的发展进程，定期 PSA 测定、直肠指检，待病变进展或临床症状加重时给予治疗。对于前列腺癌体积小、Gleason 评分低的前列腺癌患者，临床上肿瘤往往表现为非侵袭性，对患者的生命和健康影响较小，或患者为老年人，有严重的伴随疾病，此类患者采用积极治疗未必获益。严密观察的目的是确保低危前列腺癌患者避免积极的治疗带来的死亡风险。

严密观察的适应证：①低危前列腺癌（PSA 4～10ng/ml，Gleason 评分≤6，临床分期≤

T_{2a})和预期寿命短的患者。②晚期前列腺癌患者,对于内分泌治疗伴随的危险和并发症的顾虑大于延长生存和改善生活质量的预期。

选择严密观察的患者必须了解肿瘤进展和转移的危险,且依从性好、能定期随访。患者每 3 个月复诊,检查 PSA、DRE。必要时缩短复诊间隔时间并进行影像学检查。对于 DRE、PSA 检查和影像学检查进展的患者应予以治疗。

2. 根治性前列腺切除术　临床 $T_{1\sim2}$ 期前列腺癌根治性术后 10 年生存率在 90% 以上,临床 T_3 期前列腺癌的根治性手术 10 年生存率为 60%～76%。

(1)手术适应证:①临床分期 T_1～T_{2c} 的患者,T_3 期的患者根治术后应联合内分泌或放疗。②对于 PSA>20ng/ml 或 Gleason 评分≥8 的前列腺癌患者,临床为 T_2 和预期寿命≥10 年,可考虑根治术,术后依据病理分期决定是否需要联合放疗或内分泌治疗。③预期寿命≥10 年。④身体状况良好,没有严重的心肺疾病的患者。

(2)手术禁忌证:①具有能显著增加手术危险性的疾病,如严重的心脑血管疾病、肺功能不良等。②有严重出血倾向或血液凝固性疾病。③晚期前列腺癌患者。④预期寿命不足 10 年。

(3)手术方式:传统的开放手术包括经会阴、经耻骨后路径,目前还包括腹腔镜和机器人方式的前列腺癌根治术。

(4)手术原则

①足够的切除范围:前列腺癌根治手术范围包括整块切除前列腺及其包膜、两侧精囊、输精管壶腹部及膀胱颈部。

②安全的切缘:应完整切除前列腺尖部;对于前列腺癌同侧包膜侵犯者,应同时切除神经血管束。

③淋巴结清扫:标准的前列腺癌根治应包括盆腔淋巴结清扫。扩大淋巴结清扫范围包括腹主动脉分叉以下和髂总血管周围、闭孔、髂内、骶前淋巴组织,局限淋巴结清扫的范围包括髂总动脉分叉水平以下,其远端和侧面与扩大盆腔淋巴结清扫范围基本一致,但不包括骶前淋巴结。术前 PSA<10ng/ml,活检 Gleason 评分<7 及临床分期≤T_{2a} 的患者不必要常规行盆腔淋巴结清扫。

(5)主要手术并发症及处理

①直肠损伤:发生率 1%～11%。较小的损伤可用大量抗生素溶液冲洗后缝合肠壁,较大的损伤需行结肠造口术。术后应加强静脉高营养及广谱抗生素治疗,延长禁食时间。

②术中出血:处理耻骨后背血管复合体可采用缝扎能有效防止出血。

③闭孔神经损伤:应用细的不可吸收缝线吻合损伤的闭孔神经,部分患者可恢复神经功能。

④尿失禁:发生率在 2%～47%,通过锻炼括约肌功能及使用抗胆碱药物可缓解或恢复,永久性尿失禁患者可行人工括约肌植入术。

⑤吻合口漏尿:应延长导尿管留置时间并保持尿液引流通畅,保持耻骨后引流管通畅,大部分患者在充分引流后可自行愈合。

3. 放射治疗

(1)前列腺癌外照射:早期前列腺癌($T_{1\sim2}N_0M_0$)单纯放疗的疗效和根治术相同。

①基本原则:常规外照射往往达不到根治剂量,且副作用大,建议应用三维适形放疗或调

强适形放疗,更好地保护正常组织,降低直肠或膀胱的毒副作用,改善患者的生活质量。如果放疗剂量>78Gy,应当全程使用 IGRT。低危患者照射剂量为 70～75Gy,35～41 次,靶区为前列腺,包括或不包括精囊。中危或高危患者的照射剂量提高至 75～80Gy,靶区包括前列腺和精囊。高危或局部晚期患者应包括盆腔淋巴结。

②并发症:近期直肠和泌尿道毒性在放射治疗后 3 周出现,放射治疗结束后几天至数周恢复。远期毒副作用通常在放疗结束 3～6 个月后发生,包括直肠出血、前列腺炎、直肠或肛门狭窄、膀胱炎、尿道狭窄、膀胱挛缩及性功能障碍等。

(2)前列腺癌近距离治疗:近距离治疗(Brachytherapy)包括腔内照射、组织间照射等,是将放射源密封后直接放入被治疗的组织内或放入人体的天然腔内进行照射。前列腺癌近距离治疗包括短暂插植治疗和永久粒子种植治疗。后者也叫放射性粒子的组织间种植治疗,较常用,其目的在于通过三维治疗计划系统的准确定位,将放射性粒子植入到前列腺内,提高前列腺的局部剂量,而减少直肠和膀胱的放射剂量。永久粒子种植治疗常用^{125}碘(^{125}I)和^{103}钯(^{103}Pd),半衰期分别为 60d 和 17d。短暂插植治疗常用^{192}铱(^{192}Ir)。

①适应证:同时符合以下 3 个条件为单纯近距离治疗的适应证:临床分期为 T_1～T_{2a} 期;Gleason 分级为 2～6;PSA<10ng/ml。符合以下任一条件应近距离照射治疗联合外放疗:临床分期为 T_{2b}、T_{2c};Gleason 分级 8～10;PSA>20ng/ml;周围神经受侵;多点活检病理结果阳性;双侧活检病理结果为阳性;MRI 检查明确有前列腺包膜外侵犯。多数学者建议先行外放疗再行近距离治疗以减少放疗并发症。Gleason 分级为 7 或 PSA 为 10～20ng/ml 者则要根据具体情况决定是否联合外放疗。

②禁忌证:绝对禁忌证:预计生存期少于 5 年;经尿道前列腺切除术(TUKP)后缺损较大或预后不佳;一般情况差;有远处转移。相对禁忌证:腺体大于 60ml;既往有 TURP 史;中叶突出;严重糖尿病;多次盆腔放疗及手术史。

③技术和标准:对单纯近距离治疗的患者,^{125}I 的处方剂量为 144Gy,^{103}Pd 为 115～120Gy;联合外放疗者,外放疗的剂量为 40～50Gy,而^{125}I 和^{103}Pd 的照射剂量分别调整为 100～110Gy 和 80～90Gy。

④并发症:短期并发症:尿频、尿急及尿痛等尿路刺激症状,排尿困难和夜尿增多;大便次数增多及里急后重等直肠刺激症状、直肠炎(轻度便血、肠溃疡甚至于前列腺直肠瘘)等。长期并发症以慢性尿潴留、尿道狭窄、尿失禁为常见。

(3)根治性前列腺切除术后放疗:适应证包括:病理切缘阳性;前列腺包膜受侵;精囊受侵;术后 PSA 持续增高(生化失败)。放疗剂量为 66～70Gy,靶区为前列腺瘤床±盆腔淋巴结预防。

(4)姑息减症放疗:前列腺癌骨转移可以引起疼痛、骨折、脊髓压迫、高钙血症等,放疗对改善骨转移疼痛,防止骨折、减轻脊髓压迫、避免高钙血症出现、减轻或缓解局部肿瘤进展所引起的临床症状作用显著,是晚期前列腺癌姑息减症治疗的重要手段。前列腺癌骨转移放疗:非椎体部位 800cGy/1 次,椎体部位 3000cGy/10 次。

4.内分泌治疗

(1)适应证:①晚期前列腺癌,包括 N_1 和 M_1 期。②术后或放疗后复发转移的前列腺癌。③手术或放疗的新辅助或辅助内分泌治疗。

(2)一线内分泌治疗:主要方式有去势、联合雄激素阻断和单独抗雄激素药物治疗。

①去势治疗：是晚期前列腺癌的标准治疗方式，包括手术去势和药物去势两大类，两者的疗效相似。手术去势包括双侧睾丸切除或实质剥脱术。有骨转移脊髓压迫的前列腺癌患者首选手术去势。药物去势有两类，分别为黄体生成素释放激素类似物（LHRH－A）和黄体生成素释放激素拮抗剂。国内目前主要使用黄体生成素释放激素类似物，此类药物通过影响下丘脑－垂体－性腺（睾丸）轴的活动达到抑制睾酮分泌，首次应用 LHRH－A 后血清 LH 可暂时升高。代表药物有醋酸亮丙瑞林（抑那通）、醋酸戈舍瑞林（诺雷德）和醋酸曲普瑞林（达菲林）。LHKH－A 已成为晚期前列腺癌药物去势的标准治疗方法之一。雌激素去势常用己烯雌酚，但由于药物引起的心脑血管等方面的不良反应发生率高，目前已很少用于前列腺癌的一线内分泌治疗。

②抗雄激素药物治疗：一线内分泌治疗主要使用非类固醇类药物，在我国有氟他胺（福至尔）和比卡鲁胺（康士德），不推荐抗雄激素单药治疗晚期前列腺癌。

③最大雄激素阻断（MAB）：去势治疗和抗雄激素药物的联合应用称 MAB。去势治疗降低睾丸分泌的睾酮，但患者血中仍有肾上腺来源的雄激素，通过抗雄激素药物可进一步降低前列腺癌细胞内的雄激素刺激。与单纯去势治疗相比，MAB 可将患者的 5 年生存率提高了 2%～3%，但治疗费用和毒副反应明显增加。

（3）二线内分泌治疗：大多数前列腺癌患者对一线内分泌治疗敏感，但经过中位时间 14～30 个月后，几乎所有患者都将进展为雄激素非依赖性前列腺癌，此类患者可使用二线内分泌治疗。

二线内分泌治疗的方法如下。

①加用抗雄激素药物：对于采用单一去势（手术或药物）治疗的患者，加用抗雄激素药物，约 60%～80% 的患者 PSA 下降＞50%，平均有效时间为 4～6 个月。

②停用抗雄激素药物：对于采用联合雄激素阻断治疗的患者，停用抗雄激素药物，停用 4～6 周后，约 1/3 的患者 PSA 下降＞50%，平均有效时间 4 个月。

③抗雄激素药物互换：氟他胺与比卡鲁胺相互替换，对少数患者仍有效。

④肾上腺雄激素抑制剂：如酮康唑、氨基苯乙哌啶酮、皮质激素（氢化可的松、泼尼松、地塞米松）。

⑤低剂量的雌激素药物：如雌二醇、甲地孕酮等。

（4）内分泌治疗联合手术或放疗的综合治疗：包括新辅助内分泌治疗和辅助内分泌治疗。

①新辅助内分泌治疗：根治性前列腺切除术前接受内分泌治疗，可减少肿瘤体积、降低临床分期及切缘阳性率，但不能延长患者生存期，因此不提倡术前行新辅助内分泌治疗。放疗前新辅助内分泌治疗可减少前列腺体积和照射靶区，降低正常组织毒副作用，并可提高局部进展性前列腺癌患者的生存率，建议放疗前进行 2～5 个月的新辅助内分泌治疗。

②辅助内分泌治疗：根治性前列腺切除术后病理淋巴结转移、切缘阳性和包膜外侵犯的患者，建议术后行内分泌治疗，患者可能生存获益。局部进展性前列腺癌患者放疗后辅助内分泌治疗可提高生存期，优于单纯放疗，放疗联合内分泌治疗是局部进展性前列腺癌的标准治疗手段。长期内分泌治疗在远处转移率和癌症专项失败率方面均优于短期内分泌治疗。

5.全身化疗

（1）适应证：全身化疗只适用于雄激素非依赖性前列腺癌，患者须同时满足以下条件：血浆睾酮达到去势水平；对二线内分泌治疗失败；可测量病变进展或者骨转移灶进展；如 PSA

升高而无临床可观察的转移病灶或者转移灶稳定的患者,须连续 3 次复查且每次间隔≥1 周,PSA 逐次升高,并且每次绝对值水平≥5ng/ml;停止抗雄激素治疗至少 4 周。

(2)化疗的时机:PSA 快速升高,如倍增时间小于 70d;有症状的转移;虽无症状但病变广泛;内脏转移;伴贫血。

(3)常用化疗药物:前列腺癌常用的化疗药物包括紫杉醇类、米托蒽醌、阿霉素、表阿霉素、雌二醇氮芥、环磷酰胺、去甲长春花碱、顺铂和氟尿嘧啶等。对于转移性激素难治性前列腺癌常用化疗方案为:以多烯紫杉醇(Docetaxel)为基础的化疗显示出具有生存期的优势(推荐化疗方案:多烯紫杉醇 75mg/m², 每 3 周一次,静脉用药+泼尼松 5mg,2 次/d,口服,共 10 个周期)。若不能耐受多烯紫杉醇,则米托蒽醌(Mitoxantrone)12mg/m², 每 3 周一次,静脉用药+泼尼松也是可行的治疗选择,可提高生活质量,特别是减轻疼痛。其他可选择的化疗方案有:雌二醇氮芥(Estramustin)+长春碱(Vinblastine),雌二醇氮芥(Estramustin)+依托泊苷(Etoposide)。

6.雄激素非依赖前列腺癌的骨转移治疗 对于有骨转移的雄激素非依赖前列腺癌的治疗目的主要是缓解骨痛,预防和降低骨相关事件(skeletal related events,SREs)的发生,提高生活质量,提高生存率。骨相关事件包括:①病理性骨折。②脊髓压迫。③为了缓解骨骼疼痛,预防、治疗病理性骨折或脊髓压迫而进行的放疗。④骨骼手术。⑤为了治疗骨痛而改变抗癌方案。⑥恶性肿瘤所致的高血钙(hypercalcemia)。

(1)双膦酸盐:唑来膦酸(Zoledronic Acid)是第三代双膦酸盐,具有持续缓解骨痛,降低骨相关事件的发生率,延缓骨并发症发生的时间。是目前治疗和预防激素非依赖前列腺癌骨转移的首选方法。**推荐剂量:唑来膦酸 4mg,静脉 15min 滴注,每 4 周一次。为了避免药物对肾功能的损害,静脉滴注时间不少于 15min。**研究证明,唑来膦酸 4mg,15min 静脉滴注对肾功能无明显影响,与安慰剂比较无显著差异。

(2)放射治疗:体外放射治疗可改善局部和弥散性骨痛。因前列腺癌患者发生多处骨转移的机会较高,因此体外放射治疗的范围和剂量越大,副反应越大。放射性核素在前列腺癌骨转移导致的多灶性骨痛的治疗有一定疗效。[89]锶和[153]钐是常用的放射性核素,[89]锶比[153]钐发出的 β 射线能量高,但半衰期短。Ⅲ期临床研究显示单独应用[89]锶或[153]钐可以显著减少新发骨转移灶,降低骨痛症状,减少止痛药用量。最常见的副反应为骨髓抑制。

(3)镇痛药物治疗:世界卫生组织已经制定了疼痛治疗指南,也适用于前列腺癌骨转移患者。镇痛治疗必须符合这一指南,规律服药(以预防疼痛),按阶梯服药,从非阿片类药物至弱阿片类,再至强阿片类药物的逐级上升,还要进行适当的辅助治疗(包括神经抑制剂、放疗、化疗、手术等)。

(张彬)

第五节　泌尿、男性生殖系统损伤

一、肾损伤

肾脏位置较深,受到腰肌、椎体、肋骨及腹腔脏器的良好保护,一般不易受伤。只有当暴力直接伤及肾区或肾脏本身有病变时才易发生损伤。肾损伤多见于成年男性,常是严重多发性损伤的一部分。

（一）诊断标准

1.临床表现

（1）休克：重度肾损伤或大量失血时，如肾严重破裂、肾蒂断裂伤或合并其他脏器损伤时易发生。

（2）血尿：是肾损伤最常见且重要的症状，可以是镜下血浓或肉眼血尿，血尿程度一般可提示肾损伤程度，但肾蒂、输尿管完全断裂或输尿管被血块、肾碎片堵塞时可无血尿。

（3）疼痛：由于出血、尿外渗及肾周软组织损伤可引起患侧腹部疼痛，腰肌紧张，血块通过输尿管时可发生肾绞痛。血液与尿外渗时可出现腹膜刺激症状。

（4）腰腹部肿块：肾周血肿及尿外渗使局部肿胀，形成肿块，有明显疼痛和肌紧张。

（5）感染发热：血肿和尿外渗继发感染，形成肾周脓肿或化脓性腹膜炎，出现高热及全身中毒症状。

2.辅助检查

（1）实验室检查

①血尿常规化验：必要时须重复多次化验，血尿加重或好转一般可代表肾脏出血程度及出血是否已经自行停止。

②血红蛋白和血细胞比容：持续下降可表明出血严重程度。

③血白细胞数增多：应注意并发感染的可能。

（2）影像学检查

①B超检查：诊断肾损伤具有快捷、无损伤、可重复等优点，能初步显示肾损伤的程度，包膜下和肾周血肿及尿外渗情况。并有助于了解对侧肾脏情况。

②CT与MRI：CT扫描对肾损伤的定性诊断率几乎可达100%。CT与MRI可快速、较准确地显示肾损伤程度，尿外渗与血肿范围，并能及时发现合并伤等。

③X线检查：腹部平片（KUB）可显示肾区阴影扩大，腰大肌阴影模糊或消失，脊柱向患侧弯曲。静脉尿路造影常用双倍剂量或大剂量的造影剂静脉点滴造影，可了解两侧肾功能与形态，对肾损伤有重要诊断价值。

3.腹腔穿刺　肾损伤出现典型腹膜刺激症状或有移动性浊音时，成警惕合并有腹腔内脏器损伤的可能，腹腔穿刺对诊断有一定帮助。

（二）治疗原则

1.防止休克　对重度肾损伤失血严重者，应严密观察病情变化，及早输血补液维持水、电解质平衡，止痛、保暖、保持足够尿量等，防止休克发生。

2.非手术治疗　适于闭合性轻度肾损伤、出血不严重、无休克症状者，约80%以上的患者通过非手术治疗可获得痊愈。治疗包括以下方面。

（1）绝对卧床至少2周，密切观察血压、脉搏、呼吸、体温等。

（2）补充失血量，给予止血药。

（3）在明确诊断除外胸腹等其他脏器损伤后可应用镇痛剂，以免掩盖症状与病情变化。

（4）给予抗菌药物，预防继发感染。

（5）尿液比色测定，每次排尿留取部分标本置于透明试管行比色对比，并注意血红蛋白的变化，直至观察出血停止、病情平稳。

3.手术治疗 适于开放性及重度肾损伤、伴其他内脏器官损伤或经非手术治疗病情继续恶化及休克不易纠正者,常需紧急手术治疗。术前了解对侧肾功能,手术力争最大限度地保存肾组织。手术方法包括以下几种。

(1)腰部切开探查及肾周引流 适于有严重尿外渗或并发肾周围感染。清除血肿、异物,控制出血,修补伤肾,放置肾周引流。

(2)肾修补术及肾部分切除术 肾裂伤可缝合修复或将严重损伤部分肾脏切除。

(3)肾切除术 适于肾出血无法控制、肾严重碎裂伤或肾蒂断裂无法修复,而对侧肾功能良好的前提下,可作伤肾切除术。

(4)孤立肾或对侧肾功能严重受损情况下,对破裂的肾需保留时,应用可吸收线网袋包裹肾脏。

4.并发症的治疗

(1)腹膜后尿囊肿或肾周脓肿:常需手术切开引流。

(2)恶性高血压:需施行血管修复术或做肾切除术。

(3)肾积水:需施行成形术解除梗阻或做肾切除术。

(4)持久性血尿:经肾动脉造影证实为局限性肾损伤,可行选择肾动脉栓塞术。

二、输尿管损伤

输尿管损伤较为少见,多见于医源性损伤,如手术损伤或器械损伤,偶见于枪伤或外来暴力损伤,如车祸等。放射治疗可造成输尿管放射性损伤。损伤后易被忽略,多延误至出现症状时才被发现。

(一)诊断标准

1.临床表现

(1)外伤史:有盆腔、腹腔手术,输尿管内器械操作,腹部闭合或开放外伤史。

(2)血尿:可为肉眼或镜下血尿,但也可以尿液检查正常。

(3)尿外渗或尿瘘:可发生于损伤当时或数天后,尿液由输尿管损伤处渗入后腹膜间隙,引起腰痛、腹泻、腹胀、局部肿胀、包块及触痛。如尿液漏入腹腔,则引起腹膜刺激症状。如尿液与腹壁创口或阴道、肠道创口相通,形成尿瘘,经久不愈。

(4)感染症状:输尿管损伤后,局部组织坏死,引起炎症反应,有尿外渗或尿瘘时可很快发生继发感染,表现为体温升高,腰腹部疼痛、压痛等局部和全身症状。

(5)无尿:双侧输尿管断裂或被误扎,伤后即可无尿,应注意与创伤性休克所致急性肾功能衰竭无尿鉴别。

2.辅助检查

(1)放射性核素肾图:患侧可呈梗阻曲线。

(2)B超检查:有梗阻可显示肾积水或输尿管扩张。

(3)静脉尿路造影(IVU):显示患肾积水,损伤以上输尿管扩张、迂曲,造影剂外渗,肾功能减退或不显影等表现。

(4)膀胱镜检查与逆行肾盂造影:静脉注射靛胭脂后伤侧输尿管口不排蓝液,而尿漏液呈蓝色,有助于与膀胱损伤尿瘘鉴别。逆行肾盂造影可见造影剂外渗,对确定输尿管损伤部位有诊断价值。

(5)CT 检查:对输尿管损伤部位、尿外渗及合并肾损伤有一定诊断意义。

(6)MRI 水成像:对 IVU 造影肾积水不显影时,可显示损伤部位以上积水输尿管、肾盂及周围的尿性囊肿。

(7)阴道检查:有时可直接观察到瘘口的部位。

(二)治疗原则

1.因输尿管镜等器械损伤输尿管,术中钳夹伤或小穿孔,可置入 D-J 管作内引流,有利于损伤后修复与狭窄的预防。

2.输尿管破损,如系新鲜损伤无污染,应施行一期修复。若损伤已超过 24h 或已有感染,应先行肾造瘘,待感染完全消退,3 个月后再进行输尿管修复术。

3.输尿管被误扎,应立即松解结扎线,必要时切除缺血段输尿管,作对端吻合,内置 D-J 管支架引流管。

4.输尿管部分或大部缺损,输尿管损伤不超过 2cm 者,可行损伤段切除,输尿管对端吻合;下 1/3 段做输尿管膀胱再吻合或膀胱壁伴输尿管下段成形术。若输尿管大部缺损,根据具体情况选择做输尿管皮肤造口术、回肠代输尿管术或自体肾移植术。

5.损伤性输尿管狭窄合并严重肾积水或感染,肾功能重度损害,如果对侧肾功能正常,可行肾切除术。

三、膀胱损伤

膀胱系盆腔内器官,除非骨盆骨折,一般不易受伤。当膀胱过度膨胀时,若下腹部遭到暴力打击,易受损伤。依据损伤部位,分为腹膜外型与腹膜内型。根据损伤原因,常见有闭合性、开放性及医源性损伤 3 种。依据病理分类,又分为膀胱挫伤和膀胱破裂。膀胱挫伤除少量血尿或下腹部疼痛等症状外,一般无明显症状,短期内可自愈。膀胱全层破裂时症状明显,依据损伤程度不同而有相应的临床表现。

(一)诊断标准

1.临床表现

(1)外伤史:有下腹部外伤史、骨盆骨折史,或于难产或膀胱尿道内器械操作后出现下述临床表现时,应考虑有膀胱损伤可能。

(2)出血和休克:骨盆骨折合并大量出血,膀胱破裂可致尿外渗、腹膜炎,伤情严重者常有休克。

(3)排尿障碍和血尿:膀胱破裂,尿液外渗,患者常有尿意和尿急,但不能排尿或仅有少量血尿排出。

(4)腹痛:尿外渗及血肿可引起下腹部剧痛,尿液流入腹腔则会引起急性腹膜炎症状。

(5)尿漏:贯穿性损伤可致体表伤口、直肠或阴道漏尿。闭合性损伤在尿外渗感染后破溃,也可形成尿漏。

2.辅助检查

(1)导尿检查:如果膀胱空虚或仅导出少许血性尿液,则膀胱破裂可能性极大。此时可注入无菌生理盐水 300ml,稍等片刻再回抽,若抽出量明显少于注入量,表明可能有膀胱破裂尿外渗。

(2)X 线检查

①膀胱造影:可见造影剂外溢,腹膜内膀胱破裂向膀胱内注气后行腹部透视,可见到膈下

游离气体。

②骨盆平片:可了解骨盆骨折情况或异物存留。

③CT检查:注入造影剂,可显示造影剂外溢。

④腹腔穿刺:腹膜内膀胱破裂后,因大量尿液流入腹腔,腹腔穿刺可抽出淡血性液体或尿液。

(二)治疗原则

1.休克的处理　包括镇痛、输血、补液等。尽早使用抗菌药物预防感染。

2.轻度损伤　轻度膀胱损伤或新鲜器械损伤,无尿外渗者,可留置导尿管1周左右多能自行愈合。

3.急诊手术

(1)腹膜内膀胱破裂:若有大量尿液流入腹腔引起急性腹膜炎,应及早手术清除腹腔内尿液、血块并探查有无合并腹腔脏器损伤,生理盐水冲洗干净腹腔,缝合腹膜并在膀胱外修补膀胱裂口,行膀胱高位造口,膀胱周围伤口放置引流管引流。

(2)腹膜外膀胱破裂:严重腹膜外膀胱广泛破裂,如火器贯通伤或合并骨盆骨折等,出血及尿外渗显著者,应积极采用手术治疗,消除膀胱外尿液与血块。对膀胱直肠贯通伤者,应行暂时性结肠造瘘和膀胱造瘘术。如膀胱内有游离骨片或弹片等异物应清除干净。

(3)膀胱瘘修补术:膀胱损伤后遗留膀胱阴道瘘或膀胱直肠瘘,在患者情况好转与局部炎症消退后,采用手术修补膀胱瘘。

四、尿道损伤

尿道损伤是泌尿系统最常见的损伤,多见于男性,以青壮年居多。前尿道的球部位于会阴部,常因骑跨伤而损伤;后尿道的膜部穿过尿生殖膈,是尿道最固定的部位,骨盆骨折移位,可致膜部尿道裂伤或完全断裂。开放性损伤多为枪弹或锐器引起的贯通伤。

(一)诊断标准

1.临床表现

(1)外伤史:尿道损伤史,如骑跨伤、骨盆骨折等。

(2)尿道滴血与血尿:为尿道损伤最常见的症状。前尿道损伤常有鲜血自尿道滴出。后尿道损伤所表现为初始或终末血尿。

(3)疼痛:损伤部位常有疼痛与压痛,排尿时疼痛常向阴茎头、会阴部与肛门周围放射。

(4)排尿障碍:因损伤致局部水肿、疼痛、外括约肌痉挛、尿道断裂可造成排尿困难甚至发生尿潴留。

(5)尿外渗:常发生于尿道破裂或断裂。前尿道包括球部尿道破裂时,会阴、阴茎和下腹壁均有尿外渗,由于受尿生殖膈的限制不能进入盆腔。后尿道破裂尿外渗位于前列腺周围,进一步沿膀胱前、后壁向上向外扩展至腹膜外间隙。

(6)休克:骨盆骨折引起后尿道损伤或合并其他内脏损伤伴大量失血、疼痛,可发生休克。

2.辅助检查

(1)直肠指诊:当骨盆骨折合并后尿道断裂时,直肠指诊可发现浮动的前列腺尖部,并可向上推动,周围有柔软的血肿或坚硬的骨折断端。此外,尚需注意有无合并直肠损伤。

(2)诊断性导尿:严格无菌条件下做导尿术。如导尿管不能进入膀胱,表明尿道断裂或大部分断裂。

（3）X线检查

①骨盆平片：可确定是否有骨盆骨折。

②尿道造影：可明确尿道损伤部位及损伤程度。

（二）治疗原则

1.治疗和预防休克 积极补液，必要时输血并给予镇静止痛剂。给予足量抗菌药物，预防感染发生。

2.急性尿潴留 如不能插进导尿管，可行耻骨上膀胱穿刺造瘘，以防尿液进一步外渗。

3.尿道轻度损伤或部分断裂 如能插入导尿管，则成留置导尿管14d后拔除。注意休息和预防感染。

4.球部尿道断裂 应急诊手术，经会阴切口清除会阴血肿，修剪坏死组织，行尿道对端吻合术，以恢复尿道连续性和减少狭窄的发生。有尿外渗者应广泛切开引流。

5.膜部尿道断裂 往往有骨盆骨折，病情常较严重，如病情稳定可急诊行"尿道会师术"。如病情不允许，可单纯行耻骨上膀胱造瘘为宜，待二期行尿道修复成形术。

6.后尿道损伤伴骨盆骨折 在尿道手术后应予以适当治疗，包括骨盆牵引等。

7.尿道损伤后期治疗 尿道损伤后期常伴发尿道狭窄，需定期行尿道扩张术。严重狭窄者，可经尿道镜直视下行狭窄段冷刀切开术或尿道内形成术等，或于3～6个月手术切除狭窄段瘢痕组织，行尿道端端吻合术等。

五、阴茎损伤

阴茎损伤较少见，与阴茎位置隐蔽，非勃起状态下易于移动有关。可分为闭合性损伤与开放性损伤两种类型。前者常见有阴茎皮肤挫伤，阴茎折断，阴茎绞窄及阴茎脱位等，后者常见于阴茎切割伤，阴茎离断，阴茎皮肤撕裂伤等。

（一）诊断标准

1.临床表现

（1）损伤史，如阴茎勃起时折断，患者可感到阴茎白膜破裂的响声，随即阴茎勃起消退，伤处剧痛及阴茎肿胀，皮下瘀血等。

（2）阴茎皮肤肿胀、瘀斑、裂口、出血、皮肤撕脱；阴茎肿胀、弯曲变形与阴茎离断等。

（3）阴茎损伤常有尿道损伤，如排尿困难、尿道滴血或血尿。

（4）对阴茎损伤的诊断，一般根据外伤史及阴茎局部情况，常可作出诊断。

2.辅助检查 疑有尿道损伤，必要时行尿道造影，以了解损伤部位及程度。

（二）治疗原则

1.阴茎皮肤挫伤 可先冷敷继而热敷；血肿明显，必要时切开引流。

2.阴茎皮肤撕裂伤 清创止血、缝合；若皮肤缺损较多，可清创植皮，术后抗感染治疗。

3.阴茎绞窄 尽快除去绞窄物，改善局部循环。

4.阴茎脱位 手法将阴茎复位。必要时清创、除去血肿，将阴茎复位固定于正常位置并留置导尿管。

5.阴茎折断 轻者保守治疗，镇痛，冷敷，包扎绷带压迫，口服止血药及女性激素，并使用抗菌药物。重者需手术清除血肿，彻底止血并缝合破裂的白膜。

6.阴茎离断　如离断远侧阴茎完整,且受伤时间不长,可清创后应用显微外科技术行再植术,至少吻合一条阴茎背动脉及阴茎浅、深两条阴茎静脉。

六、阴囊及睾丸损伤

阴囊损伤因不同致伤原因,分为闭合性损伤与开放性损伤两类。睾丸损伤往往伴有精索及鞘膜等损伤,常见的致伤原因多为直接暴力,一般多发生于青壮年。

（一）诊断标准

1.临床表现

(1)有明确外伤史,如阴囊部被脚踢伤、球击伤、挤压伤、骑跨伤或刀切割伤、弹片穿透伤等。

(2)阴囊损伤时阴囊部肿胀,皮肤瘀斑、压痛,阴囊皮肤裂伤或撕脱伤等,故阴囊损伤诊断并不困难。

(3)睾丸损伤时常有剧烈疼痛并向股根部和下腹部放射,伴恶心、呕吐,严重者可出现痛性休克,患侧睾丸肿大,下坠感及触痛明显。如为开放性损伤,可造成睾丸组织外露、睾丸破裂或部分睾丸组织缺损等。体检时可见阴囊肿大、皮肤瘀斑,阴囊内巨大血肿或有破损裂口等。

2.辅助检查

(1)B超检查:对闭合性损伤睾丸破裂、阴囊内血肿等有诊断价值。应用多普勒超声比较两侧睾丸血流对严重睾丸损伤,血供丧失或伴有严重精索血管损伤的诊断有帮助。

(2)X线检查:对阴囊开放性损伤,阴囊内异物(如弹片、玻璃渣、小石子等)的存留有助于了解。

（二）治疗原则

1.阴囊闭合性损伤　轻者卧床休息,托起阴囊,局部先冷敷后热敷,止痛处理即可。对不断增大的阴囊血肿,应手术切开,清除血肿,彻底止血,充分引流,并用抗菌药物预防感染。

2.阴囊开放性损伤　单纯阴囊裂伤无感染者,应及早清创缝合。对严重阴囊撕裂伤、穿透伤等,清创必须彻底,剪去失去活力的组织,尽可能多地保留残存阴囊皮肤,使其能覆盖显露的睾丸。若阴囊皮肤缺损过多,修复困难,可行转移皮瓣等方法重建阴囊,术后应加强抗菌药物的应用,预防感染。

3.睾丸挫伤　卧床休息,托起阴囊,先冷敷后热敷,止痛。

4.睾丸破裂　如系开放性损伤,应彻底清洗伤口,剪去坏死组织,最大限度地保存睾丸组织,缝合睾丸白膜裂口,并行阴囊引流。若睾丸广泛破裂或血运已丧失时,可行睾丸切除。

（张彬）

第六节　泌尿系统梗阻

一、肾积水

泌尿系统及其邻近各种病变均可引起尿路梗阻,最终都可造成肾积水。若不及时解除尿路梗阻,肾积水可导致肾实质严重破坏,萎缩变薄,肾功能逐渐减退,直至衰竭。

（一）诊断标准

1.临床表现

（1）肾积水症状多不典型，一般多无症状，或偶有腰部胀感不适，急性梗阻如输尿管结石突然引起梗阻可出现肾绞痛，伴恶心、呕吐，肾区有叩击痛。

（2）有造成肾积水的尿路梗阻疾病的相应症状，尤以下尿路梗阻性疾病（如前列腺增生，出现排尿困难等症状）为甚。

（3）严重肾积水，在患侧腹部可触及囊性包块，少数可并发高血压。

（4）继发感染时可现寒战、高热、腰痛及尿路刺激症状；当引起肾功能损害时会出现相应的临床症状，如恶心、食欲减退、皮肤瘙痒。

2.辅助检查

（1）B超检查：B超是诊断肾积水的首选方法，可迅速确定肾积水的程度和肾实质的厚度。

（2）X线检查

①腹部平片（KUB）：可观察肾脏轮廓，积水侧肾轮廓增大，同时可发现不透X线的尿路结石。

②静脉尿路造影（IVU）：可显示肾盂肾盏的扩张情况及梗阻部位，对严重肾积水还可估计肾功能情况。严重肾积水由于肾功能减退，可采用大剂量造影剂延缓造影（60min、90min、120min等分别摄影）或许可获得较好的显影效果。但需考虑造影剂对肾功能的损害，可在造影后水化。

③逆行尿路造影：能进一步明确梗阻部位与积水原因，但有引起逆行感染的可能，因此要谨慎从事，并严格执行无菌操作。

④肾穿刺造影：在B超引导下进行，可显示积水与梗阻病变情况。

⑤泌尿系统CT三维重建及MRI水成像：可清楚显示肾积水的程度及肾实质萎缩情况，还可以明确梗阻部位与病因等。

⑥放射性核素肾显像可区别肾积水与肾囊肿，并可了解肾实质损害的程度。利尿性肾图对判定上尿路有无梗阻及梗阻的性质有一定帮助。

（二）治疗原则

肾积水的治疗原则应根据造成积水的梗阻病因、发病缓急及肾脏损害程度等综合考虑。

1.病因治疗　是最理想的治疗方法。

（1）先天性肾盂输尿管连接部狭窄　通过开放性、腹腔镜成形手术治疗，以解除狭窄。

（2）输尿管结石引起的梗阻　应用体外冲击波碎石（ESWL）或输尿管镜下或经皮肾镜下碎石技术，将结石粉碎，上述方法如不成功可开放或腹腔镜下手术取石、解除梗阻。

（3）膀胱出口梗阻性疾病（如前列腺增生症、膀胱颈挛缩等）引起的肾积水　可通过留置尿管或膀胱造瘘术引流尿液，待肾功能恢复，病情允许情况下，行增生前列腺切除术等。

2.肾造口术　在病情紧急、梗阻病因不清楚或一时难以除去梗阻时，可在B超引导下行肾穿刺造口，然后再进一步检查与治疗。如果梗阻病变不能除去，肾造口则作为永久性的治疗措施。

3.肾切除术　严重肾积水至肾功能丧失或继发严重感染、积脓、肾实质严重破坏萎缩，而对侧肾功能良好者，可行患肾切除。

4.双侧肾积水　应先寻找下尿路梗阻的病因，先治疗肾功能较好的一侧，待情况好转后再处理严重的一侧。

二、前列腺增生症

前列腺增生症(BPH)也称良性前列腺增生或肥大,是老年男性常见病。易出现在 50 岁以后的男性。排尿不畅为常见临床症状。长期梗阻可使膀胱形成小梁小室,最终可导致肾功能损害。临床症状的严重程度与前列腺大小不成比例。

(一)诊断标准

1.临床表现

(1)尿频、尿急:早期临床表现为尿频,尤其夜间排尿次数增多,随着病情进展,可伴尿急,甚至出现急迫性尿失禁。

(2)排尿梗阻症状:排尿踌躇、尿线细而无力,排尿中断,排尿时间延长、终末滴沥,排尿不尽感。

(3)尿潴留:梗阻加重达一定程度,排尿不尽,出现膀胱残余尿,过多的残余尿可致膀胱逼尿肌失去收缩力,发生尿潴留及充盈性尿失禁。

(4)其他症状:合并感染时,出现尿频、尿急、尿痛等膀胱炎症状,有结石时症状更加明显,并可出现血尿。亦可能发生无痛性肉眼血尿或镜下血尿。晚期可出现肾积水和慢性肾功能不全症状。

(5)部分患者长期增加腹压排尿,故有可能并发腹股沟疝、脱肛、痔等。

2.辅助检查

(1)国际前列腺症状评分(I-PSS):≤7 轻度;8~19 中度;20~35 重度。

(2)直肠指诊:前列腺体积增大,中央沟变浅或消失,表面光滑,质韧中等硬度。肛门括约肌张力正常。

(3)尿流率测定:尿量不少于 150ml,最大尿流率(Q_{max})小于 10ml/s,提示有膀胱出口梗阻可能,大于 15ml/s 为正常。

(4)血清前列腺特异性抗原(PSA)测定:可以作为前列腺癌的筛查。

(5)超声检查:B 超可观察前列腺形态、结构、大小并发现可能存在的前列腺癌。还可以了解双肾有无积水。最常用的是经腹壁途径,但经直肠超声更加准确并可对疑有前列腺癌组织进行引导穿刺活检。B 超还可以显示膀胱内结石。

(6)膀胱残余尿的测定:排尿后导尿测定残余尿较为准确,但有引起尿路感染的可能,目前采用经腹超声测定,方法简便,患者无痛苦,且可反复进行。

(7)尿流动力学检查:包括尿流率的测定,膀胱和尿道功能测定等。对除外神经源性膀胱功能障碍,不稳定膀胱、逼尿肌-括约肌功能失调等引起的排尿障碍尤为重要。

(8)同位素肾图检查:可了解双肾功能及尿路有无梗阻存在。

(9)静脉尿路造影:若患者有血尿,可了解双肾输尿管情况,以了解引起血尿的潜在病因。

(10)MRI:可用于 BPH 与前列腺癌的鉴别诊断。

(11)膀胱镜尿道镜检查:可了解尿道、前列腺、膀胱颈与膀胱内的情况,对下尿路梗阻症状明显,但直肠指诊前列腺无明显增大或有血尿的患者尤为重要。

(二)治疗原则

1.观察等待 观察等待是一种非药物、非手术的治疗措施,包括患者教育、生活方式指导、随访等。特别是患者生活质量尚未受到下尿路症状明显影响的时候。很多 BPH 患者症状长期无发展且症状轻,I－PSS 小于 7 分者不必急于治疗,可观察等待。每年应重复检测尿流率、血清 PSA、直肠指诊、B 超检查以及进行前列腺国际症状评分。

2. 药物治疗

(1)肾上腺素能 α 受体阻断剂:主要解决前列腺、膀胱颈处平滑肌的张力,以减轻排尿阻力。根据尿尿路选择性,可将 α 受体阻断剂分为非选择性 α 受体阻断剂、选择性 $α_1$ 受体阻断剂、高选择性 $α_1$ 受体阻断剂,代表药物有酚苄明、多沙唑嗪、阿呋唑嗪、特拉唑嗪、坦索罗辛。

(2)5α－还原酶抑制剂:目前应用最广的是非那雄胺(商品名:保列治),适合体积大于 30ml 的 BPH 病例。通过在前列腺内阻断睾丸酮转化成双氢睾酮(DHT),从而使前列腺缩小以减轻或消除膀胱出口机械性梗阻。该药物作用缓慢,一般服用 2～3 个月之后开始见效,且需长期服用,为其缺点。此外医师应知道服用此药可使 PSA 值下降一半,以避免对前列腺癌诊断的延误。

(3)其他药物:普适泰(舍尼通)等。中药应在中医或中西医结合学会推荐意见下开展治疗。

3. 手术治疗

(1)经尿道前列腺切除术(TURP):是治疗 BPH 的经典术式,应优先考虑。主要适用于治疗前列腺体积在 80ml 以下的 BPH 患者,技术熟练的术者可适当放宽对前列腺体积的限制。因冲洗液吸收过多导致的血容量扩张及稀释性低钠血症发生率约 2%,危险因素有术中出血多、手术时间长和前列腺体积大等。TUKP 手术时间延长,经尿道电切综合征的发生风险明显增加。

(2)经尿道前列腺切开术(TUIP):适用于前列腺体积小于 30g 且无中叶增生的患者。

(3)其他经尿道切除前列腺方式:如电气化切除(TUVP),$2μm$ 激光或钬激光或等离子切除前列腺等。

(4)开放性前列腺摘除术:主要适用于前列腺体积大于 80ml 的患者,特别是合并膀胱结石或合并膀胱憩室需一并手术者。常用术式有耻骨上前列腺摘除术和耻骨后前列腺摘除术。

(5)介入性方法

①记忆合金网状支架:是通过内镜放置在前列腺部尿道的金属或聚亚氨脂装置。可以缓解 BPH 所致下尿路症状。仅适用于伴反复尿潴留又不能接受外科手术的高危患者,作为导尿的一种替代治疗方法。常见并发症有支架移位、钙化、支架闭塞、感染、慢性疼痛等。

②微波或射频(温度 45～50℃):可缓解症状但不能解除梗阻。可部分缓解 BPH 患者的尿流率减低和下尿路刺激症状。适用于药物治疗无效(或不愿意长期服药)而又不愿意接受手术的患者,以及伴反复尿潴留而又不能接受外科手术的高危患者。

③高温疗法(温度>60℃):如高温聚焦超声等,有一定疗效。适用于不能接受外科手术的高危患者。

④球囊扩张术:有一定疗效,但治疗后易复发。

三、尿道狭窄

尿道狭窄可因炎症、创伤、医源性和先天性等原因引起,使排尿阻力增加,发生排尿困难甚至尿潴留。多见于男性。严重尿道狭窄如不能及时解除,也可致肾积水,导致慢性肾功能减退甚至衰竭。

（一）诊断标准

1.临床表现

（1）有反复尿道感染史或骑跨伤或骨盆骨折外伤史。

（2）排尿困难：这是尿道狭窄最重要症状，表现为排尿不畅，尿线细分叉，有时排尿中断，严重者排尿呈滴沥状，甚至不能排尿。

（3）尿潴留继发感染：可出现尿痛、尿频，并发尿道周围炎可出现会阴部红肿、疼痛；脓肿形成破溃后可形成尿漏。并发急性附睾睾丸炎时，阴囊红肿，疼痛并伴高热及白细胞数升高等全身症状。

（4）长期排尿困难可引起上尿路病理性改变：如肾积水、肾萎缩、肾功能不全等不良后果。

（5）由于长期增加腹压排尿，部分患者可并发腹股沟疝、脱肛、痔等。

2.辅助检查

（1）金属尿道探条或诱导探丝检查：可了解尿道有无狭窄、狭窄部位及程度。

（2）膀胱尿道造影：能显示尿道狭窄部位及狭窄程度，是确定尿道狭窄非常重要的检查手段。

（3）B超检查：可显示上尿路有无积水存在。

（4）膀胱尿道镜检查：为进一步明确狭窄病变情况，通常在麻醉下，手术开始前行此检查。

（5）静脉尿路造影：可了解肾积水及双肾功能情况。

（二）治疗原则

1.尿道扩张术　适于尿道狭窄轻且狭窄较短的患者，常需定期做尿道扩张。常用的器械有金属尿道探条和可塑性诱导探条（丝）。使用金属尿道探条扩张时，手法应轻柔，切记勿使用暴力，以免造成假道。

2.尿道（口）切开术　适于尿道外口狭窄或前尿道炎性狭窄且狭窄段较长的病例。狭窄尿道切开半年后，视局部情况可行尿道成形修复术。

3.开放手术尿道修补　常用方法有狭窄段尿道切除对端吻合及尿道套入术。

4.尿道内切开术　对能通过金属导丝的尿道狭窄，经尿道内切开术应作为首选的治疗方法。对后尿道狭窄（闭锁）段长度超过1cm者，在内切开基础上，行瘢痕电切除与创面植皮尿道内成形术，效果较满意。

5.激光或等离子体气化治疗术　应用接触式激光或等离子体气化行狭窄段瘢痕切除，也是一种理想而有效的治疗方法。

6.尿流改道术　尿道狭窄范围广，多种尿道修补术失败后，或伴有尿道直肠瘘、膀胱挛缩、肾积水反复尿路感染者，可考虑行尿流改道术。

（张彬）

综合外科疾病诊治与围术期管理

（下）

李大林等◎主编

吉林科学技术出版社

第七章　小儿外科疾病

第一节　小儿神经外科疾病

一、颅脑外伤

（一）头皮损伤

1.诊断要点

（1）头部外伤史。

（2）头皮有伤口或皮下血肿等。

1）擦伤：创面不规则，仅为表皮脱落或少量渗血。

2）挫伤：除表层局限性擦伤外，尚有皮下组织肿胀、瘀血和压痛等。

3）裂伤：多由锐器物作用于头皮而出现裂口，有时深达腱膜或骨膜，出血多。

4）血肿：分皮下、帽状腱膜下和骨膜下血肿，皮下血肿局限于头皮挫伤中心，一般较硬，波动不明显；帽状腱膜下血肿则蔓延至整个头皮，不受颅缝限制，软、有明显波动感，新生儿称为"产瘤"；骨膜下血肿则血肿边缘不超过骨缝，张力大，有波动感。

5）撕脱伤：大片头皮帽状腱膜下撕脱，出血量大，可致休克。

2.治疗

（1）擦伤：清洗消毒创面或涂以抗生素药液或软膏。

（2）挫伤：清洗、消毒后包扎伤口。

（3）裂伤：消毒、清创后一期缝合包扎。

（4）血肿：急性出血期局部需冷敷。较小血肿多能自行吸收，较大时需多次穿刺抽吸后加压包扎。血肿发生感染时需切开引流并加用抗生素。

（5）撕脱伤：部分撕脱伤，但血供尚存在，可缝合包扎；完全撕脱伤，行显微手术缝合血管及头皮再植，如不能吻合血管时则将撕脱头皮制成中厚皮片，回植于裸露的骨膜或筋膜上。伤口污染严重，可先清创包扎，待创面肉芽形成后再植皮。

（二）颅骨骨折

颅骨骨折（skull fracture）在小儿较少见，小儿6岁以前颅骨无外板、板障和内板之分，此外，较小的颅骨内侧缘尚无骨沟，因此小儿颅骨外伤时容易产生变形而不易引起骨折。6岁以前小儿鼻旁窦尚未发育完全，发生骨折后并发脑脊液漏者极为少见。

1.诊断

（1）临床表现

1）颅骨线形骨折为线状裂开。

2）颅骨凹陷骨折触诊局部有凹陷，颅骨外板塌陷超过内板的平面。

3）颅底骨折又分颅前窝、颅中窝和颅后窝骨折，颅前窝骨折有一侧或双侧的眼睑和结膜下瘀血（熊猫眼），或伴有鼻出血、脑脊液鼻漏、嗅觉丧失及视力损害等；颅中窝骨折可见颞部头皮肿胀，外耳道流血或脑脊液耳漏，伴有周围面瘫和听力丧失，眩晕及平衡障碍等，耳部检查鼓膜呈蓝色;后颅窝骨折有枕下或乳突部出现皮下瘀斑,咽后壁有时可有黏膜下瘀血及出现下咽困难、声音嘶哑或舌肌瘫痪等。

4)有颅内血肿时出现头痛、呕吐、偏瘫等症状。

(2)特殊检查

1)X线检查:可明确骨折的部位、类型、严重程度。根据临床症状尚需要采用不同的摄片方向和切位,如凹陷性骨折需加切线位,枕骨骨折或人字缝分离时行汤氏位摄片,有视神经损伤者需行视神经孔位摄片,眼眶部骨折则行柯氏位摄片等。

2)CT扫描:能明确颅骨骨折及并发的颅内血肿、气颅等。

2.治疗

1)线性骨折:无需特别处理,一般3～4个月多数可自愈。

2)凹陷性骨折1cm以上或凹陷在重要的部位(中央回、语言中枢)或骨折片刺入脑组织,应手术复位。静脉窦附近骨折,无明显症状时可暂不做处理,需手术时应在充分输血及止血条件下进行。

3)颅底骨折伴脑脊液鼻漏或耳漏,严禁填塞鼻或耳止血,要保持鼻腔、耳道清洁,并给予广谱抗生素预防感染。

4)颅骨开放性骨折:此种患者常有大出血、休克,应急诊用消毒敷料包扎、抗休克、注射破伤风抗毒素和应用广谱抗生素,争取在伤后6～12h内清创。

5)颅骨骨折并发颅内血肿时按颅内血肿处理。

(三)脑损伤

脑损伤(trauma of brain)为脑实质损伤,可由直接和间接两种方式引起,直接如硬物撞击静止的头部、运动中的头部碰到静止的物体,头部两侧或顶部受到硬物挤压等;间接方式有坠落时臀部或双足着地,外力沿脊柱传递至头颅而致的脑损伤,爆炸气浪冲击头部,胸腹挤压气流冲击力传递至颅内而致的脑损伤,根据脑实质受损程度,其诊断有所差异。

1.诊断要点

(1)脑震荡:常无肉眼可见的病理改变。婴幼儿则外伤后哭吵随后安静一段时间,几分钟或数小时后又出现烦躁、呕吐等,学龄儿童则伤后出现短暂意识丧失并有外伤性"遗忘症"。小儿脑震荡与成人不同在于:①短暂意识障碍可以不明显。②伤后常出现迟发性呕吐和嗜睡的神经功能症状。③虽然可以没有显微可见的病理结构改变,但可发生弥漫性脑肿胀,严重时可致死。MRI对诊断脑震荡是否有脑实质损伤有帮助。

(2)脑挫裂伤:有肉眼可见的脑实质损伤。受伤后有意识障碍且较脑震荡时间长,且头痛、呕吐重,有脑膜刺激症状或伤后早期出现脑损害的定位体征。CT扫描挫裂区呈点片状高低密度混杂区,有时伴脑水肿或脑肿胀。

(3)脑干损伤:直接外力使脑干撞击在小脑幕裂孔或斜坡上,或脑干被牵拉导致损伤,以及继发于颅内血肿等引起的颅内压增高,脑疝形成的脑干受压。患儿伤后持续昏迷,去大脑强直和双侧Babinski阳性,中脑损伤时瞳孔大小变化不定,眼球固定,对光反射消失;脑桥损伤时双侧瞳孔极度缩小,眼球同向偏斜或双眼向外侧散开;延髓损伤则呼吸和循环功能衰竭。

2.治疗

(1)脑震荡:X线检查和CT扫描正常,无并发症时多可自愈,不需特殊处理。可应用镇静药物使患儿适当休息,并密切观察血压、脉搏、意识等变化。

（2）脑挫裂伤

1）严密观察生命体征变化，注意保持呼吸道通畅，必要时吸氧。

2）脱水、止血等对症处理。

3）使用抗生素预防感染。

4）保守治疗无效而病情加重需手术清除挫裂坏死的脑组织时，应手术进行充分内外减压，术后继续脱水治疗。

（3）脑干损伤

1）同脑挫裂伤。

2）及早气管插管或气管切开，保持呼吸道通畅，必要时过度换气和亚低温疗法。

3）合并颅内血肿患儿应及时诊断和手术，减轻继发损害。

4）积极防治并发症。

（4）恢复期患者可配合高压氧治疗。

（四）颅内出血及血肿

颅内出血及血肿（intracranial hemorrhage and hematoma）是颅脑损伤的一类常见的继发病变，当出血聚集达一定数量时形成血肿。小儿颅内血肿的发生率较成人（10％左右）低，为3％～5％。临床按出血部位不同分为硬膜外血肿、硬膜下血肿、蛛网膜下隙出血、脑内出血。

1. 急性硬膜外血肿

（1）诊断

1）临床表现

①典型症状为伤后短暂的昏迷，经过一段意识清醒期又进入昏迷，婴幼儿可以意识障碍不明显，然后出现呕吐、头痛、烦躁不安，患侧瞳孔散大、对光反射消失，对侧肢体偏瘫，出现锥体束征。

②中间清醒期可由于颅内压增高出现血压升高、脉缓、呼吸减慢等脑受压症状，并进入再昏迷。小儿中间清醒期68％左右在24h以上。

2）特殊检查

①X线检查：多可见颅骨线状骨折。

②超声波检查：A型超声中线波向对侧移位0.5cm以上即有诊断意义，B型超声显像在新生儿（颅骨薄）更具诊断价值。

③头部CT扫描：对血肿的部位、大小及合并骨折与否是最有效的诊断方法。常可见局限性梭形或半月形高密度区，此血肿外方多有颅骨骨折，且血肿常发生在颞、额、顶区，范围一般较局限。MRI与CT一样，对诊断具有同样价值。

（2）治疗

1）诊断明确后应及时手术，清除血肿、彻底止血。

2）放置硬膜外引流管，24～48h后拔除。

3）一般治疗同脑挫裂伤。

2. 急性硬膜下血肿

（1）诊断

1）临床表现

①伤后出现不同程度的意识障碍，有时无中间清醒期直接进入深昏迷。

②患侧瞳孔散大,多出现双侧病理反射。前囟未闭者可见明显隆起。

③眼底检查常见视神经乳头水肿。

2)特殊检查

①CT扫描:可见到颅骨内板的下方有新月形或半月形高密度区,范围一般较大,血肿厚度较薄,占位效应较硬膜外血肿明显,常有中线移位和同侧脑室挤压变形。

②MRI:由于有某些条件限制,可作为慢性硬膜下血肿有效的诊断手段。

(2)治疗

1)前囟未闭患儿可行硬膜下穿刺,无效时开颅探查。

2)手术清除血肿,同时根据情况决定是否修补硬脑膜和去骨瓣减压。

3)一般治疗同脑挫裂伤。

二、先天性脑积水

先天性脑积水(congenital hydrocephalus)是脑室系统和蛛网膜下隙过量脑脊液积聚而扩大,产生颅内高压征象。

(一)病因

一是由于脉络丛的肿瘤使分泌细胞增殖和肥大而使脑脊液分泌增多,或脑膜的炎症致脑表面静脉怒张和脉络丛充血致液体产生异常增多等;二是脑脊液循环通路的任何一个部位发生梗阻;三是脑脊液吸收障碍。

(二)病理

脑脊液积聚,压迫脑组织,初期使其弹性减少,随着病情的发展,大脑皮质受压变薄,而后出现脑萎缩。第三脑室扩张使下丘脑受压萎缩,中脑受压使眼球垂直运动障碍,出现"落日"征,颅内压增高使双侧横窦受压,颈内静脉血流受阻,颈外静脉回流增加,从而出现头皮静脉怒张。

(三)诊断

1.临床表现

(1)病史:家族中有无具有遗传因素的中脑导水管狭窄的脑积水,患儿有无头部外伤史、脑膜炎史、难产及产伤史等。

(2)体格检查

1)头围测量:正常新生儿枕额径33～35cm,6个月44cm,1岁46cm,2岁48cm,3岁50cm,6岁52cm,如果出生后1年中的任何1个月内头围增长速度超过2cm,应高度怀疑脑积水。怀疑脑积水时应定期测定头围。

2)头面不相称,头大面小。

3)颅缝不闭或裂开,颅骨变薄;头颅叩诊呈破壶音;严重患儿头颅透光试验阳性。

4)中脑受压后检查有"落日"征。

(3)症状

1)不会说话的患儿则哭叫、抓头、摇头,较大儿童则可诉说头痛。

2)常见颅内压增高症状,恶心、呕吐。

3)神经系统症状则表现为表情呆滞,智力发育比正常同龄儿差,学习能力差,不同程度地出现痉挛性瘫痪或锥体束征。

2.特殊检查

(1)脑超声检查:提示双侧侧脑室对称性扩大。

(2)头颅 X 线摄片:提示颅骨变薄,骨缝增宽,较大儿童则颅缝分离,脑回压迹增多、加深。

(3)放射性核素检查:^{131}I 标记血清白蛋白后注入脑室,再行放射性核素扫描,观察脑室系统阻塞部位及脑室大小。

(4)脑室造影:经前囟穿刺注入造影剂了解脑室扩大的程度及皮质厚度,阻塞部位及原因。

(5)酚红试验:前囟穿刺侧脑室注入中性酚红 1ml,20min 后做腰穿,将取得的脑脊液加入氢氧化钠后,若出现酚红色,则表明阻塞部位在蛛网膜下隙或由于蛛网膜颗粒闭塞,不出现酚红则表明脑室系统受阻。

(6)CT 检查:迅速、安全、无痛,可立即确诊,还可知阻塞部位、原因、脑室扩大的程度及皮质的厚度,是目前最常用的检查方法。

(7)MRI:与 CT 具有同样优点和效果,颅内结构图像更清晰,使一些脑积水的病因和病理状态一目了然。

(四)治疗

脑积水保守治疗往往无效,主要是手术治疗。

1.减少脑脊液分泌的手术

(1)脉络丛切除术。

(2)脉络丛电灼术。

2.解除梗阻原因的手术

(1)肿瘤梗阻切除术。

(2)先天性瓣膜穿破术。

3.脑脊液分流术

(1)颅内分流,在脑室与蛛网膜下隙建立通路,手术指征受到一定限制。

(2)颅外分流,脑脊液引流到其他脏器和体腔。

1)脑室—心房分流术。

2)脑室—腹腔分流术。

3)脑室—胸腔分流术。

(3)近年来临床大多开展脑室—腹腔分流术,且有不开腹而行腔镜下腹腔管置入的方法,创伤小、痛苦少、恢复快等优点。

三、颅裂

颅裂(cranioschisis,cranium bifida)是先天性颅骨缺损。

(一)病因及病理

颅裂与胚胎期中胚叶发育停滞有关,常与神经管闭合不全并存。根据病理情况将颅裂分成仅是颅骨缺损的隐性颅裂,伴有颅腔内容物向外膨出颅平面的显性颅裂。显性颅裂又进一步分为:①脑膜膨出,膨出的内容仅有脑膜和脑脊液。②脑膨出,膨出内容为脑膜和脑实质而无脑脊液。③脑膜脑膨出,膨出内容为脑膜脑实质和脑脊液。④脑囊状膨出,膨出内容有脑膜脑实质和部分脑室,但脑实质与脑膜间无脑脊液。⑤脑膜脑囊性膨出,膨出内容与脑囊状膨出相似,只是在脑实质与脑膜间有脑脊液。

（二）诊断

1.临床表现

（1）患儿母亲常有孕期感染、外伤和服用药物史。

（2）患儿出生即发现囊性肿块,且一般位于颅中线上,常见于枕部如鼻根部,肿块大小和形状常不完全一致,少数患儿枕部肿块可比患儿头颅还大。

（3）一般无神经系统症状,但颅骨缺损大,膨出的内容物多时,鼻根部显示出现嗅觉丧失,颅底者肿块突入鼻腔内可影响呼吸,颅盖部可有肢体瘫痪、挛缩或抽搐等,其他神经系统症状主要有智能低下,腱反射亢进,皮质性视觉障碍、小脑和脑神经损害。

（4）肿块特点,一般含有脑脊液肿块,压迫前囟时有波动,透光试验阳性稍可压缩。

2.特殊检查

（1）X线平片：X线平片显示肿块部位有颅骨缺损。

（2）CT和MRI：可显示膨出囊内的组织及合并脑畸形、脑积水等。

3.鉴别诊断　常需与头颅部位的囊性畸胎瘤、新生儿的头皮血肿鉴别。二者均无颅骨缺损和脑神经受损症状。此外,鼻腔内需与鼻息肉鉴别,肿块穿刺细胞学检查可以区别。

（三）治疗

1.隐性颅裂颅骨缺损小,无症状不需治疗。

2.手术一般在6～12个月施行,主要是切除膨出囊,保存神经功能。但对于伴神经系统的小头畸形,以及头颅CT或MRI和脑血管造影显示囊内含有大脑、小脑与脑干者不宜手术;伴有脑积水者,宜先行脑脊液分流术。

（四）预后

脑膜膨出的预后最好,脑膜脑囊状膨出最差。

四、脊柱裂

脊柱裂（spinal bifida）是先天性椎管闭合不全,常见棘突及椎板缺如。

（一）病因及病理

脊柱裂为神经轴先天畸形,与颅裂的发生情况完全相同。脊柱裂可以发生在颈、胸、腰、骶各部位,但以腰骶部最多见;脊柱裂也可发生前裂和后裂,前裂罕见,多属后裂。按病理脊柱裂分为：

1.隐性脊柱裂　脊柱部位无局限性肿块,有时仅马尾部神经根与此处脊膜粘连。

2.显性脊柱裂（囊性脊柱裂）

（1）脊膜膨出：囊腔内仅为脑脊液,无脊神经。

（2）脊髓脊膜膨出：脊髓本身即具有畸形,脊髓和（或）神经根自骨裂缺处膨出,并与膨出囊壁粘连。

（3）脊髓膨出（脊髓外翻,开放性或完全性脊柱裂）：少见,脊髓由椎裂膨出外露,表面无脊膜保护,仅病变区一片呈紫红色,酷似肉芽组织。

（二）诊断

1.临床表现

（1）病史：显性脊柱裂生后即可发现背部中线上有肿块,且肿块多位于腰骶部,可出现大小便失禁或下肢麻痹等神经症状。

（2）体检：肿块表面被覆正常皮肤，或皮肤缺损肿块中心区有类似肉芽膜状组织被覆，或皮肤缺损直视下见脊髓并有脑脊液外溢。皮肤完整者往往皮下脂肪组织增生或同时存在脂肪瘤，也可有血管痣、皮肤凹陷、窦道或异常毛发增生；皮肤也可呈青紫色或暗红色。肿块触诊（如患儿前囟未闭时、哭闹或压迫肿块时）有冲击感。

（3）合并畸形：可合并脑积水、Arnold－Chiari 畸形（小脑扁桃体下疝畸形）等。

（4）囊性脊柱前裂：可造成胸内、腹内及盆腔相应的压迫症状和临床病史。

2．特殊检查

（1）X 线平片：可显示脊柱有缺损，棘突或椎板缺如或单有椎体裂开。

（2）脊柱 CT 和 MRI：亦能清楚地显示脊柱与脊髓的畸形改变。

3．鉴别诊断

（1）囊性脊柱裂与骶尾部囊性畸胎瘤鉴别：后者一般不在正中位，且多向骶骨前延伸，直肠指检可协助诊断，X 线拍片亦能鉴别。

（2）脊髓外翻与新生儿皮下坏疽之糜烂鉴别：前者出生即有，并有下肢麻痹症状。

（三）治疗

1．隐性脊柱裂：无神经症状者，无须治疗；神经症状明显者可手术，即切开椎板，松解粘连的神经。

2．显性脊柱裂：须手术治疗，以生后 1～3 个月内手术为好。如囊壁已破或极薄、脊髓外翻者均应急诊手术。手术应松解与囊壁粘连的神经组织，并回纳入椎管，缝合或减张缝合硬脊膜、椎旁肌及其筋膜，防止脑脊液漏。松解神经组织使用显微手术后神经功能的恢复更好。

（四）预后

隐性脊柱裂手术效果好。显性脊柱裂术前即有神经受损症状者，预后差；有的将可能出现脑积水等并发症；脊髓外翻者预后最差；颈、胸段囊性脊柱裂生后即可能死亡。

五、藏毛窦

藏毛窦（pilonidal sinus）又称潜毛窦、皮肤窦，有先天性和后天性之分。先天性为发育畸形，后天性可能为离断毛发的后端带入皮肤，继而在更深组织发生肉芽样炎症反应，小儿属先天性多，常位于骶尾部，可与脊髓裂、脊椎裂伴发。

（一）诊断要点

1．发生在脑脊髓轴背侧任何部位的皮肤凹陷或浅窦道，骶尾部最多见，瘘口周围常有异常的长毛、色素沉着或血管瘤样改变，小儿藏毛窦并发症少。

2．窦道一般很细，底部呈囊状为潜毛囊肿。窦道深而细且有不等量的皮肤分泌物，难以清洁而易感染。继而出现临床症状而就诊；个别深达脊髓以及位于枕部者，深达第四脑室，出现脑脊液渗出，感染后引起脑膜炎。

3．对于深长的瘘管者可摄脊椎 X 线片及做脑部特殊检查，或做瘘管造影而诊断。

（二）治疗

未感染者择期手术，感染者应在感染控制后切除。

（三）预后

无并发症的患儿手术效果良好。与脊髓纵裂、脊柱裂伴发者效果差。

六、脑脓肿

脑脓肿(brain abscess)是一种严重的颅内感染性疾病。早期诊断,彻底清除感染灶,充分而有效的抗菌治疗是处理本病的关键。

(一)病因

1. 直接由邻近感染灶蔓延　如中耳炎、乳突炎、鼻旁窦炎、头皮疖肿、颅骨骨髓炎等。

2. 血源性　小儿多由肺、支气管、先天性心脏病、胆道等感染经血行播散到脑内。

3. 外伤性　继发于脑损伤后。

4. 医源性　开颅手术后。

5. 无原发灶的隐源性脑脓肿。

(二)病理

儿童脑脓肿一般经过急性脑炎期、化脓期、包膜形成期三个阶段;最后形成脓腔大、壁薄,周围脑组织水肿明显的病理特征。

(三)诊断

1. 临床表现

(1)病史:注意了解近期有无全身性感染史和外伤史,如中耳炎、乳突炎、先天性心脏病及头颅外伤等。

(2)症状及体检:发热、颅内压增高及脑膜刺激征,脓肿形成后有脑部局灶定位症状,失语、偏瘫、视野缺损或失明、运动失调等,严重者出现脑疝。

2. 实验室检查　血常规白细胞增加,红细胞沉降率增快,腰穿脑脊液化验细胞数增多,但要慎防脑疝。

3. 特殊检查

(1)X线检查:X线头颅平片可发现乳突炎、鼻窦炎、颅内金属异物、气颅等,偶见脓肿包膜钙化影。

(2)超声检查:脑超声波检查可见中线移位。

(3)CT检查:平扫为边界清楚或不太清楚的低密度灶,增强后脓肿周边呈均匀环状高密度影,但中心密度不变,脓肿周边可有水肿带,脑室受压,中线移位。

(4)MRI:鉴别早期脑坏死与水肿、脓液与水肿的能力比CT敏感性强,脓肿包膜形成后鉴别能力不及CT敏感。

(5)其他:脑电图、放射性核素^{99m}Tc扫描、脑血管造影对诊断都有帮助。

4. 鉴别诊断　应与脑膜炎、脑炎、脑积水、脑肿瘤、颅内血肿等鉴别。脑膜炎、脑炎发病急,白细胞增高显著,脑脊液改变明显,无中线移位;脑积水可见典型"落日征",无炎症症状;脑肿瘤无明显感染症状,CT可鉴别;颅内血肿有难产、产伤、头部外伤史,X线平片与CT可以帮助鉴别。

(四)治疗

1. 内科治疗

(1)脱水、对症、加强支持疗法。

(2)控制感染和治疗原发感染灶,应用抗生素。

2.手术治疗

(1)穿刺抽脓:适于不能耐受开颅手术及脑深部、功能区脓肿或单房单发大脓肿;经患儿囟门或颅骨钻孔穿刺抽尽脓液后并用抗生素冲洗脓腔。术后须 CT 随访,直到脓肿症状、体征消失,必要时可再次穿刺抽脓。

(2)导管引流:适于小脑幕上表浅脓肿,钻颅或开窗后置管于脓腔引流。

(3)脓肿切除:适于多房或肉芽肿样的脑脓肿,或脓腔内有异物,或经穿刺不能治愈的脓肿。开颅行脓肿切除时应先抽脓后再手术,防止脓肿张力大、破裂而污染周围组织致术后复发。

(4)注意事项:获取的脓液必须做普通培养及厌氧菌培养,根据药敏试实选用有效抗生素。

(五)预后

脑脓肿出现昏迷死亡率高,尤其婴儿比儿童预后差。脑脓肿存活患者 72% 可发生癫痫。

(张传光)

第二节　小儿面颈外科疾病

一、颈部先天性囊肿和瘘管

(一)甲状腺舌管囊肿和瘘

甲状腺舌管囊肿和瘘(thyroglossal cyst and fistula)是指胚胎期甲状腺舌管闭合不全(有部分或全部残留)而在颈部正中遗留形成的先天性囊肿。囊肿内常有上皮分泌物聚积,囊肿可通过舌盲孔与口腔相通,而继发感染囊肿可破溃形成甲状舌管瘘。甲状腺舌囊肿多是引起儿童颈前肿块的原因之一,仅次于甲状腺肿大,位居第二。常在 1 岁左右出现,常位于颈正中线之舌骨前下方、甲状舌骨膜前或甲状软骨处。

1.诊断要点

(1)近 75% 的甲状舌管畸形表现为囊肿,25% 继发感染形成瘘管。颈正中舌骨前下方可触及较坚实感的囊肿。

(2)囊肿可随吞咽或伸舌而上下活动。

(3)穿刺可抽得黏液性分泌物,若合并感染则为脓性液带有半透明的黏液。

(4)囊肿感染时局部有红、肿、痛及波动感。

(5)应与皮样囊肿、颌下淋巴结炎、鳃源性囊肿等相鉴别。形成甲状腺舌管瘘时应与结核性瘘管、鳃瘘、颈正中裂相鉴别。

2.治疗

(1)局部无感染:患儿以 2 岁后手术为宜。为保证术后不复发,手术时必须将囊肿连同舌骨中段完整切除,并切除舌骨上方与其相邻的肌肉直达舌根部盲孔。

(2)局部有感染:先行抗感染治疗,必要时引流脓液,待感染控制 2~3 个月后再行根治手术。

(二)颈鳃源性囊肿与瘘

颈鳃源性囊肿与瘘(branchiogenic cyst and fistula)多由第二鳃颈演变而来,可能为鳃裂、咽囊、胸腺咽管等残留的胚胎性组织。鳃源性囊肿位于颈侧方,胸锁乳突肌中上 1/3 交界处内侧缘,鳃瘘多在胸锁乳突肌前缘下 1/3 处,较囊肿位置低。

1.诊断要点

(1)囊肿一般呈圆形,3~4cm 大小,质软,表面光滑,界限清楚。有时囊肿可自然缩小,穿刺液呈半透明或混浊黏液样物,继发感染则为脓液。

(2)囊肿多次感染后局部变硬,切开引流后局部常留有不愈合瘘管。

(3)鳃瘘较囊肿多见,出生后即可存在,瘘口一般较小,呈米粒大小的凹陷,常排出黏液样物或脓性物。

(4)应与颈部淋巴结炎、囊状淋巴管瘤及颈部淋巴结结核性瘘管相鉴别。

2.治疗

(1)局部无感染:患儿 2 岁后手术切除。手术要慎防损伤附近重要的血管和神经。

(2)局部有感染:脓肿形成时应切开引流,反复感染者应在控制感染后尽早手术切除。

(三)耳前窦道

耳前窦道(preauricular sinus)是由于胚胎期间,第一、二鳃弓上各出现的三个耳丘互相融合不全所致,多为窦道,少见瘘管,窦道口可位于耳前或耳周的各个不同部位,但以耳前的耳屏前方或接近耳轮脚的部位最为常见,可为单侧或双侧,窦道的一个或两个外口,经皮下向内下方深入迂曲伸展或有分叉。

1.诊断要点

(1)窦道开口多为一个,是直径约 1mm 的皮肤凹孔,其中可排出少许白色微臭分泌物。

(2)耳前窦道通常无症状,感染后局部可出现红、肿、痛。多见局部皮肤除窦道和瘘管外,邻近部位还有瘢痕,或有因既往感染发作所形成的继发窦道存在。

2.治疗

(1)对无感染的窦道:有人认为不需治疗,亦有人认为需手术切除。手术应完整地切除窦道,如有残留极易复发。手术选择于炎症完全消退的静止期进行;如就诊时正处于感染期,则应先行抗感染治疗,等炎症控制后再行手术切除。

(2)反复感染者:于感染控制后切除全部窦道及其周围瘢痕组织和细小分支。

二、颈部囊状淋巴管瘤

颈部囊状淋巴管瘤(cervical cystic lymphangioma)又称颈部囊状水瘤,是胚胎淋巴系统发育过程中部分原始颈淋巴囊发育异常而成。新生儿中发病率为 1/12000,男女发病率相同,80%~90% 在 2 岁前被发现。病变多位于颈后三角,亦可位于颈前三角,少数还可延伸到锁骨后而进入胸腔,或经胸骨后进入前纵隔。

(一)病因及病理

胚胎发育时颈部原始淋巴囊因未进入中心静脉系统,并未逐渐缩小发展成与静脉走向一致的淋巴系统,而是形成具有较大囊腔的囊状淋巴管瘤。囊状淋巴管瘤是由一个或多个大小不等的囊腔组成,单房者少见,多有副囊,内含有大量淡黄色淋巴液,囊壁内衬有正常内皮细胞,外层有少量平滑肌纤维和薄层胶原纤维。

(二)诊断要点

1.颈后三角区单房或多房性囊性肿物,有波动,无触痛,与皮肤无粘连,透光试验阳性。

2.囊内有出血时皮肤可呈蓝色,透光试验阴性,有时还可产生呼吸道压迫症状。

3.穿刺可抽得淡黄色淋巴液,并发出血时可抽出不凝固血性液体。

4.拍胸片以了解肿块与纵隔的关系。

5.应与血管瘤相鉴别,同时应注意与血管瘤混合存在的情况。

(三)治疗

1.一般应于出生后1～2个月内早期手术,以免发生感染和增长过快。如果淋巴管瘤增大的速度没有超过身体的增长速度,手术时间可以推迟到2～6个月。

2.局部注射治疗,如无水乙醇、博来霉素、OK－432(人源性 A 族链球菌冻干培养混合物)等,可使之显著缩小甚至完全消退。

3.囊内出血突然增大引起呼吸困难时应穿刺抽液减压,情况好转后手术。

4.肿瘤大,压迫症状不能缓解时可分期手术,先切除压迫器官处肿瘤。

三、先天性颈静脉扩张症

先天性颈静脉扩张症(congenital jugular phlebectasia)系指颈内静脉因先天性静脉瓣发育不良致静脉血回流引起的静脉明显扩张。颈内外静脉均可受累,颈外静脉或颈前静脉扩张较常见,扩张段静脉呈梭形或囊状。男孩多见,可单、双侧发病。

(一)诊断要点

1.患儿平静时颈部外观正常,但在哭闹、大声唱歌、屏气等胸膜腔内压增高时,于胸锁乳突肌下段及其后方可见膨胀性肿物,质软,易压缩,听诊无震颤及搏动。

2.少数患儿有头晕或头痛。

3.颈部彩超即可确诊,一般不需穿刺及血管造影。

4.应与喉外憩室及上纵隔囊状淋巴管瘤相鉴别。

(二)治疗

1.无症状患儿不需治疗。

2.有症状或特殊美容要求者可于6～8岁后手术治疗。

四、甲状腺疾病

(一)地方性甲状腺肿

地方性甲状腺肿(endemic goiter)是单纯性甲状腺肿的一个类型。由于机体吸取的碘减少,血中甲状腺素水平降低,在神经－体液调节作用下,腺垂体分泌过多的促甲状腺素,后者引起甲状腺肿大。其特点是有地区流行性,甲状腺呈对称、弥漫性肿大。

1.病理　初期甲状腺呈均匀性、弥漫性腺细胞增生和肥大,血管显著增生,腺泡细胞肥大呈柱状,上皮细胞增生,腺泡腔内胶质减少,晚期由于腺组织不规则增生,逐渐出现结节,部分腺泡坏死、出血、囊性变和纤维化。

2.诊断要点

(1)发病地区多位于离海较远、海拔较高的山区或未彻底实行碘盐预防的地区。

(2)甲状腺呈均匀性肿大,质地较软,无压痛,无震颤,少数肿大明显者可有压迫气管症状。

(3)实验室检查:24h 尿碘减少;^{131}I 吸收率增高,一般无高峰前移;血清 T_4 减低,而 TSH

浓度增高;可被甲状腺素抑制实验抑制。

(4)需与桥本甲状腺炎、结节性甲状腺肿、地方性呆小病(克汀病)相鉴别。

3.治疗

(1)药物治疗:内服复方碘溶液(Lugol 液)或碘化钾。

(2)有压迫症状、胸骨后甲状腺肿、结节性甲状腺肿继发功能亢进或疑有恶变者应手术治疗。

(3)最好的治疗是预防,包括食用碘化食盐,多食含碘丰富的海带、紫菜等。

(二)甲状腺炎

甲状腺炎(thyroiditis)有急性、亚急性和慢性三种,小儿发生甲状腺炎并不多见。

1.诊断要点

(1)急性化脓性甲状腺炎(acute suppurative thyroiditis):因颈部化脓病变和血性感染而致。颈部甲状腺位置一侧红、肿、痛明显,有触痛,伴发热,少数患儿可出现吞咽困难、声音嘶哑等现象。

(2)亚急性甲状腺炎(subacute thyroiditis):又称 De－Quervain 甲状腺炎,病因不明,可能是病毒感染引起的变态反应所致。常有上呼吸道感染史。甲状腺轻度至中度肿大,压痛不明显,白细胞计数增高,红细胞沉降率加快,少数有甲亢症状,呈一过性心悸、多汗、爱发脾气等,^{131}I 吸收率低下。

(3)慢性淋巴细胞性甲状腺炎(chronic lymphocytic thyroiditis):又称 Hashimoto 甲状腺炎,即桥本甲状腺炎,是一种自身免疫性疾病,10 岁以上女孩较多发病。甲状腺对称性中等增大,无压痛、质较硬,表面有分叶或呈颗粒状,有时可触及结节。血清中抗甲状腺球蛋白抗体或抗微粒体抗体阳性,TSH 增高,部分病例出现甲状腺功能减退。

2.治疗

(1)急性化脓性甲状腺炎:静脉滴注抗生素,局部理疗,脓肿形成时穿刺抽脓或切开引流。

(2)亚急性甲状腺炎:口服泼尼松,甲状腺肿大明显者,可加服甲状腺素片。

(3)慢性淋巴细胞性甲状腺炎:口服甲状腺素片治疗。有明显压迫症状时做甲状腺次全切除。

五、颈淋巴结病变

(一)颈淋巴结结核

颈淋巴结结核(cervical lymph nodes tuberculosis)多见于年长儿童,幼儿偶有发生,婴儿如出现类似结核性颈淋巴结炎样的淋巴结肿大,一般为接种或口服卡介苗后的反应。结核杆菌侵入的主要途径是龋齿或扁桃体,少数为肺结核的并发症。

1.诊断要点

(1)幼儿淋巴结结核起病后发展迅速,淋巴结肿大、软化而形成冷脓肿,自溃后流出稀薄脓液和少量干酪样物。如引流通畅,伤口能较快愈合,很少形成窦道。

(2)较大儿童典型症状为一侧或双侧淋巴结缓慢肿大。早期,肿大之淋巴结光滑,质地较硬,无压痛,分散而活动。若病变发展则肿大淋巴结失去弹性,有压痛;出现淋巴结周围炎时,则界限不清,相邻淋巴结相互融合并与皮肤粘连,成为不活动的肿块。

(3)若肿块突然增大,皮肤发红、疼痛,有波动感,全身发热,提示继发化脓性感染。脓肿穿破形成窦道,经久不愈。

（4）结核菌素试验、胸片、红细胞沉降率等有助于诊断。但确诊仍有赖于细菌学检查。标本可取血液或相应部位分泌液或组织细胞，以行直接涂片镜检、分离培养及多聚酶链式反应（PCR）扩增技术以鉴定结核分枝杆菌的 DNA。

2. 治疗

（1）全身综合治疗，包括增强体质和抗结核药物应用。

（2）孤立肿大淋巴结可切除并送活检。

（3）已液化形成脓肿者，可穿刺抽脓并注入链霉素或异烟肼，1 周 2 次。

（4）皮肤已受累者，如病变局限可于清除病灶时一并切除皮肤，伤口内置链霉素后一期缝合切口；若切口不能缝合则将创口做成蝶形，局部用链霉素。

（二）急性淋巴结炎

急性淋巴结炎（acute lymphadenitis）是小儿外科最常见的疾病之一，好发于婴幼儿和学龄前儿童，多见于颈部，尤其是颌下。单侧发病居多，少数双侧受累。病原菌多为金黄色葡萄球菌和溶血性链球菌。临床分型包括局限型、蜂窝织炎型、硬肿型、中毒休克型四种，但有些患儿的临床表现界于上述分型之间，即所谓的混合型。

1. 诊断要点

（1）局限型：患儿表现为发热、哭闹不安、食欲减退等全身症状，病后 1 周全身症状虽好转，但局部肿痛仍较明显。大部分患儿局部化脓，少数局部肿胀渐消。整个过程 3～4 周。

（2）蜂窝织炎型：局部肿胀迅速且较严重，病变区域界限不清，触痛明显。全身症状有高热、烦躁、嗜睡、拒食等。

（3）硬肿型：局部肿胀，病变界限较清楚，增大的淋巴结犹如肿瘤，易误诊。全身症状轻微或无异常改变。

（4）中毒休克型：早期即可发生休克，局部症状不明显或被忽略。

（5）局部穿刺细胞学检查、血象及血培养等有助于诊断。

2. 治疗

（1）全身应用抗生素，严重者可适当应用肾上腺皮质激素。

（2）根据病情行穿刺抽脓或切开引流。

（3）中药内服、外敷。

（4）理疗。

（三）慢性淋巴结炎

慢性淋巴结炎（chronic lymphadenitis）通常是指淋巴结炎症超过 3 个月者，分为慢性非特异性淋巴结炎和慢性结核性淋巴结炎两大类。后者的诊断和治疗基本同"颈淋巴结结核"，见前述；下面主要阐述前者。

1. 诊断要点

（1）多有颈部、口腔、头面部感染病灶，以龋齿、鼻炎、扁桃体炎、湿疹最多见。

（2）局部淋巴结肿大，但肿大多不明显，直径很少超过 2cm，轻压痛，质地稍硬。

（3）经抗感染治疗有效，但易复发。

2. 治疗

（1）积极治疗原发感染病灶。

（2）应用抗生素。

（3）内服中药。

颈淋巴结炎诊治流程图见图7-1。

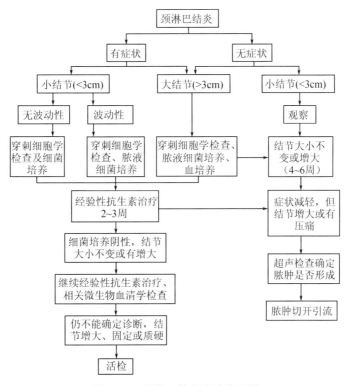

图7-1　颈淋巴结炎诊治流程图

六、口底蜂窝织炎

口底蜂窝织炎（mouth floor cellulitis）是指舌下间隙与颌下间隙的感染，致病菌多为金黄色葡萄球菌及链球菌，主要由下颌磨牙根尖感染，穿破槽骨板，侵入口底各间隙。

（一）诊断要点

1.舌下或颌下间隙红肿，逐渐波及整个口底间隙，肿胀范围广泛时舌抬高、舌硬，影响语言、咀嚼及吞咽，甚至产生喉头水肿，呼吸困难。

2.口底局部压痛，逐渐变软，有波动，双侧颈上部皮肤肿胀，下颌下缘消失呈牛颈状。

3.全身症状有高热、寒战、白细胞升高等。

（二）治疗

1.全身应用大剂量抗生素，中毒症状严重时可适当应用激素。

2.呼吸困难时气管切开。

3.药物治疗无效时应切开引流，减低张力，排出脓液，减少毒素吸收。

4.支持治疗。

七、化脓性腮腺炎

化脓性腮腺炎（suppurative parotitis）多发生于全身消耗性疾病或腹部大手术后，新生儿多见。致病菌为金黄色葡萄球菌、链球菌及肺炎双球菌。可一侧或双侧发病。

（一）诊断要点

1.以耳垂为中心的腮腺区发红、疼痛、硬肿伴有紧张感。

2.患儿张口困难、哭闹不安,体温升高,白细胞增多,核左移。

3.4～5d后形成腮腺脓肿,由于腮腺被筋膜紧紧包裹,故无明显波动感;脓肿可穿破筋膜进入外耳道、口底等。

4.化脓早期可见脓液自腮腺管的颊黏膜开口处排出,分泌物可培养出致病菌。

（二）治疗

1.静脉滴注抗生素,支持、对症治疗。

2.局部湿、热敷或理疗。

3.脓肿形成后及时切开引流。

（张传光）

第三节　小儿胸外科疾病

一、新生儿乳腺炎

新生儿乳腺炎(neonatal mastitis)指新生儿期发生的乳腺急性化脓性感染。可单侧或双侧发病,以单侧多见,无明显性别差异。

（一）病因

由于受母体激素的影响,新生儿乳腺常分泌少量乳汁,家长挤压乳腺排出分泌物,导致乳头破损引起细菌感染。致病菌多为金黄色葡萄球菌或溶血性链球菌。

（二）诊断要点

1.患儿有感染中毒症状、发热、拒奶、哭闹不安。

2.乳腺明显红肿、压痛、皮温增高。

3.形成脓肿时有波动感,脓肿可穿破皮肤导致流脓。

4.同侧腋窝淋巴结肿大、压痛。

5.穿刺可抽出脓液,并做细菌培养和药物敏感试验。

6.化验检查白细胞计数升高,核左移。

（三）治疗

1.全身应用抗生素　先选用对金黄色葡萄球菌敏感的抗生素,待药敏结果出来后再调整抗生素。

2.局部治疗　①用鱼石脂软膏或金黄散外敷。②局部理疗。③如有脓肿形成,应早期切开引流。

二、青春期前乳房增生

青春期前乳房增生(prepubertal breast hypertrophy)是小儿外科门诊患者中常见的疾病,男女皆可发生,以5～8岁女孩多见。

（一）病因

尚不清楚。可能与卵巢暂时性分泌少量雌激素引起体内雌激素增高有关,或与服用含激素的营养液有关。

（二）诊断要点

1. 一侧乳头下出现小肿块,生长缓慢,无疼痛或仅有轻微胀痛,并可见乳晕增大。

2. 肿块直径 2～3cm,质硬、不活动、无压痛。

3. 肿块持续半年至一年可自行消退,少数可存在至青春期。

4. 一般不做穿刺检查,以免损伤乳腺组织。

5. 化验检查可见血中雌二醇稍增高,而促性腺激素正常。

（三）治疗

乳腺肿大多可自行消退,一般无须治疗。注意观察乳腺肿块的变化,如肿块逐渐增大明显,甚至超过 3cm,应考虑肿瘤可能。

三、男性青春期乳房发育

男性青春期乳房发育(male breast pubertal hypertrophy)是指青春期男性双乳房增大,乳晕明显,外观似少女乳房,多数无明显不适,但可引起患儿不安。

（一）病因

病因尚未完全阐明,可能与睾酮分泌减少或雌激素分泌增多有关。

（二）病理

乳房增大主要是纤维性的实质和乳腺管系统的增生,逐渐增生的纤维发生玻璃样变,增生的上皮也逐渐退化,最后消失。

（三）诊断要点

1. 多见于 10～16 岁青少年,单侧或双侧同时发生。

2. 乳晕下可触及扁圆形肿块,质硬、有轻度压痛。肿块一般不超过 3cm,整个乳房也增大,症状持续 2～3 年后逐渐消失。

3. 阴茎和睾丸也增大,有阴毛生长。

4. 化验检查可见 24h 尿雌二醇/睾酮比值增高。

（四）治疗

1. 大多数可自行消退,无须治疗。

2. 极少数乳腺肥大不消退者,可行手术切除整形。

四、先天性食管闭锁

先天性食管闭锁及气管食管瘘(congenital esophageal atresia and tracheoesophageal fistula)是一种严重的发育畸形,每 3000 个新生儿中就有 1 例,多见于早产未成熟儿,常伴有心血管系统、泌尿系统或消化道等其他畸形。

（一）病因

胚胎早期,前肠壁两侧各出现一条纵沟向管腔内凹陷,管腔内相应部位出现两条纵嵴。当两条纵嵴发育逐渐靠拢后,将前肠分隔为腹侧的气管和背侧的食管。胚胎第 5～6 周,原始食管上皮增生填充管腔,随后上皮细胞间出现空泡化,管腔再通,形成正常食管。如果食管的空泡化或再通出现障碍,就形成食管闭锁;若前肠分隔不全,则形成食管气管瘘。

（二）病理及分型

根据食管闭锁与食管气管瘘的关系分为五型。

Ⅰ型：占 4%～8%，食管上、下段均闭锁，无食管气管瘘，两盲端的距离较远。

Ⅱ型：占 0.5%～1%，食管近端有瘘管与气管相通，食管远端盲闭。

Ⅲ型：最常见，占 85%～90%，食管上段闭锁，下段有瘘管与气管相通。两盲端的距离超过 2cm 为ⅢA，距离在 2cm 以内为ⅢB，ⅢB 食管一期吻合多能成功。

Ⅳ型：占 1%，食管上、下两段皆与气管相通形成瘘。

Ⅴ型：占 2%～5%，单纯气管食管瘘而无食管闭锁，瘘管常在食管与颈部气管之间，称为 H 形瘘管。

（三）诊断

1.临床表现

（1）胎儿期由于不能吞咽羊水，母亲产前检查有羊水过多。

（2）新生儿出生后不断有唾液从口腔和鼻腔溢出，是由于患儿不能吞咽唾液所致。

（3）典型症状是患儿第一次进食后出现呛咳、呼吸困难及发绀等，抽出口腔及呼吸道的液体后症状缓解，再次吸奶时又发生同样症状。

（4）新生儿肺炎症状，主要表现为发热、呼吸困难、鼻翼扇动，双肺可闻及啰音。

（5）Ⅲ型及Ⅳ型患儿腹部膨胀，叩诊呈鼓音，这是因为呼吸道的气体经气管食管瘘进入胃肠道所致。而Ⅰ型和Ⅱ型远端食管无瘘管与气管相通，胃肠道无气体，腹部呈平坦瘪塌状。

（6）胃管不能进入胃腔。

2.X 线检查

（1）腹部平片可见肠腔无气或大量胀气，根据食管远端有无瘘管而定。

（2）食管碘油造影检查可以显示近端盲端的部位，注意每次仅用 1ml 碘油，检查完毕后立即抽出碘油，不可行吞钡检查。

3.诊断要点

（1）第一次进食后出现呛咳、呼吸困难及发绀，抽出口腔及呼吸道的液体后症状缓解，再次进奶又发生同样症状。

（2）胃管不能进入胃腔内。

（3）食管碘油造影检查可以确定食管闭锁及近端盲端的部位。

（四）治疗

必须手术治疗，术前必须充分准备，以提高患儿的耐受力，准备时间应在 12～24h 内完成。

1.术前准备　①保暖，患儿睡温箱，预防新生儿硬肿症。②补液，40ml/（kg·d）。③吸引，每 15min 吸引一次口腔、食管和呼吸道分泌物。④使用维生素 K、维生素 C 及抗生素治疗肺部感染。

2.手术治疗　①闭锁盲端相距在 2cm 以内，可开胸或在胸腔镜下行一期食管吻合术。②盲端距离在 2cm 以上，则行瘘管结扎及胃造口术，2～3 个月后延期行食管吻合术，也可一期行食管替代手术。

（五）预后

本病预后与诊治的早晚、新生儿出生体重及合并畸形有关。治疗早、体重大于 2500g、无其他畸形,手术成活率在90%以上。

（六）随诊

应长期随诊,了解有无食管狭窄或胃食管反流的发生。

五、先天性膈疝

先天性膈疝(congenital diaphragmatic hernia,CDH)指腹腔内部分脏器穿过先天性发育不全的膈肌缺损处进入胸腔,为新生儿常见的畸形之一。按其发生部位可分为胸腹裂孔疝、食管裂孔疝和胸骨后疝三种。

（一）胸腹裂孔疝(Bochdalek's hernia)

1.病因　胚胎早期,胸腔和腹腔是一个相互贯通的体腔,在胚胎第8～10周才形成横膈,将胸腔与腹腔分开。由于某些因素使膈肌发育延迟或停顿,就会出现薄弱区或缺损,腹腔内脏就会通过这些部位进入胸腔形成胸腹裂孔疝。

2.病理　由于左侧膈肌闭合较右侧晚,故左侧多见,占85%～90%。疝内容物最常见的为小肠,其次是肝脏、胃、脾脏,这些脏器也可进入胸腔。中肠进入胸腔后可发生肠旋转不良。腹内脏器进入胸腔后压迫肺脏,导致肺发育不良。

3.诊断

（1）临床表现

1)患儿出生后出现呼吸困难、发绀,且呈进行性加重。

2)患侧呼吸运动减弱,心尖搏动向健侧移位,叩诊为鼓音或浊音,呼吸音减弱或消失,有时可闻及肠鸣音。

（2）X线检查

1)胸片:纵隔向健侧移位,胸腔内可见充气肠管,有时见肝、脾阴影,患侧肺明显受压。

2)胃肠道碘油造影检查:能更清楚地了解疝入胸腔内的肠管情况。

4.治疗　新生儿发病有明显呼吸困难时应急诊手术,无明显呼吸困难则择期手术。

左侧膈疝可经腹手术,其优点为进入胸腔内的腹内脏器容易复位,同时处理消化道畸形,手术创伤小。右侧膈疝则需经胸手术,也可经腹腔镜或胸腔镜手术。

5.预后　预后取决于肺发育不全的程度和有无合并其他畸形。

6.随诊　应长期随诊,了解患侧肺发育情况,直到肺功能基本恢复正常为止。

（二）食管裂孔疝(hiatus hernia)

1.病理及分型

（1）食管裂孔滑动疝:由于膈食管韧带、膈肌脚、胃悬韧带发育不良和松弛,使食管裂孔明显增大,导致食管腹腔段、贲门及部分胃底进入胸腔。当平卧位或腹压升高时进入胸腔,立位或腹压降低时则回到腹腔,故称为滑动疝。由于抗反流机制改变,常合并胃食管反流。

（2）食管裂孔旁疝:胃底、胃体及胃大弯疝入胸腔,而贲门位置仍在膈下,故很少发生胃食管反流。

2.诊断要点

（1）食管裂孔疝无并发症时,无明显症状。

（2）胃食管反流症状(见后述"胃食管反流"部分)。

（3）食管裂孔旁疝并发胃扭转时,有剧烈腹痛、呕吐、呕血等症状。

（4）辅助检查,如胸片见胃泡位于胸腔内。钡餐或碘油造影检查可清楚显示胃进入胸腔,还可发现胃扭转。对滑动疝应采取卧位和立位两种体位检查,了解食管腹腔段、贲门及胃底的滑动情况。

（5）胃食管反流的检查（见后述"胃食管反流"部分）。

3. 治疗

（1）非手术治疗:随着小儿的生长发育,饮食及体位改变,症状可自行消失,所以1岁以前应保守治疗。措施包括:①少量多次黏稠饮食。②睡眠时头高脚低位。③纠正营养不良。④抗酸药,包括 H_2 受体拮抗剂和促胃肠动力剂。

（2）手术治疗:适应证有3个方面。①非手术治疗无效者。②胸腔内胃泡较大尤其位于右侧者。③食管炎并发溃疡出血、瘢痕狭窄者。手术方法是开腹或腹腔镜等尼森（Nissen）胃底折叠术。

4. 预后　保守治疗有50%以上可以治愈,手术有90%～95%可获得满意效果。

5. 随诊　术后注意有无反流复发、食管狭窄等并发症。

六、膈膨升

膈膨升（eventration of the diaphragm）是由于先天性或获得性原因引起膈肌张力异常降低而向胸腔过度抬高。

（一）病因

1. 先天性膈膨升　在胚胎发育过程中,膈肌发育障碍,膈肌不生长或部分生长,导致膈肌薄弱,出生后出现膈膨升。

2. 后天性膈膨升　由于膈神经损伤,使膈肌张力降低,而出现膈肌异常抬高。

（二）病理

1. 先天性膈膨升其膈神经发育是正常的。

2. 横膈如有部分横纹肌生长,其肌纤维是正常的,但结构菲薄。

3. 如无横纹肌生长,则横膈仅由胸膜和腹膜构成。

4. 膈抬高后导致肺组织受压改变,但对肺发育影响较少。

（三）诊断要点

1. 有反复肺部感染的病史。

2. 有呼吸困难、发绀等症状。

3. 患侧呼吸运动减弱,纵隔移位、呼吸音减弱或消失,有时胸部可闻及肠鸣音。

4. X线检查　①胸片可见一侧横膈明显抬高,膈的弧度光滑不中断,其下方为胃肠阴影。②胸透可观察膈肌运动情况。

（四）治疗

1. 无症状或其他疾病行X线检查发现的膈膨升不需治疗。

2. 保守治疗　适用于有轻度呼吸困难者。①坐位或半卧位,减轻腹内脏器对肺的压迫。②保持呼吸道通畅。③吸氧。④抗生素控制肺部感染。

3. 手术治疗　适应证有保守治疗无效者;有明显发绀、气急者;合并有消化道绞窄症状者。手术方法采用经胸或经腹膈折叠术,手术也可在胸腔镜或腹腔镜下完成。

七、食管失弛缓症

食管失弛缓症(esophageal achalasia)指先天性食管贲门部肌肉持续痉挛导致食管下端功能性梗阻、近端食管扩张与肥厚，又称贲门痉挛或巨食管症。本病多见于成年人，小儿较少见。

（一）病因

尚不清楚，可能与食管下端肌间神经丛中的神经节细胞发育不良有关，也可能与感染、中毒或维生素缺乏等原因引起的神经节细胞退行性变有关。

（二）病理

1.正常情况下，食物下咽后刺激食管引起贲门暂时性舒张开放，食物通过后贲门恢复紧闭。

2.发生失弛缓症时，吞咽食物时食管下端括约肌不能松弛而出现梗阻。

3.长期慢性梗阻，导致食管近端扩张、肥厚，局部黏膜发生慢性炎症，黏膜水肿、溃疡，最后形成瘢痕狭窄。

（三）诊断要点

1.吞咽困难、呕吐、营养不良、贫血等。

2.胸骨后胀痛。

3.咳嗽、哮喘及吸入性肺炎等症状。

4.食管钡餐检查见食管下端及贲门部明显狭窄，近端扩张，呈"漏斗"形。

5.食管下端括约肌压力测定，高压带压力明显升高，超过 4kPa(30mmHg)。

（四）治疗

1.新生儿或小婴儿一般采用非手术治疗，如口服解痉药物或行食管扩张。

2.1 岁以上小儿则需手术治疗，可开腹或腹腔镜下行食管下端及贲门肌肉纵行切开术（Heller 手术）。

八、胃食管反流

胃食管反流(gastroesophageal reflux,GER)是由于食管下端抗反流功能缺陷而引起的胃或十二指肠内容物反流入食管的一种病理状态。

正常新生儿及小婴儿由于抗反流机制发育不成熟而存在生理性反流，随着机体的发育，90％的小儿在 18 个月内症状消失，若反流症状持续存在则为病理性反流。

（一）病因

1.食管下端括约肌功能不全，压力降低。

2.食管的蠕动和廓清能力降低。

3.食管下端及贲门处的解剖结构改变，如食管裂孔疝。

4.胃排空障碍也能引起反流。

（二）病理

由于经常有大量酸性胃内容物反流入食管，损伤了食管黏膜，发生浅层食管炎，黏膜充血水肿，浅表溃疡。反流严重时，溃疡可深及黏膜肌层，发生出血、纤维组织增生、局部纤维化，最后形成瘢痕狭窄。

（三）诊断

1.临床表现

(1)反复呕吐、营养不良、生长发育迟缓。

(2)食管炎,如胸骨后烧灼感、呕血、便血等。

(3)反复呼吸道感染、窒息。

2.特殊检查

(1)食管吞钡检查:透视下可见钡剂反流入食管,还可发现食管狭窄的部位及长度。

(2)食管测压检查:食管下端高压区压力降低,压力低于1.33kPa[正常(3.3±1.3)kPa]。

(3)食管下端pH24h监测:是诊断该病的"金标准"。正常食管下端pH为5~7,而GER时食管下端pH<4时间占总监测时间4%以上。

(4)放射性核素扫描:反流时食管下段放射性核素浓聚,还可发现胃排空延迟和吸入性肺炎。

(5)纤维内镜检查:主要了解食管炎的严重程度及狭窄情况。

3.治疗

(1)保守治疗:①少量多次黏稠饮食。②半卧位或床抬高30°卧位。③纠正营养不良。④药物治疗,如促胃肠动力剂如甲氧氯普胺、多潘立酮等,还可服用抗酸药物如西咪替丁、雷尼替丁等。

(2)手术治疗:适应证有连续保守治疗6周无效;反复吸收性肺炎或窒息;严重食管炎并发反复出血、贫血或食管狭窄。手术可经腹或腹腔镜下行Nissen胃底折叠术,有胃排空延迟者加幽门成形术。

4.预后 90%采用保守治疗可痊愈,仅10%需手术治疗,手术95%可取得满意效果。术后有5%出现并发症,如胀气综合征、食管狭窄、肠粘连等。

九、脓胸

（一）急性脓胸

急性脓胸(acute empyema)指胸膜的急性化脓性感染,导致胸腔积脓。多发生于婴幼儿。

1.病因 常见的致病菌为金黄色葡萄球菌,其次为肺炎链球菌、链球菌及革兰阴性杆菌,有时为混合感染。以金黄色葡萄球菌肺炎引起的脓胸最多见,其他有支气管扩张、肺脓肿等。

感染途径有:①肺部感染。②继发于败血症或脓毒败血症。③邻近脏器感染蔓延,如膈下脓肿、肝脓肿。④胸腔的开放性损伤感染。

2.病理

(1)早期为浆液性渗出,随着细菌和白细胞的增多和破坏,脓液变稠。

(2)大量积脓,导致肺受压和纵隔移位。

(3)脓液中含有大量纤维素成分,引起胸膜粘连,影响呼吸运动。

3.诊断要点

(1)肺炎治疗好转后又突然加重,体温下降后又升高。

(2)患侧胸廓饱满,呼吸运动减弱,叩诊为浊音,听诊呼吸音减弱或消失。

(3)纵隔向对侧移位。

(4)胸片和B超检查有胸腔积液。

(5)化验检查白细胞增高、核左移。

(6)胸腔穿刺抽出脓液。

4.治疗　原则是控制感染,排出脓液,恢复肺的呼吸功能,改善患儿的全身情况。

(1)全身抗感染治疗:选用广谱抗生素联合用药,待细菌培养结果出来后根据药敏试验选择敏感抗生素。

(2)支持疗法:多次少量输新鲜血或血浆,提高机体的抵抗力。

(3)穿刺抽脓:适用于脓液稀薄且全身中毒症状轻的患儿。应在B超定位下行穿刺抽脓,抽完脓液后可向胸腔内注入抗生素,开始每日抽脓一次,以后隔日一次,直到仅能抽出少量脓液为止。

(4)闭式引流术:适用于脓液黏稠、抽脓后脓液积聚很快或出现液气胸者。

(二)慢性脓胸

慢性脓胸(chronic empyema)主要是由急性期治疗不及时或不彻底演变而来。

1.病理　由于纤维组织增生,造成胸腔广泛粘连,脏层胸膜肥厚,形成纤维板限制肺的扩张。肥厚的壁层胸膜使肋间隙变窄,影响胸廓运动。

2.诊断要点

(1)有急性脓胸治疗不及时或不彻底的病史。

(2)出现胸廓塌陷、肋间隙狭窄、呼吸运动减弱。

(3)叩诊为浊音,听诊呼吸音消失。

(4)X线检查提示胸膜肥厚粘连,纵隔向患侧移位。

(5)CT扫描更能准确地反映胸膜肥厚、粘连的程度及范围,残余脓腔的部位及大小。

3.治疗

(1)选用敏感抗生素。

(2)扩大创口,保证胸腔引流通畅。

(3)支持疗法,提高机体抵抗力。

(4)纤维板剥离术:适用于胸膜增厚、粘连严重,影响肺的扩张者。

十、胸廓畸形

(一)漏斗胸

漏斗胸(pectus excavatum)是以胸骨体下端及剑突为中心的胸骨及相连的肋软骨向内凹陷,形成漏斗状的前胸廓畸形。严重者影响患儿的呼吸和循环功能。

1.病因　至今尚不清楚,可能与下列几种因素有关:

(1)膈肌的中心腱过短,附着于胸骨体下端和剑突的膈肌牵拉所致。

(2)遗传因素:有父子或兄弟发病的报道。

(3)胸骨与肋软骨发育异常。

2.病理　胸骨体下端及剑突向内凹陷,深浅不一,随年龄增长而加重。严重者胸骨体后缘与胸椎前缘相距仅1～2cm,心脏向左侧胸腔推移,肺也受压,从而影响呼吸循环功能。

3.诊断要点　本病的诊断很容易,从外观上就可作出正确诊断。但必须了解漏斗胸的深度、范围、左右是否对称以及对心肺的压迫情况,需做以下检查:

(1)仰卧位测量凹陷部的容水量。

(2)胸片：正位片了解心脏有无移位和形态变化，侧位片测量胸骨体后缘与胸椎前缘之间的最小距离，距离越近，心肺受压愈重。

(3)心电图：大多数有心电图异常，如不完全传导阻滞或心肌受损。

(4)CT、MRI检查：能更准确地反映其严重程度及心肺受压情况。

4.治疗　由于畸形不能自行矫正，且随年龄增长而逐渐加重，故应手术治疗。手术年龄以3～6岁为佳，手术的目的是矫正凹陷胸骨，改善外观，解除心肺压迫。

手术方法有以下几种：

(1)胸骨翻转术：术后外观矫正满意，不需做内固定，但创伤大，易出现反常呼吸。

(2)胸骨上举术：手术简单，创伤小，但需内固定，且内固定有松动、刺破皮肤的可能。

(3)胸骨悬吊术：胸骨抬高后用钢丝悬吊起来，手术简单，创伤小，但悬吊物可致患儿活动不便，需再次手术取出钢丝。

(4)Nuss手术及其他微创手术：为近年来新开展的术式，近期疗效满意，远期疗效有待观察。

(二)鸡胸

鸡胸(pectus carinatum)指胸骨体前凸，沿胸骨两侧的肋软骨广泛向内深陷而形成的胸廓畸形。畸形严重时，胸廓容积缩小，使心肺受压。其病因尚未完全明白。有人认为是肋骨生长发育过快，将胸骨体推向前方所致。诊断容易，望诊即可作出诊断。但必须了解心肺受压情况，需行胸部正、侧位片及心电图检查。轻度鸡胸，不影响心肺功能者，多为佝偻病后遗症，补充钙剂和增加营养，加强扩胸锻炼，畸形可以改善。鸡胸前凸明显，造成心肺受压者，应手术治疗。与漏斗胸不同的是可不处理胸骨，而是将胸骨两侧的肋软骨在骨膜下切除，再用缝线收紧两侧松弛的肋软骨骨膜，重建胸廓。

（张传光）

第四节　小儿肿瘤

一、小儿肿瘤概论

小儿肿瘤在病因、发生与发展，病理形态学及预后转归均有与成人肿瘤不同的特点。小儿肿瘤10%～15%为遗传性或非遗传性结构基因突变，多来源于胚胎残留组织和中胚层，往往是胚胎残留组织恶变所致，良性肿瘤常发源于中胚层。

(一)病因

1.先天性病因　小儿肿瘤半数以上为先天性肿瘤，即与胚胎发育异常或畸变有关，因此出生时就已存在，如淋巴管瘤、血管瘤、畸胎瘤和肾母细胞增生复合体等。

2.遗传因素　有的肿瘤有明显家族史，其发病与遗传基因有关，如结肠息肉病、视网膜母细胞瘤、虹膜缺如的肾母细胞瘤等。

3.并存其他畸形　小儿肿瘤并存其他畸形也是特点之一，说明发病与致畸、致癌因素有关，如肾母细胞瘤合并单侧肢体肥大、骶尾部畸胎瘤合并脊柱畸形、血管瘤合并脑三叉神经血管疾病。

4.放射线　接受过放射治疗的患儿，多年以后可发生第二种肿瘤如骨瘤、血癌和皮肤癌。

（二）病理

小儿肿瘤以良性肿瘤多见，良性：恶性约为3：1。软组织的肿瘤多属良性，如淋巴管瘤、血管瘤、皮样囊肿。由肾、脑、造血系统和性腺发生的肿瘤则以恶性为多见，病理学上多属肉瘤。在成人常见的上皮性癌如消化道腺癌、乳癌、肺癌等均很少见于小儿。

（三）主要临床表现

1.年龄与发病的关系　小儿肿瘤发病与年龄关系较密切。多数恶性肿瘤发生于5岁之前，青春期前好发骨肿瘤，骶尾部畸胎瘤好发于女性新生儿，淋巴管瘤与血管瘤好发于小婴儿。

2.无痛性肿块　是小儿肿瘤主要症状或首发症状。如小儿常见的腹膜后三大肿瘤，常因腹部无痛性肿块而就诊。

3.肿瘤并发症的症状　小儿多不会自诉症状，有的肿瘤未发生并发症前不易发现。如小的淋巴管瘤、血管瘤、囊性畸胎瘤，因并发感染或出血肿瘤突然增大才被发现；肾盂内肾母细胞瘤因血尿才引起注意；小肠恶性淋巴瘤并发肠扭转或肠套叠方就诊。

4.全身症状　全身症状较少，唯神经母细胞瘤可出现发热、乏力、贫血、四肢疼痛等类似感染或风湿热的症状。有些恶性肿瘤也只在晚期才有消瘦、乏力、厌食等症状。

5.内分泌紊乱　具内分泌功能的恶性肿瘤如睾丸间质细胞瘤或卵巢颗粒细胞瘤者，提前出现第二性征。神经母细胞瘤因儿茶酚胺代谢异常出现多汗、面潮红、易怒等症状。

（四）诊断

1.详尽采集病史和体检　准确描述肿瘤的外科情况及附近区域淋巴结的情况。

2.实验室检查　除常规化验外，依病情和病变部位需选查各项肿瘤标志物，如血清甲胎蛋白、尿液VMA、血清HCG及血清AKP、血NSE、血铁蛋白等。

3.B型超声及彩色B超（多普勒）检查　为最常用的无损害性检查。对肿瘤定位、定性、大小、范围、与周围组织器官的关系及引导穿刺检查极具诊断价值。

4.X线检查

（1）X线平片：头颅、胸、腹及骨骼的肿瘤均可经X线平片协助诊断。如钙化斑、肿瘤阴影、骨质破坏、肺转移等。

（2）静脉肾盂造影：对腹膜后肿瘤尤有诊断价值。

（3）排尿性膀胱尿道造影：可协助诊断下尿路及盆腔肿瘤。

（4）胃肠道造影：用于消化道及腹腔内肿瘤的诊断。

5.CT及MRI检查　CT及MRI检查对全身各部位肿瘤不仅能准确提供肿瘤的部位、大小、性质、周围关系，尚可提示肿瘤分期、淋巴结转移、静脉内瘤栓等情况，对指导手术切除有很高的价值。

6.血管造影　是一种创伤性检查，应严格掌握适应证。对不能手术切除需采用介入疗法的晚期肿瘤可采用。

7.放射性核素检查　对甲状腺、脑、肝、胆道及骨骼等部位肿瘤有诊断价值。

8.细胞学检查　常用于软组织肿瘤的诊断，用细针穿刺抽吸组织或液体做细胞学检查有较高的确诊率。

9.病理组织学检查　切取或切除肿瘤组织及淋巴结送病理检查。

10.内镜检查　小儿多需在全麻下进行，优点是可同时做病理检查。

（五）治疗

1. 良性肿瘤　以手术切除为主。

2. 恶性肿瘤　采用手术切除、放疗、化疗、介入治疗，以及免疫治疗、特殊营养治疗（TPN）及骨髓移植等综合治疗。

二、血管瘤

血管瘤（hemangioma）是小儿最常见的软组织良性肿瘤，属先天性脉管发育畸形的错构瘤，肿瘤内血管腔扩张增生并与大血管相通。血管瘤好发于 1 岁以内小婴儿，女性多于男性，绝大多数为良性，虽不危及小儿生命，但对功能和面容有一定影响。

（一）病理分类与临床表现

按血管瘤的病理结构可分为四型，临床表现各异。

1. 毛细血管瘤（capillary hemangioma）

（1）红斑痣：也称葡萄酒斑，由皮内毛细血管网增生所致。出生时就已存在，为不规则形状，色泽由橘红到深紫色的斑块，范围大小不一，不高出皮面。好发于面部和四肢，加压时不易退色。主要影响美容。

（2）草莓状血管瘤：为真皮层毛细血管增生、扩张形成，肿瘤内充满扩张迂回的毛细血管。出生时仅表现为一枚小红点，随年龄增长而扩大，一般在 2～8 个月时生长最快，1～4 岁以后就渐停止增长。肿瘤高出皮面，形状、色泽似草莓故命名之。

2. 海绵状血管瘤（cavernous hemangioma）　位于皮下组织，有的侵入肌肉层。为扩张的静脉窦组成，腔内充满静脉血，腔内层为单层内皮细胞覆盖，肿瘤与供血小动脉及静脉沟通，肿瘤可有完整的包膜，无包膜的血管瘤可侵入周围组织和肌肉层。肿瘤质地较软，表面皮肤多正常。大的肿瘤可侵及半个肢体。

3. 混合型血管瘤　为毛细血管瘤和海绵状血管瘤混合存在，多发于面、颈和腋窝，四肢和躯干也可发生。肿瘤具有较大的侵犯性，可破坏周围组织和器官，造成面容畸形和功能障碍。婴儿的巨大血管瘤因肿瘤内滞留及消耗大量的血小板，凝血因子 Ⅴ、Ⅵ、Ⅶ 和纤维蛋白原，导致 DIC，称为 Kasabach－Merrit 综合征，如处理不当将危及小儿生命。

4. 蔓状血管瘤（racemose hemangioma）　属先天性血管畸形，由大小不等、迂曲的血管群组成，常存在动静脉瘘。肿瘤常侵犯某一肢体，使患肢增大增粗形成巨肢。本型常伴皮肤红斑样改变，肢体皮肤温度增高，可扪及搏动，听诊可闻及杂音。肿瘤内发生血栓或感染时可出现患肢疼痛及功能障碍。

（二）诊断

诊断不难，根据各型的临床表现即可诊断，如瘤体外观特征（葡萄酒斑状或杨梅状等），压之退色或缩小。体位试验阳性，扪诊及静脉石，穿刺抽出全凝血（海绵型），扪有搏动感，听诊吹风样杂音，压闭供血动脉及杂音消失（蔓状型）等。如不能确定可行下列检查：

1. 细胞学检查　用细针穿刺肿块，抽出血液或镜下做细胞学检查就可明确诊断。

2. 彩色多普勒　可显示动静脉血流影像，对诊断血管瘤有较高价值。

3. 血管造影　动脉造影可诊断血管瘤与大血管交通位置及动静脉瘘的形态，有助于制定治疗方案。

（三）治疗

1. 随访观察　红斑痣除美容外不需治疗。毛细血管瘤有自然消退可能，说服家长随访观察到小儿5岁，如5岁以后不消退行手术或其他治疗。

2. 手术切除　并发感染、出血或溃疡，以及容易损伤的毛细血管瘤；影响功能的海绵状血管瘤；经造影明确动静瘘部位的蔓状血管瘤应施行手术切除或手术结扎。另外，Kasabach-Merrit综合征肿瘤较局限者，在控制DIC和激素治疗下手术切除肿瘤

3. 硬化剂注射　其原理是将硬化剂注入血管瘤瘤体组织中（不能注入血管中），引起无菌性炎症，继之局部发生纤维化反应，使血管瘤、血管腔缩小或闭塞。已尝试使用的硬化剂诸多，如尿素、5%鱼肝油酸钠、平阳霉素等，对其临床评价也不相同，故临床使用时需严格掌握适应证，防止溃烂和瘢痕形成。

4. 放射与核素治疗　临床上常用的有浅层X线照射、^{60}Co局部照射、^{90}Sr核素治疗、^{32}P胶体局部注射等。

5. 激光治疗　"选择性光热分解原理"的脉冲染料激光（pulsed dye laser，PDL）疗法、"选择性光热凝固作用"的红外激光技术（Nd：YAG激光、半导体激光）、"选择性光化学破坏作用"的光动力疗法（photodynamic therapy，PDT）等都具有明确的治疗机制。

6. 药物治疗　激素适用于生长迅速的血管瘤。口服泼尼松4～6mg/kg，隔天一次，共8次。然后减半量隔天口服，共8次。再减半量隔天口服8次，减到每两天口服2.5mg，全疗程3个月，可使肿瘤缩小或局限，再手术切除。β受体阻滞剂普萘洛尔近年来也被用于治疗血管瘤，它可限制婴儿血管瘤生长，适用于难以手术的特殊部位，但须严格掌握适应证和禁忌证。

7. 电针治疗　有人利用直流电电解的铜离子产生化学性杀伤作用，治疗较局限的海绵状血管瘤。

（四）预后和随诊

可完整切除的血管瘤预后良好。范围广泛者手术或其他疗法后肿瘤可能继续发展。每隔6个月应随诊一次，肿瘤增大或有并发症时需积极治疗。

三、淋巴管瘤

淋巴管瘤（lymphangioma）是小儿常见的软组织良性肿瘤，发病率仅次于血管瘤。肿瘤在出生时就已存在，少数在生后数月或数年出现症状，男女发病概率相近。

（一）病因病理

淋巴管瘤是胚胎期原始淋巴囊及淋巴系统发育异常或阻塞所形成的一种错构瘤。可分为三类：单纯性淋巴管瘤、海绵状淋巴管瘤及囊状淋巴管瘤（囊状水瘤）。各类可单独存在或呈混合型。少数淋巴管瘤内含有血管瘤，称淋巴管血管瘤。

（二）诊断

1. 临床表现

（1）瘤样肿块：三类淋巴管瘤均可表现为瘤样肿块。单纯淋巴管瘤常发生于躯干和四肢的浅表组织内，局部皮肤突起、柔软，皮色正常或稍淡蓝色。海绵状淋巴管瘤可发生在软组织和体内的脏器，肿瘤局限者呈软性肿块，弥漫性肿瘤则可侵及整个肢体、颌面或唇舌。囊状水瘤则好发于颈、腋部、大网膜或肠系膜，颈部及腋下部尤为多见。颈、腋部淋巴管瘤呈柔软肿块，波动感明显，透光试验阳性。范围广泛者还可侵入口底、锁骨下、纵隔及对侧颈部。

（2）并发症：淋巴管瘤易并发感染或瘤内出血，肿块突然增大，张力高、剧痛及全身发热等症状。肠系膜及大网膜淋巴管瘤可诱发肠扭转，瘤内发生出血或破裂时则表现为急腹症。

（3）压迫邻近脏器：迅速增大或并发感染及出血的淋巴管瘤可产生脏器受压症状。颈部巨大淋巴管瘤侵及口底、咽喉、纵隔时可压迫气管、食管，阻塞上呼吸道引起呼吸窘迫甚至窒息及吞咽或进食困难。

2.特殊检查

（1）体表的淋巴管瘤：可做穿刺，抽吸出淋巴液或不凝固的血水，或做细胞学检查均可确诊。

（2）胸、腹内淋巴管瘤：需依靠 B 超、CT 或 MRI 检查进行诊断。

（三）鉴别诊断

海绵状淋巴管瘤需与海绵状血管瘤鉴别。后者不透光，穿刺抽出血液。前者抽出清亮淋巴液，合并出血时抽出不凝固暗红色血水。脂肪瘤少见，穿刺无液体抽出。

（四）治疗

1.注射治疗　体表较局限且无并发症的淋巴管瘤可采用注射疗法，用于囊状水瘤疗效最佳。可用 OK－432(沙培林，溶血性链球菌制剂)注射，注射药物前尽量将淋巴液抽出，注射药液不可泄漏至瘤体以外。每周注射 1 次，3～5 次后即可奏效。

2.手术治疗　瘤内并发感染、出血以及压迫邻近脏器的淋巴管瘤不可注射硬化剂。应在控制感染及限期术前准备后施行手术治疗。肿瘤压迫脏器危及生命者应急诊手术。手术尽可能一次将肿瘤彻底切除，但范围广泛的巨大肿瘤需分期手术。颈部及纵隔内肿瘤与重要的神经、血管或脏器紧密粘着无法全部切除时，其残留囊壁可用 3‰碘酊涂擦数次破坏内皮细胞，切不可勉强剥除而损伤重要神经及血管。

（五）预后

预后较好，多数病例经注射或手术治疗后基本痊愈。少数患儿可能复发，需定期随诊，肿瘤复发或增大时需再治疗。

四、肾母细胞瘤

肾母细胞瘤(nephrohlastoma)又称 Wilms 瘤，是小儿最常见的腹部恶性肿瘤。绝大多数在 5 岁以前发病，高峰年龄为 1～3 岁，男略多于女，双侧发病率为 3%～8%。

（一）病理

肾母细胞瘤来源于后肾胚基的不正常分化，组织学上属上皮和间质组成的混合性肿瘤。依肿瘤细胞的分化程度其病理类型分两类：

1.预后好的组织结构　①典型肾母细胞瘤，肿瘤组织以上皮型和间质型瘤细胞占主要成分，上皮型瘤细胞多排列成小管状结构。②囊性肾母细胞瘤，仅在囊的间隔上有分化不良的瘤细胞，做患肾切除可获痊愈。此类病例占总数的 85%。

2.预后差的组织结构　肿瘤为未分化或肉瘤样圆形肿瘤细胞构成和间变型 Wilms 瘤。杆状细胞肉瘤和透明细胞肉瘤不是来源于后肾胚基，其恶性度极高，治疗方案更应缜密。

（二）诊断

1.临床表现

（1）多数病例的首发症状是发现腹部无痛性实质性肿块，位于左侧或右侧胁肋部，肿瘤呈卵圆形、光滑并呈分叶状,略可活动。肿瘤由拳头大到患儿头大,少数可超过腹正中线。

（2）镜下或肉眼血尿者占 1/4 病例。

（3）因肿瘤分泌肾素或肾缺血出现高血压。

（4）晚期可出现低热、消瘦、贫血和腹痛。

2.特殊检查

（1）B 超:肿块呈不均匀回声声像图,有瘤内出血或囊性变化者呈低回声区。

（2）IVP:患侧肾呈占位性病变,肾盂推移,变形或破坏。肾盂内被肿瘤充满或瘤栓阻塞肾静脉时患肾不显影。IVP 另一重要目的是详细检查对侧肾的形态和功能,是否为双侧肾母细胞瘤。

（3）肺部 X 线:拍片了解有无肺转移。

（4）CT 及 MRI:CT 及 MRI 检查可进一步做肿瘤分期及肿瘤与周围关系检查。

（三）肿瘤分期

统一按 NWTS-5 标准分期。

Ⅰ期:肿瘤局限于肾被膜内,可完整切除。术前或术中未穿刺或破溃,无肿瘤残留。

Ⅱ期:肿瘤扩展到肾外但可全部切除,肾静脉有瘤栓或肿瘤曾做过穿刺或活检,手术切缘无肿瘤细胞残留。

Ⅲ期:①肾门、主动脉旁有淋巴结转移。②手术中肿瘤组织污染全腹腔或肿瘤已弥漫性播散。③肿瘤已浸润附近脏器未能全部切除。④腹膜上有肿瘤种植。

Ⅳ期:肿瘤经血源转移至肺、肝、脑及骨骼。

Ⅴ期:双侧肾母细胞瘤,每侧再按上述标准分期。

NWTS-5 依临床－病理分期、年龄、肿瘤重量、组织学分型等再把肾母细胞瘤分为低危组和高危组。Ⅰ期以及预后良好型Ⅱ期肿瘤、肿瘤重量小于 500g、年龄大于 2 岁为低危组;高危组包括瘤组织局灶性间变(UH/DA)型、Ⅲ期以上肿瘤,肿瘤重量大于 500g、年龄小于 2 岁等。

（四）治疗

应采用手术切除、合理的化疗和放疗以及保护机体免疫力等综合措施。

1.根治性肾切除　应完整切除患肾、肾周脂肪及筋膜,清除腹主动脉旁淋巴结直至髂总动脉分叉处。

2.术前化疗　为提高晚期肿瘤切除率,术前 1～6 周的化疗可使肿瘤局限以便根治性切除。但全身化疗的不良反应也会损害机体的免疫功能。介入放射学的兴起和发展,为本病提供了良好的辅助疗法。有报道选择性术前介入性肾动脉栓塞化疗疗效明显而且不良反应小。化疗药物用三联或两联使用,栓塞法则采用肿瘤供血动脉中枢性或末梢性栓塞。

3.化疗和放疗　化疗首选长春新碱(VCR)及放线菌素 D(ACTD),两药联用;其次选多柔比星(ADR)和环磷酰胺(CTX)。双侧肾母细胞瘤应常规做术前化疗,此为提高 5 年生存率的关键。化疗按肿瘤分期进行。

Ⅰ期和Ⅱ期:手术后开始。①ACTD 15μg/kg 静脉注射,每天一次,5d 为一个疗程。然后在术后 7 周、3 个月、6 个月时各重复一个疗程。②VCR 0.05mg/kg 静脉注射,术前先用一次,术后每周一次,共 8 周。术后 3 个月,每个 ACTD 疗程的第 1 和第 5d 各用一次。

Ⅲ期和Ⅳ期:①ACTD 和 VCR 方案同上,另加 ADR 在术后第 7 周用 60mg/m² 静脉注射一次,然后每隔 12 周静脉注射一次,以上三药联用共 15 个月。②放疗,肿瘤床共 20Gy。③

化疗后肺转移瘤未消失者需手术切除。

Ⅴ期:双侧肾母细胞瘤治疗的目的是尽量保留肾脏组织再施以化疗。第一次手术的目的是做双侧肾肿瘤活检,术后三药联用 3 个月后二次手术切除肿瘤,但需保留肾组织 2/3 以上,术后再化疗一年。

(五)预后和随诊

预后取决于发病年龄、肿瘤的组织结构,原发瘤完整切除及完善的综合治疗。出院后严密随诊,按期执行完整的治疗方案。以后每 3 个月随诊一次,持续 2 年。再 6 个月 1 次至 5 年。经系统治疗者Ⅰ期和Ⅱ期患者 3 年存活率已达 90%。

五、神经母细胞瘤

神经母细胞瘤(neuroblastoma,Nb)系胚胎期神经母细胞或原始神经嵴细胞在衍化发育为交感神经节细胞过程中恶变而来,其特点为恶性程度极高,生长迅速、转移早、疗效差。发病率与 Wilms 病相近或更高,好发年龄为 3~6 岁,50% 以上发生在 2 岁以前。肾上腺髓质及全身交感神经节均可发生 Nb,但 75% 病例原发瘤位于腹膜后,少数在盆腔。20% 发生在纵隔,颈部约 5%。男:女为 1.9:1。Nb 瘤早期不易发现,临床上就诊时约 70% 病例已有转移,故治疗效果不理想。

(一)肿瘤生物学特性

1.早期扩散与转移　Nb 瘤恶性度极高,早期即可迅速突破包膜侵入周围组织及器官并很快增大,以至于肿瘤已广泛转移却找不到原发瘤。在 6 个月以下婴儿肿瘤可迅速转移至肝、骨髓和皮肤,构成预后较好的Ⅳs 期 Nb 瘤。

2.肿瘤自发性消退　Nb 瘤具有自发性消退的生物学特性,肿瘤由恶性→良性→消退而愈,临床上已不乏此类报道。研究发现有的 Nb 瘤内瘤细胞凋亡现象普遍存在,细胞凋亡指数愈高,肿瘤内瘤细胞分布愈稀疏,预后也愈好。因此,推测瘤细胞凋亡可能是促使 Nb 瘤自发性消退的重要因素之一。

3.儿茶酚胺代谢异常　Nb 瘤细胞的细胞质内含有神经分泌颗粒(儿茶酚胺颗粒)分泌儿茶酚胺,导致血清内其代谢产物 VMA 及 HVA 含量增高并可由血清及尿液中测出。部分神经节神经母细胞瘤能分泌血管活性肠肽(VIP)而出现顽固性水样腹泻和低血钾。

(二)诊断

1.临床表现　因原发瘤、转移瘤及儿茶酚胺代谢异常均可引起症状,故临床表现多样,易发生误诊。

(1)原发瘤症状:颈、胸、腹或盆腔内无痛性肿块且迅速增大,肿瘤坚硬呈结节状,多越过脊柱中线。肿瘤压迫周围脏器时表现出相应器官受压症状,如颈部 Nb 瘤压迫星状神经节,纵隔 Nb 者压迫气管及肺,腹部、盆腔 Nb 者压迫肠道,脊柱旁 Nb 者压迫脊神经等。

(2)转移瘤症状:颅内及颅骨、眼眶、四肢骨转移瘤可出现颅内压增高,颅骨肿块、突眼、四肢疼痛及病理性骨折。转移至皮肤表现为皮肤结节或瘀斑,骨髓转移表现为贫血等症状。

(3)全身症状:可出现发热、苍白、食欲缺乏。血清中多巴胺类含量增高时出现高血压、多汗、易激等症状。

2.肿瘤分期　按 Evans 分期:

Ⅰ期:肿瘤限于原发器官内。

Ⅱ期:肿瘤扩散但不超过中线,同侧区域淋巴结转移。

Ⅲ期:肿瘤越过中线,双侧淋巴结转移。

Ⅳ期:远处淋巴结及器官转移。

Ⅳs 期:6 个月以下婴儿原发瘤Ⅰ或Ⅱ期,但肿瘤已转移至肝、皮肤、骨髓等之一处。此期自发性消退率较高。

3.特殊检查

(1)X 线检查

1)X 线平片:包括颅骨、胸、腹、脊柱及四肢骨骼的 X 线平片。

2)IVP 检查。

3)钡餐或钡灌肠检查。

(2)B 型超声及多普勒检查。

(3)尿液 VMA 定性及定量测定,如同时测定 HVA 则诊断率更高。

(4)放射性核素检查:用示踪剂^{99m}Tc 完成高分辨率 γ 照相,可发现全身骨骼及骨髓的转移瘤病灶。

(5)CT 和 MRI 检查:能进一步做肿瘤分期、四周大血管及脏器关系判断。

(6)血清特异性神经元烯醇化酶(NSE)和 S−100 蛋白放射免疫测定。

4.诊断要点

(1)临床表现:小儿中腹部肿瘤坚硬呈结节状,增大迅速且越过中线,为 Nb 瘤特征之一。有的患儿表现为原因不明的发热、消瘦、乏力、贫血、四肢及关节疼痛时,应考虑本病。

(2)实验室检查:尿液 VMA 呈阳性、定量明显增高为 Nb 瘤诊断标准之一。血清 VMA 和 HVA 值测定有更高的诊断价值。小儿其他实体瘤多呈阴性。

(3)特殊检查:首选颈、胸、腹部 X 线平片、B 超及 IVP 检查。X 线平片显示肿瘤内沙粒状钙化点可与畸胎瘤内斑块状钙化阴影鉴别。B 超检查提供肿瘤部位大小、性质,同时显示肿瘤来自肾外而与 Wilms 瘤鉴别。IVP 检查显示正常的肾和输尿管结构及功能,但被肿瘤推移。Wilms 瘤则见肾结构和功能被破坏或不显影。

(4)骨髓穿刺:四肢及关节疼痛者骨髓穿刺发现 Nb 瘤细胞时可确诊。同时可排除白血病和风湿病。

(5)放射性核素显像:静脉注射^{99m}Tc 采用 SPECT 或 γ 照相机显像,可早期诊断骨骼和骨髓内的转移性 Nb 瘤,确诊率高于骨髓穿刺。

(6)脊椎 MRI 或 CT 检查:交感神经节 Nb 瘤侵入椎管压迫脊神经致瘫痪者,脊椎 MRI 或 CT 检查清楚显示椎管内外肿瘤。

(三)治疗

1.原发肿瘤完整切除。

2.术前化疗 肿瘤不能一次切除者,术前化疗 1～6 个月,使肿瘤缩小,减少瘤细胞远处转移的可能,再择期行延期或二期手术完整切除肿瘤。

3.化疗 选用环磷酰胺(CTX)、长春新碱(VCR)、顺铂(CDDP)及替尼泊苷(VM−26)。至少需三药联用。

4.放疗 Ⅳs、Ⅰ、Ⅱ期肿瘤已完全切除者可不用放疗。Ⅲ、Ⅳ期者肿瘤床及转移淋巴结放疗。

（四）预后

神经母细胞瘤患儿有许多生物学变化，常需要开放活检以提供足够的组织进行分析。肿瘤超二倍体 DNA 存在提示预后良好，相反不论患者年龄多大，如果 N—myc 基因扩增则提示预后不良。任何年龄的局部神经母细胞瘤、小于 1 岁的进展性肿瘤以及具有有利病变特征的患儿，其无病生存的可能性极高。相比之下，年龄较大有进展性病变的患儿即使加强治疗，其治愈机会也显著低下。在多数情况下不论肿瘤的分期或部位，青春期的神经母细胞瘤长期预后更坏。一般来说，一岁以内婴儿Ⅰ期和Ⅳs期预后好，早期治疗 2 年生存率达 95％～100％。Ⅱ期 70％～80％，Ⅲ期 40％，Ⅳ期仅 10％。总的说，Nb 瘤预后仍不理想，但即使对晚期病例也不应放弃治疗。

（五）随诊

出院后每 2～3 个月随诊 1 次，根据情况选做 X 线、B 超、尿液 VMA、放射性核素、CT 及 MRI 检查。

六、畸胎瘤

畸胎瘤（teratoma）是小儿常见肿瘤之一。发病率约为 1：4 万新生儿，占小儿肿瘤的 3％～4％，女性发病高于男性。畸胎瘤多数为良性，部分有恶变倾向，恶变概率与年龄呈正相关。

（一）概述

1.病因　畸胎瘤是由三个胚层组织组成的肿瘤，可为良性或恶性，会出现在身体的任何部位，一般在中线处。尾骨是原结所在处，为多能性细胞集中点，故成为畸胎瘤最好发的部位。卵巢和睾丸畸胎瘤占第二位，其次是腹膜后。其余如松果体、颈前、纵隔、会阴等均可发生。胸腔畸胎瘤常表现为前纵隔肿块，卵巢畸胎瘤则表现为腹部包块，常伴有扭转、出血或破裂症状。腹膜后畸胎瘤可能表现为侧面或腹部包块。

2.病理　畸胎瘤由三个胚层组织构成，含有成熟和未成熟的各种组织，大体观呈实质性和囊性混合存在的肿瘤。按组织细胞成熟程度分为三型：

（1）良性畸胎瘤：由成熟的组织构成，多呈囊性，内含上皮，皮肤附件，以及胃肠道、呼吸道组织。实质部分最多见神经组织，其余有肝、肾、胰、胃、脂肪及肌肉等。

（2）恶性畸胎瘤：呈实质性，由未分化或低分化胚芽细胞构成，包括胚胎性癌、卵黄囊癌（内胚窦癌）及绒毛膜癌。前两者血清 AFP 值增高，后者分泌 HCG。

（3）混合型畸胎瘤：上述两型混合存在。

（二）骶尾部畸胎瘤

1.分型及临床表现　按 Altman 法分为四型：

Ⅰ型（显露型）：最多见，肿瘤由尾骨尖向臀部生长，出生时骶尾部就见有肿瘤，大小不一，巨大的肿瘤悬垂于两大腿之间，肛门下移。

Ⅱ型（内外混合型）：肿瘤位于骶骨前，同时向骨盆和臀部生长。

Ⅲ型（哑铃状内外混合型）：Ⅱ型肿瘤向盆腔内生长，骶尾部和耻骨上均触及肿瘤，常出现直肠及尿道压迫症状。

Ⅳ型（隐匿型）：肿瘤只位于骶前，只向盆腔生长，体外不见肿块，直至出现直肠、膀胱压迫症状才就诊。

2.特殊检查

(1)体检及直肠指检:多数病例出生时或1岁以内发现骶尾部有肿块。直肠指检尤其重要,可判断肿瘤性质、大小及对直肠压迫情况。直肠黏膜与肿瘤愈着,不能滑动,甚至出血,这些是恶变征象之一。

(2)X线检查:骨盆平片见有骨、齿及钙化影可确诊。骶骨和尾骨骨质破坏表示恶性肿瘤侵袭。肺部平片可诊断有无肺转移。

(3)B超、CT及MRI检查:显示囊性和实质性混合存在的肿瘤影像,并可判断与邻近器官和血管的关系。

(4)血清AFP和HCG测定:非常重要,AFP值增高提示恶性畸胎瘤如胚胎性癌、卵黄囊癌,HCG值增高为绒毛膜癌DAFP和HCG测定也是术后随访的主要项目之一。

3.治疗　确诊后应尽早手术,新生儿也不例外。良性畸胎瘤在生后4个月内恶变率为1.7%,4个月后达31%。还有资料表明,2个月内新生儿发现肿瘤者有10%为恶性,2个月后发现者恶性率可高达91.7%。

(1)手术切除:应完整切除肿瘤及尾骨,手术后应长期随访。每3~6个月随诊一次。

(2)恶性肿瘤术后加化疗:可采用VAB方案,由长春新碱、放线菌素D、博莱霉素或环磷酰胺组成多药联用。

(3)对巨大恶性卵黄囊瘤导致直肠压迫梗阻、手术难以一期切除者,可取活检后造瘘,根据病理诊断施行化疗,待肿瘤缩小后再行根治。

(三)腹膜后畸胎瘤

1.诊断

(1)临床表现:多数在1岁以内发病,常以腹部肿块就诊,肿块位于脊柱某一侧并贴近胰腺或肾上极。肿瘤质地不均匀,由囊性、实质性,甚至骨骼样硬度混合存在。肿瘤巨大者可压迫肠道或同侧肾脏,还可越过脊柱达对侧腹膜后。

(2)特殊检查

1)X线检查:腹部平片显示牙齿、骨骼或钙化影者可确诊。IVP显示正常肾功能但肿瘤侧肾脏移位。

2)B超、CT及MRI检查:具较高诊断价值,囊性和实质性混合存在的瘤体内还可显示出高密度脂肪组织影像。

3)血清AFP值升高提示恶性肿瘤。

2.治疗　应尽早手术切除,恶性者术后联用化疗。

3.预后　骶尾部良性畸胎瘤将肿瘤和尾骨完整切除者很少复发。尾骨未切除易使肿瘤复发。腹膜后良性畸胎瘤一般可完整切除。恶性畸胎瘤因向邻近器官和组织浸润不能全部切除,预后欠佳。

七、恶性淋巴瘤

恶性淋巴瘤(malignant lymphoma)是5~12岁小儿常见恶性肿瘤,男女之比约为3:1。肿瘤好发于颈部、腋窝、腹股沟的淋巴结。

(一)病因

病因尚不清楚,可能与遗传、免疫缺陷、病毒、化学物质等因素有关。地区和气候条件也起一定作用。

(二)病理

按肿瘤的病理特征和组织结构可分为两类。

1.非霍奇金淋巴瘤 此类淋巴瘤包括淋巴肉瘤和网状细胞肉瘤;前者肿瘤细胞形态与淋巴母细胞或小淋巴细胞相似,细胞结构幼稚,排列紊乱。后者来源于网状细胞恶性增殖,细胞大、胞质多,胞质常呈伪足样突起,银染色可见网状细胞。

2.霍奇金淋巴瘤 也称霍奇金病。肿瘤内细胞成分复杂,除含有淋巴肉瘤和网状细胞肉瘤的瘤细胞外,还包含有各种炎症细胞及单核或多核巨噬细胞组成的肉芽肿样结构。

(三)诊断

1.临床表现

(1)浅部恶性淋巴瘤:肿瘤发生在身体任何一处浅表淋巴结,主要是淋巴结进行性肿大,其中以颈部淋巴结最多见,占80%,其次是腋窝和腹股沟。初期表现为局部淋巴结无痛性肿大,小儿多无明显自觉症状。以后淋巴结增大由单个发展为多个,逐渐融合成为巨大肿块。肿瘤质地较硬,活动度小或不活动,无压痛,皮肤无炎症表现。到晚期肿瘤可发生溃烂流水,伴有恶臭。当颈部肿瘤压迫邻近器官时则出现支气管或食管移位及 Horner 综合征。

(2)腹部恶性淋巴瘤

1)肠恶性淋巴瘤:肿瘤发生在末端回肠或回盲部肠管壁的淋巴组织。肿瘤浸润肠壁或突入肠腔,出现不规则腹痛、腹泻或便秘。肿瘤还可诱发肠套叠或堵塞肠腔引起肠梗阻。偶有无肠道症状而以腹部肿块就诊,术前不易确诊。

2)肠系膜及腹膜后淋巴瘤:肿瘤来源于肠系膜及腹膜后淋巴结。早期多无明显症状,待多个肿大的淋巴结互相融合成巨大肿块时被发现。体检时在右下腹或腹正中部扪及肿块,质地硬、活动度小或不活动,表面多呈凹凸不平。肿瘤压迫肠道时可出现不完全或完全性肠梗阻。腹膜后肿瘤压迫腹腔神经可引起腹痛。

(3)全身症状:随着病情的发展,出现消瘦、贫血、低热,肝大、脾大。有的还可发生白血病化,血液中出现幼稚淋巴细胞及骨髓转移,迅速出现恶病质。

2.特殊检查

(1)细胞学检查及病理学检查:进行性肿大的体表淋巴结、质地较硬、经抗感染治疗无效时应做肿瘤穿刺细胞学检查。如诊断可疑时应将淋巴结摘除送病理检查以免延误治疗。

(2)X线平片检查:对纵隔内恶性淋巴瘤具有重要诊断价值。肠道钡剂检查可协助诊断肠恶性淋巴瘤。

(3)B超及CT检查:可确定肿瘤的部位、性质、大小、形态以及与周围组织器官的关系。

(四)治疗

应采用手术、化疗、放疗的综合治疗措施。

1.手术切除 肿瘤早期如单个淋巴结肿大或局限在某段回肠,应做肿瘤切除及肠切除加附近淋巴结清除。一般腹腔内恶性淋巴瘤能做根治性手术切除的机会很少。

2.化疗

(1)霍奇金病:化疗对霍奇金病有较好效果。应同时联合使用四种以上抗癌药物,如氮芥、长春新碱、丙卡巴肼及泼尼松。

(2)非霍奇金淋巴瘤:联用环磷酰胺、多柔比星、长春新碱、博来霉素、甲氨蝶呤及泼尼松。

3.放疗　用于手术切除肿瘤后的辅助治疗,放疗总剂量为 30Gy。

（五）预后

霍奇金病预后较好,正规治疗者 5 年生存率可达 50％以上。非霍奇金淋巴瘤预后较差,尤其是晚期已转移病例,5 年生存率仅 15％。

八、肝脏恶性肿瘤

小儿原发性肝脏恶性肿瘤（primary malignant hepatic tumor）并不少见,其发病率仅次于肾母细胞瘤和神经母细胞瘤,居小儿腹部恶性肿瘤第三位。其中以肝母细胞瘤和肝细胞性肝癌最常见,其他如肝脏恶性畸胎瘤、恶性间叶瘤、恶性血管瘤及胆管腺癌均较少见。

（一）肿瘤类别

1.肝母细胞瘤（hepatoblastom）　起源于胚胎或胎儿的肝细胞,是小儿最主要的肝脏恶性肿瘤。

（1）病理:肝母细胞瘤按基质分类可分为上皮型、间质型及混合型。临床上主要按瘤细胞的分化程度分为胎儿型和胚胎型。胎儿型的瘤细胞与胎儿肝细胞很相似,但缺乏完整的肝小叶,瘤细胞的胞质内含许多颗粒。本型预后较好。胚胎型瘤细胞呈未分化的胎肝细胞,预后差。早期肿瘤为单一瘤体,逐渐向周围肝组织浸润扩大,使肝脏呈结节性肿大。胚胎型肿瘤常沿门静脉和肝动脉侵犯而累及全肝。

（2）临床表现:肝母细胞瘤好发于 3 岁以内的婴幼儿,男多于女。表现为右上腹部进行性增大的肿块及腹部膨隆。早期多无明显自觉症状,中晚期出现厌食、乏力、消瘦和贫血。肝母细胞瘤有分泌促性腺激素的功能,使患儿出现性早熟。有的伴骨质疏松及长骨病理性骨折。体检时可扪及肿大表面呈结节状的肝脏,质地较坚,有的伴腹壁静脉曲张,但少有伴发黄疸者。

2.肝细胞性肝癌（hepatocellular carcinoma）　与成人肝癌相似,多数病例继发于肝硬化。

（1）病理:病毒性肝炎是肝硬化的主要原因,肝炎后的肝细胞反复破坏、再生、增生、间变到癌变。另一肝硬化病因是经过治疗的胆道闭锁,胆道虽恢复通畅但肝硬化仍存在。肝细胞肝癌为多中心性,瘤细胞呈不规则多角形、核深染并常见有丝分裂。肝癌发生在右叶多于左叶,也可累及全肝。肿瘤沿门静脉或肝静脉播散并形成静脉瘤栓而转移到肺。

（2）临床表现:有两个发病高峰,4 岁以下和 10 岁以上。男性居多,其临床症状与肝母细胞瘤相似,但既往多有肝炎或肝硬化病史。当肿瘤迅速发展而坏死或出血时伴有高热。有的病例因并存的肝硬化继发门静脉高压症及消化道出血。

3.肝脏恶性间叶瘤（hepatic malignant mesenchymoma）　少见:肿瘤来源于肝脏间叶组织,瘤细胞均为退变的间质细胞。肿瘤内含丰富的血管及退变的黏液样基质,常侵犯肝脏 1～2 叶。本病好发于青春期小儿。

（二）诊断

1.实验室检查　90％以上患儿血清甲胎蛋白值增高,动态观察配合 B 超检查尤其重要。肝母细胞瘤者肝功能大多正常,多数肝细胞癌 HbsAg 阳性,有的血小板减少、GPT 和 AKP 增高。

2.B 超及多普勒检查　无损伤,是肝脏肿瘤首选诊断方法。可清楚显示肿瘤部位、性质、大小。要做到早期诊断需依靠定期普查,B 超是理想的方法。临床上来诊的患儿多属中晚期。

3.X 线检查　胸腹部联合平片见肝区肿瘤阴影及瘤内钙化斑点。肝动脉造影可确定肿瘤性质和范围,肿瘤供血动脉,注入化疗药物及栓塞剂。

4.放射性核素扫描检查　^{99m}Tc 肝脏定位检查可显示肿瘤占位性病变。

5.CT 和 MRI　详细了解肝脏肿瘤侵犯的界限,与周围关系及手术切除范围的判断。

(三)治疗

1.目前的治疗程序建立在肿瘤分组的基础上,即标准危险组和高危组。肝占位性病变首先做诊断性外科活检,可采用腹腔镜技术,同时确定肿瘤是否能够一期切除。

2.不能一期切除者不论肿瘤的类型和组别,一律首先做术前化疗,选用 CDDP 方案。

3.手术切除　手术切除肿瘤是唯一有效方法,只要条件许可应做根治性切除。不能一期切除者化疗结束后评估手术可切除性,选择进一步治疗方案。手术切除肿瘤有较高的并发症率和死亡率,因此要求术前充分准备,手术设计合理、技术娴熟,术中和术后完善监测等,方能提高手术成功率。

4.手术后化疗　术后均应辅以化疗,按术前化疗方案进行。

5.介入疗法　不能切除的肿瘤应采用介入疗法,经腹腔动脉插置导管行肝固有动脉栓塞疗法或注入抗癌药物,阻断肿瘤血供,促使瘤体缩小,经过几个疗程后争取切除残瘤。

(四)预后

由于来诊病例多属中晚期,故预后较差,2 年存活率仅 30%～60%,长期存活者更少。

(五)随诊

出院后每 2～3 个月复查肝脏 B 超、血清甲胎球蛋白及胸部 X 线片。AFP 由阴性转为阳性提示肿瘤复发,应继续治疗。

九、大网膜及肠系膜囊肿

大网膜及肠系膜囊肿(omental and mesenteric cyst)属小儿腹部良性肿瘤,为先天性淋巴管发育异常所致。肠系膜囊肿发病率明显高于网膜囊肿。男女发病率相近。

(一)病因病理

胚胎期原始淋巴组织残留在腹腔则形成网膜及肠系膜囊肿,也有因淋巴管发育障碍使管腔阻塞而形成。此类囊肿与正常的淋巴管没有交通。网膜囊肿可发生在大网膜囊、小网膜囊及胃四周的韧带中。网膜囊肿多为单房性,囊壁仅由单层内皮细胞及很少量的纤维组织构成,囊壁菲薄容易破裂。囊腔内充满淋巴液可并发出血或感染。

肠系膜囊肿好发于小肠,其次在乙状结肠。囊肿位于肠系膜两叶内,大小不一,单房或多房,呈圆形或椭圆形,依附于肠管的囊肿则呈哑铃形,囊肿内充满淋巴液或乳糜液,囊壁由单层内皮细胞、很薄的平滑肌纤维和纤维组织构成。囊肿可并发感染或囊内出血。大的囊肿压迫肠管致肠梗阻或诱发肠扭转。慢性感染的囊肿囊壁增厚并与周围肠管或系膜粘连。

(二)诊断

1.临床表现　小的网膜及肠系膜囊肿无自觉症状,生长缓慢者可长期不被发现,直至长大表现为腹部膨隆或牵拉系膜引起间歇性腹痛才引起注意。腹部触诊可扪及界限清楚呈囊性感的活动肿块。但巨大的囊肿界限触摸不清或仅可触及波动感,部分患者易被诊断为腹水。囊肿并发感染、出血或破裂时则出现急腹症,腹部压痛伴肌紧张,白细胞增高、贫血等症状。囊肿压迫肠管或诱发肠扭转与其他原因引起的肠梗阻不易区别。

2.特殊检查

(1)腹部 B 超检查:可清楚显示囊肿部位、形状及大小。肠系膜囊肿显示薄壁囊肿图像,而肠重复畸形因囊壁由肠壁构成 B 超检查时显示厚壁囊肿。巨大型网膜囊肿应注意与腹水鉴别,可抽囊肿内液体 300ml 后,注入空气 200ml 摄片,气体局限在囊肿内可与腹水鉴别。

(2)X 线检查:腹部平片可显示密度均匀增高的肿物阴影,肠系膜囊肿可见肠气被推向另一侧,网膜囊肿肠气堆积在后腹腔。有肠梗阻症状者在钡餐或钡灌肠检查时可见肠管受压或推移。

(3)腹部 CT 检查:可获得比上述检查更清晰的囊肿图像。

(三)治疗

手术是唯一治疗方法。网膜囊肿完整切除后,应切除全部大网膜以防复发。仔细探查小网膜囊及胃四周韧带以免遗留多发的囊肿致症状复发。特别巨大的网膜囊肿切除前应先抽液逐渐减压后再切除,以免造成血流动力学紊乱。

肠系膜囊肿有完整包膜者可以剥离摘除。如与肠系膜血管或肠管紧密粘连不能分离时则连同受累肠管一并切除。

十、睾丸肿瘤

原发性睾丸肿瘤(primary tumors of testicle)来源于睾丸组织的生殖细胞、支持细胞和基质。恶性居多,约占小儿恶性肿瘤 1%。继发性睾丸肿瘤少见,多由白血病或恶性淋巴瘤晚期转移而来。

(一)病理

原发性瘤按肿瘤组织学分为生殖细胞瘤和非生殖细胞瘤。

1.生殖细胞瘤(germinal cell tumor)　肿瘤源自生殖细胞,包括具有向多功能分化特性的胚胎性癌,向胚外组织分化的卵黄囊瘤或绒毛膜癌,向三胚层组织分化时形成畸胎瘤。睾丸生殖细胞瘤中最具代表性也是最常见的有卵黄囊瘤(yolk sac carcinoma),也称内胚窦瘤及畸胎瘤。畸胎瘤多数为良性,其内可能含有未成熟组织。卵黄囊瘤为恶性,初发时有完整包膜,质地硬。如未予治疗,肿瘤突破包膜从淋巴道沿同侧精索血管进入肾门淋巴结,然后至对侧肾门淋巴结,也可逆行至腹主动脉旁淋巴结。如果肿瘤已侵及阴囊组织则向同侧腹股沟淋巴结转移。

2.非生殖细胞瘤　由睾丸支持细胞和间质细胞发生形成肿瘤。支持细胞瘤又称 Sertoli 细胞瘤,间质细胞瘤又称 Leydig 细胞瘤,Leydig 细胞瘤具有分泌雄激素功能。这两种肿瘤在小儿均较少见。

(二)诊断

1.临床表现　小儿睾丸肿瘤多发于 5 岁以前。早期为一侧睾丸无痛性增大,睾丸质地变硬,有沉重感或下坠感。多数肿瘤为实体瘤,故透光试验阴性。但是囊性成分较多的畸胎瘤,透光试验也可呈阳性。恶性睾丸肿瘤生长较迅速,晚期肿瘤突破包膜沿淋巴道转移。肿瘤侵犯阴囊组织则出现阴囊肿胀、发红甚至感染坏死。有的恶性肿瘤沿血行转移至肺、脑或骨髓。

Leydig 细胞瘤常伴性早熟、阴茎增大,出现喉结、腋毛、阴毛等。尿中 17-酮类固醇排出量增加。

2.实验室检查 血清甲胎蛋白含量增高提示卵黄囊瘤或恶性畸胎病。尿液17-酮类固醇水平增高为Leydig细胞瘤。尿液HCG阳性为绒毛膜癌征象。

3.特殊检查

(1)B超:睾丸B超检查可提供诊断,应同时探查腹膜后、肾门有无转移增大的淋巴结。

(2)X线平片:睾丸畸胎瘤可具有钙化点。拍胸片了解有无肺转移。

(3)CT断层摄像能提供更明确的诊断。

4.鉴别诊断 注意与鞘膜积液、睾丸炎、隐睾及嵌顿腹股沟疝鉴别。

(三)治疗

发现睾丸肿块均应尽早手术探查。

1.手术切除 <2岁,肿瘤未突破包膜,无精索淋巴管内瘤栓,也无淋巴结转移,应行精索高位离断睾丸切除术。先在内环处结扎切断精索,再切除睾丸及其附件,以防肿瘤细胞扩散。将标本速送病理检查。

2.腹膜后淋巴结清扫 如病理检查为胚胎源性恶性肿瘤,<2岁,精索淋巴管内有瘤栓,血中各种肿瘤标志物持续升高,应做腹膜后淋巴结清扫。范围包括内环以上残留精索、患侧肾门、肾周所有淋巴结和组织,以及腹主动脉旁、髂总动脉及患侧髂外动脉旁淋巴结。

3.化疗 切除的淋巴结病理检查有肿瘤转移需辅以化疗,常用药物有顺铂、长春新碱、放线菌素D、环磷酰胺等。

(四)预后与随诊

无转移肿瘤预后好,年龄愈小,预后愈好。早期手术生存率可达60%以上。术后4周及以后每3个月复查AFP、HCG等肿瘤标志物一次,肿瘤标志物值持续升高提示肿瘤转移,肿瘤标志物正常复又上升者为肿瘤复发。

十一、卵巢肿瘤

小儿卵巢肿瘤(ovarian tumor)多发生在幼儿期至学龄期,偶见于婴儿和新生儿。卵巢组织包含有体腔上皮组织、生殖细胞、性腺间质和间叶组织。卵巢肿瘤可发生在任何一种组织内,因此肿瘤的成分极为复杂、分类繁多。通常按肿瘤发生的组织来源进行分类。现就临床上较常见的小儿卵巢肿瘤做一简述。

(一)肿瘤类别

1.畸胎瘤(teratoma) 最常见。多数属成熟的良性畸胎瘤,因其包含三个胚层组织,各组织可有不同程度的分化,因此又可分为三种。①皮样囊肿:为成熟的外胚层构成。②成熟畸胎瘤:瘤内三个胚层组织分化良好。如果含有未成熟组织,则有恶变倾向。③恶性畸胎瘤:含有未成熟三个胚层组织或囊性胚胎性组织。恶性度高,早期就可发生播散和转移。

2.无性细胞瘤(dysgerminoma) 为生殖细胞恶性肿瘤。有的病例无性细胞瘤与卵黄囊瘤或胚胎癌混合存在,恶性度极高,肿瘤因生长迅速而出血或坏死。

3.卵黄囊瘤 即内胚窦瘤(endodermal sinus tumor),恶性度高,约半数患儿就诊时已经转移。

4.性索间质肿瘤(sex cord stromal tumor) 包括颗粒细胞瘤和卵泡膜细胞瘤,均具有分泌性激素功能。两种肿瘤可单独存在,也可混合存在。肿瘤为实质性,也有部分呈囊性,囊性瘤容易破裂出血。

（二）诊断

1.临床表现　临床表现很不一致,症状的轻重取决于肿瘤的性质及是否有并发症。良性卵巢瘤较多见于儿童,早期无自觉症状,少数可表现为患侧下腹部牵拉痛,多数因偶然发现下腹部肿块就诊。肿瘤有蒂,因此肿块活动度大、时隐时现。肿瘤一旦发生扭转则表现为下腹部剧烈绞痛,有时扭转自行复位,症状消失或缓解,不久又再发作。良性肿瘤表面光滑、边界清楚,性质可为实质性或囊性,有时两者兼有。囊性肿瘤可发生出血或破裂,表现为急腹症。恶性肿瘤发展迅速,下腹部肿块快速增大且与周围组织粘连,肿块不易移动,全身情况恶化或有远处转移。有分泌雌激素功能的肿瘤表现出性早熟,如乳房增大,乳晕及外阴部皮肤色素沉着,阴道出血等症状。

2.体检　女童下腹部肿块首先考虑盆腔肿瘤,直肠指诊或腹部直肠双合诊可在盆腔一侧扪及肿瘤。

3.实验室检查　血清甲胎蛋白值增高提示卵黄囊瘤或恶性畸胎瘤。卵巢绒毛膜癌及含滋养叶畸胎瘤,尿液中 HCG 阳性。性索间质肿瘤血中雌激素水平增高。

4.特殊检查

(1)拍 X 线片:包括骨盆的腹部平片可显示肿瘤阴影,如见有骨骼、牙齿及钙化斑则为卵巢畸胎瘤特征。

(2)B 超及 CT 检查:可清楚显示肿瘤部位、大小、性质及周围关系。

（三）治疗

肿瘤确诊后应尽早手术探查。

1.手术切除　单侧卵巢良性肿瘤尽量做肿瘤单纯摘除以保留卵巢组织。如因肿瘤蒂扭转、肿瘤破裂或卵巢已萎缩则行单侧卵巢切除。双侧卵巢肿瘤只摘除肿瘤保留一侧或双侧部分卵巢。单侧恶性肿瘤则切除患侧卵巢及输卵管。双侧恶性肿瘤争取保留部分卵巢及子宫,术后辅以化疗。

2.化疗　常用化疗药物为氟尿嘧啶、环磷酰胺、长春新碱等。

（四）预后

良性肿瘤手术切除后预后好。恶性肿瘤早期切除,术后配合规则化疗者,5 年生存率30%～50%;已转移者预后差。

十二、横纹肌肉瘤

横纹肌肉瘤(rhabdomyosarcoma)是一种来源于原始间叶组织的软组织肿瘤,占小儿各类恶性实体瘤的 10%～15%。发病高峰年龄在 5 岁以内。男性略多于女性。肿瘤恶性度高,目前治疗效果仍不理想。

（一）病理

横纹肌肉瘤起源于横纹肌母细胞,全身各部位都可发生,也可发生在非横纹肌部位。

1.原发部位　虽然它能发生于几乎任何部位,但最常见的是头颈部(36%)、下肢(19%)、泌尿生殖道(21%)和躯干(9%)。还可发生在胃肠道、睾丸周围及腹膜后。

2.组织类型　横纹肌肉瘤的大体形态依其组织结构而异。可分为四型:胚胎型、腺泡型、多形型和混合型。小儿横纹肌肉瘤主要是胚胎型和腺泡型,多形型及混合型主要见于成人。

(1)胚胎型:由梭形横纹肌母细胞和小圆形细胞组成,在软组织内肿瘤呈包块状,而在空腔脏器内则呈葡萄状或息肉状,故又称葡萄状肉瘤(botryoid sarcoma)。本型多发生在婴幼儿,头颈部和泌尿生殖系的肉瘤中75%属此型。肿瘤表面为所在器官的黏膜所覆盖,而在黏膜下为短梭形瘤细胞、水肿性基质和扩张的血管。

(2)腺泡型:由横纹肌母细胞和大圆形细胞构成,瘤细胞形状似腺泡。本型好发于躯干、四肢和会阴,以6岁以上的小儿多见。本型预后差。

(二)肿瘤分期

按IRS分期法:

Ⅰ期:肿瘤局部限于原发器官内,完整切除,无区域性淋巴结转移。

Ⅱ期:肿瘤局限,肉眼下完全切除,但镜下有肿瘤残留或区域淋巴结有转移。

Ⅲ期:肿瘤未完全切除或仅做活检。

Ⅳ期:诊断时已有远处转移。

(三)诊断

根据各部位肿瘤特点进行诊断。

1.临床表现

(1)头颈部横纹肌肉瘤:肿瘤多发于眼眶、鼻及耳部,有眼球突出、结膜水肿、出鼻血、鼻塞、呼吸困难、耳道流血水及面瘫等表现。肿瘤容易侵入颅内出现颅内高压症状。

(2)泌尿生殖系横纹肌肉瘤

1)膀胱横纹肌肉瘤:多发于男性。肿瘤呈葡萄状,因肿瘤堵塞下尿路可出现排尿不畅、尿路感染和尿潴留。因肿瘤破溃出现血尿者不多。

2)阴道横纹肌肉瘤:常见于6~18个月的女婴。肿瘤多起于阴道前壁,呈葡萄状或息肉状从阴道口脱出。

(3)胆道横纹肌肉瘤:较少见,因肿瘤堵塞引起阻塞性黄疸及胆系感染,出现黄疸、发热、右上腹部疼痛及饱胀感。偶尔可扪及右上腹肿块,术前不易诊断。

(4)四肢及躯干横纹肌肉瘤:可发生在四肢任何部位、胸壁、腰背部脊柱旁等深层的软组织内,表现为进行性增大的肿块。

(5)肿瘤转移:肿瘤易转移至附近淋巴结。远处转移以肺和中枢神经系统最常见,其次是肝和骨髓。

2.特殊检查

(1)X线检查:头颅部肿瘤做颅底、鼻窦及眼眶骨骼的X线平片及断层摄片。

(2)IVP及膀胱造影:协助诊断泌尿生殖系统横纹肌肉瘤。

(3)胆道造影:有助于诊断肿瘤堵塞胆管的情况。

(4)B超及CT(或MRI)检查:可详细提供各部位横纹肌肉瘤的定位、形状、大小以及与周围脏器的关系,有利于制定治疗方案。

(5)针吸检查及活体检查:四肢及躯干肿瘤做穿刺抽吸进行细胞学检查可协助诊断。最后确诊是手术切除或活检后的病理学检查。

3.治疗

(1)手术切除:局限性软组织内肿瘤应进行根治性手术切除。泌尿生殖系统及胆道肿瘤的手术原则是尽量保留器官及其功能,淋巴结清扫,术后联合化疗和放疗。如果肿瘤侵及器官的大部或全部,应先做化疗和放疗使肿瘤缩小再做手术切除及淋巴结清扫,术后继续化疗和放疗。

(2)化疗:采用多药联用。常用抗癌药有长春新碱、放线菌素 D、环磷酰胺及多柔比星。也有主张用鬼臼霉素如依托泊苷(VP－16)、替尼泊苷(VM－26)、顺铂等。

(3)放疗:放疗剂量依年龄大小而定,每天 0.2～0.25Gy,每周 5d,4～5 周完成。

4.预后　横纹肌肉瘤的预后与起源位置、可切除性、有无转移、转移部位数量以及组织病理学特点相关。原发部位在眼眶、非脑膜旁的头颈部、附睾、阴道(非膀胱、前列腺等泌尿生殖系统)以及胆道的预后较好。肿瘤小于 5cm 的患儿生存率较高,而在诊断时即已转移的患儿预后最差。肿瘤的病理类型影响预后,胚胎型是预后良好类型,而腺泡型为预后不良型。早期治疗 5 年生存率为 60%～70%。已转移者仅为 5%～30%。婴幼儿病例预后较好,早期治疗 5 年生存率可达 80%。

十三、臀部硬纤维瘤

臀部硬纤维瘤(gluteal desmoid tumor)指起源于臀部筋膜或腱膜的纤维组织瘤样增生,并具有浸润性生长的良性肿瘤。本病有恶变倾向。

(一)病因

尚未完全明白。可能是由于臀肌损伤,局部形成血肿,刺激纤维组织过度生长引起,少数与先天性因素有关。

(二)病理

肿瘤外观无包膜或包膜不完整,与周围的肌肉和脂肪组织不易分开,但不浸润皮下脂肪。镜下可见大量成纤维细胞或纤维细胞及纤维组织增生,并浸润到周围肌肉内。

(三)诊断

1.臀部无痛性肿块,生长缓慢,肿瘤侵犯或压迫坐骨神经时可引起疼痛或跛行。

2.臀部可触及硬性隆起的肿块,表面光滑,边界不清,无压痛。肿瘤与周围组织粘连不活动,少数肿瘤经坐骨大孔生长入盆腔。

3.肿瘤生长加速,皮温增高、静脉怒张,患儿出现贫血、消瘦等消耗症状,应考虑肿瘤可能恶变。

4.B 超检查提示肿瘤为实质性,与周围组织分界不清。

5.穿刺细胞学检查了解肿瘤的性质。

6.CT 及 MRI 检查可以显示肿块的大小、密度、边界是否清楚、骨质有无破坏,还可发现肿瘤有无生长入盆腔。

(四)治疗

一经诊断,就应早期行肿块切除术,防止恶变。切除范围应广泛,将肿瘤连同受累的臀肌、韧带组织及髂骨膜一起切除。因硬纤维瘤有浸润性生长倾向,可能推移或包绕坐骨神经,只有显露坐骨神经后,才可放心地彻底切除肿瘤。对部分神经被包绕在肿瘤组织内,应以保存神经功能为主,宁可残留少量神经膜上的肿瘤组织,也勿损伤神经。

(五)预后

本病切除后易复发,复发率高达 10%～40%,少部分病例未及早手术而恶变成纤维肉瘤。

十四、纵隔肿块及囊肿

纵隔肿块(mediastinal mass)是指纵隔中的异常肿物,可以是先天性组织发育异常形成,也可以为原发性或转移性肿瘤。小儿常见纵隔肿瘤及囊肿的部位与性质见表7－1。

表7－1　小儿常见纵隔肿瘤及囊肿的部位与性质

前纵隔	中纵隔	后纵隔
淋巴管瘤	支气管囊肿	神经源性肿瘤
畸胎瘤	心包囊肿	肠源性囊肿
胸腺肿瘤	恶性淋巴瘤	
皮样囊肿		

（一）病理及分类

1.神经源性肿瘤　最多见,位于后纵隔。常见的有神经母细胞瘤、神经节细胞瘤、神经纤维瘤等。

（1）神经节细胞瘤:是最常见的纵隔神经源性肿瘤。肿瘤来源于交感神经节,可生长入椎管呈哑铃状,组织学检查为发育成熟的神经节细胞,属良性肿瘤。

（2）神经母细胞瘤:是恶性肿瘤,多见于腹膜后,原发于纵隔者也不少见。肿瘤发展很快,转移较早,常侵入椎管呈哑铃状。尿儿茶酚胺增高有诊断意义。

（3）神经纤维瘤:发生于肋间神经、膈神经、迷走神经或交感神经,为良性肿瘤,但有恶变的可能。

2.淋巴管瘤　多发生于颈部,向纵隔生长,极少数原发于纵隔。肿块常增长较快,压迫气管引起呼吸困难,应尽早切除。如肿块范围较大,可分期切除颈部和纵隔肿块。

3.畸胎瘤　多为良性。可分为三类:①表皮样囊肿,来源于外胚层,囊内衬以单层鳞状上皮细胞。②皮样囊肿,来源于外胚层与中胚层,囊内有鳞状上皮,且含有形成毛发及皮脂性物质的皮肤附件成分。③真性畸胎瘤,由内、中、外三个胚层组织构成,实质性及囊性成分混合存在。胸片上发现骨骼或牙齿影对诊断畸胎瘤有十分重要的意义。

4.胸腺瘤　正常婴儿胸腺可有生理性增大,以后随年龄增长逐渐缩小。小儿胸腺瘤以良性多见,但也有恶性。可并发重症肌无力、获得性丙种球蛋白缺乏或库欣综合征。

5.肠源性囊肿　也称食管重复畸形。来源于胚胎前肠组织,囊壁内有不同种类的消化道黏膜覆盖,黏膜分泌大量黏液使囊肿增大,压迫食管引起吞咽困难。囊肿内异位的胃黏膜上皮可以分泌胃酸,引起消化性溃疡,出现疼痛、出血、穿孔等症状。

（二）诊断要点

1.主要症状　小儿纵隔肿瘤少见,症状不明显,部分以颈部肿块就诊,2岁以下的小儿主要由于气管受压出现呼吸困难就诊。相当部分纵隔肿瘤是由于其他疾病行X线检查时发现。

2.X线检查　胸片简单方便,可以显示肿瘤的部位、形态、大小、密度、有无钙化及牙齿等,还可行纵隔断层检查。

3.CT、MRI检查　显示肿瘤的部位、大小及与周围器官的关系更准确。根据肿瘤部位判断肿瘤的性质。

4.实验室检查　神经母细胞的病例查尿儿茶酚胺阳性,畸胎瘤恶变时甲胎蛋白可升高等。

（三）治疗

除恶性淋巴瘤适合放疗外,小儿原发性纵隔肿瘤一经诊断均应行手术切除。对哑铃状肿瘤,也应将纵隔及椎管内的肿瘤尽可能彻底切除。

（四）预后

良性肿瘤预后良好,恶性肿瘤术后易复发、预后较差。

十五、寄生胎

寄生胎(parasitic fetus)罕见,又称胎内胎(fetus in fetu),为单卵双胎异常发育所致。一个胎儿正常发育成为宿主,而孪生胎寄生在宿主体内成为寄生胎。后者因环境不利于其生长,各器官系统的分化和发育严重受阻,形成了各种形态的畸形器官。

（一）病因及病理

寄生胎不是畸胎瘤,这类畸形自卵子受精后第15d已开始形成,属于非对称性联胎的一种特殊表现。寄生胎通常只有一个,一个以上者罕见。寄生胎的形态和器官分化程度变化很大,但有以下共同特征:

1.寄生胎内必定具有轴骨系统即脊柱或椎骨,外加安排合理的肢体芽或肢体雏形。

2.寄生胎内有分化良好的器官雏形,外面被有正常的皮肤和毛发,其外形可为半个躯干或肢体,也可呈2~3个连接的"肉团"。

3.寄生胎本身无胎盘,但血供必定来自宿主的血液循环。寄生胎与宿主同时发育,但血供不足时则停止生长或退化。

4.寄生胎多数寄生在宿主的后腹膜间隙或腹腔内。有报道寄生在阴囊或侧脑室者。

5.寄生胎外有羊膜样的囊膜包裹。

6.寄生胎无恶变倾向,但可发生出血、感染或梗死。

（二）诊断

1.临床表现　寄生胎发生于胚胎早期,宿主出生后就表现出腹部膨隆,可扪及较大的实质性肿块。巨大寄生胎可压迫肠道造成肠梗阻。寄生胎发生出血、感染和梗死时,宿主出现急腹症症状。坏死的寄生胎腐败后可使宿主中毒。

2.特殊检查

(1)X线拍片:平片上显示寄生胎内有脊柱或构成脊柱的椎骨,并配有布局合理的肢体骨骼。

(2)B超及多普勒检查:寄生胎外面被有完整的羊膜囊,其血流与宿主血循环相交通。

3.实验室检查　寄生胎不发生恶变,血清 AFP 和 HCG 均呈阴性。

4.鉴别诊断　主要与畸胎瘤鉴别。畸胎瘤质地不均匀,常为囊性和实质性混合存在,不存在脊柱或椎骨。若畸胎瘤在宿主体内继续长大,甚至恶变,则血清中 AFP 和 HCG 可呈阳性。

（三）治疗

寄生胎会影响宿主的生长发育,确诊后应予手术切除。宿主年龄增长后寄生胎周围可发生粘连,增加手术难度,故应在婴儿时期手术。因其多有羊膜包裹,手术切除不难。

寄生胎完整摘除者,预后良好。

十六、先天性淋巴水肿

先天性淋巴水肿(congenital lymphoedema)又称 Milrog 病,为先天性浅表淋巴系统发育缺陷的疾病,临床上少见。

（一）病因

本病原因有三种可能：①肢体真皮和皮下组织淋巴干发育缺陷或缺如。②皮下淋巴干发育不良，只有很稀少和纤细的淋巴管，又不与深部淋巴管交通。③皮下浅表淋巴管异常增生和曲张，缺乏瓣膜，致淋巴液不能回流。

（二）病理

由于浅表淋巴系统发育异常，不能吸收从毛细血管渗漏到组织间的血浆蛋白分子，以致大量蛋白分子潴留于皮下组织间隙，形成高渗透压，使水分也滞留于皮下而发生肢体水肿。病变不侵及深部淋巴系统，故深层组织淋巴回流正常。本病还可伴发其他先天性畸形，如肺与肠道淋巴管扩张，后腹膜纤维性变等。

（三）诊断

1.临床表现　先天性淋巴水肿常发生在一侧下肢和阴囊，有的见于上肢。小儿出生时表现为一侧肢体肿胀，范围广泛者可延及整个肢体，也有只局限在足背或手背者，但很少侵及足底或手掌。初期肿胀的肢体皮肤较正常，呈非指凹性水肿。随着年龄增长，皮下组织受淋巴液刺激发生纤维性变，患肢皮肤变粗糙、角化及增厚变硬，严重时可生长出多个皮肤疣。患肢容易感染，反复发生淋巴管炎和蜂窝织炎，更加重肢体病变，周径比健侧粗 1～2 倍。但因不影响骨骼发育，故两下肢长度始终相等。

2.特殊检查

(1)年长小儿可经淋巴管造影协助诊断。婴儿因淋巴管纤细，造影不易成功。

(2)活体组织检查可确诊。

3.鉴别诊断

(1)广泛淋巴管瘤：淋巴管瘤穿刺检查常可抽吸到淋巴液。肿瘤表面皮肤正常。

(2)肢体动静脉瘘：本病在患肢可扪及动脉搏动，闻及杂音。皮肤表面呈红斑改变但不出现角化变硬。血管造影可诊断。

（四）治疗

初期病变轻者可试用弹性绷带或弹力袖、袜包裹。病变严重影响小儿日常生活如穿鞋、行走时可手术治疗，切除病变皮肤及皮下组织，移植健康皮肤可取得较好效果。病变范围广泛者需分期手术。

（张传光）

第八章　外科疾病的护理

第一节　外科感染的护理

一、概述

外科感染一般指需要手术治疗的感染性疾病和发作于创伤或手术后的感染。在外科领域中最常见,占所有外科疾病的1/3~1/2。外科感染一般具有以下特点:①多数为几种细菌引起的混合感染,少数在感染早期为单一细菌所致,以后发展为几种细菌的混合感染。②大部分有明显而突出的局部症状和体征。③感染常集中在局部,发展后可导致化脓、坏死等,使组织遭到破坏,最终形成瘢痕组织而影响局部功能。

(一)分类

1.按致病菌种类分类

(1)非特异性感染:又称化脓性感染或一般感染,如疖、痈、急性阑尾炎等,常见致病菌有葡萄球菌、链球菌、大肠埃希菌等,其特点是:①同一种致病菌可以引起几种不同的化脓性感染,如金黄色葡萄球菌能引起疖、痈、脓肿等。②不同的致病菌又可引起同种疾病,如金黄色葡萄球菌、链球菌和大肠埃希菌都能引起急性蜂窝织炎、脓肿、伤口感染等。③表现为化脓性炎症的共同特征,即红、肿、热、痛和功能障碍。

(2)特异性感染:由特异的致病菌如结核杆菌、破伤风杆菌、产气荚膜杆菌、炭疽杆菌等引起,其特点是一种致病菌引起一种特定性的感染,不同菌引起的感染的病程演变、防治措施各有其特点。

2.按感染病程分类

(1)急性感染:病变以急性炎症为主,病程在3周以内。大多数非特异性感染属于此类。

(2)慢性感染:病程超过2个月的外科感染,部分急性感染迁延不愈可转为慢性感染。

(3)亚急性感染:病程介于急性与慢性感染之间。

3.按感染的发生情况分类

(1)原发感染:指致病菌在损伤发生的同时立即进入创口所引起的感染。常见葡萄球菌、大肠埃希菌和破伤风杆菌。

(2)继发感染:临床上指损伤发生24h以后致病菌才进入创口而引起的感染。多为金黄色葡萄球菌、铜绿假单胞菌和变形杆菌。

(3)混合感染:临床上通常指超过两种以上的致病菌引起的感染。

(4)二重感染:使用大量抗生素造成人体菌群失调,敏感菌株被消灭,剩下的耐药菌株如金黄色葡萄球菌、真菌、肠道杆菌等大量繁殖引起新的感染,称为二重感染。

(5)条件性感染:又称机会感染。指平常为非致病菌或致病力低的病原菌,由于数量多和毒力增大或人体抵抗力下降,乘机侵入人体内引起的感染。

(二)病因与发病机制

正常情况下人体存在着多种微生物,但并不致病,也难以经过完整的皮肤和黏膜侵入组织内,少数侵入组织的微生物也会被机体防御系统立即消灭。当人体的抗感染能力低下时,机体正常菌群变成致病菌,或者当外界致病微生物大量侵入人体内繁殖,就可能引起外科感染。

(三)病理生理

感染发生后,受损细胞变质,释放多种炎症介质和细胞因子,局部出现充血、渗出、组织坏死、增生,部分炎症介质、细胞因子和病菌毒素等进入血流,引起全身性炎症反应。疾病的转归与致病菌毒力、人体抵抗力有关,有3种结局:①当人体抵抗力占优势时,感染局限、吸收或形成脓肿。②当人体抵抗力与致病菌毒力相当时,感染可转为慢性,每当机体抵抗力下降时即可急性发作。③当致病菌毒力占优势时,感染扩散,甚至引起严重的全身感染。

(四)临床表现

1.局部表现　急性炎症有红、肿、热、痛和功能障碍的典型表现。体表与浅处的化脓性感染均有局部疼痛和触(压)痛,皮肤肿胀、色红、温度升高,还可发现肿块或硬结。慢性感染也可有局部肿胀或硬结肿块,也可有溃疡、窦道,但疼痛大多不明显。体表病变形成脓肿后,触之有波动感,若病变位置深则局部症状不明显。

2.全身症状　随感染轻重等因素而表现不一。轻者可无全身表现,较重感染者可出现发热、头痛、乏力、精神不振、焦虑不安、食欲减退、心悸、出汗等一系列全身不适症状。严重脓毒症者可出现尿少、神志不清、乳酸血症等表现,甚至并发感染性休克。

3.器官系统功能障碍　感染直接侵及某一器官时,该器官可发生功能异常或障碍。有大量毒素、炎症介质、细胞因子等进入血液循环,可引起心、肺、肾功能障碍。

4.特殊表现　如破伤风患者可表现为肌肉强直性痉挛,气性坏疽和其他产气菌感染时,局部可出现皮下捻发音。

(五)实验室及其他检查

1.实验室检查　白细胞计数增高、核左移、中性粒细胞增多等。营养状态欠佳者可查血清白蛋白、肝功能等;疑有泌尿系统感染者可查尿常规、尿素氮等;疑有免疫功能缺陷者须检查细胞和体液免疫系统。表浅感染灶可取脓液或病灶渗出液作涂片或细菌培养以鉴定致病菌,较深的感染灶可穿刺取脓液。全身性感染时,可取血、尿或痰作涂片、细菌培养和药物敏感试验,必要时重复培养。

2.影像学检查　超声波检查用于探测肝、胆、胰。X线检查适用于检测胸腔部和骨关节病变。CT、MRI可以发现体内多种病变,诊断率高。

(六)治疗要点

1.局部治疗　无感染中毒症状者主要行局部治疗。

(1)非手术治疗:用于感染早期脓肿未形成前。治疗的目的是促使炎症消退,可采用局部制动休息、抬高患肢、外敷药物(鱼石脂软膏、50%硫酸镁热湿敷、金黄散)、理疗等。

(2)手术治疗:清除病灶或行脓肿切开引流术。

2.全身治疗　有感染中毒症状者,除局部治疗外,应给予全身治疗。

(1)抗生素的应用:根据药敏试验或脓液特点选用敏感的抗生素,在使用抗生素的同时可用糖皮质激素。

(2)支持疗法:适当休息,加强营养,给予高营养、易消化食物及多种维生素,酌情应用能量合剂,少量多次输新鲜血液等。

（3）对症处理：高热者给予物理降温、维持体液平衡，发生休克时应积极抗休克，维护重要脏器的功能等。

二、浅部软组织化脓性感染

（一）疖

疖是单个毛囊及其所属皮脂腺的急性化脓性感染，常扩展到皮下组织。多发生于毛囊和皮脂腺丰富的部位，如头、面部、颈、背部、腋部、腹股沟部及会阴和小腿，致病菌多为金黄色葡萄球菌和表皮葡萄球菌。多个疖同时或反复发生在身体不同部位，称为疖病，常见于营养不良的小儿或糖尿病患者。

1.病因与发病机制　疖的发生与皮肤不洁、局部擦伤或摩擦、环境温度较高或机体抗感染能力降低有关。

2.临床表现　初起为红、肿、热、痛的小结节，以后渐增大呈圆锥形隆起，数日后结节中央组织坏死而变软，出现黄白色小脓栓，之后脓栓脱落排出脓液，炎症逐渐消退而痊愈。

疖一般无全身症状，发生在面部"危险三角区"的疖（上唇疖、鼻疖）如被挤压或处理不当时，感染容易沿内眦静脉和眼静脉进入颅内的海绵状静脉窦，引起化脓性海绵状静脉窦炎，出现眼部及其周围组织的进行性红肿和硬结，伴有疼痛和压痛，患者有头痛、寒战、高热甚至昏迷，死亡率很高，应引起重视。

3.实验室及其他检查

（1）血常规检查：发热患者的血常规检查示白细胞计数和中性粒细胞比例增高。

（2）脓液细菌培养：将疖的脓液作细菌培养及药物敏感试验可明确致病菌种类。

4.治疗要点

（1）促进炎症消退：初期可用热敷或物理疗法（超短波或红外线）等。

（2）及早排脓：可使用鱼石脂软膏或玉露散。已出现脓头者，在其顶部涂石炭酸或用针头、刀尖切开皮肤，加速脓栓脱落、脓液流出和局部病灶愈合。脓肿有波动感时，应及时切开引流。

（3）抗菌治疗：若出现发热、头痛，应用有效抗菌药治疗。

5.常见护理诊断/问题

（1）有感染扩散的危险：与局部和全身抵抗力低下有关。

（2）潜在并发症：颅内化脓性海绵状静脉窦炎。

（3）知识缺乏：缺乏预防感染的知识。

6.护理措施

（1）保持病变局部皮肤的清洁，对红、肿结节进行热敷或理疗。

（2）红肿局部敷以鱼石脂软膏。

（3）对已溃破或手术切开引流的疖肿，及时换药，保持引流通畅。

（4）加强营养。对发生面部危险三角区疖患者，嘱服流质饮食，少说话。

（5）遵医嘱给药：①控制感染：轻症者给予口服磺胺或抗生素，重者应静脉滴注抗生素。②对进食不足或不能进食者，应静脉输液，维持水、电解质和酸碱平衡。③口服或肌内注射止痛剂。

（6）对全身情况严重者，加强护理。

(7)健康教育:对"危险三角区"的疖肿禁止挤压,以免发生颅内感染。平时注意皮肤的清洁,避免损伤。

(二)痈

痈是多个相邻毛囊及其所属皮脂腺或汗腺的急性化脓性感染,或由多个疖融合而成。多见于成年人,常发生在颈部、背部等厚韧皮肤处。颈部痈俗称"对口疮",背部痈俗称"搭背",致病菌为金黄色葡萄球菌。糖尿病患者白细胞功能不良、活动迟缓,故易患痈。

1.临床表现　痈呈一片稍隆起的紫红色浸润区,质韧,界线不清,中央部表面有多个脓栓,破溃后呈蜂窝状。以后,中央部逐渐坏死、溶解、塌陷,像"火山门",内含脓液及大量坏死组织。痈易向四周和深部发展,周围呈浸润性水肿,局部淋巴结可有肿大和疼痛。此外患者多有明显的全身症状。

发生在唇部的痈称唇痈炎,可导致颅内感染,应高度重视。

2.实验室及其他检查

(1)血常规检查:细菌感染者的血白细胞计数和中性粒细胞比例明显增高。

(2)血糖和尿糖检查:检测血糖和尿糖可了解糖尿病患者的血糖控制程度。

(3)脓液细菌培养及药物敏感试验:可明确致病菌和敏感的抗生素。

3.治疗要点

(1)全身治疗:适当休息,加强营养,选用有效抗生素,应根据病情同时给予胰岛素和控制饮食等治疗。

(2)局部处理:初期与疖治疗相同。如红肿范围大,中央部坏死组织多或全身症状重应作手术治疗。但唇痈不宜采用。

4.常见护理诊断/问题

(1)体温过高:与病菌感染有关。

(2)疼痛:与炎症刺激有关。

(3)潜在并发症:脓毒症。

(4)知识缺乏:缺乏预防感染的知识。

5.护理措施

(1)初期局部热敷或理疗。保持皮肤清洁,痈已破溃者应每日换药,及时清除坏死组织。

(2)患者应休息,加强营养。

(3)遵医嘱给予磺胺类抗菌药,止痛,维持患者水、电解质平衡。对手术患者做好术前准备和术后护理。

(4)健康教育:作好皮肤的清洁和保健,预防皮肤损伤和感染。

(三)急性蜂窝织炎

急性蜂窝织炎指皮下、筋膜下、肌间隙或深部疏松结缔组织的急性弥漫性化脓性感染。主要致病菌为溶血性链球菌。一般由局部化脓性病灶扩散所致,也可因软组织损伤、注射时消毒不严等引起。其特点是扩散迅速,不易局限,与周围组织无明显界限。因发生部位不同,可出现不同的临床表现,并伴有严重全身感染中毒症状。

1.临床表现　病变表浅者,局部明显红肿、剧痛,病变区与正常皮肤无明显界线,病变中央常因缺血而发生坏死;深部感染者,皮肤红肿多不明显,但有表面组织水肿和深部压痛,多伴有寒战、发热、头痛、全身无力等全身症状。

口底、颌下和颈部的急性蜂窝织炎症发生喉头水肿和压迫气管,引起呼吸困难窒息。由厌氧菌引起的蜂窝织炎局部可检出捻发音,又称"捻发音性蜂窝织炎",组织和筋膜坏死,脓液恶臭,有中毒症状。

2.实验室及其他检查

(1)实验室检查

1)血常规检查:白细胞计数和中性粒细胞比例增多。

2)脓肿穿刺或脓液涂片:抽得脓液或脓性分泌物可作涂片检查或细菌培养及药物敏感试验,可明确病菌种类。

3)药物敏感试验:疑有脓毒症或菌血症时,标本在做细菌培养的同时作药物敏感试验。

(2)影像学检查:有助了解深部组织的感染情况。

3.治疗要点　加强全身支持治疗和抗生素治疗,早期患处应制动、热敷、理疗,疼痛可给止痛剂。广泛扩散的严重病变,需多处切开引流,尤其是口腔底部、颌下急性蜂窝织炎经短期积极的抗炎治疗无效时,应及早切开减压引流,以防发生窒息,必要时气管切开。术中有发生喉头痉挛的可能,应提高警惕并做好急救准备。化脓性纵隔炎应尽早施行纵隔引流手术。

4.常见护理诊断/问题

(1)体温过高:与病菌感染有关。

(2)疼痛:与炎症刺激有关。

(3)潜在并发症:窒息。

5.护理措施

(1)卧床休息:若为四肢的病变,应抬高患肢,以减轻疼痛。

(2)病变局部给予热敷或理疗。

(3)指导患者加强营养:给予高热量、高蛋白、多维生素、易消化的食物。

(4)高热者应物理降温或遵医嘱给予退热药物,并注意监测体温变化,防止虚脱。

(5)病重者应密切观察病情,记录出入量。并遵医嘱补液,以维持水、电解质平衡。应用抗感染的药物控制感染。

(6)需手术治疗者,应认真做好术前准备和术后护理。

(7)多与患者交谈,耐心地解释病情的变化,消除患者及其家人的不安。

(四)急性淋巴管炎和急性淋巴结炎

大多继发于其他急性感染病灶。致病菌从破损皮肤或黏膜侵入,或由其他感染病灶(疖、足癣等)侵入,经组织的淋巴间隙进入淋巴管内,引起淋巴管及其周围的急性炎症,称为急性淋巴管炎。如感染分散全局部淋巴结,就可引起急性淋巴结炎。常见致病菌为金黄色葡萄球菌和溶血性链球菌。

1.临床表现

(1)局部表现

1)急性淋巴管炎:常见于四肢,以下肢多见,常因足癣而致。可分浅、深两种。皮下浅层急性淋巴管炎,在病灶表面出现一条或多条"红线",触之硬而有压痛。深层急性淋巴管炎无表面红线,但患肢肿胀,有条形触痛区。

2)急性淋巴结炎:初期局部淋巴结肿大,有疼痛和触痛,与周围软组织分界清楚,表面皮肤正常。轻者常能自愈,感染加重时多个淋巴结可融合形成肿块,疼痛加重,表面皮肤发红、发热。脓肿形成时有波动感,少数可破溃流脓。

(2)全身反应:因致病菌毒力和原发感染程度而不同,可有全身不适等症状。

2.实验室及其他检查

(1)血常规检查:血白细胞计数和中性粒细胞比例增高。

(2)脓液细菌培养:严重淋巴结炎形成脓肿时,穿刺抽得脓液作细菌培养及药物敏感试验。

3.治疗要点　积极治疗原发感染病灶;及时应用有效抗菌药物,以促进炎症消退。急性淋巴管炎可局部外敷黄金散、玉露散或用呋喃西林溶液湿敷;急性淋巴管炎形成脓肿后,应穿刺抽脓或切开减压引流。

4.常见护理诊断/问题

(1)体温过高:与感染有关。

(2)潜在并发症:脓毒症、血栓性静脉炎。

(3)知识缺乏:缺乏预防感染的知识。

5.护理措施　积极处理原发病灶。局部可理疗、外敷膏药。休息,肢体抬高。脓肿形成应切开引流。全身应用抗菌药物。

三、手部急性化脓性感染

手部急性化脓性感染比较常见,多因手部的轻微损伤引起。易被忽视的微小损伤如擦伤、刺伤、切伤等,有时也可引起手的严重感染。手是从事多种活动的重要器官,手部感染会影响手的功能,严重者可以致残。因此,应进行卫生宣传,注意安全操作,做好劳动保护,尽量避免和减少手部受伤,如果受伤,即使轻微损伤,也要及时处理。

(一)甲沟炎

指甲的近侧(甲根)与皮肤紧密相连,皮肤沿指甲两侧向远端延伸,形成甲沟。甲沟炎是甲沟或其周围组织的感染。多因微小刺伤、挫伤、倒刺或剪指甲过深等损伤而引起,致病菌多为金黄色葡萄球菌。

1.临床表现　发病初期指甲一侧的皮下组织红肿,并有轻微疼痛,有的可自行消退,有的感染可蔓延到甲根部的皮下和对侧甲沟,形成半环形脓肿。如不切开引流,脓肿向下蔓延可形成甲下脓肿,在指甲下可见到黄白色脓液,使该部指甲与甲床分离,处理不当可成为慢性甲沟炎或指骨骨髓炎。但甲沟炎多无全身症状。

2.实验室及其他检查

(1)实验室检查:血常规检查示血白细胞计数和中性粒细胞比例增高。

(2)X线片:感染手指的X线片明确有无指骨坏死。

3.治疗要点　早期热敷、理疗、外敷鱼石脂软膏或作纵形切开引流。甲床下积脓者,应拔甲,注意勿损伤甲床,以免日后新生指甲发生畸形。

(二)脓性指头炎

脓性指头炎是手指末节掌面的皮下组织化脓性感染,多由刺伤引起,致病菌多为金黄色葡萄球菌。

1.临床表现　初期,指尖有针刺样疼痛,以后组织肿胀,压力增高,疼痛剧烈。当指动脉受压,疼痛转为搏动性跳痛,患肢下垂时加重,剧痛使患者烦躁不安,彻夜难眠。多伴有发热等全身症状。如不及时治疗,末节指骨可因缺血而发生坏死,形成慢性骨髓炎,伤口经久不愈。

2.实验室及其他检查

(1)实验室检查:血常规检查示血白细胞计数和中性粒细胞比例增高,可采集脓液检测致病菌种类。

(2)X线片:感染手指的X线片明确有无指骨坏死。

3.治疗要点　初期用热盐水浸泡,也可用药物外敷,酌情使用抗生素;出现跳痛时应及时切开减压,引流,不能等待波动出现后才手术,以免发生末节指骨缺血坏死。

（三）急性化脓性腱鞘炎和化脓性滑囊炎

手的掌面屈指肌腱鞘因深部刺伤或附近组织炎症蔓延而引起的感染称化脓性腱鞘炎。手指伸指肌腱鞘的感染少见。致病菌多为金黄色葡萄球菌。

1.临床表现　病情发展迅速,12～24h内出现明显的全身症状。24h后,疼痛及局部炎症反应即较明显。典型的腱鞘炎体征:①患指除末节外,呈明显的均匀性肿胀,皮肤极度紧张。②患指所有的关节轻度弯曲,常处于腱鞘松弛位置,以减轻疼痛。③任何微小的被动伸指运动均能引起剧烈疼痛。④整个腱鞘均有压痛,因腱鞘坚韧,故不出现波动。

由于拇指与小指腱鞘分别与桡、尺侧滑囊相通,因此,此两处化脓性腱鞘炎可迅速发展为桡、尺侧化脓性滑囊炎,再向上蔓延可引起前臂肌间隙脓肿。

尺侧滑囊炎表现:①小鱼际和小指腱鞘区肿胀、压痛。②小指和无名指呈半屈曲状,被动伸直时剧痛。桡侧滑囊炎的表现:①大鱼际和拇指腱鞘区肿胀、压痛。②拇指肿胀、微屈、不能外展和伸直。

2.实验室及其他检查

(1)血常规检查:血白细胞计数和中性粒细胞比例增高。

(2)超声波检查:手掌的超声波检查可显示肿胀腱鞘和积存的液体。

3.治疗要点　化脓性腱鞘炎一经确诊,即应在大量抗生素治疗的同时切开引流,以免发生肌腱缺血、坏死。在手指侧面作长切口,切开腱鞘排脓,引流物放在腱鞘外,每日换药,1周后锻炼手指活动。桡、尺侧滑囊炎切口分别作在大、小鱼际的掌心缘,切口近端至少距腕1.5cm,以免切断正中神经的分支。

（四）手掌深部间隙感染

手掌深部间隙分为尺侧的掌中间隙和桡侧的鱼际间隙,掌中间隙与鱼际间隙的感染称为手掌深部间隙感染。掌中间隙感染多是中指和无名指的腱鞘炎蔓延而引起;鱼际间隙感染则因示指腱鞘感染后引起。也可因直接刺伤而发生感染。致病菌多为金黄色葡萄球菌。

1.临床表现　掌中间隙感染的表现:①掌心正常凹陷消失、隆起、皮肤紧张、发白、压痛明显。②中指、无名指、小指处于半屈位,被动伸指时剧痛。③手背部水肿明显。④伴有高热等全身症状。鱼际间隙感染的表现:①掌心凹陷存在。②大鱼际和拇指指蹼明显肿胀和压痛。③拇指外展略屈,示指半屈,拇指不能对掌。④伴有全身症状。

2.实验室及其他检查

(1)血常规检查:血白细胞计数和中性粒细胞比例增高。

(2)超声波检查:手掌的超声波检查可显示肿胀腱鞘和积存的液体。

3.治疗要点　抬高患肢,休息,制动,止痛,早期可做理疗,全身应用抗生素。如短期内无好转,应及早切开引流。

(五)手部急性化脓性感染的护理

1. 常见护理诊断/问题

(1)疼痛:与炎症刺激、局部组织肿胀、压迫神经纤维有关。

(2)体温过高:与细菌感染有关。

(3)潜在并发症:指骨坏死、肌腱坏死、手功能障碍。

(4)知识缺乏:缺乏预防感染的知识。

2. 护理措施

(1)疼痛护理

1)制动并抬高患肢,有利于改善局部血液循环,促进静脉和淋巴回流,减轻炎性充血、水肿,缓解疼痛。

2)创面换药时,操作轻柔、仔细,尽量让患者放松。必要时换药前适当应用止痛剂;对敷料贴于创面者,可用无菌生理盐水浸泡患指敷料后换药,以减轻疼痛。

3)指导患者自我缓解疼痛,以分散其注意力为主,如听音乐、看书等。

4)提供安静、舒适的休息环境。按医嘱及时、准确使用镇定止痛剂,保证患者的休息和睡眠。护士应主动与患者沟通,了解其心理反应,并向其讲解有关本病的相关知识、治疗措施及预后等,使其积极配合治疗。

(2)控制感染的护理

1)了解患者药物敏感史,遵医嘱及时、准确应用抗生素,并根据细菌培养、药敏试验结果及创面变化,及时调整用药。

2)脓肿切开者,应观察伤口引流情况,引流物的性状、颜色及量等,及时更换敷料。

(3)病情观察

1)观察手部局部症状,尤其对在炎症进展期疼痛反而减轻者,应警惕腱鞘组织坏死或感染扩散的发生。对经久不愈的创面,应定期做脓液细菌培养及 X 线片检查,以警惕骨髓炎的发生。

2)严密监测体温、脉搏、血压的变化,及时发现和处理全身性感染。

(4)功能锻炼 炎症开始消退时,指导患者活动患处附近的关节,尽早恢复手部功能。可同时理疗,以免手部固定过久而影响关节功能。

四、全身性感染

全身性感染指致病菌侵入人体血液循环,并在体内生长繁殖或产生毒素而引起的严重的全身性感染或中毒症状,通常指脓毒症和菌血症。

脓毒症指伴有全身性炎症反应,如体温、循环、呼吸等明显改变的外科感染的统称;在此基础上,血培养检出致病菌者,称为菌血症。

(一)病因与发病机制

全身性感染通常为继发性。引起全身性感染的主要原因是致病菌的量大、毒力强和(或)人体抵抗力下降。常继发于严重创伤后的感染和各种化脓性感染,体内长期置管和不适当地应用抗菌药物和激素等。常见致病菌包括:①革兰染色阴性杆菌,常见的有大肠埃希菌、铜绿假单胞菌、变形杆菌等。②革兰染色阳性球菌,以金黄色葡萄球菌最常见,其次为表皮葡萄球菌和肠球菌。③无芽孢厌氧菌。④真菌,外科真菌感染多属于条件致病菌。常基于持续应用抗菌药物,特别是广谱抗菌药物的情况下,真菌过度生长;亦可因疾病严重、应用免疫抑制药、激素等,使机体免疫功能进一步削弱所致。

(二)临床表现

共有的表现:①起病急、病情重、发展快。②出现全身中毒症状,如骤起寒战后高热、头痛、头晕、恶心、呕吐、腹泻、食欲不振,甚至出现感染性休克。③心率加快、脉搏细速、呼吸急促或困难。④肝脾可肿大,严重者出现黄疸和皮下出血、瘀斑等。

(三)实验室及其他检查

血白细胞计数显著增高,常达(20～30)×10^9 以上,或降低,核左移、幼稚型增多,出现中毒颗粒。不同程度的氮质血症、溶血,尿中出现蛋白、管型和酮体等肝、肾功能受损的表现。寒战高热时做血液细菌或真菌培养,较易发现致病菌。

(四)诊断要点

有脓毒症的典型表现,同时白细胞增多,出现核左移,毒性颗粒、晚幼和中幼粒细胞;血液细菌培养阳性。抽血最好在寒战、高热时进行,以提高阳性率。必要时可行骨髓穿刺细菌培养。如多次培养阴性而临床表现酷似脓毒症时应考虑到真菌或厌氧菌感染。

(五)治疗要点

主要是提高患者全身抵抗力和消灭病原菌。具体包括:

1.及时处理原发病灶,去除伤口内坏死或明显挫伤的组织,切开引流。

2.早期、足量应用抗生素,对真菌性败血症除应用抗生素外,全身应用抗真菌药物。

3.提高全身抵抗力,包括反复多次输新鲜血,纠正水、电解质平衡失调,补充维生素,进食高热量、易消化的食物。

4.对症处理,降温,抗休克治疗。

(六)常见护理诊断/问题

1.体温调节无效 与严重感染有关。表现为发热或体温上升。

2.体液不足 与发热、呕吐有关。表现为口渴、皮肤弹性差、眼眶下陷、尿量减少。

3.营养失调(低于机体需要量) 与营养摄入不足、消耗性代谢增加有关。表现为消瘦、体重减轻。

4.焦虑 与疾病危重有关。表现为精神紧张、不能入睡、易醒等。

5.潜在并发症 感染中毒性休克。

(七)护理措施

1.严密观察病情 监测生命体征,观察患者面色、神志以及全身症状的变化,警惕感染中毒性休克的发生。在患者寒战、高热时采血做细菌或真菌培养。已接受抗菌药物治疗者血液培养不一定阳性,应多次检查,在预计寒战、发热前抽血可提高培养阳性率。

2.一般护理 严格无菌操作,避免继发其他感染;提供营养支持;充分休息,物理降温;遵医嘱给予抗菌药、镇静催眠药和静脉补液等治疗。

五、特异性感染

(一)破伤风

破伤风是破伤风杆菌侵入人体伤口并生长繁殖、产生毒素而引起的一种特异性感染。常继发于各种创伤后,亦可发生于不洁条件下分娩的产妇和新生儿。

1.病因与发病机制　破伤风杆菌为革兰染色阳性厌氧芽孢杆菌,广泛存在于泥土和人畜粪便中。破伤风的发生除与细菌毒力强、数量多或人体缺乏免疫力等因素有关外,伤口缺氧是一个非常重要的因素。当伤口因狭深、缺血、坏死组织多、血块堵塞,或堵塞过紧、引流不畅等因素而形成一个适合该菌生长繁殖的缺氧环境。尤其同时混有其他需氧菌感染而消耗伤口内残留的氧气时,更利于破伤风的发生。

2.病理生理　破伤风是一种毒血症。破伤风杆菌只在局部生长繁殖,产生的外毒素进入血液致病,致病毒素主要为痉挛毒素(外毒素)。痉挛毒素经血循环(也有人认为可经淋巴)进入体内后,到达中枢神经系统,与脊髓和脑干中的中间联络神经元的突触相结合,抑制突触释放抑制性传递递质,运动神经元因失去中枢抑制而兴奋性增强,使骨骼肌发生紧张性收缩与痉挛。另外,破伤风毒素还可阻断脊髓对交感神经的抑制,使交感神经过度兴奋,引起血压升高、心率增快、体温升高、大汗等。

3.临床表现

(1)潜伏期:平均6～10d,最短24h,最长可达数月。偶可发病于摘除存留体内多年的异物后,如弹片。新生儿破伤风一般在断脐带后7d左右发病,故称“七日风”,潜伏期越短,预后越差。

(2)前驱期:无特征性表现,患者感觉乏力、头晕、头痛、咀嚼肌紧张、烦躁不安、打哈欠等。以张口不便为特点,一般持续12～24h。

(3)发作期:典型症状主要是肌肉持续性收缩和阵发性痉挛:①肌肉持续收缩或僵硬,从咀嚼肌开始逐渐扩展至面肌、颈项肌、背腹肌、四肢肌群、膈肌和肋间肌。患者相继出现咀嚼不便,张口困难,随后牙关紧闭,面肌痉挛,可出现蹙眉、口角下缩、咧嘴等所谓“苦笑面容”;颈项肌痉挛时可出现颈项强直、头后仰;背腹肌同时收缩时因背肌力量较强,故腰部前凸,头足后屈,形如背弓,称为“角弓反张”;四肢肌收缩时因屈肌比伸肌有力,故肢体出现屈膝、弯肘、半握拳姿势。②全身性肌肉痉挛,在持续性收缩的基础上任何轻微的刺激,如声、光、触动、震动等均能诱发全身肌群的痉挛,发作时患者面色发绀、大汗淋漓、口吐白沫、流涎、磨牙、头频频后仰,躯干呈“角弓反张”,发作可持续数秒或数分钟不等。间歇期长短不一,病情严重时,发作频繁,持续时间长,间歇时间短。强烈的肌痉挛可引起骨折、尿潴留、窒息,还可并发肺部感染、酸中毒、循环衰竭等严重并发症,导致死亡。③患者神志始终清楚,感觉也无异常。

病程一般3～4周,自第2周后,随着病程的延长,症状逐渐减轻。但肌紧张与反射亢进的现象仍可继续一段时间;恢复期间还可出现一些精神症状,如幻觉,言语、行为错乱等,但多数能自行恢复。

4.实验室及其他检查　伤口渗出物作涂片检查可发现破伤风杆菌。

5.治疗要点

(1)清除毒素来源:在良好麻醉、控制痉挛的基础上,进行彻底的清创术。清除坏死组织和异物后,敞开伤口,充分引流,局部可用3%过氧化氢溶液冲洗。对于伤口已愈合者,必须仔细检查痂下有无窦道或死腔。

(2)中和游离毒素

1)破伤风抗毒素:可中和游离的毒素,但若破伤风毒素已与神经组织结合,则难以起效,故应尽早使用。常规用量是10000～60000U加入5%葡萄糖溶液500～1000ml经静脉缓慢滴入。剂量不宜过大,以免引起血清反应。用药前应做皮内过敏试验。

2)破伤风人体免疫球蛋白:早期应用有效,一般只用 1 次,剂量为 3000～6000U。

(3)控制和解除痉挛:这是治疗的重要环节,根据病情可交替使用镇静及解痉药物,以减少患者的痉挛和痛苦。常用药物有 10% 水合氯醛 20～40ml 保留灌肠;0.1～0.2g 苯巴比妥钠肌内注射;10～20mg 地西泮肌内注射或静脉滴注,一般每日 1 次。痉挛发作频繁不易控制者,可用 2.5% 硫喷妥钠 0.25～0.5g 缓慢静脉注射,但需警惕发生喉头痉挛和呼吸抑制。另外,新生儿破伤风要使用镇静解痉药物,应酌情使用洛贝林、尼可刹米等。

(4)防治并发症:补充水和电解质以纠正因消耗、出汗及不能进食等导致的水和电解质代谢失调。选用合适的抗菌药预防其他继发感染。对于症状严重者尽早行气管切开术,以便改善通气,有效清除呼吸道分泌物,必要时行人工辅助呼吸。

6.预防　创伤后早期彻底清创,改善局部循环,是预防的关键。此外,还可通过人工免疫使机体产生稳定的免疫力,包括自动和被动两种方法。

(1)自动免疫法:也称主动免疫法,以安全可靠的破伤风类毒素为抗原,注射后可产生相当高的抗体,应推广接种。小儿时期本病的主动免疫可与白喉、百日咳等疫苗联合应用而获得,合称"白百破"疫苗。

(2)被动免疫法:未接受自动免疫者,伤后尽早皮下注射破伤风抗毒素(tetanus antitoxin,TAT)1500～3000U。但对发病高危情况,包括:①严重的或复杂的开放性损伤。②污染明显的伤口。③小而深的刺伤。④未能及时清创或处理不当的伤口。⑤某些陈旧性创伤施行有关手术(如异物摘除)前等,需剂量加倍,必要时在 1 周后追加注射 1 次 TAT。TAT 过敏试验阳性者,应按脱敏法注射:将 1ml 抗毒素分成 0.1ml、0.2ml、0.3ml、0.4ml,用生理盐水分别稀释至 1ml,按从小到大的剂量顺序分次肌内注射,每次间隔 20～30min,直至全量注射完毕。每次注射后需观察有无面色苍白、皮肤瘙痒、皮疹,有无打喷嚏、关节疼痛和血压下降等。一旦发生应立即停止注射 TAT,同时皮下注射肾上腺素 1mg 并做好对症处理。

7.常见护理诊断/问题

(1)体液不足:与水分摄入不足,大汗淋漓,体液丧失增多有关。表现为口渴、尿量减少、脉搏加快等。

(2)营养失调(低于机体需要量):与营养摄入不足、能量消耗增加有关。表现为消瘦、体重减轻。

(3)躯体移动障碍:与细菌毒素有关。表现为全身骨骼肌肌张力增高、痉挛,角弓反张,阵发性抽搐,自主活动严重受限。

(4)恐惧:与病重、同亲友隔离有关。表现为精神紧张、情绪不安。

(5)有窒息的危险:与喉肌痉挛、声门紧闭及呼吸肌痉挛有关。

(6)有感染的危险:与呼吸道不畅、支气管分泌物淤积有关。

(7)潜在并发症:循环衰竭。

8.护理措施

(1)一般护理

1)环境要求:将患者置于隔离病室,室内遮光,保持安静。温度 15～20℃,湿度约 60%。病室内的急救药品和物品准备齐全,以便及时处理一些严重的并发症,如呼吸困难、窒息等。

2)减少外界刺激:医护人员要走路轻、语声低、操作稳、使用器具无噪声;护理治疗安排集中而有序,尽量在痉挛发作控制的一段时间内完成;减少探视,避免干扰患者。

3)保持静脉输液通路通畅:在每次抽搐发作后检查静脉通路,防止因抽搐致静脉通路堵塞、脱落而影响治疗。

4)严格消毒隔离:严格执行无菌技术,护理人员应穿隔离衣,严格消毒,更换下的伤口敷料应予焚烧,防止交叉感染。

(2)呼吸道管理:及时清理呼吸道,进食时注意避免呛咳、误吸。对抽搐频繁、药物不易控制的严重患者,应尽早行气管切开,以便改善通气,必要时进行人工辅助呼吸。

(3)加强营养:协助患者进食高热量、高蛋白、高维生素的饮食,进食应少量多次。病情严重者,通过肠内、肠外营养来维持正常需要。

(4)保护患者,防止受伤

1)防止患者坠床,使用带护栏的病床,必要时设专人护理。

2)采用必要保护措施:必要时使用约束带固定患者,关节部位放置软垫,应用合适牙垫等防止患者自我伤害。

(5)严密观察病情:设专人定时监测生命体征;观察痉挛发作征兆;记录抽搐的发作时间、次数、症状等,并及时报告和处理。

(6)人工冬眠护理:应用人工冬眠过程中,做好各项监测,随时调整冬眠药物的用量,使患者处于浅睡眠状态。

(7)对症处理:对尿潴留患者应留置导尿;高热患者给予物理和药物降温。

9.健康指导

(1)加强宣传教育,让人们认识到破伤风的危害性,凡有破损的伤口,均应去医院进行清创处理,常规注射破伤风抗毒素。

(2)加强劳动保护,防止外伤。特别是要重视那些容易引起破伤风的窄而深的伤口,如带有泥土的木刺、生锈的铁钉刺伤;化脓性中耳炎;伤口虽浅,但沾染人畜粪便或泥土。

(3)指导农村妇女选择具有清洁完善医疗设备的当地正规医疗机构生育、引产、刮宫,以免不洁的接产诱发新生儿破伤风或孕妇产后破伤风。

(4)破伤风的治疗虽然较为困难,但积极预防多可免于发病。最有效的预防措施就是注射破伤风类毒素,使之获得自动免疫。对过去未接受过自动免疫或已接受自动免疫但超过6年以上的受伤者,还可应用被动免疫,注射破伤风抗毒素或人体破伤风免疫球蛋白来预防破伤风。

(二)气性坏疽

气性坏疽是由梭状芽孢杆菌所引起的一种以肌肉坏死和肌炎为特征的急性特异性感染。是一种迅速发展的严重急性感染,预后差。

1.病因与发病机制　引起气性坏疽的病原菌梭状芽孢杆菌是革兰染色阳性厌氧杆菌。根据病变范围的不同,梭状芽孢杆菌感染可分为芽孢菌性肌坏死和芽孢菌性蜂窝织炎两类。而通常所说的气性坏疽即是指芽孢菌性肌坏死,常是2种以上致病菌的混合感染。梭状芽孢杆菌广泛存在于泥土和人畜粪便中,所以进入伤口的机会很多,但进入伤口不一定都致病,还要取决于人体抵抗力和伤口的情况,即一个利于梭状芽孢杆菌生长繁殖的无氧环境。因此,对伤后出现大量失血、休克等全身抵抗力下降,特别是同时伤处有大片组织坏死、挤压伤、弹片存留、开放性骨折伴有血管损伤及长时间使用止血带的情况下,则容易发生本病。

气性坏疽和破伤风一样也是一种毒血症,菌体本身并不进入血液循环,致病的是其产生的外毒素及大量坏死组织的吸收,可引起肾组织坏死、少尿、溶血、血压下降、脉搏增快及循环衰竭等。菌体在伤口中繁殖产生多种酶可造成组织中的糖类和蛋白质的分解,糖类分解可产生大量气体,使组织膨胀;蛋白质的分解可产生硫化氢,使伤口产生恶臭。气性坏疽起病迅猛,死亡率很高。

2.临床表现

(1)潜伏期:气性坏疽的潜伏期达5~6d。

(2)局部症状:①初始患者自觉患处沉重不适,随之出现"胀裂样"剧痛,不能用一般止痛剂缓解,常为最早出现的症状。②患处肿胀、压痛明显。③伤口周围皮肤水肿、紧张,颜色苍白、发亮,很快转为紫红色,进而变为紫黑色。④皮肤温度降低,出现大小不等的水疱。⑤伤口内肌肉组织因坏死而呈暗红色或土灰色,失去弹性,刀割时不收缩,也不出血,犹如煮熟了的肉。⑥轻压患部,常能触及捻发音,还可见有气泡从伤口逸出,说明组织间有气体存在。⑦常见有稀薄带有恶臭味的浆液样血性分泌物从伤口流出。

(3)全身症状:早期患者表现为焦虑或表情淡漠,继之烦躁不安、脉搏增快,并有高热、头痛、头晕、恶心、呕吐、出冷汗、呼吸急促及进行性贫血、黄疸、尿少等中毒症状出现。晚期常出现严重中毒症状,发生血压下降和中毒性休克等而危及生命。

3.诊断要点　早期诊断、及时治疗是保存伤肢和挽救生命的关键。凡曾有损伤或手术史并在短期内迅速出现伤口"胀裂样"剧疼,而又无一般红、热等炎性反应,局部肿胀迅速加剧并有严重的全身中毒症状者,即应考虑有气性坏疽的可能。①伤口周围有捻发音。②伤口内分泌物涂片可查出革兰染色阳性杆菌,而白细胞计数却很少。③X线检查可见伤口肌群间有气体。出现这三个诊断气性坏疽的重要依据时即可确定诊断。

厌氧细菌培养和病理活检虽可确定诊断,但培养需一定时间,故不能等待,以免延误治疗。由于毒素破坏大量红细胞,所以当发现血红蛋白量迅速下降或出现明显的进行性贫血,亦有助于诊断。

4.实验室及其他检查

(1)实验室检查

1)细菌学检查:伤口渗出物涂片可检出革兰阳性粗大杆菌,同时可作伤口渗出物细菌培养。

2)血常规检查:可见红细胞计数和血红蛋白降低,白细胞计数增加。

3)生化检查:以助了解各脏器功能状态。

(2)X线检查:常显示软组织间有积气。

5.治疗要点　由于气性坏疽病情发展迅猛,如未能及时治疗,患者常丧失肢体,甚至死亡。所以一旦诊断确立,应立即积极治疗。

(1)紧急手术处理:在抢救感染性休克等严重并发症的同时,紧急进行手术处理。将受累区域做广泛、多处切口,包括伤口及其周围水肿或皮下气肿处,切除无活力的肌肉组织。感染严重的患者,特别是合并有开放性骨折或患肢动脉搏动消失及有大血管损伤者,或经上述手术处理,仍不能控制病变发展,毒血症症状明显者,为挽救患者生命,应考虑截肢。截肢平面的组织应全部为健康组织,残端不做缝合,用氧化剂湿敷包扎。

(2)高压氧疗法:高压氧可提高组织氧含量,抑制梭状芽孢杆菌的生长繁殖和使其停止产生各种毒素。一般用 3 个大气压的纯氧,在 3d 内进行 7 次,每次 2h,间隔 6～8h。

(3)合理应用抗生素:梭状芽孢杆菌对青霉素敏感,大剂量使用青霉素还可控制其他化脓菌的感染。对青霉素过敏者,可改用红霉素。

(4)全身支持疗法:纠正水、电解质、酸碱平衡失调,改善全身状况。鼓励并协助患者进高蛋白、高热量、高维生素饮食。对不能进食者可给予鼻饲或全胃肠外营养,以补充机体需求,提高机体抵抗力。

6.常见护理诊断/问题

(1)疼痛:与感染有关。表现为病变局部明显肿胀、皮肤紧张、苍白、发亮,如压痛。

(2)营养改变:低于机体需要量与营养摄入不足,细菌毒素吸收和组织分解有关。表现为恶心,呕吐,进食减少,体重下降。

(3)体液不足:与呕吐、发热、伤口分泌物流出有关。表现为口渴、心跳加快、尿量减少等。

(4)有体温改变的危险:与细菌毒素和组织分解产物吸收有关。表现为高热。

(5)组织完整性受损:与感染有关。表现为伤口内肌肉呈暗红色或土灰色。刀割时没有收缩。

(6)皮肤完整性受损:与感染有关。表现为伤口周围皮肤水肿,有水疱。

(7)躯体移动障碍:与感染有关。表现为肌肉坏死,自主运动严重障碍。

(8)恐惧:与病重隔离治疗和可能截肢治疗有关。表现为烦躁不安、失眠等。

(9)潜在并发症:中毒性休克。

7.护理措施

(1)隔离:①患者住隔离病房,室内要备好各种抢救物品及药品。②严格执行接触性隔离制度,医护人员进入病室要穿隔离衣、戴帽子、口罩、手套等,身体有伤口者不能进入室内工作;患者用过的物品、器具等应收集后做高压蒸气灭菌处理,伤口敷料应焚毁,排泄物经严格消毒后再倒掉,以防止气性坏疽的传播。③尽可能使用一次性物品及器具,室内的物品未经处理不得带出隔离病房。

(2)监测病情变化:①对严重创伤患者,特别是伤口肿胀、"胀裂样"剧痛明显者,应严密监测伤口情况,并详细记录疼痛特点与发作相关的情况。②对出现高热、昏迷等的患者应密切观察生命体征,严密监测患者的体温、血压、脉搏、呼吸的变化,警惕感染性休克的发生。

(3)伤口的处理及护理:①气性坏疽起病急、发展快,一经确诊,护士应立即协助医师在抢救休克或其他严重并发症的同时,对伤口紧急进行局部处理。②伤口应用过氧化氢溶液冲洗,并用含氧化剂的湿敷料填塞,为保持氧化剂不易蒸发,可用一层凡士林纱布在外面覆盖,每日更换敷料。③不论切开与切除,患肢禁用止血带,伤口不予缝合。

(4)高压氧疗法的护理:护士应观察每次高压氧疗法后伤处的变化,并做记录。

(5)疼痛的护理:①对扩大创面或截肢者,应经常协助其改变体位,以减轻因肌肉牵拉、外部压力和肢体疲劳引起的疼痛。②截肢的患者可出现幻肢痛,即主观感觉已截掉的肢体仍然存在,且有剧痛,应耐心解释,解除其忧虑、恐惧和幻觉。③对疼痛不能缓解的患者可给予止痛剂,剧烈疼痛时还可应用麻醉镇痛剂。应用止痛剂间歇期,也可通过转移患者注意力的方法,如谈心、娱乐及精神放松等方式,以缓解疼痛。④在伤口愈合的过程中,应对伤肢理疗、按摩和功能锻炼,以恢复患肢功能。

(6)心理护理:对气性坏疽的患者应以关心、同情、热情的态度,帮助患者进行生活护理。

对于需要截肢的患者,应向患者说明手术的必要性和重要性,使患者理解而接受手术,配合治疗。

8.健康指导

(1)加强劳动保护意识,避免受伤。

(2)重视受伤后的预防,彻底清创是预防创伤后发生气性坏疽的最可靠方法。

(3)如需要截肢,应向患者及家属解释手术的必要性、可能出现的并发症及术后的不良影响,使患者及家属能够在思想上有充分准备,了解、面对并接受截肢的现实。

(4)对截肢术后患者,加强心理指导。鼓励患者叙述心理和生理上的主观感受,安慰并鼓励患者正视现实。帮助患者适应截肢后的改变,指导患者掌握自我护理技巧。可介绍一些成功适应截肢后生活的病例,使其逐渐适应身体的变化、勇敢面对未来生活。

(5)介绍有关假肢的知识,指导患者应用假肢。对心理反应不正常,有自杀倾向的患者应加强监护,耐心开导。

(6)协助伤残者制定出院后功能锻炼计划,恢复其自理能力,提高生活质量。

(李惠斌)

第二节　颅内压增高的护理

颅内压增高是由颅脑疾病导致颅腔内容物体积增加或颅腔容积缩小,超过颅腔可代偿的容量,导致颅内压持续高于 $200mmH_2O(2.0kPa)$,出现头痛、呕吐和视神经乳头水肿 3 个主要表现的综合征。

一、临床表现

1.头痛　是最常见的症状,系颅内压增高使脑膜血管和神经受刺激与牵拉所致。以清晨和晚间较重,多位于前额及颞部,以胀痛和撕裂痛多见。头痛的部位和性质与颅内原发病变的部位和性质有一定关系。程度可随颅内压增高而进行性加重,当患者咳嗽、打喷嚏、用力、弯腰低头时,头痛可加重。

2.呕吐　多呈喷射状,常出现于剧烈头痛时,易发生于饭后,可伴恶心,系因迷走神经受激惹所致,呕吐后头痛可有所缓解。

3.视神经乳头水肿　是颅内压增高的重要客观体征之一,因视神经受压、眼底静脉回流受阻引起。表现为早期视力正常,可有短暂、一过性视物模糊;精神症状,癫痫发作,头痛,复视;慢性视神经乳头水肿可发生视野缺损及视力严重下降。头痛、呕吐、视神经乳头水肿是颅内压增高的"三主征",但出现的时间可不一致,常以其中 1 项为首发症状。

4.意识障碍及生命体征变化　慢性颅内压增高的患者往往神志淡漠,反应迟钝;急性颅内压增高者常有明显的进行性意识障碍甚至昏迷。患者可伴有典型的生命体征变化,即库欣反应,严重者可因呼吸循环衰竭而死亡。

5.其他症状和体征　颅内压增高还可出现复视(展神经麻痹)、头晕、猝倒等。婴幼儿颅内压增高时可见头皮静脉怒张、头颅增大、囟门隆起、颅缝增宽或分离。

二、实验室检查与其他辅助检查

1.CT 检查　是目前诊断颅内占位性病变的首选辅助检查措施。

2.核磁共振(MRI)检查　在 CT 检查不能确诊的情况下,可进一步行 MRI 检查,以利于确诊。

3.脑血管造影　主要用于疑有脑血管畸形或动脉瘤等疾病的病例。

4.头颅 X 线检查　颅内压增高时可见颅骨骨缝分离,指状压迹增多,鞍背骨质稀疏及蝶鞍扩大等。

5.腰椎穿刺　腰椎穿刺测压对颅内占位性病变患者有一定的危险性,有时引发脑疝,故应慎重进行。

6.颅内压监测　临床需要监测颅内压者,通过植入颅内压力传感器,进行持续监测,指导药物治疗和手术时机选择。

三、临床诊断与治疗

1.诊断要点　详细询问病史和认真的神经系统检查,可发现一些神经系统局灶性症状与体征,由此作出初步诊断。当发现有视神经乳头水肿及头痛、呕吐三主征时,则颅内压增高诊断可以确诊。小儿反复呕吐及头围迅速增大,成人进行性剧烈的头痛、进行性瘫痪及视力进行性减退等,都应考虑到有颅内病变可能。对于临床疑诊病例,应及时选择恰当的辅助检查,以利早期诊断和治疗。

2.治疗要点

(1)非手术治疗:适用于颅内压增高原因不明,或虽已查明原因但仍需非手术治疗者,或作为手术前准备。主要方法有:①限制液体入量:颅内压增高明显者,摄入量应限制在每日 1500~2000ml。②降低颅内压:使用高渗性脱水剂(如 20％甘露醇),使脑组织间的水分通过渗透作用进入血液循环再由肾脏排出,达到减轻脑水肿和降低颅内压的目的;若同时使用利尿性脱水剂如呋塞米,降低颅内压效果更好。③激素治疗:应用肾上腺皮质激素可稳定血－脑脊液屏障,预防和缓解脑水肿,降低颅内压。④冬眠低温疗法:降低脑的新陈代谢率,减少脑组织的氧耗量,防止脑水肿的发生与发展。⑤辅助过度换气。⑥预防和控制感染。⑦镇痛等对症处理:遵医嘱应用镇痛剂,但禁用吗啡、哌替啶等,以免抑制呼吸。

(2)手术治疗:手术去除病因是最根本和最有效的治疗方法。如手术切除颅内肿瘤、清除颅内血肿、处理大片凹陷性骨折等。有脑积水者行脑脊液分流术,将脑室内的液体通过特殊导管引入蛛网膜下腔、腹腔或心房。有颅内压监测装置的病例,可经脑室缓慢放出脑脊液少许,以缓解颅内压增高。若难以确诊或虽确诊但无法切除者,可行侧脑室体外引流术或病变侧颞肌下减压术等来降低颅内压。

四、护理诊断

1.脑组织灌注异常　与颅内压增高引起脑组织血流量减少有关。

2.有体液不足的危险　与颅内压增高引起剧烈呕吐及应用脱水剂有关。

3.疼痛　与颅内压增高有关。

4.潜在并发症　意识障碍、呼吸心搏骤停、脑疝。

五、护理措施

1.术前护理

(1)心理护理:安慰患者,消除其紧张、恐惧、焦虑心理。

(2)术前准备:密切观察病情变化,及时发现脑疝先兆,并立即汇报医生,同时给予脱水剂快速静滴以降低颅内压。迅速做好术前准备,以便进行手术治疗。

2.术后护理

(1)密切观察病情变化:观察患者意识、生命体征、瞳孔和肢体活动变化,警惕颅高压危象的发生,有条件者可监测颅内压。①观察意识状态,准确判断意识障碍的程度。②依据患者睁眼、语言及运动反应进行格拉斯哥(Glasgow)昏迷评分。③注意呼吸节律和深度、脉搏快慢和强弱及血压和脉压的变化。④瞳孔变化。⑤颅内压监护:颅内压正常压力 $5\sim15mmHg$ $(0.7\sim2.0kPa)$,轻度增高,压力 $16\sim20mmHg(2.1\sim2.7kPa)$,中度增高,压力为 $21\sim40mmHg(2.8\sim5.3kPa)$,重度增高,压力$>40mmHg(>5.3kPa)$。当颅内压$>20mmHg$ 需要通知医生采取措施给予处理。

(2)体位与活动:床头抬高 $15°\sim30°$,以利于颅内静脉回流,减轻脑水肿,卧床休息 $2\sim4$ 周,禁止用力排便、独自如厕。

(3)饮食护理:不能进食者,成人每日补液量控制在 $1500\sim2000ml$,其中等渗盐水不超过 $500ml$。神志清醒者给予普通饮食,但需适当限盐。

(4)保持呼吸道通畅:予持续或间断给氧,降低 $PaCO_2$;呕吐时,头偏向一侧,口角稍向下,防止窒息。

(5)特殊用药观察:使用脱水剂时注意尿量与电解质的改变;使用尼莫地平时使用静脉推注泵,注意避光。

(6)脑室引流的护理:①注意引流管的悬挂位置。②控制引流速度和量,每日引流量以不超过 $500ml$ 为宜。③保持引流通畅,观察引流管内不断有脑脊液流出,管内的液面随患者呼吸、脉搏等上下波动。④观察并记录脑脊液的颜色、量、性状,正常脑脊液无色透明,无沉淀。⑤严格无菌操作,防止进入空气或脑脊液逆流入颅内。⑥拔管前一天试行抬高引流瓶或夹闭引流管 $24h$。

(7)防止颅内压骤然升高的因素:清醒患者突然坐起、情绪激动、躁动、呼吸道梗阻、剧烈咳嗽和用力排便、癫痫发作。

(8)冬眠低温治疗的护理:掌握降温方法;在治疗前严密观察并记录生命体征、意识状态、瞳孔和神经系统病征,作为治疗后观察对比的基础;加强饮食护理;预防肺部并发症、体位性低血压,防止压疮和冻伤发生。

(9)并发症的观察与护理

1)意识障碍:及时评估患者意识障碍程度有无加重,如有加重及时汇报医生,保持呼吸道通畅、吸氧,遵医嘱使用脱水剂,降低颅内压,维持脑组织正常灌注。

2)呼吸心搏骤停:发现患者呼吸骤停立即汇报医生的同时进行心肺复苏、迅速组织抢救。

3)脑疝:密切观察病情及时发现脑疝先兆,并立即汇报医生,同时给予脱水剂快速静滴以降低颅内压。迅速做好术前准备,以便进行手术治疗。

六、健康指导

1.患者经常头痛,并进行性加重,伴有呕吐,经一般治疗无效,应及时到医院检查,以排除颅内压增高。

2.颅内压增高患者应避免剧烈咳嗽、便秘、提重物、情绪激动等,防止颅内压骤然升高而诱发脑疝。

3.对有神经系统后遗症的患者,要调动他们的心理和躯体的潜在代偿能力,鼓励其积极参与功能训练。

(任丽霞)

第三节 脑疝的护理

颅内占位病变导致颅内压增高到一定程度时,颅内各分腔之间的压力不平衡,脑组织从高压区向低压区移位,部分脑组织被挤入颅内生理孔隙中,导致脑组织、血管及颅神经等重要结构受压和移位,出现严重的临床症状和体征,称为脑疝。脑疝是颅内压增高的危象和引起死亡的主要原因。

一、病因与分类

颅内占位性病变发展至一定程度均可导致脑疝。常见的原因有:外伤所致各种颅内血肿、颅内脓肿、颅内肿瘤、颅内寄生虫病及各种肉芽肿性病变、先天性小脑扁桃体下疝畸形等。

根据移位的脑组织及其通过的硬脑膜间隙和孔道,可分为以下常见的3类。

1.小脑幕切迹疝 又称颞叶沟回疝,是位于小脑幕切迹缘的颞叶海马回、钩回通过小脑幕切迹被推移至幕下,或小脑蚓部及小脑前叶从幕下向幕上疝出。

2.枕骨大孔疝 又称小脑扁桃体疝,是小脑扁桃体及延髓经枕骨大孔被推挤向椎管内。

3.大脑镰下疝 又称扣带回疝,是一侧半球的扣带回经镰下孔被挤入对侧分腔。

二、病理

当发生脑疝时,脑干受压移位可致其实质内血管受到牵拉,严重时基底动脉进入脑干的中央支可被拉断而致脑干内部出血。由于同侧的大脑脚受到挤压而造成病变对侧偏瘫,同侧动眼神经受到挤压可产生动眼神经麻痹症状。移位的钩回、海马回可将大脑后动脉挤压于小脑幕切迹缘上致枕叶皮层缺血坏死。小脑幕切迹裂孔及枕骨大孔被移位的脑组织堵塞,从而使脑脊液循环通路受阻,则进一步加重了颅内压增高,形成恶性循环,使病情迅速恶化。

三、临床表现

1.小脑幕切迹疝

(1)颅内压增高症状:剧烈头痛,进行性加重,伴躁动不安,与进食无关的频繁喷射性呕吐。急性脑疝患者视神经水肿可有可无。

(2)进行性意识障碍:由于阻断了脑干内网状上行激动系统的通路,随脑疝的进展,患者出现嗜睡、浅昏迷、深昏迷。

(3)瞳孔改变:脑疝初期,由于患侧动眼神经受刺激导致患侧瞳孔缩小,对光反射迟钝;随病情进展,患侧动眼神经麻痹,患侧瞳孔逐渐散大,直接和间接对光反应消失,并伴上睑下垂及眼球外斜。若脑疝进行性恶化,对侧动眼神经因脑干移位也受到推挤,或因脑缺血致动眼神经核功能丧失时,则相继出现双侧瞳孔散大固定,对光反应消失。

(4)运动障碍:沟回直接压迫大脑脚,锥体束受累后,病变对侧肢体肌力减弱或瘫痪,肌张力增高,腱反射亢进,病理征阳性。脑疝进展时双侧肢体自主活动消失,甚至出现去脑强直发作。

(5)生命体征变化:由于脑干内生命中枢功能紊乱或衰竭,可出现生命体征异常。表现为心率减慢或不规则,血压忽高忽低,呼吸不规则、大汗淋漓或汗闭,面色潮红或苍白。体温高达41℃以上或不升。最终因呼吸循环衰竭而死亡。脑疝前驱期:呼吸深快,脉搏频数,血压升高。脑疝代偿期:呼吸深慢,脉搏缓慢,血压高。脑疝衰竭期:呼吸抑制,不规则,脉搏细弱,血压急速波动甚至衰竭。

(6)去大脑强直:脑疝衰竭期,患者表现为双侧肢体瘫痪或间歇性或持续性四肢伸直性强直。往往同时伴有深昏迷,双侧瞳孔极度散大、呼吸不规则、高热等生命体征变化。

2.枕骨大孔疝 由于颅后窝容积较小,对颅内高压的代偿能力也小,病情变化更快。患者常有进行性颅内压增高的临床表现:剧烈头痛、频繁呕吐、颈项强直或强迫头位,生命体征紊乱出现较早,意识障碍出现较晚。患者早期即可突发呼吸骤停而死亡。

(1)枕颈部疼痛及颈肌强直:慢性枕骨大孔疝时,除有颅压增高症状外,常因小脑扁桃体下疝至颈椎管内,上颈脊神经根受到压迫和刺激,引起枕颈部疼痛及颈肌强直,以至强迫头位。慢性枕骨大孔疝,有时因某一诱因而引起脑疝急剧恶化,出现延髓危象甚至死亡。

(2)呼吸受抑制现象:由于小脑扁桃体对延髓呼吸中枢的压迫,表现为呼吸抑制,呼吸缓慢或不规则,患者此时往往神志清楚,但烦躁不安。脑疝晚期,呼吸首先停止。

(3)瞳孔:由于枕骨大孔疝不直接影响动眼神经,所以不出现动眼神经受压症状。但这种脑疝发生时,初期常为对称性瞳孔缩小,继而散大,光反射由迟钝变成消失。这是由于急性脑缺氧损害动眼神经核的结果。

(4)椎体束征:枕骨大孔疝时,由于延髓受压,可以出现双侧锥体束征。一般由于小脑同时受累,故肌张力和深反射一并消失,锥体束征也可以不出现,而常表现为四肢肌张力减低。

(5)枕骨大孔疝的生命体征改变及急性颅压增高表现同小脑幕切迹疝。

3.其他类型脑疝

(1)大脑镰下疝(扣带回疝):当一侧大脑半球有占位病变,除出现小脑幕切迹疝以外,病变侧的大脑内侧面扣带回也在大脑镰下前2/3部位向对侧疝入,一般扣带回疝不引起特殊症状,但有时由于扣带回疝可使大脑前动脉狭窄,使本侧额叶内侧面或旁中央小叶出现血液循环障碍,甚至软化,因此出现对侧下肢运动和深感觉障碍以及排尿障碍等。

(2)蝶骨嵴疝:额叶后下部被推挤进入颅中窝,甚至挤入眶上裂,突入眶内。

四、实验室检查与其他辅助检查

1.X线检查 颅骨平片(正侧位)检查时注意观察松果体钙化斑有无侧移位,压低或抬高征象。

2.CT检查 小脑幕切迹疝时可见基底池(鞍上池)、环池、四叠体池变形或消失。下疝时可见中线明显不对称和移位。

3.MRI 检查　可观察脑疝时脑池变形、消失情况,清晰度高的 MR 可直接观察到脑内结构,如沟回、海马回、间脑、脑干及小脑扁桃体。

五、临床诊断与治疗

患者一旦出现典型的脑疝症状,立即给予脱水治疗以降低颅内压,确诊后尽快手术去除病因;若难以确诊或虽确诊但病变无法切除者,可通过脑脊液分流术、侧脑室外引流术或病变侧颞肌下、枕肌下减压术等姑息性手术来降低颅内压。

六、护理诊断

1.脑组织灌注异常　与颅内增高、脑疝有关。
2.潜在并发症　呼吸、心搏骤停。

七、护理措施

脑疝确诊后应立即采取紧急降低颅内压的措施,为手术争取时间。

1.纠正脑组织灌注不足　快速静脉输入 20％甘露醇 200～500ml、地塞米松 10mg 等强力脱水剂;保持呼吸道通畅,给氧,对呼吸功能障碍者,立即气管插管行人工辅助呼吸。

2.密切观察意识、生命体征、瞳孔变化和肢体活动情况。

3.紧急做好术前特殊检查及术前准备。

八、健康指导

1.避免引发脑疝的诱因。
2.饮食以高蛋白、高维生素、低脂肪易消化的饮食,以鱼、瘦肉、鸡蛋、水果、蔬菜等为宜。
3.注意日常生活自理能力训练。
4.按医嘱服药,不可擅自停药,出院后定时门诊随访。
5.进行语言、记忆力等方面的康复训练,以提高生活自理能力以及社会适应能力。

(任丽霞)

第四节　颅脑损伤的护理

颅脑损伤是常见的外科急症,其发生率占全身部位损伤的 20％,在全身各部位损伤中占第 2 位,仅次于四肢损伤,但病死率和致残率均居首位。平时常因交通和工矿作业事故、高处坠落、跌倒、锐器或钝器打击头部所致,战时多见于火器伤。颅脑损伤可分为头皮损伤、颅骨损伤和脑损伤,三者可单独或合并存在。

一、颅骨骨折

颅骨骨折指颅骨受暴力作用致颅骨结构的改变。颅骨骨折提示受伤者受暴力较重,其严重性并不在于骨折本身,而在于颅骨骨折同时并发的脑膜、脑组织、颅骨血管以及脑神经等的损伤,特别是颅骨骨折线跨越硬脑膜中动脉或大静脉窦所引起的颅内血肿,或引起的脑脊液漏并发感染等。

（一）临床表现

1.颅盖骨折 线性骨折发生率最高，约占颅盖骨折的 2/3 以上，局部压痛、肿胀，患者常伴有局部骨膜下血肿；凹陷性骨折好发于额、顶部，多为全层凹陷，局部可扪及下陷区，部分患者仅有内板凹陷，若骨折片损伤脑功能区，可出现偏瘫、失语、癫痫等神经系统定位体征。

2.颅底骨折 约占颅骨骨折的 1/3，多为颅盖骨折延伸到颅底，或由强烈的间接暴力作用于颅底所致，常为线性骨折。颅底部的硬脑膜与颅骨贴附紧密，故颅底骨折时易撕裂硬脑膜，颅底与鼻窦相邻，骨折后极易使蛛网膜下腔与外界相通，产生脑脊液外漏而成为开放性骨折。颅底骨折根据发生的部位可分为颅前窝骨折、颅中窝骨折和颅后窝骨折，主要临床表现为皮下或黏膜下瘀斑、脑脊液外漏、合并脑损伤和脑神经损伤 4 个方面（表 8—1）。

表 8—1 颅底骨折的临床表现

骨折部位	脑脊液漏	瘀斑部位	合并脑损伤	可能损伤的脑神经
颅前窝	鼻漏	眶周、球结膜下（"熊猫眼"征）	额极、额底	嗅神经、视神经
颅中窝	鼻漏和耳漏	乳突区（Battle 征）	颞极、颞底、垂体、下丘脑	面神经、听神经
颅后窝	无	乳突部、枕下部、咽后壁	小脑、脑干、延髓	第Ⅸ～Ⅻ对脑神经

（二）实验室检查与其他辅助检查

1.X 线检查 颅盖骨折依靠头颅 X 线摄片确诊，凹陷性骨折者可显示骨折片陷入颅内的深度；颅底骨折 X 线摄片检查价值不大，X 线片可显示颅内积气，但仅 30％～50％能显示骨折线。

2.CT 检查 有助于了解骨折情况和有无合并脑损伤。CT 骨窗检查可显示颅前窝或视神经管骨折，表现为视神经管狭窄。

3.MRI 检查 可见视神经挫伤伴水肿，视交叉和视神经受压。

（三）临床诊断与治疗

1.诊断要点 详细询问病史，观察患者的临床表现，结合 X 线检查、CT 检查和 MRI 检查，则颅骨骨折诊断可以确诊。

2.治疗要点 本身无须特殊处理，合并脑脊液漏时应预防颅内感染。出现脑脊液漏时，不可堵塞或冲洗鼻道、耳道等脑脊液漏的通道；不做腰椎穿刺，取头高位卧床休息，避免用力咳嗽、打喷嚏，应使用抗生素预防颅内感染。大部分脑脊液漏在伤后 1～2 周自愈，4 周以上仍未停止，可考虑行手术修补硬脑膜封闭漏口。若骨折片压迫视神经，应尽早手术减压。

（四）护理诊断

1.有感染的危险 与脑脊液外漏、颅内外相通有关。

2.潜在并发症 颅内出血、颅内压增高、颅内低压综合征。

（五）护理措施

1.预防颅内感染

（1）体位：取半坐卧位，头偏向患侧，维持规定体位至停止漏液 3～5d。如果脑脊液外漏多，应取平卧位，头稍抬高，以防颅内压过低。

（2）保持局部清洁：每日 2 次清洁、消毒外耳道、鼻腔或口腔，注意消毒棉球不可过湿，以免液体逆流入颅。劝告患者勿挖鼻、抠耳。

（3）预防颅内逆行感染：脑脊液漏者，禁忌堵塞、冲洗鼻腔、耳道和经鼻腔、耳道滴药，禁忌作腰椎穿刺。脑脊液鼻漏者,禁忌从鼻腔吸痰或放置鼻胃管。遵医嘱应用抗生素。

(4)避免颅内压骤升:嘱患者勿用力屏气排便、咳嗽、擤鼻涕或打喷嚏等,以免颅内压骤然升降导致气颅或脑脊液逆流。

2.并发症的观察与处理

(1)脑脊液鼻漏:患者鼻腔、耳道流出淡红色液体,可疑为脑脊液漏,但需要鉴别血性脑脊液与血性渗液。在鼻前庭或外耳道口松松地放置干棉球,随湿随换,记录24h浸湿的棉球数,以估计脑脊液外漏量。

(2)颅内继发性损伤:颅骨骨折患者可合并脑挫伤、颅内出血,继发性脑水肿导致颅内压增高。应严密观察患者的意识、生命体征、瞳孔及肢体活动等情况,以及时发现颅内压增高及脑疝的早期迹象。

(3)颅内低压综合征:若脑脊液外漏多,可使颅内压过低而导致颅内血管扩张,出现剧烈头痛、眩晕、呕吐、厌食、反应迟钝、脉搏细弱、血压偏低。头痛在立位时加重,卧位时缓解。若患者出现颅压过低表现,可遵医嘱补充大量水分以缓解症状。

(六)健康指导

颅骨缺损者应避免局部碰撞,以免损伤脑组织,嘱咐患者在伤后3～6个月作颅骨成形术;告知患者出院后如出现头痛或咽部、鼻腔有液体流出,需及时就医,以排除脑脊液漏的可能。

二、脑损伤

脑损伤是指脑膜、脑组织、脑血管及神经在受到外力作用后所发生的损伤。

(一)脑震荡

脑震荡是原发性脑损伤中最轻的一种,指头部受到撞击后,立即发生一过性脑功能障碍,经过短暂的时间后可自行恢复,无肉眼可见的神经病理改变,但在显微镜下可见神经组织结构紊乱。

1.临床表现　患者在伤后立即出现短暂的意识障碍,持续数秒或数分钟,一般不超过30min。有的仅表现为瞬间意识混乱或恍惚,并无昏迷。同时伴有面色苍白、瞳孔改变、出冷汗、血压下降、脉弱、呼吸浅慢等自主神经和脑干功能紊乱的表现。意识恢复后,对受伤当时和伤前近期的情况不能回忆,即逆行性遗忘。常有头痛、头昏、失眠、耳鸣、恶心、呕吐、情绪不稳、记忆力减退等症状,一般可持续数日或数周。神经系统检查多无阳性体征,腰椎穿刺和CT检查无异常发现。

2.实验室检查与其他辅助检查　脑脊液中无红细胞,CT检查颅内亦无异常发现。

3.临床诊断与治疗　根据患者的受伤史、临床表现及腰椎穿刺和CT检查即可进行诊断,脑震荡一般无须特殊治疗,伤后密切观察,避免发生颅内血肿。伤后一般卧床休息1～2周,可适当给予安神、镇痛、镇静药物,自觉症状明显者可早期行高压氧治疗。多数患者2周内恢复正常。

4.护理诊断

(1)焦虑:与缺乏脑震荡相关知识、担心疾病预后有关。

(2)头痛:与脑震荡有关。

5.护理措施

(1)缓解患者焦虑情绪:讲解疾病相关知识,消除患者的畏惧心理,帮助其正确认识疾病。

（2）镇痛、镇静：疼痛明显者遵医嘱适当给予镇静、镇痛药物。

（3）病情观察：少数患者可能合并存在颅内血肿，故应密切观察其意识状态、生命体征及神经系统体征。

6. 健康指导　嘱患者保证充足睡眠，适当进行体能锻炼，避免过度用脑和劳累，保持心情愉快。

（二）脑挫裂伤

脑挫裂伤是常见的原发性脑损伤，既可发生于着力部位，也可在对冲部位。脑挫裂伤包括脑挫伤及脑裂伤，前者指脑组织遭受破坏较轻，软脑膜完整；后者指软脑膜、血管和脑组织同时有破裂，伴有外伤性蛛网膜下腔出血。由于两者常同时存在，合称为脑裂伤。

1. 临床表现　因损伤部位和程度不同，临床表现差异很大，轻者仅有轻微症状，重者昏迷，甚至迅速死亡。

（1）意识障碍：是脑挫裂伤最突出的临床表现，严重程度是衡量伤情轻重的指标。轻者伤后立即昏迷的时间可为数十分钟或者数小时，重者可持续数日、数周或更长时间，有的甚至长期昏迷。

（2）局灶症状和体征：依损伤的部位和程度而不同。若伤及脑皮质功能区，伤后立即出现相应的神经功能障碍症状或体征，如语言中枢损伤出现失语，运动区损伤出现锥体束征、肢体抽搐、偏瘫等。但发生在额、颞叶前端等"哑区"的损伤，可无神经系统缺损的表现。

（3）头痛、呕吐：与颅内压增高、自主神经功能紊乱或外伤性蛛网膜下腔出血等有关。后者还可出现脑膜刺激征，脑脊液检查有红细胞。

（4）颅内压增高和脑疝：因继发脑水肿或颅内出血所致。可使早期的意识障碍或偏瘫程度加重，或意识障碍好转后又加重。

原发性脑干损伤是脑挫裂伤中最严重的特殊类型，常与弥散性脑损伤并存。患者常因脑干网状结构受损、上行激活系统功能障碍而持久昏迷。伤后早期出现严重的生命体征紊乱，表现为呼吸节律紊乱、心率及血压波动明显；双侧瞳孔时大时小，对光反射无常，眼球位置歪斜或凝视，也可四肢肌张力增高，伴单侧或双侧锥体束征等，严重者去大脑强直。

2. 实验室检查与其他辅助检查

（1）影像学检查：CT检查是首选项目，可了解脑挫裂伤的部位、范围及周围脑水肿的程度，还可了解脑室受压及中线结构移位等。MRI检查有助于明确诊断。

（2）腰椎穿刺检查：腰椎穿刺脑脊液中含大量红细胞，同时可测量颅内压或引流血性脑脊液，以减轻症状。颅内压明显增高者或脑疝迹象时禁忌腰椎穿刺。

3. 临床诊断与治疗

（1）诊断要点：根据伤后立即出现的意识障碍、局灶症状和体征及较明显的头痛、恶心、呕吐等，脑挫裂伤的诊断多可成立。

（2）治疗要点：以非手术治疗为主，防治脑水肿，减轻脑损伤后的病理生理反应，预防并发症。经非手术治疗无效或颅内压增高明显，甚至出现脑疝迹象时，应及时手术去除颅内压增高的病因，以解除脑受压。手术方法包括局部伤灶清除、去骨瓣减压术或颞肌下减压术。

4. 护理诊断

（1）清理呼吸道无效：与脑损伤后意识障碍有关。

（2）营养失调（低于机体需要量）：与脑损伤后高代谢、呕吐、高热等有关。

(3)有废用综合征的危险：与脑损伤后意识和肢体功能障碍及长期卧床有关。

(4)潜在并发症：颅内压增高、脑疝、蛛网膜下腔出血、癫痫发作、消化道出血。

5.护理措施

(1)保持呼吸道通畅

1)体位：意识清醒者取斜坡卧位，以利于颅内静脉回流。昏迷或吞咽功能障碍者取侧卧位或侧俯卧位，以免呕吐物、分泌物误吸。

2)及时清除呼吸道分泌物：及时清除口腔和咽部血块或呕吐物，定时吸痰。呕吐时将头转向一侧以免误吸。

3)开放气道：深昏迷者，抬起下颌或放置口咽通气道，以免舌根后坠阻碍呼吸。短期不能清醒者必要时行气管插管或气管切开。呼吸减弱且潮气量不足不能维持正常血氧者，及早使用呼吸机辅助呼吸。

4)加强气管插管、气管切开患者的护理：保持室内适宜的温度和湿度，湿化气道，避免呼吸道分泌物黏稠，利于排痰。

5)预防感染：使用抗生素防治呼吸道感染。

(2)加强营养：创伤后的应激反应可产生严重分解代谢，使血糖增高、乳酸堆积，后者可加重脑水肿。因此，必须及时、有效补充能量和蛋白质以减轻机体损耗。

(3)病情观察

1)意识：意识障碍是脑损伤患者最常见的变化之一。观察患者意识状态，不仅应了解有无意识障碍，还应注意意识障碍程度及变化。意识障碍的程度可辨别脑损伤的轻重。意识障碍出现的迟早和有无继续加重可作为区别原发性和继发性脑损伤的重要依据。

2)生命体征：为避免患者躁动影响结果的准确性，应先测呼吸，再测脉搏，最后测血压。①体温：伤后早期，由于组织创伤反应，可出现中等程度发热；若损伤累及间脑或脑干，可导致体温调节紊乱出现体温不升或中枢性高热；伤后即发生高热，多系视丘下部或脑干损伤；伤后数日体温升高，常提示有感染性并发症。②脉搏、呼吸、血压：注意呼吸节律和深度、脉搏快慢和强弱以及血压和脉压变化。

3)瞳孔变化：可因动眼神经、视神经及脑干部位的损伤引起。观察两侧睑裂大小是否相等，有无上睑下垂，注意对比两侧瞳孔的形状、大小及对光反应。伤后一侧瞳孔进行性散大、对侧肢体瘫痪、意识障碍，提示脑受压或脑疝；双侧瞳孔散大、对光反应消失、眼球固定伴深昏迷或去皮质强直，多为原发性脑干损伤或临终表现；双侧瞳孔大小形状多变、对光反应消失，伴眼球分离或异位，常是中脑损伤的表现；眼球不能外展且有复视者，多为展神经受损；眼球震颤常见于小脑或脑干损伤。有无间接对光反应可以鉴别视神经损伤与动眼神经损伤。观察瞳孔时应注意某些药物、剧痛等也会影响瞳孔变化，如吗啡、异丙嗪可使瞳孔缩小，阿托品、麻黄碱可使瞳孔散大。

4)神经系统体征：原发性脑损伤引起的偏瘫等局灶症状，在受伤当时已出现，且不再继续加重；伤后一段时间才出现一侧肢体运动障碍且进行性加重，同时伴有意识障碍和瞳孔变化，多为小脑幕切迹疝压迫中脑的大脑脚，损害其中的锥体束纤维所致。

5)其他：观察有无脑脊液漏，有无剧烈头痛、呕吐、烦躁不安等颅内压增高表现或脑疝先兆。注意 CT 和 MRI 检查结果及颅内压监测情况。

(4)并发症的观察与护理

1)昏迷患者:昏迷患者生理反应减弱或消失,全身抵抗力下降,易发生多种并发症。

①压疮:保持皮肤清洁干燥,定时翻身,尤应注意骶尾部、足跟、耳郭等骨隆突部位,不可忽视敷料覆盖部位。消瘦者伤后初期及高热者常需每小时翻身1次,长期昏迷、一般情况较好者可每3～4h翻身1次。

②呼吸道感染:加强呼吸道护理,定时翻身叩背,保持呼吸道通畅,防止呕吐物误吸引起窒息和呼吸道感染。

③废用综合征:脑损伤患者因意识或肢体功能障碍,可发生关节挛缩和肌萎缩。保持患者肢体于功能位,防止足下垂。每日四肢关节被动活动及肌按摩2～3次,防止肢体挛缩和畸形。

④泌尿系感染:长期留置导尿管是引起泌尿系感染的主要原因。必须导尿时,严格执行无菌操作,留置尿管过程中,加强会阴部护理,夹闭导尿管并定时放尿以训练膀胱贮尿功能;需长期导尿者,宜行耻骨上膀胱造瘘术,以减少泌尿系感染。

⑤暴露性角膜炎:眼睑闭合不全者,角膜涂眼药膏保护;无须随时观察瞳孔时,可用纱布遮盖上眼睑,甚至行眼睑缝合术。

⑥深静脉血栓:对患者进行DVT风险评估,根据评分结果,遵医嘱进行基础预防、物理预防和药物预防。

2)蛛网膜下腔出血:患者可有头痛、发热、颈项强直表现,可遵医嘱给予解热镇痛药物对症处理。病情稳定,排除颅内血肿及颅内压增高、脑疝后,为解除头痛可以行腰椎穿刺,少量多次放出血性脑脊液。

3)消化道出血:除遵医嘱补充血容量、停用激素外,还应使用止血药和抑制胃酸分泌的药物,如奥美拉唑、雷尼替丁等。及时清理呕吐物,避免消化道出血发生误吸。

4)外伤性癫痫:任何部位的脑损伤均可能导致癫痫,尤其是大脑皮层运动区受损。癫痫发作时使用地西泮10～30mg静脉缓慢注射,直至控制抽搐为止。

5)颅内压增高和脑疝:参见颅内压增高患者的护理。

6.健康指导

(1)心理指导:对恢复过程中出现头痛、耳鸣、记忆力减退的患者,给予适当解释和宽慰,使其树立信心,帮助患者尽早自理生活。

(2)控制外伤性癫痫:坚持服用抗癫痫药物至症状完全控制后1～2年,逐步减量后才能停药,不可突然中断服药。癫痫患者不能单独外出、登高、游泳等,以防意外。

(3)康复训练:脑损伤后遗留语言、运动或智力障碍,在伤后1～2年内有部分恢复的可能。应提高患者自信心,协助患者制订康复计划,进行废损功能训练,如语言、运动等方面的训练,以提高生活自理能力及社会适应能力。

(三)颅内血肿

颅内血肿是颅脑损伤中最多见、最严重、可逆性的继发性病变。由于血肿直接压迫脑组织,引起局部脑功能障碍及颅内压增高,若未及时处理,可导致脑疝危及生命。早期发现并及时处理可在很大程度上改善预后。颅内血肿按血肿所在部位分为硬脑膜外血肿、硬脑膜下血肿及脑内血肿;按出现颅高压或早期脑疝症状所需时间分为急性型(3d内)、亚急性型(3d至3周)、慢性型(3周以上)。

1.临床表现

(1)硬脑膜外血肿

1)意识障碍:进行性意识障碍是颅内血肿的主要症状,意识障碍有 3 种类型:①典型的意识障碍是伤后昏迷有"中间清醒期"。②原发性脑损伤较严重或血肿形成较迅速,可不出现中间清醒期,伤后持续昏迷并进行性加重。③原发性脑损伤轻,伤后无原发性昏迷,至血肿形成后始出现昏迷。

2)颅内压增高及脑疝表现:一般成人幕上血肿>20ml、幕下血肿>10ml,即可引起颅内压增高症状。当发生小脑幕切迹疝时,患侧瞳孔先短暂缩小,随后进行性散大、对光反应消失,对侧肢体偏瘫进行性加重。幕上血肿者大多先经历小脑幕切迹疝,然后合并枕骨大孔疝,故严重的呼吸循环障碍常发生在意识障碍和瞳孔改变之后。幕下血肿者可直接发生枕骨大孔疝,较早发生呼吸骤停。

(2)硬脑膜下血肿

1)急性和亚急性硬脑膜下血肿:症状类似硬脑膜外血肿,脑实质损伤较重,原发性昏迷时间长,极少有"中间清醒期",颅内压增高和脑疝症状多在 1~3d 内进行性加重。

2)慢性硬脑膜下血肿:由于致伤外力小,出血缓慢,病程较长,患者表现为:①慢性颅内压增高症状:头痛、呕吐和视神经乳头水肿等。②血肿压迫所致局灶症状和体征:偏瘫、失语和局限性癫痫等。③脑供血不足、脑萎缩症状:智力下降、记忆力减退和精神失常等。

(3)脑内血肿 以进行性加重的意识障碍为主,若血肿累及重要脑功能后,可能出现偏瘫、失语、癫痫等症状。

2.实验室检查与其他辅助检查 CT 检查可助诊断。

(1)硬脑膜外血肿:示颅骨内板与脑表面之间有双凸镜形或弓形密度增高影,常伴颅骨骨折和颅内积气。

(2)硬脑膜下血肿:急性或亚急性硬脑膜下血肿示颅骨内板与脑组织表面之间有高密度、等密度或混合密度的新月形或半月形影,多伴有脑挫裂伤和脑受压;慢性硬脑膜下血肿示颅骨内板下低密度的新月形、半月形或双凸镜形影。

(3)脑内血肿:示脑挫裂伤灶附近或脑深部白质内见到圆形或不规则高密度血肿影,周围有低密度水肿区。

3.临床诊断与治疗

(1)诊断要点:根据头部受伤史,伤后当时清醒,以后昏迷,或出现中间清醒期,结合 X 线平片显示骨折线经过脑膜中动脉或静脉窦沟,一般可以早期诊断硬脑膜外血肿。根据有较重的头部外伤史,伤后即有意识障碍并逐渐加重,伴有颅压增高症状,多表明有急性或亚急性硬脑膜下血肿,结合 CT 扫描可以确诊。慢性硬脑膜下血肿容易误诊漏诊,凡老年人出现慢性颅压增高症状、智力和精神异常,或病灶症状,特别是曾经有过轻度头部受伤史者,应想到慢性硬脑膜下血肿的可能,及时施行 CT 或 MRI 检查,当可确诊。脑内血肿与伴有脑挫裂伤的复合性硬脑膜下血肿的症状很相似,而且事实上两者常同时存在,及时施行 CT 扫描可证实脑内血肿的存在。

(2)治疗要点

1)手术治疗:颅内血肿一经确诊原则上手术治疗,行开颅血肿清除术并彻底止血。慢性硬脑膜下血肿若已经形成完整包膜且有明显症状者,可采用颅骨钻孔引流术,术后在包膜内放置引流管继续引流,有利于脑组织膨出和消灭无效腔,必要时进行冲洗。

2)非手术治疗:若颅内血肿较小,患者无意识障碍和颅内压增高症状,或症状已明显好转者,可在严密观察病情下,采用脱水等非手术治疗。治疗期间一旦出现颅内压进行性升高、局灶性脑损害、脑疝早期症状,应紧急手术。

4.护理诊断

(1)意识障碍:与颅内血肿、颅内压增高有关。

(2)潜在并发症:颅内压增高、脑疝、术后血肿复发。

5.护理措施 颅内血肿为继发性脑损伤,护理中除需执行原发性脑损伤相关护理措施之外,还应注意以下几点。

(1)密切观察病情,及时发现颅内压增高 严密观察患者意识状态、生命体征、瞳孔、神经系统病症等变化,一旦发现颅内血肿迹象,应积极采取措施降低颅内压,同时做好术前准备。术后注意病情变化,判断颅内血肿清除效果并及时发现术后血肿复发迹象。

(2)引流管的护理慢 性硬脑膜下血肿术后患者取平卧位或头低脚高患侧卧位,以便充分引流。引流瓶(袋)应低于创腔30cm,保持引流管通畅,注意观察引流液的性质和量。术后3d左右行CT检查,证实血肿消失后拔管。

(任丽霞)

第五节　脑血管性疾病的护理

脑血管性疾病是指由各种脑部血管病变引起脑功能障碍的一组疾病的总称。其发病率和死亡率都较高,存活者中50%～70%遗留残疾,严重威胁人类健康,与恶性肿瘤、冠心病构成人类死亡的三大疾病。

一、颅内动脉瘤

颅内动脉瘤是颅内动脉壁的囊性膨出,多因动脉壁局部薄弱和血流冲击而形成,极易破裂出血,是蛛网膜下腔出血最常见的原因。好发于40～60岁中老年人,青少年少见,在脑血管意外的发病率中,仅次于脑血栓形成和高血压脑出血。

(一)临床表现

1.局灶症状 小的动脉瘤可无症状。较大的动脉瘤可压迫邻近结构出现相应的局灶症状,动眼神经最常受累,表现为病侧眼睑下垂、瞳孔散大、眼球内收和上、下视不能,直接和间接对光反射消失。其次为外展和视神经,偶尔也有滑车、三叉和面神经受累。

2.动脉瘤破裂出血症状 多突然发生,患者可有运动、情绪激动、用力排便、咳嗽等诱因,部分患者则无明显诱因或在睡眠中发生。一旦破裂出血,血液流至蛛网膜下腔,患者可出现剧烈头痛、呕吐、意识障碍、脑膜刺激征等,严重者可因急性颅内压增高而引发枕骨大孔疝,导致呼吸骤停。

多数动脉瘤破口会被凝血封闭而出血停止,病情逐渐稳定。如未及时治疗,随着破口周围血块溶解,动脉瘤可能于2周内再次破溃出血,再出血率为15%～20%。

蛛网膜下腔内的血液可诱发脑动脉痉挛,发生率为21%～62%,多发生在出血后3～5d。局部血管痉挛只发生在动脉瘤附近,患者症状不明显;广泛脑血管痉挛可致脑梗死,患者出现

— 357 —

意识障碍、偏瘫、失语甚至死亡。

3.其他症状　癫痫发作、迟发性脑缺血(DID)、脑积水等。

(二)实验室检查与其他辅助检查

数字减影脑血管造影(DSA)是确诊颅内动脉瘤的检查方法,可判断动脉瘤的位置、数目、形态、内径、有无血管痉挛。头颅 CT 或 MRI 检查也有助于诊断。

(三)临床诊断与治疗

1.诊断要点　依据病史、临床表现及辅助检查,可确诊颅内动脉瘤。

2.治疗要点

(1)非手术治疗:主要是防止出血或再出血,控制动脉痉挛。

1)绝对卧床休息 14～21d,适当抬高头部,镇痛、抗癫痫治疗,保持大便通畅,避免情绪激动。

2)对症处理,控制血压,降低颅内压。经颅多普勒超声监测脑血流变化,发现脑血管痉挛时,早期使用钙离子拮抗剂等扩血管药物治疗。使用氨基己酸抑制纤溶酶的形成,预防再次出血。

(2)手术治疗:开颅动脉瘤蒂夹闭术是首选方法,既不阻断载瘤动脉,又完全彻底消除动脉瘤。也可采用颅内动脉瘤介入栓塞治疗,具有微创、简便、相对安全、恢复快等优点。

(四)护理诊断

1.知识缺乏　缺乏颅内动脉瘤破裂的防治知识。

2.潜在并发症　颅内动脉瘤破裂、颅内压增高、脑血管痉挛、脑缺血。

(五)护理措施

1.预防出血或再次出血

(1)卧床休息:抬高床头 15°～30°,以利静脉回流,减少不必要的活动。保持病房安静,尽量减少外界不良因素的刺激,稳定患者情绪,保证充足的睡眠,预防再出血。

(2)维持适宜的颅内压

1)预防颅内压骤降:颅内压骤降会加大颅内血管壁内外压力差,诱发动脉瘤破裂,应维持颅内压在 100mmH₂O 左右;应用脱水剂时,控制输注速度;行脑脊液引流者,引流速度要慢,脑室引流者,引流瓶位置不能过低。

2)避免颅内压增高的诱因:如便秘、咳嗽、癫痫发作等。

(3)维持血压稳定:动脉瘤破裂可因血压波动引起,应避免引发血压骤升骤降的因素。一旦发现血压升高,遵医嘱使用降压药物,使血压下降 10% 即可。用药期间注意血压的变化,避免血压偏低造成脑缺血。

2.术前护理　按术前常规准备外,介入栓塞治疗者双侧腹股沟区备皮。动脉瘤位于 Willis 环前部的患者,应在术前进行颈动脉压迫试验及练习,以促进建立侧支循环。

3.术后护理

(1)体位:待意识清醒后抬高床头 15°～30°,以利颅内静脉回流。避免压迫手术伤口。介入栓塞治疗的患者术后绝对卧床休息 24h,术侧下肢制动 8～12h。搬动患者或为其翻身时,应扶持头部,使头颈部成一直线,防止头颈部过度扭曲或震动。

(2)一般护理:①保持呼吸道通畅,给氧。②密切观察生命体征、意识、瞳孔对光反射、肢体活动、伤口及引流液等变化,注意有无颅内压增高或再出血迹象。③遵医嘱使用抗癫痫药物和抗生素。④术后当日禁食,次日给予流质或半流质饮食,昏迷患者经鼻饲流质。

（3）并发症的观察与护理

1）脑血管痉挛:动脉瘤栓塞治疗或手术刺激脑血管,易诱发脑血管痉挛,表现为一过性神经功能障碍,如头痛、短暂的意识障碍、肢体瘫痪和麻木、失语症等。早期发现及时处理,可避免脑缺血缺氧造成不可逆的神经功能障碍。为预防脑血管痉挛,术后常用尼莫地平治疗,给药期间观察有无胸闷、面色潮红、血压下降、心率减慢等不良反应。

2）脑梗死:因术后血栓形成或血栓栓塞引起,若患者出现一侧肢体无力、偏瘫、失语甚至意识障碍,应考虑有脑梗死的可能。嘱患者绝对卧床休息,保持平卧姿势,遵医嘱予扩血管、扩容、溶栓治疗。

3）穿刺点局部血肿:常发生于介入栓塞治疗术后 6h 内。可能因动脉硬化、血管弹性差,或术中肝素过量、凝血机制障碍,或术后穿刺侧肢体活动频繁、局部压迫力度不够所致。颈动脉穿刺术后穿刺点加压包扎,并用沙袋压迫 8～10h,绝对卧床 24h。

（六）健康指导

1.疾病预防　指导患者注意休息,避免诱因,控制血压于稳定状态,保持大便通畅,必要时使用缓泻剂;遵医嘱服用降压药物;尽量不要单独外出活动或锁上门洗澡,以免发生意外时影响抢救。

2.疾病相关知识　动脉瘤栓塞术后,定期复查脑血管造影。出现动脉瘤破裂出血表现,如头痛、呕吐、意识障碍和偏瘫时,及时诊治。

二、颅内动静脉畸形

颅内动静脉畸形是一团发育异常的病理脑血管,由 1 支或几支弯曲扩张的动脉供血,不经毛细血管床,直接向静脉引流。畸形血管团内有脑组织,体积随人体发育而增长,周围的脑组织因缺血而萎缩。多在 40 岁以前发病,男性稍多于女性。

（一）临床表现

1.出血　是最常见的首发症状。畸形血管破裂可致脑内、脑室内和蛛网膜下腔出血,患者出现意识障碍、头痛、呕吐等症状;少量出血时症状可不明显。

2.癫痫　是较常见的首发症状,在颅内出血时发生,也可单独出现。与脑缺血、病变周围胶质增生及出血后的含铁血黄素刺激大脑皮质有关。若长期癫痫发作,脑组织缺氧不断加重,可致患者智力减退。

3.头痛　一般患者有头痛史,为单侧局部或全头痛,间断性或迁移性。可能与供血动脉、引流静脉及窦的扩张有关,或与小量出血、脑积水及颅内压增高有关。畸形血管发生破裂出血时头痛为剧烈性,可伴有恶心、呕吐。

4.神经功能障碍及其他症状　因动静脉畸形周围脑组织缺血萎缩、血肿压迫或合并脑积水所致,出现运动、感觉、视野及语言功能障碍等。婴儿和儿童可因颅内血管短路出现心力衰竭。特大型脑动静脉畸形分流"盗"走周围组织的血供,造成脑萎缩时可出现智力障碍、反应迟钝。

（二）实验室检查与其他辅助检查

脑血管造影是确诊本病的必须手段。头部 CT 及 MRI 检查也有助于诊断。

（三）处理原则

手术切除是最根本的治疗方法。对位于脑深部或重要功能区的、直径小于 3cm 的动静脉畸形可采用伽马刀治疗,对血流丰富、体积较大者可行血管内栓塞术。各种治疗后都应择期复查脑血管造影,了解畸形血管是否消失。

(四)护理诊断

1.急性意识障碍与脑缺血、SAH 所致脑功能受损有关。

2.头痛与血管闭塞、缺血、缺氧、血液刺激脑膜有关。

3.潜在并发症:颅内动静脉畸形破裂、颅内压增高、脑血管痉挛、癫痫发作、术后血肿。

(五)护理措施

生活规律,避免剧烈运动、情绪激动、暴饮暴食和酗酒,以防颅内出血。对高血压和癫痫发作者,遵医嘱按时服用降压药及抗癫痫药。

(六)健康指导

1.伤口护理 穿刺部位伤口保持干燥,防止感染。

2.按时服药,切忌自行停药,控制血压在正常范围内;术后需继续抗凝治疗者应注意观察出血情况,如有异常及时复诊。

3.加强营养,多吃蔬菜、水果、粗纤维食物,忌辛辣刺激性食物;保持大便通畅,不可用力排便。

4.适度进行康复训练,避免剧烈运动。

5.定时门诊随访,3 个月或半年复查 DSA 和头颅 MRT/CT 等。如有头晕、头痛不适,立即来院就诊。

三、脑卒中

脑卒中是各种原因引起的脑血管疾病急性发作,造成脑的供应动脉狭窄或闭塞及非外伤性的脑实质性出血,并出现相应临床症状及体征。它包括缺血性脑卒中及出血性脑卒中,前者发病率高于后者。部分脑卒中患者需要外科治疗。

(一)临床表现

1.缺血性脑卒中 根据脑动脉狭窄和闭塞后,神经功能障碍的轻重和症状的持续时间,分为 3 种。

(1)短暂性脑缺血发作:神经功能障碍持续时间不超过 24h,患者表现为突发的单侧肢体无力、感觉麻木、一过性黑矇及失语等大脑半球供血不足表现;椎基底动脉供血不足表现以眩晕、步态不稳、复视、耳鸣及猝倒为特征。症状反复发作,可自行缓解,大多不留后遗症。

(2)可逆性缺血性神经功能障碍:发病似短暂性脑缺血发作,但神经功能障碍持续时间超过 24h,可达数日,也可完全恢复。

(3)完全性脑卒中:症状较上述 2 个类型严重,常伴意识障碍,神经功能障碍长期不能恢复。

2.出血性脑卒中 突然出现意识障碍和偏瘫;重症者可出现昏迷、完全性瘫痪、去皮质强直、生命体征紊乱。

(二)实验室检查与其他辅助检查

主要为影像学检查。缺血性脑卒中经脑血管造影可发现病变的部位、性质、范围及程度;急性脑缺血性发作 24~48h 后,头部 CT 检查可显示缺血病灶;磁共振血管造影(MRA)可提示动脉系统的狭窄和闭塞;颈动脉 B 型超声检查和经颅多普勒超声探测亦有助于诊断。对于急性脑出血首选 CT 检查。

（三）处理原则

1.缺血性脑卒中　一般先行非手术治疗,包括卧床休息、扩血管、抗凝、血液稀释疗法及扩容治疗等。脑动脉完全闭塞者,在 24h 内进行手术治疗,可行颈动脉内膜切除术、颅外－颅内动脉吻合术等,以改善病变区的血供情况。

2.出血性脑卒中　经绝对卧床休息、控制血压、止血、脱水降颅压等非手术治疗,病情仍继续加重时应考虑手术治疗。可选开颅血肿清除术,或钻颅穿刺血肿抽吸加尿激酶溶解引流术。对出血破入脑室及脑室铸型者,手术效果欠佳,若病情过重如深昏迷、双瞳孔散大或年龄过大、伴重要脏器功能不全者,不宜手术治疗。

（四）护理诊断

1.躯体移动障碍　与脑组织缺血或脑出血有关。

2.急性疼痛　与开颅手术有关。

3.潜在并发症　脑脊液漏、颅内压增高及脑疝、颅内出血、感染、中枢性高热、癫痫发作等。

（五）护理措施

1.术前护理　手术治疗前除了常规护理外,还应采取控制血压、减轻脑水肿、降低颅内压、促进脑功能恢复的措施;在溶栓、抗凝治疗期间,注意观察药物效果及不良反应。

2.术后护理

（1）生活护理

1）饮食护理:鼓励患者进食,有吞咽障碍者应鼻饲流质;防止进食时误咽,导致窒息或肺部感染;如面瘫患者进食时食物易残留于麻痹侧口颊部,需特别注意清洁该侧颊部黏膜。

2）防止意外损伤:肢体无力或偏瘫者,加强生活护理,防止坠床、跌倒或碰伤。

3）促进沟通:对语言、视力、听力障碍的患者,采取不同的沟通方法,及时了解患者需求,给予满足。

4）促进肢体功能恢复:患者卧床休息期间,定时翻身,保持肢体于功能位,并及早进行肢体被动或主动功能锻炼。

（2）有效缓解疼痛:了解术后患者头痛的性质和程度,分析其原因,对症治疗和护理。

1）止痛:切口疼痛多发于术后 24h 内,给予一般止痛剂可缓解,不可使用吗啡或哌替啶。

2）降低颅内压:颅内压增高所引起的头痛多发生在术后 2～4d 脑水肿高峰期,常为搏动性头痛,严重时有烦躁不安、呕吐,伴有意识、生命体征改变等。

3）腰椎穿刺:若系术后血性脑脊液刺激脑膜引起的头痛,需于术后早期行多次腰椎穿刺引流出血性脑脊液。该法不仅可以减轻脑膜刺激症状,还可降低颅内压,但颅内压增高者禁忌使用。

（3）并发症的观察与护理

1）脑脊液漏:注意观察切口敷料及引流情况。一旦发现有脑脊液漏,及时通知医师妥善处理。

2）颅内压增高、脑疝:术后均有脑水肿反应,应适当控制输液量和输液速度;遵医嘱按时使用脱水剂和激素;维持水、电解质的平衡;观察生命体征、意识状态、瞳孔、肢体活动状况;监测颅内压变化;及时处理咳嗽、便秘、躁动等使颅内压升高的因素,避免诱发脑疝。

3)颅内出血:是术后最危险的并发症,多发生在术后 24～48h。患者往往先有意识改变,表现为意识清楚后又逐渐嗜睡、反应迟钝甚至昏迷。术后应严密观察,一旦发现患者颅内出血征象,应及时报告医师,并做好再次手术止血的准备。

4)感染:常见的感染有切口感染、肺部感染,严重的切口感染可波及骨膜,甚至发生颅骨骨髓炎和脑膜脑炎。预防脑手术后感染的主要护理措施是遵医嘱使用抗生素、严格无菌操作、加强营养及基础护理。

5)中枢性高热:多出现于术后 12～48h,体温达 40℃以上,常伴有意识障碍、瞳孔缩小、脉搏快速、呼吸急促等自主神经功能紊乱症状。一般物理降温效果差,需及时采用冬眠低温治疗。

6)癫痫发作:多发生在术后 2～4d 脑水肿高峰期,系因术后脑组织缺氧及皮层运动区受激惹所致。癫痫发作时,应及时给予抗癫痫药物控制;患者卧床休息,吸氧;保护好患者,避免意外受伤。

7)压疮:观察记录皮肤状况,定时翻身,提供有效的减压装置,如气垫床、肉垫等,保持床单元清洁干燥平整、无渣屑。

(六)健康指导

1.加强功能锻炼　康复训练应在病情稳定后早期开始,包括肢体的被动及主动运动、语言能力及记忆力;教会患者自我护理方法,如翻身、起坐、穿衣、行走及上下轮椅等,尽早、最大限度恢复其生活自理及工作能力,早日回归社会。

2.避免再出血　出血性脑卒中患者避免导致再出血的诱发因素。高血压患者特别注意气候变化,规律服药,保持情绪稳定,将血压控制在适当水平,切忌血压忽高忽低。一旦发现异常应及时就诊。

(任丽霞)

第六节　颅内和椎管内肿瘤的护理

一、颅内肿瘤

颅内肿瘤包括原发性和继发性肿瘤 2 类。原发性颅内肿瘤发生于脑组织、脑膜、脑神经、垂体及血管等;继发性肿瘤是身体其他部位恶性肿瘤转移到颅内的肿瘤。可发生于任何年龄,以 20～50 岁为多见。

(一)临床表现

1.颅内压增高　约 90%以上的患者可出现颅内压增高症状和体征,通常呈慢性、进行性加重过程。若未得到及时治疗,轻者可发生视神经萎缩,约 80%患者引发视力减退,重者可引起脑疝。

2.局灶症状与体征　因肿瘤部位而异,如意识障碍、癫痫发作、进行性运动或感觉障碍、视力或视野障碍、语言障碍及共济运动失调等。

(二)实验室检查与其他辅助检查

CT 或 MRI 检查是诊断颅内肿瘤的首选方法,结合二者检查结果,不仅能明确诊断,而且能确定肿瘤的位置、大小及瘤周组织情况。脑电图诱发电位,正电子发射断层扫描,神经系统

X线检查等。记录 CT 或 MRI 发现垂体腺瘤,尚需作血清内分泌激素测定以确诊。

(三)临床诊断与治疗

1.诊断要点

(1)颅骨 X 线检查:脑内型多无特征性;脑外型有时可见颅骨有波浪状硬化边缘的颅内缺损。

(2)头部 CT 和 MRI 检查:根据颅内肿瘤在 CT 异常密度和 MRI 信号变化、脑室受压和脑组织移位、瘤周脑水肿范围,脑组织及其继发改变。

(3)正电子发射体层摄影术(PET):可早期发现肿瘤,判断脑肿瘤恶性程度。

(4)活检:立体定向或神经导航技术获取标本,行组织学检查,确定肿瘤性质,选择治疗方法。

2.治疗要点

(1)降低颅内压:常用治疗方法有脱水、激素治疗、冬眠低温和脑脊液外引流等,以缓解症状,为手术治疗争取时间。

(2)手术治疗:是最直接、有效的方法。若肿瘤不能完全切除,可行颅内减压术、外减压术和脑脊液分流术等。

(3)放射治疗:适用于肿瘤位于重要功能区或部位深不宜手术者或患者全身情况差不允许手术及对放射治疗较敏感的颅内肿瘤。

(4)化学治疗:逐渐成为重要的综合治疗手段之一,但在化疗过程中需防颅内压升高、肿瘤坏死出血及其他不良反应。

(5)热能治疗:肿瘤细胞对热能较正常细胞敏感。当将瘤区温度升高至 42°～43°时,肿瘤细胞可被杀死,正常细胞可不受影响。加温可用微波或射频电流,温度控制在 43°,时间 20～30min。

(6)其他治疗:如免疫治疗、基因治疗、中医药治疗等,均在进一步探索中。

(四)护理诊断

1.自理缺陷 与肿瘤压迫导致肢体瘫痪及开颅手术有关。

2.潜在并发症 颅内压增高、颅内积液和假性囊肿,脑脊液漏,尿崩症。

(五)护理措施

1.术前护理 颅内肿瘤患者有各种神经功能障碍,术前要认真评估。对失语患者选择有效沟通方法,给予患者和家属心理支持。加强生活护理,特别是视听觉障碍、面瘫、偏瘫的患者,预防意外损伤。经口鼻蝶窦入路手术的患者,术前需剃胡须、剪鼻毛。

2.术后护理

(1)生活护理

1)保持口腔清洁:经口鼻窦入路手术的患者,术后应加强口腔护理。

2)体位:幕上开颅术后患者应卧向健侧,避免切口受压。幕下开颅术后早期宜取去枕侧卧或侧俯卧位;经口鼻蝶窦入路术后取半卧位,以利于伤口引流。后组脑神经受损,吞咽功能障碍者只能取侧卧位,以免口咽部分泌物误入气管。体积较大的肿瘤切除后,因颅腔留有较大的空隙,24h 内手术区应保持高位,以免突然翻动时发生脑和脑干移位,引起大脑上静脉撕裂、硬脑膜下出血或脑干功能衰竭。搬动患者或为其翻身时,应有人扶持头部使头颈部成一条直线,防止头部过度扭曲或震动。

(2)饮食护理:术后次日可进流食,以后半流食逐渐过渡到普食。颅后窝手术或听神经瘤手术后,因咽神经、迷走神经功能障碍而发生吞咽困难,饮水呛咳者,应严格禁食禁饮,采用鼻饲供给营养,待吞咽功能恢复后逐渐练习进食。

(3)并发症的观察与护理

1)颅内压增高:术后密切观察生命体征意识、瞳孔、肢体功能和颅内压的变化,遵医嘱行脱水剂治疗。

2)颅内积液:颅内肿瘤术后,在残留的创腔内放置引流物,以引流手术残腔内的血性液体和气体,使残腔逐步闭合,减少局部积液。护理时注意:①妥善放置引流瓶;术后早期,创腔引流瓶(袋)置于头旁枕上或枕边,高度与头部创腔保持一致,以保证创腔内一定的液体压力,避免脑组织移位。若术后早期引流量多,应适当抬引流瓶(袋),48h 后,可将引流瓶(袋)略放低,以期较快引流出创腔内的液体,使脑组织膨出,减少局部残腔。②拔管:引流管放置 3～4d,一旦血性脑脊液转清,即拔除引流管,以免形成脑脊液漏。

3)脑脊液漏:注意伤口、鼻、耳等处有无脑脊液漏。经鼻蝶窦手术后避免剧烈咳嗽,以防脑脊液鼻漏。若出现脑脊液漏应及时通知医师,并作好相应护理。

4)尿崩症:主要发生鞍上手术后,如垂体腺瘤、颅咽管瘤等手术涉及下丘脑影响血管升压素分泌所致。患者出现多尿、多饮、口渴,每日尿量大于 4000ml,尿比重低于 1.005。遵医嘱给予神经垂体素治疗时,准确记录出入液量,根据血清电解质情况及时遵医嘱经口或经外周静脉补充,及时纠正电解质紊乱。

(六)健康指导

1.疾病预防 适当休息,坚持锻炼(如散步,打太极拳等),劳逸结合;多食高热量,高蛋白,富含维生素和纤维素,低脂肪、低胆固醇饮食,少食动物脂肪,腌制品,限制浓茶、咖啡、辛辣等刺激性食物;做好心理指导,鼓励患者保持积极、乐观的心态,积极自理个人生活。

2.疾病康复 神经功能缺损或肢体活动功能障碍者,进行辅助治疗(高压氧、针灸、理疗、按摩),加强肢体功能锻炼与看护,避免意外伤害。

3.疾病知识 原有症状加重,如头痛、头晕、恶心、呕吐、抽搐、不明原因持续高热、肢体乏力、麻木、视力下降应及时就医。术后 3～6 个月后门诊复查 CT 或 MRI。

二、椎管内肿瘤

椎管内肿瘤又称脊髓肿瘤,是指发生于脊髓本身和椎管内与脊髓邻近组织的原发性或转移性肿瘤,发生率仅为颅内肿瘤 1/10。肿瘤发生以胸段者最多,颈、腰段次之。根据肿瘤与硬脊膜、脊髓的关系,分为髓内肿瘤、髓外硬脊膜内肿瘤、硬脊膜外肿瘤三大类。以髓外硬脊膜下肿瘤最常见,占椎管内肿瘤 65%～70%,多为良性。

(一)临床表现

随肿瘤增大,脊髓和神经根受到进行性压迫和损害,临床表现分为 3 期。

1.刺激期 属早期,肿瘤小,刺激神经根及传导束,主要表现为神经根痛,疼痛部位固定且沿神经根分布区域扩散,咳嗽、打喷嚏和用力大便时加重,部分患者可出现夜间痛和平卧痛。

2.脊髓部分受压期 肿瘤增大直接压迫脊髓的感觉、运动束,可出现病变以下的感觉、运动障碍。脊髓半切综合征表现为同侧运动障碍及深感觉障碍,对侧痛、温觉障碍,双侧触觉正常或减退。

3.脊髓瘫痪期 肿瘤使脊髓完全受压,脊髓横贯性损害,表现为病变平面以下的感觉、运动和自主神经功能障碍,表现为压迫平面以下的运动、感觉和括约肌功能完全丧失,直至完全瘫痪。

(二)实验室检查与其他辅助检查

1.实验室检查 脑脊液检查示蛋白质含量增加,在5g/L以上,但白细胞数正常,称蛋白细胞分离现象,是诊断椎管内肿瘤的重要依据。

2.影像学检查 脊髓MRI检查是目前最有价值的辅助检查方法。X线脊柱平片,脊髓造影、CT等检查也可协助诊断。

(三)临床诊断与治疗

1.诊断要点 椎管内肿瘤的诊断主要根据病史,临床症状和体征以及神经影像学检查。

2.治疗要点 椎管内肿瘤目前唯一有效的治疗手段是手术切除。良性椎管内肿瘤经手术切除后,预后良好;恶性肿瘤可行肿瘤大部切除并作减压,术后辅以放射治疗,能使病情得到一定程度的缓解。

(四)护理诊断

1.急性疼痛 与肿瘤压迫脊髓、神经有关。

2.低效性呼吸型态 与脊髓损伤造成的呼吸机麻痹有关。

3.清理呼吸道无效 与呼吸肌无力及气管切开有关。

4.躯体移动障碍 与肌无力、肢体瘫痪有关

5.有废用综合征的危险 与肢体瘫痪、神经功能障碍有关。

6.知识缺乏 缺乏疾病相关的知识。

7.潜在并发症 截瘫。

(五)护理措施

1.术前护理

(1)术前训练:咳嗽、排尿、翻身训练。

(2)高颈段手术或腰椎手术患者遵医嘱带好颈托或腰托。

(3)术前常规准备。

2.术后护理

(1)体位:术后6h取去枕平卧位,搬动时需要保持脊柱水平位,尤其高颈段手术应颈部制动,颈托固定,注意颈部不能过伸过屈,以免加重脊髓损伤。硬脊膜打开修补者取俯卧位。

(2)基础护理:1～2h轴线翻身一次;留置尿管患者定时夹放尿管,保持尿管通畅。

(3)脊髓神经功能的观察

1)高颈段手术:注意观察呼吸情况,防止血肿压迫颈部影响呼吸功能,麻醉清醒后,观察四肢感觉、运动、肌力等,如肌力下降或有不适,应及时通知医生。

2)胸椎手术:观察下肢肌力活动情况,术后常会出现腹胀,排泄困难,可遵医嘱予肛管排气,便秘可用缓泻剂。

3)腰骶部手术:观察下肢肌力活动度及肛周皮肤感觉,如发现感觉障碍平面上升或四肢活动度有减退,应及时通知医生紧急处理。

(4)并发症的观察与护理

1)呼吸功能障碍:是颈段椎管内肿瘤术后严重并发症,护理中加强观察,痰液不易排出

者,予雾化吸入;严重呼吸困难者,行气管切开或呼吸机辅助通气。

2)预防关节畸形、足下垂等发生:瘫痪的肢体保持功能位,并进行功能锻炼。

3)预防压疮:2h翻身1次,保持皮肤清洁、干燥,以及床单元干燥、平整。

4)预防呼吸道感染:开窗通风,鼓励有效咳嗽、咳痰,必要时遵医嘱口鼻吸痰。

5)缓解疼痛:了解并避免加重患者疼痛的因素,如指导患者采取适当体位,减少神经根刺激,以减轻疼痛;遵医嘱适当应用镇痛药。

(六)健康指导

1.卧床平卧时保持脊柱中立位,平时生活注意保护颈部。

2.饮食宜清淡、易消化、富含营养。

3.出院后静养1~2周后进行适当康复锻炼。

4.保持大小便通畅,有导尿管者应多饮水,保持尿道口清洁,做好留置导尿护理,便秘时可用缓泻剂。

5.心理支持增强疾病恢复的信心。

6.定期复查。

(任丽霞)

第七节　颈部疾病的护理

一、概述

(一)解剖

1.甲状腺(thyroid)　甲状腺是人体最大的内分泌腺,成人甲状腺重约30g,位于甲状软骨下方、气管两侧,由左、右两叶及中间的峡部组成,约60%的甲状腺在峡部有时向上伸出一锥体叶,可与舌骨相连。甲状腺由两层被膜包裹,内层的纤薄被膜称固有被膜,紧贴腺体并伸入到腺实质内,不易剥离;外层被膜包绕并固定甲状腺于气管和环状软骨上,外层被膜易于剥离,也称外科被膜,并借左、右叶上极内侧的悬韧带悬吊于环状软骨上,故做吞咽动作时,甲状腺随之上下移动。在甲状腺两叶的背面、两层被膜的间隙内,一般附有4个甲状旁腺。

2.甲状腺的血供应　甲状腺的血管系统十分丰富,主要由两侧的甲状腺上动脉(颈外动脉的分支)和甲状腺下动脉(锁骨下动脉的分支)供应。甲状腺背侧与咽喉部、气管和食管间存在广泛的血管吻合、沟通,故手术结扎两侧甲状腺上、下动脉后,残留腺体和甲状旁腺仍有足够的血液供应,不会导致残留甲状腺组织缺血坏死。甲状腺有3条主要静脉,即甲状腺上、中、下静脉。甲状腺上、中静脉血液流入颈内静脉,甲状腺下静脉血液直接流入无名静脉。甲状腺的淋巴液汇入沿颈内静脉排列的颈深淋巴结。

3.与甲状腺毗邻的重要神经　喉返神经来自迷走神经,右侧绕锁骨下动脉,左侧绕主动脉弓上行,支配环甲肌以外的所用喉肌,其多穿行于甲状腺下动脉的分支之间(图8-1),单侧损伤表现为声音嘶哑,双侧损伤后产生严重的呼吸困难或窒息。喉上神经亦来自迷走神经,分内支和外支(图8-2),内支(感觉支)分布于喉黏膜,损伤后表现为饮水呛咳。外支(运动支)与甲状腺上动脉贴近、伴行,支配环甲肌,使声带紧张,损伤后表现为音调低沉、说话易疲劳。

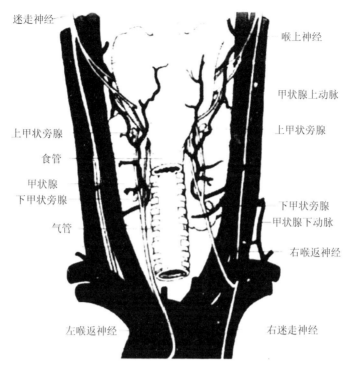

图8-1 甲状腺下动脉与喉返神经的解剖关系

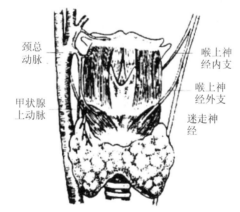

图8-2 甲状腺上动脉与喉上神经的解剖关系

(二)生理功能

甲状腺有合成、贮存和分泌甲状腺素的功能。甲状腺素分三碘甲状腺原氨酸(T_3)和四碘甲状腺原氨酸(T_4)两种,与甲状腺球蛋白结合,贮存于甲状腺滤泡中。释放入血的甲状腺素与血清蛋白结合,其中90%为T_4,10%为T_3。T_3的量虽远少于T_4,但活性较强且反应迅速,生理作用比T_4高4~5倍。甲状腺素主要生理功能包括:①产热效应:甲状腺素可使绝大多数组织细胞的耗氧率和产热量增加。②生理剂量甲状腺素促进蛋白质、脂肪、糖类合成,高剂量促进其分解。③促进生长发育和组织分化。④影响中枢神经系统的兴奋性。

甲状腺激素的调节主要包括下丘脑—垂体—甲状腺轴系统的调控和甲状腺自身调节系统的影响。垂体前叶分泌的促甲状腺激素(thyroid stimulating hormone,TSH)能促进甲状腺素合成和分泌的全过程,而TSH的分泌又受下丘脑分泌的促甲状腺激素释放激素(thyroid releasing hormone,TRH)的调节;另外,下丘脑还可通过生长抑素减少或停止 TSH 的释放与合成;而当甲状腺素分泌过多或大量给予时,使 TSH 释放与合成均减少,同时对 TRH 的反应性降低;反之,手术切除甲状腺后,或甲状腺素的合成发生障碍时,血中甲状腺素减少,引起 TSH 的合成和释放增加。从而形成下丘脑—垂体—甲状腺轴反馈控制系统。此外,当体内碘缺乏或过剩时,甲状腺本身还具有改变甲状腺素产生和释放的内在调节能力,以适应碘供应的变化,这是在完全缺乏 TSH 或者 TSH 浓度基本不变的情况下发生的一种调节,此乃甲状腺自身调节。

二、甲状腺功能亢进

甲状腺功能亢进(hyperthyroidism),简称甲亢,是由各种原因引起循环中甲状腺素异常增多而出现以全身代谢亢进为主要特征的内分泌疾病。

(一)分类

按引起甲亢的原因,可分为以下 3 类。

1.原发性甲亢 最常见,是指在甲状腺肿大的同时,出现功能亢进症状。患者年龄多在 20～40 岁之间,男女之比约 1:4。腺体多呈弥漫性肿大,两侧对称,常伴有眼球突出,故又称"突眼性甲状腺肿"。

2.继发性甲亢 较少见,患者先有结节性甲状腺肿多年,以后逐渐出现功能亢进症状,年龄多在 40 岁以上。腺体呈结节状肿大,两侧不对称,无眼球突出。

3.高功能腺瘤 少见,甲状腺内有单个的自主性高功能结节,结节周围的甲状腺组织呈萎缩改变,无眼球突出。

(二)病因与发病机制

目前多数认为原发性甲亢是一种自身免疫性疾病,其淋巴细胞产生的两类 G 类免疫球蛋白,即"长效甲状腺激素"和"甲状腺刺激免疫球蛋白"能抑制垂体前叶分泌 TSH,并与甲状腺滤泡壁细胞膜上的 TSH 受体结合,导致甲状腺分泌大量甲状腺素,继发性甲亢和高功能腺瘤的发病原因也未完全明确,患者血中长效甲状腺刺激激素等的浓度不高,可能与结节本身自主性分泌紊乱有关。

(三)临床表现

轻重不一,典型表现有甲状腺激素分泌过多综合征、甲状腺肿及眼征 3 大主要症状。

1.甲状腺激素分泌过多综合征 由于甲状腺激素分泌增多和交感神经兴奋,患者可出现高代谢综合征和各系统功能受累,表现为性情急躁、易激惹、失眠、双手颤动、疲乏无力、怕热多汗、皮肤潮湿;食欲亢进却体重减轻、肠蠕动亢进和腹泻;内分泌紊乱(月经失调和阳痿心悸、脉快有力(脉率常在 100 次/min 以上,休息与睡眠时仍快)、脉压增大(主要由于收缩压升高)。其中脉率增快及脉压增大尤为重要,常作为判断病情程度和治疗效果的重要指标。少数患者伴有胫前黏液性水肿。

2.甲状腺肿大 原发性甲亢呈弥漫性、对称性肿大,无压痛,多无局部压迫症状。甲状腺扪诊可触及震颤,听诊闻及血管杂音。

3.眼征 典型者双侧眼球突出、眼裂增宽。严重者上下眼睑难以闭合;瞬目减少;眼向下看时上眼睑不随眼球下闭;上视时无额纹出现;两眼内聚困难等。

（四）实验室及其他检查

1.基础代谢率（basal metabolism，BMR）测定 可根据脉压和脉率计算，或用基础代谢率测定器测定。后者较可靠，前者简便。计算公式为：基础代谢率（%）＝（脉率＋脉压）－111。正常值为±10%；＋20%～＋30%为轻度甲亢，＋30%～＋60%为中度甲亢，＋60%以上为重度甲亢。测定时需在清晨、空腹和静卧时进行，并注意前一晚少食、禁烟、禁饮兴奋性饮料，至少睡眠 8h，室温维持在 18～20℃。此计算方法不适用于心律不齐者。

2.甲状腺[131]I 摄取率测定 正常甲状腺 24h 内[131]I 摄取率为总摄入量的 30%～40%，[131]I 吸收高峰在 24h 后。若 2h 内甲状腺[131]I 摄取率超过 25%，或 24h 内超过 50%，且[131]I 吸收高峰提前出现，都表示有甲亢，但不反映甲亢的严重程度。

3.血清 T_3、T_4 含量测定 T_3、T_4 增高是甲亢最有意义的检查。甲亢时 T_3 上升较早而快，约高于正常值的 4 倍；T_4 上升较迟缓，仅高于正常的 2.5 倍，故测定 T_3 对甲亢的诊断具有较高的敏感性。

4.B超检查 可发现甲状腺肿大程度、性质、单结节或多结节。

（五）治疗要点

目前普遍采用的 3 种疗法：抗甲状腺药物治疗、放射性碘治疗和手术治疗。甲状腺大部切除术是目前对中度以上甲亢最常用而有效的外科治疗方法，能使 90%～95% 的患者获得痊愈。主要缺点是有一定的并发症和 4%～5% 的患者术后复发，也有少数患者术后发生甲状腺功能减退。

手术适应证：①继发性甲亢或高功能腺瘤。②中度以上的原发性甲亢。③腺体较大，伴有压迫症状，或胸骨后甲状腺肿等类型的甲亢。④抗甲状腺药物或[131]I 治疗后复发者或坚持长期用药困难者。此外，甲亢对妊娠可造成不良影响（流产、早产等），而妊娠又可能加重甲亢，故妊娠早、中期的甲亢患者凡具有上述指征者仍应考虑手术治疗。

手术禁忌证：①青少年患者。②症状较轻者。③老年患者或有严重器质性疾病不能耐受手术治疗者。

（六）常见护理诊断/问题

1.焦虑 与交感神经功能亢进、环境改变、担心手术及预后有关。

2.清理呼吸道无效 与咽喉部及气管受刺激、分泌物增多及切口疼痛有关。

3.潜在并发症 呼吸困难和窒息、喉返神经损伤、喉上神经损伤、手足抽搐、甲状腺危象等。

4.营养失调（低于机体需要量） 与甲亢所致代谢需求显著增高有关。

（七）护理措施

1.术前护理 充分而完善的术前准备和护理是保证手术顺利进行和预防术后并发症的关键。

（1）休息与心理护理：了解患者心理状态，有针对性地与患者沟通，消除顾虑和恐惧心理，避免情绪激动；尽量限制访客，避免过多外来刺激；保持病房安静，指导患者减少活动，适当卧床，以免体力消耗。精神过度紧张或失眠者，适当应用镇静剂或安眠药物。告之患者晨测基础代谢率的注意事项。

（2）用药护理：通过药物使患者基础代谢率降低，是甲亢患者手术准备的重要环节，常用的方法有：

1)单用碘剂:①常用的碘剂:复方碘化钾溶液口服,每日 3 次,第 1d 每次 3 滴,第 2d 每次 4 滴,依此逐日每次增加 1 滴至每次 16 滴,然后维持此剂量。服药 2～3 周后甲亢症状得到基本控制后,便可进行手术。②服用方法:由于碘剂可刺激口腔和胃黏膜,引起恶心、呕吐、食欲减退等不良反应,因此,可指导患者在用餐时将碘剂滴在馒头或饼干上同服,或于饭后用冷开水稀释后服用。③碘剂的作用:抑制蛋白水解酶,减少甲状腺球蛋白的分解,从而抑制甲状腺素的释放,有助避免术后甲状腺危象的发生。但由于碘剂不能抑制甲状腺素合成,一旦停服,贮存于甲状腺滤泡内的甲状腺球蛋白大量分解,将使原有甲亢症状重新出现、甚至加重。故碘剂不能单独治疗甲亢,仅用于手术前准备,凡不拟行手术治疗的甲亢患者均不宜服用碘剂。

2)抗甲状腺药物:先用硫脲类药物,待甲亢症状基本控制后停药,再单独服用碘剂 1～2 周后再行手术。由于硫脲类药物能使甲状腺肿大充血,手术时易发生出血,增加手术困难和危险;而碘剂能减少甲状腺的血流量,减少腺体充血,使腺体缩小变硬,因此服用硫脲类药物后必须加用碘剂。在此期间应严密观察用药的效果与不良反应。

3)普萘洛尔:对于不能耐受碘剂或硫脲类药物,或对此两类药物不能耐受或无反应的患者。单用普萘洛尔或与碘剂合用做术前准备,每 6h 服药 1 次,每次 20～60mg,一般服用 4～7d 后,使脉率降至正常水平时,即可实施手术。由于普萘洛尔半衰期不到 8h,故末 1 次须在术前 1～2h 服用,术后继续口服 4～7d。此外,术前禁用阿托品,以免引起心动过速。

术前准备成功的标准:患者情绪稳定,睡眠好转,体重增加,脉率稳定在每分钟 90 次以下,脉压恢复正常,基础代谢率＋20％以下,腺体缩小变硬。

(3)饮食护理:给予高热量、高蛋白质和富含维生素的食物加强营养支持,保证术前营养;给予足够的液体摄入以补充出汗等丢失的水分,但有心脏疾病患者应避免大量摄入水,以防水肿和心力衰竭。禁用对中枢神经有兴奋作用的浓茶、咖啡等刺激性饮料,戒烟、酒,勿进食富含粗纤维的食物以免增加肠蠕动导致腹泻。每周测体重一次。

(4)眼睛护理:对于原发性甲亢突眼患者要注意保护眼睛,常滴眼药水。外出戴墨镜或眼罩以免强光、风沙及灰尘刺激;睡前用抗生素眼膏敷眼,戴黑眼罩或以油纱布遮盖,以免角膜过度暴露后干燥受损,发生溃疡。

(5)术前准备:术前教会患者头低肩高体位,可用软枕每日练习数次,使机体适应手术时颈过伸的体位(图 8－3),以适应手术时体位改变;指导患者深呼吸,学会有效咳嗽的方法,有助于术后保持呼吸道通畅;术前 12h 禁食、4h 禁水。患者接往手术室后备麻醉床,床旁备引流装置、无菌手套、拆线包及气管切开包等。

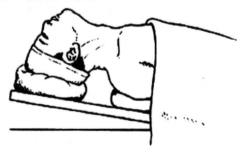

图 8－3　甲状腺手术颈部过伸体位

2.术后护理

(1)体位和活动:术后取平卧位,待血压平稳或全麻清醒后取半坐卧位,以利呼吸和引流。

指导患者在床上变换体位、起身、咳嗽时可用手固定颈部以减少震动。术后第 2d 床上坐起，或弯曲颈部时，将手放于颈后支撑头部重量，并保持头颈部于舒适位置；术后 2～4d 或以后，进行颈部肌肉功能锻炼，防止切口挛缩。

（2）引流管护理：术野常规放置橡皮片或胶管引流并接负压吸引器 24～48h，局部冰袋冷敷 24h。注意观察引流液的量和颜色，保持引流通畅，及时更换浸湿的敷料，估计并记录出血量。

（3）病情观察：①监测生命体征，尤其是脉率、体温变化，警惕甲状腺危象发生。②观察切口敷料渗血情况，及时更换浸湿的敷料。③有无音调降低或声音嘶哑。④进流质饮食后，有无呛咳和误咽。⑤有无面部、唇部或手足部针刺样麻木感或强直感。⑥保持呼吸道通畅，注意避免引流管阻塞导致颈部积血、形成血肿压迫气管而引起呼吸不畅。

（4）饮食与营养：术后清醒患者，即可给予少量温水或凉水。若无呛咳、误咽等不适，可逐步给予便于吞咽的微温流质饮食，注意过热可使手术部位血管扩张，加重创口渗血。以后逐步过渡到半流质和软食。甲状腺手术对胃肠道功能影响很小，只是在吞咽时感觉疼痛不适，应鼓励患者少量多餐，加强营养，促进切口愈合。

（5）术后并发症的观察与护理

1）呼吸困难和窒息：是最危急的并发症，多发生于术后 48h 内。常见原因：①切口内出血压迫气管。②喉头水肿。③气管塌陷。④痰液堵塞气道。⑤双侧喉返神经损伤。表现为进行性呼吸困难、烦躁、发绀，甚至窒息；可有颈部肿胀，切口渗出鲜血等。对于血肿压迫所致呼吸困难和窒息，须立即进行床边抢救，剪开缝线，敞开伤口，迅速除去血肿，结扎出血的血管。若呼吸仍无改善则行气管切开、给氧，待病情好转，再送手术室作进一步检查、止血和其他处理。喉头水肿者立即应用大剂量激素如地塞米松 30mg 静脉滴入。呼吸困难无好转时，行环甲膜穿刺或气管切开。痰液堵塞者及时排痰。

2）喉返神经损伤：大多数是手术处理甲状腺下极时损伤，喉返神经被切断、缝扎、钳夹或牵拉过度，少数是由于血肿压迫或瘢痕组织的牵拉引起。钳夹、牵拉或血肿压迫所致操作多为暂时性，经理疗等及时处理后，一般在 3～6 个月内可逐渐恢复。一侧喉返神经损伤可由健侧声带向患侧过度内收而代偿，但不能恢复原音色；切断、缝扎会引起永久性损伤。双侧喉返神经损伤可导致失声或严重的呼吸困难，甚至窒息，需立即作气管切开。

3）喉上神经损伤：多在处理甲状腺上极时损伤喉上神经内支（感觉）或外支（运动）所致。若损伤外支，可使环甲肌瘫痪，引起声带松弛、声调降低；损伤内支，则使喉部黏膜感觉丧失，患者进食特别是饮水时，丧失喉部的反射性咳嗽，易发生误咽或呛咳，应协助患者取坐位进半流质饮食，一般于术后经理疗后数日可恢复正常。

4）手足抽搐：手术时甲状旁腺被误切除、挫伤或其血液供应受累，致甲状旁腺功能低下、血钙浓度下降、神经肌肉应激性显著提高，引起手足抽搐。多于术后 1～3d 出现。多数患者症状轻且短暂，仅有面部、唇部或手足部的针刺感、麻木感或强直感，经 2～3 周后，未受损伤的甲状旁腺增生、代偿，症状可消失。严重者可出现面肌和手足伴有疼痛的持续性痉挛，每日发作多次，每次持续 10～20min 或更长，甚至可发生喉和膈肌痉挛，引起窒息死亡。预防的关键在于切除甲状腺时注意保留腺体背面的甲状旁腺。护理措施：①适当限制肉类、乳品和蛋类等食品，因其含磷较高，影响钙的吸收。多吃绿叶蔬菜、豆制品和海味等高钙低磷食物。②症状轻者口服葡萄糖酸钙或乳酸钙 2～4g，每日 3 次。③症状较重或长期不能恢复者，可加服

维生素 D_3，每日 $50000\sim100000U$，以促进钙在肠道内的吸收。④抽搐发作时，立即遵医嘱静脉注射 10% 葡萄糖酸钙或氯化钙 $10\sim20ml$。⑤每周测血钙和尿钙一次。

5)甲状腺危象：是甲亢术后的严重并发症，其发生原因可能与术前准备不足、甲亢症状未能很好控制及手术应激有关。表现为术后 $12\sim36h$ 内出现高热（$>39℃$）、脉快而弱（>120 次/min）、大汗、烦躁不安、谵妄，甚至昏迷，常伴有呕吐、水泻。若不及时处理，可迅速发展至虚脱、休克、昏迷甚至死亡。甲亢患者基础代谢率降至正常范围后再手术，是预防甲状腺危象的关键。护理措施：术后早期加强巡视和病情观察，一旦发生危象，立即通知医师予以处理：①碘剂：口服复方碘化钾溶液 $3\sim5ml$，紧急时将 10% 碘化钠 $5\sim10ml$ 加入 10% 葡萄糖 $500ml$ 中静脉滴注，以降低循环血液中甲状腺的水平。②氢化可的松：每日 $200\sim400mg$，分次静脉点滴，以拮抗应激反应。③肾上腺能阻滞剂：利血平 $1\sim2mg$，肌内注射；或普萘洛尔 $5mg$，加入葡萄糖溶液 $100ml$ 中静脉滴注，以降低周围组织对甲状腺素的反应。④镇静剂：常用巴比妥钠 $100mg$ 或冬眠合剂Ⅱ号半量肌内注射，每 $6\sim8h$ 1 次。⑤降温：用退热、冬眠药物或物理降温等综合措施，保持患者体温在 $37℃$ 左右。⑥静脉输入大量葡萄糖溶液。⑦给氧：减轻组织缺氧。⑧心力衰竭者，加用洋地黄制剂。⑨保持病室安静，避免刺激。

(6)特殊药物的应用：甲亢患者术后继续服用复方碘化钾溶液，每日 3 次，以每次 16 滴开始，逐日每次减少 1 滴，至每次 3 或 5 滴停止。年轻患者术后常口服甲状腺素，每日 $30\sim60mg$，连服 $6\sim12$ 个月，以抑制促甲状腺激素的分泌和预防复发。

(八)健康指导

1.康复与自我护理指导　指导患者正确面对疾病，自我控制情绪，保持心情愉快、心境平和。合理安排休息与饮食，维持机体代谢需求。鼓励患者尽可能生活自理，促进康复。

2.术前体位训练及用药指导　术前指导患者练习手术时的头、颈过伸体位。方法：枕垫肩下，头和颈后仰，抬高床头 $5°\sim10°$，练习时间由短至长，直到能坚持 2h。饭后 2h 内避免练习，防止发生呕吐。说明甲亢术前、后服药的重要性并督促执行。教会患者正确服用碘剂的方法，如将碘剂滴在饼干、面包等食物上，一并服下，既能保证剂量准确，又能减轻胃肠道不良反应。

3.复诊指导　嘱出院患者定期门诊复查，术后 3 个月、6 个月、12 个月复诊，以后每年 1 次，以了解甲状腺的功能，若出现心悸、手足震颤、抽搐等情况及时就诊。

三、甲状腺癌

甲状腺癌(thyroid carcinoma)是最常见的甲状腺恶性肿瘤，约占全身恶性肿瘤的 1%。女性发病率高于男性。除髓样癌来源于滤泡旁降钙素分泌细胞外，其他甲状腺癌起源于滤泡上皮细胞。

(一)病因

1.内分泌激素　可能与 TSH 及雌激素有关。

2.放射线因素　儿童期有头颈部外放疗史者。

3.其他因素　遗传因素及基因突变。

(二)病理分型

1.乳头状癌　约占成人甲状腺癌 70% 和儿童甲状腺癌的全部。多见于 $21\sim40$ 岁女性，高分化、低度恶性，生长较缓慢，较早出现颈部淋巴结转移，而血行转移低于 10%，预后较好。

2.滤泡状癌　约占甲状腺癌 15%。常见于 50 岁左右的女性,中度恶性,发展较快,有侵犯血管倾向,33% 可经血运转移至肺、肝、骨及中枢神经系统,预后不如乳头状癌。

3.未分化癌　占 5%～10%。多见于 70 岁左右的老年人,高度恶性,发展迅速,约 50% 早期便有颈淋巴结转移,或侵犯喉返神经、气管或食管,常经血运转移至肺、骨等处,预后很差。

4.髓样癌　仅占 7%,常有家族史。来源于滤泡旁细胞(C 细胞),分泌大量降钙素。恶性程度中等,较早出现淋巴结转移和血运转移,预后不如乳头状癌及滤泡状癌,但较未分化癌好。

(三)临床表现

乳头状癌和滤泡状癌初期多无明显症状。腺体内有表面不平、质硬而固定的肿块是甲状腺癌的共同表现。随着病程进展,肿块逐渐增大、质硬、表面高低不平、吞咽时肿块移动度减小。未分化癌上述症状发展迅速,并侵犯周围组织。晚期癌肿常因压迫喉返神经、气管或食管而出现声音嘶哑、呼吸困难或吞咽困难等;若压迫颈交感神经节,可产生 Horner 综合征(患侧上眼睑下垂、眼球内陷、瞳孔缩小、同侧头面部潮红无汗);若颈丛浅支受侵,可有耳、枕、肩等部位的疼痛。可有颈淋巴结转移及远处脏器转移。颈部淋巴结转移在未分化癌发生较早,有的患者甲状腺肿块不明显,先发现转移灶,就医时应想到甲状腺癌的可能;远处转移多见于扁骨(颅骨、锥骨、胸骨、盆骨等)和肺。因髓样癌组织可产生激素样活性物质(5-羟色胺和降钙素等),患者可出现腹泻、心悸、颜面潮红和血钙降低等症状,并伴有其他内分泌腺体的增生。

(四)实验室及其他检查

1.影像学检查　①B 超:可区分结节的实体性或囊肿性,结节若为实体性并呈不规则反射,则恶性可能大。②X 线:胸部及骨骼摄片可了解有无肺及骨转移;颈部摄片可了解有无气管移位、狭窄、肿块钙化及上纵隔增宽。若甲状腺部位出现细小的絮状钙化影,可能为癌。

2.放射性核素扫描　甲状腺癌的放射性 ^{131}I 或 ^{99m}Tc 扫描多提示为冷结节,边缘一般较模糊。

3.细针穿刺细胞学检查　将细针自 2～3 个不同方向穿刺结节并抽吸、涂片。据此诊断的正确率可高达 80% 以上。

(五)治疗要点

手术切除是各型甲状腺癌(除未分化癌)的基本治疗方法。根据患者情况再辅以内分泌及放射外照射等疗法。

1.手术治疗　包括甲状腺本身的切除及颈淋巴结的清扫。甲状腺手术切除范围目前仍有分歧,范围最小的为腺叶加峡部切除,最大至甲状腺全部切除。疗效与肿瘤的病理类型有关,并根据病情及病理类型决定是否加行颈部淋巴结清扫术或放射性碘治疗。

2.内分泌治疗　甲状腺癌作次全切除或全切除者终身服用甲状腺片,抑制 TSH。剂量以保持 TSH 低水平但不引起甲亢为原则。

3.放射性核素治疗　术后 ^{131}I 治疗适用于 45 岁以上乳头状腺癌、滤泡状腺癌、多发性病灶、局部浸润性肿瘤及存在远处转移者。

4.放射外照射治疗　主要用于未分化型甲状腺癌。

(六)常见护理诊断/问题

1.恐惧　与颈部肿块性质不明、担心手术及预后有关。

2.清理呼吸道无效　与咽喉部及气管受刺激、分泌物增多及切口疼痛有关。

3.潜在并发症　呼吸困难和窒息、喉返神经损伤、喉上神经损伤或手足抽搐等。

(七)护理措施

1.术前护理

(1)心理护理:加强沟通,告知患者甲状腺癌的有关知识,说明手术的必要性、手术的方法、术后恢复过程及预后情况,消除其顾虑和恐惧。

(2)术前准备:配合医师完成术前检查及准备。指导患者练习术时体位,必要时,剃除其耳后毛发,以便行颈淋巴结清扫术。术前晚遵医嘱予以镇静安眠类药物,使其身心处于接受手术的最佳状态。

2.术后护理

(1)体位:回病室后,取平卧位;麻醉清醒、血压平稳后,改半坐卧位,利于呼吸和引流。若有颈部引流管,予以正确连接负压引流装置,切口局部冰袋冷敷24h。

(2)饮食:病情平稳或麻醉清醒后,给少量饮水。若无不适,鼓励进食或经吸管吸入便于吞咽的温凉流质饮食,克服吞咽不适的困难,逐步过渡为半流质饮食及软食,禁忌过热饮食。

(3)病情观察:严密监测生命体征,注意有无并发症发生。了解患者的呼吸,发音和吞咽情况,保持呼吸道通畅,预防肺部并发症,判断有无呼吸困难、声音嘶哑、音调降低、误咽、呛咳、有无手足抽搐等。妥善固定颈部引流管,保持引流通畅,观察并记录引流液的量、颜色及性状;及时发现创面渗血情况,估计渗血量,予以更换敷料。

(4)备气管切开包:甲状腺手术,尤其行颈部淋巴结清扫术者,床旁必须备气管切开包。肿块较大、长期压迫气管的患者,术后可能出现气管软化塌陷而引起窒息,或因术后出血引流不畅而淤积颈部,局部迅速肿胀,患者呼吸困难。均需立即配合医生行气管切开及床旁抢救或拆除切口缝线,清除血肿。

(八)健康指导

1.功能锻炼　术后卧床期间鼓励患者床上活动,促进血液循环和切口愈合。头颈、部在制动一段时间后,可开始逐步练习活动,促进颈部功能恢复。颈淋巴结清扫术者,斜方肌不同程度受损,故切口愈合后应开始肩关节和颈部的功能锻炼,随时注意保持患肢高于健侧,以防肩下垂。颈部功能锻炼方法:第一步颈部首先置于正中位;第二步颈向前弯,使下颌贴于胸前;第三步颈部向左右两方转望;第四步颈部向左右下侧,使耳贴近肩部。以上动作重复10次,可预防瘢痕收缩,减轻颈部肌肉劳累,增加舒适感。功能锻炼应至少持续至出院后3个月。

2.心理调适　不同病理类型的甲状腺癌预后有明显差异,指导患者调整心态,积极配合后续治疗。

3.后续治疗　指导甲状腺全切除者遵医嘱坚持服用甲状腺素制剂,抑制促甲状腺激素的分泌,预防肿瘤复发。术后遵医嘱按时行放疗等。

4.定期复诊　教会患者自行检查颈部。出院后定期复诊,检查颈部、肺部及甲状腺功能等。若发现结节、肿块及时就诊。

(修艳丽)

第八节　乳房疾病的护理

一、概述

成年女性乳房是两个半球形的性器官,位于前胸第 2 至第 6 肋骨水平的浅筋膜浅、深层之间,内侧线达胸骨旁,外侧缘至腋前线。在乳腺外上方,腺体向腋窝呈角状延伸,形成尾部。乳房的主要结构是腺体、导管、结缔组织和脂肪。每一乳房有 15～20 个腺叶,呈轮辐状排列。腺叶分小叶,小叶由腺泡组成,腺叶间有许多与皮肤垂直的纤维束,连接皮肤及浅筋膜深层,称为 Cooper 韧带,又称乳房悬韧带,起支持与固定作用。一旦受侵犯,皮肤可出现凹陷呈"酒窝征"。各小叶腺管汇集成腺体内乳管,每个腺体的各大乳管呈放射状向乳晕汇集,开口于乳头。在靠近开口 0.5cm 处略膨大,是乳管内乳头状瘤的好发部位。若病变侵犯导管,可导致乳头凹陷、位置不对称或溢液。正常乳房腺体多数位于外上象限,因此,此处患病机会也最多。

乳房的淋巴网丰富,淋巴液引流有 4 条途径(图 8-4):①外侧:大部分经胸大肌外侧缘淋巴管流至腋窝淋巴结,再流向锁骨下淋巴结;一部分上部淋巴液直接穿过胸大肌淋巴管流向锁骨下淋巴结,通过锁骨下淋巴结再流向锁骨上淋巴结,占 75%。②内侧:一部分内侧淋巴液通过肋间淋巴管流向胸骨旁淋巴结(主要在第二、三肋间,沿胸廓内动脉、静脉分布),再流向锁骨上淋巴结,占 20%～25%。③对侧:两侧乳房间在皮下交通淋巴管一侧流向另一侧乳腺或腋窝淋巴结。④下侧:深部淋巴网与腹直肌鞘和肝镰状韧带的淋巴管相通,流向肝脏。

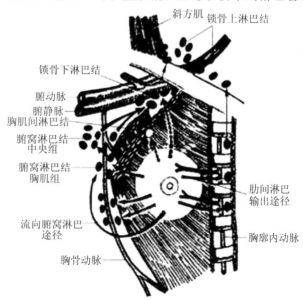

图 8-4　乳房淋巴输出途径

正常乳腺的生理活动受腺垂体、卵巢及肾上腺皮质等激素的影响。生长发育、月经周期、妊娠及哺乳等生理活动将影响乳腺,其中雌激素可促进乳腺导管发育、孕激素促进腺泡发育、催乳素促进乳汁生成及分泌、催产素促进乳汁排出。

女性乳房生理性的变化包括:①月经来潮前乳房稍微变大、胀痛,有硬结感,但月经后即可恢复。②妊娠期乳房变大,内部腺体组织增生,乳房结实,乳头变大,颜色变深,乳晕颜色加深;产后腺体缩小,乳房稍微下垂。③停经后,腺体萎缩,脂肪变少,乳房变小、松弛,乳头周围的腺管容易触及。

二、急性乳房炎

急性乳房炎是乳房的急性化脓性感染。多发生在产后哺乳期妇女,以初产妇最为常见,好发生在产后 3~4 周。致病菌主要为金黄色葡萄球菌,少数为链球菌。

(一)病因与发病机制

除因患者产后抵抗力降低以外,还与下列因素有关。

1.乳汁淤积　引起乳汁淤积的主要原因:①乳头发育不良(过小或凹陷)妨碍哺乳。②乳汁过多或婴儿吸乳少时不能完全排空。③乳管不通(脱落上皮或衣服纤维堵塞),影响乳汁排出。

2.细菌入侵　主要为金黄色葡萄球菌,少数为链球菌,来自婴儿口腔炎、母亲乳头或周围皮肤,当乳头破损,细菌则沿淋巴管入侵。

(二)病理生理

急性乳房炎局部可出现炎性肿块,一般在数天后可形成脓肿。脓肿可以是单房或多房性。表浅脓肿可向外破溃或破入乳管自乳头流出;深部脓肿除可缓慢向外破溃外,也可向深部穿至乳房与胸肌间的疏松组织中,形成乳房后脓肿。感染严重者,可并发脓毒症。

(三)临床表现

1.局部表现　患侧乳房肿胀疼痛,压痛性肿块,局部皮肤可有红、肿、发热,病情发展时症状可加重,并有脓肿形成,一般在局部症状红肿热痛 3d 以后出现。浅部脓肿可有波动感和疼痛,局部皮肤表面有脱屑,腋窝淋巴结肿大、疼痛。

2.全身表现　寒战、高热、心率加快,食欲不振,全身不适,白细胞上升。

(四)实验室及其他检查

1.实验室检查　白细胞计数及中性粒细胞比例增多。

2.B超检查　确定有无脓肿及脓肿的大小和位置。

3.诊断性穿刺　在乳房肿块波动最明显处或压痛最明显的区域穿刺,抽出脓液可确诊脓肿已经形成。脓液应做细菌培养和药敏试验。

(五)治疗要点

控制感染、排空乳汁。脓肿形成前以抗菌药治疗为主,脓肿形成后,需及时切开引流。

1.非手术处理

(1)一般处理:①患乳停止哺乳,尽量定时排空乳房内乳汁,消除乳汁淤积。②局部外敷,用 25%MgSO$_4$ 湿敷,或采用中药蒲公英外敷,或用物理疗法促进炎症的吸收。

(2)全身抗菌药治疗:原则为早期、足量应用抗菌素。针对革兰阳性球菌有效的药物,如青霉素、头孢菌素等。或根据脓液的细菌培养和药敏试验结果选用。由于抗菌药可被分泌至乳汁,故应避免使用对婴儿有不良影响的抗菌药,如四环素、氨基糖苷类、磺胺类和甲硝唑。

(3)终止乳汁分泌:感染严重、脓肿切开引流后或出现乳瘘时(切口常出现乳汁)需回乳。常用方法:①口服溴隐亭 1.25mg,每日 2 次,服用 7~14d;或己烯雌酚 1~2mg,每日 3 次,2~3d。②肌内注射苯甲酸雌二醇,每次 2mg,每日 1 次,至乳汁分泌停止。③中药炒麦芽,每日

60mg,分 2 次煎服或芒硝外敷。

2.手术处理　脓肿形成后切开引流。于波动最明显处先穿刺抽吸取得脓液后,于该处切开放置皮片引流。脓肿切开引流时应注意:①切口一般呈放射状,避免损伤乳管引起乳瘘;乳晕部脓肿可沿乳晕边缘作弧形切口;乳房深部较大或乳房后脓肿,可沿乳房下缘做弧形切口。②分离多房脓肿的房间隔膜以利引流。③为保证引流通畅,引流条应放在脓腔最低部位,必要时另加切口作对口引流。

(六)常见护理诊断/问题

1.疼痛　与乳汁淤积和乳房急性炎症、使乳房压力显著增加有关。表现为患乳胀痛或波动性疼痛。

2.体温过高　与乳腺急性化脓性感染有关。

3.知识缺乏　不了解乳房保健和正确哺乳的知识。表现为不注意哺乳卫生、乳汁排空不畅等。

4.潜在并发症　乳瘘等。

(七)护理措施

1.局部处理

(1)患乳暂停哺乳:定时用吸乳器吸空乳汁,防止乳汁淤积。

(2)促进局部血液循环:用宽松的胸罩托起两侧乳房,以减轻疼痛、促进血液循环。

(3)炎症发生后应注意:①用乳罩托起肿大的乳房以减轻疼痛。②消除乳汁淤积可用吸乳器,或用手、梳子背沿乳管方向加压按摩,使乳管通畅。③局部热敷:每次 20～30min,每天3～4 次,促进血液循环,利于炎症消散。

2.休息与营养　注意休息、适当运动、劳逸结合。给予高蛋白、高维生素、低脂肪食物,保证足量水分摄入。

3.遵医嘱应用抗菌药

4.对症处理　高热者,予以物理降温,必要时遵医嘱应用解热镇痛药物;脓肿切开引流后,保持引流通畅,定时更换切口敷料。

5.病情观察　定时测体温、脉搏、呼吸,监测白细胞计数及分类变化,必要时做血培养及药物敏感试验。

(八)健康指导

1.保持乳头和乳晕清洁　妊娠期用肥皂及温水清洗乳头,妊娠后期每天清洗一次;每次哺乳前后亦需清洁乳头,保持局部干燥和洁净。

2.纠正乳头内陷　乳头内陷者应于妊娠期每天挤捏、提拉乳头。

3.养成良好的哺乳习惯　定时哺乳,每次哺乳时让婴儿吸净乳汁,如有淤积及时用吸乳器或手法按摩排出乳汁;培养婴儿不含乳头睡眠的习惯;注意婴儿口腔卫生,及时治疗婴儿口腔炎症。

三、乳腺囊性增生病

乳腺囊性增生病也称慢性囊性乳腺病,是妇女常见的乳腺疾病,好发于 30～50 岁的女性,为女性的乳腺组织的良性增生。

(一)病因与发病机制

发病原因与卵巢功能失调有关。雌激素水平相对过高,黄体素分泌减少,二者比例失调导致本病的发生。组织学的变化主要是乳管囊性扩张，可形成大小不等的囊肿，其内上皮增生呈乳头状，有的破裂出血形成血性、棕色或黄绿色液体，表现为乳头溢液。乳管周围也有不同程度的纤维增生。

（二）临床表现

周期性乳房胀痛和肿块。本病病程较长，发展缓慢。

1.乳房疼痛　主要的表现是乳房胀痛和肿块。特点是部分患者症状具有周期性，疼痛与月经周期有关，月经来潮前疼痛加重，月经来潮后减轻或消失，有时整个月经周期都有疼痛。

2.乳房肿块　触诊发现一侧或双侧乳房有弥漫性增厚，可局限于乳房的一部分，也可分散于整个乳房，肿块呈颗粒状、结节状或片状，大小不一，质韧而不硬，增厚区与周围乳房组织分界不明显。

3.乳头溢液　患者有乳头溢液，呈黄绿色或血性。

（三）实验室及其他检查

钼靶 X 线摄片、B 型超声波或活组织病理学检查等均有助于本病的诊断。

（四）治疗要点

主要是观察、随访和对症治疗。

1.非手术治疗　主要是观察和药物治疗，以减轻疼痛为主。观察期间可用中医中药调理，或口服乳康片、乳康宁等，也可服中药逍遥散 3～9g，每日 3 次，结合服用维生素 E 50mg，每日 3 次，能起到缓解疼痛的作用。抗雌激素治疗仅在症状严重时采用，可口服他莫昔芬。由于本病有恶变可能，应嘱患者每隔 2～3 月到医院复查，有对侧乳房癌或有乳房癌家族史者应密切随访。

2.手术治疗　若肿块周围乳腺组织局灶性增生较为明显、形成孤立肿块或 B 超、钼靶 X 线摄片发现局部有沙粒样钙化灶者，应尽早手术切除肿块并作病理学检查。

（五）常见护理诊断/问题

疼痛　与内分泌失调致乳腺实质过度增生有关。

（六）护理措施

1.减轻疼痛

（1）心理护理：解释疼痛发生的原因，消除患者的思想顾虑，保持心情舒畅。

（2）用宽松乳罩托起乳房。

（3）按医嘱服用中药调理或其他对症治疗药物。

2.定期复查　可乳房自我检查，以便及时发现恶性变。

四、乳房良性肿瘤

临床常见的乳房良性肿瘤为乳房纤维腺瘤和乳管内乳头状瘤。

（一）乳房纤维腺瘤

乳房纤维腺瘤是女性常见的乳房良性肿瘤，多见于 30 岁以下，以 18～25 岁发病最多。

1.病因与发病机制　一般认为与雌激素水平过高有关。多见于性功能旺盛时期的年轻女性。

2.临床表现　主要表现为乳房肿块。特点为：①除肿块外，患者常无自觉症状，一般增大较慢，但妊娠及哺乳期间因受雌激素刺激可迅速增大。②肿块好发于外上象限，多为单发

(75%)，少数多发。③肿块质地坚韧有弹性，有包膜，边界清楚、光滑，活动度大，易推动。④无压痛，也无腋窝淋巴结肿大。⑤与月经无关。

3.治疗要点　虽然是良性肿瘤，但有恶变可能，故应早期手术切除，并行病理检查，以明确有无恶变。

4.常见护理诊断/问题　知识缺乏缺乏乳房纤维腺瘤诊治的相关知识。

5.护理措施

(1)告之患者乳房纤维腺瘤的病因及治疗方法。

(2)行肿瘤切除术后，嘱患者保持切口敷料清洁干燥。

(3)暂不手术者应密切观察肿块的变化，明显增大者应及时到医院诊治。

(二)乳管内乳头状瘤

乳管内乳头状瘤(又称囊性乳头状瘤)多发生于 20～60 岁之间女性，以 40～50 岁居多，75%发生在大乳管近乳头的膨大部位(壶腹部)，瘤体很小，且有很多壁薄的血管，容易出血。乳管内乳头状瘤属良性，但有恶变的可能，恶变率为 6%～8%。

1.临床表现　乳头血性溢液为主要临床特点，溢液为鲜血、血清样或浆液。肿块不明显，有时乳晕区可扪及较小肿块，轻压此肿块，常可见乳头溢出血性液。

2.实验室及其他检查　乳腺导管造影可明确乳管内肿瘤的大小和部位；也可行乳管内镜检查，即将一根内径小于 1mm 的光导管，自乳头的溢液管口插入，通过内镜成像技术观察乳腺导管内的情况；亦可行乳头溢液涂片检查。

3.治疗要点　病例有恶变可能，应尽快手术切除，肿块切除或单纯乳房切除。术中快速冰冻病理检查。

4.常见护理诊断/问题　焦虑与乳头溢液、缺乏乳管内乳头状瘤诊治的相关知识有关。

5.护理措施

(1)告之患者乳头溢液的病因、手术治疗的必要性，解除患者的思想顾虑。

(2)术后保持切口敷料的清洁干燥，按时回医院换药。

(3)定期回医院复查。

五、乳房癌

乳房癌是女性最常见的恶性肿瘤之一，仅次于子宫颈癌，在我国占全身恶性肿瘤的 7%～10%，发病率达 23/10 万，且呈越来越多的趋势，有超过子宫颈癌的倾向。以 40～60 岁居多，但有年轻化趋势。男性乳房癌的发病率极低。

(一)病因与发病机制

病因尚不清楚，通常认为易患因素：

1.性激素变化　雌酮和雌二醇与乳房癌的发病直接相关。20 岁以前本病少见，20 岁以后迅速上升，以更年期(45～49 岁)以及 60～64 岁居多，更年期卵巢功能逐渐减退，以至垂体前叶功能增强，促使肾上腺皮质产生雌激素；60～64 岁，肾上腺皮质产生较多雄激素。激素变化使乳房腺体上皮细胞过度增生。

2.内分泌因素　月经初潮早于 12 岁、绝经晚于 50 岁、未婚、未哺乳及 35 岁以上未生育者发病率高。

3.遗传因素　乳房癌在某些特殊家庭内按显性遗传法则传递。一级亲属中有乳房癌病史者,发病危险性是普通人群的 2～3 倍。

4.地区因素 欧美多,亚洲国家少。北美、北欧地区乳房癌的发病率为亚、非、拉美地区的 4 倍,而低发地区居民移居至高发地区后,第二、三代移民的乳房癌发病率逐渐上升,提示环境因素及生活方式与乳房癌的发病有一定关系。

5.饮食习惯 营养过剩、肥胖、脂肪饮食可加强和延长雌激素对乳腺上皮细胞的刺激,从而增加发病机会。高脂饮食者发病多,肥胖者发病率高。

6.癌前期病变 乳房良性疾病与乳房癌的关系尚有争论。多数认为,乳腺小叶的上皮高度增生或不典型增生,可能与乳房癌发病有关。如乳腺增生恶变。

7.社会心理因素 许多研究表明乳房癌的发病与社会心理应激事件相关。国内女性乳房癌流行病学调查亦显示,女性乳房癌患者发病前 15 年应激负性生活事件频度和生活事件单位(life－event－unit,LEU)分值均较非肿瘤患者高,提示负性生活事件与乳房癌的发病有关系。

8.其他因素 如放射线、致癌药物等。

(二)病理生理

1.病理分型 乳房癌的种类和分型方法较多,常用的方法为:

(1)非浸润性癌:包括导管内癌(癌细胞未突破导管壁基底膜)、小叶原位癌(癌细胞未突破末梢乳腺管或腺泡基底膜)及乳头湿疹样癌(伴发浸润性癌者,不在此例)。此型属早期,预后好。

(2)早期浸润性癌:包括早期浸润性导管癌(癌细胞突破管壁基底膜,开始向间质浸润)、早期浸润性小叶癌(癌细胞突破末梢乳管或腺泡基底膜,开始向间质浸润,但仍局限于小叶内)。此型仍属早期,预后较好。

(3)浸润性特殊癌:包括乳头状癌、伴有大量淋巴细胞浸润的髓样癌、小管癌(高分化癌)、腺样囊性癌、黏液腺癌、鳞状细胞癌等。此型一般分化高,预后尚好。

(4)浸润性非特殊癌:包括浸润性小叶癌、浸润性导管癌、硬癌、髓样癌(无大量淋巴细胞浸润者)、单纯癌、腺癌等。此型一般分化低,预后较上述类型差,占乳癌的 70%～80%。其中硬癌最多见,约占乳房癌总数的 60%。

(5)其他罕见癌:如炎性乳房癌和乳头湿疹样乳头状癌。

2.转移途径

(1)直接浸润:侵入皮肤、胸筋膜、胸肌等周围组织。

(2)淋巴转移:可沿乳房淋巴液的四个输出途径扩散。其中主要途径有:①沿胸大肌外侧缘淋巴管侵入同侧腋窝淋巴结,进一步则侵入锁骨下淋巴结、锁骨上淋巴结,进入血液循环(占 75%),原发灶多发生在乳头、乳晕区及乳房的外上象限。②向内侧侵入胸骨旁淋巴结,继而达到锁骨上淋巴结,进入血液循环。占 20%～25%,原发灶多在乳房内侧部分。

3.血运转移 癌细胞除可经淋巴转移进入血液循环外,亦可直接侵入血液循环。最常见远处转移部位依次为肺、骨、肝。

近年来认为乳房癌从开始就是一个全身性疾病,即使无淋巴结转移的第一期患者,仍有 10%～16% 死于血行转移。

(三)临床表现

1.早期表现 患侧乳房无痛性、单发小肿块,常无自觉症状,而于洗澡、更衣或查体时发现。肿块多位于外上象限,质硬、不光滑,与周围组织分界不清,不易推动。

2.晚期表现　乳房癌发展至晚期可出现以下表现:

(1)肿块固定:癌肿侵入胸膜和胸肌时,固定于胸壁而不易推动。

(2)皮肤改变:周围组织或皮肤被肿块累及时,可使乳房外形改变,癌肿块侵入Cooper韧带后可使韧带收缩而失去弹性,导致皮肤凹陷(酒窝征);癌细胞阻塞于皮下、皮内淋巴管可引起局部淋巴水肿,由于皮肤在毛囊处与皮下组织连接紧密,毛囊处出现凹陷(橘皮征);晚期癌细胞浸润皮肤,皮肤表面出现多个坚硬小结,形成卫星结节;乳房癌晚期,癌细胞侵入背部、对侧胸壁,可限制呼吸,称铠甲胸;有时皮肤破溃形成溃疡呈菜花状。

(3)乳头改变:癌肿侵入乳管使之收缩将乳头牵向患侧,如外上象限癌肿使乳头抬高。乳头深部癌肿侵入乳管使乳头凹陷、乳头不对称。

(4)区域淋巴结肿大:常为患侧腋窝淋巴结肿大,淋巴结先为散在、数目少、质硬、无痛、可活动,以后数目增多、粘连成团,甚至与皮肤粘连。大量癌细胞堵塞腋窝淋巴管可致上肢淋巴水肿。胸骨旁淋巴结肿大,位置深,手术时才发现。晚期锁骨上淋巴结增大、变硬。少数对侧腋窝淋巴结转移。

(5)全身症状:晚期发生血液转移,出现相应症状。患者可有晚期恶性肿瘤表现。如:肺转移时出现胸痛、咳嗽、气急;骨转移时出现腰背痛、病理性骨折(椎体、骨盆、股骨);肝转移时出现肝大、黄疸。

3.特殊乳房癌表现

(1)炎性乳癌:少见,一般发生于年轻女性,尤其在妊娠及哺乳期,发展迅速,转移早,预后极差。表现为:乳房增大,皮肤红肿热痛,似急性炎症,触诊整个乳房肿大发硬,无明显局限性肿块。

(2)乳头湿疹样癌:少见,恶性程度低,发展慢。发生在乳头区大乳管内,后发展到乳头。表现为:乳头刺痒、灼痛,湿疹样变;乳头乳晕脱屑、糜烂、瘙痒;病变继续发展则乳头内陷、破损。淋巴转移出现晚。

(四)临床分期

乳房癌的临床分期多采用国际抗癌联盟(Unionoforlnternational Cancer Control,UICC)建议的T(原发肿瘤)、N(区域淋巴结)、M(远处转移)分期法。2003年UICC制订的乳房癌TNM分期方法简要如下:

1.原发肿瘤

T_x:原发肿瘤情况不详细。

T_0:原发肿瘤未扪及。

T_{is}:原位癌:包括导管内癌、小叶原位癌、无肿块的乳头湿疹样乳房癌(伴有肿块的乳头湿疹样乳房癌根据肿瘤大小分类)。

T_1:肿瘤最大直径≤2cm。

T_{mic}:微小浸润≤0.1cm。

T_{1a}:肿瘤最大直径>0.1cm,但≤0.5cm。

T_{1b}:肿瘤最大直径>0.5cm,但≤1cm。

T_{1c}:肿瘤最大直径>1cm,但≤2cm。

T_2:肿瘤最大直径>2cm,但≤5cm。

T_3：肿瘤最大直径＞5cm。

T_4：任何大小的肿瘤，直接侵犯胸壁或皮肤（胸壁包括肋骨、肋间肌、前锯肌，不包括胸肌）。

T_{4a}：侵犯胸壁。

T_{4b}：乳腺皮肤水肿（包括橘皮样改变）或溃疡，或同侧乳房有卫星结节。

T_{4c}：T_{4a}和T_{4c}并存。

T_{4d}：炎性乳房癌。

注：①有多个微小浸润癌灶，应根据体积最大者分类，不应以多个病灶体积的总和计算。②对于炎性乳房癌（T_{4d}），若皮肤活检阴性而且没有可测量的原发肿瘤，病理分类为pT_x。

2.区域淋巴结

N_x：局部淋巴结情况不详。

N_0：同侧腋窝淋巴结未扪及。

N_1：同侧腋窝淋巴结肿大，尚可活动。

N_2：同侧腋窝淋巴结肿大，相互融合并与其他组织粘连固定，或临床证据显示有内乳淋巴结转移但无腋窝淋巴结转移。

N_{2a}：同侧腋窝淋巴结肿大，相互融合并与其他组织粘连固定。

N_{2b}：临床证据显示有内乳淋巴结转移但无腋窝淋巴结转移。

N_3：同侧锁骨下淋巴结肿大，或临床证据显示内乳淋巴结转移合并腋窝淋巴结转移，或同侧锁骨上淋巴结转移。

N_{3a}：锁骨下淋巴结肿大。

N_{3b}：临床证据显示内乳淋巴结转移合并腋窝淋巴结转移。

N_{3c}：锁骨上淋巴结肿大。

注：临床证据系指由临床体格检查和影像学检查发现的证据（不包括淋巴结闪烁成像）。

3.远处转移

M_x：不能确定远处转移的存在。

M_0：无远处转移。

M_1：有远处转移。

4.分期

0 期：$T_{is}N_0M_0$。

Ⅰ期：$T_1N_0M_0$。

Ⅱ期：$T_{0\sim1}N_1M_0$，$T_2N_{0\sim1}M_0$，$T_3N_0M_0$。

Ⅲ期：$T_{0\sim2}N_2M_0$，$T_3N_{1\sim2}M_0$，T_4 任何 NM_0，任何 TN_3M_0。

Ⅳ期：包括 M_0 的任何 TN。

（五）治疗要点

以手术为主，辅以化学药物、放射、内分泌、生物等综合治疗。

1.手术治疗 这是最根本的治疗方法。适应证为 TNM 分期的 0、Ⅰ、Ⅱ期及部分Ⅲ期患者。已有远处转移、全身情况差、主要脏器有严重疾病不能耐受手术者属于手术禁忌。

（1）改良乳房癌根治术：切除整个乳房，一种是保留胸大肌，切除胸小肌和乳房，同时作腋窝淋巴结清扫；二是保留胸大肌、胸小肌。该术式适用于Ⅰ、Ⅱ期乳房癌患者。由于该术式保留了胸肌,术后外观效果好,目前已成为常用的手术方式。

(2)乳房癌根治术:切除乳房和癌肿周围至少5cm皮肤、乳房周围脂肪、胸大小肌和筋膜、腋窝、锁骨下脂肪组织及淋巴结。适用于局部晚期乳房癌,中、高位腋窝淋巴结转移或肿瘤浸润胸大、小肌的患者。

(3)单纯乳房切除术:切除整个乳房,包括腋尾部及胸大肌筋膜。适用于原位癌、微小癌及年迈体弱不宜作根治术或晚期乳房癌尚能局部切除者。

(4)乳房癌扩大根治术:根治术加2~4肋软骨及肋间肌加胸廓内动、静脉及周围淋巴结。该术式目前较少应用。

总体上,改良乳房癌根治术是当前比较适用的主要手术方式,有胸骨旁淋巴结转移时行扩大根治术;晚期乳房癌选择乳房癌姑息性切除。

2. 化学治疗 这是必要的全身性辅助治疗方式,可降低术后复发率和生存率。一般主张早期应用,治疗期为6个月。不同的化疗药物作用部位不同,常用CMF方案(环磷酸胺、甲氨蝶呤、5-氟脲嘧啶)、CAF方案(环磷酰胺、阿霉素、5-氟脲嘧啶)、AC-MF方案(阿霉素、环磷酰胺、甲氨蝶呤、5-氟脲嘧啶)、MFO方案(丝裂霉素、5-氟脲嘧啶、长春新碱)等。主要化疗反应有呕吐、静脉炎、肝功能异常、骨髓抑制等。

3. 放射治疗 可在术前、术后采用。术前杀灭癌肿周围癌细胞,术后减少扩散及复发,可提高5年生存率。一般在术后2~3周,在锁骨上、胸骨旁以及腋窝等区域进行放射。此外,骨转移灶及局部复发灶照射,可缓解症状。

放疗指征:

(1)病理证实有腋中或腋上组淋巴结转移者。

(2)阳性淋巴结占淋巴总数1/2以上或有4个以上淋巴结阳性者。

(3)病理证实胸骨旁淋巴结阳性者。

(4)原位癌灶位于乳腺中央或内侧并作根治术后,尤其是腋淋巴结阳性者。

4. 内分泌疗法

(1)他莫昔芬:是常用的药物,可降低乳房癌术后复发及转移,同时可减少对侧乳房癌的发病率;适用于雌激素受体、孕酮受体阳性的绝经妇女。他莫昔芬的用量为每日20mg,至少服用3年,一般为5年。该药的主要不良反应有潮热、恶心、呕吐、静脉血栓形成、眼部不良反应、阴道干燥或分泌物多。他莫昔芬的第二代药物是托瑞米芬(法乐通)。

(2)芳香化酶抑制剂(如来曲唑等):能抑制肾上腺分泌的雄激素转变为雌激素过程中的芳香化环节,从而降低雌二醇,达到治疗乳房癌的目的。适用于受体阳性的绝经后妇女。

(3)卵巢去势治疗:包括药物、手术或放射去势,目前临床少用。

5. 生物治疗 近年来临床上推广应用的曲妥珠单抗注射液,系通过转基因技术,对C-erB-2过度表达的乳房癌患者有一定效果。

(六)常见护理诊断/问题

1. 自我形象紊乱 与手术前担心乳房缺失、术后乳房切除影响自我形象与婚姻质量有关。

2. 有组织完整性受损的危险 与留置引流管、患侧上肢淋巴引流不畅、头静脉被结扎、腋静脉栓塞或感染有关。

3. 知识缺乏 缺乏有关术后患肢功能锻炼的知识。

（七）护理措施

1.正确对待手术引起的自我形象改变

（1）做好患者的心理护理：护理人员应有针对性地进行心理护理，多了解和关心患者，向患者和家属耐心解释手术的必要性和重要性，鼓励患者表述手术创伤对自己今后角色的影响，介绍患者与曾接受过类似手术且已经痊愈的患者联系，通过成功者的现身说法帮助患者度过心理调适期，使之相信一侧乳房切除将不影响正常的家庭生活、工作和社交；告知患者今后行乳房重建的可能，鼓励其树立战胜疾病的信心、以良好的心态面对疾病和治疗。

（2）取得其丈夫的理解和支持：对已婚患者，应同时对其丈夫进行心理辅导，鼓励夫妻双方坦诚相待，让丈夫认识手术的必要性和重要性以及手术对患者的影响，取得丈夫的理解、支持和关心，并能接受妻子手术后身体形象的改变。

2.术前护理　术前严格备皮，对手术范围大、需要植皮的患者，除常规备皮外，同时做好供皮区（如腹部或同侧大腿）的皮肤准备。乳房皮肤溃疡者，术前每天换药至创面好转，乳头凹陷者应清洁局部。术前需告诉患者摘下戒指、手镯，勿涂带颜色的指甲油、口红。

3.术后护理

（1）体位：术后麻醉清醒、血压平稳后取半卧位，患肢内收位。

（2）病情观察：密切观察生命体征，观察切口敷料渗血、渗液情况，并予以记录。乳房癌扩大根治术患者注意呼吸，及时发现气胸（胸闷、呼吸困难），鼓励患者深呼吸防止肺部并发症。

（3）加强伤口护理：①注意伤口敷料情况，用胸带加压包扎，使皮瓣与胸壁贴合紧密，注意松紧度（注意患侧手臂血液循环情况），松紧度以能容纳一手指、能维持正常血运、不影响患者呼吸为宜。②观察皮瓣颜色及创面愈合情况，正常皮瓣的温度较健侧略低，颜色红润，并与胸壁紧贴，若皮瓣颜色暗红，则提示血循环欠佳，有可能坏死，应报告医生及时处理。③观察患侧上肢远端血液循环情况，若手指发麻、皮肤发绀、皮温下降、脉搏扪不清，提示腋窝部血管受压，应及时调整绷带的松紧度。④绷带加压包扎一般维持7～10d，包扎期间告知患者不能自行松解绷带，瘙痒时不能将手指伸入敷料下搔抓。若绷带松脱，应及时重新加压包扎。

（4）维持有效引流：注意负压引流管，连接固定，保持通畅及有效负压。注意引流的量、颜色，注意有无出血。

1）保持有效的负压吸引：负压吸引的压力大小要适宜。若负压过高可致引流管瘪陷，致引流不畅；过低则不能达到有效引流的目的，易致皮下积液、积血。若引流管外形无改变，但未闻及负压抽吸声，应观察连接管是否紧密，压力调节是否适当。

2）妥善固定引流管，防止受压和扭曲：引流过程中若有局部积液，皮瓣不能紧贴胸壁且有波动感，应报告医师，及时处理。

3）观察引流液的颜色和量：术后1～2d，每日引流血性液50～200ml，以后颜色及量逐渐变淡、减少。

4）拔管：术后4～5d，每日引流液转为淡黄色、量少于10～15ml，创面与皮肤紧贴，手指按压伤口周围皮肤无空虚感，即可考虑拔管。若拔管后仍有皮下积液，可在严格消毒后抽液并局部加压包扎。

5）预防患侧上肢肿胀：患侧上肢肿胀系患侧腋窝淋巴结切除、头静脉被结扎、腋静脉栓塞、局部积液或感染等因素导致上肢淋巴回流障碍所致。

护理应注意不可在患肢量血压、注射及抽血；患肢负重不宜过大，不使用强力洗涤剂，

不宜

戴首饰或手表;抬高、按摩、适当活动患肢,或使用弹力绷带,以利于回流;出现水肿时,可适当限制钠的摄入,应用利尿剂,有助于淋巴循环,减轻淋巴水肿。保护患肢,避免意外伤害。

(5)防止皮肤干燥、脱屑:建议采用护肤霜,因淋巴管阻塞使局部皮肤感觉迟钝、角化增生,皮肤干燥粗糙。

(6)指导患者作患肢功能锻炼:由于手术切除了胸部肌肉、筋膜和皮肤,使患侧肩关节活动明显受限。随时间推移,肩关节挛缩可导致冰冻肩。术后加强肩关节活动可增强肌肉力量、松解和预防粘连,最大限度地恢复肩关节的活动范围。为减少和避免术后残疾,鼓励和协助患者早期开始患侧上肢的功能锻炼。

1)术后24h内:活动手指及腕部,可做伸指、握拳、屈腕等锻炼。

2)术后1～3d:进行上肢肌肉的等长收缩,利用肌肉泵作用促进血液、淋巴回流;可利用健侧上肢或他人协助患侧上肢进行屈肘、伸臂等锻炼,逐渐过渡到肩关节的小范围前屈、后伸运动(前屈小于30°,后伸小于15°)。

3)术后4～7d:患者可坐起,鼓励患者用患侧手洗脸、刷牙、进食等,并作以患侧手触摸对侧肩部及同侧耳朵的锻炼。

4)术后1～2周:术后1周皮瓣基本愈合,开始作肩关节活动,以肩部为中心,前后摆臂。术后10d左右皮瓣与胸壁黏附已较牢固,循序渐进地作抬高患侧上肢(将患侧的肘关节伸屈、手掌置于对侧肩部,直至患侧肘关节与肩平)、手指爬墙(每天标记高度,逐渐递增幅度,直至患侧手指能高举过头)、梳头(以患侧手越过头顶梳对侧头发、扪对侧耳朵)等的锻炼。指导患者作患肢功能锻炼时应注意锻炼的内容和活动量应根据患者的实际情况而定,一般每日3～4次,每次20～30min为宜;应循序渐进,功能锻炼的内容应逐渐增加;术后7～10d内不外展肩关节,不要以患侧肢体支撑身体,以防止皮瓣移动而影响创面愈合。

(八)健康指导

1.活动　术后近期避免用患侧上肢搬动、提取重物,继续行功能锻炼。

2.避孕　术后5年内应避免妊娠,以免促使乳房癌复发。

3.放疗或化疗　放疗期间应注意保护皮肤,如出现放射性皮炎时及时就诊。化疗期间定期做肝、肾功能检查,每次化疗前1d或当天查血白细胞计数,化疗后5～7d复查血白细胞计数,若白细胞<3×10⁹/L,需及时就诊。放疗、化疗期间因抵抗力低,应少到公共场所,以减少感染机会;加强营养,多食高蛋白、高维生素、高热量、低脂肪的食物,增强机体的抵抗力。

4.义乳或假体　提供患者改善自我形象的方法。

(1)介绍假体的作用和应用。

(2)出院时暂佩戴无重量的义乳(有重量的义乳在愈合后佩戴),乳房硕大者,为保持体态匀称,待伤口一期愈合后即可佩戴有重量的义乳。

(3)避免衣着过度紧身。

(4)根治术后3个月可行乳房再造术,假体植入禁止用于肿瘤转移或乳腺炎者。

5.乳房自我检查　20岁以上的女性应每月自我检查一次,宜在月经干净后5～7d进行;绝经后妇女宜在每月固定时间到医院体检;40岁以上的妇女、乳房癌术后的患者每年行钼靶X线摄片检查,以便早期发现乳房癌或乳房癌复发征象。乳房癌患者的姐妹和女儿属发生乳房癌的高危人群,更要高度警惕。乳房自查方法包括:

（1）视诊：站在镜前以各种姿势（两臂放松垂于身体两侧、向前弯腰或双手上举置于头后），观察双侧乳房的大小和外形是否对称；有无局限性隆起、凹陷或皮肤橘皮样改变；有无乳头回缩或抬高。

（2）触诊：仰卧位，肩下垫薄枕，被查侧的手臂枕于头下，使乳房完全平铺于胸壁。双侧手指并拢平放于乳房，从乳房外上象限开始检查，依次为外上、外下、内下、内上象限，然后检查乳头、乳晕，最后检查腋窝注意有无肿块，乳头有无溢液。若发现肿块和乳头溢液，应及时到医院作进一步检查。

（廖蕾）

第九节　胸部损伤的护理

一、概述

胸部的骨性胸廓支撑保护胸腔内脏器、参与呼吸功能。创伤时骨性胸廓的损伤范围与程度往往表明暴力的大小。钝性暴力作用下，胸骨或肋骨骨折可破坏骨性胸廓的完整性，使胸腔内的心、肺发生碰撞、挤压、旋转和扭曲，造成组织广泛挫伤。继发于挫伤的组织水肿可能导致器官功能障碍或衰竭。

正常情况下，双侧均衡的胸膜腔负压维持纵隔位置居中。一侧胸腔积气或积液会导致纵隔移位，使健侧肺受压，并影响腔静脉回流。观察胸骨上窝气管的位置有助于判断纵隔移位。起始于降主动脉的肋间动脉管径较大，走行于背部肋间隙中央，损伤后可发生致命性大出血。上腔静脉无静脉瓣，骤升的胸内压会使上腔静脉压力急剧升高，导致上半身毛细血管扩张和破裂。

膈肌分隔两个压力不同的体腔：胸腔和腹腔。胸腔压力低于腹腔，膈肌破裂时，腹腔脏器和腹腔积液会疝入或流入胸腔。

根据损伤暴力的性质不同，胸部损伤可分为钝性伤和穿透伤；根据损伤是否造成胸膜腔与外界沟通，可分为开放性胸部损伤和闭合性胸部损伤。钝性胸部损伤多由减速性、挤压性、撞击性或冲击性暴力所致，损伤机制复杂，多有肋骨或胸骨骨折，常合并其他部位损伤；器官组织损伤以钝挫伤与裂伤为多见，心肺组织广泛钝挫伤后继发的组织水肿常导致急性呼吸窘迫综合征、心力衰竭和心律失常，伤后早期容易误诊或漏诊；钝性伤患者多数不需要开胸手术治疗。穿透性胸部损伤多由火器或锐器暴力致伤，损伤机制较清楚，损伤范围直接与伤道有关，早期诊断较容易；器官组织裂伤所致的进行性出血是伤情进展快、患者死亡的主要原因，相当部分穿透性胸部损伤患者需要开胸手术治疗。

胸部损伤的紧急处理包括入院前急救处理和入院后的急诊处理两部分。

1.院前急救　处理包括基本生命支持与严重胸部损伤的紧急处理。其原则为：维持呼吸通畅、吸氧、控制外出血、补充血容量、镇痛、固定长骨骨折、保护脊柱（尤其是颈椎）并迅速转运；威胁生命的严重胸外伤需在现场施行特殊急救处理。张力性气胸需放置具有单向活瓣作用的胸腔穿刺针或胸腔闭式引流。开放性气胸需迅速包扎和封闭胸部伤口，进一步行胸腔闭式引流术。对大面积胸壁软化的连枷胸有呼吸困难者，予以人工辅助呼吸。

2.院内急诊　及时认识、正确处理最直接威胁患者生命的紧急情况与损伤部位至关重要。

有下列情况时应行急诊开胸探查手术：

(1)胸膜腔内进行性出血。

(2)心脏大血管损伤。

(3)严重肺裂伤或气管、支气管损伤。

(4)食管破裂。

(5)胸肌损伤。

(6)胸壁大块缺损。

(7)胸内存留较大的异物。

二、肋骨骨折

肋骨骨折在胸部损伤中最常见，可分为单根和多根骨折，同一根肋骨可有一处或多处骨折。肋骨骨折以第4～7肋骨多见，老年人因骨质疏松、脆性较大，胸部损伤时易发生骨折。

(一)病因与发病机制

暴力或钝器撞击胸部，使受伤部位的肋骨向内弯曲折断；胸部挤压的间接暴力，使肋骨向外过度弯曲折断。骨折时尖锐的肋骨断端向内移位，可刺破胸膜、肋间血管或胸腔内组织、器官。相邻多根多处肋骨骨折时，该处胸壁失去完整肋骨支撑而软化，出现反常呼吸运动(图8—5)，即吸气时软化的胸壁内陷，呼气时外凸，这类胸廓称为连枷胸。胸壁软化时由于两侧胸膜腔压力不平衡，出现纵隔随着两侧胸腔的压力变化而左右移动，称为纵隔扑动。纵隔扑动可引起体内缺氧和二氧化碳潴留，并影响静脉血液回流，严重时发生呼吸和循环功能衰竭。

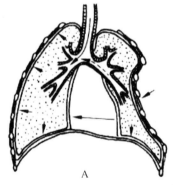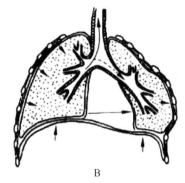

图8—5　胸壁软化区的反常呼吸运动

A.吸气；B.呼气

(二)临床表现

1.局部疼痛　这是肋骨骨折最明显的症状，且随咳嗽、深呼吸或身体转动等运动而加重，有时患者可自己听到或感觉到肋骨骨折处有"咯噔咯噔"的骨摩擦感。疼痛和胸廓稳定性受破坏，可使呼吸动度受限、呼吸浅快和肺泡通气减少，患者不敢咳嗽，痰潴留，从而引起下呼吸道分泌物梗阻、肺实变或肺不张。对于老弱患者或原有肺部疾患的患者尤应予以重视。

2."反常呼吸运动"　多根多处肋骨骨折可出现"反常呼吸运动"，是导致和加重休克的重要因素之一。

3.合并症　第1或第2肋骨骨折常合并锁骨或肩胛骨骨折，并可能合并胸内脏器及大血管损伤、支气管或气管断裂或心脏挫伤,还常合并颅脑伤;下胸部肋骨骨折可能合并腹内脏器损伤,特别是肝、脾和肾破裂,还应注意合并脊柱和骨盆骨折。当第7肋以下的肋骨骨折时,由于骨折处肋间神经受刺激,可产生传导性腹痛。

(三)实验室及其他检查

肋骨骨折的诊断主要依据受伤史、临床表现和X线胸片检查。

X线胸片上大都能够显示肋骨骨折。但是,对于肋软骨骨折、"柳枝骨折"、骨折无错位或肋骨中段骨折在胸片上因两侧的肋骨相互重叠处,均不易发现。

肋骨骨折除了合并胸膜和肺损伤及其所引起的血胸和(或)气胸之外,还常合并其他胸部损伤或胸部以外部位的损伤。

(四)诊断要点

1.患者伤后局部疼痛、肿胀、有血肿或瘀斑。

2.有明显的压痛或畸形,有时可触摸到骨擦感或听到骨擦音。

3.深呼吸、咳嗽、说话、喷嚏及躯干转动时疼痛加剧。

4.胸廓挤压试验阳性:两手分别置于胸骨和胸椎,前后挤压胸廓,可引起骨折处剧烈疼痛。

5.患者常能指出的最痛点,即骨折处。若肋骨骨折合并气胸时,可出现胸闷、气促,伤侧呼吸运动减弱,胸部叩诊呈鼓音,呼吸音及语颤减弱或消失。

6.X线检查可明确骨折部位及骨折根数。

(五)治疗要点

1.闭合性单处肋骨骨折　治疗的重点是镇痛、固定胸廓和防治并发症。可采用药物或用肋间神经阻滞镇痛。

骨折两端因有上下肋骨和肋间肌支撑,很少发生错位、活动,多能自行愈合。固定胸廓主要是为了减少骨折端活动和减轻疼痛。方法:宽胶条固定、多条胸带固定或弹力胸带固定。鼓励、协助患者咳嗽排痰,减少呼吸系统并发症发生。

2.闭合性多根多处肋骨骨折　现场急救可用坚硬的垫子或手掌施压于胸壁软化部位。病情危重者,应保持呼吸道通畅,对咳嗽无力、不能有效排痰或呼吸衰竭者,需要行气管插管或气管切开,以利于吸痰、吸氧和施行呼吸机辅助呼吸。

(1)处理原则:纠正反常呼吸运动、抗休克、防治感染和处理合并损伤。

(2)固定胸廓方法

1)厚敷料固定包扎:适用于软化胸壁范围较小者或紧急处理时暂时使用。方法是用棉垫数块或沙袋压迫覆盖于胸壁软化区,并固定包扎。注意压力适中,不宜过紧,以免肋骨骨折端嵌入胸膜腔内,发生气胸、血胸等并发症。

2)胸壁牵引固定:在局麻下用手术钳夹住游离段肋骨,或用不锈钢丝绕过肋骨上、下缘,将软化胸壁提起,固定于胸壁支架上,或用牵引绳通过滑车进行重量牵引,牵引时间为2～3周。

3)呼吸机"内固定":适用于伴有呼吸功能不全的患者。施行气管插管或气管切开术,连接呼吸机进行持续或间歇正压呼吸2～4周,待胸壁相对稳定、血气分析结果正常后逐渐停止呼吸机治疗。

4)手术内固定:适用于合并有胸内脏器损伤须开胸手术的患者。可在手术时切开胸壁软组织,暴露肋骨骨折断端,用金属缝线固定每一处骨折的肋骨。对于双侧前胸部胸壁软化,可用金属板通过胸壁后方将胸骨向前方托起,再将金属板的两端分别固定于左右两侧胸廓的肋骨前方。

3.开放性肋骨骨折　清创胸壁伤口,应及早彻底清创治疗。清除碎骨片及无生机的组织,咬平骨折断端,以免刺伤周围组织。如有肋间血管破损者,应分别缝扎破裂血管远近端。剪除一段肋间神经,有利于减轻术后疼痛。固定骨折断端,如胸膜腔已穿破,行闭式胸腔闭式引流。胸膜破损者按开放性气胸处理。术后常规注射破伤风抗毒血清和给予抗生素防治感染。

(六)常见护理诊断/问题

1.低效性呼吸状态　与骨折断端摩擦所致疼痛、胸廓运动受限等有关。

2.不舒适　疼痛与组织损伤有关。

3.心排血量减少　与反常呼吸有关。

4.恐惧　与突然、强烈的意外创伤有关。

(七)护理措施

1.处理连枷胸　应配合医生紧急行胸壁加压包扎固定或牵引固定,消除或减轻反常呼吸运动,恢复呼吸功能。

2.严密观察病情变化,及早发现并发症做好抢救准备　观察血压、脉搏、呼吸及周身状态的变化。病情严重者每隔15～30min测量血压、呼吸、脉搏1次,并做好记录。呼吸困难者,给予吸氧,流量为2～4L/min并作好记录。呼吸衰竭时,应加压给氧或应用人工辅助呼吸。

3.保持呼吸道通畅　呼吸道梗阻是胸部损伤死亡的常见原因。因此保持呼吸道通畅十分重要。

(1)解除紧束胸部衣物,人工开放气道,有舌后坠者钳出舌头。

(2)轻症者,应鼓励患者咳嗽,并协助患者排痰,即在患者咳嗽时,护士用双手掌按压伤处,以保护骨折部位,减少胸壁震动引起疼痛,吸气时双手放松,咳嗽时双手加压。

(3)经气管镜负压吸引。如痰液较深,鼻气管吸引效果不好时可采用气管镜吸引法,此法可能对声带有不同程度的损伤,应避免多次应用。

(4)气管插管。气管内分泌物不易吸出或伤员病情危重时,则需要做气管内插管,患者能够吸入经过湿化的氧气,利于分泌物的吸引,且随时可以做人工呼吸。

(5)气管切开。对老年重症、严重呼吸肌功能障碍、肺水肿、肺不张、呼吸困难、高度缺氧者,应行气管切开,这样便于吸引和使用呼吸机。气管切开后应经常湿化,在吸引前经气管导管注入少量无菌盐水,既可刺激患者咳嗽,又能稀释痰液,如配合使用超声雾化效果更好。

4.减轻疼痛与不适　疼痛限制患者深呼吸及有效咳痰,应采取有效的止痛措施。

(1)可采用胸带固定胸廓。

(2)绝对卧床,减少活动,防止断端摩擦引起疼痛。

(3)咳嗽时,双手掌按压骨折处,起到固定作用,减少震动。

(4)外敷止痛膏,以达到活血祛瘀、止痛作用。

(5)给口服止痛药,必要时用1%普鲁卡因作肋间神经局部封闭。

5.卧位　患者取半卧位,根据患者需要及时调整靠背角度,在腰背部垫一薄枕,以维持其正常前凸曲线,减轻腰肌疲劳。及时移动下滑身体,以防患者上半身前倾影响呼吸。移动时需有 3 名护士,一人扶患者背部及健侧,另外两人分别站在床两侧,双手同时插入患者腰部及大腿下,一起用力抬患者上移。再将床单两角固定于靠背顶端,防止床褥下滑。另外,在腘窝部垫一软枕,或用被褥卷成卷,中间穿一粗布带,两头固定于床边,以防膝部过伸,增加支撑面,防止患者上半身下滑。保持患者皮肤清洁干燥,及时更换松软床褥,按摩背部及骶尾部,防止压伤。

6.饮食　根据医嘱调整饮食,病情允许情况下,教会患者床上用餐,必要时由护士喂食。多食水果、蔬菜,忌食辛辣油腻,防止便秘。避免因用力排便引起骨折端刺破胸膜及肺脏出现继发性气胸、血胸。

7.输液速度　对合并创伤性湿肺患者,输液速度不宜过快,以 20～30 滴/min 为宜,防止发生肺水肿及心力衰竭。

8.胸部情况的观察

(1)观察胸部运动有无改变,特别要注意那些早期胸部摄片不能配合,无法显示肋骨双重骨折的患者,由于呼吸表浅,皮下气肿引起胸壁软组织肿胀,或其他严重合并伤的掩盖,妨碍了胸壁运动的观察,导致不能及时发现反常呼吸。

(2)密切观察皮下气肿及纵隔气肿的演变,记录气肿延伸范围,如气肿蔓延迅速,应立即告知医生,查找气肿来源,采取措施予以控制。对气肿张力极大,使患者痛苦难忍者,在胸骨柄切迹上 2cm 做一横行小切口至深筋膜排气减压。

9.外固定的护理

(1)观察固定胶布有无脱落、过敏。过敏轻者给局部涂氟轻松软膏,禁止抓挠,防止感染。出现水泡或溃破者,可涂以龙胆紫或无菌敷料覆盖,并更换弹力胸带固定。弹力胸带松紧要适宜,必要时给以调整。

(2)肋骨牵引者,要定时检查,防止布巾钳从肋骨上滑脱。患者活动身躯时要注意保护牵引。

10.病室环境　有气管切开者,应经常保持室内清洁,温湿度适宜,定期空气消毒,减少探视,禁止在室内吸烟。

11.补充血容量,维持正常心排血量　建立静脉通路,补充液体,维持水、电解质及酸碱平衡。

12.咯血的护理　痰中带血丝为轻度肺、支气管损伤,安静休息数日后可自愈。咯血或咳大量泡沫样血痰,常提示肺、支气管严重损伤,应首先稳定患者情绪,鼓励咳出支气管内积血,以减少肺不张的发生。大量咯血时,行体位引流以防止窒息,并做好剖胸探查的准备。

13.预防感染　除密切观察体温的变化,还应注意无菌操作,鼓励患者深呼吸,有效咳嗽、排痰,保持胸膜腔引流管通畅,遵医嘱应用抗生素,预防胸腔感染的发生。

14.心理护理　由于胸部损伤患者的主要心理活动是恐惧,因此,心理护理的中心任务是增强患者的安全感。保持病房环境整洁。加强与患者及家属的沟通,做好病情介绍及解释安慰工作,说明各项诊疗、护理操作及手术的必要性和安全性,解释各种症状和不适的原因、持续的时间及预后,尊重患者,理解患者,表现出对患者疾苦的同情和关心,帮助患者树立信心,配合治疗。

15.并发症预防及护理　卧床期间,每小时协助或鼓励患者施行深呼吸及有效咳痰,以促进肺膨胀,减少感染的发生。呼吸困难者尽早作气管切开,定时吸痰,改善低氧状态。

（八）健康指导

1.胸部损伤患者需要作胸膜腔穿刺、胸腔闭式引流,操作前向患者或家属说明治疗的目的、意义,以取得配合。

2.向患者说明深呼吸、有效咳嗽的意义,鼓励患者在胸痛的情况下积极配合治疗。

3.告知患者肋骨骨折愈合后,损伤恢复期间胸部仍有轻微疼痛,活动不适时疼痛可能会加重,但不影响患侧肩关节锻炼及活动。

三、气胸

胸膜腔内积气,称为气胸。多因胸部挤压伤、肋骨骨折、胸部锐器伤引起胸膜、肺或支气管的损伤而发生。气胸的发生率在胸部外伤中仅次于肋骨骨折。肋骨骨折时常发生气胸,多合并血胸。

（一）病因与发病机制

根据空气通道状态、胸膜腔压力改变和对呼吸影响的程度,将气胸分为以下三类。

1.闭合性气胸　胸壁或肺有伤口,当空气进入胸膜腔后,伤口迅速闭合,空气不再进入。胸膜腔压力仍低于大气压。伤侧肺部分压缩,健肺可代偿功能,故对呼吸影响较轻。

2.开放性气胸　胸壁或肺的伤口较大,伤道持续开放,胸膜腔与外界相通,胸膜腔压力等于大气压。吸气时大量气体进入患侧胸膜腔,压力明显高于健侧,致纵隔向健侧进一步移位;呼气时空气由伤口排出体外,两侧胸膜腔压力差缩小,纵隔移回伤侧。纵隔随呼吸运动而左右移位的反常运动,称为纵隔扑动(图8-6)。纵隔扑动严重影响静脉血液回流心脏,可导致循环功能障碍。开放性气胸的严重程度取决于伤口的大小。胸壁伤口直径大于声门(成人2.75cm),出入空气量多造成呼吸严重紊乱。胸壁伤口越大,病情越严重,死亡率越高。

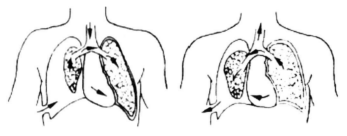

图8-6　开放性气胸的纵隔扑动

3.张力性气胸　又称高压性气胸,胸壁、肺或支气管的伤口呈单向活瓣样,吸气时活瓣开放,空气进入胸膜腔,呼气时活瓣关闭,空气不能从胸膜腔排出。因此随着呼吸的持续进行,伤侧胸膜腔内气体不断增加,压力不断增高,最终高于大气压。伤侧肺完全压缩,纵隔被推向健侧,使健侧肺也受压,通气量大大降低。由于纵隔移位,胸膜腔压力增高,使腔静脉扭曲,造成回心血量和心排血量减少,引起呼吸衰竭。因上、下腔静脉与右心房和右侧胸腔毗邻,故右侧张力性气胸比左侧更为危险。有时胸膜腔内的高压空气进入纵隔,扩散至皮下组织,形成颈部、面部、胸部等皮下气肿。

以上各种气胸,尤其是开放性和张力性气胸,如果污染较重,处理不当,容易造成肺实变、肺感染或脓胸。

（二）临床表现

1.闭合性气胸　胸膜腔少量积气,肺萎陷在30%以下者,多无明显症状。大量积气常有明显的呼吸困难,气管向健侧移位,伤侧胸部叩诊呈鼓音,呼吸音减弱或消失。

2.开放性气胸 患者常有明显的呼吸困难、发绀,甚至休克。胸壁伤口处能听到空气出入胸膜腔的吹风声。伤侧胸部叩诊呈鼓音,听诊呼吸音减弱或消失。

3.张力性气胸 患者表现为严重或极度呼吸困难、发绀、大汗淋漓、意识障碍等。查体可见伤侧胸部饱满,常触及皮下气肿,叩诊呈高度鼓音,呼吸音消失。

(三)实验室及其他检查

1.胸腔穿刺测压 判定气胸种类的简易而可靠的方法。在胸腔穿刺时,如果注射器针栓被吸入,为闭合性气胸;如针栓不动,为开放性气胸;如针栓退出为张力性气胸。

2.胸部 X 线检查 可了解胸膜腔气量的多少、肺萎陷压缩的程度、有无其他合并症及纵隔移位程度。在直立位胸片显示胸膜腔有游离气体,在壁胸膜与肺之间见无肺纹理的空气带。气胸伴有血胸时,在直立位 X 线片中可见到气液平面。小量气胸在平卧位 X 线片中,可无阳性改变,而在立位呼气末 X 线片中容易有阳性发现。气胸若同时伴有皮下气肿,则较难作出诊断,因 X 线片中所见皮下积气,常被误认为肺的成分。

3.血气分析 因为胸片无法显示可能存在的肺功能障碍,因此,对气胸患者只有通过血气分析,才能了解有无缺氧、二氧化碳潴留及酸碱平衡失调,以判断有无呼吸衰竭及衰竭程度。

4.其他检查 对气胸患者若疑为支气管断裂,可作气管分叉断层摄片检查;条件允许者可作纤维支气管镜检查。

(四)诊断要点

1.有胸外伤史。

2.闭合性气胸 肺压缩小于 30% 者,可有轻度呼吸增快或无明显症状;肺压缩大于 30% 者,可有胸闷、气促,伤侧叩诊鼓音,呼吸音减弱或消失。X 线检查显示患侧有胸膜腔积气、肺萎陷及纵隔移位征象。

3.开放性气胸 胸壁有开放性伤口,可听到空气经伤口进出的声音,胸膜腔与外界相通,呼吸困难更显著,可有发绀、休克。

4.张力性气胸 极度呼吸困难,甚至发绀和休克。纵隔移位极显著,80% 以上患者有皮下气肿。

5.胸腔穿刺 抽出气体,张力性气胸有高压气体向外冲出。

(五)治疗要点

根据临床表现,结合胸部 X 线改变,一般可明确诊断。

1.闭合性气胸 如肺压缩小于 30%,无明显症状者,无需特殊处理。鼓励患者作膨肺动作,积气 1~2 周后可自行吸收。

大量气胸应行胸膜腔穿刺,先自患侧锁骨中线第二肋间行胸腔穿刺抽气。如抽气后,症状一度减轻但不久又加重,应行胸腔闭式引流。应用抗菌药物预防感染。

2.开放性气胸 急救要点为立即封闭伤口,将开放性气胸转变为闭合性气胸。紧急时利用手边任何物品,如围巾、衣服或手掌紧密盖住伤口。在转运过程中如患者呼吸困难加重或有张力性气胸表现,可暂时打开敷料,放出高压气体。送达医院后,采取吸氧、补充血容量、清创缝合胸壁伤口、胸腔闭式引流、应用抗生素预防感染等治疗措施。如有胸内器官损伤或进行性出血,需开胸探查。

3.张力性气胸　这是可迅速致死的危急重症,抢救要争分夺秒,立即进行胸膜腔排气减压。可用一个或几个粗针头,在伤侧锁骨中线第2肋间刺入胸腔。在转送过程中于插入针头的接头处,绑缚一个橡胶手指套,将指套顶端剪1cm开口,可起到活瓣作用(图8-7)。送达医院后吸氧、进行胸腔闭式引流术。

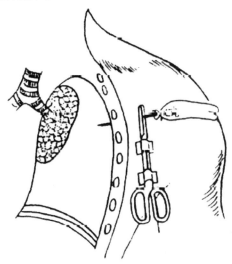

图8-7　粗针头胶皮指套排气法

4.其他治疗　如引流管不断排出大量气体,要考虑到气管或支气管断裂的可能,作进一步检查处理。合并血胸者,应行下胸部闭式引流术或作相应的处理引流积血。

(六)常见护理诊断/问题

1.低效性呼吸状态　与胸部损伤所致疼痛、胸廓运动受限、肺萎陷等有关。

2.不舒适　疼痛与组织损伤有关。

3.心排血量减少　与大出血、纵隔扑动、心脏衰竭等有关。

4.恐惧　与突然强烈的意外创伤有关。

(七)护理措施

1.急救

(1)开放性气胸:开放性气胸的急救处理,是用无菌敷料如凡士林纱布加棉垫封盖伤口,再用胶布或绷带包扎固定,使开放性气胸变为闭合性气胸。然后行胸膜腔穿刺,抽气减压,暂时解除呼吸困难。

(2)张力性气胸:立即排气,降低胸腔内压力。在危急状况下可用一粗针头在伤侧第2肋间锁骨中线处刺入胸膜腔,有气体喷出,即能收到排气减压效果。在患者转送过程中,于插入针的针栓处,缚扎一橡胶手指套,将指套顶端剪一个1cm的开口,可起活瓣作用,即在呼气时能张开裂口排气,吸气时闭合,防止空气进入;或用一条长橡胶管或塑料管一端连接插入胸膜腔的针栓处,另一端放在无菌水封瓶水面下,以保证持续排气。

2.严密观察病情　严密观察生命体征;注意有无气促、发绀、气管移位、皮下气肿征象;注意观察神志、瞳孔的变化;重视胸部和腹部体征以及肢体活动等情况,警惕多发性损伤,尤其是胸腹联合伤。

3.减轻疼痛与不适　疼痛限制患者深呼吸及有效咳痰,应采取有效的止痛措施。对合并肋骨骨折患者可采用胸带固定,也可用1%普鲁卡因进行肋间神经封闭。患者咳嗽或咳痰时,协助或指导患者及家属用双手按压患侧胸壁,以减轻疼痛。疼痛剧烈者,遵医嘱给予止痛剂。

4.保持呼吸道通畅　及时清除呼吸道血液、呕吐物、异物。对咳嗽无力、不能有效排痰或呼吸衰竭者,行气管插管或气管切开吸氧、吸痰或辅助呼吸。

5.维持呼吸功能

(1)保持呼吸道通畅,预防窒息:常规给予鼻导管吸氧;鼓励和协助患者有效咳嗽排痰;及时清除口腔和呼吸道内的血液、痰液及呕吐物,痰液黏稠不易排出时,应用祛痰药或超声雾化吸入,以稀释痰液并促进排出;大量呼吸道分泌物潴留、误吸或呼吸衰竭的患者,可采用鼻导管深部吸痰或支气管镜下吸痰,及时清除分泌物和吸入物,必要时行气管切开,应用呼吸机辅助呼吸。

(2)病情稳定者取半卧位,以利于呼吸、咳嗽排痰及胸腔闭式引流。

6.补充血容量,维持正常心排血量　迅速建立静脉通路。在监测中心静脉压的同时,补充足够的液体,维持水、电解质及酸碱平衡。通过补充血容量或抗休克处理,病情无明显好转且出现胸膜腔活动性出血征象者,需迅速协助医生做好剖胸止血的准备。胸腔活动性出血可有如下表现:①脉搏逐渐增快,血压持续下降。②血压虽有短暂回升,又迅速下降。③血液红细胞计数、血红蛋白、血细胞比容持续降低。④胸腔闭式引流血量≥200ml/h,持续2～3h以上。⑤胸膜腔穿刺抽血很快凝固或因血凝固抽不出血,且胸部X线示胸膜腔阴影继续增大。

7.合并肋骨骨折的护理

(1)防止胸腔内出血和气胸形成,X线透视可以发现这些并发症,病程早期可多次检查确定。

(2)用胶布粘贴固定的患者,由于目前天气炎热,要防止皮肤过敏或湿疹。

(3)鼓励患者多咳嗽排痰,防止肺不张和肺部感染。

8.咯血的护理　轻度肺、支气管损伤患者痰中带血丝,安静休息数日后可自愈;咯血或咳大量泡沫样血痰,常提示肺、支气管损伤严重,应首先稳定患者情绪,鼓励咳出支气管内积血,以减少肺不张的发生;大量咯血时,行体位引流以防止窒息,并做好剖胸探查的准备。

9.预防感染　胸部损伤时,细菌可从伤口或肺破裂处进入胸膜腔,易导致胸内感染。除密切观察体温的变化,还应注意无菌操作,鼓励患者深呼吸,有效咳嗽、排痰,保持胸膜腔引流管通畅,遵医嘱应用抗生素,预防胸腔感染的发生。

10.胸腹联合伤患者的护理　下胸、上腹部损伤患者,注意胸腹腔脏器有无损伤,诊断未明确前患者禁饮食、留置胃管行胃肠减压,亦可同时经胃管注入硫酸钡造影来协助诊断。观察胸腔闭式引流管中有无胃肠液,并作好术前各项准备。

11.心理护理　由于胸部损伤患者的主要心理活动是恐惧,因此,心理护理的中心任务是增强患者的安全感。保持病房环境整洁。加强与患者及家属的沟通,做好病情介绍及解释安慰工作,说明各项诊疗、护理操作及手术的必要性和安全性,解释各种症状和不适的原因、持续时间及预后,尊重患者,理解患者,表现出对患者疾苦的同情和关心,帮助患者树立信心,配合治疗。

12.并发症预防及护理

(1)卧床期间,每小时协助或鼓励患者施行深呼吸及有效咳痰,以促进肺膨胀,减少感染的发生。呼吸困难者尽早作气管切开,定时吸痰,改善低氧状态。

(2)严重失血者,除积极止血外,输血补液保障肾灌注,尽早应用利尿剂,预防肾衰竭发生。

(3)严重肺损伤者记录液体出入量,避免输液过多、过快而并发肺水肿。

(八)健康指导

1.胸部损伤患者需要作胸膜腔穿刺、胸腔闭式引流,操作前向患者或家属说明治疗的目的、意义,以取得配合。

2.向患者说明深呼吸、有效咳嗽的意义,鼓励患者在胸痛的情况下积极配合治疗。

3.告知患者肋骨骨折愈合后,损伤恢复期间胸部仍有轻微疼痛,活动不适时疼痛可能会加重,但不影响患侧肩关节锻炼及活动。

4.胸部损伤后出现肺容积显著减少或严重肺纤维化的患者,活动后可能出现气短症状,嘱患者戒烟并减少或避免刺激物的吸入。

5.心肺损伤严重者定期来院复诊。

四、胸腔闭式引流的护理

胸腔闭式引流又称水封闭式引流,是根据胸膜腔的生理特点设计的,是依靠水封瓶中液体使胸膜腔与外界隔离。胸腔闭式引流术用于引流胸膜腔内的积气、积液,适用于气胸、血胸、脓胸及各种开胸手术的引流,重建胸膜腔的负压,维持纵隔的正常位置,促进肺复张。

(一)适应证

1.气胸 开放性气胸经清创术后缝闭伤口者;张力性气胸经减压后又复发者;自发性气胸或气胸反复穿刺抽吸无效者。

2.血胸 中等量以上血胸或反复穿刺抽吸无效者。

3.脓胸 急慢性脓胸或脓气胸者。

4.心胸手术后需引流胸腔内积气或渗液者。

(二)胸腔闭式引流的目的

1.排除胸腔内液体、气体。

2.恢复和保持胸膜腔负压。

3.维持纵隔的正常位置,促使患侧肺迅速膨胀。

4.防止感染。

(三)引流管的安放位置

1.引流气体 选在锁骨中线第2肋间或腋中线第3肋间插管。

2.引流血液 选在腋中线和腋后线之间的第6~8肋间。

3.引流脓液 尽量选在脓腔的最低点。

(四)胸腔引流的种类及装置

1.单瓶水封闭式引流 一个容量2000~3000ml的广口无菌引流瓶,内装无菌盐水,上面有两个空洞的紧密橡皮塞,两根中空的管由橡皮塞上插入,短管为空气通路,长管插至水平面下3~4cm,另一端与患者的胸腔闭式引流管连接。当引流液逐渐增加时,应倒掉水封瓶内部分液体,否则深入水下的管子愈来愈长,患者加大压力才能将胸膜腔内气体或液体排出。

2.双瓶水封闭式引流 包括上述相同的水封瓶与集液瓶,引流胸膜腔内的液体时,水封瓶的密闭系统不会受到引流量的影响。

3.三瓶水封系统 与双瓶相似,只增加一个控制瓶,使其起到施加抽吸压力的作用。抽吸力通常由通气管没水面的深度决定。若没水面 15～20cm,相当于对该患者施加了 1.5～2kPa 的负压抽力。如果抽吸力超过水面管子的高度时,外界空气即会被吸入此系统中,所以压力控制瓶中始终有水泡产生表示抽吸功能正常。

(五)胸腔闭式引流术的操作

患者取坐位或半卧位,局部消毒后,在置管处用 2‰ 利多卡因溶液 3～5ml 胸壁逐层浸润麻醉。作一长约 2cm 切口,插入止血钳逐层分开胸壁组织,沿肋骨上缘刺入胸膜腔,将有侧孔的胶管经切口插入胸膜腔内 4～5cm,其外端连接于无菌引流瓶。缝合切口,固定引流管(图 8-8)。

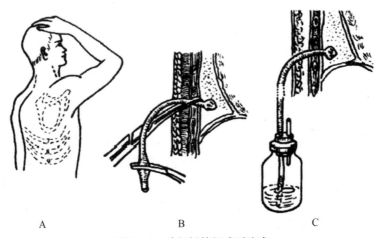

图 8-8 肋间插管闭式引流术

排液的引流管选用质地较硬、管径为 1.5～2cm 的硅胶或橡胶管,不易折叠堵塞,利于通畅引流。排气的引流管可选用质地较软、管径为 1cm 的胶管,既能达到引流的目的,又可减少局部刺激,减轻疼痛。

(六)胸腔闭式引流的护理

1.保持管道的密闭

(1)随时检查引流装置是否密闭及引流管有无脱落。

(2)水封瓶长玻璃管没入水中 3～4cm,并始终保持直立。

(3)引流管周围用油纱布严密覆盖并固定。

(4)搬动患者或更换引流瓶时,需双重钳闭引流管,以防空气进入。

(5)引流管连接处脱落或引流瓶损坏,应立即用手捏闭管道并行双钳夹闭胸腔闭式引流导管,更换引流装置。

(6)若引流管从胸腔滑脱,立即用手捏闭伤口处皮肤,消毒后用凡士林纱布封闭伤口,协助医生做进一步处理。

2.严格无菌操作,防止逆行感染

(1)引流装置应保持无菌。

(2)保持胸壁引流口处辅料清洁干燥,一旦渗湿,及时更换。

(3)引流瓶应低于胸壁引流口平面 60～100cm,运送患者时双钳夹管,下床活动时,引流管位置应低于膝关节水平,保持密封。任何情况下引流管不应高于患者胸腔,以免引流液逆流入胸膜腔造成感染。

（4）每班严格交接引流量，并在引流瓶上做标记，每日更换一次引流瓶。目前临床上大多使用一次性无菌引流装置，按说明书进行操作或隔日更换一次引流袋，引流量多时应随时更换。更换时严格遵守无菌操作规程。

3. 保持引流管通畅　闭式引流主要靠重力引流，有效保持引流管通畅的方法有以下几种。

（1）患者取半坐位。

（2）定时挤压胸膜腔引流管，30～60min 1 次，防止引流管阻塞、扭曲、受压。挤压方法为：用止血钳夹住排液管下端，两手同时挤压引流管；使阻塞物得以移动而保持引流的通畅，挤压完毕打开止血钳，使引流液流出。

（3）鼓励患者定时咳嗽、做深呼吸运动及变换体位，以利胸腔内液体、气体排出，促进肺扩张。

4. 观察和记录

（1）注意观察长玻璃管中的水柱波动情况。因为水柱波动的幅度反映死腔的大小与胸膜腔内负压的大小。一般情况下水柱上下波动 4～6cm。若水柱波动过高，可能存在肺不张；若无波动，可能是引流管不通畅或肺已完全扩张；但若患者出现胸闷气促、气管向健侧偏移等肺受压症状，为引流管被血块阻塞，应设法捏挤或使用负压间断抽吸引流瓶的短玻璃管，使其通畅，并立即通知医生处理。

（2）用橡皮筋或胶带条环绕引流管，以别针穿过橡皮筋或胶带条再固定于床上，或将引流管两端的床单拉紧形成一凹槽，再用别针固定。引流瓶放置应低于胸腔闭式引流出口 60cm以上，并妥善安置，以免意外踢倒。搬运患者前，先用止血钳夹住引流管，将引流瓶放在病床上以利搬运。在松开止血钳前需先把引流瓶放到低于胸腔的位置。

（3）胸腔闭式引流的观察并记录引流液量、性状。创伤后如出血已停止，引出胸液多呈暗红色。引流液呈鲜红色，伴有血凝块，考虑胸腔内有进行性出血，应当立即通知医师，并准备剖胸手术。

5. 拔管　24h 引流液少于 50ml，脓液小于 10ml，无气体溢出，患者无呼吸困难，听诊呼吸音恢复，X 线检查肺膨胀良好，可去除胸管。

方法：安排患者坐在床边缘或躺向健侧，嘱患者深吸一口气后屏气拔管，并迅速用凡士林纱布覆盖，再盖上纱布，胶布固定。对于引流管放置时间长、放置粗引流管者，拔管前留置缝合线，去管后结扎封闭引流管口。拔管后最初几小时观察患者有无呼吸困难，引流管口处有无渗液、漏气，管口周围有无皮下气肿等。

（张楷悦）

第十节　肺癌的护理

肺癌大多数起源于支气管黏膜上皮，亦称支气管癌。近 50 年来许多国家都报道肺癌的发病率明显增高，在男性癌瘤患者中，肺癌已居首位。肺癌的病因至今尚不完全明确，大量资料表明，长期大量吸纸烟是肺癌的一个重要致病因素。多年吸纸烟每日 40 支以上者，肺鳞癌和未分化癌的发病率比不吸烟者高 4～10 倍，城市居民肺癌的发病率比农村高，这可能与大气污染和烟尘中含有致癌物质有关。目前，肺癌是我国发病率增长最快的恶性肿瘤之一，在欧美某些国家和我国大城市中,发病率已跃居男性各种肿瘤的首位。肺癌患者以男性居多,男女之比为(3～5)：1,目前女性肺癌的发病率增长要快于男性。发病年龄多在40岁以上。

一、病因与发病机制

肺癌的确切病因至今尚未完全清楚。认为下列因素与肺癌的发生有密切关系。

1.吸烟　根据各国的大量调查资料都说明肺癌的病因与吸纸烟关系极为密切。肺癌发病率的增长与纸烟销售量增多呈平行关系。纸烟中含有苯并芘等多种致癌物质。实验动物吸入纸烟烟雾或涂抹焦油可诱发呼吸道和皮肤癌肿。有吸烟习惯者肺癌发病率比不吸烟者高10倍,吸烟量大者发病率更高,比不吸烟者高20倍。临床确诊的肺癌病例中,每日吸纸烟20支以上,历时30年以上者,约占80%以上。长期吸烟可引致支气管黏膜上皮细胞增生,鳞状上皮化生,诱发鳞状上皮癌或未分化小细胞癌。无吸烟嗜好者,虽然也可患肺癌,但腺癌较为常见。

2.大气污染　工业发达国家肺癌的发病率高,城市比农村高,厂矿区比居住区高,主要原因是工业和交通发达地区,石油、煤和内燃机等燃烧后和沥青公路尘埃产生的含有苯并芘致癌烃等有害物质污染大气有关。调查材料说明大气中苯并芘浓度高的地区,肺癌的发病率也增高。大气污染与吸纸烟对肺癌的发病率可能互相促进,起协同作用。

3.职业因素　20世纪30年代文献上就有欧洲 Schneeberg 矿区肺癌发病率高的报道。经过多年的研究,认为长期接触铀、镭等放射性物质及其衍化物、致癌性碳氢化合物、砷、铬、镍、铜、锡、铁、煤焦油、沥青、石油、石棉、芥子气等物质,均可诱发肺癌,主要是鳞癌和未分化小细胞癌。

4.肺部慢性疾病　如肺结核、矽肺、尘肺等可与肺癌并存。这些病例癌肿的发病率高于正常人。此外肺支气管慢性炎症以及肺纤维瘢痕病变,在愈合过程中可能引起鳞状上皮化生或增生,在此基础上,部分病例可发展成为癌肿。

5.人体内在因素　如家族遗传,以及免疫功能降低,代谢活动、内分泌功能失调等也可能对肺癌的发病起一定的促进作用。

二、病理

肺癌起源于支气管黏膜上皮,癌肿可向支气管腔内、外、邻近的肺组织生长,并可通过淋巴、血行或经支气管转移扩散。1998年7月国际肺癌研究协会与 WHO 对肺癌病理分类进行修改,按细胞类型将肺癌分为9类:鳞状细胞癌,小细胞癌,腺癌,大细胞癌,腺鳞癌,多型性、肉瘤样或含肉瘤成分癌,类癌,唾液腺型癌,未分类癌。临床上最常见为下列4种:

1.鳞状细胞癌(又称鳞癌)　在各种类型肺癌中最为常见,约占50%,患病年龄大多在50岁以上,男性占多数。大多起源于较大的支气管,常为中央型肺癌。虽然鳞癌的分化程度有所不同,但一般生长发展速度比较缓慢,病程较长,对放射和化学疗法较敏感。首先经淋巴转移,血行转移发生较晚。

2.小细胞癌(未分化小细胞癌)　发病率仅次于鳞癌,多见于男性,发病年龄较轻。一般起源于较大支气管,属于中央型肺癌。未分化癌恶性度高,生长快,而且较早地出现淋巴和血行广泛转移,对放射和化学疗法较敏感,在各型肺癌中预后最差。

3.腺癌　起源于支气管黏膜上皮,少数起源于大支气管的黏液腺。发病率比鳞癌和未分化癌低。发病年龄较小,女性相对多见。多数腺癌起源于较小的支气管,为周围型肺癌。早期一般没有明显的临床症状,往往在胸部 X 线检查时被发现,表现为圆形或椭圆形肿块,一般生长较慢但有时早期即发生血行转移,淋巴转移则发生较晚。

4.大细胞癌　此型肺癌甚为少见,约半数起源于大支气管。大细胞癌分化程度低,常在发生脑转移后才被发现。预后很差。

此外,少数病例是不同类型的癌组织并存的混合型肺癌。

三、临床表现

肺癌的症状与癌肿的部位、大小、是否压迫和侵犯邻近器官以及有无转移等情况有关。

1.肺癌的早期表现　早期肺癌特别是周围型肺癌往往无任何症状,大多在胸部 X 线检查时发现。癌肿在较大的支气管内长大后,常出现刺激性咳嗽,极易误诊为伤风感冒。当癌肿继续长大影响引流,继发肺部感染时,可以有脓性痰液,痰量也较前增多。另一常见症状是血痰,通常为痰中带血点、血丝或继续地少量咯血;大量咯血则很少见。有的肺癌患者,由于肿瘤造成较大的支气管不同程度的阻塞,可以在临床上出现胸闷、哮鸣、气促、发热和胸疼等症状。

2.肺癌的晚期表现　肺癌晚期压迫侵犯邻近器官组织或发生远处转移时,可以产生下列症状:

(1)压迫或侵犯喉返神经,引起声带麻痹,声音嘶哑。

(2)压迫上腔静脉,引起面部、颈部、上肢和上胸部静脉怒张,组织水肿,上肢静脉压升高。

(3)上叶顶部肺癌,可侵入和压迫位于胸廓上口的器官组织。如第一肋骨、锁骨下动静脉、臂丛神经、颈交感神经等,产生剧烈胸痛,上肢静脉怒张、水肿、臂痛和上肢运动障碍,同侧上眼睑下垂、瞳孔缩小、眼球内陷、面部无汗等颈交感神经综合征。

(4)侵犯胸膜,可引起胸膜腔积液,往往为血性。大量积液可以引起气促。此外,癌肿侵犯胸膜及胸壁,可以引起持续剧烈的胸痛。

(5)癌肿侵入纵隔,压迫食管,可引起吞咽困难。

(6)压迫或侵犯膈神经,引起同侧膈肌麻痹。

少数患者由于癌肿产生内分泌物质,出现肺部以外非转移性症状,如骨关节综合征、库欣综合征、重症肌无力及男性乳腺增大等。这些症状在切除肺癌后可能消失。

四、实验室及其他检查

1.X 线　这是诊断肺癌的一个重要手段。早期中心型肺癌 X 线可以无异常改变,当癌肿阻塞支气管后出现肺不张、肺炎征象。X 线片上可辨认直径大于 0.5cm 的周围型肺癌。

2.CT 与 MRI　容易发现微小病灶和 X 线检查不易发现隐蔽区(如肺尖、脑上、脊柱旁、心脏后、纵隔等处)的病变。

3.痰细胞学检查　中心型肺癌,特别是伴有血痰者,痰中易发现癌细胞。

4.纤维支气管镜检查　对中心型肺癌诊断非常有价值。可直接观察到肿瘤及管腔外受压、狭窄等,同时可取得病变组织、获取肿瘤表面细胞或吸取支气管内分泌物进行病理检查。

5.经胸壁肺穿刺检查　主要适用于周围型肺癌。在胸部 X 线或 CT 监视下穿刺,容易确定病灶的位置。

6.正电子发射断层扫描(positron emission tomography,PET) 对于鉴别肺内肿块的良恶性、纵隔淋巴结肿大是否转移有帮助。

五、诊断要点

1.早期症状不明显,随着病程进展,可出现咳嗽、血痰、胸痛、发热、气促等症状。

2.晚期患者出现神疲乏力,进行性消瘦和肿瘤压迫周围组织而产生的相应症状,如喉返神经受压出现声音嘶哑等。

3.胸部透视及摄片,可见多变的圆形阴影及肺炎、肺不张、胸腔积液等。胸部 X 线片、CT 及 MRI 检查,可了解肿瘤的大小与肺叶、肺段、支气管的关系。必要时可进行支气管碘油造影。

4.反复痰中查癌细胞,可获阳性结果,有确诊价值。

5.支气管镜检查,可直接观察病变情况,同时可取活组织病理检查及取支气管分泌物涂片查癌细胞。

6.肺穿刺定位准确者,穿刺物涂片检查一般可获得阳性结果,有确诊价值。

7.浅表淋巴结穿刺或活检,当肺部病变尚待证实的肺癌或伴有上纵隔增宽时,可作颈部、锁骨上可扪及的淋巴结、皮下可疑肿块及其他部位可疑癌性淋巴结穿刺抽吸细胞检查或摘取活检,以取得病理组织学的确诊。

六、治疗要点

治疗方法主要有 3 种:手术疗法、放射疗法和化学疗法。肺癌的治疗应以手术治疗或争取手术治疗为主导,依据不同期别、病理组织类型,酌加放射治疗、化学治疗和免疫治疗的综合治疗。而小细胞肺癌的治疗指征,方案有待临床实践不断修正完善。

1.手术疗法 适于肺癌病灶较小,局限在支气管肺内,即现远处转移者一般需切除病变所在的肺叶或整个一侧肺及其局部区域的淋巴结。

(1)手术适应证:①无远处转移者,包括实质脏器,如肝、脑、肾上腺、骨骼、胸腔外淋巴结等。②癌组织未向胸内邻近脏器或组织侵犯扩散者,如主动脉、上腔静脉、食管和癌性胸水等。③无喉返神经、膈神经麻痹。④无严重心肺功能低下或近期内心绞痛发作者。⑤无重症肝、肾疾患及严重糖尿病者。

(2)手术禁忌证:①年迈体衰,心、肺功能欠佳者。②小细胞肺癌除 I 期外,宜先行化疗或放疗后再确定能否手术治疗。③X 线所见除原发灶外,纵隔亦有几处可疑转移者。

(3)肺癌术式的选择

1)局部切除术:指楔形癌块切除和肺段切除,即对于体积很小的原发癌,年老体弱肺功能差或癌分化好,恶性度较低者等,均可考虑作肺局部切除术。

2)肺叶切除术:对于孤立性周围型肺癌局限于一个肺叶内,无明显淋巴结肿大,可行肺叶切除术。若癌瘤累及两叶或中间支气管,可行上、中叶或下、中叶两叶肺切除。

3)袖状肺叶切除和楔形袖状肺叶切除术:这种术式多应用于右肺上、中叶肺癌,如癌瘤位于叶支气管,且累及叶支气管开口者,可行袖状肺叶切除;如未累及叶支气管开口,可行楔形袖状肺叶切除。

4)全肺切除术(一般尽量不作右全肺切除):凡病变广泛,用上述方法不能切除病灶时,可慎重考虑行全肺切除术。

5)隆突切除和重建术:癌瘤超过主支气管累及隆突或气管侧壁但未超过 2cm 时:①可作隆突切除重建或袖式全肺切除。②若还保留一叶肺时,则力争保留,术式可根据当时情况而定。

2. 放射疗法 这是消灭局部肺癌病灶的一种手段,主要用于手术后残留病灶的处理或配合化疗,晚期病例放疗可减轻局部症状。放疗对小细胞癌最佳,鳞状细胞癌次之,腺癌最差。放疗的适应证根据治疗的目的分为根治治疗、姑息治疗、术前放疗、术后放疗及腔内放疗等。

3. 化学疗法 对于分化程度低的肺癌,特别是小细胞癌,疗效较好。对晚期肺癌可减轻症状及延缓病情进展。目前,对肺癌多采用手术与放疗或化疗结合的综合疗法。

七、预防

1. 禁止和控制吸烟 禁止和控制吸烟,首先要着眼于减少吸烟者在人群中的比例,需要制定一定的法律或条例限制人们,特别是限制青少年吸烟。

2. 控制大气污染 做好环境保护工作,有效地控制大气污染,从而达到预防肺癌的目的。

3. 职业防护 对开采放射性矿石的矿区,应采取有效的防护措施,尽量减少工作人员受辐射的量。对暴露于致癌化合物的工人,必须采取各种切实有效的劳动防护措施,避免或减少与致癌因子的接触。

4. 防治慢性支气管炎 由于慢性支气管炎患者的肺癌发病率高于无慢性支气管炎者,所以积极防治慢性支气管炎对预防肺癌有一定的意义。特别是要劝导患慢性支气管炎的吸烟者戒烟,因为患慢性支气管炎在吸烟人群的肺癌发病率更高。

5. 早期发现、早期诊断与早期治疗 对早期肺癌的筛检手段至今仍不令人满意,在人群中普查肺癌的费用非常昂贵,而对降低肺癌死亡率的可能性很小。

八、常见护理诊断/问题

1. 气体交换受损 与肺不张、切除肺组织、胸腔积液有关。

2. 清理呼吸道无效 与术后疼痛、痰液黏稠不易咳出有关。

3. 心排血量减少 与心功能不全或出血有关。

4. 焦虑 与久咳不愈、咯血及担心预后有关。

5. 疼痛 与手术、癌症晚期有关。

6. 潜在并发症 肺不张、急性肺水肿、心律失常。

7. 知识缺乏 缺乏肺癌治疗、护理、康复知识。

九、护理措施

1. 术前护理

(1)戒烟:患者术前应戒烟,咳痰量多者记录痰量。

(2)用药护理:伴有慢性支气管炎、肺内感染、肺气肿的患者,结合痰液及咽部分泌物细菌培养,应用抗生素、支气管扩张剂、祛痰剂等药物。

(3)稳定情绪:随时观察患者的情绪变化,多与患者交流,给予发问的机会和心理上的支持,以减轻焦虑情绪和对手术的担心。

（4）腹式呼吸与有效咳嗽训练

1）腹式呼吸是以膈肌运动为主的呼吸。患者采用鼻吸气,吸气时将腹部向外膨起,屏气1～2s,以使肺泡张开,呼气时让气体从口中慢慢呼出。开始训练时,护理人员可同患者一起练习。护士将双手放在腹部肋弓之下,患者吸气时将双手顶起,呼气时双手轻轻施加压力,使膈肌尽量上升。以后让患者自己练习,并逐渐除去手的辅助作用。术前每天均应坚持训练数次。

2）咳嗽训练时,患者尽可能坐直,进行深而慢的腹式呼吸,咳嗽时口型呈半开状态,吸氧后,屏气3～5s后用力从肺部深处咳嗽,不要从口腔后面或咽喉部咳嗽,用两次短而有力的咳嗽将痰咳出。对术后胸痛、呼吸肌疲劳的患者,可先轻轻地进行肺深处咳嗽,将痰引至大气管时,再用力咳出。咳嗽后要休息片刻以恢复体力。

2.术后护理

（1）安排合适体位:麻醉清醒、血压平稳后改为半卧位,肺叶切除患者可取侧卧位,一侧全肺切除患者,避免完全侧卧,以防止纵隔移位压迫健侧肺,可采取1/4侧卧位。

（2）观察生命体征:术后密切检测血压、心率、呼吸等变化,注意有无血容量不足和心功能不全的发生。

（3）呼吸道护理

1）术后带气管插管返回病房的患者,应严密观察导管的位置,防止滑出或移向一侧支气管,造成通气量不足。观察呼吸深度、频率、动脉血氧饱和度的变化。

2）对于术前心肺功能差、术后动脉血氧饱和度过低者,术后早期可短时间使用呼吸机辅助呼吸。通气时,应及时清除呼吸道分泌物。吸痰操作宜轻柔敏捷,每次吸痰不超过15s,吸痰前吸氧浓度调至70%以上。

3）鼓励并协助患者深呼吸及咳嗽,每1～2h叩背排痰1次。术后早期由护士协助完成,方法如下:①护士站在患者健侧,双手抱在伤口部位以支托固定胸部伤口。固定胸部时,手掌张开,手指并拢。指导患者先慢慢轻咳,再用力将痰咳出。②护士站在患者患侧,一手放在术侧肩膀上并向下压,另一手置于伤口下支托胸部协助。当患者咳嗽时,护士的头在患者身后,可保护自己避免被咳出的分泌物溅到。

4）雾化吸入疗法:痰液黏稠时可采用超声雾化吸入,在吸入液体中加入抗生素、激素效果更佳。

（4）胸腔闭式引流护理:定时观察胸腔闭式引流是否通畅,术后早期特别注意观察引流量。当患者翻身时,注意保护引流管避免牵拉、受压或外脱。

（5）术后上肢功能康复训练:适时早期活动可促进呼吸运动、防止肺不张和患侧肩关节僵硬及手臂挛缩。

（6）术后并发症预防及护理

1）肺不张与肺部感染:多发生于手术后48h内,预防的主要措施是术后早期协助患者深呼吸、咳痰及床上运动,避免限制呼吸的胸廓固定和绑扎。发生肺不张或感染后,协助患者排痰,雾化吸入,或用支气管镜吸痰。

2）急性肺水肿:肺切除术后特别是伴有心、肾功能不全的患者,避免补液过快、过多,以减少急性肺水肿的发生。一旦出现急性肺水肿,应立即减慢输液速度,迅速采取利尿、强心等治疗措施。

3)心律失常:高龄、冠心病患者胸部手术后心律失常发生率较高,对这样的患者术后要及时去除并发心律失常的诱因,严重的心律失常应用抗心律失常的药物治疗。

3.放射治疗肺部并发症的护理　照射量越大或照射体积越大,越容易产生放射性肺损伤。肺损伤早期为放射性肺炎阶段,后期为肺纤维化阶段。放射性肺损伤一旦发现,应减小剂量或停止照射,同时应用抗生素预防或控制肺内感染。对于有慢性阻塞性肺疾病、肺结核、肺尘病以及肺功能障碍的肺癌患者,选择放射疗法应慎重。

4.肺癌末期患者护理　末期患者可出现肺不张、大量胸腔积液、骨转移等,表现为胸闷、气短或持续性疼痛,此时,除给予相应的治疗及护理措施外,注意从细微方面改善患者的呼吸状况:①使患者获得一个身心安静、空气流通的环境。②减少衣服和被子的压迫。③限制患者过多谈话。④吸氧。⑤止痛。

十、健康指导

1.术后需要化疗或放疗时,应使患者理解治疗意义,并按时接受治疗。

2.出院返家后数星期内,活动量逐渐增加,以不出现心悸、气短、乏力等症状为标准。

3.患者必须知道预防呼吸道感染的重要性。术后一段时间内避免出入公共场所或与上呼吸道感染者接触,避免与烟雾、化学刺激物接触,万一发生呼吸道感染,应尽早返院就医。了解吸烟的危害,鼓励戒烟。

4.若出现伤口疼痛、剧烈咳嗽及咯血等症状时,应返院治疗。

(于敏)

第十一节　食管癌的护理

食管癌是发生在食管上皮组织的恶性肿瘤,是引起食管阻塞最常见的原因之一。占所有恶性肿瘤的2%。全世界每年约有20万人死于食管癌,我国是食管癌高发区,因食管癌死亡者仅次于胃癌居第二位,发病年龄多在40岁以上,男性多于女性,但近年来40岁以下发病者有增长趋势。食管癌的发生与亚硝胺慢性刺激、炎症与创伤、遗传因素以及饮水、粮食和蔬菜中的微量元素含量有关。但确切原因不甚明了,有待研究探讨。

一、病因与发病机制

食管癌的病因,目前尚不完全清楚,下列情况被认为是重要的致癌因素:

1.亚硝胺类化合物和真菌毒素　现已知有近30种亚硝胺类化合物能诱发动物肿瘤。国内也已成功地应用甲苄亚硝胺、肌胺酸乙酯亚硝胺、甲戊、亚硝胺和二乙基亚胡胺等诱发大鼠的食管癌。我国调查发现,在高发区的粮食和饮水中,硝酸盐、亚硝酸盐和二级胺含量显著增高,且和食管癌和食管上皮重度增生的患病率呈正相关,这些物质在胃内易合成致癌物质亚硝胺。

2.食管损伤、食管疾病以及食物的刺激作用　食管损伤及某些食管疾病可以促发食管癌。在腐蚀性食管灼伤和狭窄、食管贲门失弛缓症、食管憩室或反流性食管炎患者中,食管癌的发病率较一般人群为高。可能是由于食管内食物滞留而致的慢性炎症、溃疡等慢性刺激,引起食管上皮增生,最后导致癌变。流行病学调查发现,食管癌高发地区的居民有进食很烫的饮食、饮烈酒、吃大量胡椒、咀嚼槟榔或烟丝的习惯,这些食管黏膜的慢性理化刺激,均可引起局部上皮细胞增生。动物实验证明,弥漫性或局灶性上皮增生可能是食管癌的癌前期病变。

3.某些微量元素缺乏   钼、铁、锌、氟、硒等在食物中含量偏低。摄入动物蛋白、新鲜蔬菜、水果不足和维生素 A、维生素压、维生素 C 缺乏,是食管癌高发区居民饮食的共同特点。

4.遗传因素   食管癌的发病常表现为家庭性聚集现象。在我国山西、山东、河南等省的调查发现,有阳性家族史者占 1/4~1/2。在高发区内有阳性家族史的比例更高,其中父系最高,母系次之,旁系最低。

二、病理

食管癌的病变部位,我国各地报告不一,但均以中段最多,下段次之,上段最少。

1.临床病理分期及分型

(1)临床病理分期:食管癌的临床病理对治疗方案的选择及治疗效果的评定有重要意义。1976 年全国食管癌工作会议制订的临床病理分期标准,见表 8-2。

表 8-2   食管癌的临床病理分期

分期	病变长度	病变范围	转移情况
0	不规定	限于黏膜层	无转移
1	<3cm	侵入黏膜下层	无转移
2	3~5cm	侵入部分肌层	无转移
3	>5cm	侵透肌层或外层	局部淋巴结转移
4	>5cm	有明显外侵	远处淋巴结或器官转移

(2)病理形态分型:可分为髓质型、蕈伞型、溃疡型、缩窄型。

(3)组织学分型

1)鳞状细胞癌:最多见。

2)腺癌:较少见,又可分为单纯腺癌、腺鳞癌、黏液表皮样癌和腺样囊性癌。

3)未分化癌:较少见,但恶性程度高。

食管上、中段癌肿绝大多数为鳞状细胞癌,食管下段癌肿则多为腺癌。

2.食管癌的扩散和转移方式

(1)食管壁内扩散:食管癌旁上皮的底层细胞癌变成原位癌,是癌瘤的表面扩散方式之一。

(2)直接浸润邻近器官:食管上段癌可侵入喉部、气管及颈部软组织,甚至侵入支气管,形成支气管食管瘘;也可侵入胸导管、奇静脉、肺门及肺组织,部分可侵入主动脉而形成食管-主动脉瘘,引起大出血。下段食管癌常可累及贲门及心包。

(3)淋巴转移:比较常见,约占病例的 2/3。中段食管癌常转移至食管旁或肺门淋巴结,也可转移至颈部、贲门周围及胃左动脉旁淋巴结。下段食管癌常可转移至食管旁、贲门旁、胃左动脉旁及腹腔等淋巴结,偶可至上纵隔及颈部淋巴结。淋巴转移部位依次为纵隔、腹部、气管及气管旁、肺门及支气管旁。

(4)血行转移:多见于晚期患者。最常见转移至肝(约占 1/4)与肺(约占 1/5),其他脏器依次为骨、肾、肾上腺、胸膜、网膜、胰腺、心、肺、甲状腺和脑等。

三、临床表现

1. 食管癌早期表现　目前发现，食管癌早期可以没有明显症状或仅表现为：

(1)轻微的或偶尔的食物下咽哽噎感，常有唾液增多，吞咽不适症状，主要是由于病变部位的炎性水肿导致患者在吞咽食物时食管痉挛，产生哽噎感，无须处理可自行消失，但这种症状往往会反复发作，且发作频率逐渐增加，程度日渐加重。

(2)进食时约1/2的食管癌患者在早期可出现胸骨后疼痛、胸后牵拉感、闷胀不适或剑突下及上腹部烧灼样疼痛，当进食刺激性较强的食物时症状加剧，此症状发作较短暂，往往可反复出现。

(3)与进食无关的食管内异物感，可感到食管内有类似米粒或蔬菜贴附于食壁，咽不下又吐不出来，此症状为进食时出现，进食后消失，与进食无关。即使不做吞咽动作也有异物感觉，异物感的部位与食管病变部位一致。这种症状往往与食管壁上的癌肿刺激深层神经有关。

(4)咽部干燥及颈部紧缩感，大约1/3的食管癌早期患者可有咽部干燥、咽食不利，有时伴有咽部轻微疼痛，可能与咽部炎症及食管病变引起的腺体分泌减少及食物收缩有关。

(5)进食时在食管行经的某一部位有食物停滞感。

(6)胸骨后闷胀不适感。

上述不适的感觉可以单独存在，也可以数种并存；可持续存在，也可间断发生。总之，这些表现既不明显又不严重，且大多时隐时现，不易引起患者甚至某些非专业医生的警惕，以致延误诊断和治疗，丧失完全康复的机会。若能在有以上感觉时就去就诊，便能抓住生存的机会。

2. 食管癌中晚期表现

(1)进行性吞咽困难：吞咽食物时有哽咽感。常有唾液增多、吞咽不适症状，一般能进普食，不影响健康，有时吞咽食物时有停滞感。症状发生常与患者情绪波动有关。

(2)病灶反射性疼痛：约半数患者咽下食物时胸骨后有轻微疼痛或闷胀不适，多在吞咽粗糙硬食、热食或具有刺激性食物时疼痛明显，进流质、温食疼痛较轻，咽下食物时疼痛，食后疼痛减轻或消失，疼痛呈进行性发展，后期疼痛呈持续性，食物咽下会立即吐出来。

(3)中期可有营养不良、消瘦症状，至晚期，营养不良加重，消瘦、脱水。出现肿瘤转移所引起的体征，如锁骨上淋巴结肿大，压迫上腔静脉，引起上腔静脉压迫综合征；肝转移引起黄疸、腹水等。

(4)食管癌的神经压迫症状：食管癌肿压迫喉返神经可出现声音嘶哑症状；侵犯膈神经亦引起呃逆或膈神经麻痹；压迫气管或支气管可出现气急和干咳；侵蚀主动脉则可产生致命性出血。

(5)患者体重减轻、贫血，最后呈现恶病质状态。

(6)食管癌晚期转移症状：由于晚期食管癌会出现扩散和转移，晚期食管癌的症状也包括转移和扩散后的症状。食管癌晚期经全身广泛转移出现相应症状及体征，出现黄疸、腹水、肝功能异常、呼吸困难、咳嗽、头痛、昏迷等，严重时可造成死亡。

四、实验室及其他检查

1. X线食管钡餐检查 这是诊断食管癌并确定病变部位、病变范围和侵犯程度的主要手段,确诊率在80%以上。吞钡后进行食管X线气钡双重对比造影,将有利于观察食管黏膜的形态、食管舒张度改变及癌瘤形态的观察。食管癌的X线表现有食管黏膜增粗、中断、紊乱以至消失;龛影形成;管腔狭窄及充盈缺损,狭窄上下段食管可有不同程度的扩张;管腔僵硬、蠕动减弱甚至消失;软组织肿块致密阴影;钡剂流速减慢或排空障碍等。

2. 食管拉网脱落细胞学检查 此种检查方法简便、安全,患者痛苦小,大多数患者均能耐受,是诊断食管癌并确定其组织分类和分化程度的重要方法,阳性率可达90%以上,对早期食管癌的诊断和普查尤为适用,但对食管癌有出血及出血倾向者,或伴有食管静脉曲张者,应禁忌做食管拉网脱落细胞学检查;对X线片示食管有深溃疡或合并高血压、心脏病及晚期妊娠者应慎行。鳞癌细胞的诊断指标是核增大明显,核直径大于细胞直径的1/3,核染色质增多,成明显的粗颗粒状,分布不均,大小不一。

3. 食管镜检查 早期诊断阳性率可达95%以上,可在直视下观察肿瘤大小、形态和部位。食管镜检查与脱落细胞学检查相结合是食管癌理想的诊断方法。

内镜检查特征:早期食管癌主要是黏膜局限性充血肿胀、病变处黏膜糜烂、粗糙不平、边界不清、颜色变深、触之易出血,有散在小溃疡,表面附有黄白色或灰白色坏死组织,病变处黏膜有类似白斑样改变。进展期食管癌病灶直径一般在3cm以上,在镜下可分为肿块型、溃疡型和狭窄型等。

4. CT检查 可以清晰显示食管与邻近器官的关系,可观察测量食管壁的厚度、肿瘤的大小、外侵程度及淋巴结转移情况。外侵在CT扫描上表现为食管与邻近器官间的脂肪层消失,器官间分界不清。CT不能诊断正常大小转移淋巴结,难以诊断食管周围淋巴结,因此CT对淋巴结转移的诊断价值有限。由于食管黏膜不能在CT扫描中显示,故不能发现早期食管癌。

五、诊断要点

1. 临床表现

(1)进行性吞咽困难是本病最典型的症状,表现为进食不顺或困难,一般为经常性,但时轻时重。至病灶侵及食管全周时,则常为进行性吞咽困难,甚至滴水不入。

(2)咽下疼痛,进食后出现吞咽困难的同时,可有胸骨后灼痛、钝痛,特别在摄入过热或酸性食物后为明显,片刻后自行缓解。

(3)食管反流多出现在晚期。

(4)消瘦、脱水、恶病质、声哑及食管癌穿孔引起的并发症均为晚期症状。

2. 实验室检查

(1)X线食管钡餐检查:食管黏膜紊乱、断裂,局部管腔狭窄或充盈缺损,食管管壁僵直,蠕动消失,或见软组织阴影。

(2)食管脱落细胞学检查:咽下困难的患者应列为常规检查,对早期诊断有重要意义,阳性率可达90%以上。

(3)食管镜及活组织病理检查:食管镜检查总是放在X线钡餐检查和食管脱落细胞学检

查之后仍不能定性或定位的时候方才进行。

(4)颈部淋巴结活检阳性。

总之,凡年龄在 40 岁以上,出现进食后胸骨后停滞感或咽下困难者,应及时作有关检查。如果实验室检查三项中任何一项阳性即可明确诊断。

六、治疗要点

正常食管上皮细胞的增生周期在人体消化道中是最长的。食管基底细胞由重度增生到癌变的过程需要 1～2 年的时间;早期食管癌(细胞学检查发现癌细胞,而 X 线食管黏膜造影正常或仅有轻度病变)变成晚期浸润癌,通常需要 2～3 年,甚至更长时间;个别病例甚至可"带癌生存"达 6 年以上。因此,食管癌的早期治疗效果良好。即使是晚期,若治疗得当,也可向好的方面转化。一般对较早期病变宜采用手术治疗;对较晚期病变,且病变位于食管中、上段而高龄或有手术禁忌证者,则以放射治疗为佳。

1.手术治疗　外科手术是治疗食管癌的首选方法。下段癌手术切除率在 90%,中段癌在 50%,上段癌手术切除率平均在 56.3%～92.9%。

手术的禁忌证:

(1)临床 X 线等检查证实食管病变广泛并累及邻近器官,如气管、肺、纵隔、主动脉等。

(2)有严重心肺或肝肾功能不全或恶病质不能耐受手术者。

除上述情况外,一经确诊,身体条件允许即应采取手术治疗。另外,根据病情可分姑息手术和根治手术两种。姑息手术主要对晚期不能根治或放疗后的患者,为解决进食困难而采用食管胃转流术、胃造瘘术、食管腔内置管术等。根治性手术根据病变部位和患者具体情况而定。原则上应切除食管大部分,食管切除范围至少应距肿瘤 5cm 以上。

2.放射治疗　食管癌放射治疗包括根治性和姑息性两大类。颈段和上胸段食管癌手术的创伤大,并发症发生率高,而放疗损伤小,疗效优于手术,应以放疗为首选。凡患者全身状况尚可、能进半流质或顺利进流质饮食、胸段食管癌而无锁骨上淋巴结转移及远处转移、无气管侵犯、无食管穿孔和出血征象、病灶长度<7～8cm 而无内科禁忌证者,均可作根治性放疗。其他患者则可进行旨在缓解食管梗阻、改善进食困难、减轻疼痛、提高患者生存质量和延长患者生存期的姑息性放疗。

3.化学治疗　最常用的药物有博来霉素(BLM)、丝裂霉素 C(MMC)、阿霉素(ADM)、5－氟尿嘧啶(5－Fu)、甲氨蝶呤(MTX)、环己亚硝脲(CCNU)、丙咪腙(MGAG)、长春花碱酰胺(VDS)等。

4.综合治疗　综合治疗的目的在于将手术和放射治疗的优点结合起来,以达到提高手术切除率,减少局部和手术中的种植和播散,从而提高生存率。

七、常见护理诊断/问题

1.营养失调　与进食减少和癌肿消耗有关。

2.清理呼吸道无效　与手术麻醉有关。

3.焦虑　对疾病的预后、术后能否正常进食表示担忧。

4.有感染的危险　与食物反流、手术污染有关。

5.口腔黏膜受损　与食物反流、术后一段时间内不能进食有关。

6.潜在并发症 水、电解质紊乱,肺内感染,吻合口瘘。

八、护理措施

(一)术前护理

1.一般护理 术前评估患者的营养状况,指导患者进高热量、高蛋白和维生素丰富的流食或半流食,纠正低蛋白血症。对不能进流食而营养状况差的患者,采取静脉高营养疗法,补充水分、电解质及热量。低蛋白血症的患者,应输血或血浆蛋白给予纠正,亦可考虑空肠造瘘进食以改善全身状况。

2.口腔护理

(1)不能进食的患者每日用淡盐水或漱口液漱口。

(2)餐后呕吐后,马上给予漱口或口腔清洁。

(3)术后不能进食期间,每天检查口腔卫生,黏膜有无破损,定时进行口腔护理。

3.术前准备

(1)呼吸道准备:术前戒烟,对患者有慢性支气管炎、肺气肿的患者,应用抗生素、支气管扩张剂并改善肺功能。术前学会有效咳嗽,并练习腹式呼吸。

(2)胃肠道准备

1)术前 3d 改为流质饮食,术前 1d 禁食,对梗阻明显者给予食管冲洗,用庆大霉素、甲硝唑加生理盐水 100ml 经鼻胃管冲洗,以减轻梗阻局部充血水肿,减少术中污染。

2)结肠代食管手术患者,术前 3～5d 口服新霉素、庆大霉素或甲硝唑,术前 2d 进无渣流食,术前日晚进行清洁灌肠。

3)术前留置胃管,如果通过梗阻部位困难时,不能强行置入,以免戳穿食管,可将胃管留在梗阻上方的食管内,待手术中再放入胃内。

4.术前练习 教会患者深呼吸、有效咳嗽、排痰、床上排便等活动。

5.心理护理 患者有进行性吞咽困难、消瘦,对手术的耐受能力差,对治疗缺乏信心,同时对手术存在着一定程度的恐惧心理,向患者说明手术治疗的意义、效果,建立充分信赖的护患关系,使患者认识到手术是彻底的治疗方法,使其乐于接受手术;晚期的患者在接受综合治疗的基础上,共同商讨解决进食的方法。

(二)术后护理

1.做好全身麻醉术后患者的护理

(1)备好术后监护室及各种抢救物品、药品及器材:如备好麻醉床、氧气、吸痰器、胃肠减压器、血压计、输液架、急救车等,使患者回房后能得到及时的安置与监护。

(2)体位:患者回房后,麻醉清醒前,给予去枕平卧位,头偏向一侧,以防呕吐物、分泌物误吸,堵塞呼吸道发生窒息;若有舌后坠应置口咽通气道,待患者清醒后取出,躁动不安者应设专人监护,防止损伤、坠床及身上所带管道的脱落,必要时给予地西泮 10mg 静脉注射。患者清醒,血压、心率稳定后,给予半卧位,抬高床头 30°～45°以利呼吸及胸腔闭式引流,及时排出胸腔内的积液、积气,促使肺复张。

(3)生命体征监测:密切观察患者的神志、体温、脉搏、呼吸、血压、心率、血氧饱和度的变化及胸腔闭式引流量及引流液性质,并及时了解患者术中情况。

(4)吸氧:给予鼻导管或鼻塞持续吸氧,流量为 2～4L/min,监测血氧饱和度变化,根据病情及血氧饱和度变化应持续吸氧 12～18h,以改善组织缺氧状况。

(5)妥善固定好各种引流管,如胸管、尿管、鼻导管。

2.对胸腔闭式引流管患者的观察及护理

(1)经常观察胸管引流是否通畅,负压波动是否明显,并定时做管外挤压,若波动消失,引流量骤减,则有胸管堵塞的可能。

(2)密切观察引流液的颜色、量及性质并记录 24h 总引流量。若术后引流量较多,血性黏稠、色鲜红,且连续 4～6h 每小时引流超过 200ml,则提示胸内有活动性出血的可能,应加快输液、输血速度,严密观察生命体征变化,为二次开胸做好准备。若引流不畅,可致胸内积液、积气,压迫肺组织引起肺不张而致心悸、胸闷、呼吸困难等症状,且胸内出血不能及时被发现而引起失血性休克,老年人还可致心率增快,引起心力衰竭、心律失常等心血管并发症。

(3)观察胸腔闭式引流引流液的性质,引流液呈鲜红色,量多则有胸内出血的可能,若呈咖啡色或黄绿色混浊样,脓性有臭味,则证明已发生吻合口瘘,若呈淡红色每日在 1000ml 左右,则有胸导管损伤的可能。

3.对血压、心率的监测和体温的观察

(1)对血压、心率的观察:应用心电监测仪严密监测血压、心率的变化,及时记录。老年人术后常伴有血压偏高,可酌情减慢输液速度,并根据医嘱应用硝酸甘油静滴,若血压偏低或有波动,应密切观察引流量,加快输液速度,必要时输血。发现心率增快、早搏、异位心律、房颤时应及时通知医生,及时给予处理。

(2)对体温的观察:术后每 4h 测量体温 1 次,体温恢复正常 3d 后改为每日 2 次。若术后体温持续在 38.5℃ 左右或更高,则有术后并发吻合口瘘的可能,应密切观察引流液的性质、颜色、气味,如发现异常,及时报告医生。注意观察切口有无红肿、疼痛、灼热,定时换药,观察切口敷料有无渗出,注意保护切口,避免局部受压过久。

4.保持呼吸道通畅　术后在保证患者充分休息的情况下,鼓励其做有效的咳嗽及深呼吸,及时将痰液排出,防止发生肺不张,痰液黏稠不易咳出时,给予雾化吸入,每 4h 1 次,使呼吸道湿润,痰液稀释,易于咳出。

5.保持胃肠减压持续通畅　患者术后需行持续胃肠减压,及时抽出胃内液体及气体,保持胃处于空虚状态,以减少胃与食管吻合口的张力,促进切口愈合,并可防止胃过度扩张压迫肺,影响呼吸功能。应密切观察胃液的量、颜色及性质,防止胃管脱落,若致脱落,可将营养管拔出 10cm 左右,以代替胃管,效果良好。

6.做好口腔及皮肤护理　术后禁食期间,给予口腔护理,每日用生理盐水漱口 4 次,保持口腔清洁、舒适、口唇湿润,防止口唇干裂及口腔感染。患者从入手术室后一直处于被动体位,回病房血压、心率稳定后,应及时更换体位,防止局部皮肤受压过久产生压疮。

7.饮食护理　食管癌术后需禁饮食 3～4d,肠蠕动恢复后,拔除胃管,术后第 5d 可进无渣流质饮食。以水为主,每次 50ml,每 2h 一次。第 6d 进流质饮食,以米汁为主,每 3h 一次,每次 100ml。第 7d 以鸡蛋汤,稀饭为主,每次 200ml,每 4h 一次。一般于术后第 12d 进半流质饮食,以清淡、易消化的食物为主。食管癌患者手术后饮食应循序渐进、少量多餐,促进消化功能的恢复。

食管癌术后,患者消化道的正常生理状态改变,患者的消化功能会出现一定的改变,所以饮食习惯上要作出相应的调整:术中迷走神经切断,术后患者往往没有饱和饿的感觉,故饮食应少量多餐,不能等到饥饿才进食,视情况一天进食6～7次;患者术后胃的排空功能可能会较差,故餐后适当散步,促进消化和排空。患者正常的胃食管抗反流机制在手术中被破坏,胃内容物容易反流,易引起吻合口炎、吻合口出血,严重者可能出现误吸反流物引起肺炎甚至窒息,故餐后避免卧床,晚上睡前2h禁食,睡觉时尽量把床头抬高15°,避免胃内容物反流。如术后恢复顺利,一般3周左右可以逐渐过渡到正常饮食。术后有可能出现吻合口狭窄,但进食固体食物时对吻合口有一定的扩张作用,故术后不要长期半流质饮食,应逐渐过渡到普食。

8.维持水、电解质平衡　由于患者术前存在不同程度的进食障碍,术后5～7d内不能进食,所以术后早期即可出现水、电解质失调,应及时补充纠正。术后早期亦可发生低钾血症,应尽早防治。

9.早期活动　术后早期活动,可促进肺复张和肺功能的恢复,有利于胸腔闭式引流,促进肠蠕动的恢复,减轻腹胀和防止下肢静脉血栓形成,振奋患者精神,术后应根据患者的病情逐渐增加活动量和活动时间。

10.并发症的预防与护理

(1)肺不张、肺内感染:由于胃上提使胸腔受压、疼痛限制患者呼吸、咳嗽等因素,术后易发生肺不张、肺内感染。患有慢性肺疾病者,术前戒烟、控制肺内感染;术后加强呼吸道管理,叩背、协助患者有效咳嗽。

(2)吻合口瘘:吻合口瘘是食管癌术后最严重的并发症。其次是吻合口周围感染、低蛋白血症、进食不当等。吻合口瘘发生后患者表现为呼吸困难、胸腔积气、积液、恶寒、高热,严重时发生休克。吻合口瘘多发生在术后5～10d。应注意以下几方面的治疗与护理:①矫正低蛋白血症。②保证胃管通畅,避免胃排空不畅增加吻合口张力。③加强患者饮食的护理与监控。吻合口瘘发生后,患者应立即禁饮食,行胸腔闭式引流,抗感染治疗及营养支持疗法。

(三)放疗、化疗护理

放疗2～3周时易出现放射性食管炎,表现为进食烧灼痛。此时患者应避免进干、硬食物,以免发生食管穿孔。放疗期间因病变部位水肿使进食困难加重,应预先向患者作好解释工作。化疗患者常出现恶心、呕吐、脱发、骨髓抑制等反应,要鼓励患者坚持完成化疗,并采取降低副作用的措施。

(四)胃造瘘患者的护理

对于食管癌后期出现食管完全阻塞,而又不能手术切除癌肿的患者,实施胃造瘘术是解决进食简单、有效的方法。

胃造瘘术:在腹部切口,进入腹腔后切开胃前壁,置入一根橡胶管。手术72h后,胃与腹壁的腹膜开始粘连,即可由导管小心灌食。护理方法如下:

1.饮食准备　患者及家属学会选择合适的食物及配制方法。通常一天需要2000～2500ml流质饮食,每3～4h管饲一次,每次300～500ml,可灌食牛奶、蛋花、果汁、米汤、肉沫汤等。备用的饮食存放在冰箱内,灌食前取出,放在热水中加热到与体温相同的温度。

2.用物准备及灌食的环境　治疗盘上放置灌食物品,包括灌食器、温水、导管、纱布、橡皮筋。患者取半卧位。如果患者不能适应这种摄食方式,可用屏风围挡。灌食前评估患者的肠蠕动状况,以便决定灌入多少。

3.灌食操作

(1)将导管一端连在瘘口内的管子上,另一端连接灌食器。

(2)将食物放入灌食器,借重力作用使食物缓慢流入胃内。

(3)借助灌食器的高度或卡压管子来调节进食的流速,速度勿过快,一次勿灌食过多。

(4)灌完后用 20~30ml 温水冲洗导管以免残留食物凝固阻塞,并能保持管内清洁,减少细菌滋生。

(5)取下灌食器,将瘘口内的管子折曲,纱布包裹,用橡皮筋绑紧,再适当地固定在腹壁上。

4.胃造瘘管护理 灌食初期胃造瘘管可数天更换一次,管子只要求清洁,不需无菌。几个星期后也可以拔去管子,在灌食前插入导管即可。

5.胃造瘘口周围皮肤护理 每次灌食后用温水拭净皮肤,必要时在瘘口周围涂氧化锌软膏以减少胃液对皮肤的刺激。

九、健康指导

1.术后患者应注意饮食成分的调配,每天摄取高营养食物,以保持机体处于良好的营养状态。

2.告诉患者术后进干、硬食物时可能会出现轻微哽噎症状,与吻合口扩张程度差有关。如进半流食仍有咽下困难,应来院复诊。

3.告知患者加强口腔卫生护理。结肠代食管的患者可能嗅到粪便气味,该症状与结肠液逆蠕动有关,一般半年后症状逐渐缓解。

4.术后反流症状严重者,睡眠时最好取半卧位,并服用减少胃酸分泌的药物。

(于敏)

第十二节 腹外疝的护理

一、概述

体内某个脏器或组织离开其正常解剖部位,通过先天性或后天性的薄弱点、缺损或孔隙进入另一个部位,称为疝(hernia)。疝多发生于腹部,腹部疝分为腹外疝和腹内疝。腹腔内的脏器或组织连同壁腹膜,经腹壁薄弱点或孔隙,向体表突出所形成的疝,称腹外疝,临床多见,如腹股沟疝、股疝、脐疝、切口疝等。腹腔内的脏器或组织进入腹腔内的间隙囊内而形成的疝称腹内疝,临床少见,如网膜孔疝。

(一)病因与发病机制

腹外疝发病的主要原因是腹壁强度降低和腹内压增高。

1.腹壁强度降低 引起腹壁强度降低的常见因素:

(1)先天性腹壁结构缺损:如精索或子宫圆韧带穿过腹股沟管、脐血管穿过脐环、股动静脉穿过股管处,腹股沟三角区组织结构比较薄弱,并在局部留下结构缺陷,导致腹壁强度降低。

(2)腹白线因发育不全也可成为腹壁的薄弱点。

(3)后天性腹壁缺损或肌肉萎缩:手术切口愈合不良、腹壁神经损伤、外伤、感染、年老、久病、肥胖等所致肌萎缩可使腹壁强度降低。

2.腹内压力增高　腹内压力增高即可引起腹壁解剖结构的病理性变化,又可使腹腔内器官经腹壁薄弱区域或缺损处突出而形成疝。引起腹内压力增高的常见原因有慢性咳嗽、慢性便秘、排尿困难(如前列腺增生症、膀胱结石)、腹水、妊娠、搬运重物、婴儿经常啼哭等。正常人因腹壁强度正常,虽时有腹内压增高的情况,但不致发生疝。

(二)病理解剖

典型的腹外疝由疝环、疝囊、疝内容物和疝外被盖4部分组成。

1.疝环　又称疝门,是疝突向体表的门户,为腹壁薄弱区或缺损所在。临床上各类疝通常以疝门部位来命名,如腹股沟疝、股疝、脐疝、切口疝等。

2.疝囊　壁腹膜经疝环向外突出所形成的囊袋状结构,可呈梨形、卵圆形或半球形,由囊颈、囊体和囊底三部分组成,其中囊颈是疝囊比较狭窄的部分,是疝环所在的位置。

3.疝内容物　是进入疝囊的腹内脏器或组织,以小肠最为多见,大网膜次之。盲肠、阑尾、乙状结肠、横结肠、膀胱等作为疝内容物进入疝囊较少见。

4.疝外被盖　指疝囊以外的各层组织,通常为筋膜、皮下组织和皮肤等。

(三)临床类型

腹外疝根据疝回纳难易程度和血供情况可分为以下临床类型。

1.易复性疝　临床上最常见,疝内容物很容易回纳入腹腔,称为易复性疝,也称单纯性疝。患者在站立、行走、咳嗽等腹内压增高时突出,于平卧、休息或用手将疝内容物向腹腔推送时可回纳入腹腔。

2.难复性疝　疝内容物不能或不能完全回纳入腹腔内,但并不引起严重症状者,称难复性疝。如疝内容物反复突出,致使疝囊颈摩擦受损,产生粘连,疝内容物不能回纳,是较常见的原因。此类疝内容物多数是大网膜。由于疝内容物多,病程长,腹壁缺损大,腹壁已完全丧失抵挡疝内容物突出的作用,也常难以回纳。滑动性疝也属难复性疝,常见于病程较长的巨型腹股沟斜疝,因内容物进入疝囊时产生的下坠力量将囊颈上方的腹膜逐渐推向疝囊,尤其是髂窝区后腹膜与后腹壁结合得极为松弛,更易被推移,以致盲肠(包括阑尾)、乙状结肠或膀胱随之下移而成为疝囊壁的一部分(图8-9)。

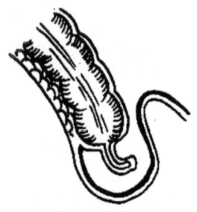

图8-9　滑动性疝

难复性疝同易复性疝一样,其内容物并无血运障碍,故无严重的临床症状。

3.嵌顿性疝　疝环较小而腹内压突然增高时,疝内容物可强行扩张疝囊颈而进入疝囊,随后因囊颈的弹性回缩而将内容物卡住,使其不能回纳,称为嵌顿性疝。如其内容物为肠管,导致肠壁瘀血和水肿,疝囊内肠壁及其系膜逐渐增厚,颜色由正常的淡红色逐渐转为深红色;囊内可有淡黄色渗液积聚,使肠管受压加重,更难以回纳,可出现肠梗阻的症状。此时肠系膜内动脉的搏动可扪及。嵌顿若能及时解除,病变肠管可恢复正常。

4.绞窄性疝 嵌顿如不能及时解除,肠管及其系膜受压情况不断加重可使动脉血流减少,最后导致完全阻断,即为绞窄性疝。此时肠系膜动脉搏动消失,肠壁逐渐失去光泽、弹性和蠕动能力,最终坏死变黑。疝囊内渗液变为淡红色或暗红色。如当肠壁发生溃烂、穿孔时,可导致囊内继发感染,疝囊内的渗液则为脓性;感染严重时,可引起疝外被盖组织的急性蜂窝织炎或脓肿;若自体表穿破则形成粪瘘;感染侵及腹膜则可引起急性弥漫性腹膜炎。

嵌顿性疝和绞窄性疝实际上是一个病理过程的两个阶段,临床上很难截然区分。儿童的疝发生嵌顿后,因疝环组织比较柔软,很少发生绞窄。

二、腹股沟疝

发生在腹股沟区的腹外疝,统称为腹股沟疝,包括腹股沟斜疝和腹股沟直疝,以斜疝多见。疝囊经过腹壁下动脉外侧的腹股沟管深环(内环)突出,向内、向下、向前斜行经过腹股沟管,再穿出腹股沟管浅环(皮下环),并可进入阴囊,称为腹股沟斜疝。是最常见的腹外疝,发病率占全部腹外疝的 75%～90%,占腹股沟疝的 85%～95%,多见于儿童及成年人。经腹壁下动脉内侧的直疝三角区直接由后向前突出,不经过内环,也不进入阴囊,称为腹股沟直疝,多见于老年人。

(一)腹股沟区解剖概要

腹股沟区是位于下腹部前外侧壁、左右各一的三角形区域,其下界为腹股沟韧带,内界为腹直肌外缘,上界为髂前上棘至腹直肌外侧缘的水平线。

1.腹股沟区解剖层次 腹股沟区解剖层次由浅入深,有以下几层:①皮肤、皮下组织和浅筋膜。②腹外斜肌。③腹内斜肌和腹横肌。④腹横筋膜。⑤腹膜外脂肪和壁腹膜。

2.腹股沟管 位于腹前壁、腹股沟韧带内上方,大体相当于腹内斜肌、腹横肌弓状下缘与腹股沟韧带之间的斜行裂隙。成人腹股沟管长 4～5cm。以深环为起点,腹股沟管由外向内、由上向下、由深向浅斜行,女性腹股沟管内有子宫圆韧带通过,男性则有精索通过,有两口和四壁。

(1)腹股沟管两口:①内口即腹股沟管深环(内环或腹环),是位于腹股沟中点上方 2cm、腹壁下动脉外侧处,男性精索或女性子宫圆韧带穿过腹横筋膜而形成的卵圆形裂隙。②外口即腹股沟浅环(外环或皮下环),是腹外斜肌腱膜纤维在耻骨结节外上方形成的一个三角形裂隙,其大小一般可容纳 1 指尖。

(2)腹股沟管四壁:①前壁为皮肤、皮下组织和腹外斜肌腱膜,但前壁外侧 1/3 部分尚有腹内斜肌覆盖。②后壁为腹横筋膜和腹膜,其后壁内侧 1/3 尚有腹股沟镰。③上壁为腹内斜肌、腹横肌的弓状下缘。④下壁为腹股沟韧带和腔隙韧带。

3.直疝三角 直疝三角又称海氏三角,其外侧边是腹壁下动脉,内侧边为腹直肌外侧缘,底边为腹股沟韧带。腹股沟直疝即在此由后向前突出,故称直疝三角。此处腹壁缺乏完整的腹肌覆盖,且腹横筋膜又比周围部分薄,故易发生疝。

(二)病因与发病机制

1.腹股沟斜疝 有先天性和后天性因素。

（1）先天性解剖异常：胚胎早期，睾丸位于腹膜后第 2～3 腰椎旁，以后逐渐下降，在未来的腹股沟深环处带动腹膜、腹横筋膜以及各肌经腹股沟管逐渐下移，并推动皮肤而形成阴囊；随之下移的腹膜形成鞘突，睾丸紧贴于鞘突后壁。婴儿出生后，若鞘突不闭锁或闭锁不完全，就成为先天性腹股沟斜疝的疝囊，当啼哭、排便等致腹内压力增加时，肠管、大网膜等即可进入未闭锁或闭锁不完全的鞘突形成疝（图 8－10）。右侧睾丸下降比左侧略晚，鞘突闭锁也较迟，故右侧腹股沟疝较多。

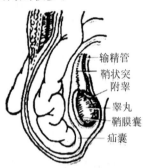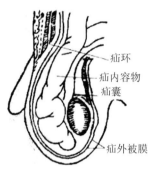

输精管
鞘状突
附睾
睾丸
鞘膜囊
疝囊

疝环
疝内容物
疝囊

疝外被膜

图 8－10　先天性斜疝和后天性斜疝

（2）后天性腹壁薄弱或缺损：任何腹外疝都存在腹横筋膜不同程度的薄弱或缺损。此外，腹横肌和腹内斜肌发育不全或萎缩对发病也起重要作用。当腹横筋膜、腹横肌发育不全或萎缩时，在其收缩时就不能牵拉凹间韧带到合适的位置以在腹内斜肌深面关闭腹股沟深环，当腹内压增加时，深环处的腹膜自腹壁薄弱处向外突出形成疝囊，腹腔内脏器、组织随之进入疝囊（图 8－10）。

2. 腹股沟直疝　腹内斜肌发育不全或萎缩时，腹内斜肌无法再收缩时向腹股沟韧带靠拢以加强腹股沟管前壁。因此，腹内斜肌弓状下缘发育不全、萎缩或位置偏高者易发生腹股沟直疝。

（三）临床表现

1. 腹股沟斜疝

（1）易复性斜疝：腹股沟区有肿块和偶有胀痛，无其他症状。肿块常在腹内压增加如站立、行走、咳嗽或劳动时出现，多呈带蒂柄的梨形，可降至阴囊或大阴唇。这一表现是腹股沟斜疝和直疝的区别。用手按肿块同时嘱患者咳嗽，可有冲击感。当患者平卧休息或用手将肿块向腹腔推送时，肿块可向腹腔回纳而消失。回纳后，以手指通过阴囊皮肤伸入浅环，可感觉浅环扩大，腹壁软弱；此时嘱患者咳嗽，指尖有冲击感。用手指紧压腹股沟管深环，让患者起立并咳嗽，疝块并不出现；一旦移去手指，则可见疝块由外上向内下突出。疝内容物若为肠襻，肿块触之柔软、光滑，叩之呈鼓音，回纳疝块时有阻力，一旦回纳，疝块即消失，并常在肠襻回纳入腹腔时发出咕噜声。若疝内容物为大网膜，则肿块坚韧，叩诊呈浊音，回纳缓慢。

（2）难复性斜疝：特点是疝块不能完全回纳并伴有胀痛。滑动性斜疝除了疝块不能完全回纳外，还有消化不良和便秘等症状。

（3）嵌顿性斜疝：表现为疝块突然增大，并伴有明显疼痛，平卧或用手推送不能使疝块回纳。肿块张力高且硬度大，有明显触痛。多发生在强体力劳动或用力排便等腹内压骤增时。若疝内容物如为大网膜，局部疼痛常较轻微；如为肠襻，不仅局部疼痛明显，还可伴有腹部绞痛、恶心、呕吐、停止排便排气、腹胀等机械性肠梗阻的表现。疝一旦嵌顿，自行回纳的机会较少，多数患者症状逐步加重，如不及时处理，终将发展为绞窄性疝。肠管壁疝嵌顿时，由于局部肿块不明显，又不一定会有肠梗阻的表现，容易被忽略。

（4）绞窄性斜疝：在肠襻坏死穿孔时，疼痛可因疝块压力骤降而暂时有所缓解，故疼痛减轻而肿块仍存在者，不可认为是病情好转，应高度重视。绞窄时间较长者，可因疝内容物继发感染，侵及周围组织，引起疝外被盖组织的急性炎症，严重者可发生脓毒血症。

2.腹股沟直疝　直疝主要表现为患者站立时，在腹股沟内侧端、耻骨结节外上方出现一半球形肿块，并不伴有疼痛或其他症状。由于直疝囊颈宽大，疝内容物直接由后向前顶出，故平卧后疝块多能自行回纳腹腔而消失，极少发生嵌顿。直疝不会进入阴囊，疝内容物常为小肠或大网膜。腹股沟直疝常见于年老体弱者，其临床特点有别于腹股沟斜疝（表8－3）。

表8－3　斜疝和直疝的临床鉴别

项目	斜疝	直疝
发病年龄	见于儿童及成年人	仅见于老年人
突出途径	经腹股沟管突出可进阴囊	由直疝三角突出，不进阴囊
疝块外形	椭圆或梨形，上部呈蒂状柄	半球形，基底较宽
回纳疝块后压住深环	疝块不再突出	疝块仍可突出
精索与疝囊的关系	精索在疝囊后方	精索在疝囊前外方
疝囊颈与腹壁下动脉的关系	疝囊颈在腹壁下动脉外侧	疝囊颈在腹壁下动脉内侧
嵌顿机会	较多	极少

（四）实验室及其他检查

1.透光试验　用透光试验检查肿块，因疝块不透光，故腹股沟斜疝呈阴性，而鞘膜积液多为透光（阳性），可以此鉴别。但幼儿的疝块，因组织菲薄，常能透光，勿与鞘膜积液混淆。

2.实验室检查　非感染时血常规正常。疝内容物继发感染时，血常规检查提示白细胞计数和中性粒细胞比例升高；粪便检查显示潜血试验阳性或见白细胞。

3.影像学检查　疝嵌顿或绞窄时X线检查可见肠梗阻征象。

（五）治疗要点

1.非手术治疗　对于1岁以下婴幼儿、年老体弱或伴有其他严重疾病而禁忌手术，可采取非手术治疗方法：

（1）棉线束带法或绷带压迫：因为婴幼儿腹肌可随躯体生长逐渐强壮，疝有自行消失的可能，故本法适用于1岁以下婴幼儿。可采用棉线束带或绷带压住腹股沟管深环，防止疝块突出。

（2）医用疝带的使用：适用于年老体弱或伴有其他严重疾病而禁忌手术者。白天可在回纳疝内容物后，将医用疝带一端的软压垫顶住疝环，阻止疝块突出。但长期使用疝带可使疝囊颈经常受摩擦而增厚，增加疝嵌顿的发病率，并可促使疝囊与疝内容物粘连，增加难复性疝的发病率。

（3）手法复位：①嵌顿时间在3～4h内，局部压痛不明显，也无腹部压痛或腹肌紧张等腹膜刺激征者。②年老体弱或伴有其他较严重疾病而估计肠襻尚未绞窄坏死者。手法复位后应严密观察患者腹部体征变化，有无压痛、反跳痛、肌紧张等腹膜炎的表现。若手法复位失败，则行手术治疗。

2.手术治疗　腹股沟疝最有效的治疗方法是手术修补。手术的基本原则是关闭疝门即

内环口,加强或修补腹股沟管壁。手术方法归纳为 3 种:

(1)传统的疝修补术:其基本原则是高位结扎疝囊、加强或修补腹股沟管壁。

1)疝囊高位结扎术:单纯性疝囊高位结扎适用于婴幼儿或儿童以及绞窄性斜疝因肠坏死而局部严重感染者。婴幼儿的腹肌在发育中可逐渐强壮而使腹壁加强,单纯疝囊高位结扎就能获得满意的治疗效果,无需修补术。

2)疝囊高位结扎加疝修补术:成年腹股沟疝患者都存在程度不同的腹股沟管前壁或后壁的薄弱或缺损,在疝囊高位结扎后,加强或修补薄弱的腹股沟管前壁或后壁,达到彻底治疗。

(2)无张力疝修补术:传统的疝修补术存在缝合张力大、局部有牵拉感、疼痛及修补的组织愈合差、易复发等缺点。现代疝手术强调在无张力情况下,利用人工高分子修补材料进行缝合修补,具有创伤小、术后疼痛轻、康复快、复发率低等优点。无张力疝修补术应用合成纤维网片填补腹股沟管的前壁或后壁。无张力疝修补术从不同程度上弥补了传统修补术的不足,但人工材料毕竟属异物,都有潜在的排异和感染的危险。但是嵌顿性疝行急诊手术时以及腹股沟管未发育完全的儿童不提倡使用人工补片技术。

(3)经腹腔镜疝修补术:基本原理是从腹腔内部用网片加强腹壁缺损或用钉(缝线)使内环缩小。腹腔镜腹股沟疝修补术手术可同时检查双侧腹股沟疝和股疝,有助于发现亚临床的对侧疝并同时予以修补。随着微创技术的不断提高,现在临床应用比较广泛。但腹腔镜腹股沟疝修补术对技术设备要求高,需全身麻醉,手术费用高。

(4)嵌顿性疝和绞窄性疝的手术处理:嵌顿性疝和绞窄性疝原则上需紧急手术治疗。如嵌顿的时间短可根据患者的情况尝试手法复位。

(六)常见护理诊断/问题

1.疼痛　与疝块嵌顿或绞窄、手术后切口张力较大有关。

2.知识缺乏　缺乏有关腹外疝病因及缺乏预防腹内压升高的有关知识。

3.潜在并发症　术后阴囊水肿、切口感染、术后复发。

4.焦虑、恐惧　与疝块反复突出影响工作和生活以及担心手术治疗效果等有关。

(七)护理措施

1.非手术治疗护理

(1)卧床休息:疝块较大者应告知患者减少活动,多卧床休息;建议患者离床活动时使用疝带压住疝内环口,避免腹腔内容物脱出而造成疝嵌顿。

(2)消除引起腹内压升高的因素:有慢性咳嗽、腹水、便秘、排尿困难、妊娠等可引起腹内压升高的因素而暂不行手术者,积极治疗原发病,控制症状。指导患者注意保暖,预防呼吸道感染,指导吸烟患者戒烟;养成良好的排便习惯,多饮水、多吃蔬菜等粗纤维食物,保持排便通畅;妊娠期间在活动时可使用疝带压住疝环口。

(3)嵌顿性/绞窄性疝的护理

1)病情观察:观察患者疼痛性状及病情变化,若出现明显腹痛,伴疝块突然增大、发硬且触痛明显、不能回纳腹腔,应高度警惕嵌顿疝发生的可能,立即报告医师,并配合处理。

2)护理:若发生疝的嵌顿、绞窄,引起肠梗阻等情况,应予禁食、胃肠减压,纠正水、电解质及酸碱平衡失调、抗感染,必要时备血。做好急诊手术准备。行手法复位的患者,若疼痛剧烈,如排除患者无腹膜炎的体征,可根据医嘱注射吗啡或哌替啶,以止痛、镇静并松弛腹肌。手法复位后 24h 内严密观察患者生命体征,尤其是脉搏、血压的变化,注意观察腹部情况,注意有无腹膜炎或肠梗阻的表现。如有这些表现,配合医师做好紧急手术探查的准备。

(4)棉线束带或绷带压迫深环的护理:1岁以内婴幼儿若疝较小或未发生嵌顿或绞窄,一般暂不行手术治疗。可用棉线束带法或绷带压住深环,以防疝块突出。在使用棉线或绷带时应注意局部皮肤的血运情况,睡觉时可不用。避免长时间的哭闹,防止嵌顿疝的形成。

(5)完善术前准备:除上述护理措施外,要做好患者心理护理,向患者讲解手术目的、方法、注意事项等,关心、鼓励患者,稳定患者的情绪,使其能积极配合治疗及护理。非急诊手术术前准备还应注意:①消除腹内压增高的因素,术前两周应戒烟。注意保暖,防止感冒;多饮水,多吃蔬菜等富含纤维素的饮食,保持大便通畅。对有咳嗽、便秘、排尿困难的患者必须先进行治疗,症状缓解后才能手术。对年老体弱、腹壁肌肉薄弱或复发疝的患者,术前应加强腹壁肌肉锻炼,并练习卧床排尿、使用便器等。②严格备皮,术前半小时完成阴囊及会阴部位的皮肤准备,注意勿划破皮肤,若发现有毛囊炎等炎症表现,必要时应暂停手术。③便秘者,术前晚灌肠,清除肠内积粪,防止术后腹胀及排便困难。④患者进入手术室前,嘱其排尿,排空膀胱以防术中误伤膀胱。

2.术后护理

(1)休息与活动:术后当日取平卧位,膝下垫一软枕,使髋关节微屈,以降低腹股沟区切口张力和减少腹腔内压力,利于切口愈合和减轻切口疼痛。次日可改为半卧位。术后卧床期间鼓励床上翻身及活动肢体;传统疝修补术后3～5d患者可离床活动,采用无张力疝修补术的患者一般术后次日即可下床活动,年老体弱、复发性疝、绞窄性疝、巨大疝等患者可适当推迟下床活动的时间。

(2)饮食护理:术后6～12h,患者若无恶心、呕吐,可进流质,次日可进软食或普食。行肠切除肠吻合术者术后应禁食,胃肠减压,须待肠功能恢复后方可进流食,逐渐过渡为半流食、普食。

(3)防止腹内压升高:注意保暖,防止受凉引起咳嗽;指导患者在咳嗽时用手掌按压,以保护切口和减轻震动引起的切口疼痛。鼓励患者多饮水、多吃粗纤维食物,保持排便畅通,便秘者给予通便药物,避免用力排便。因麻醉或手术刺激引起尿潴留者,可肌内注射氨甲酰胆碱或针灸,促进膀胱平滑肌的收缩,必要时导尿;积极预防各种引起腹内压增高的因素,以免疝复发。

(4)减轻疼痛:取舒适卧位,保持病室安静;听轻音乐转移注意力;必要时遵医嘱应用止痛药。

(5)并发症的护理

1)预防阴囊水肿:因阴囊海绵组织比较松弛、位置低,渗血、渗液易积聚于此。为避免阴囊内积血、积液和促进淋巴回流,术后可用丁字带或棉毛巾托起阴囊,并密切观察阴囊肿胀情况。

2)预防切口感染:一般疝修补术为无菌手术,不应发生感染。而绞窄性疝行肠切除、肠吻合术,切口感染发生的机会大大增加。切口感染是引起疝复发的主要原因之一,一旦发现切口感染征象,应尽早处理。预防切口感染的措施包括:①病情观察:注意体温和脉搏的变化;观察切口有无红、肿、疼痛,阴囊部有无出血、血肿。②切口护理:切口一般不需加沙袋压迫,有切口血肿时应予适当加压;保持切口敷料清洁干燥、不被粪尿污染;若敷料脱落或被污染,应及时给予换药。③抗生素使用:绞窄性疝行肠切除、肠吻合术后,易发生切口感染,术后须合理应用抗生素。

（八）健康指导

1.相关疾病知识介绍　向患者解释造成腹外疝的原因和诱发因素、手术治疗的必要性，了解患者的顾虑所在，尽可能地予以解除，使其安心配合治疗。对拟采用无张力疝修补术的患者，介绍补片材料的优点及费用等。

2.出院指导　①活动指导：患者出院后应逐渐增加活动量，3个月内应避免重体力劳动如提举重物等。②饮食指导：调整饮食习惯，多进食粗纤维食物，多食水果、蔬菜，保持排便畅通。③防止复发：减少和消除引起腹外疝复发的危险因素，并注意避免做增加腹内压的动作如剧烈咳嗽、用力排便等。④定期随访：若疝复发，应及早诊治。

三、股疝和其他腹外疝

（一）股疝

腹腔内器官或组织通过股环、经股管向卵圆窝突出形成的疝，称为股疝。股疝的发病率占腹外疝的3%～5%，多见于40岁以上经产妇。

1.股管解剖概要　股管是一狭长的漏斗形间隙，长1～1.5cm，内含脂肪、疏松结缔组织和淋巴结，股管有上下两口。上口称股环，直径约1.5cm，有股环隔膜覆盖，其前缘为腹股沟韧带，后缘为耻骨梳韧带，内缘为腔隙韧带，外缘为股静脉；下口为卵圆窝，是股部深筋膜（阔筋膜）上的薄弱部分，覆有一层薄膜，称筛状板。卵圆窝位于腹股沟韧带内侧端的下方，下肢大隐静脉在此处穿过筛状板进入股静脉。

2.病因　女性骨盆较宽大，联合肌腱和腔隙韧带较薄弱，使股管上口宽大松弛而易发病。妊娠使腹内压增高是股疝形成的主要原因。

3.病理生理　在腹内压增高的情况下，朝向股管上口的腹膜，被下坠的腹内脏器推向下方，经股环向股管突出而形成股疝。疝块进一步发展，即由股管下口顶出筛状板而至皮下层。疝内容物常为大网膜或小肠。由于股管几乎是垂直的，疝块在卵圆窝处向前转折时形成一锐角，且股管本身较小，周围多为坚韧的韧带，因此股疝容易嵌顿。在腹外疝中，股疝嵌顿者最多，高达60%。一旦嵌顿，可迅速发展为绞窄性疝。

4.临床表现　平时无症状，多偶然发现。疝块通常不大，表现为腹股沟韧带下方卵圆窝处有一半球形突起。易复性股疝的症状较轻，常不为患者所注意，尤其在肥胖者更易疏忽。一部分患者可在久站或咳嗽时感到患处胀痛，并有可复性肿块。因疝囊外常有很多脂肪堆积，故平卧回纳内容物后，疝块有时不能完全消失。股疝若发生嵌顿，除引起局部明显疼痛外，也常伴有较明显的急性机械性肠梗阻，严重者甚至可以掩盖股疝的局部症状。

5.治疗要点　因股疝极易嵌顿、绞窄，确诊后，应及时手术治疗，目的是关闭股环、封闭股管。对于嵌顿性或绞窄性股疝，则应紧急手术。最常用的手术是McVay修补法。也可采用无张力疝修补法或经腹腔镜疝修补术。

（二）切口疝

切口疝是发生于腹壁手术切口处的疝，指腹腔内器官或组织自腹壁手术切口突出形成的疝。临床上比较常见，其发生率约为腹外疝的第三位。腹部手术后切口一期愈合者，切口疝的发病率通常在以下；若切口发生感染，发病率可达10%；若切口裂开再缝合者，发病率可高达30%。

1. 病因

（1）解剖因素：腹部切口疝多见于腹部纵向切口。除腹直肌外，腹壁各层肌及筋膜、鞘膜等组织的纤维大都是横向走行的，纵向切口必然切断上述纤维；缝合时，缝线容易在纤维间滑脱；而已缝合的组织又经常受到肌肉的横向牵引力而易发生切口裂开。此外，因肋间神经被切断，腹直肌强度降低。

（2）手术因素：手术操作不当是导致切口疝的重要原因。其中切口感染所致腹壁组织破坏引起的腹部切口疝占50%左右。其他如留置引流管过久，切口过长以致切断肋间神经过多，腹壁切口缝合不严密，缝合时张力过大而致组织撕裂等情况均可导致切口疝的发生。

（3）切口愈合不良：切口愈合不良也是引起切口疝的一个重要因素。切口内血肿形成、肥胖、高龄、合并糖尿病、营养不良或使用皮质激素不当等，均可导致切口愈合不良。

（4）腹内压过高：手术后腹胀明显或肺部并发症导致剧烈咳嗽而致腹内压骤增，也可导致切口内层裂开。

2. 临床表现

（1）症状：多数患者无特殊不适。主要表现为腹壁切口处出现肿块，较大的切口疝有腹部牵拉感，伴食欲减退、恶心、便秘、腹部隐痛等表现。多数切口疝无完整疝囊，疝内容物易与腹膜外腹壁组织粘连而成为难复性疝，有时还伴有不完全性肠梗阻表现。

（2）体征：主要体征是腹壁切口瘢痕处逐渐膨隆，有肿块出现。肿块通常在站立或用力时更为明显，平卧休息时则缩小或消失。疝内容物有时可达皮下，若为肠管，常可见到肠型和肠蠕动波。疝内容物回纳后，多数能扪及腹肌裂开所形成的疝环边缘。切口疝疝环一般比较宽大，很少发生嵌顿。

3. 治疗要点　处理原则是手术修补。

（1）较小的切口疝：手术基本原则是切除疝表面的原手术切口瘢痕，显露疝环并沿其边缘解剖出腹壁各层组织，回纳疝内容物后，在无张力的条件下拉拢疝环边缘，逐层细致缝合健康的腹壁组织，必要时重叠缝合。

（2）较大的切口疝：因腹壁组织萎缩范围过大，在无张力前提下拉拢健康组织有一定困难，可用人工高分子修补材料或自体筋膜组织进行修补，以避免术后复发。

（三）脐疝

腹腔内器官或组织通过脐环突出形成的疝称为脐疝，临床上脐疝有小儿脐疝和成人脐疝之分，以小儿脐疝多见。

1. 小儿脐疝　为先天性，因脐环闭锁不全或脐部组织不够坚固，经常啼哭和便秘导致腹内压增高时发生，多属易复性。临床上表现为啼哭时出现脐部肿块，安静平卧时肿块消失。疝囊颈一般不大，但极少发生嵌顿和绞窄。临床发现未闭锁的脐环迟至2岁时能自行闭锁，因此除了脐疝嵌顿或穿破等紧急情况外，小儿2岁之前可采取非手术治疗，在回纳疝块后，用大于脐环、外包纱布的硬币或小木片抵住脐环，然后用胶布或绷带固定勿使之移动。6个月以内的婴儿采用此法治疗，疗效较好。小儿满2岁后，如脐环直径仍大于1.5cm，则可手术治疗。原则上，5岁以上儿童的脐疝均应采取手术治疗。

2. 成人脐疝　为后天性，多见于中年经产妇，也见于肝硬化腹水、肥胖等患者。脐环处有脐血管穿过，是腹壁的薄弱点；此外，由于妊娠或腹水等原因腹内压长期增高，引起腹壁结构发生病理性结构变化，从而降低了腹壁强度。同时，腹内压也促使腹腔内器官或组织通过脐环形成疝。由于疝环狭小,成人脐疝发生嵌顿或绞窄者较多。孕妇或肝硬化腹水者,如伴发脐疝,有时会发生自发性或外伤性穿破。成人脐疝应采取手术治疗。脐疝手术修补的原则是切除疝囊,缝合疝环,必要时重叠缝合疝环两旁的组织。

(王璐)

第十三节　腹部损伤的护理

腹部损伤指由各种原因所致的腹壁和(或)腹腔内脏器损伤,在外科急症中常见,占非战时各种损伤的0.4%~1.8%,战争场合可高达50%左右。腹腔内实质性脏器或大血管损伤时,可因大出血而死亡。空腔脏器受损破裂时,常并发严重的腹腔感染而威胁生命。因此,早期、正确的诊断和及时、有效的处理是降低腹部损伤患者死亡率的关键。

一、病因与分类

1.根据体表有无伤口分类

(1)开放性损伤:腹壁伤口穿破腹膜为穿透伤,多伴内脏损伤。腹膜无破损者为非穿透伤,偶伴内脏损伤。其中投射物有入口和出口者为贯通伤,有入口无出口者为非贯通伤(也称盲管伤)。多由刀刺、枪弹、弹片等各种锐器或火器伤所引起,其常见受损的腹腔脏器依次为肝、小肠、胃、结肠、大血管等。

(2)闭合性损伤:体表无伤口,损伤可能仅局限于腹壁,也可同时伴有内脏损伤。常由高处坠落、碰撞、冲击、挤压、拳打脚踢等钝性暴力因素所致,常见受损腹腔脏器依次为脾、肾、小肠、肝、肠系膜等。

2.根据损伤的腹内脏器性质分类

(1)实质性脏器损伤:临床上最常见的是脾破裂,其次为肾、肝、胰。因为这些器官的位置比较固定,组织结构脆弱,血供丰富,比其他脏器更容易损伤。

(2)空腔脏器损伤:上腹受到碰撞、挤压时,可使比较固定的胃窦、十二指肠水平部或胰腺被压在脊柱上而断裂;肠道的固定部分(上段空肠、末段回肠、粘连的肠管等)比活动部分更易受损;空腔脏器在充盈时(胃饱餐后、膀胱未排空等)比排空时更易破裂;胰、十二指肠、膈、直肠等由于解剖位置较深,损伤发生率较低。

二、临床表现

因伤情不同,腹部损伤后的临床表现有很大的差异。轻度的腹部损伤,可无明显症状和体征。而严重者则可出现休克甚至处于濒死状态。实质性脏器损伤的临床表现以内出血为主要表现,而空腔脏器损伤后是以腹膜炎为主要表现。如果两类脏器同时破裂,则出血性表现和腹膜炎可同时存在。

1.实质性脏器损伤的临床表现

(1)症状

1)失血性表现:肝、脾、胰、肾等实质性脏器损伤或大血管损伤时,主要表现为腹腔内(或腹膜后)出血和出血性休克症状,患者表现为面色苍白、脉率加快,严重时脉搏微弱、血压不稳、尿量减少,甚至出现休克。

2)腹痛:多呈持续性,一般不严重,腹膜刺激征并不剧烈。但若肝、脾受损导致胆管、胰管断裂,胆汁或胰液漏入腹腔可出现剧烈的腹痛和明显的腹膜刺激征。肩部放射痛常提示肝(右)或脾(左)损伤,在头低位数分钟后尤为明显。

(2)体征:移动性浊音是内出血晚期体征,对早期诊断帮助不大。肾脏损伤时可出现血尿。肝、脾包膜下破裂或系膜、网膜内出血,腹部触诊可扪及腹部肿块。

2.空腔脏器损伤的临床表现

(1)症状:胃肠道、胆道、膀胱等破裂时,消化道内容物、胆汁或尿液进入腹腔,主要表现为弥漫性腹膜炎,患者出现持续性的剧烈腹痛,伴恶心、呕吐等胃肠道症状,稍后出现体温升高、脉率增快、呼吸急促等全身性感染中毒症状,严重者可发生感染性休克。空腔脏器损伤也可有某种程度的出血,但出血量一般不大,除非邻近的大血管有合并损伤,可出现呕血、黑粪等;直肠损伤时可出现鲜红色血便。

(2)体征:有典型腹膜刺激征,其程度因进入腹腔的空腔脏器内容物不同而异。胃液、胆汁或胰液对腹膜的刺激最强,肠液次之,血液最轻。空腔脏器破裂后患者可有气腹征,腹腔内游离气体常致肝浊音界缩小或消失。可因肠麻痹而出现腹胀,肠鸣音减弱或消失。直肠损伤时,直肠指检可发现直肠内出血,有时还可扪及直肠破裂口。

三、实验室及其他检查

1.实验室检查　腹腔内实质性脏器破裂出血时,血红细胞、血红蛋白、血细胞比容等数值下降,白细胞计数略有升高。空腔脏器破裂时,白细胞计数和中性粒细胞比例明显上升。胰腺、胃十二指肠损伤时,血、尿淀粉酶多见升高。泌尿系统损伤时,尿常规检查多发现血尿。

2.影像学检查

(1)B超检查:主要用于诊断实质性脏器的损伤,能提示脏器损伤的部位和程度。若发现腹腔内积液和积气,则有助于空腔脏器破裂或穿孔的诊断。

(2)X线检查:腹腔游离气体是胃肠道(主要是胃、十二指肠和结肠,少见于小肠)破裂的主要证据,立位腹部平片表现为膈下新月形阴影。腹膜后积气(可有典型的花斑状阴影)提示腹膜后十二指肠或结直肠穿孔。右膈肌升高及右下胸肋骨骨折,提示有肝破裂的可能。

(3)CT检查:能清晰地显示肝、脾、肾等脏器的被膜是否完整、大小及形态结构是否正常。比B超更准确。但CT检查对肠管损伤的价值不大。

(4)其他影像学检查:①选择性血管造影适用于经上述方法未能证实,但仍怀疑肝、脾、胰、肾、十二指肠等脏器损伤者。②MRI对血管损伤和某些特殊部位的血肿如十二指肠壁间血肿的诊断很有帮助。③磁共振胰胆管造影(magnetic resonance cholangiopancreatography,MRCP)适用于胆道损伤的诊断。

3.诊断性腹腔穿刺术和腹腔灌洗术　诊断阳性率可达90%以上,对于判断腹腔脏器有无损伤和哪一类脏器损伤有很大帮助。

(1)禁忌证:①严重腹内胀气者。②妊娠后期。③既往手术或炎症造成腹腔内广泛粘连者。④躁动不能合作者。

(2)诊断性腹腔穿刺术:通过肉眼观察和穿刺液涂片检查判断穿刺液的性质。①若为不凝血,提示为实质性脏器或大血管破裂所致的内出血,因腹膜的去纤维作用使血液不凝固。②若抽得血液迅速凝固,多为误入血管或血肿所致。③胰腺或胃十二指肠损伤时,穿刺液中淀粉酶含量增高。在 B 超引导下行腹腔穿刺,使穿刺阳性率得到提高。

(3)诊断性腹腔灌洗术:将腹腔灌洗液进行肉眼或显微镜下检查,必要时涂片、培养或检测淀粉酶含量。

4.诊断性腹腔镜探查 可直接观察损伤脏器的确切部位及损伤程度,判断出血的来源,其损伤比剖腹探查小。由于 CO_2 气腹可引起高碳酸血症和因抬高膈肌而影响呼吸,大静脉损伤时更有发生二氧化碳栓塞的危险,故应选无气腹腔镜探查的方法。

四、治疗要点

1.急救处理 首先处理对生命威胁最大的损伤。评估患者有无心跳、呼吸骤停、明显的大出血、开放性气胸或张力性气胸。如无上述情况,则立即处理腹部创伤。实质性脏器损伤常发生威胁生命的大出血,应比空腔脏器损伤处理更为紧急。

2.非手术治疗 关键是要观察是否合并腹腔内脏器损伤。

(1)适应证:①暂时不能确定有无内脏损伤者。②诊断明确,为轻度的单纯性实质性脏器损伤、生命体征稳定者。③血流动力学稳定、收缩压 12.0kPa(90mmHg)以上、心率小于 100 次/min。④无腹膜炎体征。⑤未发现其他脏器的合并伤。

(2)治疗措施:①密切观察病情变化,尽早明确诊断。②输血、输液,防治休克。③应用广谱抗生素,预防或治疗可能存在的腹腔内感染。④禁饮食,疑有空腔脏器破裂或明显腹胀时行胃肠减压。⑤对腹部损伤较严重的患者,在非手术治疗的同时做好手术前准备。

3.手术治疗

(1)适应证:已确诊为腹腔内脏器破裂者应及时手术治疗。在非手术治疗期间,经观察仍不能排除腹内脏器损伤或在观察期间出现以下情况时,应终止观察,及时行手术探查,必要时在积极抗休克的同时进行手术:①腹痛和腹膜刺激征进行性加重或范围扩大。②肠鸣音逐渐减弱、消失或出现明显腹胀。③全身情况有恶化趋势,出现口渴、烦躁、脉率增快,或体温及白细胞计数上升。④腹部平片膈下见游离气体。⑤红细胞计数进行性下降。⑥血压由稳定转为不稳定甚至下降。⑦经积极抗休克治疗情况不见好转或继续恶化。⑧腹腔穿刺抽得气体、不凝血、胆汁或胃肠内容物。⑨胃肠道出血不易控制。

(2)手术方式:剖腹探查手术是治疗腹内脏器损伤的关键,手术包括全面探查、止血、修补、切除或引流有关病灶及清除腹腔内残留液体。对于肝脏、胆道、胰腺、十二指肠及结肠损伤,伤口处渗血渗液多、局部污染严重或感染明显者,需放置双套管进行负压吸引等。

五、常见护理诊断/问题

1.体液不足 与血容量急骤降低、有效循环血量减少有关。

2.急性疼痛 与腹部损伤、腹膜受刺激有关。

3.潜在并发症 腹腔感染、腹腔脓肿、休克。

六、护理措施

1.急救护理 腹部损伤可合并多发性损伤,在急救时应分清轻重缓急。首先处理危及生命的情况。根据患者的具体情况,可行以下措施:

(1)心跳呼吸骤停:立刻实施心肺复苏,注意保持呼吸道通畅。

（2）合并有张力性气胸：配合医师行胸腔穿刺排气。

（3）大出血：采取有效止血措施并经静脉采血行血型及交叉配血试验。

（4）建立静脉通道：迅速建立2条以上有效的静脉输液通路，根据医嘱及时输液，必要时输血。

（5）密切观察病情变化：包括患者的神志、瞳孔、体温、脉搏、呼吸、血压和血氧饱和度。

（6）开放性腹部损伤者，妥善处理伤口，如伴腹内脏器或组织自腹壁伤口突出，可用消毒碗覆盖保护，切勿在毫无准备的情况下强行回纳，以免加重腹腔感染。

2.非手术治疗护理/术前护理

（1）休息与体位：观察期间为避免病情加重，患者应绝对卧床休息，若病情稳定，可取半卧位。观察期间不随意搬动患者，包括大、小便也不应离床，以免加重病情。

（2）病情观察：内容包括：①每15～30min测定1次脉搏、呼吸、血压。②每30min检查1次腹部体征，注意腹膜刺激征的程度和范围变化。③动态了解红细胞计数、白细胞计数、血红蛋白和血细胞比容的变化，以判断腹腔内有无活动性出血。④观察每小时尿量变化，监测中心静脉压，准确记录24h的输液量、呕吐量、胃肠减压量等。⑤必要时可重复B超检查、协助医师行诊断性腹腔穿刺术或腹腔灌洗术。

（3）禁食、禁灌肠：因腹部损伤患者可能有胃肠道穿孔或肠麻痹，故诊断未明确之前应绝对禁食、禁饮和禁灌肠，可防止肠内容物进一步漏出，造成腹腔感染和加重病情。

（4）胃肠减压：对怀疑有空腔脏器损伤的患者，应尽早行胃肠减压，以减少胃肠内容物漏出，减轻腹痛。在胃肠减压期间做好口腔护理，观察并记录引流情况。

（5）维持体液平衡和预防感染：遵医嘱合理使用抗生素。补充足量的平衡盐溶液、电解质等，防止水、电解质及酸碱平衡失调，维持有效的循环血量，使收缩压升至12.0kPa（90mmHg）以上。

（6）镇静、止痛：诊断未明确时，禁用镇痛药，但可通过分散患者的注意力、改变体位等来缓解疼痛。诊断明确后，可根据病情遵医嘱给予镇静解痉药或镇痛药。空腔脏器损伤者行胃肠减压可缓解疼痛。

（7）心理护理：关心患者，安慰患者，避免在患者面前谈论病情的严重程度，鼓励其说出内心的感受，并加以疏导。必要时告知相关的各项检查、治疗和护理目的、注意事项及手术治疗的必要性，使患者能积极配合各项检查、治疗和护理。

（8）完善术前准备：一旦决定手术，应争取时间尽快地进行必要的术前准备，除上述护理措施外，其他主要措施：①必要时导尿。②协助做好各项检查、皮肤准备、备血、药物过敏试验。③给予术前用药。

3.术后护理

（1）体位：术后给予平卧位，头偏向一侧。待全麻清醒或硬膜外麻醉平卧6h后，血压平稳者改为半卧位，以利于腹腔引流，减轻腹痛，改善呼吸循环功能，减轻腹部肌肉张力，有利于切口愈合。

（2）观察病情变化：严密监测生命体征变化，危重患者加强呼吸、循环和肾功能的监测和维护。注意腹部体征的变化，及早发现腹腔脓肿等并发症。

（3）禁食、胃肠减压：做好胃肠减压的护理。待肠蠕动恢复、肛门排气后停止胃肠减压。可进少量流质饮食，根据病情逐渐过渡到半流质饮食，再过渡到普食，注意高热量、高蛋白等营养素的补充。

(4)静脉输液与用药:禁食期间静脉补液,维持水、电解质和酸碱平衡。必要时给予完全胃肠外营养,以满足机体高代谢和修复的需要,并提高机体抵抗力。术后继续使用有效的抗生素,控制腹腔内感染。

(5)鼓励患者早期活动:手术后患者多翻身,及早下床活动,促进肠蠕动恢复,预防肠粘连。

(6)腹腔引流护理:术后应正确连接引流装置,引流管应贴管道标识并注明其名称、引流部位,妥善固定,保持引流通畅。更换时严格遵守无菌操作原则。引流管不能高于腹腔引流出口,以免引起逆行性感染。观察并记录引流液的性质和量,若发现引流液突然减少,患者伴有腹胀、发热,应及时检查管腔有无堵塞或引流管是否滑脱。观察引流管周围皮肤有无红肿、破损,观察引流液是否外漏或渗出。

(7)胃肠减压的护理:胃肠减压装置应妥善固定,保持胃管通畅。观察引流物的颜色、性质和量,并记录24h引流液总量。观察胃肠减压后肠功能恢复情况,通常术后48～72h肠蠕动逐渐恢复,肛门有排气,无腹胀,肠鸣音恢复后,可拔除胃管。每日口腔护理2次,定时清洁鼻腔。长期使用胃管的患者,应每周更换胃管1次(胃十二指肠手术的患者除外)。保持病室的温度、湿度适宜。

(8)并发症的观察与护理

1)受损器官再出血:①多取平卧位,禁止随意搬动患者,以免诱发或加重出血。②密切观察和记录生命体征及面色、神志、末梢循环情况,观察腹痛的性质、持续时间和辅助检查结果的变化。若患者腹痛缓解后又突然加剧,同时出现烦躁、面色苍白、肢端温度下降、呼吸及脉搏增快、血压不稳或下降等表现。腹腔引流管间断或持续引流出鲜红色血液。血红蛋白和血细胞比容降低。常提示腹腔内有活动性出血。一旦出现以上情况,通知医师并协助处理。③建立静脉通路,快速补液、输血等,以迅速扩充血容量,积极抗休克,同时做好急症手术的准备。

2)腹腔脓肿:①剖腹探查术后数日,患者体温持续不退或下降后又升高,伴有腹胀、腹痛、呃逆、直肠或膀胱刺激症状,辅助检查血白细胞计数和中性粒细胞比例明显升高,多提示腹腔脓肿形成。伴有腹腔感染者可见腹腔引流管引流出较多浑浊液体,或有异味。②主要护理措施:合理使用抗生素。较大脓肿多采用经皮穿刺置管引流或手术切开引流。盆腔脓肿较小或未形成时应用40～43℃水温保留灌肠或采用物理透热等疗法。给予患者高蛋白、高热量、高维生素饮食或肠内外营养治疗。

七、健康指导

1. 安全宣教　加强宣传劳动保护、安全生产、户外活动安全、安全行车、交通法规等知识,避免意外损伤的发生。

2. 急救知识普及　普及各种急救知识,在发生意外事故时,能进行简单的急救或自救。

3. 及时就诊　一旦发生腹部损伤,无论轻重,都应经专业医务人员检查,以免延误诊治。

4. 饮食指导　鼓励患者食用易消化、营养丰富的食物,保持大便通畅、预防便秘。

5. 出院指导　出院后要适当休息,加强锻炼,促进康复。若有腹痛、腹胀、肛门停止排气排便等不适,应及时到医院就医。

(于敏)

第十四节 急性化脓性腹膜炎的护理

腹膜炎是发生于腹腔壁腹膜与脏腹膜的炎症,可由细菌感染、化学(如胃液、胆汁、血液)或物理损伤等引起。急性化脓性腹膜炎是由化脓性细菌包括需氧菌和厌氧菌或两者混合引起的腹膜急性炎症,炎症累及整个腹膜腔时成为急性弥漫性腹膜炎。按发病机制可分为原发性与继发性两类。按病因可分为细菌性与非细菌性两类。按临床经过可分为急性、亚急性和慢性三类。按累及范围可分为弥漫性与局限性两类,各类型间可以转化。急性腹膜炎是临床常见的一种外科急腹症。

一、解剖生理概要

腹膜是一层很薄的浆膜,分为相互连续的壁腹膜和脏腹膜两部分,形成人体最大的潜在腔隙——腹膜腔。正常情况下,腹膜腔内含少量液体。病变时,腹膜腔可容纳数升液体或气体。壁腹膜贴附于腹壁、横膈脏面和盆壁内面;脏腹膜覆盖于内脏表面,成为其浆膜层。腹膜腔分为大、小两部分,即腹腔和网膜囊,经由网膜孔相通。壁腹膜主要受体神经(肋间神经和腰神经的分支)的支配,对各种刺激敏感,痛觉定位准确。因此,腹前壁腹膜受炎症刺激后可引起局部疼痛、压痛及反射性腹肌紧张,是诊断腹膜炎的主要临床依据。脏腹膜受自主神经支配,来自交感神经和迷走神经末梢,对牵拉、胃肠腔内压力增加及炎症、压迫等刺激较为敏感,表现为钝痛,定位较差,感觉多局限于脐周腹中部。严重刺激常可引起心率减慢、血压下降和肠麻痹等。

腹膜的主要生理作用包括:①润滑:腹膜能向腹腔内渗出少量液体,起到润滑和减少脏器间摩擦的作用。②吸收和渗出:腹膜具有很强的吸收能力,能吸收腹腔内的积液、血液、空气和毒素等,腹膜炎严重时,可因腹膜吸收大量的毒性物质而引起感染性休克。在急性炎症时,腹膜分泌出大量液体以稀释毒素和减少刺激。③防御和修复:腹膜渗出液中的淋巴细胞和吞噬细胞能吞噬细菌、异物和破碎组织,具有强大的防御能力。渗出液中的纤维蛋白沉积在病灶周围,发生粘连,以防止感染扩散并修复受损组织。亦可因此形成腹腔内广泛的纤维性粘连,引起粘连性肠梗阻。

二、病因与发病机制

1.原发性腹膜炎 又称自发性腹膜炎,较少见。腹腔内无原发性病灶,细菌通过血液循环、淋巴系统、呼吸系统、泌尿系统、女性生殖系统进入腹膜腔引起腹膜炎。此外还可因透壁性感染导致腹膜炎,如营养不良、肝硬化并发腹水、肾病或猩红热等机体抵抗力降低时,肠腔内细菌有可能通过肠壁直接进入腹膜腔,引起腹膜炎。原发性腹膜炎感染范围很大,与脓液的性质及细菌种类有关。致病菌多为溶血性链球菌、肺炎双球菌或大肠埃希菌。

2.继发性腹膜炎 指腹腔内脏器疾病、损伤、手术等因素引起的腹膜炎,临床最为常见。主要致病菌是胃肠道内的常驻菌群,其中以大肠埃希菌最多见,其次为厌氧拟杆菌、链球菌、变形杆菌等。大多为混合性感染,故毒性较强。引起继发性腹膜炎常见的原因如图8—11所示。

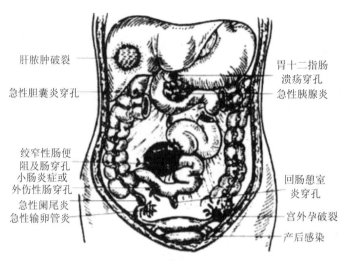

肝脓肿破裂

急性胆囊炎穿孔

胃十二指肠
溃疡穿孔
急性胰腺炎

绞窄性肠便
阻及肠穿孔
小肠炎症或
外伤性肠穿孔

急性阑尾炎
急性输卵管炎

回肠憩室
炎穿孔

宫外孕破裂

产后感染

图 8—11　继发性腹膜炎的常见原因

（1）腹内脏器穿孔或破裂：是急性继发性化脓性腹膜炎最常见的原因。其中，急性阑尾炎坏疽穿孔最常见，胃十二指肠溃疡急性穿孔次之。还可见于急性胆囊炎，胆囊壁的坏死穿孔常造成胆汁性腹膜炎；术后胃肠道、胆管、胰腺吻合口渗漏及外伤造成的肠管、膀胱破裂等，均可很快形成腹膜炎。

（2）腹内脏器缺血及炎症扩散：这也是引起继发性腹膜炎的常见原因。如绞窄性疝、绞窄性肠梗阻以及急性胰腺炎时含有细菌的渗出液在腹腔内扩散引起腹膜炎。

（3）其他：如腹部手术等原因污染腹腔，腹膜后间隙或前腹壁严重感染及胃肠道、胆道、尿路等吻合口瘘也可引起腹膜炎。

三、病理

腹膜受细菌或胃肠道内容物、血液、尿液、胆汁、胰液等刺激后，发生充血、水肿、渗出等反应。初期渗出液为浆液性以稀释腹腔内的毒素，数小时后因出现大量吞噬细胞、中性粒细胞，加上坏死组织、细菌与凝固的纤维蛋白，使渗出液变浑浊而成为脓液。以大肠埃希菌为主的脓液多呈黄绿色，常与其他致病菌混合感染而变得稠厚、并有粪臭味。腹腔内大量渗液，造成有效循环血量减少，患者出现休克及酸碱平衡失调；细菌和毒素的作用，可引发感染中毒性休克，患者出现高热、脉速、气促、大汗等症状。此外，腹内脏器浸泡在脓液中导致肠麻痹和腹胀，膈肌抬高，患者出现呼吸和循环功能障碍。

腹膜炎的转归取决于患者全身和腹膜局部的防御能力，以及污染细菌的性质、数量和时间。不同转归的腹膜炎其病理改变差异很大。

1.炎症趋于恶化　如患者的抵抗力较弱、腹膜炎较重、治疗不及时，腹膜炎可加重并扩散。腹膜严重充血水肿并渗出大量液体，引起水、电解质紊乱，血浆蛋白降低和贫血；肠管麻痹，肠腔内大量积液，使血容量明显减少，导致低血容量休克；细菌入侵、毒素吸收，致感染性休克；肠管扩张，使膈肌上移而影响心肺功能，加重休克，甚至导致死亡。

2.炎症局限和消散　患者年轻体壮、抗病能力强，病菌毒力减弱，治疗及时有效，渗出物逐渐吸收、炎症消散或局限部位化脓，形成局限性脓肿。

3.肠梗阻形成　腹膜炎治愈后，腹腔内多有不同程度的粘连，部分肠管粘连可造成扭曲或形成锐角发生粘连性肠梗阻。

四、临床表现

1.急性腹膜炎症状　因为导致腹膜炎的病因不同,腹膜炎的症状不同。如空腔脏器破裂或穿孔引起的腹膜炎,发病较突然。阑尾炎、胆囊炎等引起的腹膜炎多先有原发病症状,之后才逐渐出现腹膜炎的表现。

(1)腹痛:是最主要的症状,疼痛程度与发病原因、炎症轻重、年龄和身体素质等有关。一般呈持续性、剧烈腹痛,常难以忍受。腹痛以原发病灶处最为显著,随炎症扩散而延及全腹。腹内压增高及变换体位时疼痛加剧。

(2)恶心、呕吐:为早期出现的常见症状。初始为腹膜受到刺激引起的反射性恶心、呕吐,呕吐物多为胃内容物。发生麻痹性肠梗阻时可出现持续性呕吐,呕吐物为黄绿色胆汁,甚至呈棕褐色粪样内容物。

(3)脱水和感染中毒表现:随着病情的进展,可出现感染中毒症状。患者出现寒战、高热、脉速、呼吸急促、大汗、口渴的表现。病情进一步发展,可出现重度缺水、代谢性酸中毒及感染性休克等表现,如:眼窝凹陷、皮肤干燥、舌干苔厚、面色苍白、口唇发绀、肢端发凉、呼吸急促、脉细微弱、体温骤升或下降、血压下降、神志恍惚或不清等。已有阑尾炎等炎性病变者,发生腹膜炎之前体温已升高,继发腹膜炎后更趋增高,但年老体弱的患者体温可不升高。多数患者的脉搏会随体温升高而加快,但如果脉搏快体温反而下降,是病情恶化的征象之一。

2.腹腔脓肿　这是急性腹膜炎局限后脓液未吸收或未完全吸收,积存在膈下、盆腔、肠间等处,由肠襻、肠壁、内脏、网膜或肠系膜等粘连包裹而形成的脓肿。以膈下脓肿和盆腔脓肿最多见。

(1)膈下脓肿:常继发于胃十二指肠溃疡穿孔、胆囊炎穿孔、肝脓肿破裂等。患者平卧时膈下部位处于最低位置,腹腔内的脓液易积聚于膈肌以下、横结肠及其系膜以上的间隙内,形成膈下脓肿。膈下脓肿可发生在一个或两个以上的间隙。其临床特点是全身症状明显,而局部症状隐匿。患者初期表现为弛张热,脓肿形成后为持续高热或中等发热,体温39℃左右,脉搏增快。肋缘下或剑突下可有持续性钝痛,深呼吸时疼痛加重。亦可有颈肩部牵涉痛。脓肿刺激膈肌可出现呃逆。感染累及胸膜、肺时可出现胸腔积液、胸痛、咳嗽、气促等表现。小的膈下脓肿经非手术治疗可被吸收,较大脓肿可因长期感染、全身中毒症状重,而使患者衰竭死亡。

(2)盆腔脓肿:见于急性腹膜炎后期、阑尾炎穿孔后,其临床特点是因盆腔腹膜面积小,吸收毒素能力较低,故盆腔脓肿时局部症状明显而全身中毒症状较轻。患者表现为体温下降后又升高,脉速,伴有典型的直肠或膀胱刺激症状,但腹部体检常无阳性发现。直肠指检有触痛,有时有波动感。因为盆腔处于腹腔最低位,当出现腹膜炎时,腹腔内炎性渗出液及脓液积聚于盆腔形成盆腔脓肿。

3.体征　体征随腹膜炎的轻重、病情变化和原发病因而不同。

(1)腹部体征:①视诊:腹胀明显,腹式呼吸运动减弱或消失。腹胀加重是病情恶化的重要标志。②触诊:腹部压痛、反跳痛和腹肌紧张是腹膜炎的标志性体征,称为腹膜刺激征。以原发病灶处最为明显。腹肌紧张的程度因患者全身情况和病因不同而有差异。胃肠、胆囊穿孔时腹肌可呈"木板样"强直;幼儿、老人或极度衰弱的患者腹肌紧张不明显,易被忽视。③叩诊:胃肠胀气时呈鼓音。胃十二指肠穿孔时溢出的气体积聚于膈下,使肝浊音界缩小或消失。腹腔内积液较多时移动性浊音阳性。④听诊:肠鸣音减弱。肠麻痹时,肠鸣音可完全消失。

(2)直肠指检:直肠前窝饱满及触痛,表明盆腔已有感染或形成盆腔脓肿。

五、实验室及其他检查

1.血细胞检查　白细胞计数及中性粒细胞比例增高。病情危重或机体反应能力低下者,白细胞计数可不升高,仅中性粒细胞比例增高,甚至有中毒颗粒出现。

2.影像学检查　①腹部 X 线检查:胃肠穿孔时,立位 X 线平片多数可见膈下游离气体。腹立、卧位平片可见小肠普遍胀气并有多个小液平面的肠麻痹征象;膈下脓肿时可见患侧膈肌抬高、肋膈角模糊或有胸腔积液的征象。②B 超检查:显示腹腔内有无积液及位置和大小,但不能确定积液的性质。③CT 检查:对腹腔内实质性脏器病变(如急性胰腺炎)的诊断帮助较大,对评估腹腔内渗液量也有一定帮助,CT 检查可提供腹部 X 线检查无法提供的定位及病理信息。

3.诊断性腹腔穿刺或腹腔灌洗术　根据叩诊或 B 超检查进行穿刺点定位。依据抽出液的性状、气味、浑浊度,涂片镜检、细菌培养以及淀粉酶测定等判断原因。抽出液为草绿色透明腹水提示结核性腹膜炎;抽出液呈黄色、浑浊、含胆汁、无臭味提示胃十二指肠急性穿孔;抽.出液为血性、胰淀粉酶含量高提示急性重症胰腺炎;饱食后穿孔时抽出液可含食物残渣;急性阑尾炎穿孔时抽出液为稀薄脓性,略有臭味;绞窄性肠梗阻时抽出液为血性、臭味重。

六、治疗要点

化脓性腹膜炎的治疗包括非手术治疗和手术治疗。治疗原则是积极处理原发病灶,消除引起腹膜炎的原因,控制炎症,清理或引流腹腔渗液,促使渗出液局限。形成脓肿者给予脓腔引流。

1.非手术治疗

(1)适应证:①原发性腹膜炎者或盆腔脏器感染引起的腹膜炎。②对病情较轻或病程已超过 24h,且腹部体征已减轻或有减轻趋势者。③伴有严重心、肺等脏器疾病不能耐受手术者。④伴有休克、较严重的营养不良或水、电解质紊乱等情况需术前予以纠正者,非手术治疗可作为术前的准备。

(2)主要措施:①无休克者取半卧位,休克患者取平卧位或中凹卧位。②禁食和胃肠减压。③静脉补液,纠正水、电解质平衡紊乱。④营养支持,酌情给予肠外营养,必要时输注血浆、白蛋白、全血等。⑤合理应用抗生素。⑥镇静、止痛和吸氧等对症处理。

2.手术治疗　绝大多数继发性腹膜炎患者需手术治疗。

(1)适应证:①经非手术治疗 6～8h 后(一般不超过 12h),腹膜炎症状和体征不缓解反而加重者。②腹腔内原发病严重,必须通过手术治疗,如胃肠道、胆囊坏死穿孔、绞窄性肠梗阻、腹腔脏器损伤破裂或胃肠道手术后短期内吻合口漏所致的腹膜炎。③腹腔内炎症较重,有大量积液,出现严重的肠麻痹或中毒症状,尤其是有休克表现者。④腹膜炎病因不明且无局限趋势者。

(2)手术目的:①消除病灶:明确病因,处理原发病灶。②彻底清洁腹腔:可用甲硝唑及生理盐水进行冲洗腹腔。③腹腔引流:在腹腔内放置引流管,必要时在腹腔内放置冲洗管,以利腹腔内的残留液和继续产生的渗液充分引流。

(3)手术方式:根据病因选择不同的手术方式。①胃十二指肠溃疡穿孔时间不超过12h,可作胃大部切除术。②若穿孔时间较长,腹腔污染严重或患者全身状况不好,只能行穿孔修补术。③坏疽的阑尾及胆囊应切除。④坏死的肠管应切除。坏死的结肠如不能切除吻合,应行坏死肠段外置或结肠造口术。

(4)术后处理:继续禁食、胃肠减压、补液、应用抗生素和营养支持治疗,保证引流畅通。密切观察病情,防治并发症。

七、常见护理诊断/问题

1.急性疼痛 与壁腹膜受炎症刺激和手术创伤有关。
2.体温过高 与腹膜炎毒素吸收有关。
3.体液不足 与腹膜腔内液体大量渗出、高热、进食、呕吐或体液丢失过多有关。
4.焦虑 与病情严重、躯体不适、担心术后康复及预后等有关。
5.潜在并发症 感染中毒性休克、腹腔脓肿、切口感染。

八、护理措施

1.非手术治疗护理/术前护理

(1)减轻腹胀、腹痛

1)体位:患者取半卧位,使腹腔内渗出液流向盆腔,有利于炎症局限和引流,减轻中毒症状;半卧位可使膈肌下移,利于呼吸和循环;半卧位时腹肌松弛,有助于减轻腹肌紧张引起的腹胀等不适。休克患者取平卧位,或中凹卧位。尽量减少搬动,以减轻疼痛。

2)禁食、胃肠减压:胃肠道穿孔患者必须禁食,留置胃管持续胃肠减压。其目的有:①抽出胃肠道内容物和气体,改善胃肠壁的血运。②减少消化道内容物继续流入腹腔。③促进胃肠道恢复蠕动。

(2)控制感染,加强营养支持

1)遵医嘱合理应用抗生素:根据细菌培养出的菌种及药物敏感试验结果选用抗生素。由于继发性腹膜炎大多为混合感染,在选择抗生素时,应考虑致病菌的种类。目前认定,第三代头孢菌素足以杀死大肠埃希菌且无耐药性,并且认为单一广谱抗生素治疗大肠埃希菌感染的效果可能更好。

2)营养支持:急性腹膜炎患者的代谢率约为正常人的140%,分解代谢增强。对长期不能进食的患者,应尽早实施肠外营养支持,提高机体防御和修复能力。在补充热量的同时应补充白蛋白、氨基酸等,静脉输入脂肪乳可获较高热量。

(3)维持体液平衡:应迅速建立静脉输液通道,遵医嘱补充液体和电解质等,以纠正水、电解质及酸碱失调。补液时安排好各类液体输注的顺序,并根据患者临床表现和补液的监测指标及时调整输液的成分和速度。

(4)做好病情监测和记录:密切观察病情,注意腹部症状和体征的动态变化。定时测量体温、脉搏、呼吸和血压,监测尿量,记录液体出入量,必要时监测中心静脉压、血细胞比容、血电解质、心电监护、血气分析等,以调整输液的量、速度和种类,维持尿量30~50ml/h。监测危重患者的循环、呼吸、肾功能,并进行及时有效的处理。

（5）对症处理:遵医嘱给予镇静处理,缓解患者的痛苦与恐惧心理。已经明确诊断者,可用哌替啶类止痛剂。对于诊断不明或需要进行观察的患者,暂不用止痛剂,以免掩盖病情。根据医嘱予以吸氧治疗。高热者,采取降温措施。

（6）心理护理:做好患者及其家属的沟通和解释,稳定患者情绪,减轻焦虑。介绍有关腹膜炎的疾病知识,制订合理的健康教育计划,提高其认识并配合治疗和护理。帮助其面对和接受疾病带来的变化,使其尽快适应患者角色,增加战胜疾病的信心和勇气。

2.术后护理

（1）卧位:全麻清醒或硬膜外麻醉患者平卧 6h,血压、脉搏平稳后改为半卧位。全麻未清醒者头偏向一侧,注意有无恶心、呕吐等情况,避免误吸,保持呼吸道通畅。

（2）饮食、胃肠减压护理:术后继续胃肠减压、禁食、待胃肠蠕动恢复、肛门排气后,拔除胃管,逐步恢复经口进食。禁食期间做好口腔护理,每日 2 次。

（3）观察病情变化:①术后密切监测生命体征变化。②观察并记录液体出入量,注意观察患者尿量变化。③危重患者注意循环、呼吸、肾功能的监测和维护。④经常巡视患者,倾听主诉,注意腹部体征变化,观察有无膈下或盆腔脓肿的表现、肠蠕动恢复情况等。如发现异常,通知医师,配合处理。⑤观察引流及伤口愈合情况。

（4）维持生命体征稳定和体液平衡:根据医嘱,合理补充水、电解质,必要时输全血、血浆,维持水、电解质、酸碱平衡及有效循环血量。

（5）营养支持疗法:根据患者的营养状况,及时给予肠内、肠外营养支持,以防体内蛋白质被大量消耗而降低机体抵抗力和愈合能力。手术时已做空肠造口者,空肠蠕动恢复后可给予肠内营养。

（6）腹腔脓肿、切口感染等并发症的预防和护理

1）合理使用抗生素:根据脓液细菌培养和药物敏感试验结果,选用有效抗生素。

2）保证有效引流:①引流管需贴管道标识标明名称、引流部位等。②正确连接并妥善固定各引流装置、引流管,防止脱出、折曲或受压。③观察引流通畅情况,挤捏引流管以防血块或脓痂堵塞,预防腹腔内残余感染。④及时观察腹腔引流情况,准确记录引流液的量、颜色和性状。⑤一般当引流量小于 10ml/d,且引流液非脓性,患者无发热、无腹胀、白细胞计数恢复正常时,可考虑拔除腹腔引流管。

3）切口护理:观察切口敷料是否干燥,有渗血或渗液时及时更换敷料。观察切口愈合情况,及早发现切口感染征象。

九、健康指导

1.疾病知识指导　提供疾病护理、治疗知识,向患者及家属说明非手术期间禁食、胃肠减压、半卧位的目的及重要性,教会患者观察腹部症状及体征变化的方法。加强疾病的预防宣教,及时治疗消化系统疾病。

2.饮食指导　讲解术后饮食知识,术后肠功能恢复后,从流质开始逐步过渡到半流—软食—普食,鼓励其循序渐进、少量多餐,进食富含蛋白质、热量和维生素的食物,促进机体恢复和切口愈合。

3.运动指导　解释术后早期活动可促进肠功能的恢复,鼓励患者卧床期间进行床上翻身活动,视病情和患者体力可坐于床边和早期下床走动,促进肠功能恢复,防止术后肠粘连,促

进术后康复。

4.随访指导　术后定期门诊随访。若出现腹胀、腹痛恶心、呕吐或原有消化系统症状加重时,应立即就诊。

(于敏)

第十五节　胃十二指肠疾病的护理

一、胃溃疡和十二指肠溃疡

胃十二指肠溃疡(gastroduodenal ulcer)是指发生于胃十二指肠黏膜的局限性圆形或椭圆形的全层黏膜缺损。因溃疡的形成与胃酸-蛋白酶的消化作用有关,故又称为消化性溃疡。纤维内镜技术的不断完善、新型制酸剂和抗幽门螺杆菌药物的合理应用使得大部分患者经内科药物治疗可以痊愈,需要外科手术的溃疡患者显著减少。外科治疗主要用于溃疡穿孔、溃疡出血、瘢痕性幽门梗阻、药物治疗无效及恶变的患者。

(一)病因与发病机制

胃十二指肠溃疡病因复杂,是多种因素综合作用的结果。其中最为重要的是幽门螺杆菌感染、胃酸分泌异常和黏膜防御机制的破坏,某些药物的作用以及其他因素也参与溃疡病的发病。

1.幽门螺杆菌(helicobacter pylori,HP)感染　与消化性溃疡的发病密切相关。90%以上的十二指肠溃疡患者与近70%的胃溃疡患者中检出 HP 感染,HP 感染者发展为消化性溃疡的累计危险率为15%~20%;HP 可分泌多种酶,部分 HP 还可产生毒素,使细胞发生变性反应,损伤组织细胞。HP 感染破坏胃黏膜细胞与胃黏膜屏障功能,损害胃酸分泌调节机制,引起胃酸分泌增加,最终导致胃十二指肠溃疡。幽门螺杆菌被清除后,胃十二指肠溃疡易被治愈且复发率低。

2.胃酸分泌过多　溃疡只发生在经常与胃酸相接触的黏膜。胃酸过多的情况下,激活胃蛋白酶,可使胃、十二指肠黏膜发生自身消化。十二指肠溃疡可能与迷走神经张力及兴奋性过度增高有关,也可能与壁细胞数量的增加以及壁细胞对胃泌素、组胺、迷走神经刺激敏感性增高有关。

3.黏膜屏障损害　非甾体类抗炎药(nonsteroidal antiinflammatory drug,NSAID)、肾上腺皮质激素、胆汁酸盐、酒精等均可破坏胃黏膜屏障,造成 H^+ 逆流入黏膜上皮细胞,引起胃黏膜水肿、出血、糜烂,甚至溃疡。长期使用 NSAID 者胃溃疡的发生率显著增加。

4.其他因素　包括遗传、吸烟、心理压力和咖啡因等。遗传因素在十二指肠溃疡的发病中起一定作用。O 型血者患十二指肠溃疡的几率比其他血型者显著增高。

正常情况下,酸性胃液对胃黏膜的侵蚀作用和胃黏膜的防御机制处于相对平衡状态。如平衡受到破坏,侵害因子的作用增强、胃黏膜屏障等防御因子的作用削弱,胃酸、胃蛋白酶分泌增加,最终导致消化性溃疡的形成。

(二)临床表现

典型消化道溃疡的表现为节律性和周期性发作的腹痛,与进食有关,且呈现慢性病程。

1.症状

(1)十二指肠溃疡:主要表现为上腹部或剑突下的疼痛,有明显的节律性,与进食密切相关,常表现为餐后延迟痛(餐后 3~4h 发作),进食后腹痛能暂时缓解,服抗酸药物能止痛。饥饿痛和夜间痛是十二指肠溃疡的特征性症状,与胃酸分泌过多有关,疼痛多为烧灼痛或钝痛,程度不一。腹痛具有周期性发作的特点,好发于秋冬季。十二指肠溃疡每次发作时,症状持续数周后缓解,间歇 1~2 个月再发。若间歇期缩短,发作期延长,腹痛程度加重,则提示溃疡病变加重。

(2)胃溃疡:腹痛是胃溃疡的主要症状,多于餐后 0.5~1h 开始疼痛,持续 1~2h,进餐后疼痛不能缓解,有时反而加重,服用抗酸药物疗效不明显。疼痛部位在中上腹偏左,但腹痛的节律性不如十二指肠溃疡明显。胃溃疡经抗酸治疗后常容易复发,除易引起大出血、急性穿孔等严重并发症外,约有 5%胃溃疡可发生恶变;其他症状:反酸、嗳气、恶心、呕吐、食欲减退,病程迁延可致消瘦、贫血、失眠、心悸及头晕等症状。

2.体征　溃疡活动期剑突下或偏右有一固定的局限性压痛,十二指肠溃疡压痛点在脐部偏右上方,胃溃疡压痛点位于剑突与脐的正中线或略偏左。缓解期无明显体征。

(三)实验室及其他检查

1.内镜检查　胃镜检查是诊断胃十二指肠溃疡的首选检查方法,可明确溃疡部位,并可经活检作病理学检查及幽门螺杆菌检测。

2.X 线钡餐检查　可在胃十二指肠部位显示一周围光滑、整齐的龛影或见十二指肠壶腹部变形。上消化道大出血时不宜行钡餐检查。

(四)治疗要点

无严重并发症的胃十二指肠溃疡一般均采取内科治疗,外科手术治疗主要针对胃十二指肠溃疡的严重并发症进行治疗。

1.非手术治疗

(1)一般治疗:包括养成生活规律、定时进餐的良好习惯,避免过度劳累及精神紧张等。

(2)药物治疗:包括根除幽门螺杆菌、抑制胃酸分泌和保护胃黏膜的药物。

2.手术治疗

(1)适应证

1)十二指肠溃疡外科治疗。外科手术治疗的主要适应证包括十二指肠溃疡急性穿孔、内科无法控制的急性大出血、瘢痕性幽门梗阻以及经内科正规治疗无效的十二指肠溃疡,即顽固性溃疡。

2)胃溃疡的外科治疗。胃溃疡外科手术治疗的适应证:①包括抗幽门螺杆菌措施在内的严格内科治疗 8~12 周,溃疡不愈合或短期内复发者。②发生胃溃疡急性大出血、溃疡穿孔及溃疡穿透至胃壁外者。③溃疡巨大(直径>2.5cm)或高位溃疡者。④胃十二指肠复合型溃疡者。⑤溃疡不能除外恶变或已经恶变者。

(2)手术方式

1)胃大部切除术:这是治疗胃十二指肠溃疡的首选术式。胃大部切除术治疗溃疡的原理是:①切除胃窦部,减少 G 细胞分泌的胃泌素所引起的体液性胃酸分泌。②切除大部分胃体,减少了分泌胃酸、胃蛋白酶的壁细胞和主细胞数量。③切除了溃疡本身及溃疡的好发部位。胃大部切除的范围是胃远侧 2/3~3/4,包括部分胃体、胃窦部、幽门和十二指肠壶腹部的近胃部分。胃大部切除术后胃肠道重建的基本术式包括胃十二指肠吻合或胃空肠吻合。术式包括:

　　毕(Billrorh)Ⅰ式胃大部切除术:即在胃大部切除后将残胃与十二指肠吻合(图8-12),多适用于胃溃疡。其优点是重建后的胃肠道接近正常解剖生理状态,胆汁、胰液反流入残胃较少,术后因胃肠功能紊乱而引起的并发症亦较少;缺点是有时为避免残胃与十二指肠吻合口的张力过大致切除胃的范围不够,增加了术后溃疡的复发机会。

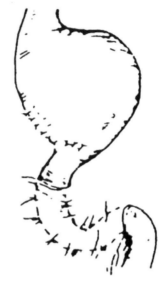

图8-12　毕Ⅰ式胃大部切除术

　　毕(Billrorh)Ⅱ式胃大部切除术:即切除远端胃后,缝合关闭十二指肠残端,将残胃与空肠行端侧吻合(图8-13)。适用于各种胃及十二指肠溃疡,特别是十二指肠溃疡。十二指肠溃疡切除困难时,可行溃疡旷置。优点是即使胃切除较多,胃空肠吻合口张力也不致过大,术后溃疡复发率低;缺点是吻合方式改变了正常的解剖生理关系,术后发生胃肠道功能紊乱的可能性较毕Ⅰ式大。

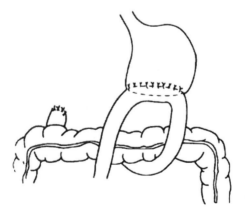

图8-13　毕Ⅱ式胃大部切除术

　　胃大部切除后胃空肠 Roux-en-Y 吻合术:即胃大部切除后关闭十二指肠残端,在距十二指肠悬韧带 10~15cm 处切断空肠,将残胃和远端空肠吻合,据此吻合口以下 45~60cm 处将空肠与空肠近侧断端吻合。此法临床应用较少,但有防止术后胆汁、胰液进入残胃的优点。

　　2)胃迷走神经切断术:此手术方式临床已较少使用。迷走神经切断术治疗溃疡的原理是:①阻断迷走神经对壁细胞的刺激,消除神经性胃酸分泌。②阻断迷走神经引起的促胃泌素的分泌,减少体液性胃酸分泌。可分为三种类型:①迷走神经干切断术。②选择性迷走神经切断术。③高选择性迷走神经切断术。

(五)常见护理诊断/问题

1.焦虑、恐惧　与对疾病缺乏了解,担心治疗效果及预后有关。

2.疼痛　与胃十二指肠黏膜受侵蚀及手术后创伤有关。

3.潜在并发症　出血、感染、十二指肠残端破裂、吻合口瘘、胃排空障碍、消化道梗阻、倾倒综合征等

(六)护理措施

1.术前护理

(1)心理护理:关心、了解患者的心理和想法,告知有关疾病治疗和手术的知识、手术前和手术后的配合,耐心解答患者的各种疑问,消除患者的不良心理,使其能积极配合疾病的治疗和护理。

(2)饮食护理:一般择期手术患者饮食宜少量多餐,给予高蛋内、高热量、高维生素等易消化的食物,忌酸辣、生冷、油炸、浓茶、烟酒等刺激性食品。患者营养状况较差或不能进食者常伴有贫血、低蛋白血症,术前应给予静脉输液,补充足够的热量,必要时补充血浆或全血,以改善患者的营养状况,提高其对手术的耐受力。术前1d进流质饮食,术前12h禁食水。

(3)协助患者做好各种检查及手术前常规准备,做好健康教育,如教会患者深呼吸、有效咳嗽、床上翻身及肢体活动方法等。

(4)术日晨留置胃管,必要时遵医嘱留置胃肠营养管,并铺好麻醉床,备好吸氧装置,综合心电监护仪等。

2.术后护理

(1)病情观察:术后严密观察患者生命体征的变化,每30min测量1次,直至血压平稳,如病情较重仍需每1～2h测量1次,或根据医嘱给予心电监护。同时观察患者神志、体温、尿量、伤口渗血、渗液情况。并且注意有无内出血、腹膜刺激征、腹腔脓肿等迹象,发现异常及时通知医师给予处理。

(2)体位:全麻患者去枕平卧头后仰偏向一侧,麻醉清醒、血压平稳后改半卧位,以保持腹部松弛,减少切口缝合处张力,减轻疼痛和不适,以利腹腔引流,也有利于呼吸和循环。

(3)引流管护理:胃十二指肠溃疡术后患者常留有胃管、尿管及腹腔引流管等。护理时应注意:①妥善固定各种引流管,防止松动和脱出,并做好标识,一旦脱出后不可自行插回。②保持引流通畅、持续有效,防止引流管受压、扭曲及折叠等,可经常挤捏引流管以防堵塞。如若堵塞,可在医生指导下用生理盐水冲洗引流管。③密切观察并记录引流液的性质、颜色和量,发现异常及时通知医生,协助处理。

留置胃管可减轻胃肠道张力,促进吻合口愈合。护理时还应注意:胃大部切除术后24h内可由胃管内引流出少量血液或咖啡样液体,若引流液有较多鲜血应警惕吻合口出血,需及时与医师联系并处理;术后胃肠减压量减少,腹胀减轻或消失,肠蠕动功能恢复,肛门排气后可拔除胃管。

(4)疼痛护理:对术后切口疼痛的患者,可遵医嘱给予镇痛药物或应用自控止痛泵,应用自控止痛泵的患者应注意预防并处理可能发生的并发症,如尿潴留、恶心、呕吐等。

(5)禁食及静脉补液:禁食期间应静脉补充液体。因胃肠减压期间,引流出大量含有各种

电解质的胃肠液,加之患者禁食水,易造成水、电解质及酸碱失调和营养缺乏。因此,术后需及时补充患者所需的各种营养物质,包括糖、脂肪、氨基酸、维生素及电解质等,必要时输血、血浆或白蛋白,以改善患者的营养状况,促进切口的愈合。同时详细记录24h液体出入量,为合理补液提供依据。

(6)早期肠内营养支持的护理:对术前或术中放置空肠喂养管的患者,术后早期(术后24h)可经喂养管输注肠内营养制剂,对改善患者的全身营养状况,维持胃肠道屏障结构和功能、促进肠功能恢复等均有益处。护理时应注意:①妥善固定喂养管,避免过度牵拉,防止滑脱、移动、扭曲和受压;保持喂养管的通畅,每次输注前后及输注中间每隔4～6h用温开水或温生理盐水冲洗管道,防止营养液残留堵塞管腔。②肠内营养支持早期,应遵循从少到多、由慢至快和由稀到浓的原则,使肠道能更好地适应。③营养液的温度以37℃左右为宜,温度偏低会刺激肠道引起肠痉挛,导致腹痛、腹泻;温度过高则可灼伤肠道黏膜,甚至可引起溃疡或出血。同时观察患者有无恶心、呕吐、腹痛、腹胀、腹泻和水电解质紊乱等并发症的发生。

(7)饮食护理:肠功能恢复、肛门排气后可拔除胃管,拔除胃管后当日可给少量饮水或米汤;如无不适,第2d进半量流食,每次50～80ml;第3d进全量流食,每次100～150ml;进食后若无不适,第4d可进半流食,以温、软、易于消化的食物为好;术后第10～14d可进软食,忌生、冷、硬和刺激性食物。要少量多餐,开始每天5～6餐,以后逐渐减少进餐次数并增加每餐进食量,逐步过渡到正常饮食。术后早期禁食牛奶及甜品,以免引起腹胀及胃酸。

(8)鼓励患者早期活动:卧床期间,鼓励并协助患者翻身,病情允许时,鼓励并协助患者早期下床活动。如无禁忌,术日可活动四肢,术后第1d床上翻身或坐起做轻微活动,第2～3d视情况协助患者床边活动,第4d可在室内活动。患者活动量应根据个体差异而定,以不感到劳累为宜。

(9)胃大部切除术后并发症的观察及护理

1)术后出血:包括胃和腹腔内出血。胃大部切除术后24h内可由胃管内引流出少量血液或咖啡样液体,一般24h内不超过300ml,且逐渐减少,颜色逐渐变浅变清,出血自行停止;若术后短期内从胃管不断引流出新鲜血液,24h后仍未停止,则为术后出血。发生在术后24h以内的出血,多属术中止血不确切;术后4～6d发生的出血,常为吻合口黏膜坏死脱落所致;术后10～20d发生的出血,与吻合口缝线处感染或黏膜下脓肿腐蚀血管有关。术后要严密观察患者的生命体征变化,包括血压、脉搏、心率、呼吸、神志和体温的变化;加强对胃肠减压及腹腔引流的护理,观察和记录胃液及腹腔引流液的量、颜色和性质,若短期内从胃管引流出大量新鲜血液,持续不止,应警惕有术后胃出血;若术后持续从腹腔引流管引出大量新鲜血性液体,应怀疑腹腔内出血,须立即通知医生协助处理。遵医嘱采用静脉给予止血药物、输血等措施,或用冰生理盐水洗胃,一般可控制。若非手术疗法不能有效止血或出血量大于每小时500ml时,需再次手术止血,应积极完善术前准备,并做好相应的术后护理。

2)十二指肠残端破裂:一般多发生在术后24～48h,是毕Ⅱ式胃大部切除术后早期的严重并发症,原因与十二指肠残端处理不当及胃空肠吻合口输入襻梗阻引起的十二指肠腔内压力升高有关。临床表现为突发性上腹部剧痛、发热和出现腹膜刺激征以及白细胞计数增加,腹腔穿刺可有胆汁样液体。一旦确诊,应立即进行手术治疗。

3)胃肠吻合口破裂或吻合口瘘:是胃大部切除术后早期并发症,常发生在术后1周左右。原因与术中缝合技术不当、吻合口张力过大、组织供血不足有关,表现为高热、脉速等全身中毒症状,上腹部疼痛及腹膜炎的表现。如发生较晚,多形成局部脓肿或外瘘。临床工作中应注意观察患者生命体征和腹腔引流情况,一般情况下,患者术后体温逐渐趋于正常,腹腔引流液逐日减少和变清。若术后腹腔引流量仍不减、伴有黄绿色胆汁或呈脓性、带臭味,伴腹痛,体温再次升高,应警惕吻合口瘘的可能,须及时通知医师,协助处理。处理包括:①出现吻合口破裂伴有弥漫性腹膜炎的患者须立即手术治疗,做好急症手术准备。②症状较轻无弥漫性腹膜炎的患者,可先行禁食、胃肠减压、充分引流,合理应用抗生素并给予肠外营养支持,纠正水、电解质紊乱和酸碱平衡失调。③保护瘘口周围皮肤,应及时清洁瘘口周围皮肤并保持干燥,局部可涂以氧化锌软膏或使用皮肤保护膜加以保护,以免皮肤破溃继发感染。经上述处理后多数患者吻合口瘘可在 4~6 周自愈;若经久不愈,须再次手术。

4)胃排空障碍:也称胃瘫,常发生在术后 4~10d,发病机制尚不完全明了。临床表现为拔除胃管后,患者出现上腹饱胀、钝痛和呕吐,呕吐物含食物和胆汁,消化道 X 线造影检查可见残胃扩张、无张力、蠕动波少而弱,且通过胃肠吻合口不畅。处理措施包括:①禁食、胃肠减压,减少胃肠道积气、积液,降低胃肠道张力,使胃肠道得到充分休息,并记录 24h 出入量。②输液及肠外营养支持,纠正低蛋白血症,维持水、电解质和酸碱平衡。③应用胃动力促进剂如甲氧氯普安、多潘立酮,促进胃肠功能恢复,也可用 3% 温盐水洗胃。一般经上述治疗均可痊愈。

5)术后梗阻:根据梗阻部位可分为输入襻梗阻、输出襻梗阻和吻合口梗阻。

输入襻梗阻:可分为急、慢性两类。①急性完全性输入襻梗阻,多发生于毕Ⅱ式结肠前输入段对胃小弯的吻合术式。临床表现为上腹部剧烈疼痛,频繁呕吐,呕吐量少,多不含胆汁,呕吐后症状不缓解,且上腹部有压痛性肿块。系输出襻系膜悬吊过紧压迫输入襻,或是输入襻过长穿入输出襻与横结肠的间隙孔形成内疝所致,属闭袢性肠梗阻,易发生肠绞窄,应紧急手术治疗。②慢性不完全性输入襻梗阻患者,表现为进食后出现右上腹胀痛或绞痛,呈喷射状呕吐大量不含食物的胆汁,呕吐后症状缓解。多由于输入襻过长扭曲或输入襻过短在吻合口处形成锐角,使输入襻内胆汁、胰液和十二指肠液排空不畅而滞留。由于消化液潴留在输入襻内,进食后消化液分泌明显增加,输入襻内压力增高,刺激肠管发生强烈的收缩,引起喷射样呕吐,也称输入襻综合征。

输出襻梗阻:多因粘连、大网膜水肿或坏死、炎性肿块压迫所致。临床表现为上腹饱胀,呕吐食物和胆汁。如果非手术治疗无效,应手术解除梗阻。

吻合口梗阻:因吻合口过小或是吻合时胃肠壁组织内翻过多而引起,也可因术后吻合口炎性水肿出现暂时性梗阻。患者表现为进食后出现上腹部饱胀感和溢出性呕吐等,呕吐物含或不含胆汁。应即刻禁食,给予胃肠减压和静脉补液等保守治疗。若保守治疗无效,可手术解除梗阻。

6)倾倒综合征:由于胃大部切除术后,胃失去幽门窦、幽门括约肌、十二指肠壶腹部等结构对胃排空的控制,导致胃排空过速所产生的一系列综合征。可分为早期倾倒综合征和晚期倾倒综合征。

早期倾倒综合征:多发生在进食后半小时内,患者以循环系统症状和胃肠道症状为主要表现。患者可出现心悸、乏力、出汗、面色苍白等一过性血容量不足表现,并有恶心、呕吐、腹部绞痛、腹泻等消化道症状。处理:主要采用饮食调整,嘱患者少食多餐,饭后平卧 20~30min,避免过甜食物、减少液体摄入量并降低食物渗透浓度,多数可在术后半年或一年内逐渐自愈。极少数症状严重而持久的患者需手术治疗。

晚期倾倒综合征：主要因进食后，胃排空过快，高渗性食物迅速进入小肠被过快吸收而使血糖急剧升高，刺激胰岛素大量释放，而当血糖下降后，胰岛素并未相应减少，继而发生低血糖，故又称低血糖综合征。表现为餐后2～4h，患者出现心慌、无力、眩晕、出汗、手颤、嗜睡以至虚脱。消化道症状不明显，可有饥饿感，出现症状时稍进饮食即可缓解。饮食中减少糖类含量，增加蛋白质比例，少量多餐可防止其发生。

（七）健康指导

1.向患者及家属讲解有关胃十二指肠溃疡的知识，使之能更好地配合治疗和护理。

2.指导患者学会自我情绪调整，保持乐观进取的精神风貌，注意劳逸结合，减少溃疡病的客观因素。

3.指导患者饮食应定时定量，少食多餐，营养丰富，以后可逐步过渡至正常人饮食。少食腌、熏食品，避免进食过冷、过烫、过辣及油煎炸食物，切勿酗酒、吸烟。

4.告知患者及家属有关手术后期可能出现的并发症的表现和预防措施。

5.定期随访，如有不适及时就诊。

二、胃十二指肠溃疡急性穿孔

胃十二指肠溃疡急性穿孔（acute perforation of gastroduodenal ulcer）是胃十二指肠溃疡的严重并发症，为常见的外科急腹症。起病急，变化快，病情严重，需要紧急处理，若诊治不当可危及生命。其发生率呈逐年上升趋势，发病年龄逐渐趋于老龄化。十二指肠溃疡穿孔男性患者较多，胃溃疡穿孔则多见于老年妇女。

（一）病因及发病机制

溃疡穿孔是活动期胃十二指肠溃疡向深部侵蚀、穿破浆膜的结果。胃溃疡穿孔60％发生在近幽门的胃小弯，而90％的十二指肠溃疡穿孔发生在壶腹部前壁偏小弯侧。急性穿孔后，具有强烈刺激性的胃酸、胆汁、胰液等消化液和食物进入腹腔，引起化学性腹膜炎和腹腔内大量液体渗出，6～8h后细菌开始繁殖并逐渐转变为化脓性腹膜炎。病原菌以大肠埃希菌、链球菌多见。因剧烈的腹痛、强烈的化学刺激、细胞外液的丢失及细菌毒素吸收等因素，患者可出现休克。

（二）临床表现

1.症状 穿孔多突然发生于夜间空腹或饱食后，主要表现为突发性上腹部刀割样剧痛，很快波及全腹，但仍以上腹为重。患者疼痛难忍，常伴恶心、呕吐、面色苍白、出冷汗、脉搏细速、血压下降、四肢厥冷等表现。其后由于大量腹腔渗出液的稀释，腹痛略有减轻，继发细菌感染后，腹痛可再次加重；当胃内容物沿右结肠旁沟向下流注时，可出现右下腹痛。溃疡穿孔后病情的严重程度与患者的年龄、全身情况、穿孔部位、穿孔大小和时间以及是否空腹穿孔密切相关。

2.体征 体检时患者呈急性病容，表情痛苦，倦屈位、不愿移动；腹式呼吸减弱或消失；全腹有明显的压痛、反跳痛，腹肌紧张呈"木板样"强直，以右上腹部最为明显，肝浊音界缩小或消失、可有移动性浊音，肠鸣音减弱或消失。

（三）实验室及其他检查

1.X线检查 大约80％的患者行站立位腹部X线检查时，可见膈下新月形游离气体影。

2.实验室检查 提示血白细胞计数及中性粒细胞比例增高。

3.诊断性腹腔穿刺 临床表现不典型的患者可行诊断性腹腔穿刺,穿刺抽出液可含胆汁或食物残渣。

(四)治疗要点

根据病情选用非手术或手术治疗。

1.非手术治疗

(1)适应证:一般情况良好,症状及体征较轻的空腹状态下穿孔者;穿孔超过 24h,腹膜炎症已局限者;胃十二指肠造影证实穿孔已封闭者;无出血、幽门梗阻及恶变等并发症者。

(2)治疗措施:①禁食、持续胃肠减压,减少胃肠内容物继续外漏,以利于穿孔的闭合和腹膜炎症消退。②输液和营养支持治疗,以维持机体水、电解质平衡及营养需求。③全身应用抗生素,以控制感染。④应用抑酸药物,如给予 H_2 受体阻断剂或质子泵拮抗剂等制酸药物。

2.手术治疗

(1)适应证:①经上述非手术治疗措施 6~8h,症状无减轻,而且逐渐加重者要改手术治疗。②饱食后穿孔,顽固性溃疡穿孔和伴有幽门梗阻、大出血、恶变等并发症者,应及早进行手术治疗。

(2)手术方式:

1)穿孔单纯缝合修补术:即缝合穿孔处并加大网膜覆盖。此方法操作简单,手术时间短,安全性高。适用于穿孔时间超过 8h,腹腔内感染及炎症水肿严重者;以往无溃疡病史或有溃疡病史但未经内科正规治疗,无出血、梗阻并发症者;有其他系统器质性疾病不能耐受急诊彻底性溃疡切除手术者。

2)彻底的溃疡切除手术(连同溃疡一起切除的胃大部切除术手术):方式包括胃大部切除术,对十二指肠溃疡穿孔行迷走神经切断加胃窦切除术,或缝合穿孔后行迷走神经切断加胃空肠吻合术,或行高选择性迷走神经切断术。

(五)常见护理诊断/问题

1.疼痛 与胃十二指肠溃疡穿孔后消化液对腹膜的强烈刺激及手术后切口有关。

2.体液不足 与溃疡穿孔后消化液的大量丢失有关。

(六)护理措施

1.术前护理/非手术治疗的护理

(1)禁食、胃肠减压:溃疡穿孔患者要禁食禁水,有效地胃肠减压,以减少胃肠内容物继续流入腹腔。做好引流期间的护理,保持引流通畅和有效负压,注意观察和记录胃液的颜色、性质和量。

(2)体位:伴有休克者取休克体位(头和躯干抬高 20°~30°、下肢抬高 15°~20°),以增加回心血量;无休克者或休克改善后取半卧位,以利于漏出的消化液积聚于盆腔最低位和便于引流,减少毒素的吸收,同时也可降低腹壁张力和减轻疼痛。

(3)静脉输液,维持体液平衡。

1)观察和记录 24h 出入量,为合理补液提供依据。

2)给予静脉输液,根据出入量和医嘱,合理安排输液的种类和速度,以维持水、电解质及酸碱平衡;同时给予营养支持和相应护理。

(4)预防和控制感染:遵医嘱合理应用抗菌药。

(5)做好病情观察：密切观察患者生命体征、腹痛、腹膜刺激征及肠鸣音变化等。若经非手术治疗6～8h病情不见好转，症状、体征反而加重者，应积极做好急诊手术准备。

2.术后护理　加强术后护理，促进患者早日康复(参见胃十二指肠溃疡中的胃大部切除术后护理)。

三、胃十二指肠溃疡大出血

胃十二指肠溃疡出血是上消化道大出血中最常见的原因，占50%以上。其中5%～10%需要手术治疗。

(一)病因与病理

因溃疡基底的血管壁被侵蚀而导致破裂出血，患者过去多有典型溃疡病史，近期可有服用非甾体类抗炎药物、疲劳、饮食不规律等诱因。胃溃疡大出血多发生在胃小弯，出血源自胃左、右动脉及其分支或肝胃韧带内较大的血管。十二指肠溃疡大出血通常位于壶腹部后壁，出血多来自于胃十二指肠动脉或胰十二指肠上动脉及其分支；溃疡基底部的血管侧壁破裂出血不易自行停止，可引发致命的动脉性出血。大出血后，因血容量减少、血压下降、血流变慢，可在血管破裂处形成血凝块而暂时止血。由于胃酸、胃肠蠕动和胃十二指肠内容物与溃疡病灶的接触，部分病例可发生再次出血。

(二)临床表现

1.症状　患者的主要表现是呕血和黑粪，多数患者只有黑粪而无呕血，迅猛的出血则表现为大量呕血和排紫黑色血便。呕血前患者常有恶心，便血前多突然有便意，呕血或便血前后患者常有心悸、目眩、无力甚至昏厥。如出血速度缓慢则血压、脉搏改变不明显。如果短期内失血量超过400ml时，患者可出现面色苍白、口渴、脉搏快速有力，血压正常或略偏高的循环系统代偿表现；当失血量超过800ml时，可出现休克症状：患者烦躁不安、出冷汗、脉搏细速、血压下降、呼吸急促、四肢厥冷等。

2.体征　腹稍胀，上腹部可有轻度压痛，肠鸣音亢进。

(三)实验室及其他检查

1.内镜检查　胃十二指肠纤维镜检查可明确出血原因和部位，出血24h内阳性率可达70%～80%，超过24h则阳性率下降。

2.血管造影　选择性腹腔动脉或肠系膜上动脉造影可明确病因与出血部位，并可采取栓塞治疗或动脉注射垂体升压素等介入性止血措施。

3.实验室检查　大量出血早期，由于血液浓缩，血常规变化不大；以后红细胞计数、血红蛋白、血细胞比容均呈进行性下降。

(四)治疗要点

胃十二指肠溃疡出血的治疗原则：补充血容量防止失血性休克，尽快明确出血部位并采取有效止血措施。

1.非手术治疗

(1)补充血容量：迅速建立静脉通路，快速静脉输液、输血。失血量达全身总血量的20%时，应输注右旋糖酐、羟乙基淀粉或其他血浆代用品，出血量较大时可输注浓缩红细胞，必要时可输全血，保持血细胞比容不低于30%。

(2)禁食、留置胃管：用生理盐水冲洗胃腔，清除血凝块，直至胃液变清。还可经胃管注入

200ml 含 8mg 去甲肾上腺素的生理盐水溶液,每 4～6h 1 次。

(3)应用止血、制酸等药物:经静脉或肌内注射立止血等止血药物;静脉给予 H_2 受体拮抗剂(西咪替丁等)、质子泵抑制剂(奥美拉唑)或生长抑素等。

(4)胃镜下止血:急诊胃镜检查明确出血部位后同时实施电凝、激光灼凝、注射或喷洒药物、钛夹夹闭血管等局部止血措施。

2.手术治疗

(1)适应证:①严重大出血,短期内出现休克,或短时间内(6～8h)需输入大量血液(>800ml)方能维持血压和血细胞比容者。②正在进行药物治疗的胃十二指肠溃疡患者发生大出血,说明溃疡侵蚀性大,非手术治疗难于止血,或暂时血止后又复发。③60 岁以上伴血管硬化症者自行止血机会较小,应及早手术。④近期发生过类似的大出血或合并溃疡穿孔或幽门梗阻。⑤胃镜检查发现动脉搏动性出血或溃疡底部血管显露、再出血危险性大者。

(2)手术方式:①胃大部切除术,适用于大多数溃疡出血的患者。②贯穿缝扎术,在病情危急,不能耐受胃大部切除手术时,可采用单纯贯穿缝扎止血法。③在贯穿缝扎处理溃疡出血后,可行迷走神经干切断加胃窦切除或幽门成形术。

(五)常见护理诊断/问题

1.焦虑、恐惧　与突发胃十二指肠溃疡大出血及担心预后有关。

2.体液不足　与胃十二指肠溃疡出血致血容量不足有关。

(六)护理措施

1.非手术治疗的护理(包括术前护理)

(1)缓解焦虑和恐惧:关心和安慰患者,给予心理支持,减轻患者的焦虑和恐惧。及时为患者清理呕吐物。情绪紧张者,可遵医嘱适当给予镇静剂。

(2)体位:取平卧位,卧床休息。有呕血者,头偏向一侧。

(3)补充血容量:迅速建立多条畅通的静脉通路,快速输液、输血,必要时可行深静脉穿刺输液。开始输液时速度宜快,待休克纠正后减慢滴速。

(4)采用止血措施:遵医嘱应用止血药物或冰盐水洗胃,以控制出血。

(5)做好病情观察:严密观察患者生命体征的变化,判断、观察和记录呕血、便血情况,观察患者有无口渴、肢端湿冷、尿量减少等循环血量不足的表现。必要时测量中心静脉压并做好记录。观察有无鲜红色血性胃液从胃管流出,以判断有无活动性出血和止血效果。若出血仍在继续,短时间内(6～8h)需大量输血(>800ml)才能维持血压和血细胞比容,或停止输液、输血后,病情又恶化者,应及时报告医师,并配合做好急症手术的准备。

(6)饮食:出血时暂禁食,出血停止后,可进流质或无渣半流质饮食。

2.术后护理　加强术后护理,促进患者早日康复(参见胃十二指肠溃疡中的胃大部切除术后护理)。

四、胃十二指肠溃疡瘢痕性幽门梗阻

胃十二指肠溃疡患者因幽门管、幽门溃疡或十二指肠壶腹部溃疡反复发作形成瘢痕狭窄、幽门痉挛水肿而造成幽门梗阻(pyloric obstruction)。

(一)病因与病理

瘢痕性幽门梗阻常见于十二指肠壶腹部溃疡和位于幽门的胃溃疡。溃疡引起幽门梗阻

的机制有幽门痉挛、炎性水肿和瘢痕三种,前两种情况是暂时的和可逆的,在炎症消退、痉挛缓解后梗阻解除,无需外科手术;而瘢痕性幽门梗阻属于永久性,需要手术方能解除梗阻。梗阻初期,为克服幽门狭窄,胃蠕动增强,胃壁肌肉代偿性增厚。后期,胃代偿功能减退,失去张力,胃高度扩大,蠕动减弱甚至消失。由于胃内容物潴留引起呕吐而致水、电解质的丢失,导致脱水、低钾低氯性碱中毒;长期慢性不全性幽门梗阻者由于摄入减少,消化吸收不良,患者可出现贫血与营养障碍。

(二)临床表现

1.症状 患者表现为进食后上腹饱胀不适并出现阵发性胃痉挛性疼痛,伴恶心、嗳气与呕吐。呕吐多发生在下午或晚间,呕吐量大,一次达 1000～2000ml,呕吐物内含大量宿食,有腐败酸臭味,但不含胆汁。呕吐后自觉胃部舒适,故患者常自行诱发呕吐以缓解症状。常有少尿、便秘、贫血等慢性消耗表现。体检时可见患者常有消瘦、皮肤干燥、皮肤弹性消失等营养不良的表现。

2.体征 上腹部可见胃型和胃蠕动波,用手轻拍上腹部可闻及振水声。

(三)实验室及其他检查

1.内镜检查 可见胃内有大量潴留的胃液和食物残渣。

2.X线钡餐检查 可见胃高度扩张,24h 后仍有钡剂存留(正常 24h 排空)。已明确幽门梗阻者避免做此检查。

(四)治疗要点

瘢痕性幽门梗阻以手术治疗为主。最常用的术式是胃大部切除术,但年龄较大、身体状况极差或合并其他严重内科疾病者,可行胃空肠吻合加迷走神经切断术。

(五)常见护理诊断/问题

1.体液不足 与大量呕吐、胃肠减压引起水、电解质的丢失有关。

2.营养失调(低于机体需要量) 与幽门梗阻致摄入不足、禁食和消耗、丢失体液有关。

(六)护理措施

1.术前护理

(1)静脉输液:根据医嘱和电解质检测结果合理安排输液种类和速度,以纠正脱水及低钾、低氯性碱中毒。密切观察及准确记录 24h 出入量,为静脉补液提供依据。

(2)饮食与营养支持:非完全梗阻者可给予无渣半流质饮食,完全梗阻者术前应禁食水,以减少胃内容物潴留。根据医嘱于手术前给予肠外营养,必要时输血或其他血液制品,以纠正营养不良、贫血和低蛋白血症,提高患者对手术的耐受力。

(3)采取有效措施,减轻疼痛,增进舒适。

1)禁食,胃肠减压:完全幽门梗阻患者,给予禁食,保持有效胃肠减压,减少胃内积气、积液,减轻胃内张力。必要时遵医嘱给予解痉药物,以减轻疼痛,增加患者的舒适度。

2)体位:取半卧位,卧床休息。呕吐时,头偏向一侧。呕吐后及时为患者清理呕吐物。情绪紧张者,可遵医嘱给予镇静剂。

(4)洗胃:完全幽门梗阻者,除持续胃肠减压排空胃内潴留物外,须做术前胃的准备,即术前 3d 每晚用 300～500ml 温盐水洗胃,以减轻胃黏膜水肿和炎症,有利于术后吻合口愈合。

2.术后护理 加强术后护理,促进患者早日康复(参见胃及十二指肠溃疡中的胃大部切除术后护理)。

五、胃癌

胃癌(gastric carcinoma)是我国最常见的消化道恶性肿瘤之一,发病率在男性恶性肿瘤中仅次于肺癌,占第二位,在女性恶性肿瘤中居第 4 位。胃癌死亡率占我国恶性肿瘤死亡率的第 3 位,发病年龄在 50 岁以上,多见于男性,男女比例约为 2:1。

(一)病因及发病机制

胃癌的病因尚未完全清楚,目前认为与下列因素有关。

1. 地域环境及饮食生活因素　胃癌发病有明显的地域性差别,日本、俄罗斯、南非、智利和北欧等国家和地区的发病率较高,而北美、西欧、印度、澳大利亚及新西兰等国家发病率较低。在我国的西北与东部沿海地区胃癌发病率比南方地区明显为高。长期食用腌制、熏、烤食品者胃癌的发病率高,与食品中亚硝酸盐、真菌毒素、多环芳烃化合物等致癌物或前致癌物的含量高有关。食物中缺乏新鲜蔬菜、水果也与发病有一定关系。吸烟增加胃癌发病率。

2. 幽门螺杆菌感染　是引发胃癌的主要因素之一,我国胃癌高发区成人幽门螺杆菌感染率在 60% 以上。幽门螺杆菌能促使硝酸盐转化成亚硝酸盐及亚硝胺而致癌;幽门螺杆菌的毒性产物 CagA、VacA 可能具有促癌作用。

3. 癌前病变　指易发生癌变的疾病或状态,胃的癌前疾病指一些使胃癌发病危险性增高的良性胃疾病,如慢性萎缩性胃炎、胃息肉、胃溃疡及残胃炎等;这些病变都可能伴有不同程度的慢性炎症过程、胃黏膜肠上皮化生或非典型增生,时间长久有可能转变为癌。胃的癌前病变指容易发生癌变的病理组织学变化,胃黏膜的异型增生属于癌前病变,根据异型程度可分为轻、中、重三度,重度异型增生中有 75%~80% 的患者有可能发展成胃癌。

4. 遗传因素　胃癌有明显的家属倾向,遗传与分子生物学研究发现与患者有血缘关系的亲属其胃癌发病率较对照组高 4 倍。目前一些研究资料表明胃癌是一个多因素、多步骤、多阶段的发生发展过程,涉及癌基因、抑癌基因、凋亡相关基因与转移基因等的改变。遗传素质使易感者对致癌物质更敏感。

(二)病理与分型

1. 大体分型　按胃癌发展所处的阶段和大体类型可分为早期胃癌和进展期胃癌。

(1)早期胃癌:胃癌仅限于黏膜或黏膜下层,不论病灶大小或有无淋巴结转移,均为早期胃癌。癌灶直径在 10mm 以下称小胃癌,癌灶直径在 5mm 以下为微小胃癌;癌灶更小仅在胃镜黏膜活检时诊断为癌,但切除后的胃标本虽经全黏膜取材未见癌组织,称"一点癌"。早期胃癌根据病灶形态可分为三型:1 型(隆起型),癌灶突向胃腔;2 型(浅表型),癌灶比较平坦无明显的隆起与凹陷;3 型(凹陷型),为较深的溃疡。

(2)进展期胃癌:包括中、晚期胃癌。癌组织超出黏膜下层侵入胃壁肌层为中期胃癌;病变达浆膜层或超出浆膜向外浸润至邻近脏器或有转移者为晚期胃癌。按国际上采用 Bormann 分型法分为四型:1 型(结节型):为边界清楚突入胃腔的块状癌灶;2 型(溃疡局限型):为边界清楚并略隆起的溃疡状癌灶;3 型(溃疡浸润型):为边界模糊不清的浸润性溃疡状癌灶;4 型(弥漫浸润型):癌肿沿胃壁各层全周性浸润生长导致边界不清。若全胃受累胃腔缩窄、胃壁僵硬如革囊状,称皮革胃,几乎都是低分化腺癌或印戒细胞癌引起,恶性度高。

2. 组织学分型　世界卫生组织 1990 年提出的国际分类法,将胃癌归类为上皮型肿瘤和类癌两种。其中上皮型肿瘤包括:①腺癌(包括乳头状腺癌、管状腺癌、低分化腺癌、黏液腺癌、印戒细胞癌）。②腺鳞癌。③鳞状细胞癌。④未分化癌。⑤不能分类的癌。

3.胃癌的扩散与转移

（1）直接浸润：胃癌的主要扩散方式之一。胃癌可由原发部位向纵深浸润发展，穿破浆膜后，可直接侵犯横结肠系膜，大网膜、肝脏、胰腺、脾脏等组织。癌细胞也可沿黏膜下层淋巴网蔓延，向上侵犯食管下段，向下侵及十二指肠。

（2）淋巴转移：是胃癌的主要转移途径，早期胃癌亦可发生淋巴转移，进展期胃癌的淋巴转移率可达 70% 左右。一般情况下胃癌的转移是按淋巴流向转移，但也可发生跳跃式淋巴转移。

（3）血行转移：多发生在胃癌晚期，最常见转移至肝，其他为肺、胰、肾、骨骼等处。

（4）腹腔种植：当胃癌组织浸润穿透浆膜后，癌细胞可脱落种植于腹膜、大网膜和其他脏器表面形成转移结节。在女性患者可发生卵巢转移性肿瘤，称 Krukenberg 瘤。癌细胞广泛播散时，可形成大量癌性腹水。是晚期胃癌的一种转移形式。

（三）临床表现

1.症状　早期胃癌多数患者无明显症状，部分患者可有上腹部隐痛、嗳气、反酸、食欲减退等类似胃十二指肠溃疡或慢性胃炎症状，无特异性。疼痛与体重减轻是进展期胃癌最常见的临床表现，患者常有较为明显的消化道症状，如上腹疼痛不适、进食后饱胀，随病情进展上腹疼痛加重、食欲不振、乏力、消瘦，部分患者有恶心、呕吐。另外，根据肿瘤的部位不同，有其特殊表现：贲门胃底癌可有胸骨后疼痛和进行性吞咽困难；胃窦部癌出现幽门部分或完全梗阻时，可表现餐后饱胀、恶心、呕吐，呕吐物多为宿食和胃液；贲门癌和高位小弯癌出现进食梗阻感；癌肿破溃或侵及血管后可有消化道出血症状，一般仅为粪便潜血试验阳性，出血量多时可有黑粪，少数患者出现呕血。如出血时间较长或出血量较大，患者可出现缺铁性贫血。

2.体征　胃癌早期可仅有上腹部深压痛或不适。晚期可能出现：①上腹部肿块。②左锁骨上淋巴结肿大。③直肠指诊：在直肠前凹可摸到肿块。④若出现肝脏等远处转移，出现肝大、腹水。

（四）实验室及其他检查

1.内镜检查　胃镜检查是诊断早期胃癌的有效方法。可直接观察病变部位，并可直接取病变组织作病理学检查，以确定诊断。

2.影像学检查

（1）X 线钡餐检查：X 线气钡双重造影，通过黏膜相和充盈相的观察作出诊断。结节型胃癌表现为突向腔内的充盈缺损；溃疡型胃癌主要显示胃壁内龛影、黏膜集中、中断、紊乱和局部蠕动波不能通过；浸润型胃癌可见胃壁僵硬、蠕动波消失，呈狭窄的"革袋状胃"。

（2）腹部超声：主要用于观察胃的邻近脏器受浸润及淋巴转移的情况。

（3）螺旋 CT：有助于胃癌的诊断和术前临床分期。

3.实验室检查　粪便潜血试验阳性。

（五）治疗要点

早期发现，早期诊断和早期治疗是提高胃癌疗效的关键。手术在胃癌的治疗中占主导地位，仍是治疗胃癌的首选方法。而根治性手术是能够达到治愈目的的重要方法，再积极辅以化疗、放疗、免疫治疗及生物治疗等综合治疗以提高疗效。

1. 手术治疗

(1)根治性手术:按癌肿所在部位整块切除胃的全部或大部,以及大、小网膜和局域淋巴结,并重建消化道。切除端应距癌肿边缘 5cm 以上,若癌肿范围较大或已穿透浆膜并侵及周围脏器时,可采取胃癌扩大根治术或联合脏器(包括胰体、尾及脾在内)切除。

(2)微创手术:近年来胃癌的微创手术已日趋成熟,包括胃镜下胃黏膜癌灶切除和腹腔镜下作胃楔形切除、胃部分切除甚至是全胃切除术。

(3)姑息性手术:用于肿瘤广泛浸润并转移、不能完全切除者。通过切除肿瘤可以缓解症状,延长生存期。手术包括:姑息性胃切除术、胃肠吻合术、空肠造口术等。

2. 化学治疗 是最主要的辅助治疗方法。用于根治性手术的术前、术中、术后,延长生存期。晚期胃癌患者采用适量化疗,能减缓肿瘤的发展速度,改善症状,有一定的近期效果。目的在于杀灭残留的微小癌灶或术中脱落的癌细胞,提高综合治疗效果。化疗途径可采用口服、静脉、腹膜腔、动脉插管区域灌注给药等。

3. 胃癌的其他治疗 包括放疗、免疫治疗、生物治疗、中医中药等。

(六)常见护理诊断/问题

1. 焦虑、恐惧 与对疾病缺乏了解,担心治疗效果及预后有关。

2. 营养失调(低于机体需要量) 与摄入不足、体液丢失及癌肿导致的消耗增加有关。

3. 知识缺乏 缺乏术后康复及综合治疗相关的知识。

4. 潜在并发症 出血、十二指肠残端破裂、吻合口瘘、消化道梗阻、倾倒综合征等。

(七)护理措施

1. 术前护理

(1)缓解焦虑和恐惧:患者对癌肿及预后存有很大顾虑,常有悲观焦虑情绪,应视情况与家属协商寻找合适时机,帮助患者尽快面对疾病,向患者介绍相关疾病知识、手术治疗的必要性以及综合治疗的效果,鼓励患者表达自身感受和学会自我放松的方法;并根据个体情况进行有针对性的心理护理,以增强患者对手术治疗的信心。此外,还应鼓励患者家属和朋友给予患者关心和支持,使其能很好地配合治疗和护理。

(2)改善营养状况:胃癌患者,尤其是伴有梗阻和出血者,手术前常由于食欲减退、摄入不足、消耗增加和恶心、呕吐而导致营养状况欠佳。护士应根据患者的饮食和生活习惯,合理制定食谱。给予高蛋白、高热量、高维生素、低脂肪、易消化和少渣的食物;对不能进食者,应遵医嘱给予静脉补液,补充足够的热量,必要时补充血浆或全血,以改善患者的营养状况,提高其对手术的耐受力。

(3)协助患者做好各种检查及手术前常规准备,做好健康教育,如教会患者深呼吸、有效咳嗽、床上翻身及肢体活动方法等。

2. 术后护理

(1)病情观察:术后严密观察患者生命体征、神志及尿量的变化,或根据医嘱给予心电监护。注意有无内出血、腹膜刺激征、腹腔脓肿等迹象,发现异常及时通知医师给予处理;同时观察腹部及伤口情况,注意有无腹痛、腹胀,伤口敷料有无渗血、渗液等。

(2)体位及活动:全麻患者去枕平卧头后仰偏向一侧,麻醉清醒、血压平稳后改半卧位,有利于呼吸和循环,减少切口缝合处张力,减轻疼痛和不适,以利腹腔引流。卧床期间,协助患者翻身,病情允许,鼓励患者早期下床活动。如无禁忌,术日可活动四肢,术后第 1d 床上翻身或坐起做轻微活动,第 2～3d 视情况协助患者床边活动,第 4d 可在室内活动。患者活动量应根据个体差异而定。

(3)禁食、胃肠减压:术后早期给予禁食、胃肠减压,可减轻胃肠道张力,促进吻合口愈合。

(4)镇痛:对术后切口疼痛的患者,可遵医嘱给予镇痛药物,促进舒适。应用自控止痛泵的患者,应注意预防并处理可能发生的并发症,如尿潴留、恶心、呕吐等。

(5)饮食与营养:术后早期应禁食,遵医嘱给予肠外营养或肠内营养,并做好营养支持的相应护理。待肠蠕动功能恢复、肛门排气后方可拔出胃管,拔管当日可少量饮水或米汤,以后逐步过渡到半量流食、全量流食,继而半流食、软食直至正常饮食。

(八)健康指导

1.胃癌的预防 积极治疗 HP 感染和胃癌的癌前病变,如慢性萎缩性胃炎、胃溃疡等;养成良好的饮食习惯,少食腌制、熏、烤食品,戒烟酒;保持心情舒畅,中医强调"七情"是致病的重要因素。人在受到各种精神刺激,情绪波动时,可促进肿瘤的发生和发展。所以,应保持良好的心态,避免不必要的情绪刺激;高危人群定期检查,如粪潜血试验、X 线钡餐检查、内镜检查等。

2.适当活动 参加一些适量的有氧运动,注意劳逸结合,避免过度劳累。

3.定期复查 向胃癌患者及家属讲解化疗的必要性和副作用以及每一个疗程的间隔时间。化疗期间患者应注意饮食,定期门诊随访,检查血常规、肝功能等,并注意预防感染。术后 3 年内每 3～6 个月复查一次,3～5 年每半年复查一次,5 年后每年 1 次。内镜检查每年 1 次。如有腹部胀满不适、肝区胀痛、锁骨上淋巴结肿大等表现时,应随时复查。

(蒋媛)

第十六节 肠梗阻的护理

由于任何原因导致的肠内容物不能正常运行、顺利通过肠道,称为肠梗阻(intestinal obstruction),是常见的外科急腹症之一。肠梗阻的病因和类型很多,发病后,不但可发生肠管本身形态和功能上的改变,还可引起一系列全身性病理生理改变,临床表现复杂多变。

一、病因与发病机制

1.按肠梗阻发生的基本病因分类

(1)机械性肠梗阻(mechanical intestinal obstruction):最常见,是各种原因引起的肠腔变窄、肠内容物通过障碍。主要原因包括:①肠腔堵塞(图 8—14):如寄生虫、粪块、大胆石、异物等。②肠管外受压:如粘连引起肠管扭曲、肠扭转、嵌顿疝或受腹腔肿瘤压迫等。③肠壁病变(图 8—15):如先天性肠道闭锁、肠套叠、肿瘤等。

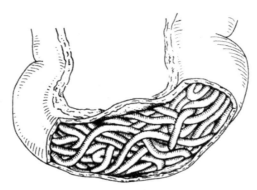

图8—14　蛔虫团性肠梗阻

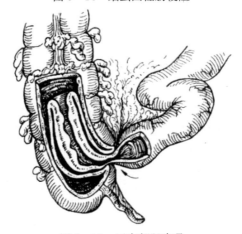

图8—15　回盲部肠套叠

（2）动力性肠梗阻（dynamic intestinal obstruction）：是由于神经反射或毒素刺激引起肠壁肌肉功能紊乱，使肠蠕动丧失或肠管痉挛，以致肠内容物不能正常运行，但本身无器质性肠管狭窄。动力性肠梗阻又可分为麻痹性肠梗阻（paralytic ileus）与痉挛性肠梗阻（spastic ileus）两类。前者常见于急性弥漫性腹膜炎、腹部大手术后、低钾血症及细菌感染等；后者较少见，可继发于尿毒症、肠道功能紊乱和慢性铅中毒等。

（3）血运性肠梗阻（vascular intestinal obstruction）：是由于肠系膜血管受压、栓塞或血栓形成，使肠管血运障碍，继而发生肠麻痹而使肠内容物不能运行。随着人口老龄化，动脉硬化等疾病的增多，现已不属少见。

2.按肠壁血运有无障碍分为两类。

（1）单纯性肠梗阻：仅为肠内容物通过受阻，无肠管血运障碍。

（2）绞窄性肠梗阻：指伴有肠壁血运障碍的肠梗阻。可因肠系膜血管受压、血栓形成或栓塞等引起。

3.其他分类　除上述分类外，还可按肠梗阻发生的部位分为高位（空肠上段）和低位（回肠末段和结肠）肠梗阻；按肠梗阻的程度分为完全性和不完全性肠梗阻；按肠梗阻发生的快慢分为急性和慢性肠梗阻。若一段肠襻两端完全阻塞，如肠扭转、结肠肿瘤等，则称为闭襻性肠梗阻。结肠肿瘤引起肠梗阻，由于其近端存在回盲瓣，也易致闭襻性肠梗阻。

上述分类并非绝对，随着病情发展，某些类型的肠梗阻在一定条件下可以相互转化。

二、病理生理

肠梗阻的病理生理变化可分为局部及全身性变化。

1.局部的病理生理变化　单纯性机械性肠梗阻发生早期,梗阻以上肠管肠蠕动增强,以克服阻力,推动肠内容物通过梗阻部位;另一方面,肠腔因积气、积液而膨胀,积液主要来自于胃肠道分泌液,气体的大部分是咽下的空气,小部分是由血液弥散到肠腔内和肠道内容物经细菌分解或发酵而产生的气体。肠梗阻部位越低,持续时间越长,肠膨胀越明显。

急性完全性肠梗阻时,肠腔内压力迅速增加,到一定程度时可使肠壁血运障碍。最初主要表现为静脉回流受阻,肠壁毛细血管和小静脉瘀血,肠壁充血、水肿、增厚呈暗红色。由于组织缺氧,毛细血管通透性增加,肠壁上有出血点,并有血性渗出液渗入肠腔和腹腔。随着血运障碍的发展,继而出现动脉血运受阻,血栓形成,肠壁失去活力,肠管变成黑紫色。又由于肠壁变薄、缺血和通透性增加,腹腔内出现带有粪臭的渗出物。最后,肠管可因缺血坏死而破溃穿孔。

慢性不全性肠梗阻时,肠管局部改变主要是由于长期肠蠕动增强,梗阻近端肠壁代偿性肥厚和肠腔膨胀,远端肠管则变细、肠壁变薄。

2.全身性病理生理变化

(1)水、电解质紊乱及酸碱平衡失调:体液丧失及因此而引起的水、电解质紊乱与酸碱平衡失调,是肠梗阻很重要的病理生理改变。在急性肠梗阻患者,尤其高位肠梗阻时,由于不能进食及早期频繁呕吐,使水分及电解质大量丢失而易出现脱水;加之酸性胃液及大量氯离子丢失产生代谢性碱中毒。低位肠梗阻时,患者呕吐发生较迟,其体液的丢失主要是由于肠管活力丧失,无法正常吸收胃肠道分泌的大量液体,丧失的体液多为碱性或中性,钠、钾离子的丢失较氯离子多;另外,肠壁毛细血管通透性增加,导致血浆渗出,积存在肠腔和腹腔内,即丢失在第三间隙;同时组织灌注不足,导致酸性代谢产物增多,加之缺水、少尿等均可引起严重的代谢性酸中毒。大量的钾离子丢失还可引起肠壁肌张力减退,加重肠腔膨胀,并可引起肌无力及心律失常。

(2)感染、中毒和休克:由于在梗阻以上的肠腔内细菌大量繁殖,而产生多种强烈毒素。加之肠壁血运障碍、通透性改变,细菌和毒素渗透至腹腔内引起严重的腹腔内感染。体液大量丢失、血液浓缩、电解质紊乱、酸碱平衡失调以及细菌感染、毒素释放等,均可引起严重休克。当肠道坏死、穿孔,发生腹膜炎时,全身中毒症状尤为严重,最后可引起严重的低血容量性休克和感染中毒性休克。

(3)呼吸和循环功能障碍:肠腔大量积气、积液使腹腔内压力升高,膈肌上升,腹式呼吸减弱,影响肺内气体交换,同时妨碍下腔静脉血液回流,而致呼吸、循环功能障碍。最后可因多器官功能障碍乃至衰竭而死亡。

三、临床表现

不同类型的肠梗阻临床表现各有其特点,但均存在腹痛、呕吐、腹胀及停止排气、排便等共同表现。

1.症状

(1)腹痛:单纯性机械性肠梗阻发生时,由于梗阻以上肠管强烈蠕动,患者表现为阵发性腹部绞痛,疼痛多位于腹中部,也可偏于梗阻所在部位。疼痛发作时,患者自觉腹内有"气块"窜动,并受阻于某一部位,即梗阻部位。当腹痛的间歇期不断缩短并成为剧烈的持续性腹痛时,应考虑可能是绞窄性肠梗阻的表现。麻痹性肠梗阻患者表现为全腹持续性胀痛或不适。

(2)呕吐:在梗阻早期,呕吐常为反射性,吐出物以食物或胃液为主。此后,呕吐随梗阻部位高低而有所不同:高位肠梗阻时,呕吐出现早且频繁,呕吐物主要为胃液、十二指肠液和胆汁;低位肠梗阻呕吐出现较晚,呕吐物常为带臭味的粪样物。若呕吐物为血性或棕褐色液体,常提示肠管有血运障碍。麻痹性肠梗阻时的呕吐呈溢出性。

(3)腹胀:腹胀发生时间一般出现较晚,其程度与梗阻部位有关。高位肠梗阻由于呕吐频繁,故腹胀不明显;低位或麻痹性肠梗阻则腹胀明显,遍及全腹。结肠梗阻时,如果回盲瓣关闭良好,梗阻以上结肠可成闭襻,则腹周膨胀显著。腹部隆起不均匀对称,是肠扭转等闭襻性肠梗阻的特点。

(4)停止排气、排便:急性完全性肠梗阻患者,多不再排气排便;但在梗阻早期、高位肠梗阻、不完全性肠梗阻时,可有数次少量排气排便。绞窄性肠梗阻时,可排出血性黏液样粪便。

2.体征

(1)局部体征:①腹部视诊:机械性肠梗阻常可见腹部膨隆、肠型和异常蠕动波;肠扭转时腹胀多不对称;麻痹性肠梗阻时则腹胀均匀。②触诊:单纯性肠梗阻可有轻度压痛,但无腹膜刺激征;绞窄性肠梗阻时可有固定压痛和腹膜刺激征,可扪及痛性包块。③叩诊:绞窄性肠梗阻时腹腔有渗液,移动性浊音可呈阳性。④听诊:机械性肠梗阻时肠鸣音亢进,可闻及气过水声或金属音;麻痹性肠梗阻则肠鸣音减弱或消失。⑤直肠指检如触及肿块,可能为直肠肿瘤或肠套叠的套头,血迹提示肠套叠或肠绞窄。

(2)全身体征:单纯性肠梗阻早期多无明显全身性改变,晚期可有唇干舌燥、眼窝凹陷、皮肤弹性差、尿少或无尿明显缺水征。或出现脉搏细速、血压下降、面色苍白、四肢发凉等中毒和休克征象。

四、实验室及其他检查

1.实验室检查　肠梗阻患者因出现脱水和血液浓缩而使血红蛋白值及血细胞比容升高、尿比重也增高。绞窄性肠梗阻时,可有明显的白细胞计数及中性粒细胞比例增加。血清 K^+、Na^+、Cl^-、尿素氮、肌酐及血气分析值出现异常结果,则表示存在水、电解质紊乱及酸碱平衡失调或肾功能障碍。

2.X线检查　肠梗阻时,小肠内容物停滞,气、液分离,一般在肠梗阻发生 4～6h 后,立位或侧卧位 X 线平片可见多个气液平面及胀气肠襻;空肠梗阻时,空肠黏膜皱襞可见"鱼肋骨刺"样改变;回肠扩张的肠襻多,可见数个阶梯状排列的气液平面;结肠梗阻胀气位于腹部周边,显示结肠袋形。绞窄性肠梗阻时,可见孤立突出胀大的肠襻,其位置不因时间而改变。当怀疑肠套叠、乙状结肠扭转或结肠肿瘤时,可作钡剂灌肠或 CT 检查以协助诊断。

五、治疗要点

治疗原则是尽快解除梗阻,纠正因肠梗阻所引起的全身性生理紊乱。

1.非手术治疗　适用于单纯性粘连性肠梗阻、麻痹性或痉挛性肠梗阻、蛔虫或粪块堵塞导致的肠梗阻、肠结核等炎症引起的不全性肠梗阻等,措施包括禁食,胃肠减压,纠正水、电解质紊乱及酸碱平衡失调。必要时输血浆、全血或血浆代用品,以补偿已丧失的血浆和血液。防治感染和中毒,使用针对肠道细菌的抗菌药防治感染。对起病急骤伴脱水者应留置尿管观察尿量,禁食状态下,应给予患者营养支持。明确诊断后可应用解痉剂止痛,但禁用吗啡类等强力镇痛药,防止掩盖病情。针对病因不同确定治疗方案,可给予解痉剂、低压灌肠、针灸等非手术治疗措施,并密切观察病情变化。

2.手术治疗　适用于各种类型的绞窄性肠梗阻或由于肿瘤、先天性肠道畸形引起的肠梗阻,以及经非手术治疗不能缓解的肠梗阻患者,原则是在最短的时间内、运用最简单的方法解除梗阻或恢复肠腔通畅。手术方法包括粘连松解术、肠切开取出异物、肠套叠或肠扭转复位术、肠切除吻合术、短路术和肠造口术等。

六、常见护理诊断/问题

1.急性疼痛　与肠蠕动增强或肠壁缺血及手术创伤有关。

2.体液不足　与频繁呕吐、禁食、肠腔积液、胃肠减压有关。

3.潜在并发症　腹腔感染及肠瘘、切口感染、粘连性肠梗阻等。

七、护理措施

1.术前(包括非手术治疗)的护理

(1)缓解腹痛和腹胀

1)禁食、胃肠减压:持续有效的胃肠减压对单纯性肠梗阻和麻痹性肠梗阻可达到解除梗阻的目的。胃肠减压可清除肠腔内积气、积液,有效缓解腹痛、腹胀,还可以降低腹内压,改善因膈肌抬高而导致的呼吸与循环障碍。胃肠减压期间应保持引流通畅,防止受压、扭曲、折叠。密切观察和记录胃液的颜色、性状和量,若发现有血性胃液,应高度怀疑有绞窄性肠梗阻的可能。及时通知医生并协助处理。

2)体位:生命体征平稳取半卧位,可使膈肌下降,减轻腹胀对呼吸、循环系统的影响,并有利于腹腔渗液积聚于盆腔,便于引流;腹痛时嘱患者将双腿屈曲可减轻腹痛。

3)应用解痉剂:若无肠绞窄或肠麻痹,可应用阿托品类抗胆碱药物解除胃肠道平滑肌痉挛,抑制胃肠道腺体的分泌,使腹痛得以缓解。但不可随意应用吗啡类止痛剂,以免掩盖病情。此外,还可热敷腹部,针灸双侧足三里穴。

4)腹部按摩或针刺疗法:若患者为不完全性、痉挛性或单纯蛔虫所致的肠梗阻,可适当顺时针轻柔按摩腹部,并遵医嘱配合应用针刺疗法,缓解疼痛。

(2)维持体液平衡

1)补液:依据患者的病情来确定补充液体的量和种类。根据患者脱水情况及有关的血清电解质和血气分析结果合理安排输液种类和调节输液量,故应严密观察和记录患者呕吐量、胃肠减压量和尿量以及实验室检查结果的变化等,为合理补液提供依据。

2)饮食与营养支持:肠梗阻患者应禁食,给予肠外营养。若经治疗梗阻解除,肠蠕动恢复正常,如患者排气排便,腹痛、腹胀消失 12h 后,则可进流质饮食,忌食产气的甜食和牛奶等;如无不适,24h 后进半流质饮食;3d 以后过渡到半流食及普食。

(3)呕吐的护理:呕吐时嘱患者坐起或头侧向一边,以免误吸引起吸入性肺炎或窒息;及时清除口腔内呕吐物,给予漱口,保持口腔清洁,并观察记录呕吐物的量、颜色和性状等。

(4)严密观察病情:定时测量患者生命体征,包括体温、脉搏、呼吸和血压,密切观察患者腹痛、腹胀、呕吐及腹部体征的变化,及时了解实验室各项指标;若患者出现以下情况,应考虑有肠绞窄的可能:①腹痛发作急骤,起始即为持续性剧烈腹痛,或在阵发性加重期间仍有持续性腹痛。肠鸣音可不亢进。呕吐出现早、剧烈而频繁。②病情发展迅速,早期出现休克,抗休克治疗后症状改善不显著。③有明显腹膜炎体征,体温升高,脉率增快,白细胞计数和中性粒细胞比例增高。④腹胀不对称,腹部有局限性隆起或触及有压痛的包块。⑤呕吐物、胃肠减压抽出液、肛门排泄物为血性,或腹腔穿刺抽出血性液体。⑥经积极非手术治疗后症状和体征无明显改善。⑦腹部X线检查,可见孤立的、胀大的固定肠襻。此类患者病情危重,多处于休克状态,需紧急手术治疗。应积极做好术前准备。此类患者病情危重,应在抗休克、抗感染的同时,积极做好手术前准备。

(5)术前准备:慢性不完全性肠梗阻需做肠切除肠吻合手术者,除一般术前准备外,应按要求做好肠道准备。急诊手术者,需紧急做好备皮、交叉配血、输液等术前准备。

2.术后护理

(1)体位:患者术毕回房后,按其不同的麻醉方式给予不同卧位。如是硬膜外麻醉应去枕平卧6h给半卧位,如是全麻,则应在患者清醒后血压平稳再给予半卧位。

(2)密切观察病情变化:患者术毕回房后,要严密观察患者的生命特征变化,定时测量脉搏、呼吸和血压,并观察腹部体征和症状的变化。观察腹痛、腹胀的改善程度,呕吐及肛门排气排便情况等。留置胃肠减压和腹腔引流管时,观察和记录引流液的颜色、性状和量。

(3)饮食与补液:手术后早期禁食水,禁食期间给予静脉补液,补充机体所需的各类营养物质。待肠蠕动恢复并有肛门排气后可开始进少量流食;进食后若无不适,逐步过渡至半流食、普食。

(4)术后并发症的观察与护理

1)腹腔感染及肠瘘:①如患者有引流管,应妥善固定并保持腹腔引流通畅,观察记录引流液的颜色、性状和量。更换引流装置时要严格无菌操作,避免逆行性感染的发生。②观察患者术后腹痛、腹胀症状是否改善,肛门恢复排气、排便的时间等。若腹腔引流管周围流出较多带有粪臭味的液体,同时患者出现局部或弥漫性腹膜炎的表现,应警惕腹腔内感染及发生肠瘘的可能。根据医嘱进行积极的营养支持及抗感染治疗,引流不畅或感染不能控制者应及时报告医生,做好再次手术的准备。

2)切口感染:若术后3~5d患者出现体温升高,切口局部红肿、胀痛或跳痛,应考虑切口感染的可能。一旦出现切口感染,应拆去缝线,清创、引流,定期换药至切口愈合。

3)粘连性肠梗阻:可由广泛肠粘连未能分离完全或手术后胃肠道处于暂时麻痹状态,加上腹腔炎症重新引起肠粘连所导致。护理时应注意:①鼓励并协助患者术后早期活动,如病情稳定,术后24h即可开始床上活动,包括床上翻身、坐起、活动四肢,3d后下床活动,以促进肠蠕动功能的恢复,预防肠粘连。②观察患者是否再次出现腹痛、腹胀、呕吐等肠梗阻表现。一旦出现,应及时报告医师并协助处理,包括给予患者禁食、胃肠减压,静脉补液,口服液体石蜡或四磨汤等,一般多可缓解。必要时做好再次手术的准备。

八、健康指导

1.饮食指导 告知患者注意饮食卫生,不吃不洁的食物,避免暴饮暴食。嘱患者出院后进食易消化、营养丰富、高维生素的食物,少食刺激性强的辛辣食物;避免腹部受凉和饭后剧烈活动。

2.保持大便通畅 便秘者应注意通过调整饮食、腹部按摩等方法保持大便通畅,无效者适当服用缓泻剂,避免用力排便。

3.锻炼 保持心情愉快,每天进行适当的体育锻炼。

4.自我监测 指导患者进行自我监测,若出现腹痛、腹胀、呕吐、停止排便排气等不适,及时就诊。

(蒋媛)

第十七节 急性阑尾炎的护理

急性阑尾炎(acute appendicitis)是发生在阑尾的急性炎症反应,是外科常见的急腹症之一,可在各个年龄发病,多发生于青壮年,男性多于女性。

一、病因与发病机制

1.阑尾管腔阻塞 急性阑尾炎最常见的病因。由于阑尾的解剖特点,如管腔细窄,开口狭小,阑尾黏膜下层有着丰富的淋巴组织,系膜短使阑尾弯曲成弧形等,且蠕动弱,致使阑尾管腔易于阻塞。阑尾管腔阻塞的常见原因如下:

(1)淋巴滤泡的明显增生:最常见,约占阻塞原因的60%,多见于青年人。

(2)粪石堵塞:约占35%,多见于成年人。

(3)异物、炎性狭窄、食物残渣、蛔虫、肿瘤等则是较少见的病因。

(4)胃肠功能紊乱:胃肠道一些疾病,如急性肠炎、炎性肠病、血吸虫病等,都可直接蔓延至阑尾,或引起阑尾肠壁肌肉痉挛,使血运障碍而引起炎症。

阑尾管腔阻塞后,阑尾黏膜仍继续分泌黏液,腔内压力上升,血运发生障碍,使阑尾的炎症加剧。

2.细菌入侵 由于阑尾管腔阻塞,大量的分泌物滞留,利于细菌繁殖,分泌内毒素和外毒素,损伤黏膜上皮并使黏膜形成溃疡,细菌穿过溃疡的黏膜进入阑尾肌层,引起或加重感染。致病细菌多为肠道内革兰阴性菌和厌氧菌。

二、病理生理

1.临床病理类型 在急性阑尾炎的发病过程中,根据其病理解剖学变化和临床表现,可分为4种临床类型。

(1)急性单纯性阑尾炎:病变早期,属轻型阑尾炎。阑尾管腔出现梗阻因素,内压增高,炎症仅限于黏膜和黏膜下层。阑尾外观轻度肿胀,浆膜充血并失去光泽,表面附有少量纤维素性渗出物,腔内亦有少量渗液。镜下可见阑尾管壁各层均有水肿和中性白细胞浸润,黏膜面有小溃疡和出血点。临床症状和体征均较轻。

(2)急性化脓性阑尾炎:亦称蜂窝组织炎性阑尾炎,常由单纯性阑尾炎发展而来。此时炎症加重,阑尾明显肿胀,浆膜高度充血,表面有脓性渗出物附着。镜下可见阑尾黏膜的溃疡面加大,管壁各层有小脓肿形成,腔内亦有积脓。阑尾周围的腹腔内有稀薄的脓液,形成局限性

451

腹膜炎。临床症状和体征较重。

(3)坏疽性及穿孔性阑尾炎:是一种重型的阑尾炎。病情进一步加重时,管腔严重阻塞,压力升高,阑尾管壁血液循环障碍,管壁全层坏死或部分坏死,呈暗紫色或黑色,严重者可发生穿孔,穿孔的部位多在阑尾根部或近端,穿孔后如炎症继续扩散,则可引起弥漫性腹膜炎。

(4)阑尾周围脓肿:急性阑尾炎化脓坏疽时,大网膜可移至右下腹部包裹粘连,出现炎症肿块或形成阑尾周围脓肿。

2.转归 不同病理类型的急性阑尾炎可随机体防御机制的强弱、治疗是否正确及时而有不同转归:①炎症消退:部分单纯性阑尾炎经及时药物治疗后炎症消退,无解剖学上的改变,但化脓性阑尾炎虽经药物治疗而使炎症消退,也会是瘢痕愈合,仍可遗留阑尾腔狭窄、壁增厚和周围粘连,使炎症易于复发。②炎症局限:部分化脓、坏疽或穿孔性阑尾炎被大网膜包裹粘连后,炎症局限,形成阑尾周围脓肿,或粘连成一炎性包块。经药物治疗后大部分炎症可被逐渐吸收。③炎症扩散:阑尾炎症较重,发展快,未及时药物或手术治疗,可发展为弥漫性腹膜炎、化脓性门静脉炎或感染中毒性休克等。

三、临床表现

急性阑尾炎的临床表现可因不同的病理类型而有所不同,发生在特殊年龄阶段、特殊生理过程的阑尾炎又有不同的临床表现特点。

1.症状

(1)腹痛(转移性右下腹痛):典型的急性阑尾炎腹痛多起于中腹或脐周部,开始痛不严重,位置不固定,呈持续性。数小时后(6～8h)腹痛转移并固定在右下腹部。临床上70%～80%的急性阑尾炎患者具有这一转移性右下腹痛的特点,但也有少数病例发病开始即出现右下腹痛。

不同位置的阑尾炎,其腹痛部位也有区别,如盲肠后位阑尾炎,痛在右侧腰部;盆腔位阑尾炎,痛在耻骨上区;肝下区阑尾炎可引起右中上腹痛等。极少数左侧腹部阑尾炎呈左下腹痛。

不同病理类型的阑尾炎,其腹痛亦有差别,如单纯性阑尾炎是轻度隐痛;化脓性阑尾炎呈阵发性剧痛和胀痛;坏疽性阑尾炎腹痛剧烈呈持续性,穿孔后腹痛可暂减轻,但出现腹膜炎后,腹痛则持续加剧。

(2)胃肠道症状:阑尾炎早期,患者可出现厌食、恶心和呕吐,但程度较轻,部分患者还可发生便秘和腹泻。盆腔位阑尾炎时炎症刺激直肠和膀胱,会引起里急后重和尿痛症状。弥漫性腹膜炎时可致麻痹性肠梗阻。

(3)全身症状:多数患者早期可有乏力、低热、头痛。当炎症加重时可出现全身感染中毒症状,如心率增快、发热达38℃左右、烦躁不安或反应迟钝。阑尾穿孔时出现腹膜炎表现,如伴发化脓性门静脉炎时可出现寒战、高热及黄疸。

2.体征

(1)右下腹固定压痛:急性阑尾炎最常见的重要体征。压痛点通常位于麦氏(McBurney)点,可随阑尾位置的变异而改变,但压痛点始终固定在一个位置上,特别在发病早期腹痛尚未转移至右下腹时,右下腹便可出现固定压痛点。压痛程度和范围往往与炎症的严重程度相平行。

（2）腹膜刺激征：患者除右下腹出现明显压痛外，还可有反跳痛、肌紧张和肠鸣音减弱或消失等，这是壁层腹膜受到炎症刺激的一种防御性反应，常提示阑尾炎症加重，可能已发展到化脓、坏疽或穿孔的程度。但小儿、老人、孕妇、肥胖虚弱患者或腹膜后位阑尾炎时，表现不明显。

（3）右下腹包块：部分阑尾炎形成阑尾包块或脓肿的患者，在其右下腹可扪及位置固定、边界不清的压痛性包块。

（4）其他体征

1）结肠充气试验（Rovsing 试验）：患者仰卧位，检查者用一手压住左下腹降结肠部，再用另一手反复压迫近侧结肠部，结肠内积气即可传至盲肠阑尾根部，引起右下腹疼痛者为阳性。

2）腰大肌试验：患者左侧卧位后，使右大腿用力向后过伸，引起右下腹痛者为阳性，说明阑尾位置较深或后位靠近腰大肌。

3）闭孔内肌试验：患者仰卧位，将右髋和右膝均屈曲 90°，然后将右股向内旋转，如引起右下腹痛者为阳性。提示阑尾位置较低靠近闭孔内肌。

4）直肠指诊：当阑尾位于盆腔或炎症已波及盆腔时，指诊时有直肠右前方触痛；如有盆腔脓肿时，可触及痛性肿块。

四、实验室及其他检查

1.实验室检查　多数患者血白细胞总数及中性粒细胞比例增高，但新生儿和老年人增高不明显。

2.影像学检查　阑尾穿孔、腹膜炎时，腹部 X 线平片可见盲肠扩张和气液平面；B 超检查可发现肿大的阑尾或脓肿。

五、处理原则

绝大多数急性阑尾炎诊断明确后，应早期外科手术治疗；部分成人急性单纯性阑尾炎可经非手术治疗而痊愈。

1.手术治疗　不同临床类型急性阑尾炎的手术选择不同。

（1）急性单纯性阑尾炎：行阑尾切除术，切口一期缝合。也可行腹腔镜阑尾切除。

（2）急性化脓性或坏疽性阑尾炎：行阑尾切除术，如腹腔内已有脓液，可根据病情放置引流管。

（3）阑尾周围脓肿：脓肿尚未破溃穿孔时应按急性阑尾炎处理。若已形成阑尾周围脓肿，全身应用抗生素或联合局部药物外敷，促进脓肿吸收消退。待肿块局限、体温正常 3 个月后再行手术切除阑尾；若脓肿无局限趋势，应行脓肿切开引流，视术中具体情况决定是否可切除阑尾。如阑尾已脱落，尽量取出，闭合盲肠壁，以防造成肠瘘。

2.非手术治疗　适用于诊断不甚明确、症状比较轻者。主要治疗措施包括：全身应用抗生素、禁食、补液或中药治疗。在非手术治疗期间，应严密观察病情变化，如病情加剧，随时手术治疗。

六、常见护理诊断/问题

1.疼痛　与阑尾炎症或手术创伤有关。

2.焦虑　与发病突然及对疾病认识不足有关。

3.潜在并发症(术后)　切口感染、出血、腹膜炎、粘连性肠梗阻、阑尾残株炎、腹腔脓肿、粪瘘、化脓性门静脉炎。

七、护理措施

1.非手术治疗的护理

(1)有效缓解疼痛

1)体位:卧床休息,取有效半卧位,减轻腹部张力,使疼痛减轻。

2)镇静止痛:诊断明确后,可遵医嘱应用镇静、解痉、止痛药物,禁用强力止痛药,如吗啡等,以免掩盖病情。

(2)饮食和补液:根据病情提供饮食及补液。病情较轻者,可进流食,炎症较重者或可能进行手术治疗者,应禁食,给予静脉补液,可减少肠蠕动,利于炎症局限,也利于中转手术治疗。

(3)应用抗素:遵医嘱正确应用足量有效的抗生素,一般采用广谱抗生素加抗厌氧菌药物联合应用,以便有效控制感染。

(4)严密观察病情变化:在非手术治疗期间,应注意观察患者的生命体征、腹部症状和体征、辅助检查结果。观察期间禁服泻药及灌肠,以免肠蠕动加快,肠内压力增高,导致阑尾穿孔或炎症扩散。

2.手术治疗的护理

(1)术前护理

1)同非手术治疗的护理。

2)心理护理及心理支持:了解患者和家属的心理反应,做好解释安慰工作,稳定患者情绪,减轻其焦虑,让患者以良好的心理状态接受手术。

3)健康宣教:向患者及家属讲解急性阑尾炎的相关知识、手术治疗的必要性和重要性以及手术前后配合的注意事项,使其积极配合治疗及护理。

4)做好术前的常规准备:备皮、胃肠道准备、皮试、更衣、执行术前医嘱。

(2)术后护理

1)体位:全麻患者术后清醒或硬膜外麻醉患者平卧6h后,生命体征平稳者,改半卧位,以减少腹壁张力,减轻伤口疼痛,有利于呼吸和引流。

2)做好病情观察:定时测量体温、脉搏和血压并准确记录;加强巡视,注意倾听患者的主诉,观察患者腹部体征的变化及伤口敷料的情况,发现异常,及时通知医师并协助处理。

3)饮食与补液:患者术后禁食,有胃管者行胃肠减压,接好引流管并妥善固定,做好相应护理并给予静脉补液。待肠蠕动功能恢复,肛门排气后,逐渐恢复经口进食。

4)早期活动:鼓励患者早期床上翻身、活动肢体,待麻醉反应消失后即可下床活动,以促进肠蠕动功能的恢复,减少肠粘连的发生。

5)按医嘱及时应用抗生素,预防感染。

(3)阑尾切除术后并发症的观察及护理

1)切口感染:这是阑尾切除术后最常见的并发症。多见于化脓性或穿孔性阑尾炎,临床表现为术后2~3d体温升高,切口局部红肿、胀痛或跳痛。处理原则:可先行试穿抽出脓液,或于波动处拆去缝线,清创、引流,定期换药至愈合。

2)出血:阑尾系膜结扎线松脱,引起系膜血管出血。常发生在术后 24～48h 内,腹腔出血表现为腹痛、腹胀、出血性休克等;下消化道出血表现为黑粪。一旦发生出血,须立即输血补液,必要时二次手术。

3)粘连性肠梗阻:由于手术损伤、阑尾周围脓液渗出和术后长期卧床等因素,部分患者可发生肠粘连。处理原则:禁食、胃肠减压、补液,严重时手术治疗。注意预防。

4)阑尾残株炎:切除阑尾时,如残端太长,超过 1cm,术后易发生炎症,仍会表现为阑尾炎的症状,症状较重时宜再次手术。

5)腹腔感染、腹腔脓肿:多发生于化脓性和坏疽性阑尾炎术后,尤其阑尾穿孔伴腹膜炎的患者。因炎性渗出物常积聚于膈下、盆腔、肠间隙而易形成脓肿。多见于术后 5～7d,患者表现为体温持续升高或下降后又升高,腹痛、腹胀、腹部压痛等,严重者出现全身中毒症状。处理原则和护理参见腹膜炎患者的护理。

八、健康指导

1 对非手术治疗的患者,向其解释禁食的目的,教会患者自我观察腹部症状和体征的方法,一旦复发及时就医。

2.向患者介绍术后早期活动的意义,鼓励并协助患者早期下床活动,促进肠蠕动恢复,预防肠粘连。

3.指导患者合理饮食,保持良好的生活习惯,避免暴饮暴食,餐后不做剧烈运动,尤其是跳跃、奔跑等。

4.阑尾周围脓肿者,出院时告知患者 3 个月后再次住院行阑尾切除术。

5.告知患者及时治疗其他胃肠道疾病,预防慢性阑尾炎急性发作。

(蒋媛)

第十八节　结肠、直肠与肛管疾病的护理

一、结肠癌

结肠癌(carcinoma of colon)是消化道常见的恶性肿瘤,以 41～65 岁发病率高。在我国近 20 年来尤其是在大城市,发病率明显上升,有多于直肠癌的趋势。而直肠癌的发病率基本稳定。

(一)病因与发病机制

结肠癌的发病因素目前尚未明了,根据流行病学调查和临床观察分析,可能与下列因素有关。

1.饮食因素　结肠癌的发病与摄入过多的动物脂肪及动物蛋白质,缺乏新鲜蔬菜及含膳食纤维的食品有一定的相关性,加之缺乏适度的体力活动,导致肠道蠕动功能减弱,肠道菌群改变,使粪便通过肠道的速度减慢,致癌物质与肠黏膜接触时间延长;此外,过多摄入腌制食品可增加肠道中的致癌物质,诱发结肠癌;而维生素、微量元素及矿物质的缺乏均可能增加结肠癌的发病几率。

2.遗传因素 遗传易感性在结肠癌的发病中具有重要地位,临床上 10%～15% 的患者为遗传性结直肠肿瘤,如家族性腺瘤性息肉病(familial adenomatous polyposis,FAP)及遗传性非息肉性结肠癌。

3.癌前病变 多数结肠癌来自腺瘤癌变,其中家族性息肉病和结肠绒毛状腺瘤癌变率最高,已被公认为癌前病变;而近年来结肠的某些慢性炎症改变,如溃疡性结肠炎、克罗恩病及血吸虫病肉芽肿与大肠癌的发生有密切关系,已被列为癌前病变。

(二)病理生理和分型

1.根据肿瘤的大体形态分型

(1)隆起型:肿瘤向肠腔内生长,呈结节状、菜花状或息肉样隆起,大的肿块表面易发生溃疡。好发于右半结肠,尤其是盲肠。

(2)溃疡型:肿瘤向肠壁深层生长且向四周浸润,中央形成较深的溃疡,溃疡基底部深达或超过肌层,是结肠癌常见的类型。

(3)浸润型:肿瘤沿肠壁环状浸润生长,局部肠壁增厚,易引起肠腔狭窄和肠梗阻。多发生于左半结肠,尤其是乙状结肠。

(4)胶样型:部分黏液腺癌的肿瘤组织可形成大量黏液,使得肿瘤剖面呈半透明的胶状,故称为胶样型。外形不一,既可呈隆起型,也可呈溃疡型,或表现为浸润性生长。

2.组织学分型 显微镜下组织学常见分型:①腺癌:可进一步分为管状腺癌、乳头状腺癌、黏液腺癌、印戒细胞癌及未分化癌,其中管状腺癌为最多见的组织学类型。②腺鳞癌:肿瘤由腺癌细胞及鳞状细胞构成,分化程度为中度至低度。

3.临床病理分期 国内一般应用我国 1984 年推出的 Dukes 改良分期方法,较为简单实用。

A 期:癌肿仅限于肠壁,未超出浆膜层。又分为三期:A_1,癌肿侵及黏膜或黏膜下层;A_2,癌肿侵及肠壁浅肌层;A_3,癌肿侵及肠壁深肌层,但未达浆膜。

B 期:癌肿穿透肠壁浆膜或侵及肠壁浆膜外组织、器官,无淋巴结转移。

C 期:癌肿侵及肠壁任何一层,但有淋巴转移。可分为两期:C_1,淋巴转移仅限于癌肿附近;C_2,癌肿转移至系膜和系膜根部淋巴结。

D 期:有远处转移或腹腔转移或广泛侵及邻近脏器而无法切除者。

4.扩散和转移方式

(1)直接浸润:癌细胞可向 3 个方向浸润生长,环状浸润、肠壁深层及沿纵轴浸润,穿透肠壁后即可侵犯周围的组织器官。

(2)淋巴转移:这是大肠癌最主要的转移途径。可沿结肠上淋巴结、结肠旁淋巴结、系膜周围的中间淋巴结和系膜根部的中央淋巴结依次转移。

(3)血行转移:癌肿向深层浸润后,常侵入肠系膜血管。常见为癌细胞沿门静脉转移至肝,甚至进入体循环向远处转移至肺,少数可侵犯脑或骨骼。

(4)种植转移:癌细胞穿透肠壁后,脱落的癌细胞可种植在腹膜和腹腔其他器官表面,以盆腔底部、直肠前陷窝最常见。

当发生广泛腹腔转移时,可形成腹水,多为血性,并可在腹水中找到癌细胞。

(三)临床表现

结肠癌早期常无明显特异性表现,容易被忽视。常可出现下列表现:

1.排便习惯与粪便性状的改变 常为最早出现的症状,多表现为大便次数增多、大便不成形或稀便;当出现不全肠梗阻时,可表现为腹泻与便秘交替出现;由于癌肿表面已发生溃疡、出血及感染,所以患者常表现为便中带血、脓性或黏液性粪便。

2.腹痛 也是早期常见的症状之一。腹部疼痛部位不确定,亦不剧烈,多表现为慢性隐痛或仅为腹部不适或腹部胀痛,易被忽视。当癌肿穿透肠壁引起局部炎症时,具有定位压痛及包块,腹痛常较明显;出现肠梗阻时,腹痛加重或阵发性腹部绞痛。

3.腹部肿块 以右半结肠癌多见。肿块大多坚硬,位于横结肠或乙状结肠的癌肿可有一定活动度。若癌肿穿透肠壁并发感染,可表现为固定压痛的肿块。

4.肠梗阻 多为结肠癌的中晚期症状。一般表现为慢性低位不全性肠梗阻,主要表现是腹胀和便秘,腹部胀痛或阵发性绞痛,进食后症状加重。当发生完全梗阻时,症状加剧,部分患者出现呕吐,呕吐物为粪样物。

5.全身症状 由于患者长期慢性失血,癌肿表面溃烂、感染、毒素吸收等,可出现贫血、消瘦、乏力、低热等全身性表现。病情晚期可出现肝大、黄疸、腹水及恶病质表现等。

由于结肠癌的部位不同,临床表现也有区别。一般右半结肠癌多以肿块型伴溃疡为主,临床上以全身症状如贫血、消瘦、全身乏力及腹部包块为主;左半结肠癌多以浸润型为主,极易引起肠腔环形狭窄,因此左半结肠癌以肠梗阻、便秘、腹泻、便血等症状为显著。

(四)实验室及其他检查

1.实验室检查

(1)粪潜血试验:高危人群的初筛方法及普查手段,对结果呈阳性者进一步检查,可帮助及时发现早期病变。

(2)肿瘤标记物检查:癌胚抗原测定对结肠癌的诊断和术后监测较有意义,主要用于监测结肠癌的复发。

2.影像学检查

(1)X线钡剂灌肠或气钡双重对比造影检查:是结肠癌的重要检查方法。可观察到结肠壁僵硬、皱襞消失、存在充盈缺损及龛影。

(2)B超和CT检查:有助于了解腹部肿块、腹腔内肿大淋巴结及有无肝转移等。

3.内镜检查 包括直肠镜、乙状结肠镜或纤维结肠镜检查,可观察病灶的部位、大小、形态、肠腔狭窄的程度等,并可在直视下取活组织做病理学检查,以明确诊断。是诊断大肠癌最有效、最可靠的方法。

(五)治疗要点

治疗原则是以手术切除为主,同时配合化学治疗、放射治疗等方法的综合治疗。

1.手术治疗 手术方式的选择应综合考虑癌肿的部位、范围、大小、活动度及细胞分化程度等因素。

(1)根治性手术

1)结肠癌根治:切除范围包括癌肿在内的两端肠管,一般要求距肿瘤边缘10cm,以及所属系膜和区域淋巴结。①右半结肠切除术:适用于盲肠、升结肠、结肠肝曲癌。对于盲肠和升结肠癌,切除范围包括10~20cm的回肠末段、盲肠、升结肠、右半横结肠和大网膜,以及相应的系膜、淋巴结,做回肠与横结肠端端或端侧吻合。对于结肠肝曲的癌肿,除上述范围外,须切除横结肠和胃网膜右动脉组的淋巴结。②横结肠切除术:适用于横结肠中部癌。切除范围包括全部横结肠、部分升结肠、降结肠及其系膜、血管、淋巴结和大网膜,行升结肠和降结肠端端吻合。③左半结肠切除术:适用于结肠脾曲癌、降结肠癌和乙状结肠癌。切除范围包括左半横结肠、降结肠、乙状结肠及其所属系膜、左半大网膜和淋巴结。④单纯乙状结肠切除术:适用于乙状结肠癌,若癌肿小,位于乙状结肠中部,而且乙状结肠较长者,同时切除所属系膜及淋巴结,做结肠、直肠端端吻合术。

2)经腹腔镜行结肠癌根治术:腹腔镜手术可减小创伤,减轻患者痛苦,减少术后并发症,从而加快患者康复,且有与传统手术方式相同的疗效,现已逐步在临床推广应用。

(2)结肠癌并发急性肠梗阻的手术:需在进行胃肠减压、纠正水和电解质紊乱以及酸碱平衡失调等积极术前准备后行急诊手术,解除梗阻。若为右半结肠癌可行一期切除;如患者全身情况差,则先作肿瘤切除、盲肠造口或短路手术以解除梗阻,待病情稳定后行二期根治性切除手术。若为左半结肠癌并发急性肠梗阻时,一般应在梗阻部位的近侧作横结肠造口,在肠道充分准备的条件下,再二期手术行根治性切除。

(3)姑息性手术:适用于局部癌肿尚能切除,但已有广泛转移,不能根治的晚期结肠癌病例,可根据患者全身情况和局部病变程度,作癌肿所在肠段局部切除及肠吻合术。晚期局部癌肿已不能切除时,为解除梗阻,可将梗阻近端肠管与远端肠管做端侧或侧侧吻合术,或梗阻近端做结肠造口。

2.非手术治疗

(1)化学治疗:这是结肠癌综合治疗的一部分,也是根治术后的辅助治疗。术前化疗有助于缩小原发灶,使肿瘤降期,降低术后转移发生率,但不适用于Ⅰ期结肠癌;术后化疗则有助于控制体内潜在的血行转移,可提高5年生存率。目前多采用以5-氟尿嘧啶为基础的联合化疗方案。

(2)放射治疗:术前放疗可缩小癌肿体积、降低癌细胞活力及淋巴结转移,使原本无法手术的癌肿得以手术治疗,提高手术切除率及生存率,降低术后复发率。术后放疗仅适用于晚期癌肿、手术无法根治或局部复发的患者。

(3)中医中药治疗:应用补益脾肾、调理脏腑、清肠解毒、扶正的中药制剂。

(4)其他治疗:有基因治疗、导向治疗、免疫治疗等,但尚处于探索阶段。

(六)常见护理诊断/问题

1.焦虑、恐惧 与患者对癌症治疗缺乏信心,担心治疗效果及预后有关。

2.营养失调(低于机体需要量) 与恶性肿瘤高代谢及手术后禁食有关。

3.知识缺乏 对诊断性检查认识不足,对术前肠道准备及术后注意事项(卧位、活动、饮食等)缺乏了解,缺乏大肠癌综合治疗、护理等方面的知识。

4.潜在并发症 切口感染、吻合口瘘、肠粘连等。

(七)护理措施

1.术前护理

(1)心理护理:结肠癌患者对治疗及预后往往存在诸多顾虑,对疾病的康复缺乏信心。因此,术前应了解患者对疾病的认知程度,鼓励患者诉说自己的感受,暴露自己的心理,耐心倾听其因疾病所致的恐惧和顾虑。根据患者的心理承受能力,与家属协商寻求合适时机帮助其尽快面对疾病,介绍疾病的康复知识和治疗进展以及手术治疗的必要性,使其树立战胜疾病的信心,能积极配合治疗和护理。

(2)营养支持:术前鼓励患者进食高蛋白、高热量、高维生素易消化的少渣饮食,如鱼、蛋、瘦肉及乳制品等,根据患者的饮食习惯制定合理的食谱,保障患者的饮食营养供给。必要时,根据医嘱给予少量多次输血、白蛋白等,以纠正贫血和低蛋白血症。若患者出现明显脱水及急性肠梗阻,应及早给予静脉补液,纠正体内水、电解质紊乱及酸碱平衡失调,提高其对手术的耐受力。

(3)肠道准备:充足的肠道准备可以减少或避免术中污染,防止术后腹腔和切口感染,增加手术的成功率。具体做法包括以下几个方面:

1)饮食准备:①传统饮食准备:术前3d进少渣半流质饮食,如稀粥、面片汤等,术前1~2d起进无渣流质饮食,并给予番泻叶6g泡茶或蓖麻油30ml饮用,每日上午1次,以软化粪便促进排出。具体做法应视患者有无长期便秘及肠道梗阻等情况而定。②肠内营养:一般术前3d开始口服要素膳,每天4~6次,至术前12h。要素膳的主要特点是化学成分明确,无需消化、可直接被胃肠道吸收利用、无渣。此种方法既可满足患者机体的营养需求,又可减少肠道粪渣形成,同时有利于肠黏膜的增生、修复,保护肠道黏膜屏障,避免术后因肠道细菌移位引发肠源性感染等并发症。

2)肠道清洁:肠道清洁一般在术前1d进行,现临床上多采用全肠道灌洗法,若患者年老体弱无法耐受或灌洗不充分时,可考虑配合洗肠。

导泻法:①高渗性导泻:常用制剂有甘露醇、硫酸镁等。主要利用其在肠道几乎不被吸收,口服后使肠腔内渗透压升高,吸收肠壁水分,使肠腔内容物剧增,肠蠕动增加,从而达到导泻的目的。因此,口服高渗性制剂后,一定要在1~2h内饮水1500~2000ml,以达到清洁肠道的效果,否则易导致血容量不足。使用过程中要注意对年老体弱、心肾功能不全和肠梗阻者禁用。②等渗性导泻:临床常用复方聚乙二醇电解质散溶液。聚乙二醇是一种等渗、非吸收性、非爆炸性液体,通过分子中的氢键与肠腔内水分子结合,增加粪便含水量及灌洗液的渗透浓度,刺激小肠蠕动增加,导致腹泻。

灌肠法:可用1%~2%肥皂水、磷酸钠灌肠剂、甘油灌肠剂及等渗盐水等。其中肥皂水灌肠由于护理工作量大、效果差、易导致肠黏膜充血等,已逐渐被其他方法取代,或采用洗肠机洗肠。

3)口服肠道抗菌药物:多采用不能被肠道吸收的药物,如新霉素、甲硝唑等,抑制肠道细菌,预防术后并发症。同时因控制饮食及服用肠道抗菌药,使维生素K的合成和吸收减少,需补充维生素K。

(4)做好健康宣教及术前常规准备。

2.术后护理

(1)病情观察:术后严密观察生命体征变化,早期每半小时测量一次血压、脉搏、呼吸,待病情稳定后改为每1~2h监测一次或根据医嘱给予心电监护,术后24h病情平稳后可延长间隔时间。

(2)体位与活动:清醒血压平稳后改半卧位,以利腹腔引流。术后早期,鼓励患者可在床上多翻身、活动四肢;2~3d后病情许可的情况下,协助患者下床活动,以促进肠蠕动的恢复,减轻腹胀,避免肠粘连及下肢静脉血栓的形成。

(3)引流管的护理:首先要保持各引流管通畅,防止受压、扭曲、堵塞,严密观察引流液的颜色、性质及量并详细记录,发现异常及时通知医师。

（4）做好基础护理：禁食期间口腔护理、雾化吸入每日 2 次，会阴护理每日 1～2 次，每 1～2h 协助患者翻身拍背一次，防止并发症发生。

（5）饮食与营养

1）传统方法：禁食期间，根据医嘱给予静脉补充水、电解质及营养物质。术后 48～72h 待肠功能恢复，肛门排气，拔除胃管后方可进食，先流质饮食，若无不良反应，改为半流食，术后 1 周可进少渣饮食，2 周左右可进软食，继而普食，应给予高热量、高蛋白、丰富维生素、低渣的食物。

2）肠内营养：大量研究表明，术后早期（术后 24h）开始应用肠内营养支持，对改善患者的全身营养状况、维持胃肠道屏障结构和功能、促进肠功能恢复、增加机体的免疫功能、促进伤口及吻合口的愈合等均有益处。应根据患者个体情况，合理制定营养支持方案。

（6）术后并发症的观察、预防及护理

1）切口感染：术后监测患者体温变化及切口局部情况，如术后 3～5d 体温不但不降反而升高，局部切口疼痛、红肿，应警惕切口感染，要及时通知医生并协助处理。预防及处理：保持切口周围清洁、干燥，换药时严格无菌操作，敷料浸湿后应及时更换；根据医嘱预防性应用抗生素；若有感染发生，则应开放伤口，彻底清创，定时换药直至愈合。

2）吻合口瘘：术后严密观察患者有无腹痛、腹膜炎、腹腔脓肿等吻合口瘘的表现。预防及处理：积极改善患者营养状况；术后 7～10d 内禁忌灌肠，以避免刺激手术切口和影响吻合口的愈合；一旦发生，应立即报告医生并协助处理，包括禁食、胃肠减压、腹腔灌洗和引流，同时给予肠外营养支持。必要时做好急诊手术准备。

（八）健康指导

1.疾病预防　定期进行体格检查，包括粪潜血试验、肠道内镜检查等，做到早发现、早诊断、早治疗；积极预防和治疗结肠的各种慢性炎症及癌前病变，如结肠息肉、腺瘤、溃疡性结肠炎等；警惕家族性腺瘤性息肉病、遗传性非息肉病性结肠癌；保持饮食卫生，防止肠道感染；避免可诱发结肠癌的因素，多进食新鲜蔬菜、水果等多纤维素饮食，减少食物中的脂肪摄入量。

2.活动　参加适量体育锻炼，注意劳逸结合，保持良好的体质，以利于手术及术后恢复，预防并发症的发生。

3.环境与健康　建议患者戒烟，讲述吸烟对自己和他人的危害，保持环境空气清新。

4.复查　每 3～6 个月定期门诊复查，行放、化疗的患者，要定期检查常规，当出现血白细胞和血小板计数减少时，应暂停放、化疗。

二、直肠癌

直肠癌（carcinoma of rectum）是乙状结肠与直肠交界处至齿状线之间的癌，是消化道的常见恶性肿瘤之一。流行病学特点为：①我国直肠癌的发病率比结肠癌高，直、结肠癌发病比率为（1.2∶1）～（1.5∶1），最近的资料显示结肠癌、直肠癌发病率逐渐靠近，主要是结肠癌发病率增高所致。②中低位直肠癌所占的比例高，约占直肠癌的 70%。③年轻人（<30 岁）直肠癌比例高，占 12%～15%。

（一）病因

直肠癌的病因尚不明确，其可能的相关因素如结肠癌所述，包括：饮食及致癌物质，直肠慢性炎症，遗传易感性，以及癌前病变如家族性腺瘤病、直肠腺瘤，尤其是绒毛状腺瘤。腺瘤超过 1.5cm 癌变可能性升高。

(二)病理生理与分型

1.大体分型 也可分为肿块型、溃疡型、浸润型三型。

(1)肿块型:亦称髓样癌或菜花型癌。向肠腔内生长,瘤体较大,呈球型或半球型,似菜花样,向周围浸润少,预后较好。

(2)溃疡型:多见,占 50% 以上。形状为圆形或卵圆形,中心凹陷,边缘凸起,向肠腔深层生长并向周围浸润。早期可有溃疡,易出血,此型分化程度较低,转移较早。

(3)浸润型:亦称硬癌或狭窄型癌。癌肿沿肠壁浸润,使肠腔狭窄,分化程度低,转移早而预后差。

2.组织学分型 ①腺癌:占 75%~85%。癌细胞排列呈腺管或腺泡状。腺癌还可继续分为乳头状腺癌和管状腺癌。②黏液癌:由分泌黏液的癌细胞构成,癌组织内有大量黏液为其特征,预后较腺癌差。③未分化癌:癌细胞弥漫成片,呈团块状或不规则形,细胞较小,排列不整齐,形态较一致,预后差。

3.临床病理分期 参照结肠癌分期。

4.扩散与转移

(1)直接浸润:癌肿直接向肠管周围及肠壁深层浸润生长,癌肿浸润肠壁一周需 1.5~2 年。穿透肠壁后即可侵犯周围的组织器官,如膀胱、子宫等,下段直肠癌由于缺乏浆膜层的屏障保护,易向四周浸润,侵入附近脏器如前列腺、精囊腺、阴道、输尿管等。

(2)淋巴转移:是直肠癌主要的转移途径。上段直肠癌向上沿直肠上动脉、肠系膜下动脉及腹主动脉周围淋巴结转移。下段直肠癌(以腹膜反折为界)向上方和侧方转移为主。

(3)血行转移:癌肿侵入静脉后沿门静脉转移至肝;也可由髂静脉转移至肺,少数可侵犯脑或骨骼。

(4)种植转移:直肠癌种植转移的机会较小,上段直肠癌偶有种植转移发生。

(三)临床表现

1.症状 直肠癌早期多无明显特异性表现,仅有少量便血或排便习惯改变,易被忽视。当病情发展至癌肿破溃形成溃疡或感染时,才出现症状。

(1)直肠刺激症状:癌肿直接刺激直肠产生频繁便意,引起排便习惯改变,便前肛门下坠感、里急后重、排便不尽感;晚期可出现下腹痛。

(2)癌肿破溃感染症状:为直肠癌患者最常见的临床症状,80%~90% 的患者在早期即出现便血。癌肿破溃后,可出现血性或黏液性大便,多附于大便表面;感染严重时出现脓血便。

(3)肠腔狭窄症状:癌肿增大和(或)累及肠管全周造成肠腔狭窄,初时大便变形、变细,癌肿造成肠管部分梗阻后,可表现为腹胀、阵发性腹痛、肠鸣音亢进、排便困难等。

(4)转移症状:当癌肿穿透肠壁,侵犯前列腺、膀胱时可发生尿道刺激征、血尿、排尿困难等;侵犯骶前神经则发生骶尾部、会阴部持续性剧痛、坠胀感。女性直肠癌侵犯阴道后壁,引起白带增多;若穿透阴道后壁,则可导致直肠阴道瘘,可见粪便及血性分泌物从阴道排出。发生远处转移时,可出现相应脏器的病理生理改变及临床症状。

2.体征 低位直肠癌患者可通过直肠指检扪及肿块,质地较硬,不可推动。

(四)实验室及其他检查

1.粪潜血试验 简便易行,可作为高危人群的初筛方法及普查手段,对结果持续阳性者应进一步检查。

2.直肠指检　是诊断直肠癌最重要和最直接的方法之一。凡遇患者有便血、大便习惯改变、大便变形等症状，均应行直肠指检。直肠指检可检查癌肿的部位，距肛缘的距离及癌肿的大小、范围、固定程度与周围组织的关系等。

3.内镜检查　可通过直肠镜、乙状结肠镜或结肠镜检查。观察病灶的部位、大小、形态、肠腔狭窄的程度等，并可在直视下取活组织做病理学检查，是诊断直肠癌最有效、最可靠的方法。有泌尿系统症状的男性患者，则应行膀胱镜检查，以了解肿瘤浸润程度。

4.影像学检查

(1)B超和CT检查：有助于了解直肠癌的浸润深度及淋巴转移情况。还可提示癌肿是否侵犯邻近组织器官或有无肝、肺转移等。

(2)MRI检查：对直肠癌的分期及术后盆腔、会阴部复发的诊断较CT优越。

(五)治疗要点

手术切除仍是直肠癌的主要治疗手段，同时配合化疗、放疗等综合治疗可在一定程度上提高疗效。

1.手术治疗

(1)直肠癌根治术：切除的范围包括癌肿及足够的两端肠段、已侵犯的邻近脏器的全部或部分、四周可能被浸润的组织及全直肠系膜和淋巴结。根据直肠癌肿所在部位、大小、活动度及细胞分化程度等，选择不同的手术方式。

1)局部切除术：适用于瘤体直径≤2cm、分化程度高、局限于黏膜或黏膜下层的早期直肠癌。手术方式主要有：①经肛门局部切除术。②经骶后径路局部切除术。③经前路括约肌途径局部切除术。

2)腹会阴联合直肠癌根治术(abdominal perineal resection，APR)：即Miles手术，原则上适用于腹膜反折以下的直肠癌。切除范围包括乙状结肠远端、全部直肠、肠系膜下动脉及其区域淋巴结、全直肠系膜、肛提肌、坐骨直肠窝内脂肪、肛管及肛门周围约5cm直径的皮肤、皮下组织及全部肛门括约肌，乙状结肠近端在左下腹做永久性人工肛门。

3)经腹腔直肠癌切除术：或称直肠低位前切除术(low anterior resection，LAR)，即Dixon手术，原则上适用于腹膜反折以上的直肠癌。一般要求癌肿距肛缘5cm以上，远端切缘距癌肿下缘3cm以上。切除乙状结肠和直肠大部，做直肠和乙状结肠端端吻合。由于吻合器和闭合器的使用，亦有更近距离的直肠癌行Dixon手术的报道。

4)经腹直肠癌切除、近端造口、远端封闭手术(Hartmann手术)：适用于因全身一般情况差，不能耐受Miles手术或急性梗阻不易行Dixon手术的直肠癌患者。

5)其他：近年来，腹腔镜下行Miles手术和Dixon手术已逐步在临床推广，腹腔镜手术具有创伤小、恢复快的优点，但对淋巴结清扫，周围被侵犯脏器的处理尚有争议。直肠癌侵犯子宫时，一并切除受侵犯的子宫，称为后盆腔清扫；若直肠癌浸润膀胱，可行直肠和膀胱(男性)或直肠、子宫和膀胱切除，称为全盆腔清扫。

(2)姑息性手术：晚期直肠癌患者发生排便困难或肠梗阻时，可行乙状结肠双腔造口，以缓解症状，延长患者生存时间。

2.非手术治疗

(1)化疗：作为根治性手术后的辅助治疗。用于处理残存癌细胞或隐性病变，以提高术后

5年生存率。目前多采用以5-氟尿嘧啶为基础的联合化疗方案。

（2）放疗：术前放疗可缩小癌肿体积、降低癌细胞活力及减少淋巴结转移，使原本无法手术的癌肿得以手术治疗，提高手术切除率及生存率。术后放疗仅适用于晚期患者、手术无法根治或局部复发者。

（3）局部治疗：对于低位直肠癌造成肠管狭窄且不能手术切除的患者，可采用电灼、液氮冷冻及激光烧灼等方法治疗，以改善症状。

（4）其他治疗：中医中药、基因治疗、导向治疗、免疫治疗及生物治疗等方法。

（六）常见护理诊断/问题

1.焦虑/恐惧　与对癌症治疗缺乏信心及担心结肠造口影响生活、工作有关。

2.营养失调（低于机体需要量）　与恶性肿瘤慢性消耗、手术创伤及放、化疗反应有关。

3.自我形象紊乱　与做永久结肠造口及控制排便能力丧失有关。

4.知识缺乏　缺乏有关术前准备、术后注意事项及结肠造口自我护理知识。

（七）护理措施

1.术前护理

（1）心理护理：直肠癌患者往往对治疗存在很多顾虑，对疾病的康复缺乏信心。因此，应关心体贴患者，指导患者及家属通过各种途径了解疾病的发生、发展及治疗护理方面的新进展，树立其战胜疾病的勇气和信心。对需做结肠造口者，术前可通过图片、模型或实物等向患者解释造口的目的、部位、功能、术后可能出现的情况以及相应的处理方法，说明造口手术只是将排便出口由肛门转移到了左下腹，对消化功能并无影响，只要学会如何护理造口，正确使用相关护理器材，保持乐观态度，不会影响工作和生活；必要时，可安排治疗有效的同种病例患者与之交谈，寻求可能的社会支持以帮助患者增强治疗疾病的信心，提高其适应能力。同时，争取家人及亲属的配合，从多方面给予患者关心及心理支持。

（2）营养支持：鼓励患者进食高蛋白、高热量、高维生素、易消化的少渣饮食，或根据医嘱给予肠内或肠外营养，并做好相应护理；也可少量多次输血、输蛋白等，以纠正贫血和低蛋白血症。

（3）阴道冲洗：女患者若肿瘤已侵犯阴道后壁，术前3d每晚需冲洗阴道。

2.术后护理

（1）体位及活动：病情平稳后取半卧位，以利于呼吸和腹腔引流。术后早期，鼓励患者可在床上多翻身、活动四肢，预防压疮及下肢静脉血栓的形成；后期在病情许可的情况下，鼓励并协助患者下床活动，以促进肠蠕动的恢复，减轻腹胀，避免肠粘连。

（2）病情观察：术后严密观察患者生命体征变化，根据病情定时监测或根据医嘱给予心电监护，待病情平稳后可延长间隔时间；同时，观察腹部及会阴部伤口敷料，注意有无渗血、渗液，若渗血较多，应估算渗出量并做好记录，及时通知医师给予处理。

（3）引流管的护理

1）胃肠减压管一般放置48～72h，至肛门排气或结肠造口开放时可拔管。

2）留置导尿管：注意保持尿道口清洁，每日进行会阴护理1～2次；留置导尿管期间应保持导尿管通畅，避免扭曲、受压，并观察尿液颜色、性状和量，若出现脓尿、血尿等，要及时处理；直肠癌术后导尿管放置时间一般为1～2周，拔管前先试行夹管，每4～6h或患者有尿意时开放，以训练膀胱舒缩功能，防止排尿功能障碍。

3)骶前腹腔引流管一般引流5～7d,引流量少、色清后方可拔除,周围敷料有湿透时及时换药。

(4)结肠造口的护理

1)造口开放前护理:肠造口周围用凡士林纱条保护,一般术后3d予以拆除,护理时要及时擦洗肠道分泌物、渗液等,外层敷料浸湿后及时更换,防止感染。同时观察造口黏膜血运情况,注意有无造口出血、坏死及造口回缩等。

2)观察造口情况:①造口活力:造口的活力是根据造口黏膜的颜色来判断的,正常造口的颜色呈牛肉色或粉红色,表面平滑且湿润。如果造口颜色苍白,可能患者的血红蛋白低;造口暗红色或淡紫色可能是造口黏膜早期缺血的表现;若外观局部或完全肠管变黑,表示肠管发生了缺血坏死。②高度:造口理想的高度为1～2cm,这样在粘贴造口用品时能较好地将造口周围皮肤保护周密,且易于排泄物的收集。③形状及大小:造口的形状一般为圆形或椭圆形,个别为不规则形。造口的大小可用尺子或造口量度板测量,圆形测量直径,椭圆形测量最宽和最窄点,不规则形可用图形表示。

3)指导造口护理用品的使用方法:①造口袋的选择:根据患者情况和造口大小选择适宜的造口袋,乙状结肠或小肠单端造口患者,选用普通一件式或二件式造口袋;横结肠或结肠襻式造口患者,选用底盘足够大的造口袋。②造口袋的正确使用与更换:自上而下取下造口袋,动作轻柔,以免损伤皮肤;用等渗盐水或温开水清洁造口及其周围皮肤,用清洁柔软的毛巾或纱布轻柔擦拭并抹干,测量造口大小、形状,裁剪合适的造口底盘,开口一般比造口大1～2mm即可;同时观察造口黏膜情况,有异常情况及时处理:如造口局部有出血或皮肤有过敏、溃破情况,可先用造口护肤粉适量喷洒,再用纸巾将多余的保护粉扫除。撕去底盘粘胶保护纸,按照造口位置由下而上将一件式或二件式造口袋底盘紧密贴在造口周围皮肤上,关闭造口袋底部排放口。如为二件式造口袋,贴好底盘后,对准连接环,手指沿着连接环由下而上将袋子与底盘按紧,当听到轻轻的“咔嗒”声,说明袋子与底盘已安全连接好。如果有锁扣的造口袋,安装前使锁扣处于开启状态,装上袋子后,两指捏紧锁扣,然后轻拉袋子,检查是否扣牢。③造口袋的清洁:当造口袋内充满三分之一的排泄物时,须及时更换清洁袋。用等渗盐水或温开水清洁皮肤,擦干后涂上皮肤保护膜,以保护皮肤,防止局部炎症、糜烂;同时观察造口周围皮肤有无湿疹、充血、水泡、破溃等。

4)培养患者的自理能力:与患者及家属共同讨论进行造口护理时可能出现的问题及解决方法,并适时予以鼓励,增强其自信心,促使其逐步获得独立护理造口的能力;在进行造口护理时,鼓励家属在旁边协助,以消除其厌恶情绪。当患者及家属熟练掌握造口护理技术后,应进一步引导其自我认可,以逐渐恢复正常生活、参加适量的运动和社交活动。

5)饮食指导:造口患者无需忌食,均衡饮食即可。但要注意以下几点:①进食易消化的饮食,防止因饮食不洁导致食物中毒或细菌性肠炎等引起腹泻。②调节饮食结构,少食洋葱、大蒜、豆类、碳酸饮料等可产生刺激性气味或胀气的食物,以免因频繁更换造口袋影响日常生活和工作。③应以高蛋白、高热量、丰富维生素的少渣食物为主,以使大便成形。④避免食用导致便秘的食物。

(5)预防造口及其周围并发症

1)造口出血:多为肠造口黏膜与皮肤连接处的毛细血管及小静脉出血或肠系膜小动脉结扎线脱落所致。少量出血时,可用棉球或纱布稍加压迫止血,或用1%肾上腺素溶液浸湿的纱布压迫或用云南白药粉外敷;如肠系膜小动脉出血,应拆开1～2针黏膜皮肤缝线,找寻出血点加以钳扎,彻底止血。

2)造口缺血性坏死:往往发生在术后24～48h。多由于损伤结肠边缘动脉,提出肠管时牵拉张力过大、扭曲及压迫肠系膜血管导致供血不足,造口孔太小或缝合过紧所致。所以,造口术后48h内,要密切观察造口血运情况,如发现造口黏膜呈暗红色或紫色时,应及时通知医师,协助处理。

3)皮肤黏膜分离:常由于造口局部缺血性坏死、缝线脱落所致。对于分离表浅、渗液少的造口,用等渗盐水清洁后,可给予粉状水胶体涂上后再用防漏膏遮挡后贴上造口袋;如分离部分较深,渗液多宜选用藻酸盐敷料填塞再用防漏膏遮挡后贴上造口袋。

4)粪水性皮炎:多由于造口位置差、造口护理技术不恰当等导致大便长时间刺激皮肤所致。检查刺激源并去除原因,针对个体情况,指导患者使用合适的造口用品及采用正确的护理方法。

(八)健康指导

1.给予患者饮食指导 无需忌食,均衡饮食即可;多食新鲜蔬菜水果;少吃易产生气体和气味大的食物。

2.指导结肠造口患者学会造口的自我护理及造口用品的正确使用方法。

3.活动 为了保持身体健康及生理功能,可维持适度的运动,如游泳、跑步等。但要避免碰撞类及剧烈运动,如打篮球、踢足球、举重等。必要时在患者运动时要用造口腹带约束,以增加腹部支撑力。

4.定期复查 出院后3～6个月复查一次,指导患者坚持术后治疗。造口患者最少每3个月复诊一次,由造口治疗师评估肠造口有无改变。

三、痔

痔(hemorrhoid)是常见的肛肠疾病,任何年龄均可发病,但随年龄增长,发病率增高。

(一)病因及发病机制

常由多种因素引起,目前得到广泛认可的主要学说:

1.肛垫下移学说 肛垫是位于肛管和直肠黏膜下的组织垫,起着肛门垫圈的作用,可协助肛管闭合,调节排便。正常情况下,肛垫在排便时被推挤下移,排便后可自行回缩至原位;若存在反复便秘、妊娠等引起腹内压增高的因素,则肛垫中的纤维间隔逐渐松弛,逐渐向远侧移位,并伴有静脉丛充血、扩张、融合,从而形成痔。

2.静脉曲张学说 直肠静脉是门静脉的属支,其解剖特点是无静脉瓣,血液易于淤积而使静脉扩张,加之直肠上下静脉丛壁薄、位置表浅,末端直肠黏膜下组织松弛,都有利于静脉扩张。任何引起腹内压增高的因素,如经常便秘、妊娠、前列腺肥大及盆腔内巨大肿瘤等均可阻滞直肠静脉回流,导致血液淤滞、静脉扩张以及痔的形成。

此外,长期饮酒和进食大量刺激性食物可使局部充血;肛腺及肛周感染也可引起静脉周围炎使肛垫肥厚;营养不良可使局部组织萎缩无力;以上因素均可诱发痔的发生。

(二)病理及分类

根据痔所在部位的不同可分为内痔(internal hemorrhoid)、外痔(external hemorrhoid)和混合痔(mixed hemorrhoid)(图8—16)。

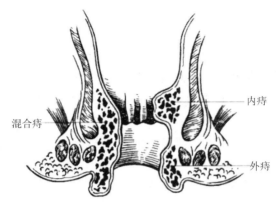

图 8—16　痔的分类

1. 内痔　由齿状线上方的直肠上静脉丛形成,表面有直肠黏膜覆盖。内痔的好发部位为截石位 3、7、11 点处,基底较宽,常有便血及脱垂史。

2. 外痔　由齿状线下方的直肠下静脉丛形成,表面有肛管皮肤覆盖。常见的有血栓性外痔、结缔组织性外痔、静脉曲张性外痔及炎性外痔。

3. 混合痔　位于齿状线附近,由直肠上静脉和直肠下静脉丛之间彼此吻合相通的静脉丛形成。

(三)临床表现

1. 内痔　主要表现为便血及痔块脱出。无痛性间歇性便血是其特点,便血较轻时表现为粪便表面附血或便纸带血,出血量小;严重者出现喷射状出血,长期出血患者可发生贫血;若发生痔脱出嵌顿,出现水肿、感染时,则有不同程度的疼痛。内痔分为 4 度:Ⅰ度:无明显自觉症状,排便时出血,便后出血自行停止,无痔块脱出;Ⅱ度:常有便血,排便时痔块脱出肛门外,排便后自行回复;Ⅲ度:偶有便血,排便时痔块脱出,或在劳累后、步行过久、咳嗽时也脱出,不能自行还纳,需用手辅助;Ⅳ度:偶有便血,痔块长期脱出肛门外,不能还纳或还纳后又脱出。

2. 外痔　主要表现为肛门不适感、常有黏液分泌物流出、有时伴有局部瘙痒。若形成血栓性外痔,则有剧烈性疼痛,排便、咳嗽时加剧,数日后可减轻;在肛门表面可见红色或暗红色硬结,表面皮肤水肿、质硬、压痛明显。

3. 混合痔　兼有内痔和外痔的表现,严重时可呈环形脱出肛门,呈梅花状,又称环状痔;若发生嵌顿,可引起充血、水肿甚至坏死。

(四)实验室及其他检查

肛门镜检查可确诊,不仅可见肛管齿状线附近突出的痔,还可观察到直肠黏膜有无充血、水肿、肿块等。

(五)治疗要点

无症状痔无需治疗;有症状痔的治疗,目标在于减轻及消除症状而非根治。首选保守治疗,无效或不宜保守治疗时才考虑手术治疗。

1. 非手术治疗

(1)一般治疗:适用于初期无症状的痔。主要措施:①养成良好的饮食习惯,增加膳食纤维的摄入,改变不良的排便习惯,保持大便通畅。②便后热水坐浴改善局部血液循环。③肛门内注入消炎止痛的油膏或栓剂,以润滑肛管、促进炎症吸收,减轻疼痛。④血栓性外痔可先局部热敷,再外敷消炎止痛药物,若疼痛不缓解再行手术。⑤嵌顿痔初期,应尽早手法复位,将痔核还纳肛门内。

（2）注射疗法：用于Ⅱ、Ⅲ度出血性内痔的治疗效果较好。方法为将硬化剂注射入痔基底部的黏膜下层，产生无菌性炎症反应、组织纤维化，使痔核萎缩。

（3）胶圈套扎疗法：适用于Ⅱ、Ⅲ度内痔的治疗，通过器械在内痔根部套入一特制的胶圈，利用胶圈的弹性回缩力将痔的血液供应阻断，使痔缺血、坏死、脱落而治愈。

（4）红外线凝固治疗：适用于治疗Ⅰ、Ⅱ度内痔。通过红外线直接照射痔块的基底部，产生黏膜下纤维化，固定肛垫，减少脱出。术后常有少量出血，且复发率高，临床少用。

（5）多普勒超声引导下痔动脉结扎治疗：适用于Ⅱ、Ⅲ、Ⅳ度内痔。采用带有多普勒超声探头的直肠镜，于齿状线上方探测痔上方的动脉并进行结扎，通过阻断痔的血液供应达到缓解症状的目的。

（6）其他治疗：包括冷冻疗法、枯痔钉疗法等。

2.手术治疗　当保守治疗不满意、痔核脱出严重、套扎治疗失败时，手术切除是最好的治疗方法。手术方法包括：痔单纯切除术、外剥内扎术、痔环行切除术、吻合器痔上黏膜环切术和血栓性外痔剥离术。

（六）常见护理诊断/问题

1.疼痛　与血栓形成、痔块嵌顿、术后创伤等有关。

2.便秘　与不良饮食及排便习惯等有关。

3.潜在并发症　尿潴留、贫血、肛门狭窄、创面出血、切口感染等。

（七）护理措施

1.非手术治疗的护理、术前护理

（1）饮食与活动：指导患者调整饮食结构，嘱患者多吃新鲜水果、蔬菜及含粗纤维食物，增加饮水量，少吃辛辣食物及少饮酒；保持规律的生活起居，养成定时排便的习惯，适当增加活动量，以促进肠蠕动，避免久站、久坐、久蹲。

（2）热水坐浴：保持局部清洁舒适，便后及时清洁，必要时可用温热水或1∶5000的高锰酸钾溶液坐浴，温度控制在43～46℃，每次20～30min，每日2～3次。可有效改善局部血液循环，减轻疼痛症状，预防病情恶化及并发症。

（3）痔块回纳：嵌顿性痔应及早进行手法复位，注意动作轻柔，避免损伤；血栓性外痔者局部应用消炎止痛栓或软膏。

（4）纠正贫血：观察排便时有无出血，出血量、颜色、便血持续时间。长期反复出血会导致贫血，严重贫血者遵医嘱给予输血。患者在排便或坐浴时应有人陪护，以免因贫血头晕而跌倒受伤。

（5）术前准备：给予心理支持，缓解患者紧张情绪，指导患者进少渣饮食，术前排空大便，根据医嘱服用导泻剂，必要时灌肠，做好常规术前准备。

2.术后护理

（1）病情观察：由于创面容易渗血或因结扎线脱落造成出血，需定时观察患者意识、面色、脉搏及血压变化，并观察伤口敷料是否干燥整洁，如有渗液、渗血，应记录其量和颜色，渗血较多时及时通知医生，协助处理。

（2）饮食及活动：术后1～2d应以无渣或少渣流食为主，如藕粉、莲子羹、稀粥、面条等。术后24h后鼓励患者可在床上多翻身、活动四肢，预防压疮及下肢静脉血栓的形成，后期在病情许可的情况下,鼓励并协助患者下床活动,以促进肠蠕动的恢复,减轻腹胀,避免肠粘连。伤口愈合后可恢复正常工作、学习和劳动,但要避免久站或久坐。

(3)控制排便:告知患者术后早期会存在肛门下坠感或有便意,这是敷料刺激所致;术后3d内尽量避免解大便,促进伤口愈合,可于术后48h内口服阿片酊以减少肠蠕动,控制排便。之后要保持大便通畅,防止用力排便,崩裂伤口。若有便秘,可口服液体石蜡或其他缓泻剂,但忌灌肠。

(4)疼痛护理:由于肛周神经末梢丰富,或因肛门括约肌痉挛、排便时粪便对创面的刺激、敷料填塞过紧等,所以大多数肛门手术患者创面疼痛剧烈,护理时应判断疼痛原因,给予相应处理,如使用止痛药、去除多余敷料,给予患者心理安慰,分散其注意力,以减轻疼痛。

(5)并发症的观察及护理

1)尿潴留:术后24h内,每4~6h嘱患者排尿一次。避免因手术、麻醉、肛门内敷料填塞过紧或术后伤口疼痛等因素造成尿潴留。若术后8h患者仍未排尿且感下腹胀满、隆起时,可行诱导排尿,或肌注胺甲酰胆碱、针刺等,必要时给予导尿。

2)创面出血:术后24h内,患者可在床上翻身、适当活动四肢等,但不宜过早下床,以免创面疼痛及出血。术后24h之后可适当下床活动,逐渐延长活动时间,并指导患者进行轻体力活动。伤口愈合后可恢复正常工作、学习和劳动,但要避免久站或久坐。

3)术后切口感染:术前完善肠道准备;及时纠正贫血,提高机体免疫力;加强术后会阴部护理,保持肛门周围清洁,每次排便后可用1:5000的高锰酸钾溶液温水坐浴。

4)肛门狭窄:多为术后瘢痕挛缩所致。术后应注意观察患者有无排便困难及大便变细,以排除肛门狭窄。为防止狭窄,术后5~10d内可行扩肛治疗。

(八)健康指导

1.养成良好的饮食和定时排便习惯,平时多吃新鲜蔬菜、水果,保持大便通畅。忌酒和辛辣食物。

2.出院时如创面尚未完全愈合,应坚持每日温水坐浴,保持创面干净,促进伤口早日愈合。

3.若出现排便困难,应及时去医院就诊,有肛门狭窄者行肛门扩张。

四、肛裂

肛裂(anal fissure)是指齿状线以下肛管皮肤全层裂伤后形成的经久不愈的小溃疡,是一种常见的肛管疾病之一,多见于青、中年人。

(一)病因及发病机制

病因尚未明确,可能与多种因素有关,但直接的原因大多是由于慢性便秘、粪便干结导致排便时肛管及其皮肤层的损伤。肛裂好发部位为肛管后正中线,此处肛管外括约肌浅部在肛管后方形成的肛尾韧带较坚硬,伸缩性差,且排便时肛管后壁承受压力最大。

(二)临床表现

急性肛裂大多病程短,裂口新鲜,边缘整齐,底浅、色红、无瘢痕;而慢性肛裂因反复发作、感染,基底深且不整齐,呈灰白色,质硬,边缘纤维化增厚。肛裂常为单发的纵行、梭形溃疡或感染裂口,裂口上端的肛瓣和肛乳头水肿,形成肥大肛乳头;下端皮肤因炎性水肿及静脉、淋巴回流受阻,形成袋状皮垂突出于肛门外,形似外痔,称"前哨痔"。肛裂、"前哨痔"、肥大肛乳头常同时存在,称肛裂"三联征"(图8—17)。

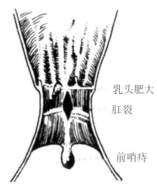

乳头肥大
肛裂
前哨痔

图8—17 肛裂三联征

1.症状 肛裂患者大多有长期便秘病史,典型的临床表现为疼痛、便秘和便血。

(1)疼痛:为肛裂主要症状,疼痛剧烈,有典型的周期性。由于排便时干硬粪块刺激神经末梢,立刻引起肛门烧灼样或刀割样疼痛,称为排便时疼痛;便后数分钟疼痛缓解,称疼痛间歇期。随后因肛门括约肌出现反射性痉挛,再次发生剧痛,时间较长,持续30min至数小时,直到括约肌疲劳、松弛后疼痛缓解,以上称肛裂疼痛周期。

(2)便秘:肛裂形成后患者因惧怕疼痛而不愿排便,故而加重便秘,粪便更加干结,便秘又可使肛裂加重,形成恶性循环。

(3)便血:由于排便时粪便擦伤溃疡面或撑开撕拉裂口,故创面常有少量出血,可见粪便表面有少量新鲜血迹或滴血,大出血少见。

2.体征 典型体征是肛裂"三联征",若在肛门检查时发现此体征,可明确诊断。已确诊者一般不宜行直肠指诊或肛门镜检查,以免增加患者痛苦,如确需检查时,需在局部麻醉下进行。

(三)治疗要点

软化大便,保持大便通畅;解除肛门括约肌痉挛,缓解疼痛,中断恶性循环,促使创面愈合。

1.非手术治疗 具体措施:服用通便药物,如口服缓泻剂或石蜡油,润滑干硬的粪便;局部坐浴,用1:5000的高锰酸钾溶液温热水坐浴,保持肛门周围清洁,改善局部血液循环,解除括约肌痉挛及其所致疼痛,促进炎症吸收;肛管扩张,方法为局部麻醉后,用示指和中指循序渐进、持续地扩张肛管,使括约肌松弛,疼痛消失,创面扩大,促进溃疡愈合。

2.手术治疗 适用于经久不愈、非手术治疗无效且症状较重的陈旧性肛裂,手术方法包括肛裂切除术和肛管内括约肌切断术(internal anal sphincterotomy),现临床上已较少使用肛裂切除术。

(四)常见护理诊断/问题

1.疼痛 与排便时肛门扩张及肛管括约肌痉挛、手术创伤有关。

2.便秘 与患者惧怕疼痛不愿排便有关。

3.潜在并发症 出血、尿潴留、大便失禁等。

(五)护理措施

1.给予心理支持 向患者讲解肛裂相关知识,给予患者安慰及心理支持,鼓励患者克服因惧怕疼痛而不敢或不愿排便的情绪,使其能配合治疗。

2.保持大便通畅　长期便秘是肛裂的主要原因,因此,应鼓励并指导患者养成每日定时排便的习惯,进行适量的户外锻炼,必要时可服用缓泻剂,服用缓泻剂,如液体石蜡、果导片等,也可选用中药大黄、番泻叶等泡茶饮用,以润滑、松软大便并促进排便。

3.饮食调整　鼓励患者多饮水,增加膳食中新鲜水果、蔬菜及含粗纤维食物,少饮酒,少吃或忌食辛辣和刺激性食物,少食高热量零食,以促进胃肠蠕动,防止便秘。

4.术后常见并发症的预防和护理

(1)切口出血:多发生于术后1~7d,多因术后便秘、猛烈咳嗽等导致创面裂口、出血。预防措施:保持大便通畅,防止便秘;注意保暖,预防感冒;避免腹内压升高的因素如剧烈咳嗽、用力排便等。同时观察伤口敷料是否有渗血,渗血较多时应紧急压迫止血并及时通知医生。

(2)尿潴留:鼓励患者术后尽早自行排尿,对尿潴留的患者应给予诱导排尿,或肌注胺甲酰胆碱、针刺等,必要时给予导尿。

(3)排便失禁:注意观察患者每天排便次数、量及性状。若有肛门括约肌松弛,可于术后第3d开始指导患者进行提肛运动;如为完全大便失禁,则应做好臀部皮肤护理,保持局部清洁、干燥,及时更换床单位,避免压疮发生,必要时行肛门成形手术。

(六)健康指导

1.养成良好的饮食和定时排便习惯,平时多吃新鲜蔬菜、水果保持大便通畅。忌酒和辛辣食物。

2.出院时如创面尚未完全愈合,应坚持每日热水坐浴,保持创面干净,促进伤口早日愈合。

3.出院后发现异常,应及时去医院就诊。

五、肛瘘

肛瘘(anal fistula)是肛管或直肠与肛周皮肤相同的肉芽肿性管道,由内口、瘘管和外口三部分组成,是常见的直肠肛管疾病之一,多见于青壮年男性。

(一)病因及发病机制

肛瘘绝大多数由直肠肛管周围脓肿发展而来,多为化脓性感染所致。肛瘘有原发性内口、瘘管和外口。内口即原发感染灶,多在肛窦内及其附近,后正中线的两侧多见,也可在直肠下部或肛管的任何部位。外口即脓肿溃破处或切开引流的部位,内、外口之间由脓腔周围增生的纤维组织包绕的管道即瘘管,近管腔处有炎性肉芽组织。由于致病菌不断经内口进入,且外口皮肤愈合较快,常致引流不畅而发生假性愈合并再次形成脓肿;脓肿可从原外口溃破,也可从另处穿出形成新的外口,反复发作,可发展为瘘管迁曲、少数存在分支、有多个瘘口的复杂性肛瘘。

(二)分类

1.按瘘口与瘘管的数目分类　①单纯性肛瘘:只存在一个内口、一个瘘管和一个外口。②复杂性肛瘘:存在多个瘘口和瘘管,甚至有分支。

2.按瘘管所在的位置分类　①低位肛瘘:瘘管位于肛管外括约肌深部以下,包括低位单纯性肛瘘和低位复杂性肛瘘。②高位肛瘘:瘘管位于外括约肌深部以上,包括高位单纯性肛瘘和高位复杂性肛瘘。

(三)临床表现

1.症状 肛门部潮湿、瘙痒,甚至出现湿疹。较大的高位肛瘘外口可排出粪便或气体。若外口假性愈合而暂时封闭时,脓液积存,可再次形成脓肿,出现局部红肿、胀痛等直肠肛管周围脓肿症状;脓肿破溃后脓液排出,则症状缓解。上述症状反复发作是肛瘘的特点。

2.体征 ①肛门视诊:可见肛门周围有单个或多个外口,呈乳头状突起或肉芽组织隆起,压之有少量脓性、血性或黏液性分泌物流出,可有压痛。②直肠指诊:在瘘管位置表浅时可以摸到硬结样内口和硬条索状瘘管,在内口处有轻度压痛。

(四)实验室及其他检查

确定内口位置对肛瘘诊断非常重要,常用的辅助检查有:①X线造影:自瘘管内注入30%~40%碘油,进行碘油造影可明确瘘管分布,多用于高位及蹄铁形肛瘘。②内镜检查:肛门镜检查有时可发现内口。③特殊检查:若无法判断内口位置,可将白色纱条填入肛管及直肠下端,并从外口注入亚甲蓝溶液,根据染色部位确定内口。④实验室检查:当发生直肠肛管周围脓肿时,患者可出现血白细胞计数及中性粒细胞比例增高。

(五)处理原则

肛瘘不能自愈,只能手术治疗(包括挂线疗法)以避免反复发作。原则是切开瘘管,敞开创面,促进愈合。手术方式包括:

1.肛瘘切开术 适用于低位肛瘘。瘘管全部切开,并取出切口两侧边缘的瘢痕组织,保持引流通畅。

2.肛瘘切除术 适用于低位单纯性肛瘘。全部切除瘘管壁直至健康组织,创面敞开,使其逐渐愈合。

3.挂线疗法(图8—18) 适用于高位单纯性肛瘘。是利用橡皮筋或有腐蚀作用的药线的机械性压迫作用,使结扎处组织发生血运障碍而坏死,以缓慢切开肛瘘。优点是随着缓慢切割过程,其基底部创面已开始愈合,因此括约肌不会因过度收缩而发生移位,可有效避免术后肛门失禁。

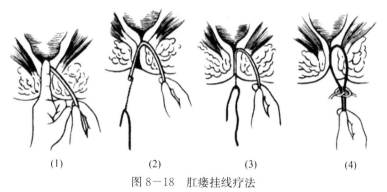

(1)   (2)   (3)   (4)

图8—18 肛瘘挂线疗法

(六)常见护理诊断/问题

1.急性疼痛 与肛周炎症及手术创伤有关。

2.皮肤完整性受损 与肛周脓肿破溃穿透皮肤、皮肤瘙痒及手术治疗有关。

3.潜在并发症 肛门狭窄、肛门失禁等。

(七)护理措施

1.挂线疗法护理

(1)温热水坐浴,缓解疼痛:术前及术后第2d开始每日早晚及便后采用1:5000的高锰酸钾溶液或中药坐浴,以缓解疼痛,促进局部炎症消退、吸收。

(2)饮食:挂线治疗前 1d 晚进半流食,术日晨可进流食。术后给予清淡、易消化食物,保持大便通畅。

(3)皮肤护理:保持肛周皮肤清洁、干燥,嘱患者局部皮肤瘙痒时不可搔抓,避免皮肤损伤和感染;术前清洁肛门及周围皮肤;术后每次排便后或换药前均用 1：5000 的高锰酸钾溶液温热水坐浴,创面换药至药线脱落后 1 周。

(4)术后并发症的预防及护理:定期进行直肠指诊,以便及时观察伤口愈合情况;为防止肛门狭窄,术后 5～10d 内可用示指扩肛,每日一次。肛门失禁的观察及护理:手术中如切断肛门直肠环,将造成肛门失禁,肛门失禁后粪便自行外溢,粪便及分泌物刺激肛周引起局部皮肤潮湿、糜烂。一旦发生应保持肛周清洁、干燥,局部涂氧化锌软膏保护,勤换内裤。轻度失禁者,手术 3d 起指导患者进行提肛运动。严重失禁者,行肛门成形术。

2.围术期护理　同痔围术期护理。

(八)健康指导

1.术后由于创面容易渗血或结扎线脱落造成出血,故应注意观察伤口敷料渗液、渗血情况。嘱患者每 5～7d 到门诊收紧药线,脱落后局部可涂生肌散或抗生素软膏,以促进其愈合。

2.扩肛或提肛运动　为防止肛门狭窄,术后 5～10d 内可用示指扩肛,每日一次;肛门括约肌松弛者,术后 3d 起可指导患者进行提肛运动。

(于敏)

第十九节　门静脉高压症的护理

门静脉高压症(portal hypertension)是指门静脉血流受阻、血液淤滞时,引起门静脉系统压力的增高,临床表现为脾大和脾功能亢进、食管胃底静脉曲张及破裂出血、腹水等。门静脉主干由肠系膜上、下静脉和脾静脉汇合而成,其正常压力为 13～24cmH_2O,平均值为 18cmH_2O。

一、病因及分类

根据门静脉血流受阻的部位,可将门静脉高压症分为以下三种类型:

1.肝前型　常见病因是肝外门静脉血栓形成、先天畸形和外在压迫。这种肝外门静脉阻塞的患者肝功能多正常或轻度损害,预后较肝内型好。

2.肝内型　肝内型门静脉高压症又分为窦前型、窦型、窦后型。窦前型门静脉阻塞的原因有血吸虫病;窦型和窦后型最常见,在我国常由肝炎后肝硬化引起,在西方国家常由酒精性肝硬化引起。

3.肝后型　常见病因包括巴德-吉亚利综合征(Budd-Chiari syndrome)、缩窄性心包炎、严重右心衰竭等。

二、病理生理

一方面,门静脉无瓣膜,其压力通过流入的血量和流出阻力形成并维持。门静脉血流阻力增加,常是门静脉高压症的始动因素。肝炎后肝硬化由于增生的纤维束和再生的肝细胞结节挤压肝小叶内的肝血窦,使其变窄或闭塞,导致门静脉血流受阻,门静脉压力也就随之增高。另一方面,由于位于肝小叶间汇管区的肝动脉小分支和门静脉小分支之间的许多动静脉交通支,平时不开放,而在肝血窦受压和阻塞时大量开放,以致压力高的肝动脉血流直接注入压力较低的门静脉小分支,使门静脉压力进一步增加。血吸虫性肝硬化时血吸虫卵随门静脉血流抵达肝小叶间汇管区的门静脉小分支,引起这些小分支的虫卵栓塞、内膜炎和其周围的纤维化,以致门静脉血流受阻,门静脉压力增高。门静脉高压症时,压力大都增加至 25～50cmH$_2$O,并会引起下列变化:

1.脾大、脾功能亢进　门静脉血流受阻后,首先出现充血性脾大。可见脾窦扩张,脾内纤维组织增生,单核－吞噬细胞增生和吞噬红细胞现象。临床上除有脾大外,还有外周血细胞减少,最常见的是白细胞和血小板减少,称为脾功能亢进。长期的充血还可引起脾周围炎,发生脾与膈肌间的广泛粘连和侧支血管形成。

2.交通支扩张　门静脉系统位于两个毛细血管网之间:一端是胃、肠、脾、胰的毛细血管网,另一端是肝小叶内的肝窦(肝的毛细血管网)。门静脉系统与腔静脉系统之间存在 4 个交通支(图 8－19):胃底、食管下段交通支;直肠下端、肛管交通支;前腹壁交通支;腹膜后交通支。这些交通支正常情况下很细,血流很少。肝内门静脉通路受阻时,为了使淤滞的门静脉血液回流,门静脉和腔静脉之间的交通支大量开放,显著扩张,以降低门静脉的压力。其中最主要的是胃底、食管交通支,它离门静脉主干和腔静脉主干均近,压力差最大,因而门静脉高压时发生静脉曲张最早且最显著。食管下段和胃底静脉曲张后,其表面黏膜变薄,易被粗糙食物或反流的胃酸腐蚀损伤,当发生恶心、呕吐、咳嗽、负重、用力排便等使腹腔内压突然升高的情况时,门静脉压力随之突然升高,易导致曲张的静脉破裂,引起急性大出血。其他交通支也可以发生曲张,如直肠上、下静脉丛扩张可引起继发性痔。脐旁静脉与腹壁上、下深静脉交通支扩张,可引起前腹壁静脉曲张。

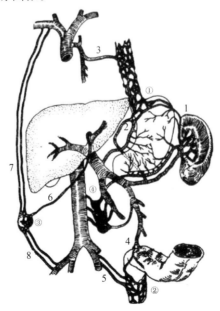

图 8－19　门静脉和腔静脉之间的交通支

1.胃短静脉;2.胃冠状静脉;3.奇静脉;4.直肠上静脉;5.直肠下静脉、肛管静脉;6.脐旁静脉;7.腹上深静脉;8.腹下深静脉;①胃底、食管下段交通支。②直肠下端、肛管交通支。③前腹壁交通支。④腹膜后交通支

3.腹水　与下列因素有关：①肝功能损害,血浆白蛋白合成减少,引起低蛋白血症、血浆胶体渗透压下降,促使血浆外渗是主要原因。②门静脉压力升高,使门静脉系统毛细血管床的滤过压增高,组织液回吸收减少并漏入腹腔。③肝窦和窦后阻塞时,肝内淋巴液生成增加,但输出不畅,因而促使大量肝内淋巴从肝包膜表面漏入腹腔而形成腹水。④肝功能损害时,肾上腺皮质的醛固酮和神经垂体抗利尿激素在肝内分解减少,血内水平升高,促使肾小管对水钠重吸收,因而引起水钠潴留。此外,门静脉高压症时虽然静脉内血流量增加,但中心血流量降低,继发刺激醛固酮分泌过多,导致水钠潴留而加剧腹水形成。

三、临床表现

1.脾大、脾功能亢进　门静脉高压症早期即可有脾充血、肿大,程度不一,大者脾下极可达盆腔,早期质软、活动,晚期脾内纤维组织增生而变硬,少数与周围粘连而活动受限,常伴有脾功能亢进的表现。白细胞计数降至 $3\times10^9/L$ 以下,容易发生感染。血小板计数减少至$(70\sim80)\times10^9/L$ 以下,表现为黏膜及皮下出血,逐渐出现贫血。

2.呕血和黑便　食管胃底曲张静脉破裂大出血是门静脉高压症中最凶险的并发症,一次出血量可达 $1000\sim2000ml$。门静脉高压症患者由于肝功能损害,引起凝血酶原合成功能障碍,加上脾功能亢进使血小板计数减少,以致出血难以自止。出血经胃酸及其他消化液作用后,患者可排出柏油样黑便。大出血、休克、贫血可引起肝细胞缺氧,细菌分解肠道内积血可引起血氨升高,极易诱发肝性脑病。约 25% 的患者在第一次大出血时可直接因失血引起严重休克或因肝组织严重缺氧引起肝功能急性衰竭而死亡。$1\sim2$ 年内,约半数患者可发生再次大出血。

3.腹水　约 1/3 的患者出现腹水,是肝功能严重受损的表现。呕血后常引起或加剧腹水的形成。有些顽固性腹水甚难消退。

4.其他　部分患者可伴有肝大、黄疸、蜘蛛痣、腹壁静脉曲张、痔等。

四、辅助检查

1.血常规　脾功能亢进时外周血细胞计数减少,白细胞计数可降至 $3\times10^9/L$ 以下,血小板计数可降至$(70\sim80)\times10^9/L$ 以下。

2.肝功能检查　常表现为血浆白蛋白降低而球蛋白增高,白/球蛋白比例倒置,凝血酶原时间延长。肝炎后肝硬化患者血清转氨酶和胆红素增高。

3.B超和多普勒超声　可了解肝和脾形态、大小、质地,有无腹水及门静脉内有无血栓等。通过彩色多普勒超声可测定门静脉血流量、是向肝血流还是逆肝血流,对确定手术方案有重要参考价值。

4.食管吞钡 X 线检查　在食管被钡剂充盈时,曲张静脉使食管的轮廓呈虫蚀状改变;排空时曲张静脉表现为蚯蚓样或串珠状负影,阳性率 $70\%\sim80\%$。

5.腹腔动脉造影(静脉相)或肝静脉造影　门静脉系统和肝静脉显影后,可确定静脉受阻部位及侧支回流情况,为选择手术方式提供参考。

五、处理原则

门静脉高压症外科治疗的主要目的是预防和控制食管、胃底曲张静脉破裂出血。解除或改善脾大、脾功能亢进。

（一）食管、胃底曲张静脉破裂出血的处理

1.非手术治疗

（1）补充血容量：立即输血、输液，监测生命体征，避免过量扩容，防止门静脉压力反跳性增加引起再出血。

（2）药物止血：首选血管收缩药或与血管扩张药硝酸酯类合用。药物治疗早期再出血率高，必须采取进一步措施防止再出血。

（3）内镜治疗：①经内镜将硬化剂直接注射到曲张静脉腔内，使曲张静脉闭塞。使黏膜下组织硬化，达到止血和预防再出血的目的。主要并发症是食管溃疡、狭窄或穿孔。②经内镜食管曲张静脉套扎术，治疗后近期再出血率较高。经内镜食管曲张静脉套扎术和硬化剂注射，对胃底曲张静脉破裂出血无效。

（4）三腔管压迫止血：利用充气的气囊分别压迫胃底和食管下段的曲张静脉达到止血的目的，以争取时间做紧急手术准备。

（5）经颈静脉肝内门体分流术（transjugular intrahepatic portosystemic shunt，TIPS）：采用介入放射方法，经颈静脉途径在肝静脉与门静脉的主要分支间建立通道，置入支架以实现门体分流。可显著降低门静脉压力，能治疗急性出血和预防再出血。适用于药物和内镜治疗无效、肝功能差的曲张静脉破裂出血的患者，以及等待肝移植患者。

2.手术治疗

（1）分流术：是通过手术吻合血管的方法，使压力较高的门静脉血液分流到压力较低的腔静脉内，以降低门静脉内压力。可分为非选择性分流和选择性分流（包括限制性分流）两类。

1）非选择性分流术：包括：①门腔静脉分流术：将门静脉直接与下腔静脉做侧侧吻合或端侧吻合，效果好，但肝性脑病发生率高。②中心性脾肾静脉分流术：切除脾后，将脾静脉近端与左肾静脉做端侧吻合，术后血栓形成发生率较高。③肠系膜上静脉与下腔静脉桥式（H形）分流术。

2）选择性分流术：是将入肝的门静脉有选择性地部分注入体循环。代表术式是远端一脾肾静脉分流术，即脾静脉远端与左肾静脉做端侧吻合，同时离断门一奇静脉侧支，包括胃冠状静脉和胃网膜静脉。限制性分流术的目的是在充分降低门静脉压力的同时，保证部分入肝血流。代表术式是限制性门一腔静脉分流术和门一腔静脉桥式（H形）分流术。

（2）断流术：即脾切除同时，阻断门奇静脉间反常血流。方式很多，有食管下端横断术、胃底横断术、食管下端胃底切除术以及贲门周围血管离断术等。其中以脾切除加贲门周围血管离断术最为有效，不仅离断了食管胃底的静脉侧支，还保存了门静脉的入肝血流。

（二）脾大、脾功能亢进的治疗

多见于晚期血吸虫病患者，因肝功能多较好，单纯脾切除效果良好。若同时伴有食管胃底静脉曲张，应同时做贲门周围血管离断术。

（三）顽固性腹水的治疗

最有效的治疗方法是肝移植。其他疗法包括TIPS和腹腔一上腔静脉转流术。

六、护理

（一）护理评估

1.目前身体状况

（1）症状、体征：注意观察患者腹围大小，有无腹水、下肢水肿；有无肝、脾大和移动性浊音等;有无黄疸、肝掌、蜘蛛痣及皮下出血点;有无呕血或黑便,及呕吐物或排泄物的量、颜色、性质。同时还应注意观察有无生命体征的变化和肝性脑病的征象。

(2)辅助检查:注意了解血常规、肝功能、食管吞钡 X 线检查和 B 超检查结果等。

2.与疾病相关的健康史　了解有无慢性肝炎、血吸虫病、肝大、黄疸史。有无长期大量饮酒史,初步判断门静脉高压的原因;了解是否进食粗硬、刺激性食物;是否有腹腔内压力骤升的因素;是否有皮下出血、贫血、感染、呕血和黑便及呕吐物、排泄物的颜色、量和性状。

3.心理社会状况　患者是否因突然发生的大出血,产生紧张、恐惧心理;是否因长期、反复发作产生悲观失望的情绪;家庭成员能否提供足够的心理和经济支持,患者及家属对门静脉高压的治疗、预防再出血的相关知识的了解程度。

(二)主要护理诊断/合作性问题

1.体液不足　与上消化道大量出血有关。

2.体液过多(腹水)　与肝功能损害致低蛋白血症、血浆胶体渗透压降低及醛固酮分泌增加有关。

3.营养失调(低于机体需要量)　与肝功能损害、营养素摄入不足、消化吸收障碍有关。

4.潜在并发症　上消化道大出血、术后大出血、肝性脑病、静脉血栓形成等。

(三)护理措施

1.非手术治疗护理

(1)心理护理:护士应沉着冷静,配合抢救的同时应稳定患者的情绪,减轻患者的焦虑,使其配合治疗。避免床边议论病情,帮助患者树立战胜疾病的信心。

(2)急性大出血非手术治疗患者的护理

1)一般护理:将患者安置于有抢救设备的病房,平卧时头偏向一侧以防出血或呕吐时误吸。给予吸氧,嘱患者绝对卧床休息。必要时遵医嘱给予镇静剂,稳定患者的情绪,减少再出血。注意观察生命体征,监测中心静脉压,及时发现再出血先兆。

2)恢复血容量,纠正水电解质平衡失调:迅速建立静脉通路。及时给予输血、输液,恢复血容量。输血宜选新鲜血,因其含氨量低,保存凝血因子较多,有利于止血和预防肝性脑病的发生。注意补钾,控制钠的摄入量,纠正水电解质紊乱并预防过度扩容。

3)止血药物的应用与护理:①用冰盐水或冰盐水加血管收缩剂,如肾上腺素做胃内灌洗至回抽液清澈。②遵医嘱给予止血药,注意观察用药效果及药物副作用。

4)三腔管压迫止血(图 8－20)的护理。

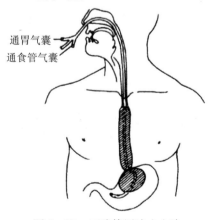

通胃气囊
通食管气囊

图 8－20　三腔管压迫止血法

①插管前准备：置管前先检查三腔管有无老化、漏气,向患者做必要的解释,告知患者应注意的事项及配合方法;将食管气囊注气 100ml～150ml,胃气囊注气 150ml～200ml,观察充盈后气囊是否膨胀均匀、弹性良好、有无漏气,然后抽空气囊,并分别做好标记备用。

②插管方法：用液体石蜡润滑管壁,将管从患者一侧鼻孔或口腔轻轻插入,边插边嘱患者做吞咽动作,直至插入 50～60cm。从胃管内抽出胃液或血液,即证明已插入胃腔内。向胃气囊注入 150～200ml 空气,用止血钳夹闭管口,将三腔管向外提拉,当感到不再被拉出,并有轻度弹力时固定或用滑车装置在管端悬以 0.25～0.5kg 重物做牵引压迫,然后抽取胃液观察止血效果,若仍有出血,再向食管气囊注入 100～150ml 空气。置管后,胃管接胃肠减压器或用生理盐水反复灌洗,观察胃内有无新鲜血液吸出,若无出血,且脉搏、血压趋于稳定,说明出血已得到控制。

③置管期间的护理：患者取侧卧位或头偏向一侧,及时清除患者口腔、鼻咽腔分泌物,防止吸入性肺炎。用液体石蜡润滑鼻腔,保持黏膜湿度;观察并调整牵引松紧度,防止鼻黏膜及口腔黏膜因长时间受压发生糜烂、坏死;三腔管压迫期间,应每 12h 放气 10～20min,暂时恢复胃黏膜局部血液循环。观察并记录胃肠减压引流液的量、颜色,判断出血是否停止,以决定是否需要施行紧急止血手术。若气囊压迫 48h 后,胃管内仍有新鲜血液抽出,表明压迫止血无效,应行紧急手术止血。床边备剪刀,当气囊破裂或漏气时,可使气囊上升阻塞呼吸道,引起呼吸困难,甚至窒息。应立即挤空气囊内气体或剪断三腔管,去除牵引压力。

④拔管：三腔管放置时间不宜超过 3d,以免食管、胃底黏膜长时间受压而缺血、坏死。如气囊压迫 24～48h,出血已停止,可考虑拔管。拔管时,先放松牵引,抽空食管气囊,再抽空胃气囊,继续观察 12～24h,若无出血,让患者口服液体石蜡 30～50ml,缓慢拔出三腔管。

5)预防肝性脑病：为减少肠道细菌的产生,避免胃肠道残余血液分解产氨,诱发肝性脑病,可服用新霉素或链霉素等肠道不吸收抗生素或使用缓泻剂刺激排泄或生理盐水灌肠。

6)做好术前准备：对非手术止血的患者应同时做好手术前的准备,以便非手术止血失败时能及时施行手术治疗。

2.手术治疗患者的护理

(1)术前护理

1)协助医师完善各种检查,根据检查结果给予患者相应处理,使患者以较好的身心状态迎接手术。

2)改善营养状况,纠正凝血功能异常：①肝功能尚好者,给予高蛋白质、高热量、高维生素、低脂肪饮食;肝功能严重受损者,静脉补充支链氨基酸,限制芳香族氨基酸的摄入。②贫血严重或凝血功能障碍者输注新鲜血和肌内注射维生素 K,改善凝血功能。血浆白蛋白低下者,可静脉输白蛋白。

3)保护肝功能：遵医嘱给予肌苷、乙酰辅酶 A 等保肝药物,避免使用红霉素、巴比妥类、盐酸氯丙嗪等有损肝功能的药物。

4)预防上消化道出血：①患者应充分休息,适当活动,避免过于劳累,一旦出现头晕、心慌和出汗等不适,立即卧床休息。②患者应禁烟酒,少喝咖啡和浓茶。③避免进食粗糙、干硬、带骨、有渣或刺、油炸及辛辣食物,食物不宜过热,以免损伤食管黏膜而诱发上消化道出血。④避免引起腹压升高的因素,如剧烈咳嗽、打喷嚏、用力排便等,以免引起腹内压升高诱发曲张静脉破裂出血。⑤术前一般不放置胃管,必要时选用细而软的胃管并充分涂以液体石蜡,以免留置胃管过程中引起静脉破裂出血。⑥保持乐观、稳定的心理状态,避免精神紧张、抑郁等不良情绪。

5)减少腹水形成:①注意休息,尽量取平卧位,增加肝、肾血流灌注。若有下肢水肿,应抬高患肢。②限制水和钠的摄入,少食含钠高的食物,每日钠摄入量限制在500～800mg(氯化钠1.2～2.0g)内,每日入液量约为1000ml。③测量腹围和体重,每天测腹围一次,每周测体重一次。标记腹围测量部位,每次在同一时间、同一部位测量。④遵医嘱使用利尿剂,同时记录每日出入液量,并观察有无低钾、低钠血症。

6)分流术前准备:术前2～3d口服肠道抑菌药,以减少肠道氨的产生,预防术后肝性脑病;术前1d晚清洁灌肠,避免术后因肠胀气而致血管吻合部位受压;脾－肾分流术前要明确肾功能是否正常。行分流术患者术前1d停高蛋白质饮食。

(2)术后护理

1)病情观察:密切观察患者特别是分流术患者的生命体征、神志、面色、尿量、胃肠减压和腹腔引流液的量、颜色等,判断是否发生内出血或低蛋白血症引起腹水。观察分流术患者术后是否出现肝性脑病症状。脾切除术后警惕静脉血栓形成。

2)保护肝功能:缺氧可加重肝功能损害,因此术后应予吸氧;禁止用吗啡、巴比妥类、盐酸氯丙嗪等有损肝功能的药物。

3)卧位与活动:分流术后48h内,患者取平卧位或15°低坡卧位,2～3d后改半卧位。手术后不宜过早下床活动,一般需卧床1周,以防血管吻合口破裂出血。翻身时动作要轻柔。TIPS术后4d后可以进行床旁活动。

4)伤口及引流管护理。

5)饮食:术后早期禁食,禁食期间给予肠外营养支持,肛门排气后从流食开始逐步过渡到正常饮食,保证热量供给。分流术后患者应限制蛋白质摄入,忌食粗糙和过热食物;禁烟酒。根据血氨水平逐渐增加蛋白质摄入,必要时口服乳果糖。

6)预防感染:遵医嘱使用抗菌药,注意病房内交叉感染。

7)并发症的观察与处理

①肝性脑病:分流术后部分门静脉血未经肝解毒而直接进入体循环,因其血氨含量高,加之术前肝功能已有不同程度受损及手术对肝功能的损害等,术后易诱发肝性脑病。若发现患者有神志淡漠、嗜睡,应立即通知医师;遵医嘱测定血氨浓度,使用谷氨酸钾,降低血氨水平;限制蛋白质的摄入,减少血氨的产生;给予弱酸性溶液灌肠(忌用肥皂水),减少血氨的吸收。

②静脉血栓形成:脾切除后血小板迅速增高,有诱发静脉血栓形成的危险。术后2周内每日或隔日复查一次血小板,若超过600×10^9/L,立即通知医师,协助抗凝治疗。注意应用抗凝药物前后的凝血时间变化。脾切除术后不用维生素K和其他止血药物,以防血栓形成。

③出血:血管吻合口破裂、肝素使用过量等均可导致患者出血。除严格卧床休息、禁止过早下地活动外,注意保持大小便通畅、严格按照剂量要求使用肝素。

3.健康教育

(1)生活指导:适当活动,避免过度劳累,一旦出现头晕、心慌、出汗等不适,应卧床休息;避免进食粗糙、干硬、带刺、油炸、辛辣以及过热的食物,禁烟、酒,避免喝咖啡、浓茶等;避免引起腹压增高的因素,如剧烈咳嗽、打喷嚏、用力排便、搬动重物等,以免诱发曲张静脉破裂出血;保持乐观、稳定的心理状态,避免精神紧张、抑郁等不良情绪。

（2）定期复诊：注意观察有无黑便，皮肤、牙龈等出血征兆，及早就医。

（王桂杰）

第二十节 原发性肝癌的护理

原发性肝癌（primary liver cancer）是指恶性肿瘤源于上皮组织者，是我国常见的恶性肿瘤之一，东南沿海地区高发。发病年龄多在 40～50 岁，男性比女性多见。在我国，本病年死亡率占肿瘤死亡率的第二位。

一、病因

目前认为肝癌发病与肝硬化、病毒性肝炎、黄曲霉毒素和亚硝胺等某些化学致癌物、水土因素等密切相关。

二、病理

1.病理类型
（1）按病理形态可分为三型：结节型、巨块型、弥漫型。
（2）按病理组织可分为三型：肝细胞型肝癌、胆管细胞型肝癌和两者同时出现的混合型。我国最常见的为肝细胞型，约占 91.5%。
（3）按肿瘤直径大小可分为四类：微小肝癌（直径≤2cm）、小肝癌（>2cm，≤5cm）、大肝癌（>5cm，≤10cm）、巨大肝癌（>10cm）。
2.转移途径 肝细胞极易经门静脉系统在肝内播散，形成癌栓后阻塞门静脉主干可引起门静脉高压的临床表现；血行肝外转移最多见于肺，其次为骨、脑等；肝癌经淋巴转移者相对少见，可转移至肝门淋巴结以及胰周、腹膜后、主动脉旁及锁骨上淋巴结；在中晚期病例，肿瘤可直接侵犯邻近脏器及横膈，或发生腹腔种植性转移。

三、临床表现

肝癌早期缺乏典型临床表现，多数患者在普查或体检时发现，一旦出现症状和体征，疾病多已进入中、晚期。
1.肝区疼痛 为最常见的主要症状，约半数以上患者以此为首发症状，多呈间歇性或持续性钝痛、刺痛，主要是由于肿瘤迅速生长，使肝包膜张力增加所致，左侧卧位明显，夜间或劳累时加重。疼痛部位常与肿瘤部位密切相关，右半肝顶部的癌肿累及横膈时疼痛可放射至右肩背部。突发的右上腹剧痛并伴有腹膜刺激征甚至出现休克，可能为肝癌结节自发性破裂引起腹腔内出血。
2.消化道症状 常表现为食欲减退、腹胀、恶心、呕吐或腹泻等，易被忽视。
3.全身症状 可有不明原因的持续性低热或不规则发热，抗菌药治疗无效；早期患者消瘦、乏力不明显；晚期，体重呈进行性下降，可伴有贫血、黄疸、出血、腹水、水肿等恶病质表现。如发生肺、骨、脑等肝外转移，还可出现相应部位的临床症状和体征。
4.伴癌综合征（paraneoplastic syndrome） 即肝癌组织本身代谢异常或癌肿引起的内分泌或代谢紊乱的综合征，较少见。主要有低血糖、红细胞增多症、高胆固醇血症及高钙血症。

5.腹部体征 肝大为中、晚期肝癌的主要临床体征。肝呈进行性肿大、质地较硬、表面高低不平、有明显结节或肿块。癌肿位于肝右叶顶部者,肝浊音界上移,有时膈肌固定或活动受限,甚至出现胸腔积液。晚期患者可出现黄疸和腹水。此外,合并肝硬化者常有肝掌、蜘蛛痣、男性乳房增大、脾大、腹壁静脉扩张及食管胃底静脉扩张等。

6.并发症 肝性脑病、上消化道出血、癌肿破裂出血及继发性感染等。

四、辅助检查

1.实验室检查

(1)血清甲胎蛋白(AFP)测定:属肝癌血清标志物,可用于普查,有助于发现无症状的早期患者,但可有假阳性出现,故应做动态观察。对流电泳法阳性,或放射免疫法测定≥400μg/L且持续4周或AFP≥200μg/L且持续8周,并排除妊娠、活动性肝炎及生殖胚胎源性肿瘤,可考虑为肝细胞癌。30%的肝癌患者AFP为阴性。如同时检测AFP异质体,可提高诊断率。

(2)血清酶学检查:肝癌患者血清碱性磷酸酶、γ-谷氨酰转酞酶、乳酸脱氢酶的某些同工异构酶可增高,但对肝癌的诊断缺乏特异性,早期患者阳性率极低,只能作为辅助指标。

2.影像学检查

(1)B超检查:是目前较好的具有诊断价值的非侵入性检查方法,并可用于高发人群首选的普查工具。可显示肿瘤的部位、大小、形态及肝静脉或门静脉内有无癌栓等,诊断正确率可达90%。经验丰富的超声医生能发现直径1.0cm左右的微小癌。通过超声造影可提高肝癌的诊断率。

(2)CT和MRI检查:分辨率高,诊断符合率高达90%以上。CT能明确显示肿瘤的位置、大小、数目及其与周围器官和重要血管的关系,对判断能否手术切除及手术安全性很有价值。动态扫描与动脉造影相结合的CT血管造影,可提高微小癌的检出率。MRI诊断价值与CT相仿,对良、恶性肝内占位病变,特别是与血管瘤的鉴别优于CT。

(3)选择肝动脉造影:诊断肝癌的准确率最高,达95%左右。对血管丰富的癌肿,其分辨率低限约0.5cm。但由于患者要接受大量X线照射并具有创伤性和价格昂贵等缺点,必要时才考虑使用。

3.肝穿刺活组织检查 多在B超引导下行细针穿刺活检,具有确诊意义,但有出血、肿瘤破裂和肿瘤沿针道转移的危险,临床上不主张采用。

4.腹腔镜 肿瘤位于肝表面,经各种检查未能确诊而临床又高度怀疑肝癌者,可行腹腔镜检查。

五、处理原则

早期诊断,早期采用手术切除为主的综合治疗,是提高长期疗效的关键。

(一)手术治疗

1.手术切除 部分肝切除是目前治疗肝癌首选和最为有效的方法。总体上,肝癌切除术后5年生存率为30%~50%,微小肝癌切除术后5年生存率可高达90%,小肝癌约75%。大多数医生采用传统的开腹肝切除术,如果技术条件允许,也可有选择地采用经腹腔镜肝切除术。

(1)适应证:①全身状况良好,心、肺、肾等重要内脏器官功能无严重障碍,肝功能代偿良好,转氨酶和凝血酶原时间基本正常。②癌肿局限于肝的一叶或半肝以内,无严重肝硬化。③癌肿未侵犯第一、第二肝门及下腔静脉。④临床上无广泛肝外转移性肿瘤。

(2)禁忌证:有明显黄疸、腹水、下肢水肿、远处转移及全身衰竭等晚期表现和不能耐受手术者。

(3)术式的选择:应根据患者全身情况、肝硬化程度、肿瘤大小和部位以及肝代偿功能等而定。可做肝部分切除,肝叶切除或半肝切除术。

2.肝移植　可以获得较好的长期治疗效果。鉴于供肝匮乏和治疗费用昂贵,原则上选择肝功能C级的小肝癌病例行肝移植。

(二)化学治疗

原则上肝癌不做全身化疗。可采用肝动脉栓塞化疗(transcatheter arterial chemoembolization,TACE)。TACE是一种介入治疗,即经股动脉达肝动脉做超选择性肝动脉插管,经导管注入栓塞剂和抗癌药物,是中晚期肝癌、高龄、严重肝硬化等不能手术切除的肝癌患者首选的治疗方法。抗癌常用药物为氟尿嘧啶、丝裂霉素、阿霉素、表柔比星、顺铂、卡铂等;常用栓剂为碘化油。经栓塞化疗后,部分中晚期肝癌肿瘤缩小,部分患者可获得手术切除机会。

(三)局部消融治疗

通常在超声引导下经皮穿刺行微波、射频、冷冻、无水乙醇注射等消融治疗,适应证是不宜手术或不需要手术的肝癌;也可用于术中或术后治疗转移、复发瘤。优点:简便,创伤小,有些患者可获得较好的治疗效果。

(四)其他

包括放射治疗、生物和分子靶向药物治疗、中医中药治疗等,多以综合应用效果为好。

六、护理

(一)护理评估

1.目前身体状况

(1)症状、体征:了解有无肝大、肝区压痛、上腹部肿块等。肿块的大小、部位、质地、表面是否光滑;有无腹水、脾大等肝硬化表现;有无消瘦、乏力、食欲减退及恶病质表现;有无癌结节破裂出血、肝性脑病、上消化道出血及各种感染发生。

(2)辅助检查:了解患者血清甲胎蛋白(AFP)水平、血清酶谱、肝炎标志物等检查结果及B超、CT、MRI、X线等定位检查结果,以了解肝功能和其他脏器功能损害程度、有无出血的可能及水电解质紊乱的情况。

2.与疾病相关的健康史　了解是否居住于肝癌高发区,饮食和生活习惯,有无长期进食含黄曲霉毒素的食品、有无亚硝胺类致癌物的接触史;家族中有无肝癌或其他肿瘤患者,了解有无肝炎、肝硬化和其他部位的肿瘤病史或手术史,有无其他系统伴随疾病等。

8.心理社会状况　患者对拟采取的治疗方法、疾病预后及手术前、后康复知识的了解和掌握程度;患者对手术过程、手术可能导致的并发症及疾病预后所产生的恐惧、焦虑程度和心理承受能力;家属对本病及其治疗方法、预后的认知程度及心理承受能力。家庭对患者治疗的经济承受能力。

(二)主要护理诊断/合作性问题

1.悲伤　与担忧手术效果、疾病预后和生存期限有关。

2.疼痛　与肿瘤迅速生长导致肝被膜张力增加或放疗、化疗后的不适有关。

3.营养失调(低于机体需要量)　与肿瘤消耗、放疗和化疗引起的胃肠道不良反应等有关。

4.潜在并发症　肝癌结节破裂、消化道或腹腔内出血、肝性脑病、肺部感染。

(三)护理措施

1.手术患者的护理

(1)术前护理

1)心理护理:鼓励患者表达出自己的想法和担忧,疏导、安慰患者,尽量解释各种治疗、护理知识。尊重和理解患者,并让家属了解发泄的重要性。帮助患者正视现实,增强应对能力,积极参与和配合治疗。鼓励家属与患者共同面对疾病,互相扶持,使患者尽可能平静舒适地度过生命的最后阶段。

2)疼痛的护理:指导患者控制疼痛和转移注意力的方法;安排舒适的环境;必要时遵医嘱按照三级止痛原则给予镇痛药,并观察药物效果及不良反应。

3)改善营养状况:宜采用高蛋白质、高热量、高维生素、易消化的饮食,少量多餐;合并肝硬化有肝功能损害者,应当限制蛋白质摄入;肝功能不良伴腹水者,严格控制水和钠的摄入量;必要时给予肠内外营养支持,输血浆或清蛋白,补充维生素 K 和凝血因子等,以改善贫血、纠正低蛋白血症和凝血功能障碍;遵医嘱合理补液与利尿,注意纠正低钾血症等水电解质失调。

4)保肝护理:嘱患者保证充分的休息和睡眠,禁烟酒。遵医嘱给予支链氨基酸治疗,避免使用红霉素、巴比妥类、盐酸氯丙嗪等有损肝的药物。

5)预防感染:做好皮肤、口腔、外阴及各种导管护理,术前 2d 遵医嘱使用抗菌药,预防感染性并发症。

6)肠道准备:术前 3d 口服抗菌药,如链霉素、新霉素。术前 1d 灌肠,减少血氨来源,禁用肥皂水灌肠,用生理盐水或酸性液灌肠。

(2)术后护理

1)病情观察:严密观察生命体征、神志、尿量,切口渗血、渗液情况,详细记录出入量,注意腹腔引流管情况。注意观察有无出血和肝性脑病的表现。

2)体位:术后血压平稳可取半卧位,协助翻身,但要避免过早活动,避免咳嗽和打喷嚏等,卧床 1~2d,以免肝断面术后出血。

3)饮食与营养:排气后可开始进流食。少食多餐、清淡饮食。术后大量补充血浆或白蛋白及新鲜血、葡萄糖等。

4)引流管护理:肝叶和肝局部切除术后需放置双腔引流管。引流管应妥善固定,避免受压、扭曲和折叠,保持引流畅通;严格遵守无菌原则,每天更换引流瓶,并准确记录引流液的量、色、性质。若引流液颜色鲜红、量持续性增加,应警惕腹腔内出血,及时通知医师采取措施。

5)肝性脑病的预防及处理:术后间歇给氧 3~4d,以增加肝细胞的供氧量,利于肝功能的恢复。遵医嘱给予保肝药物。适当补充支链氨基酸,不可进食高蛋白质食物及增加血氨药物,保持大便通畅。一旦出现肝性脑病迹象,及时报告医师处理。

2.肝动脉插管化疗患者的护理

(1)化疗前准备:向患者解释肝动脉插管化疗的目的及注意事项。注意出凝血时间、血常规、肝肾功能、心电图等检查结果,判断有无禁忌证。穿刺处皮肤准备,术前禁食 4h,备好一切所需物品及药品。

（2）化疗后护理

1）导管护理：①妥善固定和维护导管。②严格遵守无菌原则,每次注药前消毒导管,注药后用无菌纱布包扎,防止细菌沿导管发生逆行性感染。③为防止导管堵塞,注药后用肝素稀释液（25U/ml）2～3ml 冲洗导管。

2）副作用的观察及护理：①发热：以高热为多,由于机体对坏死组织重吸收的反应,轻度发热有助于增强机体免疫力,不必处理；中度以上发热可加重患者消耗及肝负担,可给予解热镇痛药、激素等。②呕吐：由于抗癌药物对胃肠道黏膜的直接损害,多在术后 4～8h 出现呕吐,24h 后逐渐减轻。可给予止吐药物,并注意避免误吸。③腹痛：多由于肝动脉栓塞后,肝水肿,肝被膜张力增大,轻度可不处理,或给予少量对肝无损害的镇静剂,一般 48h 后腹痛可减轻或消失；重度持续疼痛,应考虑是否合并其他并发症,如胆囊动脉栓塞致胆囊坏死炎症,胃十二指肠动脉、肠系膜上动脉栓塞致肠坏死。④肝功能监护：肝动脉栓塞后,肝血供下降可致肝缺血、缺氧,同时发热加重肝损害。术后吸氧 3d,加强观察,必要时对症处理。⑤肾功能监护：化疗药、栓塞物逆流,肝功能受损均可影响肾功能,一般术后 1～2d 发生,以预防为主,注意尿量及肾功能变化。

3）拔管后护理：拔管后,加压压迫穿刺点 15min,术后嘱患者取平卧位,穿刺处沙袋加压 1h,穿刺侧肢体制动 6h,卧床休息 24h,防止局部出血形成血肿。注意观察穿刺侧肢体皮肤的颜色、温度及足背动脉搏动,注意穿刺点有无出血现象。

3.健康教育

（1）预防为主：不吃霉变食物。有肝炎、肝硬化病史者和肝癌高发地区人群定期做 AFP 检测或 B 超检查,以期早发现。

（2）生活指导：多进食高热量、优质蛋白质、富含维生素和纤维素的食物,以清淡、易消化为宜；如有腹水、水肿者应控制水和盐的摄入量；合并门静脉高压或肝硬化的肝癌患者,应限制蛋白质摄入、保持大便通畅,防止便秘,可适当使用缓泻剂,以防发生肝性脑病。

（3）定期复查：出现水肿、体重减轻、出血倾向、黄疸、疲乏等症状时,及时就诊。

（胡晓丽）

第二十一节　胆石症的护理

胆石症（cholelithiasis）包括发生在胆囊和胆管的结石,是胆道系统的常见病和多发病。我国胆囊结石的发病率约 10%,女性多于男性,胆固醇结石多见。

一、病因

1.感染因素　胆汁淤滞、细菌或寄生虫入侵等会引起胆道感染,细菌产生的 β—葡萄糖醛酸酶可使水溶性的结合性胆红素水解为非结合性胆红素,后者与钙盐结合,形成胆色素结石；虫卵、成虫的尸体、炎症坏死组织的碎屑可成为结石的核心,诱发结石形成；胆道手术后的手术线结或 Oddi 括约肌痉挛导致胆道梗阻,胆汁淤滞于胆道内,成为结石形成的核心。

2.代谢因素　胆汁中含有胆盐、胆固醇、卵磷脂三种主要成分,三者以一定的比例混合,保持胆汁呈胶状溶解状态,其中胆固醇不溶于水,但可溶解于胆汁酸和卵磷脂形成的微粒胶中。当胆汁中胆固醇浓度明显增多,而胆盐和卵磷脂含量相对减少时,则胆固醇呈过饱和状态并析出、沉淀、结晶,从而形成结石。

3.其他因素　胆囊功能异常、雌激素、遗传因素与结石的形成有关。

二、分类

(一)根据胆结石的成分分类

1.胆固醇结石　80％以上的胆囊结石属于此类,主要成分为胆固醇,质地硬,表面光滑,呈黄色、白黄或灰黄,剖面呈放射状排列的条纹,单发或多发,呈多面体、圆形或椭圆形。X线检查多不显影。

2.胆色素结石　主要成分是胆色素,一般多发,形状大小不一,可呈长条状、粒状或铸管形。可分为两种,一种是无胆汁、无细菌、质硬的黑色胆色素结石,几乎均发生于胆囊内;另一种是有胆汁酸、有细菌、质软易碎的棕色胆色素结石,主要发生在胆管。X线检查不显影。

3.混合型结石　由胆色素、胆固醇、钙等多种成分混合而成。根据所含成分的不同而呈现不同的色泽和性状。X线检查可显影。

(二)根据结石的部位分类

1.胆囊结石　主要为胆固醇结石或以胆固醇为主的混合性结石和黑色胆色素结石。主要见于成年人,女性多于男性。胆囊结石约占全部结石的50％。

2.胆管结石　胆管结石分为发生在肝内、肝外胆管的结石。肝外胆管结石主要是胆囊结石或肝内胆管结石排入胆总管引起,另外与胆道感染、胆汁淤滞、胆道异物等有关。肝外胆管结石占全部结石的20％～30％,多数位于胆总管下端。肝内胆管结石病因复杂,主要与胆道感染、胆汁淤滞、胆道寄生虫、胆道变异等有关。左侧结石比右侧多见,占全部结石的20％～30％。

三、临床表现

1.胆囊结石　大多数患者无症状,称为无症状胆囊结石。胆囊结石的典型症状为胆绞痛,或表现为急性胆囊炎或慢性胆囊炎。

(1)胆绞痛:常在饱餐、进食油腻食物后或睡眠中体位改变时发作,因胆囊排空受阻导致。疼痛位于右上腹或上腹部,呈阵发性,或持续性疼痛阵发性加剧,可向右肩胛部和背部放射,伴恶心、呕吐。

(2)上腹隐痛:多数患者在进食过多、进食油腻食物、工作紧张或疲乏时出现上腹部或右上腹隐痛,或有饱胀不适、嗳气、呃逆等。

(3)胆囊积液:胆囊结石长期嵌顿或阻塞胆囊管但未合并感染时,胆囊黏膜吸收胆汁中的胆色素,并分泌黏液,导致胆囊积液。

(4)其他:少部分患者出现轻度黄疸;结石可进入胆总管称为胆总管结石,有时可诱发胆源性胰腺炎。

2.肝外胆管结石　一般无症状或仅有上腹部不适,当结石造成胆管梗阻时可出现腹痛和黄疸;若继发胆管炎时,可出现腹痛、寒战高热、黄疸等表现,合称为 Charcot 三联征。

(1)腹痛:起病急骤,位于剑突下或右上腹,多为绞痛,呈阵发性发作,或为持续性疼痛阵发性加剧,向右肩背部放射。由于体位改变,结石下移,嵌顿于胆总管下端或壶腹部,引起暂时性梗阻,胆总管平滑肌或Oddi括约肌痉挛导致。

(2)寒战、高热:多发生于剧烈腹痛后,胆管梗阻继发感染,细菌毒素逆行至肝静脉,再进入体循环引起全身感染。为弛张热表现,体温可高达39～40℃。

(3)黄疸:胆管梗阻后胆红素逆流入血所致,其轻重程度、持续时间取决于胆管梗阻的部位、程度、是否继发感染。部分梗阻黄疸较轻,完全梗阻则黄疸较重。出现黄疸时,患者常伴有尿色变深、大便颜色变浅或呈陶土样大便、皮肤瘙痒等症状。

3.肝内胆管结石 可多年无症状或仅有上腹和胸背部胀痛不适。常见的临床表现是急性胆管炎引起的寒战高热和腹痛。若合并肝外胆管结石或双侧胆管结石时,可出现黄疸。严重者可出现急性梗阻性化脓性胆管炎。反复胆管炎可导致多发的肝脓肿。长期梗阻甚至可导致肝硬化等。

四、辅助检查

1.实验室检查 合并胆道感染时,血白细胞计数及中性粒细胞升高。合并胆管炎时,血清胆红素及结合胆红素增高,血清转氨酶和碱性磷酸酶升高,尿中胆红素升高,尿胆原降低或消失,粪中尿胆原减少。

2.影像学检查 B超能发现结石并明确大小和部位,可作为首选检查方法。含钙量高的结石,腹部X线也可看到。有梗阻性黄疸时,经皮肝穿刺胆管造影(PTC)和经内镜逆行胰胆管造影(ERCP)可显示结石及部位。CT、MRI也可显示结石部位、胆管扩张等。

五、处理原则

1.胆囊结石 无症状的胆囊结石一般不需要预防性手术治疗,可观察和随诊。有症状和(或)并发症者,首选腹腔镜胆囊切除术(laparoscopic cholecystectomy,LC)。病情复杂或没有腹腔镜条件也可开腹行胆囊切除术。在胆囊切除时,若出现以下情况需要行胆总管探查、T管引流术:①术前病史、临床表现或影像学检查提示胆总管有梗阻。②术中证实胆总管有病变。③胆总管扩张超过1cm,胆管壁明显增厚,发现胰腺炎或胰头肿物,胆管穿刺出脓性、血性胆汁或泥沙样胆色素颗粒。④胆囊结石小,有可能进入胆总管。

2.肝外胆管结石 以手术治疗为主。术中尽量取尽结石、解除胆道梗阻、术后保持胆汁引流通畅。

(1)非手术治疗:也可作为术前准备。包括:①应用抗生素,主要针对革兰阴性菌的抗生素。②解痉。③利胆。④纠正水、电解质及酸碱平衡失调。⑤加强营养支持和补充维生素。⑥保肝及纠正凝血功能异常。

(2)手术治疗:①胆总管切开取石、T管引流术:可采用开腹或腹腔镜手术。术中可采用胆管造影、超声或纤维胆道镜检查,以防止和减少结石遗留。②胆肠吻合术:也称胆汁内引流术,手术同时需要切除胆囊。但此术废弃了Oddi括约肌的功能,目前已较少采用。

3.肝内胆管结石 无症状者可不治疗,定期观察、随访。症状反复发作者应手术治疗。手术方式包括:胆管切开取石、胆肠吻合术、肝切除术等。为取尽结石,术中可应用胆管造影、超声等检查确定结石的数量和部位。可应用胆道镜术中取石。术后残留结石可经引流管窦道胆道镜取石,激光、超声、微爆破碎石;经引流管溶石、体外碎石或中西医结合治疗等。

六、护理

（一）护理评估

1.目前身体状况　评估患者症状、体征以及辅助检查结果，判断胆结石的部位、大小，有无梗阻症状及合并感染。了解既往急性发作情况及诱发因素。

2.与疾病相关的健康史　了解患者年龄、性别、饮食习惯、家族史、既往史、手术史等。评估与胆石症发病的相关因素，如高热量、高糖、高脂、高胆固醇饮食；胆道寄生虫病史；肥胖；多次妊娠；长期口服避孕药；遗传；手术，如迷走神经切断术、小肠远端广泛切除术等。

3.心理社会状况　了解患者患病后的心理改变，有无紧张、焦虑。评估患者家庭的经济承受能力，以及家庭和社会方面对患者的支持程度。

（二）主要护理诊断/合作性问题

1.疼痛　与胆结石嵌顿梗阻有关。

2.体温过高　与胆石症合并胆道感染有关。

3.潜在并发症　感染性休克、胆汁性腹膜炎。

（三）护理措施

1.术前护理

（1）缓解疼痛：观察疼痛的部位、性质，发作的时间、诱因及缓解因素。对诊断明确且疼痛剧烈者，可给予消炎利胆、解痉止痛药物。禁用吗啡以免加重 Oddi 括约肌痉挛。低脂饮食或禁食，以免加重疼痛。

（2）降低体温：根据患者体温状况，采用物理降温或药物降温，遵医嘱应用抗生素，控制感染。

（3）病情观察：注意观察生命体征、意识状况，腹痛及发热进展情况。

（4）改善全身状况：遵医嘱补液以纠正水、电解质及酸碱平衡失调；加强营养支持和补充维生素；必要时，应用保肝药物及纠正凝血功能异常。

（5）做好术前常规准备：术前准备基本与腹部其他手术相同，但腹腔镜胆囊切除术术前应注意脐部清洁，同时，术前应加强呼吸功能锻炼，戒烟，避免感冒，以减少呼吸道分泌物，利于患者早日康复。

2.术后护理

（1）病情观察：密切观察生命体征、神志、尿量、黄疸、腹部体征的变化，注意胃肠减压及引流液的颜色、数量、性状。如果患者出现腹痛、腹胀伴发热等腹膜炎表现，或引流管引流出黄绿色液体，应及时报告医生，警惕胆瘘的发生。

（2）饮食：禁食期间通过肠外营养维持患者良好的营养状态，待肠功能恢复后，由流食逐渐过渡到低脂饮食，注意少食多餐。

（3）切口护理：观察并记录切口情况，保持切口的清洁干燥，如渗血、渗液较多，应及时更换敷料。如有胆汁渗漏，防止损伤皮肤，应涂抹氧化锌保护皮肤。

（4）补充液体和电解质：记录24h液体出入量，保持水、电解质平衡。

（5）做好 T 管引流护理

1）妥善固定：将 T 管妥善固定，避免翻身、活动时牵拉 T 管，对躁动不安的患者应适当加以约束或专人守护，避免 T 管脱出。

2）加强观察：观察并记录 T 管引流出胆汁的颜色、数量及性状。正常成人每日分泌胆汁800～1200ml，清亮无沉渣，呈黄色或黄绿色，有黏性。术后 24h 内引流量为 300～500ml，饮食恢复后，引流量可增至 600～700ml，以后逐渐减少至每日 200ml 左右。术后 1～2d 胆汁逐渐变清亮，如果胆汁突然增多，提示胆道下端梗阻；如果胆汁突然减少或无胆汁引出，应考虑引流管受压、扭曲、阻塞或脱出。

3）保持引流通畅：T 管要经常予以挤捏，保持通畅，防止引流液中混有的絮状物、血凝块、泥沙样结石阻塞管道，必要时可用生理盐水低压冲洗或用 50ml 注射器负压抽吸。引流管的水平高度不要高于腹部切口高度，以免胆汁反流引起感染。引流袋也不宜过低，以免胆汁流出太多影响脂肪的消化和吸收。

4）预防感染：严格无菌操作，定期更换引流袋。引流管口周围皮肤覆盖无菌纱布，保持干燥，防止胆汁浸润皮肤引起炎症反应。

5）拔管：一般术后 12～14d，引流量逐渐减少至 200ml，引流液颜色正常，无脓液、沉渣及絮状物，无腹痛、发热、黄疸，大便颜色正常等可考虑拔管。拔管前先试行夹管 1～2d，如无腹胀、发热、黄疸等症状，说明胆总管通畅。再在 X 线下行 T 管造影，进一步确定胆总管通畅情况。造影后持续引流 2～3d，如无不良反应即可拔管。拔管后，用凡士林纱布填塞残留窦道，1～2d 可向行闭合。拔管后 1～2 周，密切观察患者体温、有无腹痛和黄疸发生，警惕胆汁外漏引起腹膜炎。若胆管造影发现结石残留，则需保留 T 管 6 周以上，再行取石或其他处理。

（6）并发症的观察和护理

1）出血：发生于术后 24～18h 内的出血多为腹腔内出血，可能与术中止血不彻底、结扎线脱落及凝血功能障碍等有关。术后早期、晚期均可发生胆管内出血，多数因为炎症、结石导致血管壁溃疡、糜烂或术中操作不当引起。如果腹腔引流管引流出大量血性液体多于 100ml/h，持续 3h 以上并伴有心率加快、血压不稳时，提示腹腔内出血；胆管出血表现为 T 管引流出鲜血或血性胆汁，大便呈柏油样，也可伴有心率加快、血压降低等表现。应及时上报医生给予处理。

2）胆瘘：由胆管损伤、胆总管下端梗阻、T 管脱出等所致。如果患者出现发热、腹痛、腹胀等表现，或引流出黄绿色胆汁样液体，常提示胆瘘发生。将漏出的胆汁充分引流到体外是治疗胆瘘最重要的原则。长期胆瘘会影响脂肪的消化吸收，导致营养障碍及脂溶性维生素的缺乏，应及时补液防止水、电解质及营养失衡。

3）高碳酸血症：因腹腔镜手术中因 CO_2 吸收过多导致。患者出现呼吸变浅变慢，$PaCO_2$ 升高，需通知医生及时处理。术后常规低流量吸氧，鼓励患者深呼吸，有效咳嗽，促进体内 CO_2 的排出。

4）肩背部酸痛：是腹腔镜手术后常见并发症，由于 CO_2 聚集在膈下产生碳酸，刺激膈肌引起肩背部酸痛、不适。一般无须特殊处理，可自行缓解。

3. 健康教育

（1）合理饮食，少量多餐，避免暴饮暴食。进食低脂、低胆固醇、高维生素、高纤维素食物。告知患者胆囊切除后会出现消化不良、脂肪性腹泻等情况，经饮食调节症状可逐渐消失。

（2）遵医嘱服用消炎利胆药物。保持心情舒畅，劳逸结合，合理安排作息时间。避免过度劳累及高度精神紧张。

（3）定期复查，如出现腹痛、腹胀、黄疸、陶土样大便等不良情况时，须及时就诊。

（胡晓丽）

第二十二节　胆道感染的护理

胆道感染主要是胆囊炎和不同部位的胆管炎,分为急性、亚急性和慢性炎症。胆道感染主要是因胆道梗阻、胆汁淤滞造成,胆道结石时导致梗阻的最主要原因,而胆道反复感染又是胆石形成的致病因素和促发因素。

一、急性胆囊炎

急性胆囊炎(acute cholecystitis)是临床常见病,多见于女性。根据胆囊内有无结石,分为结石性胆囊炎和非结石性胆囊炎,前者占95%以上。

(一)病因

1.胆囊管梗阻　结石阻塞胆囊管或嵌顿于胆囊颈,损伤黏膜,胆汁排出受阻,胆汁浓缩、淤滞。高浓度胆汁酸盐直接损害细胞,加重黏膜炎症、水肿以致坏死。约80%由胆囊结石引起,另外还有蛔虫、扭转、狭窄等造成梗阻。

2.致病菌入侵　细菌通过胆道逆行入侵胆囊,也有自血液循环或淋巴途径进入者。主要致病菌是革兰阴性杆菌,常常合并厌氧菌感染。

3.创伤、化学刺激　严重创伤、长期胃肠外营养、烧伤、大手术后、危重患者,因胆囊缺乏节律性收缩,胆囊收缩功能降低,胆汁淤积刺激胆囊黏膜。而长时间的低血压和组织低血流灌注,使黏膜受损,而胆汁淤积利于细菌繁殖和感染。

(二)病理生理

1.急性单纯性胆囊炎　急性胆囊炎起始时胆囊管梗阻,胆囊内压升高,胆囊黏膜充血、水肿、渗出,此时为急性单纯性胆囊炎。

2.急性化脓性胆囊炎　炎症进一步扩散,累及胆囊壁全层,白细胞弥漫浸润,浆膜面有纤维性和脓性渗出物覆盖时为急性化脓性胆囊炎。

3.急性坏疽性胆囊炎　如胆囊内压持续升高,压迫胆囊壁导致血液循环障碍,引起组织坏疽,发展为急性坏疽性胆囊炎。常并发胆囊穿孔,多位于底部和颈部。

若病变过程中,梗阻消除,炎症消退,组织结构会恢复。如反复发作,胆囊壁会产生纤维组织增生、瘢痕化、与周围组织粘连,最终出现胆囊萎缩,完全失去功能,呈慢性胆囊炎表现。急性胆囊炎因周围炎症浸润至邻近器官,也可穿破至十二指肠、结肠等形成胆囊胃肠道内瘘。

(三)临床表现:

1.症状

(1)腹痛:表现为突发右上腹部剧烈绞痛或胀痛,阵发性加重,常于进油腻食物后发生,疼痛常放射至右肩、右胛或右背部,可伴恶心、呕吐。

(2)发热:可有轻度或中度发热,如出现寒战、高热,提示病情严重,可能出现胆囊化脓、穿孔、坏疽或并发急性胆管炎。

(3)黄疸:部分患者会有轻度黄疸。原因可能为胆囊结石排入胆管或炎症波及胆管,造成胆管梗阻或水肿。

2.体征

(1)右上腹压痛:右上腹部压痛或叩痛,炎症波及浆膜层时出现反跳痛和肌紧张。如胆囊壁出现坏死穿孔,则出现弥漫性腹膜炎的体征。

(2)墨菲(Murphy)征阳性:将左手平放于患者右肋下,以拇指指腹置于右肋下胆囊点,嘱患者缓慢深吸气,如突然出现吸气暂停称为墨菲征阳性。

(四)辅助检查

1.实验室检查　白细胞计数和中性粒细胞比例增高,部分患者可有血清胆红素、血清转氨酶、血清淀粉酶增高。

2.影像学检查　B超示胆囊增大、壁厚,并可探及胆囊内结石影像。CT、MRI均可协助诊断。

(五)处理原则

1.非手术治疗　可作为手术前的准备。方法包括:禁食、营养支持、应用抗生素、纠正水电解质及酸碱平衡失调、解痉等。治疗期间密切观察病情变化,如病情加重,应及时手术治疗。对老年人应注意心、肾、肺等器官的功能。大多数患者经上述治疗后病情缓解,以后再根据病因择期手术治疗。

2.手术治疗　采用非手术治疗后,病情无缓解;或反而加重,全身中毒症状明显,局部压痛、反跳痛、肌紧张明显并有局部包块;或已诊断为急性化脓性、坏死穿孔性胆囊炎时应尽早手术治疗。手术方法包括胆囊切除术(cholecystectomy)、胆囊造口术(cholecystostomy)、超声引导下经皮经肝胆囊穿刺引流术(percutaneous transhepatic gallbladder drainage,PTGD)。

(六)护理

1.护理评估

(1)目前身体状况:了解疾病发作诱因,腹痛程度、性质、伴随症状、既往病史及治疗情况。注意患者心肺功能、凝血功能。

(2)与疾病相关的健康史:了解患者年龄、性别、饮食习惯、家族史、既往史、手术史等。了解患者有无糖尿病及其他慢性病病史。

(3)心理社会状况:疾病发作会给患者造成很大痛苦,患者担心胆囊切除会给日后工作和生活带来不利影响。黄疸的出现可能会让患者及家属担心疾病会传染。

2.主要护理诊断/合作性问题

(1)疼痛:与胆囊管梗阻、胆囊炎有关。

(2)潜在并发症:胆囊穿孔、出血、胆瘘、感染性休克等。

3.护理措施　严密观察生命体征、意识状态、腹部体征变化,有无发热及黄疸有无加重。遵医嘱采取非手术治疗措施。对诊断明确且疼痛剧烈的患者,给予解痉止痛、消炎利胆药物,不可使用吗啡止痛。对于凝血酶原低者,应补充维生素K,若急症手术可输注全血。其余护理内容参见胆石症患者的护理。

二、慢性胆囊炎

慢性胆囊炎(chronic cholecystitis)是胆囊持续、反复发作的炎症过程,90%以上合并有胆囊结石。

(一)病理生理

由于黏膜和浆膜下纤维组织增生,炎症反复发作,胆囊壁增厚,并逐渐瘢痕化,与周围组织粘连,最终导致胆囊萎缩、胆囊管闭塞,失去储存和浓缩胆汁的功能。

(二)临床表现

常不典型,患者常在进油腻食物或饱餐后出现腹痛、腹胀,腹痛程度不一,较少出现高热、黄疸表现,常被误认为"胃病",可反复发作。多数患者有胆绞痛病史。腹部检查可无体征,或仅有右上腹轻度压痛。

(三)辅助检查

B超显示胆囊缩小,囊壁增厚,胆囊排空障碍或胆囊内有结石。

(四)处理原则

一旦诊断明确,应采用手术治疗,首选腹腔镜胆囊切除术。不能耐受手术者,可采用非手术治疗,包括限制脂肪饮食、口服胆盐、消炎利胆、中药治疗等。

(五)护理

1. 护理评估

(1)目前身体状况:了解疾病诱因、性质、伴随症状、既往病史及诊治经过。

(2)与疾病相关的健康史:了解患者年龄、性别、饮食习惯等与疾病发生的相关因素。

(3)心理社会状况:担心胆囊切除后会出现消化不良、营养障碍等,担心给日后工作、学习和生活带来不利影响。

2. 主要护理诊断/合作性问题

(1)腹胀:与慢性胆囊炎致消化功能障碍有关。

(2)营养失调(低于机体需要量):与慢性胆囊炎进食量减少有关。

3. 护理措施　根据患者的耐受情况选择合适的食物,避免诱发胆囊炎。遵医嘱服用消炎利胆药物,以缓解症状。术前、术后护理及健康教育参见胆石症患者的护理。

三、急性梗阻性化脓性胆管炎

急性梗阻性化脓性胆管炎(acute obstructive suppurative cholangitis,AOSC)是急性胆管炎的严重阶段,亦称急性重症胆管炎(acute cholangitis of severe type,ACST)。

(一)病因

本病的发病基础是胆道梗阻和细菌感染,在我国最常见的原因是肝内外胆管结石,其次是胆道寄生虫和胆管狭窄。

(二)病理生理

本病的基本病理变化是胆管的完全梗阻和胆管内化脓性感染,梗阻部位可在肝外,亦可在肝内,梗阻后胆管扩张,管壁充血水肿、增厚,黏膜形成溃疡。管内压力升高,管腔内充满脓液或脓性胆汁。由于高压的脓性胆汁逆行入肝实质,造成肝急性化脓性感染,肝细胞坏死,肝实质充血肿大,甚至并发多发性胆源性细菌性肝脓肿。少数患者的脓性胆汁可穿越破碎的肝细胞进入肝窦,再循肝静脉进入肺静脉,造成肺内胆砂性血栓。更由于大量细菌和毒素进入血内,进一步发展成革兰阴性杆菌脓毒症、感染性休克和多器官功能障碍或衰竭,患者因此而死亡。

(三)临床表现

多数患者有反复发作的胆道感染病史和(或)胆道手术史。本病发病急,病情进展迅速,除了具有急性胆管炎的Charcot三联征外,还有休克及中枢神经系统受抑制的表现,称为Reynolds五联征。若梗阻部位在肝外,患者腹痛、寒战高热、黄疸均较明显。若梗阻部位在肝内,主要表现为寒战、高热,可有腹痛,但黄疸较轻。神经系统症状表现为神志淡漠、嗜睡、神志不清,甚至昏迷;合并休克者可表现为烦躁不安、谵妄等。患者口唇发绀,呼吸浅快,脉搏细速达 120～140 次/min,血压下降,可出现全身出血点或皮下瘀斑。剑突下或右上腹部有不同程度压痛,可出现腹膜刺激征;肝常肿大并有压痛和叩击痛,肝外梗阻者可触及肿大的胆囊。

（四）辅助检查

1.实验室检查　白细胞计数升高,可超过 20×10^9/L,中性粒细胞比例明显升高,细胞质内可出现中毒颗粒。肝功能出现不同程度损害,凝血酶原时间延长。动脉血气分析示 PaO_2 下降、氧饱和度降低。常伴有代谢性酸中毒、低钠血症等。

2.影像学检查　B超可在床旁进行,以便及时了解胆道梗阻部位、肝内外胆管扩张情况及病变性质,对诊断很有帮助。如病情稳定,可行 CT 或磁共振胰胆管造影（MRCP）检查。

（五）处理原则

立即解除胆道梗阻并引流。当胆管压力降低后,病情可改善,有利于争取时间进一步治疗。术前应积极防治休克,吸氧,尽快恢复血容量,联合应用足量抗生素,纠正水、电解质和酸碱平衡,降温,使用维生素,应用血管活性药物等,防治急性呼吸衰竭和肾衰竭。手术以胆管减压引流、抢救患者生命为目的。急诊行胆管减压引流不能完全去除病因,如后期不治疗,可能会反复发作。如病情恢复,在 1～3 个月后根据病因选择彻底的手术治疗。

（六）护理

1.护理评估

（1）目前身体状况:了解腹痛发作诱因、性质、伴随症状及有无肩背部放射痛等;注意患者意识状况,有无神志淡漠、烦躁、昏迷等;有无恶心、呕吐、寒战、高热、黄疸、腹水、皮肤黏膜的改变等症状;有无肝区压痛、肝大、胆囊有无肿大、有无腹膜炎表现等。

（2）与疾病相关的健康史:了解患者既往有无胆道结石病史、有无进行胆肠吻合术、逆行胰胆管造影、T 管造影等。了解患者有无进食油腻食物史。

（3）心理社会状况:了解患者患病后心理状况的变化,患者及家属对术后康复知识的掌握程度,是否担心并发症及预后,社会支持状况如何。

2.主要护理诊断/合作性问题

（1）疼痛:与胆道梗阻、胆道感染及 Oddi 括约肌痉挛有关。

（2）体液不足:与呕吐、禁食、胃肠减压和感染性休克等有关。

（3）体温过高:与胆道梗阻导致急性胆管炎有关。

（4）潜在并发症:感染、出血、胆瘘、休克。

3.护理措施

（1）术前护理

1）病情观察:观察神志、生命体征、腹部体征及皮肤黏膜情况,监测血常规、电解质、血气分析等结果的变化。若患者出现神志淡漠、黄疸加深、少尿或无尿、肝功能异常、PaO_2 降低、代谢性酸中毒及凝血酶原时间延长等,提示发生多器官功能障碍综合征,应及时报告医师,协助处理。

2）维持体液平衡

①观察指标:严密监测生命体征,特别是脉搏和血压变化;准确记录 24h 出入液量,必要时监测中心静脉压及每小时尿量,为补液提供可靠依据。

②补液扩容：迅速建立静脉输液通路，使用晶体液和胶体液扩容，尽快恢复有效循环血量；必要时使用肾上腺皮质激素和血管活性药物，改善组织器官的血流灌注及供氧。

③纠正水、电解质及酸碱平衡紊乱：监测电解质、酸碱平衡情况，确定补液的种类和量，合理安排补液的顺序和速度，维持水、电解质及酸碱平衡。

3)维持正常体温：采用温水擦浴、冰敷等物理降温方法；必要时使用药物降温，防止体温过度升高。联合应用足量有效的抗生素，有效控制感染，使体温恢复正常。

4)缓解疼痛：观察疼痛部位、性质、持续时间。对疼痛剧烈者，可给予解痉止痛药物。禁用吗啡，防止 Oddi 括约肌痉挛。

(2)术后护理及健康教育：参见胆石症患者的护理。

（胡晓丽）

第二十三节　胰腺癌的护理

胰腺癌(cancer of the pancreas)是消化系统较常见的恶性肿瘤之一，发病隐匿，进展迅速。在我国发病率有逐年上升的趋势。男性多于女性，好发年龄为 40 岁以上。早期诊断率不高，90%的患者在诊断后 1 年内死亡，5 年生存率仅 1%～3%，中晚期手术切除率低，预后差。

一、病因

病因尚不清楚。吸烟是目前唯一被公认的危险因素，可能与烟草中特异性 N—亚硝酸盐的致癌作用有关。高蛋白和高脂肪饮食可增加胰腺对致癌物质的敏感性。此外、糖尿病、慢性胰腺炎患者发生胰腺癌的危险性高于一般人群。

二、病理

胰腺癌包括胰头癌、胰体尾癌和胰腺囊胰癌等，以胰头癌最常见。组织类型以导管细胞腺癌多见，占 90%，其次为黏液癌和腺鳞癌，囊腺癌和腺泡细胞癌少见。肿瘤质硬，浸润性强而没有明显界限，易侵及附近的胆总管、十二指肠等器官和组织，出现相应的临床症状。胰头癌可经淋巴转移至胰头前后、幽门上下、肝十二指肠韧带、肝总动脉、肠系膜根部及腹主动脉旁淋巴结；晚期可转移至左锁骨上淋巴结。部分经血行转移至肝、肺、骨、脑等处。此外，还可经腹腔种植转移。

三、临床表现

1.上腹疼痛、不适　是最常见的首发症状。早期由于肿块使胰管或胆管部分梗阻，造成胰管及胆道压力增高，出现持续且进行性加重的上腹部闷胀不适、隐痛、钝痛、胀痛，可放射至腰背部。胰头癌疼痛多位于上腹居中或右上腹部，胰体尾癌疼痛多在左上腹或左季肋部。晚期常因癌肿侵犯胆总管下段，压迫肠系膜上静脉或门静脉，累及十二指肠及腹腔神经丛致使疼痛加剧，夜间尤甚，一般止痛药无法缓解。

2.黄疸　梗阻性黄疸是胰头癌的主要症状和体征，由癌肿侵及或压迫胆总管所致。黄疸呈进行性加重，伴尿黄、皮肤瘙痒、大便呈陶土色。

3.消化道症状 因胆汁排出受阻,患者常有食欲缺乏、上腹饱胀、消化不良、便秘或腹泻等表现;部分患者可有恶心、呕吐。晚期癌肿侵及十二指肠可出现上消化道梗阻或消化道出血。

4.消瘦和乏力 由于饮食减少、消化吸收障碍、严重疼痛影响睡眠及癌肿消耗,患者在短时期内即可出现明显的消瘦和乏力。

5.发热 壶腹周围癌致胆道梗阻可继发感染,患者出现反复发热。

6.其他 黄疸明显的患者,大多能扪及腹部肿大的肝和胆囊。晚期患者偶可扪及上腹肿块,质硬、固定,可有腹水或远处转移症状。

四、辅助检查

1.实验室检查

(1)生化检查:胆道梗阻时血清总胆红素和直接胆红素、碱性磷酸酶升高,转氨酶可轻度升高。部分患者血、尿淀粉酶值升高或血糖升高,尿糖阳性。

(2)免疫学检查:包括癌胚抗原(CEA)、胰胚抗原(POA)、胰腺癌相关抗原(PCAA)及糖类抗原19-9(CA19-9)等。其中CA19-9是最常用的辅助诊断和随访项目。

2.影像学检查

(1)B超:为首选方法,可以发现2cm以上的胰腺及壶腹部肿块、胆囊增大、胆管扩张。同时可观察有无肝及腹腔淋巴结肿大。胰尾体部肿块诊断率可达80%～90%。

(2)X线:钡餐检查可发现十二指肠曲扩大,局部黏膜皱襞异常、充盈缺损、不规则、僵直等;低张十二指肠造影或气钡双重造影可提高确诊率。

(3)CT、MRI:优于B超,可显示直径1cm以上的肿瘤,诊断准确率可达80%以上,并能清楚显示肿瘤部位及与之毗邻器官的关系。

(4)经内镜逆行胰胆管造影(ERCP):可直接观察十二指肠乳头部的病变,并能进行活检,造影可显示胆管或胰管的狭窄、梗阻部位及程度。

(5)经皮肝穿刺胆管造影(PTC):可显示胆道的变化,了解胆总管下段的狭窄程度。同时行经皮经肝胆道置管引流(PTCD)可达到胆道减压、引流、减轻黄疸、改善患者一般情况的作用。

(6)选择性动脉造影:对判断根治性手术的可行性有一定意义,腹腔动脉造影可显示胰腺癌所造成的血管改变及有无肝转移。

3.腹腔镜检查 可直接观察胰腺形态,病变部位、大小和外侵情况,在直视下行活检或细针穿刺细胞学检查。

五、处理原则

争取手术切除是最有效的方法。不能切除者行姑息性手术,辅以放疗或化疗。

(一)手术治疗

1.胰头十二指肠切除术(Whipple术) 切除范围包括胰头、远端胃、十二指肠、上段空肠、胆囊和胆总管,同时清除相关淋巴结,再将胰、胆管、胃与空肠吻合,重建消化道。

2.保留幽门的胰头十二指肠切除术 适用于幽门上下淋巴结无转移、十二指肠切缘无肿瘤细胞残留的患者。

3.姑息性手术　对不能手术切除或不能耐受手术的患者,可行姑息手术。包括:胆肠吻合术解除胆道梗阻;胃空肠吻合术解除或预防消化道梗阻;腹腔神经丛封闭或切断术减轻疼痛。

（二）辅助治疗

放疗和化疗对术后患者有一定的辅助治疗作用。常用化疗药物有氟尿嘧啶、丝裂霉素等。此外,可选用免疫疗法、中药等。合并糖尿病者需用胰岛素等控制血糖。

六、护理

（一）护理评估

1.目前身体状况

(1)症状、体征:患者腹痛的性质、部位、程度、持续时间,有无放射痛,加重或缓解的因素,药物止痛效果如何:有无恶心、呕吐和腹胀。腹部有无压痛,是否能触及肿块,其部位、大小、活动程度;是否能触及肿大的肝;有无移动性浊音。患者的食欲、体重减轻情况;有无消化不良的表现:大便次数、色和性状;有无黄疸,黄疸出现的时间、程度,是否伴有皮肤瘙痒;有无头晕、出冷汗、面色苍白、乏力、饥饿、头晕等低血糖症状。

(2)辅助检查:了解各项辅助检查的结果,判断患者各器官功能和对手术的耐受力。

2.与疾病相关的健康史　了解患者的饮食习惯,是否长期高蛋白、高脂肪饮食;是否长期接触污染环境和有毒物质;有无吸烟史,吸烟持续的时间及数量;是否长期大量饮酒。有无其他疾病,如糖尿病、慢性胰腺炎等。家族中有无胰腺肿瘤或其他肿瘤患者。

3.心理社会状况　了解患者及家属对胰腺肿瘤的诊断、治疗及预后有无信心,是否有不良情绪反应,是否了解有关术前及术后护理配合的有关知识。了解患者及家属的社会支持系统以及家庭经济承受能力。

（二）主要护理诊断/合作性问题

1.疼痛　与胰胆管梗阻、癌肿侵犯腹膜后神经丛及手术创伤有关。

2.(有)皮肤完整性受损(的危险)　与胆盐刺激神经末梢引起瘙痒有关。

3.营养失调(低于机体需要量)　与食欲下降、消化不良、反复呕吐及癌肿消耗有关。

4.潜在并发症　出血、感染、胰瘘、胆瘘、血糖异常。

（三）护理措施

1.术前护理

(1)心理护理:大多数患者是40岁左右的中年人,家庭负担较重,很难接受诊断,常会出现否认、悲哀、恐惧和愤怒等不良情绪,加之胰腺癌患者大多就诊晚,手术机会小,预后差,故患者对治疗缺乏信心。护理人员应予以理解,多与患者沟通,了解患者的真实感受,满足患者的精神需要。同时根据患者掌握知识的程度,针对性地介绍与疾病和手术相关的知识,使患者能配合治疗与护理,促进疾病的康复。

(2)疼痛护理:对于疼痛剧烈的胰腺癌患者,及时给予有效的镇痛,评估镇痛药的效果。

(3)改善营养状态:提供高蛋白质、高热量、低脂和丰富维生素的饮食,给予肠内、外营养或输注人体白蛋白等改善营养状况。有黄疸者,静脉补充维生素K。营养支持治疗期间,应注意观察患者与营养相关的检测指标和人体测量指标,如血清蛋白水平、皮肤弹性、体重等,以了解治疗效果。

（4）控制血糖：合并高糖血症者,应用胰岛素控制。若有低血糖表现可适当补充葡萄糖。

（5）控制感染：有胆道梗阻继发感染者,遵医嘱给予抗生素治疗。

（6）皮肤护理：皮肤瘙痒患者,注意勤洗澡、更衣,不要用力抓挠。

（7）肠道准备：术前1d给流质并口服抗生素,如新霉素或庆大霉素。术前晚灌肠,以减少术后腹胀和并发症的发生。

2.术后护理

（1）观察生命体征：密切观察生命体征变化、伤口渗血、渗液及引流液量。如果出现脉搏增快、血压下降、面色苍白等休克症状,引流量较多且呈血性时,应及时通知医师进行处理,并做好急救准备,出血量大者需手术止血。

（2）防治感染：遵医嘱给予有效广谱抗生素。

（3）控制血糖：术后应定时监测血糖、尿糖和酮体水平,应用胰岛素控制血糖在8.4～11.2mmol/L,以免发生低血糖。

（4）维持水、电解质和酸碱平衡：准确记录出入水量,每日监测电解质,遵医嘱及时补液,维持其平衡。

（5）引流管的护理：妥善固定引流管,保持引流通畅。观察记录引流液的色、质和量,更换引流管时注意无菌。

（6）营养支持：术后一般禁食3～5d,给予血浆、白蛋白、肠外营养等有效静脉支持治疗,肠蠕动恢复并拔除胃管后可给予少量流质,再逐渐过渡至正常饮食。胰腺切除术后,胰外分泌功能严重减退,应根据胰腺功能给予消化酶制剂或止泻剂。

（7）常见并发症的观察和护理

1)出血：术后早期1～2d内的出血可因凝血机制障碍、创面广泛渗血等引起,表现为引流液血性、量较多、心率增快等失血性休克的表现。术后1～2周发生的出血可因胰液、胆汁腐蚀以及感染所致。表现为呕血、便血、腹痛、腹胀、明显腹膜刺激征和休克。出血少量给予止血药、输血等治疗,大量出血者应再次手术止血。

2)胰瘘：见于术后1周左右,患者表现为剧烈腹痛、腹胀、发热、腹腔引流液内淀粉酶增高。典型者自伤口流出清亮液体,腐蚀周围皮肤,引起糜烂和疼痛。应予以持续负压引流,保持引流装置有效。用氧化锌软膏保护周围皮肤,多数胰瘘可以自愈。

3)胆瘘：多发生于术后5～10d。表现为发热、腹痛及胆汁性腹膜炎症状,T管引流量突然减少,可见沿腹腔引流管或腹壁伤口溢出胆汁样液体。此时应保持T管引流通畅,做好观察和记录,发生胆瘘时应及时予以引流,保护好周围皮肤。

4)胆道感染：多为逆行感染,胃肠吻合口离胆道吻合口较近,进食后平卧时易发生。表现为腹痛、发热、黄疸、肝功能损害,严重时可出现败血症。故进食后宜保持坐位15～30min,以利于胃肠内容物引流。主要治疗为应用抗生素和利胆药物,改善胃肠功能。

3.健康教育

（1）定期返院复查,遵医嘱全面治疗。

（2）饮食宜少量多餐,予以高蛋白质、高糖、低脂肪饮食。继发糖尿病者,嘱进糖尿病饮食,并监测血糖、尿糖。

（3）凡是再次出现腹部不适、消化不良症状,要及时就诊。

（4）加强全民保健意识。重视早期症状,40岁以上短期出现持续性上腹疼痛、闷胀,食欲明显减退,消瘦,应及时就诊。

(王桂杰)

第二十四节　肝脏疾病围术期护理及护理研究进展

一、肝脏疾病的围术期护理

肝癌的最佳治疗是外科(根治性)切除。然而,肝脏是人体内最重要的代谢器官,肝脏手术不仅会影响肝脏本身的正常生理功能,还会影响患者的全身代谢状况;肝脏手术,尤其较为复杂的或合并有肝硬化的肝脏手术,创伤大,出血多,若围术期护理不当,术后并发症多,手术病死率也高。为了防止或减少手术并发症的发生,以及降低其发生率或病死率,提高治疗效果,围术期恰当的护理极为重要。

(一)适应证

1. 全身情况佳,心、肺、肾功能良好。

2. 肿瘤为巨块型、结节型或小肝癌。

3. 病变局限于肝的一段、一叶或半肝范围。

4. 复发性肝癌估计可以再切除者。

5. 巨大肝癌曾行 TACE,肿瘤明显缩小,估计可以二期切除者。

(二)禁忌证

1. 全身状况差,有明显的恶病质,伴有心、肺、肾等主要脏器疾病,不能耐受手术者。

2. 肝功能严重损害或合并严重的肝硬化、明显的门脉高压症,如 Child 分级属于 C 级、凝血酶原时间低于 50%、食管静脉曲张以及腹壁静脉明显曲张者。

3. 肝癌为弥漫型或肿瘤已超过肝的两叶以上或已侵犯至肝门,已有远处广泛转移(如肺、骨、脑等脏器)者。

(三)围术期护理

1. 术前护理

(1)心理护理:提供开放支持性环境,尊重患者,向患者说明手术的必要性和重要性,解释可能出现的不适,以取得其配合。对患者的心理特征有足够的认识,并给予针对性的指导,让患者知道保持乐观情绪对身体康复的重要性;指导和帮助患者采取积极的应对方式,纠正不恰当的认知,使患者以乐观的心态正确地对待疾病。可以教给患者一些放松心情的方法,如听音乐、看电视等;开展个别心理疏导、病友会的交流支持、成立爱心联络站等。

(2)术前评估

1)一般状况评估:术前对患者的全身情况应有足够的了解,询问患者的病史,进行护理体检,评估患者的疼痛评分、心理、皮肤、营养状况,有无贫血或出血倾向、服药史、药物过敏史等。

2)辅助检查:常规检查如血、尿、粪等常规化验;血型、出、凝血时间测定;肝功能、乙型肝炎标志物、甲胎蛋白测定;肺功能、胸部 X 线片、心电图,还需要检查 B 超、胃镜、CT 或 MRI 等;做好各项辅助检查的健康教育。

(3)保护和改善肝功能:遵医嘱应用护肝药物,静脉补充 GIK 溶液(包括葡萄糖、胰岛素、氯化钾注射液);低蛋白血症者可输入血白蛋白、新鲜血和血浆。对于肝功能良好者,在未采用控制肿瘤生长的治疗情况下,避免长期大量使用营养药物,以防止肿瘤细胞快速生长而加重病情;对于凝血酶原时间延长或有出血倾向的患者,可遵医嘱在术前1周开始肌内注射维生素 K_1 注射液;血小板减少者还可输注浓缩血小板悬液。

(4)饮食护理:患者入院后给予高碳水化合物、高蛋白、高维生素和低脂饮食,以增加营养。肝硬化伴腹腔积液者,适当限制钠的摄入;对肝脏恶性肿瘤合并肝硬化,进食少、营养缺乏者,遵医嘱给予肠内外营养支持,以改善营养不良。

(5)呼吸道护理:嘱患者多休息,注意保暖,术前戒烟,进行深呼吸和有效排痰法的锻炼,预防上呼吸道感染。

(6)肠道准备:注意询问患者有无便秘,必要时遵医嘱使用通便药物;避免剧烈运动和腹部受外力撞击。通常术前12h禁食,4～6h禁水,根据不同的手术要求给予不同的胃肠道准备,常用的肠道准备如下。

1)舒泰清肠道准备方法:服用舒泰清,剂量为3盒。术前一天14:00开始将舒泰清1盒(6大包+6小包)全部倒入有刻度的杯子中,加温开水至750ml刻度线充分溶解,30min内服完1杯。其余2盒用同样方法在1.5h内服完。

2)硫酸镁粉肠道准备方法:术前一天14:00予口服硫酸镁粉25g加温开水100ml冲服,并在2h内饮水1500～2000ml。

3)乳果糖肠道准备方法:术前一天14:00口服乳果糖口服液30ml加温开水100ml,1h后饮水200ml。对于长期有便秘的患者,手术前一天上午10:00先给予口服乳果糖15ml,同时开塞露20ml纳肛,再行常规乳果糖口服方法。

(4)番泻叶肠道准备方法:术前一天上午10:00服番泻叶浸泡液。先将番泻叶20g,以沸水250ml浸泡30min,待水温达30～35℃一次性服用,服用后2h内饮白开水1500ml;若效果不佳,则可酌情再按上述方法增加服用1次,睡前给予口服液体石蜡油40ml,并观察患者排便情况。如晚上20:00前仍未排便,护士应及时汇报医师,考虑用其他方法(如肥皂水灌肠)。

(7)皮肤准备:毛发不影响手术视野时,无需脱毛;必须脱毛时,首选不损伤皮肤的方法如专用的脱毛器、化学性脱毛剂。如使用普通常规脱毛方法,必须采用一次性刀片。

(8)活动训练:指导患者练习床上排便、床上活动的方法与技巧。

(9)术前准备:准备术中用物(含配、备血),包括用药(含药物过敏试验)、病历、影像学资料及腹带等;术前取下患者假牙、眼镜、发夹、手表、饰品等其他贵重物品交家属妥善保管。

(10)术前即时准备:填写手术患者交接记录单,与运送人员共同送患者至手术室。根据不同部位的手术要求,备好术后用物,包括麻醉床、输液架、吸引器、吸氧装置、引流袋以及各种监护设备等。

2.术后常规护理

(1)病情观察:除按腹部大手术及麻醉后护理外,还应密切观察患者的生命体征、神志、全身皮肤和黏膜情况,观察切口有无渗血、渗液,保持切口敷料干燥。术后常规监测尿量、尿糖、尿比重以指导补液。

(2)体位护理:全麻术后未清醒时患者去枕平卧、头偏向一侧,麻醉清醒后可改为半卧位;联合硬膜外麻醉患者术后平卧6h。患者咳嗽、改变体位时,协助患者用双手按压保护伤口处,减轻腹部张力。

(3)吸氧护理:对肝叶切除量大、术中肝门阻断、严重肝硬化者,术后24～48h内常规吸氧以增加肝细胞供氧,氧流量为2～4L/min。

(4)导管护理:正确连接各种管道,保持引流管通畅,妥善固定;准确记录引流液的颜色、量及性质。如患者既往无腹部手术史,术中未涉及胃肠道,可于术后次晨拔除胃管,减轻患者因留置胃管带来的不适。

(5)营养支持:术后禁食期间,遵医嘱给予静脉营养支持,每天补液量为2500～4000ml,以保持水、电解质及酸碱平衡。术后1周内每天除了输给葡萄糖和维生素外,适当补给血浆、人血白蛋白、氨基酸、脂肪乳剂等,以加强营养支持和护肝治疗。待胃肠蠕动恢复,肛门排气后进少量流质,逐步过渡到半流质和普食,以少量多餐为基本要求。

(6)活动的护理:根据病情鼓励和协助患者早期下床活动,并逐渐增加活动量和范围。

1)活动方案:通常在麻醉清醒至术后第二天,患者取半坐卧位,活动四肢关节;协助患者翻身及轻叩背部;术后第三天,患者可在他人扶持下或扶床沿、椅子等站立,行走距离达到5m;术后第四、五天,患者可在他人扶持下在室内缓慢行走;术后第六、七天,患者可独立在室内行走,逐步过渡到室外。

2)活动标准:患者活动后无头晕、心慌、气急;无肢体及伤口疼痛加剧等感受,活动后无极度疲乏,无心率、血压明显上升,患者自我感觉可以耐受,属活动适量;遵循循序渐进原则。

(四)不良反应的观察及其护理

1.发热　术后发热是手术创伤的防御反应,术后患者体温可略升高。做好解释安慰工作,注意区别感染热和吸收热。对体温超过38.5℃者,先采用物理降温,也可遵医嘱使用药物以减轻患者的不适。同时做好患者的皮肤护理,保持皮肤清洁。

2.疼痛　麻醉作用消失后,患者由于切口疼痛而感觉不适。术后使用"长海痛尺"及时对患者进行疼痛评估,根据患者疼痛评分分值,采取相应的镇痛措施。同时安慰患者,解释疼痛的原因,采取半卧位。对于放置自控镇痛泵的患者应注意妥善固定,以防打折、受压、脱落,并注意观察镇痛泵效果。

3.恶心呕吐　系麻醉反应所致,在安慰患者的同时,注意观察呕吐物的量、颜色、性状。患者呕吐时,嘱其将头偏向一侧,及时清除呕吐物,以防呕吐物误吸入气道。若持续呕吐,在排除其他原因后可遵医嘱给予镇静、止吐药物以减轻症状。

4.腹胀　术后胃肠道蠕动受抑制使肠腔内积气无法排出所致。随着胃肠功能恢复,肛门排气后症状可缓解。若持续腹胀,则配合医师进一步检查和处理。

(五)并发症的观察及其护理

1.出血　出血是肝脏手术的严重并发症。当引流液颜色鲜红且每小时引流量超过200ml,或术后4h超过400ml且引流管有温热感;腹腔双套管内引流液滴速超过30滴/min;留取引流液检测血红蛋白,同时抽血查血常规,而引流液血红蛋白的值达到同一时间血常规中血红蛋白值的一半或以上,出现上述情况时应立即通知医师,及时处理。

(1)非手术治疗:一旦发现出血,快速建立两条以上大口径静脉通道,遵医嘱给予补液、输血、应用止血药物等,如凝血酶原复合物、纤维蛋白原等;护肝和全身支持治疗防止肝功能衰竭;维持水、电解质平衡和防止酸碱平衡紊乱;保持呼吸道通畅,给予氧气吸入,氧流量3～4L/min;密切观察患者的生命体征、面色、神志,尤其要观察腹腔双套管的通畅情况及引流液的量、颜色;做好必要的辅助检查,协助医师做好腹腔穿刺及床边B超等必要的辅助检查,以明确诊断;做好急诊手术前准备工作。

(2)二次手术治疗:当患者出现下列情况时应立即再手术止血:术后短时间内经引流管引出大量鲜血,每小时超过200～300ml,引流瓶内吸出的血液滴数超过30滴/min,并有逐渐加快的趋势;继续快速补液和大量输血,但仍有尿量少、血红蛋白持续下降等明显血容量不足的表现;脉搏持续增快,120～140次/min,脉压缩小;患者全身状况渐差,烦躁或淡漠,甚至出现失血性休克等;在除去心脏疾患、血容量没补足、脱水、电解质及酸解平衡紊乱等其他因素外,应立即予以手术止血。

2.肝功能衰竭 肝切除术后的严重并发症,是造成患者术后死亡的重要原因。急性肝功能衰竭通常在术后即刻出现,临床表现为患者烦躁不安、高热、脉搏快、呼吸急促、血白蛋白迅速下降、白/球比值倒置、凝血酶原时间延长、出现黏膜出血倾向,总胆红素快速升高,而转氨酶升高后即迅速下降,呈胆酶分离,患者逐渐出现精神症状,继而进入昏迷。慢性肝功能衰竭多发生在术后数天或数周内,临床表现同急性肝功能衰竭但程度较轻且发展缓慢,出现进行性黄疸、腹腔积液、下肢水肿,最终导致肾功能衰竭而死亡。

(1)配合治疗:遵医嘱每天输注大量葡萄糖液(500g以上)、支链氨基酸,有利于降低血氨;有肝性脑病先兆者,给予谷氨酸钠、谷氨酸钾或精氨酸、门冬氨酸鸟氨酸、谷胱甘肽等静脉滴注;口服左旋多巴和乳果糖;乳果糖或25%硫酸镁灌肠导泻;给予保护肝细胞药物;给予利尿剂保护肾功能和维持水、电解质平衡;给予抗生素防止并发感染。

(2)护理:应密切观察患者的性格、行为、意识、睡眠等状态,观察黄疸、尿量及肝功能的变化;给予氧气吸入,氧流量3～4L/min,以提高肝组织氧供应;遵医嘱用药,观察用药后的反应。如患者出现烦躁不安,出现精神症状时,遵医嘱给予适当的约束,并观察约束肢体的皮肤状况。

3.胆漏 肝切除术后部分患者会有少量胆汁渗出,腹腔引流通畅、胆道下端无梗阻者多能自愈,不会引起严重后果。但是,若引流的胆汁样腹腔积液逐渐增多,则提示肝创面有较大的胆管漏存在。

(1)非手术治疗:遵医嘱延长腹腔引流管放置时间,保持腹腔引流通畅;行ERCP检察,明确胆漏的部位,了解胆道有无梗阻,并行鼻胆管引流或胆道内支撑引流;给予少量生长抑素;给予全身支持、抗感染等措施。

(2)配合二次手术治疗:如患者出现明显胆汁性腹膜炎和严重腹腔感染症状,医师应尽早手术探查,术中缝合漏口,局部及腹腔置引流管充分引流,同时行胆总管切开以"T"形管引流。

(3)护理:密切观察腹腔引流管引流液的量、颜色及其性质。如果"T"形管引流量突然减少或消失,提示胆汁有可能漏入腹腔,注意观察患者的病情变化,观察腹部体征变化,注意有无腹膜刺激征,一旦发生胆汁性腹膜炎症状应及时报告医师,配合处理;观察注意"T"形管周围敷料的颜色。胆漏发生的早期,胆汁往往积聚于右上腹"T"形管周围,胆汁会沿"T"形管的外壁渗出,致使覆盖于"T"形管周围的纱布呈黄色;加强皮肤护理,注意保护"T"形管周围的腹壁皮肤,如胆汁流出应及时用棉签蘸生理盐水清洗干净,用干棉球擦干后予氧化锌软膏涂于局部皮肤以起到保护局部皮肤的作用。拔除导管后有局部渗漏时,应及时更换敷料,保持敷料干燥;遵医嘱加强抗炎及全身支持治疗。

4.膈下脓肿 肝叶切除术后尤其是右半肝以上部位的切除,创面渗液较多,如引流不畅,引流管拔除过早,将会导致继发感染、形成膈下脓肿。患者持续高热、常伴畏寒、脉搏增快、白细胞增高、中性粒细胞常在 90％以上；患者右肋部肿痛，感染靠近腹壁时，右上腹肌紧张，右下胸部叩击痛及肋间有局部压痛，肝浊音界升高等。

(1)配合治疗：配合医师在 B 超引导下穿刺抽脓，抽出脓液，并注入生理盐水或抗生素溶液冲洗，最后注入抗生素；如脓腔较大，可穿刺置管，每天经此引流管冲洗脓腔，注入抗生素，待脓腔闭合且症状消失后拔除；针对脓液培养结果选择敏感抗生素，全身支持和对症治疗；如经上述方法仍不能控制症状或消除积脓，尤其当脓腔内分隔或脓腔壁厚，穿刺及置管均难奏效时，考虑手术治疗。

(2)护理：患者术后采取半卧位，保持腹腔引流管的有效引流；监测患者体温变化，高热患者积极给予物理降温，如采用温水擦浴、冰袋降温等，或遵医嘱给予降温药物治疗，观察患者用药的效果及不良反应；配合医师行穿刺引流；使用抗生素时，严格按照给药时间按时用药。

5.胸腔积液 是肝叶切除术后常见并发症之一，以右侧胸腔积液多见。少量或中等量胸腔积液，大多无临床症状或仅轻微胸闷。胸腔积液量较多时，可出现明显的胸闷、气促、发热。

(1)配合治疗：少量或中等量胸腔积液无需处理，仅有发热的可用降温药对症处理。胸腔积液量较多者，应在无菌操作下 B 超引导行胸腔穿刺抽液，同时注入抗生素，并行全身支持疗法。

(2)护理：术后观察患者有无胸闷、气急、发热等情况；监测患者体温，对高热患者采取降温措施；监测患者血氧饱和度，给予氧气吸入，氧流量为 2～3L/min；积液量多者，应配合医师行胸腔穿刺抽液治疗。

6.其他并发症 凝血功能障碍、肺部并发症、切口裂开和切口感染等。

(六)特殊并发症的观察及其护理

1.肺空气栓塞 主要与术中肝静脉损伤有关。术后配合医师严密观察病情，如患者感到胸部异常不适，发生呼吸困难和严重紫绀，听诊可闻及响亮持续的"水泡声"，应立即置患者于左侧头低足高卧位，遵医嘱给予高浓度氧气吸入，氧流量 8～10L/min。

2.气胸 多与术中损伤膈肌、空气进入胸腔有关。术后应严密观察患者呼吸情况，注意呼吸的节律与频率。一旦确诊气胸，应配合医师及时进行胸腔穿刺抽气，必要时行胸腔闭式引流。患者需卧床休息，避免用力和屏气。应遵医嘱予以高浓度吸氧，氧流量 8～10L/min。

3.肝静脉阻塞综合征 是由于肝静脉和(或)肝后段下腔静脉阻塞，引起门静脉高压，并伴有肝静脉狭窄或完全闭塞所引起的肝大、腹腔积液、食管下端及胸腹壁静脉曲张等变化的复杂征候群，可经血管彩超、MRI 证实。术后应注意观察患者有无腹腔积液、肢体肿胀等情况，尽早配合医师诊断，早期处理。一经诊断，立即遵医嘱建立循环、呼吸监测系统，严格控制出入量，给氧，进行护肝、利尿消肿治疗，纠正水、电解质紊乱，抗感染，心肺支持，全身营养支持，降低门脉压力。经内科治疗仍不能恢复的患者，可选择采用球囊导管扩张，金属内支架置放于血管狭窄部等措施。严重病例最后可采用手术治疗，解除压迫。

4.肺动脉栓塞 肝细胞癌侵犯下腔静脉时，下腔静脉内已形成癌栓，肿瘤可破坏静脉内膜，术中取栓时亦可造成静脉内膜损伤，故术后极可能发生深静脉血栓，进而引起肺栓塞。术后除遵医嘱使用抗凝剂外，在病情允许的情况下应鼓励患者早期活动。活动采取循序渐进原则，依次为在床上进行四肢屈伸运动、床上坐位、床旁坐位、床边活动。活动时护士陪伴在患者身边，密切观察有无胸痛、气急、发绀、胸闷、窒息感等症状，以免发生意外。

(七)出院前宣教

1.坚持复查 嘱咐患者定期随访，复查血常规、肝功能、生化、甲胎蛋白、B 超，必要时行

CT 检查。如有不适，及时就诊。

2.用药指导 按医嘱坚持定时服药。在医师指导下用药，避免应用对肝脏有害的药物，切忌自行服药，以免加重肝脏代谢的负担。

3.饮食指导 加强营养，进"三高一低"（高蛋白、高热量、高维生素、低脂肪）饮食。忌油炸和刺激性食物，多食新鲜蔬菜和水果。肝硬化门脉高压者宜软食，每天应少量多餐，忌食多刺及粗硬食物。有腹腔积液者，根据其程度进低盐饮食，禁食腌制食品。嘱患者禁烟、禁酒。养成定时排便的习惯，保持大便通畅，以防曲张静脉破裂出血。

4.伤口处理 出院后 2 周内不要泡澡，一期愈合的伤口在 1 个月后可以冲淋，避免在伤口处用刺激性强的肥皂或浴液；若发现伤口红肿、疼痛、有炎性分泌物，应及时到当地医院就诊。同时避免右上腹受到意外创伤或外来暴力。

5.劳逸结合 术后 3 个月注意休息，保持稳定情绪，有利于肝功能的恢复。注意劳逸结合，进行适当的锻炼，避免劳累和重体力活动。

二、护理研究进展

快速康复外科（Fast Track Surgery，FTS）指应用经循证医学证实有效的方法对各种常规围术期处理措施加以改良、优化和组合，以减少或降低手术患者的生理和心理创伤应激，加速患者的术后康复。围术期的应激来自多方面，包括紧张和焦虑、饥饿、置管及灌肠、低温、麻醉及手术、疼痛、过量输液等。围术期的各种反应和处理，影响着整个治疗过程及其疗效。FTS 包括术前对患者的宣教、合理的术前准备、良好的术中麻醉与处理、精细的外科技术以及术后有效的镇痛、尽量减少围术期的各种应激因素等。国内对肝切除术患者的研究显示，与传统方法相比，围术期采用 FTS 减少了患者的痛苦，明显缩短了术后患者的住院时间，降低了患者总的住院费用，促进了患者早日康复。

（一）围术期护理

1.术前护理 护理人员通过入院宣教、疾病知识及手术方式的讲解等鼓励患者，将 FTS 中的围术期于术前无需禁食、无需机械性肠道准备、无需腹腔引流管等特有的处理措施详细地向患者及其家属说明，避免因此导致的误会及患者心理负担的加重，有效缓解了患者焦虑、恐惧情绪，降低手术应激反应；术前以清淡、易消化富营养的食物，以高蛋白、高维生素、低盐、低脂肪，少量多餐为饮食原则；FTS 的理念不主张术前机械性肠道准备，而主张在能够满足手术需求下采用无需机械性灌肠，并采用肠内营养制剂替代传统饮食的方法进行肠道准备。目前较为常用的方法为术前 3d 起开始给予肠内营养制剂替代饮食，术前 1d 给予复方聚乙二醇电解质散等泻剂替代传统清洁灌肠。

2.术中护理 术中患者正常体温的维持是 FTS 中的一个重要环节，手术室室温 24～26℃，加热静脉输注液体、血浆以及腹腔、手术野的冲洗液至 37℃左右，应用保温毯或特殊加热器对患者体表进行覆盖，并注意患者头部及下肢的保温，根据患者具体情况，进行术中个体化护理，保持患者术中正常体温；术中应控制输液，避免过多含钠液体的输注，晶体液输入量在 0.5～1L 为宜；术中静脉通道尽可能以上肢静脉为主，方便观察，同时对患者术后的下地活动、固定等均无明显不良影响，必要时可同时开放两条静脉通道，以保证术中输液、输血的需要。

3.术后护理 及时、充分、有效的镇痛是快速康复外科护理的一项重要措施，可采用持续硬膜外镇痛、患者自控镇痛、非阿片类止痛药等止痛方法和舒适的体位来减轻患者全麻过后的疼痛;鼓励患者术后早期恢复饮食(通常术后 6h 开始进水及应用肠内营养剂补充营养);在有效镇痛、不放置引流管或留置管尽可能少的情况下,鼓励患者早期下床活动(通常术后 6h 后进行早期床上活动),术后第 1d 可坐起,可下床移至座椅上,活动循序渐进;FTS 提倡不用或尽量少用各类引流管,留置管道应重视引流管的护理,在保证充分引流、手术效果的基础上尽可能创造机会,尽早拔管,以促进康复。

(二)自我护理

护理理论学家奥瑞姆 1954 年首次提出自我护理概念,认为自我护理是真实存在于生活中的行为,该理论是围绕护理目标进行:即目标是促进患者自我护理的发展,收集患者的共有症状以及监测到的有效自我护理策略,有助于护理人员帮助患者以最佳方式应对癌症的治疗。在全球范围内,自我护理越来越被认为是慢性病管理的一个重要组成部分,WHO 将癌症列为一种慢性疾病,认为自我护理是以人为中心的护理所必需的组成部分。许多研究表明自我护理是促进癌症患者康复的重要手段之一,目前自我护理多集中在慢性病(如 HIV、糖尿病等),在癌症患者中现也被逐渐应用,并对提高癌症患者的生命质量起到了重要作用。

国外对于乳腺癌、前列腺癌等自我护理的研究较多;国内也有肺癌、胃癌自我护理的研究,但未见肝癌的相关研究,值得深入探讨。

1. 研究工具　自我护理能力实施量表(Exercise of Self-Care Agency scale,ESCA)是由 Keamy 和 Fleiseher 在 1979 年根据自我护理理论设计制订,能够较好地评估患者的自我护理的能力,具有良好的信效度。此量表共 43 个条目,分为四个维度:自我护理技能、健康责任感、自我概念、健康知识水平。量表的每个条目得分是 0~4 分,满分为 172 分。自我护理能力及各维度得分有低、中、高 3 个水平,得分越高,说明自我护理能力越强。

2. 护理干预措施

(1)信息支持:给肿瘤患者发放信息手册是信息支持的主要形式,内容包括癌症及其治疗的相关知识、应对策略以及其他患者的微型故事等,以此作为信息支持的工具。现行的信息支持方式较为单一,多数采用知识手册的形式,然而知识是不断更新、不断变化的,传授患者获取正确信息的途径并增强自我学习的信念,对于提高癌症患者自我护理能力显得更加重要。

(2)认知行为干预:认知行为干预可增强患者的有效应对策略,改善自我认知,引导患者主动寻求及获取社会支持,提高对疾病的自我控制力。国外医护人员多采用提供信息与决策、辅导和支持、与医护人员交流和沟通等措施。国内的具体措施主要为:认知重建、家庭和社会支持疗法及有针对性地给予生活指导等。

(3)健康教育:健康教育在癌症患者护理中起到越来越重要的作用。护士通过对患者进行评估,再进行有计划的教育活动,提供必要的信息与自我护理策略,促使其自觉地采取有利于健康的行为,能减轻影响健康的危险因素,提高生命质量。目前我国临床施行的健康教育往往较为局限,缺乏系统性、可重复性的管理模式。

(4)规范自我护理项目内容:奥瑞姆认为,自我护理这种行为通过不断适应、调整、成熟,对人的生活、健康产生影响。美国 Dodd 等创建了 PRO-SELF(professional-self)癌症自我护理项目。该项目提供给患者的内容包括:恶心、呕吐、黏膜炎和感染等 4 大并发症的信息以及针对个人疾病与治疗相关的资料;自我护理技能训练,记录症状和自我护理活动;提供辅助性支持、护理干预(如听该项目录音资料、传授放松技术)等。并于后期电话随访,了解患者对内容的掌握情况并给予进一步指导。Miaskowski 等在此基础上发展了针对癌症患者特定症状的自我护理项目,如 PRO－SELF 疼痛管理项目、PRO－SELF 口腔管理项目等。自我护理项目能够将信息支持、认知行为疗法、健康教育等措施融为一体,具有系统性,但在实施过程中应加强对患者的个性化评估,使健康教育的内容更具针对性。

(5)电话干预:随着癌症患者生存期的延长,其自我护理能力也需要一个逐渐提高的过程,在患者住院期间传授其自我护理技能并提高自我护理信心的同时,更应重视其出院后自我护理教育的延续。对于癌症生存患者,电话干预这种有效、经济而简便的干预方式较为适用,但实施过程中也要考虑到中国文化的特点,摸索有效的沟通策略。

(王桂杰)

第二十五节　肝门部胆管癌计划性部分肝切的围术期护理

肝门部胆管癌是指源于左右肝管和其汇合部位的胆管上皮恶性肿瘤,又称为上段胆管癌、高位胆管癌、近端胆管癌或 Klatskin 肿瘤,也是最常见的胆道恶性肿瘤(占胆管癌总体的60%~-70%)。胆管癌的病因目前尚未明了,可能与多种因素有关。胆管癌的发病年龄分布在 20～89 岁(平均 59 岁),发病高峰年龄 50～60 岁。男性多于女性(男：女＝1.5～3.0：1)。约 1/3 的胆管癌患者合并有胆管结石,而有胆管结石者 5%～10% 会发生胆管癌,肝胆管结石合并胆管癌的发生率为 0.36%～10%。在胆道结石和慢性胆管炎的基础上胆管发生癌变,已得到临床证实。此外,原发性硬化性胆管炎、慢性溃疡性结肠炎、胆道寄生虫病、丙型肝炎(HCV)、化学致癌物等也均有报道。

门静脉栓塞(PVE)作为一种术前辅助介入治疗,通过栓塞技术将拟切除部分肝脏的门静脉血流阻塞,使得未栓塞的、预留侧肝脏代偿性增大,可充分增加术后肝功能的储备能力,大大提高手术的安全性。门静脉栓塞采用的栓塞材料的种类很多,如钢圈、各种胶、微球、气囊等等。易滨等采用钢圈作为栓塞材料,从健侧肝脏的门静脉进入到拟栓塞的门静脉支进行栓塞,取得了良好的效果。

一、适应证

1.肝功能正常而需行 60% 以上肝切除的患者。

2.ICG－R15 值偏离正常值 10%～20%,或有梗阻性黄疸史而需行 40%～60% 的肝切除术的患者。

3.无肝硬化、黄疸,胆管扩张至 PVE 时间＜8 周、剩余肝体积(FLR)/全肝体积(total livervolume,TLV)＜50% 的患者。

4.有肝硬化、发现黄疸,胆管扩张至 PVE 时间≥8 周、FLR/TLV＜60% 的患者。

二、绝对禁忌证

肿瘤广泛转移、明显门脉高压症、靶静脉已受侵闭塞、不可纠正的凝血紊乱等。

三、相对禁忌证

区域淋巴结转移、肿瘤侵犯门静脉、FLR 胆道扩张、轻度的门脉高压等。

四、围术期护理

(一)术前护理

1. 心理护理　恶性肿瘤本身、PTCD、PVE 等有创操作及其相关并发症,均会增加患者及其家属的负面情绪的产生。各项有创操作前须详细地向患者及家属说明操作的方法、目的、意义、操作过程以及配合要点,使患者对计划性肝切除过程及其术后恢复情况有所了解,可请已恢复的同类疾病患者与其沟通,增加患者战胜疾病的信心,最大限度地减少因心理因素导致的治疗负效应。行计划性肝切除患者,术前准备程序较复杂,有创操作较多,准备时间长,患者及家属易出现烦躁、担心、焦虑等不良情绪。患者入院后医师应及时与其沟通,根据患者的情况,向患者及其家属详细讲解各项治疗的目的、方法,与患者或家属一起制订出适合患者的计划性肝切除方案,并及时将计划进度告知患者及其家属。

2. 术前评估

(1)一般评估:了解患者的全身状况,协助医师评估患者能否耐受手术;询问病史,及时发现有无伴发不适合手术的其他疾病;进行护理体检,安排常规检查,评估患者心理、皮肤、营养等状况,做好入院宣教。

(2)经皮肝穿刺胆汁引流(PTCD)前评估:了解患者肿瘤位置、侵犯程度、凝血机制、肝功能及肝内胆管的扩张情况,协助医师做好 PTCD 前准备。对于凝血机制及肝功能较差的患者,给予维生素 K 和护肝药物治疗。

(3)PVE 前评估:了解患者有无肝硬化、糖尿病、营养不良,酗酒及病毒感染等影响肝再生的负面因素;有无食管静脉曲张、门脉高压等 PVE 的禁忌证。对于有肝硬化或糖尿病的患者,术前加强护肝及血糖控制,改善全身状况,做好 PVE 前准备。

(4)PVE 及手术时机:进行 PVE 的时机,通常是在胆管引流 2～3 周以后,总胆红素降到正常值的 5 倍以下。手术的时机是在 PVE 以后 2～3 周,预留肝脏体积预计可增加 10% 左右,拟保留侧肝脏增大到预期目标。

3. 饮食护理　肝门部胆管癌患者大多伴有梗阻性黄疸,胆汁淤滞,肝功能严重损害,蛋白合成减少,以及肿瘤本身消耗,因此常伴有不同程度的营养不良及免疫功能的低下。上海东方肝胆外科医院田莉莉等采用微型营养评定法发现恶性梗阻性黄疸患者中营养异常率高达76%。营养不良可明显增加患者术后的肺部感染、切口裂开及伤口感染、出血等并发症的发生率,是梗阻性黄疸患者手术后并发症发生率与病死率增高的重要因素之一。根据患者的饮食口味、饮食爱好、肝功能情况及治疗进程,制作一些色、香、味及荤素搭配合理、品种多样的新鲜饮食;注意供给平衡饮食,以增加食物的摄入,改善患者的营养状况。PTCD 后大量胆汁的丢失易引起电解质丢失及营养失衡,在患者餐后半小时联合胆汁回输可有助于脂质的吸收,增加患者的营养状况。PVE 后指导患者进食有利于肝细胞再生的食物(如鱼、虾、荔枝、乌梅等),以及具有防癌、抗癌作用的保健食品(如香菇、冬菇等),以保持良好的营养状态,加快肝叶再生的速度,增加机体对手术的耐受性,促进康复。PVE 后 5d 患者肝功能损害严重,此时减少蛋白质食物的摄入,指导患者少食动物蛋白质,以预防肝性脑病的发生。

4.皮肤及睡眠护理　肝门部胆管癌患者大多伴有黄疸,引起皮肤瘙痒,影响患者睡眠质量。入院时为患者提供安静、温馨、舒适的病房环境;协助患者修剪指甲,指导患者穿纯棉内衣,每天用温水擦浴,禁用肥皂等碱性浴液,必要时遵医嘱使用止痒药物或镇静剂,以提高患者的睡眠质量。

5.呼吸道护理　嘱患者多休息,注意保暖,术前戒烟,进行深呼吸和有效排痰法的锻炼,预防上呼吸道感染。

6.肠道准备　注意询问患者有无便秘,必要时遵医嘱使用通便药物;避免腹部受外力撞击和剧烈运动。通常在术前12h禁食,4～6h禁水,根据不同的手术要求给予不同的胃肠道准备。

7.活动训练　指导患者练习床上排便、床上活动的方法与技巧。

8.术前一天准备　准备术中用物(含配、备血),包括用药(含药物过敏试验)、病历、影像学资料、腹带等;术前取下患者假牙、眼镜、发夹、手表、饰品等物,贵重物品交家属妥善保管。

9.术前即时准备　填写手术患者交接记录单,与运送人员一起送患者至手术室。根据不同部位的手术要求,备好术后用物,包括麻醉床、输液架、吸引器、吸氧装置、引流袋以及各种监护设备等。

(二)术后护理

1.病情观察　除按腹部大手术及麻醉后护理外,还应密切观察患者的生命体征、神志及全身皮肤黏膜状况,观察切口有无渗血、渗液,保持切口敷料干燥。术后常规监测尿量、尿糖、尿比重以指导补液。

2.体位护理　全麻术后未清醒时患者应去枕平卧、头偏向一侧,麻醉清醒后可改为半卧位;联合硬膜外麻醉患者术后平卧6h。患者咳嗽、改变体位时,协助用双手按压保护伤口处,减轻腹部张力。对术中联合血管切除做血管吻合的患者,应延长平卧时间,预防出血的发生。

3.吸氧护理　保持患者呼吸道通畅,观察有无呼吸道阻塞现象,预防舌后坠等,术后持续低流量吸氧(2～3d,流量为2～4L/min),以提高血氧浓度,增加肝细胞的供氧量,利于肝细胞的再生与修复。

4.疼痛护理　术后使用"长海痛尺"及时评估患者的疼痛状况,了解疼痛的性质、原因、程度,根据患者疼痛评分分值及原因,采取相应的镇痛措施。密切观察静脉镇痛泵的运作情况及镇痛效果,妥善固定,防止泵的导管打折、受压、脱落,指导患者自我控制镇痛泵,以减轻疼痛,增加舒适感。

5.T/PTCD管的护理　肝门部胆管癌根治术后(通常置有T/PTCD管)

(1)密切观察引流液的颜色、性质及其液量。正常成人24h胆汁分泌量500～1000ml,胆汁正常颜色为金黄色,较黏稠、清亮而无渣,根据引流液量、颜色、性质判断病情。胆汁量过少提示T管堵塞、肝功能衰竭或胆汁进入肠道的可能;胆汁量过多提示胆总管下端梗阻、肝功能不全的可能;胆汁颜色过淡、质稀薄则提示有肝功能不全的可能;胆汁浑浊、绿色有絮状物提示感染、肠液返流的可能;胆汁泥沙样细渣提示残余结石;胆汁呈血性则提示有胆道出血。

(2)严格无菌操作,引流管出皮肤处定期换药,引流袋每周更换2次,引流袋放置于切口下30cm以上,防止逆行性感染。

(3)妥善固定,用夹子双固定,出皮肤处用红色记号笔标记,按时巡视,班班交接,检查T管缝扎线是否固定于皮肤,长期置管者如缝扎线脱落应及时处理。注意保护引流管口周围的皮肤,如有胆汁渗漏,应及时换药或放置引流管引流。

(4)保持引流管通畅,不可打折、受压,胆汁突然减少可由上向下挤压引流管,以防残余结石、蛔虫堵塞引流管。PTCD管应重点观察管道粗细交界处,保持顺位引流。密切观察患者的生命体征、腹部体征,同时注意有无发热、腹痛、反射性腹肌紧张等,尽早发现胆漏、感染等病情变化。观察患者是否有腹胀、黄疸,食欲情况及粪便颜色变化,以便了解胆管的通畅情况。

6.饮食护理 术后禁食,根据患者的具体情况给予全胃肠外营养,补充机体需要,维持水、电解质平衡,加强支持治疗,纠正低蛋白血症,必要时给予静脉高营养支持,促进吻合口愈合,预防并发症的发生。待胃肠蠕动恢复、肛门排气后进少量流质,必要时根据患者情况增加肠内营养制剂的摄入,逐步过渡到半流质和普食。

五、并发症的观察及其护理

(一)出血

1.原因 血管结扎线脱落,尤其是切肝时可能碰伤血管(包括门静脉、肝动脉、肝静脉、肝短静脉);肝功能不良,黄疸严重,凝血机制障碍、创伤大可导致肝创面渗血;止血方法不妥;腹腔感染,血管被腐蚀而破裂出血;胆管壁撕裂,导致胆管出血;长期胆道感染者术后复发胆管炎引起胆肠吻合口出血;梗阻解除胆汁逆流也会引起应激性溃疡出血;胆肠吻合口出血。

2.预防及护理措施 包括术前、术后常规应用维生素 K,以改善凝血功能,并给予止血药物,加强生命体征,腹腔引流液性状及其液量的护理观察。术后常规给予抑酸药物(如耐信、洛赛克);若出血量较大、速度较快,出现循环不稳定或血压下降,应常规加快输液速度、输注新鲜血液,应用止血药、凝血因子,部分患者出血可能会自动停止,若估计无法停止者应考虑行 DSA 或尽早手术探查。对于术后出血量大或出现失血性休克者还应考虑消化道出血的可能;严密观察出血量,必要时行胃镜下止血,若引流出的新鲜血量逐渐减少,生命体征平稳,排除血液积于腹腔内,可不必再行手术。

(二)胆瘘

胆瘘是肝门部胆管癌根治术后最常见和严重的并发症之一,其发生率高达33%。胆瘘可导致腹膜炎、腹腔出血,甚至死亡。

1.常见原因 术后胆瘘主要发生于肝断面胆管瘘、胆肠吻合口处瘘等,与手术切面胆管条件、胆肠吻合具体操作细节、术中失血量、术后营养状况及组织愈合状况有关。

2.预防及护理措施 术后密切观察腹部体征的变化,注意有无腹膜刺激征。一旦发生胆汁性腹膜炎,及时报告医师,尽早处理。术后在积极增加营养的同时,评估患者的基本状况,对于易发的高危人群控制腹腔双套管的负压在 0.02MPa 以内,指导患者合理活动及咳嗽。保持腹腔引流管通畅,严密观察引流液的性质、色、量,如腹腔引流管引出胆汁样腹腔积液,即可诊断为胆瘘;如腹腔积液颜色虽正常,但上层呈泡沫样,立即留腹腔积液检测胆红素,结果≥20mmol/L 即诊断为胆瘘;如腹腔引流管无液体引出,切口有大量胆汁样液体渗出,表明已发生胆瘘,且引流管不畅。保护切口周围皮肤,经常更换敷料,以防皮肤受腐蚀和糜烂。根据患者的体温及血常规结果,遵医嘱给予抗生素。发生胆瘘时,若胆汁渗漏量较少,约在 2 周左右停止。当外渗量较多时,用双套管持续负压吸引引流,并行抗感染治疗,绝大多数胆瘘经引流后均能愈合。对长时间引流而胆瘘不能愈合者,可考虑手术。

（三）肝功能衰竭

肝功能衰竭是此类患者术后最严重的并发症之一，也是导致患者术后死亡的主要原因。国外有研究报道肝门胆管癌联合广泛肝切除术后肝功能衰竭的发生率高达 27.6%。

1. 常见原因　肝叶切除术后常损害肝功能，合并低蛋白血症，前白蛋白低下，加之伴随肝脏切除的创伤、出血、应激、麻醉、肝门阻断等因素，术后可出现急性或慢性肝功能衰竭。

2. 预防及护理措施　肝功能衰竭重在预防，术前严格控制手术指征，增加 FLR 的体积与肝储备功能；术后常规给予护肝治疗；重视供氧充分，保证肝脏氧供；控制感染，预防机体全身炎症反应综合征的出现；每天输入谷胱甘肽、门冬氨酸鸟氨酸可减少蛋白分解和降低血氨，并促进肝细胞的合成代谢；密切观察病情，以早期发现肝功能衰竭的前兆；同时给予足量维生素 K、维生素 B$_6$ 和维生素 C 等。一旦发生肝功能衰竭，目前尚无确切有效的治疗方法，控制感染，采用乳果糖、促肝细胞生成素、特殊氨基酸制剂、血浆置换等方法被认为是可能有效的治疗手段。同时加强对肾脏的观察与保护，预防肝肾综合征的发生；对于烦躁的患者，要加强安全防护，确保患者、家属及工作人员的安全。

（四）功能性胃排空障碍

功能性胃排空障碍的预后通常良好，但恢复时间差异较大，短则 1~2 周，长可达 3 个月之久。

1. 常见原因　目前具体原因尚不明确，可能与患者的精神、神经因素，手术创伤，贫血，营养不良，低蛋白血症，腹腔严重感染，吻合口重建时间较长等有关。

2. 预防及护理措施　术中操作轻柔，采用合理术式，提高手术技巧，缩短手术时间；术后给予营养支持，预防腹腔感染。术后一旦进食或拔除胃管后出现上腹部胀满、呃逆、恶心、呕吐大量胃内容物，吐后症状减轻或暂时缓解，予留置胃管引出胃液 800~1500ml/d。体征：上腹膨隆，有轻度压痛，可闻及振水音。行上消化道造影，可见造影剂滞留于胃内，胃蠕动减弱甚至消失，考虑有功能性胃排空障碍发生。给予禁食、胃肠减压，经胃管灌注高渗盐水，减轻胃黏膜和吻合口水肿；加强胃肠外营养支持，注意水电解质及酸碱平衡；适当使用促胃肠动力药，如根据医嘱胃管内注入吗丁啉、西沙比利等药物，缓慢静脉滴注红霉素，或肌内注射新斯的明；必要时配合针灸、中药治疗；鼓励患者多下床活动，以促进胃肠蠕动的尽快恢复；上腹顺胃走向由轻到重顺时针按摩；拔除胃管后给予患者正确的饮食指导，防止无节制的饮食而加重病情，以少量多餐、逐渐增加为原则，进食后 30min 内切忌平卧。

（五）肾功能衰竭

1. 常见原因　肾脏低灌注是肾功能损害的基础，其诱因很多，包括术前血容量不足、高胆红素的损伤、术中出血、术中血压大幅度波动、内毒素血症、氧自由基及细胞因子、内皮素和一氧化氮等直接的毒性作用，以及再灌注损伤是造成肾功能衰竭的一些主要原因。

2. 预防及护理措施　重视围术期肾功能维护，可避免肾功能衰竭的发生。对术前黄疸严重者注意减轻黄疸，并遵医嘱纠正水、电解质平衡紊乱，纠正酸碱失衡，改善营养状况，使用乌司他丁减少炎性介质，可提高手术耐受性；术中确保血压平稳，遵医嘱采用小剂量多巴胺、凯时或呋塞米注射液以提高肾脏的血流灌注。

（六）胸腔积液

胸腔积液是肝门部胆管癌联合肝切除术后常见的并发症之一，以右侧胸腔积液多见。少量或中等量胸腔积液，多无临床症状或仅轻微胸闷。胸腔积液量较多时，可出现明显的胸闷、发热、气促。

1.常见原因　肝叶切除术后腹腔积液经膈肌的缺损(或小孔)进入胸腔后形成胸腔积液；肝叶切除术后的炎性刺激；术后余肝合成蛋白能力低,造成低蛋白血症,引起胸、腹腔积液；胸、腹腔积液造成大量蛋白丢失,导致更多胸、腹腔积液；术后并发肺部感染。

2.预防及护理措施　术前指导患者戒烟,练习深呼吸、吹气球及有效咳嗽等；术后血压稳定后给予半坐卧位雾化吸入祛痰药物、督促深呼吸及咳痰锻炼等；密切观察生命体征的变化,注意有无胸闷、气促及体温波动。对于术后出现血氧饱和度下降、呼吸困难的患者,给予氧气吸入,氧流量为 2~4L/min,考虑有无胸腔积液。确认为胸腔积液后,对少量或中等量积液,不做常规胸腔穿刺；对积液量较多者,需在 B 超引导下行胸腔穿刺放出积液或留置胸腔引流管。穿刺过程中必须无菌操作,注意控制每次放积液的量；对留置引流管的患者,需妥善固定引流管,保持引流管通畅、密闭,准确记录引流液的颜色、性质及其量。对高热患者做好降温措施及高热护理,监测患者体温变化。

(七)腹腔感染

腹腔感染是肝门部胆管癌根治术后较严重的并发症之一。患者常出现高热不退,腹痛、腹肌紧张,腹腔引流管引流液混浊或呈脓性,同时出现全身中毒症状,或伴有呃逆,应怀疑腹腔感染的可能。

1.常见原因　多与腹腔引流不畅、胆漏合并感染、免疫功能下降等有关。

2.预防及护理措施　术前做好充分肠道准备；术中应反复清洗、合理放置引流管；术后尽早协助患者采取半坐卧位或坐位,保持引流充分,合理使用抗生素,增加营养摄入,增加机体免疫力能有效防止腹腔感染的发生。一旦确定有腹腔感染的发生,应配合医师将抽出的脓液送细菌培养(加药敏试验)。

护理过程中,做好伤口、皮肤的护理；谢绝探视,防止交叉感染；在无菌操作下更换敷料,并保持伤口、皮肤干燥；观察腹腔引流液和切口渗出物的颜色、气味、性状及伤口愈合情况。

六、出院前宣教

(一)定期复查

嘱患者定期随访,复查血常规、肝功能、相关的生化检查,AFP、B 超,必要时行 CT 检查,若有不适,及时就诊。

(二)用药指导

按医嘱坚持定时服药。在医师指导下用药,避免应用对肝脏有害的药物,切忌自行服药,以免加重肝脏代谢的负担。

(三)饮食指导

加强营养,"三高一低"饮食,高蛋白、高热量、高维生素、低脂肪饮食。忌油炸和刺激性食物,多食新鲜果蔬。肝硬化门脉高压者宜软食,每天少量多餐,忌食多刺及粗硬食物。有积液者,根据其程度进低盐饮食,禁食腌制食品。嘱患者禁烟、禁酒。养成定时排便的习惯,保持大便通畅,减少毒素的蓄积、吸收。

(四)伤口护理

出院后 2 周内禁忌泡澡,一期愈合的伤口 1 个月后可以冲淋,避免在伤口处用刺激性强的肥皂或浴液,若发现伤口红肿、疼痛、有炎性分泌物,应及时到当地医院就诊；同时避免右上腹受到意外创伤或外来暴力。

（五）休息与活动

术后 3 个月注意休息，保持稳定情绪，有利于肝功能的恢复。注意劳逸结合，进行适当的锻炼，避免劳累和重体力活动。

（六）T 管健康教育

肝门部胆管癌根治术后常规留置 T 管 1～1.5 个月；术后发生胆漏者，在胆漏终止后再留置 3 个月；发生胆道损伤者需留置 6 个月；胆道肿瘤姑息手术者需终身带管。无腹痛、发热；血象正常、黄疸消退、大便颜色正常；胆汁引流量下降、胆汁澄清透明；经 T 管造影示胆管内无异物，引流通畅；夹管 48h，无腹痛、发热、黄疸等则考虑拔管。拔管前先试行夹管，空腹夹管 2～4h，进食后夹管 2～4h，连续夹管 24～48h；夹管后无腹痛、发热、黄疸，可行 T 管造影。拔管后少量胆汁自窦道溢出，可用凡士林纱布填塞，拔管当天禁高脂饮食，避免腹压过度的运动，1周内窦道自行闭合。拔管后继续观察腹痛、发热、黄疸、食欲与粪便颜色，如有异常及时就诊。

（张敏）

第二十六节　肝内外胆管结石的围术期护理

肝内胆管结石是指始发于肝内胆管系统的结石，不包括胆囊收缩排石并上移至肝内胆管的结石，也不包括继发于损伤性胆管狭窄、胆管囊肿、胆管解剖变异等其他胆道疾病所致胆汁淤滞和胆道炎症后形成的肝胆管结石。大多为胆红素钙结石，很少情况下亦可有胆固醇性结石。肝内胆管结石因肝内胆管反复感染、胆管梗阻而常累及肝实质，大部分患者伴有营养不良、低蛋白血症、贫血、肝损害等全身状况，导致患者手术风险高、术后并发症多。肝内胆管结石的残石率、复发率高，多次手术导致病情复杂，是良性胆道疾病死亡的重要原因。外科治疗的基本原则是："解除梗阻，去除病灶，通畅引流，防止复发"。

一、适应证

1. 肝内胆管结石导致急性化脓性胆管炎，非手术治疗无效。
2. 全身状况（肝、心、肺、肾等）功能状况良好。
3. 肝内胆管狭窄、结石位于半肝或一叶。

二、围术期护理

（一）术前护理

1. 心理护理

（1）增加患者心理承受能力：评估患者的手术次数，对于多次手术的患者，由于疾病的反复发作，既往手术的不良心理刺激等，使患者可能对治疗失去信心，害怕再次手术，表现为情绪低落，不配合治疗护理等现象。护士及时评估患者的心理反应，倾听患者主诉，了解患者的患病及既往手术经历，给患者提供舒适的环境，增加心理支持，以关心接纳的态度让患者感受到被尊重、被接纳、被理解，耐心讲解疾病特点、成石原因，疾病治疗护理方法，与医师、患者共同制定适合患者的治疗护理方法，及时满足患者的合理需求，针对既往手术相关不良刺激，与患者共同制定解决方案，鼓励患者积极面对疾病，及时排除不良情绪，保持乐观积极的心态，以提高患者的心理承受能力。

（2）加强信息支持：多数患者期望了解关于疾病治疗、预后、康复、自我护理等方面的信息，尤其对再手术者，护士可通过面对面健康教育、视频信息、宣教册、宣教栏、宣教处方、公休座谈会、专题讲座、专家答疑以及疾病治疗进展讲座等多种途径向患者提供相关信息，以使患者积极面对疾病，学会自我护理技巧，提高生活质量。同时护士应及时向患者提供医院的相关信息、医护人员的专业技术水平与工作能力、患者的检查结果、诊疗计划等，以利于增加患者对治疗、护理的信心，以便其在治疗、护理过程中的配合。

（3）争取家庭支持：家属的态度和行为会直接影响患者的情绪反应，良好的家庭环境可使患者得到情感支持，提高治疗效果。但因疾病的反复发作，多次手术，部分患者家属会表现出疲倦、厌烦等情绪，反复的住院治疗增加了患者家庭的经济及精神负担，诸多因素致使家属无暇顾忌患者；这类患者往往缺乏家庭、社会支持、关心以及照顾。护士应及时了解患者的经济状况、家庭和社会支持情况，协调患者与家属关系，鼓励与指导家属合理安排时间，增加对患者的关心和照顾；对经济困难者，鼓励或协助患者与家属寻求多方支持，并根据患者的病情和经济状况配合医师选择成本低廉、效果好的治疗方法，尽可能避免诊断、治疗及护理过程中的重复检查，减少不必要的医疗费用，以确保患者的及时治疗。

2.术前评估

（1）既往史的评估：评估患者既往手术史及胆道疾病史，肝内胆管结石患者若术后半年内再次手术，局部组织水肿粘连严重，术中出血多，术野显示不清，术中更易出现意外，也不利患者的恢复。对有既往胆道手术史的肝内胆管结石患者，应配合做好充分的术前准备，了解既往手术方式；B超、CT和MRCP或PTC或MRCP等影像学检查可助了解结石的范围、肝叶有无萎缩以及整个胆道树的影像情况。评估患者有无吸烟、饮酒史，有无高血压、糖尿病、慢性乙型肝炎、心脏病等慢性疾病。术前嘱患者严格戒烟、禁酒，控制高血压及血糖，提高心功能，以增加手术耐受性，减少术后并发症的发生。

（2）全身状况的评估：进行护理体检，评估患者的疼痛评分、心理、皮肤、营养状况、心、肺以及肾脏等重要器官功能，判断患者能否耐受手术。进行肝功能、凝血功能检查，观察患者有无黄疸及其程度，有无腹腔积液、双下肢水肿、腹壁静脉曲张等表现，判断肝功能代偿状态以及是否合并肝硬化和门静脉高压症等，及时进行护肝治疗，补充维生素K，以增加对手术耐受性。

3.营养护理　肝内胆管结石的反复发作及胆道感染，胆道出血，胆汁性肝硬化等多种并发症，严重影响患者的营养状况，有30%患者的血红蛋白<100g/L，近90%患者的血浆白蛋白<30g/L，且多有低蛋白血症、营养不良的现象。患者术前给予高能量、高蛋白、高维生素、低脂肪为基础的饮食，保证能量合理摄入。根据患者的状况及有无胆管炎发作，与患者共同制订适合患者的色、香、味、形俱全的饮食（选择鸡蛋、牛奶、鱼肉、奶制品、豆制品等优质蛋白）。食欲较差、营养不佳者可静脉输入氨基酸、脂肪乳等营养物，纠正低蛋白血症。

4.控制感染　患者在急性发作期不宜行手术治疗，一旦发生感染，应首先根据经验用药，遵医嘱选用强效抗生素或联合应用抗生素，及时进行血培养及药敏试验，根据结果，调整抗生素的使用；控制患者体温在正常范围。合并急性化脓性胆管炎者不要在炎症急性期行切肝手术，可先行PTCD或ENBD（内镜下鼻胆管引流术）引流胆汁，待炎症消退后1～3个月手术，这样能减少术后并发症的发生。患者高热期间应做好患者的皮肤护理，保持皮肤清洁，加强基础护理。

5.疼痛的护理 向患者解释疼痛的原因及应对措施,指导卧床休息;观察患者疼痛的部位及性质,教会患者使用"长海痛尺"疼痛分级制度表达疼痛程度;在疼痛反复发作起始阶段采用听音乐、深呼吸、冥想等方法分散其注意力,减轻疼痛;疼痛急性发作时,嘱患者禁食、禁饮,避免诱发或加重疼痛;对疼痛激烈的患者适当给予解痉镇痛药物,但禁用吗啡。

6.呼吸道护理 嘱患者多休息,注意保暖,术前戒烟,进行深呼吸和有效排痰法的锻炼,预防上呼吸道感染。

7.肠道准备 注意询问患者有无便秘,必要时遵医嘱使用通便药物;避免腹部外力撞击和剧烈运动。通常术前12h禁食,4～6h禁水,根据不同的手术要求给予不同的胃肠道准备。

8.活动训练 指导患者练习床上排便、床上活动的方法与技巧。

9.术前一天准备 准备术中用物(含配、备血),包括用药(含药物过敏试验)、病历、影像学资料、腹带等;术前嘱患者取下假牙、眼镜、发夹、手表、饰品等贵重物品交家属妥善保管。

10.术前即时准备 填写手术患者交接记录单,与运送人员共同送患者至手术室。根据不同部位的手术要求备好术后用物,包括麻醉床、输液架、吸引器、吸氧装置、引流袋以及各种监护设备等。

三、术后护理

(一)常规护理

1.体位护理 全麻术后未清醒时患者去枕平卧、头偏向一侧,防止误吸,麻醉清醒后可改为半卧位;联合硬膜外麻醉者术后平卧6h后改为半卧位。

2.病情观察 密切监测患者的生命体征、神志、腹部伤口情况及尿量变化,遵医嘱监测血常规和肝功能状况,发现异常,及时报告医师,进行处理。

3.饮食护理 肝内胆管结石患者术前多存在营养不良,营养储备较差,术后手术应激、感染等均易导致分解代谢增加,引起低蛋白血症,患者抵抗力低下,延缓切口的愈合速度。术后早期给予肠外营养,根据化验结果,适当补充白蛋白,待肠道排气后给予流质食物,逐渐过渡到低脂半流,低脂普食。鼓励患者多饮水,使胆汁黏度降低,以促进胆汁排泄,起到冲洗胆道,促进残余结石排出的作用。

4.吸氧护理 术后持续低流量吸氧2～4L/min根据有无行肝叶切除术以及患者的情况决定吸氧时间。

5.疼痛护理 术后密切观察静脉镇痛泵的运作情况及镇痛效果,指导患者使用"长海痛尺"描述疼痛情况,根据患者疼痛评分分值及原因,采取相应的镇痛措施。

6.活动护理 麻醉清醒后患者取半坐卧位,在床上进行四肢肢体运动、协助翻身及轻叩背部;术后第一天在床上做抬臀运动全天50次,促进肠蠕动,防止发生肠粘连;术后第二天床上抬臀全天100次,每次运动以患者不感到疲劳为度;术后第三天,可在他人搀扶下下床或进行室内短距离行走;手术4d后可根据患者情况逐渐增加活动量。

7."T"管的护理

(1)密切观察引流液的颜色、性质和量。正常成人24h胆汁分泌量500～1000ml,胆汁正常颜色为金黄色,较黏稠、清亮无渣,根据引流液量、颜色、性质判断病情。胆汁量过少提示肝功能衰竭、胆汁有进入肠道的可能;胆汁突然减少或无胆汁引出提示T管堵塞、扭曲、打折或脱出;胆汁量过多提示胆总管下端梗阻、肝功能不全的可能;胆汁颜色过淡、稀薄则提示有肝功能不全的可能;胆汁浑浊、绿色有絮状物提示感染、肠液返流的可能;胆汁泥沙样细渣提示残余结石;胆汁呈血性提示有胆道出血。

（2）严格无菌操作,引流管出皮肤处定期换药,引流袋每周更换 2 次,引流袋放置于切口下 30cm 以上,防止逆行性感染。

（3）妥善固定,T 管露出皮肤处用红色记号笔标记,引流袋悬挂于床边,夹子固定于床单,保持 T 管一定长度,以利患者翻身、活动时,T 管不被牵拉;按时巡视,班班交接,检查 T 管缝扎线是否固定于皮肤,长期置管者如缝扎线脱落应及时处理。保护引流管口周围皮肤,如有胆汁渗漏,应及时换药或放置引流管引流。

（4）保持引流管通畅,不可打折、受压,胆汁突然减少可由上向下挤压引流管,以防残余结石、蛔虫堵塞引流管。密切观察患者的生命体征、腹部体征情况,有无发热、腹痛、反射性腹肌紧张等,尽早发现胆漏、感染等病情变化。观察患者是否有腹胀、黄疸、食欲情况及粪便颜色变化,以便了解胆管通畅情况。

四、并发症的观察及其护理

（一）感染

1. 常见原因 肝内胆管结石患者多伴有胆管炎,肝切除术中采用肝门血管阻断易出现胃肠道瘀血、水肿,从而导致细菌移位和内毒素血症;切口内无效腔、异物、血肿、局部组织血供不足、腹腔引流管引流不畅、胆瘘合并感染、膈下积液导致细菌繁殖滋生;术中切口被胆汁、泥沙、结石等污染;机体抵抗力下降,合并有贫血、低蛋白血症、糖尿病、营养不良或肥胖等。

2. 预防及护理措施 严格做好术前准备,控制胆道感染,合并有急性胆管炎者不宜在炎症急性期行切肝手术;术前 6 周禁烟,严格评估肺功能情况,加强肺功能锻炼预防肺部感染的发生;术中缩短手术时间,减少手术麻醉对患者的打击,减少肝门阻断时间及创面暴露时间;术中使用胆道镜时,合理评估彻底清除结石以及手术时间延长的风险,必要时放置 T 管,行术后胆道镜取石;术中反复清洗,减少污染,妥善放置引流管;合理使用抗生素,根据病原菌种类及药敏结果使用,长期使用抗生素者,应预防多重耐药及真菌感染的发生;术后密切观察患者的体温、血常规及切口渗出物的颜色、气味、性状及伤口愈合情况,保持切口敷料干燥,若切口处有发红、肿胀或有脓性分泌物,在无菌操作下更换敷料,必要时置引流管引流;术后尽早协助患者采取半坐卧位或坐位,保持引流管通畅,若有脓性液体引出,细菌培养阳性,可行庆大霉素 16 万单位＋0.9％氯化钠注射液腹腔冲洗;合并有糖尿病者严格控制血糖;合并有贫血及低蛋白血症者增加营养,遵医嘱适当给予白蛋白;术后鼓励患者有效深呼吸、咳嗽、咳痰,早期床上及下床活动,协助患者翻身叩背,必要时行雾化吸入,预防肺部感染的发生;保持病房空气清新;术后保持胃肠减压通畅引流,防止胃液误吸入肺内,增加肺部感染的风险;控制探视人员,防止交叉感染。

（二）出血

1. 常见原因 血管结扎线脱落;肝功能不全、肝硬化引起凝血功能障碍;既往有胆道手术者多伴有粘连,形成丰富的侧支循环网,粘连的分解增加了手术时间及术中出血量,术中大量输血会消耗凝血因子,增加术后出血的风险;止血方法不妥;腹腔感染,血管被腐蚀而破裂出血。

2.预防及护理措施　密切观察患者的生命体征、神志、面色及尿量的变化,患者一旦出现面色苍白、出冷汗、烦躁、口渴、脉速、低血压等失血性休克表现时,应首先考虑腹腔内出血的可能,及时报告医师;保持腹腔引流管通畅,密切观察引流液的颜色、性状及量,如腹腔引流液颜色鲜红且每小时引流量超过 200ml 或术后 4h 超过 400ml 且引流管有温热感,腹腔双套管内套管引流液滴速超过 30 滴/min,留取腹液检测血红蛋白的同时检测血常规,腹液血红蛋白的值达到血常规中血红蛋白值的一半或以上,应立即通知医师,及时处理;观察腹部切口及腹部情况,如腹部切口有大量鲜红色液体渗出,患者腹胀、腹部膨隆,无论引流管内是否有血性液体引出,均应行 B 超及腹腔穿刺明确诊断;一旦有出血发生,迅速建立两条以上大口径静脉通路,急查血常规、血型、备血,遵医嘱给予补液、输血、应用止血药物等止血、扩容治疗;做好必要的辅助检查,协助医师做好床边 B 超及腹腔穿刺等必要的辅助检查,以明确诊断;保持呼吸道通畅,给予氧气吸入;做好急诊术前准备工作。

（三）肝功能衰竭

1.常见原因　患者术前大多伴有肝功能异常、肝纤维化、合并低蛋白血症;肝叶切除术后损害肝功能;手术应激、麻醉、肝门阻断、感染、出血等。

2.预防及护理措施　急性肝功能衰竭通常在术后即刻出现,慢性肝功能衰竭则多发生于术后数天或数周内,肝功能衰竭重在早期发现及预防。术前评估患者的肝功能情况,对肝储备功能进行初步评估,严格控制手术指征;术后密切观察患者的性格、行为、意识、睡眠等状态,观察黄疸、尿量及肝功能的变化;术后常规给予护肝治疗;供氧必须充分,保证肝脏氧供;给予抗生素控制及预防感染,预防机体全身炎症反应综合征的出现;每天输注大量葡萄糖液、谷胱甘肽、支链氨基酸、门冬氨酸鸟氨酸可减少蛋白分解与降低血氨;口服乳果糖以及乳果糖或 25%硫酸镁灌肠导泻;对于烦躁不安的患者,遵医嘱给予适当的约束,确保患者、家属及工作人员的安全;同时严密观察患者,预防多器官功能障碍综合征的发生。

（四）胆漏

1.常见原因　多与术中操作误伤胆管、失血,术后营养不良有关,少数与 T 管引流,肝创面组织坏死有关。多发生于肝断面或胆肠吻合口处。

2.预防及护理措施　术后密切观察生命体征及腹部体征的变化,注意有无发热、腹膜刺激征表现;术后积极增加营养,治疗及预防低蛋白血症;保持 T 管及腹腔引流管引流通畅,严密观察引流液的性质、色、量;密切观察患者腹部切口及敷料情况,如有胆汁样液体渗出,应及时换药,保护切口周围皮肤,渗出较多时可放置切口负压引流管;腹腔引流管引出胆汁样腹液或腹液胆红素≥20mmol/L 即可诊断为胆漏;保持患者呈半卧位,以有利于引流,防止炎症的扩散;通常胆漏经增加营养、充分引流等保守治疗 2～4 周会自行改善,对长时间引流而胆漏不能愈合者,可考虑手术。

（五）胸腔积液

1.常见原因　主要由于术后低蛋白血症及肺部感染引起。

2.预防及护理措施　术前 6 周内戒烟,进行肺功能锻炼;术后密切观察患者的呼吸及血氧饱和度情况,有无气短、胸闷、憋气、血氧饱和度下降等表现,如有异常给予氧气吸入;密切观察患者的体温变化,做好基础护理,增加患者的舒适度;指导患者取半坐卧位或坐位,以利于膈肌下降,改善呼吸;加强饮食护理,给予高蛋白、低盐饮食,促进胸腔积液的吸收;对于积液量较多的患者,需在 B 超引导下行胸腔穿刺放胸腔积液或留置胸腔引流管,做好与引流管相关的护理观察。

五、出院指导

(一)定期复查

肝内胆管结石具有高复发率,且长期结石易导致胆管癌、肝癌的发生,患者术后应定期复查血常规,肝、肾功能、CA19-9、CEA、B超或CT检查,做到早发现、早治疗。

(二)饮食指导

加强营养,"三高两低"(高蛋白、高热量、高维生素,低脂肪、低胆固醇)饮食,以促进切口愈合,增加机体抵抗力,预防结石复发。忌油炸和辛辣、刺激性食物(如辣椒、芥末、奶油),忌烟酒等。建立规律、适量饮食,切忌暴饮暴食,定时进早餐,减少胆汁潴留,每天多饮水,降低胆汁黏度,以促进胆汁排泄,起到冲洗胆道、预防结石复发。注意饮食卫生,预防腹泻,保持肠道内菌群平衡,减少胆管炎的发生。保持排便通畅,预防便秘,减少毒素吸收。增加膳食纤维(多吃粗粮、新鲜蔬菜和水果)以减少结石形成。多食香菇、木耳、洋葱等降胆固醇的食物。T管引流患者会导致大量胆汁丢失,易引起营养吸收不良、电解质紊乱;胆汁多,食欲差的患者可口服胆汁;定期复查电解质的变化,预防低钠、低钾,鼓励患者多食柑橘、香蕉、猕猴桃等含钾丰富的食物,多喝菜汤、鱼汤以补充水分和钠盐。

(三)伤口及"T"管护理

患者出院后每周换药2次,密切观察切口愈合情况。带T管出院者,观察T管周围有无红肿、疼痛、分泌物,T管缝扎线是否固定于皮肤,如缝扎线脱落应及时处理。每周更换引流袋两次,做好引流液颜色、量及性质的自我观察。避免右上腹受到意外创伤或外来暴力。告知患者及家属T管的重要性、意外拔管的危害及预防T管滑脱的方法,确保T管的在位通畅引流。拔管当天禁食高脂饮食,避免腹压太大的运动,一周内窦道自行闭合。拔管后继续观察腹痛、发热、黄疸、食欲以及粪便颜色,观察有无胆汁性腹膜炎发生,如有异常应及时就诊。

(四)休息与活动

术后3个月注意休息,保持稳定情绪,有利于肝功能的恢复。注意劳逸结合,进行散步、太极拳、骑自行车等有氧锻炼,避免劳累和重体力活动。

(五)随访指导

患者出院1个月后由专业护士对其进行电话或小区上门随访,了解患者带管、复查、出院后健康状况及自我护理情况。对患者的疑问及时给予相应健康宣教,协助患者养成良好饮食及生活习惯,鼓励患者积极参与自我护理,在做好防护的情况下积极融入社会、从事力所能及的工作,以提高患者的自我管理的能力,增加患者的自信心,促进患者身心康复。对带管患者每月随访,直至引流管拔除后1周;做好引流管的自我护理宣教,及时解决引流管的相关问题,并做好落实跟踪,确保患者的带管安全。

(张敏)

第二十七节　胰腺癌的围术期护理及护理研究进展

一、胰腺癌的围术期护理

胰腺癌的发病率近年来在国内外均呈明显上升趋势,它可发生于胰腺的任何部位,头部多见。Nakase 等综合 2792 例胰腺癌分析,其中胰头癌 1819 例(占 65.2%);体尾癌 619 例(占 22.2%);全胰癌 354 例(占 12.6%)。胰十二指肠切除术是治疗胰头癌、十二指肠癌、胆总管下端癌、壶腹癌的有效手段,手术切除范围包括部分胰头部、胆总管及胆囊、十二指肠、空肠上端和胃幽门区以及这些脏器周围的淋巴结清除、消化道重建等。此手术范围大,难度高,手术持续时间长,且术后并发症多,是腹部外科最为复杂的手术之一。

(一)术前护理

胰腺癌患者大多有食欲下降,消化吸收不良、腹泻及黄疸等临床表现,根治性切除术手术创伤大、手术时间长、出血多,死亡率高。术前需做好充分准备,以保证手术顺利。

1.心理护理　与患者密切沟通,鼓励患者表达自己内心感受,向患者及其家属说明手术的必要性、风险性、可能发生的并发症以及术后恢复的过程与注意事项,以争取患者和家属的信任。耐心讲解疾病以及与手术相关的知识,介绍行手术的相关专家,帮助患者树立战胜疾病的信心,同时综合分析患者的生理心理特点,做好预见性护理工作,加强提高护理安全管理。

2.术前评估

(1)一般状况评估:术前了解患者的全身状况,询问病史,进行护理体检,评估患者的心理、皮肤及营养状况,进行疼痛评分,询问有无贫血、出血倾向、服药史与药物过敏史等。

(2)辅助检查:血、尿、粪常规及血型检测,出、凝血时间测定,肝肾功能、乙型肝炎标记物检测,肿瘤免疫标记物测定,肺功能、胸部 X 射线片、心电图、B 超、胃镜、CT 或 MRI 等检查,做好各项辅助检查的健康教育。

3.营养支持　营养不良会影响术后的伤口愈合、增加术后并发症的发生。给予患者高蛋白、高碳水化合物、高维生素、低脂的普通饮食或清淡半流质饮食,豆类制品、鱼类、蔬菜、水果及菌菇类食物含有大量的维生素,具有较好的抗氧化功能且易消化吸收;避免高脂肪、高糖类的摄入;禁烟限酒。必要时遵医嘱经胃肠外途径补充足够的热量、氨基酸、维生素、电解质,维持患者良好的营养状态。

4.肠道准备　患者术前 3d 进少渣半流质,术前 1d 进流质;术前 3d 遵医嘱予口服肠道不吸收的抗生素(新霉素、卡那霉素、甲硝唑或庆大霉素);术前 1d 下午 14:00 给予导泻药物,2h 内喝完,对于不能经口进食者术前晚清洁灌肠,20:00 开始禁食、禁饮水。

5.皮肤准备　根据患者入院时胆红素水平,采取相应措施缓解患者的黄疸、瘙痒等症状。护理人员应协助患者修剪指甲,防止抓破皮肤而继发感染;指导患者穿着宽松的纯棉内衣;每天用温水擦浴,禁用肥皂、碱性溶液,以防止碱性物质刺激皮肤而加重瘙痒症状;若瘙痒难以忍受而影响睡眠者,遵医嘱适当给予镇静剂。

6.术前讨论　护士长与责任护士参加全科病例讨论,对患者的全身情况作详细的评估,了解患者目前状况及准备实施的手术方式,熟悉手术情况与术后并发症及其处理,制订详尽的护理计划。

（二）合并恶性梗阻性黄疸的护理

由于恶性梗阻性黄疸患者会出现高胆红素血症、高胆盐血症和胆道高压症等三高现象，可引起四大障碍（凝血机制障碍，肝、肾功能障碍，免疫功能障碍及胃肠道功能障碍），是胰十二指肠切除术后高并发症及病亡的重要因素；术前减轻黄疸可降低术后并发症的发生率及病死率。

1.术前减轻黄疸的参考依据

（1）黄疸指数（TB）＞170～205pmol/L 或 170～304pmol/L 以上时。

（2）难以区分良、恶性者，可从胆道树图像通过支架管作胆道造影，了解病情的分期、分级。

（3）长期、持续性黄疸患者。

（4）合并严重营养不良、全身状况差的患者。

（5）合并严重胆管炎者。

（6）高位胆管癌或进展性胆囊癌需行扩大性肝切除者。

2.术前减轻黄疸的方法　包括内引流和外引流两种：内引流主要是经十二指肠镜胆汁内引流（ERBD）；外引流主要包括经十二指肠镜下鼻胆管引流术（ENBD）和经皮穿刺胆道引流术（PTCD）。PTCD 及 ENBD 在临床应用较为广泛；ERBD 价格昂贵，多用于失去手术机会患者的姑息治疗。PTCD 可在造影透视或 B 超引导下操作，操作相对简单，但是对护理要求较高。

（1）ENBD 内引流的优点：胆汁进入肠道，恢复了正常的胆肠循环，更符合生理状态，肠道的消化吸收功能得以改善，有利于患者营养状态的改善；胆盐及大量免疫球蛋白（分泌型 IgA）随胆汁进入肠道，能够灭活、分解或中和肠道内的内毒素，减轻梗阻性黄疸时的内毒素血症，减少体液丢失，有利于水、电解质平衡及血流动力学的稳定。

（2）ENBD 内引流常见并发症：急性胰腺炎、急性化脓性胆管炎、碘过敏性休克以及十二指肠穿孔，经内镜途径行胆道造影时往往须同时行部分括约肌切开，切开部位有出血危险；另外经内镜途径时胆道并非无菌操作，造影置管过程中可能会将细菌带入胆道而发生胆管炎、败血症等并发症。

（3）PTCD 外引流的优缺点：简便易行，创伤较小，减轻黄疸效果较好，二次手术时仍可用作胆道引流，但是引流管往往易脱落，护理难度大。

（4）PTCD 外引流常见的并发症：菌血症或败血症、胆汁血症、出血（包括肋间动脉出血和腹腔内出血）、胆瘘及胆汁性腹膜炎、引流管脱落及堵塞、感染为 PTCD 外引流常见的并发症，少数患者会出现术中胆心反射、假性动脉瘤、血气胸等，肿瘤沿引流管道种植较罕见。

（三）术前合并症（糖尿病，高血压，冠心病）的护理

原发性十二指肠乳头癌合并症主要有高血压、冠心病、心律失常等心血管系统疾病，慢性气管炎、陈旧性肺结核等呼吸系统疾病以及急慢性胰腺炎及糖尿病等。合并症以老年人高发，有研究报道 76 例行胰十二指肠切除术老年患者的合并症发生率高达 67.1%，并认为合并症增加了手术风险，降低了患者的手术耐受性，术后并发症发生率增高，延长了患者的术后恢复期，甚至有一定的病死率。因此要求术前详细了解患者的既往病史、服药情况及相关疾病的就诊情况，做好术前检查，控制患者的血压与血糖。

(四)术后护理

1.常规护理

(1)全麻清醒后,通常取半卧位,但行血管吻合者宜取平卧位,以免半卧位时因重力作用造成对吻合口的牵拉。

(2)继续监测患者的生命体征及尿量,观察患者神志变化,遵医嘱监测血常规,淀粉酶值和肝肾功能状况,监测血糖、尿糖及酮体,并准确记录。发现异常,报告医师,及时处理。

(3)维持水、电解质平衡,加强营养。

(4)密切观察胃肠减压、胆道引流、胰瘘引流、腹腔引流等各种管道引流液的色泽及性质变化,准确记录各种引流量,并注意保持各管道引流通畅。

(5)患者有黄疸及肝功能损害时,遵医嘱护肝治疗,给予足量的维生素 B、C 及 K 等;正确使用抗生素。

2.各种特殊管道的护理 胰十二指肠切除术后置管较多(通常有胃管、尿管、腹腔双套管、腹腔引流管、T 管、空肠造瘘管、胰管、深静脉置管等),引流管种类越多对临床护理的要求就越高。

(1)空肠造瘘管的护理:用醒目标签标识空肠造瘘管,红色记号笔标记管道出皮肤的位置;用固定夹双固定导管,以防导管移位滑脱,并认真交接班;严格无菌操作,防止感染,使用空肠营养时严格按照输液标准;保持管道通畅,防止堵塞:为了防止营养液残留堵塞空肠造瘘管或引起细菌滋生,导致消化道疾病,每次使用肠内营养前后,均需要冲洗管道,连续输入24h,必须每隔 8h 冲管一次。每次管饲后,要将造瘘管末端夹住,然后连接无菌引流袋。

(2)胰管的护理:目前临床上常用的胰管是由塑胶导管与输液器最细段连接组合而成,因此要求妥善固定,经常查看,保证引流通畅,以防管道脱出。

(3)腹腔双套管护理:腹腔双套管的内套管接负压吸引,外套管接冲洗液或直接用无菌纱布包裹。

1)妥善固定双套管,保持通畅,以防引流管扭曲、受压、堵塞或脱落。

2)观察并记录引流液量、颜色及性质,若 1h 内吸出鲜红色血性液体超过 200ml,或每分钟超过 30 滴,且引流管有温热感,则应怀疑有活动性出血可能,需及时报告值班医师。

3)倾倒引流液时注意无菌操作,每天更换腹腔冲洗液及负压收集袋。

4)如内套管堵塞应及时通知经治医师,必要时更换内套管,更换时应注意内套管长度适宜并严格执行无菌操作。

5)置管 3~5d 后,如腹腔引流液颜色较淡,24h 量少于 20ml,腹部无阳性体征者可考虑拔管。

6)特殊原因 1 周以上不能拔管的,每 7d 更换整套负压吸引装置。

(五)并发症的观察及其护理

1.胰瘘 胰瘘是胰十二指肠切除术后最为常见与严重的并发症,发生率 2%~27%。也是该手术死亡的主要原因,此情况下所发生的胰瘘有其本身的特点:手术的创伤范围大、组织损伤重、患者多处于全身营养不良和免疫能力降低的状态,故其继发的并发症多且严重。

(1)临床表现:国际胰瘘定义研究小组(ISGPF)对胰瘘的定义范围较广,其中最主要的一条就是:术后 3d,从引流管(术中或术后放置)引出液体中淀粉酶含量超过正常血清淀粉酶水平的 3 倍,即可认为是胰瘘。术后 5~7d,患者出现腹胀、腹痛、高烧、黄疸加重以及腹腔引流管有水样引流液增加等症状时,应考虑发生了胰瘘,检测引流液的淀粉酶即可确诊。胰瘘液呈碱性,pH7.5~8.6,含有一种或数种消化酶。每天流出量少则数毫升,多则 2000ml 以上。临床根据引流液的多少将胰瘘分为大、中、小三型(大型瘘引流量每天在 1000ml 以上;中型瘘引流量每天 100~700ml,小型瘘引流量每天不足 100ml)。胰瘘手术治疗的适应证较严格,小型瘘可观察 6~12 个月;中型瘘大致观察 2~6 个月,大型瘘可观察 1~2 个月。Jordan 等报道 101 例胰瘘处理经验,认为必须手术的病例约为 10%;黎介寿等认为放射治疗可抑制胰腺分泌,促使瘘管闭合。

(2)护理

1)保持引流通畅:通畅的引流是获得胰瘘闭合的前提,因此要确保引流管的通畅,应配合医师放置腹腔双套管,保持腹腔引流管引流通畅,持续充分引流,情况好转后可改成腹腔单腔管引流。严格无菌技术操作,每天更换引流袋,正确记录引流液的量及颜色性质,引流管周围皮肤涂氧化锌软膏予以保护,以防止胰液刺激皮肤发炎。当引流管内胰液引流量明显减少或已经无胰液流出时,不宜立即拔管,而应逐渐退管,在确定无胰液流出时,方能拔管。

2)控制感染:感染的存在会直接影响胰瘘的闭合,术后的胰瘘多合并感染,遵医嘱留取细菌培养,根据医嘱正确使用抗生素。

3)进食控制与营养支持:适当禁食,让消化道处于休息状态以避免刺激胰腺分泌,将有利于瘘道的闭合。根据患者病情可选择全胃肠外营养。最好的方法是经术中放置的营养管进行肠内营养(EN),经济且实惠,有利于胃肠功能的维持,无肠外营养的并发症。

4)保持水、电解质平衡:胰液引流量较大时,由于每天丢失大量的碱性胰液,易于导致代谢性酸中毒,必须予以纠正,以等量的等渗晶体液补充。也可遵医嘱使用抑制胰腺分泌的药物(如生长抑素),配合全肠外营养的应用可促进胰瘘的自愈。

2.出血　术后出血是胰十二指肠切除术后最严重并发症之一,常有生命危险,出血的严重程度往往影响患者术后恢复。

(1)临床表现:国际胰腺外科学研究小组 2007 年新修订方案指明术后出血程度分级如下。

1)轻度出血:血红蛋白的浓度轻度减少,无明显临床症状或仅有心动过速、血压下降等,无需手术或介入治疗。

2)中度出血:出现呕血、便血或引流管有血性液体引出,血红蛋白的浓度减少不超过 1.5g/dL,出血可以自行停止,无需输血或红细胞治疗。

3)重度出血:血红蛋白的浓度减少超过 3g/dL,出现心动过速、血压下降等临床症状,需输血、红细胞以及手术或介入治疗。根据出血部位的不同,可分为腹腔内出血和消化道出血;腹腔内出血主要表现为创面广泛渗血或引流管突然出现血性液体;消化道出血时则表现为呕血、黑便、胃管引出血性液体并伴有生命体征的改变。

(2)护理

1)腹腔内出血:因胰腺癌根治性切除术的创面大,切除范围广,吻合口多,最易出现腹腔内出血。应密切观察患者的生命体征变化及神志、面色变化,注意血压、脉搏及尿量的变化,特别是脉压差的变化,一旦出现烦躁、口渴、脉快、低血压、失血性休克表现时,应首先考虑腹腔内出血的可能,及时报告经治医师。保持腹腔引流管通畅,对各种引流管如腹腔单腔管、腹腔双套管、胰管、空肠造瘘管等应注明标识,密切观察引流液的性状及其量,如腹腔双套管内出现鲜红色血性液体,引流量每小时超过 100ml,且伴有脉搏细速,脉压差减少,皮肤湿冷等情况,应及时报告医师,迅速建立静脉通路,急查血常规、备血,遵医嘱使用止血药物,扩容治疗。

2)消化道出血:可见吻合口出血(吻合口止血不完善或消化液对吻合口的腐蚀,可致吻合口出血);吻合口溃疡出血(吻合口的空肠侧因胃酸的作用,可致空肠发生溃疡出血);应激性溃疡出血(根治性切除术创伤大,可发生应激性溃疡等)。合并梗阻性黄疸时,胃黏膜的电位差、血流量均降低,胃黏膜抵抗力明显下降,也易发生应激性溃疡。当患者突然出现呕血、便血、胃管引出大量血液时,会出现极度的紧张和恐惧,护士在采取迅速有效救治措施的同时,应适当进行心理护理,安慰并鼓励患者,及时更换被污染的衣物被服,缓解患者的紧张情绪。密切观察患者的生命体征,记录呕血、便血的量、次数与性状。患者呕血时,协助患者去枕平卧,头偏向一侧,保持呼吸道通畅,避免误吸。保持胃管引流通畅,减轻消化液对吻合口的腐蚀。遵医嘱及时应用止血剂、抑酸药(控制胃液的 pH 值在 $3.4 \sim 4.5$)、$4℃$ 去甲肾上腺素冰盐水灌注及内镜下止血等,大多数出血可被控制。

3.胆漏　胆漏是胰十二指肠切除术后常见并发症,胆漏多发生在术后 $5 \sim 10d$(发生率15%)。胆漏多表现为腹痛、腹胀和高热,多见于术后 $5 \sim 10d$。临床表现为腹腔引流管内有胆汁样液体流出,部分患者胆漏的引流液含有较多的渗出液和肠液,需要检查引流液中胆红素浓度和胰酶浓度来诊断。胆漏的发生与吻合口有张力,或胆总管游离过多而缺血,或吻合时肠管直径大于胆管而形成小的裂口等因素有关。胆肠吻合口与胰肠吻合口相距较近,若发生胰瘘,胰液的腐蚀往往会导致胆漏。该类并发症的护理应保持引流通畅,通常保守治疗均能治愈,如引流量较大,应考虑手术、修补瘘口,并置 T 管引流和重新放置引流管。

4.胃排空延迟(胃瘫)　胃排空延迟(delayed gastric emptying,DGE)是胰十二指肠切除术后常见并发症之一,其发生率为 $12\% \sim 45\%$。

(1)临床表现:复旦大学附属中山医院提出国内诊断胃排空延迟的标准如下。

1)经一项或多项检查提示无胃液流出道机械性梗阻,但有胃液潴留。

2)胃液引流量每天在 800ml 以上,并且持续 10d 以上。

3)无明显水电解质紊乱、酸碱失衡。

4)无引起胃瘫的基础疾病,如糖尿病、甲状腺功能减退等。

5)未应用影响平滑肌收缩的药物。

尽管国内外学者对手术后胃肠动力的变化已经做了大量的研究,但迄今为止对手术后胃排空延迟的确切机制尚未完全清楚。胃排空延迟的预后虽然良好,但因患者的个体性差异,恢复时间长短差异极大,短则 $1 \sim 2$ 周内,长则可达 3 个月之久。

(2)护理

1)心理护理:精神因素通过影响迷走神经的兴奋性而与胃瘫发生及恢复有密切关系,心理护理是胃瘫恢复的基础。胃瘫患者恢复过程较慢,住院时间长,长时间不能进食,并有频繁的恶心、呕吐;行胃肠减压时存在咽喉部不适感;患者的心理负担重,可出现不同程度的恐惧、焦虑、紧张、烦躁等。应安慰及告知患者及家属,这是一种功能性改变的并发症,经非手术治疗是可以治愈的;减少精神因素所致的慢性应激,有利于尽快恢复。

2)营养支持:纠正贫血、低蛋白血症。胃瘫出现初期尽早提供营养支持,对恢复胃壁功能有明显作用。做好全胃肠外营养的护理及肠内营养的护理,营养液输注循序渐进,浓度要由低到高、速度从慢到快、用量逐渐增加;输注方式从肠内外结合过渡到肠内营养,再通过肠内营养与饮食的结合过渡到正常饮食。东方肝胆外科医院胰十二指肠切除术在术中常规放置空肠造瘘管,术后24h即开始实施肠内营养,不仅给患者提供自然、全面、均衡的营养,促进患者营养状态的改善和身体康复,更重要的是降低了药物费用。

3)维持水电解质及酸碱平衡:高血糖对胃动力有抑制作用,并与血糖高低呈正相关,高钾、低钾均可使胃肠道平滑肌张力减退,从而加重胃瘫;定时监测水电解质及血糖,根据结果及时调整监测频率。

4)促进胃肠蠕动:遵医嘱胃管内注入多潘立酮片(吗丁啉),促进胃动力恢复。并可辅以中药、穴位针灸等治疗。鼓励患者术后早期活动,以促进胃肠蠕动的尽快恢复。上腹顺胃走向由轻到重行顺时针按摩;鼓励患者做抬臀运动,能起床者则鼓励其多下床活动。

5)温盐水洗胃的护理:禁食水,保持胃肠减压通畅,经胃管灌注温高渗盐水100ml洗胃,每天2~3次,可以消除残胃内的食物残渣及缓冲胆汁、胰液的侵蚀,减轻胃黏膜和吻合口水肿,促进胃功能的恢复。洗胃前检查确认胃管在胃内后,用50ml注射器抽吸胃液后,将3%的温盐水50ml经胃管缓慢注入,温度以30~35℃为宜,2min后等量回抽(反复4次,共计温盐水200ml)。洗胃时应注意准确掌握每次的灌注量,液量过多易引起胃扩张,过少则达不到预期效果。禁用电动吸引器和中心负压装置洗胃,以免负压过大引起胃穿孔或大出血。洗胃时严密观察患者的病情变化,若有异常,立即停止洗胃操作,并通知医师及时处理。

6)胃管内注入药物的护理:每次药物注入前,检查确认胃管是否在胃内,药物需完全溶解后经胃管缓慢注入,注入药液温度以30~35℃为宜,过高可致胃黏膜充血,过低易引起胃痉挛。注药完毕后注入温水5ml,胃管夹管1h后开放,注药时严密观察病情变化,经常询问患者的感受,若出现腹痛,脉速,虚脱时应立即停止注入,及时通知医师处理。需要严格准确记录每次注入药物的剂量。

5. 胃肠吻合口瘘 胰十二指肠切除术后发生胃肠吻合口瘘,主要因素为患者全身状况欠佳(营养不良、低蛋白血症、糖尿病、肝肾功能不全、腹腔积液等;吻合口局部水肿、血运障碍、吻合口部位有瘢痕、吻合口周围感染、吻合张力大、输出襻梗阻等);技术水平的原因为吻合器使用不正确、吻合钉缺失、吻合操作技术差等。

(1)临床表现:吻合口瘘可在术后1~3d发生,多数发生在术后约7d。表现为引流管引流出胃肠内容物、与手术恢复过程不符合的发热、腹痛、腹胀、白细胞升高,有的表现为经口进食后,出现发热,引流液混浊。

(2)护理:预防为主,一旦发生吻合口瘘,应立即禁食,保证引流管通畅、有效、充分引流,每天更换引流袋,准确记录。遵医嘱按时应用抗生素,控制感染,每天4次监测体温,发现异常及时报告医师。保证患者的营养支持,进行肠内营养。吻合口瘘可能会造成异味,增加患者及家属心理上的焦虑,应加强心理疏导,密切观察患者的心理变化,指导患者及家属正确应对,同时给予宽慰与帮助。

6. 腹腔内感染 腹腔感染是胰十二指肠切除术后较为严重的并发症之一,多由胰瘘、胆漏或腹腔内渗液合并感染所致。国外文献报道的发生率在2%~8%,国内有报道发生率可高达20%~25%。

(1)临床表现

1)术后体温>38℃,白细胞>10×10^9/L,腹痛、腹胀和明显的腹膜炎体征。

2)腹腔脓性引流液,细菌学培养阳性。

3)影像学检查或再次手术证实腹腔内有感染病灶存在(化脓性渗出、脓肿等)。患者高烧、腹痛、腹胀、肠鸣音减弱,进食不佳,身体逐渐衰瘦,发生贫血、低蛋白血症等。严重者发生中毒性休克,导致肺、肾、心等多器官功能衰竭死亡。

(2)护理:各种操作均需无菌,术前遵医嘱给予抗生素;护理时应保持腹腔引流管引流通畅,若引流管堵塞,应及时通知经治医师;遵医嘱重视抗生素的合理应用;一旦确定膈下积液或感染,配合医师抽取积液送细菌培养,并注入抗生素或置入引流管持续引流。遵医嘱输注血液、血浆、人血白蛋白,静脉高营养等。

7.继发性血糖升高 实验研究表明,切除70%以上的胰腺,胰内分泌功能将受到影响。当全胰切除或绝大部分切除后,胰腺内分泌胰岛素完全消失或明显减少,即可引起血糖升高,继而出现继发性糖尿病。

术后血糖升高及营养补充,可分为三个阶段:即经静脉营养阶段、经静脉与肠内营养阶段和经肠营养阶段。第一阶段,即完全经静脉提供营养阶段(手术结束后约10d);该期糖代谢很不稳定,血糖极易波动,需反复检查血糖、尿糖和尿酮体。以中心静脉营养液内加普通胰岛素为基础,不足部分用微量持续注射泵静脉滴注,本法安全,易调节控制血糖。

(六)出院前宣教

1.管道护理 嘱咐患者尽量着宽松衣物,以免引流管受压;避免提携重物或过度劳累,以免牵拉管道;更换引流袋时注意无菌操作,在管道上做好标记,以便观察是否脱落;引流袋口每周换药2次,避免感染;记录引流液的量、颜色及性状,发现异常,及时就医。

2.饮食指导 术后注意三高一低饮食,即高蛋白、高维生素、高热量、低脂肪饮食,清淡饮食,少量多餐,定时定量。戒烟戒酒,避免辛辣、刺激性及不易消化的食物。

3.劳逸结合 术后3个月注意卧床休息,避免劳累,适当活动,可散步,爬楼梯,慢跑等,注意保护伤口,避免腹部撞击。

4.心理疏导 该类手术预后差、生存率低,有些患者是终身带管,生活质量较差,给患者及家属造成了心理与精神困扰;且复查间隔时间短,经济负担重,加重了患者及家属的心理负担,因此加强心理干预及护理非常重要。指导患者及其家属正确面对病情,保持心态平和,积极配合治疗,以提高患者的生存质量。

5.坚持复查 告知患者需定期复查:肝、肾功能、CA19-9,做B超或CT等;告知患者及其家属:专家的出诊时间以及主管医师的联系方式,以利于患者日后的复查。虽然患者在住院期间接受了相关的健康教育,但在出院后的需求仍然存在一定的困难。通过出院随访这种延续的方式实施个性化健康教育,与患者建立良好的互动沟通,了解患者出院后的康复情况及健康需求,对患者提出的健康问题进行专业解答,增加了患者对医护人员的信任感,患者从健康教育中了解该类疾病的复查要点和所带引流管道的作用及注意事项,促使其能积极主动地参与治疗。

二、护理研究进展

恶性梗阻性黄疸患者的病情进展缓慢,早期发现较困难,故多数患者就诊时已为晚期,且解剖部位毗邻肝门区与胰十二指肠区域,周围有肝动脉、门静脉、肠系膜上动脉、肠系膜上静脉等重要血管,致使患者的根治切除手术难度大、切除率低、术后创伤大、并发症多、术后远期生存率低。恶性梗阻性黄疸患者根治性手术切除率仅为 10.4%，并发症发生率较高。目前临床上常见并发症主要有胰瘘、出血、胃排空障碍、腹腔感染、胆漏等。在寻找到围术期常见并发症高危因素的基础上，预测分析患者发生某一并发症的可能性，临床早期进行干预及重点观察，对降低并发症的发生率以及患者的死亡率具有积极的临床意义。

目前，国内外有多种外科手术并发症和死亡风险预测的评分系统。在尚无专门预测恶性梗阻性黄疸患者根治性手术的并发症和危险程度的评估系统下，东方肝胆外科医院王若乔等成功开发了恶性梗阻性黄疸患者围术期并发症评分系统。通过该评分系统能合理评估患者并发症的高危因素，快速筛选出三大常见并发症：胰瘘、出血及肾功能不全。但采用软件分析后的临床评估结果发现：恶性梗阻性黄疸患者术后肾功能不全的发生率很低，而术后胃排空障碍、胆漏和腹腔感染的发生率较高。

为了真正实现恶性梗阻性黄疸患者术后常见并发症的预测与实践指导，有报道对前期研制的评分系统进行了优化，在保持原有评分系统基本思路的基础上，扩大了常见并发症的预测范围，增加腹腔感染、胆漏和胃排空障碍三大常见并发症，剔除了肾功能不全的相关指标；在临床常规治疗与护理的基础上，结合文献检索，参考临床路径实施，研制了恶性梗阻性患者围术期常见并发症的干预方案，将方案的具体内容与各并发症的预测结果通过软件进行有机结合，护士仅需输入患者术前、术中和术后情况以及部分化验指标后，系统将自动产生并发症的预测结果，并在此基础上直接呈现其相应的护理干预，并不断完善方案。

（张敏）

第九章　眼科护理

第一节　眼睑及泪器疾病的护理

一、睑缘炎

睑缘为眼睑皮肤和睑结膜的汇合处,发生在睑缘部分的炎症称为睑缘炎。其病因为睑腺分泌过旺合并轻度细菌感染。有害理化因素的刺激、屈光不正、不良卫生习惯和睡眠不足等可为诱因。睑缘炎的分型及临床表现见表9-1。

表9-1　睑缘炎的分型及临床比较

类型	临床表现	并发症与后遗症
鳞屑性睑缘炎	痒、睑缘红肿,附着白色鳞屑	慢性结膜炎、脱睫,可再生
溃疡性睑缘炎	痛、睑缘红肿、脓点、溃疡	慢性结膜炎、秃睫、睫毛乱生
眦部睑缘炎	外眦奇痒,眦部皮肤糜烂	慢性结膜炎、眦角粘连

防治原则:消除病因和各种诱因。在清洁局部的基础上使用抗生素眼药。

（一）护理评估

1.健康史　了解患者的卫生习惯、生活环境及饮食习惯。如是否常用不洁手或手帕擦眼;有无不良理化因素（粉尘、烟熏或使用劣质化妆品等）的长期刺激;是否喜食辛辣刺激性食物,是否嗜烟酒;了解患者是否有体弱、营养不良、糖尿病、屈光不正等。

2.身心状况

（1）身体状况:睑缘炎有睑缘、眦角处红肿,有鳞屑或溃疡,睫毛脱落。

（2）心理状况:本类疾病在病变较轻时,由于视力影响不大,患者往往重视不够而延误治疗,症状较重者则因疼痛不适,容貌受到影响,则易产生焦虑、恐惧情绪。

（二）主要护理诊断及合作性问题

1.舒适的改变　眼痛、刺痒等,与眼睑疾病有关。

2.焦虑　与舒适改变、容貌受影响有关。

3.知识缺乏　缺乏眼睑疾病的防治常识。

（三）护理措施

1.心理护理　耐心听取患者主诉,解释病情,介绍治疗方法,解除其焦虑心理。

2.观察病情　密切观察患者眼局部变化。

3.局部处理及用药　指导患者正确使用滴眼液及眼药膏。睑缘炎用0.9%氯化钠溶液或3%硼酸溶液每天轻拭睑缘,去除鳞屑和痂皮,然后涂抗生素眼膏,炎症消退后再持续治疗2～3周,以防复发;眦部睑缘炎滴用0.5%硫酸锌滴眼液,每天3～4次,抑制莫－阿双杆菌。

（四）健康教育

养成良好的眼部卫生习惯,如饭前、便后洗手,不用脏手或不洁手帕揉眼,不用劣质化妆品,不过度用眼。

二、眼睑腺体疾病

(一)睑腺炎

睑腺炎又称麦粒肿,是眼睑腺体的急性化脓性炎症。发生在睫毛毛囊或其附属皮脂腺的为外睑腺炎,发生在睑板腺的为内睑腺炎。

1.症状　患眼局部疼痛。

2.体征　患者眼睑病变处呈现红肿硬结,状似麦粒。数日后硬结软化,顶部出现黄白色脓点,触之有波动感。脓肿破溃后脓液排出,症状消退。

3.治疗原则　初期应热敷、理疗,局部应用抗生素。脓肿形成后及时切开排脓。

(二)睑板腺囊肿

睑板腺囊肿又称霰粒肿,是因睑板腺开口阻塞,腺体分泌物潴留,刺激周围组织导致肉芽组织增生而形成的慢性肉芽肿。

1.症状　眼睑皮下可触及一圆形硬结,多无自觉症状。

2.体征　硬结表面光滑,无红肿、压痛。相应部位的睑结膜面可呈紫红色,有时自此穿破,排出胶样内容物。

3.治疗原则　对小而无症状者无须处理。稍大者可采用热敷、理疗或向囊腔内注射糖皮质激素等方法促其消散。对大者需手术摘除。

(三)护理评估

1.健康史　了解患者是否有体弱、营养不良、糖尿病、屈光不正等。

2.身心状况

(1)身体状况:睑腺炎,患侧眼睑红肿,疼痛,硬结,压痛等;睑板腺囊肿,可触及眼睑皮下肿块,无疼痛及压痛,无急性炎症征象,相应的睑结膜面呈紫红色。

(2)心理状况:本疾病在病变较轻时,由于视力影响不大,患者往往重视不够而延误治疗,症状较重者则因疼痛不适,容貌受到影响,易产生焦虑、恐惧情绪。

(四)主要护理诊断及合作性问题

1.舒适的改变　眼痛,与眼睑腺体的炎症有关。

2.焦虑　与舒适改变、容貌受影响、手术有关。

3.潜在并发症　眼睑蜂窝织炎、海绵窦血栓性静脉炎等。

4.知识缺乏　缺乏对本类疾病正确处理的知识。

(五)护理措施

1.心理护理　耐心听取患者主诉,解释病情,介绍治疗方法,解除其焦虑心理。

2.局部处理及用药　指导患者正确使用滴眼液及眼药膏。睑腺炎局部应用抗生素眼液及眼膏(如氧氟沙星),并早期热敷、理疗,有助炎症消散,后期热敷可促进脓肿形成。不能自行吸收的稍大睑板腺囊肿可穿刺抽出内容物、并向囊内注射抗生素加糖皮质激素,外加热敷。

3.手术护理　首先做好心理护理,耐心解释手术治疗的必要性、安全性,以消除患者紧张恐惧的心理。

(1)睑腺炎行脓肿切开术,脓肿成熟后配合医生切开排脓,注意两点:

1)切口方向:外睑腺炎在皮肤面与睑缘平行切开;内睑腺炎在睑结膜面与睑缘垂直切开。

2)脓肿未成熟禁过早切开及挤压,以免炎症扩散,引起败血症或海绵窦脓毒血栓性静脉炎,危及患者生命。

(2)睑板腺囊肿行囊肿切除术。按外眼手术护理常规准备,配合医生完成手术。术后次日遵医嘱撤去眼垫并进行眼部换药,滴抗生素眼液至反应消失(图9-1)。

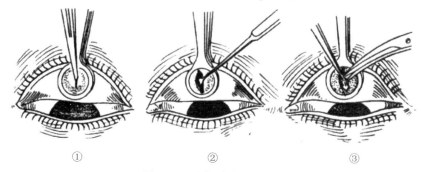

图9-1　睑板腺囊肿摘除术
①切开。②刮除内容物。③剪除囊壁

(四)健康教育

1.注意眼部卫生,养成良好的卫生习惯,如饭前、便后洗手,不用脏手或不洁手帕揉眼,不过度用眼。

2.提高患者对眼部疾病的认识,对营养不良、糖尿病、结膜的慢性炎症、屈光不正等患者,应及早进行治疗;体质弱者应增强体质,提高机体抵抗力。

三、睑位置异常

(一)睑内翻与倒睫

睑缘向眼球方向翻转的异常状态称睑内翻。睫毛倒向眼球,刺激眼球称倒睫。常因睑结膜瘢痕收缩、眼轮匝肌痉挛性收缩所致。婴幼儿睑内翻常因先天性因素所致,随年龄增长可逐渐消除。

1.症状　异物感、畏光、流泪、疼痛。

2.体征　睑缘内卷,睫毛倒向眼球,摩擦刺激角膜。

3.治疗原则　在去因治疗的基础上,可行电解倒睫术或睑内翻矫正术。

(二)睑外翻

睑外翻是睑缘离开眼球向外翻转,睑结膜不同程度的暴露在外的反常状态。常因眼睑皮肤瘢痕挛缩、面神经麻痹、眼轮匝肌张力减弱所致。

1.症状　轻者泪溢,重者可因角膜干燥、暴露引起视力下降。

2.体征　轻者睑结膜外翻、充血、干燥、肥厚,重者可出现角膜混浊。

3.治疗原则　首先应针对病因治疗,无效时手术矫正外翻。在此治疗过程中,要保持眼球湿润,防止暴露性角膜炎的形成。

(三)护理评估

1.健康史　了解患者有无沙眼、内眦赘皮、眼轮匝肌过度发育、先天性睑内翻等病症,患者眼睑皮肤有无由于炎症、烧伤、创伤及手术所遗留的瘢痕,有无面神经麻痹等疾病。

2.身心状况

(1)身体状况:睑内翻患者畏光、流泪、眼睑痉挛,睑缘向眼球方向卷曲。如继发感染,可进一步发展形成角膜溃疡、角膜新生血管、角膜混浊而影响视力。睑外翻患者有泪溢、畏光、结膜干燥、肥厚、角化,睑裂闭合不全,角膜上皮干燥导致暴露性角膜炎或角膜溃疡。

(2)心理状况:眼痛、异物感、视力下降可影响患者的生活、工作。睑外翻致容貌改变,易产生自卑、焦虑情绪。需手术的患者常担心手术疗效,易产生焦虑、恐惧心理。

(四)主要护理诊断及合作性问题

1.舒适的改变 畏光、流泪、异物感或泪溢等,与眼睑位置异常的疾病有关。

2.自我形象紊乱 自卑,与睑外翻致容貌改变有关。

3.焦虑 与舒适改变、容貌改变、手术有关。

4.潜在并发症 角膜混浊,眼干燥症。

5.知识缺乏 患者对眼睑位置异常的危害性认识不足。

(五)护理措施

1.心理护理 耐心听取患者主诉,解释病情,介绍治疗方法,解除其焦虑心理。

2.保护角膜 睑内翻、倒睫、睑外翻合并眼裂闭合不全均可造成角膜受伤发病,从而影响视力,因此保护角膜为护理的重点。

(1)眼部滴抗生素眼液,防止角膜炎症。睑外翻合并眼裂闭合不全者,眼结膜内涂大量抗生素眼药膏,再用眼垫包盖。

(2)倒睫可采用电解倒睫术拔除(图9—2)。

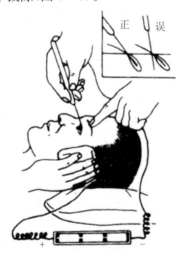

图9—2 电解倒睫术

(3)对暂不宜手术的睑内翻或痉挛性睑内翻者,可暂时用胶布粘住眼睑皮肤面牵引,使睑缘向外复位。

3.手术护理 对倒睫较多或睑内翻患者,行睑内翻矫正术,睑外翻者行睑外翻矫正术。按外眼手术护理常规准备,配合医生完成手术。

(六)健康教育

1.告知患者及家属长期眼睑位置异常,可致角膜混浊、溃疡,应早治疗,减少并发症发生。

2.对患有慢性结膜炎的老年人,教会患者正确揩拭眼泪的方法:用手帕由下眼睑向上揩,以免向下揩拭导致睑外翻。

四、慢性泪囊炎

慢性泪囊炎是由于鼻泪管狭窄、阻塞,泪液滞留于泪囊,导致泪囊黏膜细菌感染,形成的慢性化脓性炎症。好发于中老年女性,以单眼多见。沙眼、泪道外伤、鼻炎、鼻息肉、下鼻甲肥大等因素与发病有关。①症状:泪溢、流脓。②体征:结膜充血,内眦周围皮肤浸渍、糜烂、粗糙肥厚。指压或冲洗泪道,有大量黏液脓性分泌物反流到结膜囊内。慢性泪囊炎是眼部的感染病灶。当眼外伤或施行内眼手术时,极易引起眼内的化脓性感染。应高度重视此病对眼球构成的潜在性威胁。③治疗原则:消除病因;局部滴抗生素眼液;泪道冲洗以及手术治疗。术式有泪囊摘除术、鼻泪囊吻合术和鼻内窥镜下的鼻泪囊吻合术。

(一)护理评估

1.健康史　了解患者有无结膜炎、沙眼、鼻炎、鼻窦炎、鼻中隔偏曲等病史。

2.身心状况

(1)身体状况:主要症状为泪溢;患眼内眦部皮肤潮红、糜烂、湿疹,结膜充血,泪囊区隆起,压迫有黏液或脓性分泌物自泪小点溢出。

(2)心理状况:由于泪溢、流脓症状长期存在,患者心理负担较大,产生焦虑心理。

(二)主要护理诊断及合作性问题

1.舒适的改变　泪溢,与鼻泪管阻塞有关。

2.自我形象紊乱　与眦部皮肤潮红、糜烂,影响容貌有关。

3.恐惧　与害怕手术有关。

4.知识缺乏　缺乏泪囊炎防治知识。

5.潜在并发症　角膜炎、角膜溃疡、眼内感染。

(三)护理措施

1.恢复泪道通畅

(1)控制感染:慢性泪囊炎早期,遵医嘱滴抗生素眼液,3～5次/d,滴眼药前先压迫泪囊部将分泌物挤出。

(2)泪道冲洗:慢性泪囊炎用0.9%氯化钠溶液或抗生素眼液冲洗泪道,冲洗至水清无脓液为止,洗毕滴抗生素眼液,每日或隔日冲洗一次。冲洗数次后注入液中加入糖皮质激素,效果较好。

(3)泪道探通:慢性泪囊炎经泪道冲洗和抗感染治疗,待分泌物消退后方可进行。

2.手术护理　需行手术的患者,按外眼手术前、手术后的常规护理。

(1)术前护理

1)清洁术区:术前滴抗生素眼液3d,进行泪道冲洗及鼻腔冲洗,术前1d术侧鼻腔应滴抗生素及收敛药液收缩鼻黏膜。

2)心理护理:将手术的目的、方式、经过及手术后可能出现的问题,用适当的方式简明扼要地介绍给患者,并给予安慰和鼓励,消除患者紧张恐惧的心理。

(2)术后护理:术后取半卧位以利引流;嘱患者勿牵拉鼻腔填塞物及用力擤鼻;遵医嘱用1%麻黄碱液滴鼻;换药要严格无菌操作,观察吻合口通畅情况,发现异常情况,及时报告医生处理术后第3d开始冲洗泪道,并注意观察患者的反应,有无流泪、疼痛、渗血、分泌物及发热等情况。

（四）健康指导

1.提高患者对疾病的认识,及早治疗沙眼、睑缘炎、睑内翻及慢性鼻炎、鼻中隔偏曲等疾病,预防本病的发生。

2.向患者介绍慢性泪囊炎的病因及潜在危害,积极治疗本病,预防并发症。

（马凤萍）

第二节　结膜疾病的护理

一、感染性结膜炎

（一）急性细菌性结膜炎

急性细菌性结膜炎又称急性卡他性结膜炎,俗称"红眼病",因细菌感染所致,具有传染性,多发生在春秋两季。在学校、幼儿园和家庭等集体生活环境中迅速传播,导致流行。

1.症状　异物感、灼热感、流泪和分泌物多。

2.体征　结膜充血、水肿,结膜囊内大量黏液或黏液脓性分泌物。通常3～4d达高峰,随后渐好转,病程1～2周。

3.治疗原则　应清洗冲净分泌物,使用有效的抗生素滴眼液或眼膏。

（二）病毒性结膜炎

病毒性结膜炎是因病毒感染所致,是一种传染性极强的结膜炎,可在较大范围内流行。

1.症状　异物感、刺痛、畏光、流泪。

2.体征　眼睑、结膜显著充血、水肿,可有结膜下点、片状出血。水样分泌物,可伴有耳前淋巴结肿大、压痛。

3.治疗原则　以局部点药为主,使用抗病毒药物。

（三）沙眼

本病是由沙眼衣原体感染结膜上皮所致。为接触传染,即患眼的分泌物通过手、水、毛巾、脸盆等直接接触健眼而传播。

1.症状　眼部痒、异物感、干、涩等不适感。

2.体征　上睑结膜与上穹隆部结膜血管充血模糊,乳头增生(图9－3)和滤泡形成(图9－4);历经慢性进展过程后,形成结膜瘢痕。角膜出现新生血管称角膜血管翳(图9－5)。

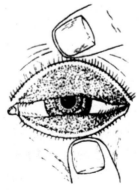

图9－3　沙眼乳头增生

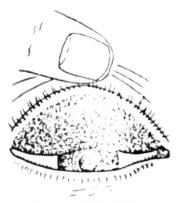

图9-4　沙眼滤泡形成

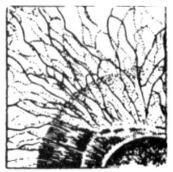

图9-5　角膜血管翳

　　沙眼反复感染迁延数年,常导致睑内翻、倒睫、角膜混浊、眼干燥症和慢性泪囊炎等并发症和后遗症的发生。

　　3.治疗原则　应以局部点药为主,手术治疗为辅,重者可结合全身治疗。

　　(四)护理评估

　　1.健康史　了解患者的用眼卫生习惯及生活、工作环境。洗脸用具是否与他人共用,有无传染性眼病接触史,或近期有无去过传染性眼病流行区域,是否对花粉及粉尘等过敏等。

　　2.身心状况

　　(1)身体状况:感染性结膜炎患者有眼痒,异物感,烧灼感,结膜囊内分泌物增多,结膜充血、水肿;球结膜下出血,有时伴有耳前淋巴结肿大;上睑结膜乳头增生、滤泡形成或有瘢痕。出现角膜血管翳。

　　(2)心理状况:多数患者因眼部不适感,分泌物增多等而感到焦虑;而沙眼早期因无明显不适感,患者往往不重视治疗和预防或不能坚持治疗。

　　3.辅助检查　细菌性结膜炎分泌物涂片及刮片可见大量多形核白细胞及细菌;病毒性结膜炎涂片可见单核细胞增多,并可分离到病毒;沙眼结膜刮片行Giemsa染色可见细胞胞浆内包涵体。

　　(五)主要护理诊断及合作性问题

　　1.舒适的改变　眼异物感、烧灼感、眼痒等,与眼部感染有关。

　　2.潜在并发症　睑内翻、倒睫、角膜混浊、眼干燥症及慢性泪囊炎等,与结膜疾病有关。

　　3.知识缺乏　缺乏结膜疾病防治常识。

　　4.有传播感染的危险　与本病的传染性有关。

（六）护理措施

1.心理护理　耐心听取患者主诉,解释病情,介绍治疗方法,解除其焦虑心理。

2.观察病情　注意患者的自觉症状、分泌物、充血、视力等变化,仔细观察有无对角膜上皮的影响。应及时向医生报告配合处理。

3.消毒隔离　感染性结膜炎应采取接触隔离措施。患者的生活及医疗护理用品应专人专用,接触过患者的仪器、用具等要及时严格消毒。工作人员接触患者或患者污染物品后必须消毒双手,以防交叉感染。

4.禁忌热敷和包盖患眼　感染性结膜炎如包盖患眼,可致结膜囊内的分泌物滞留,有利于细菌繁殖;患眼热敷后,可使局部温度升高,有利于细菌繁殖,加剧结膜炎症。

5.局部处理及用药

（1）结膜囊冲洗:分泌物增多时应进行结膜囊冲洗,常用 0.9% 氯化钠溶液或 3% 硼酸溶液冲洗,注意冲洗时勿使冲洗液流入健眼,如有假膜应先除去假膜再行冲洗。

（2）用药护理:用药常规是白天滴眼液,晚上涂眼药膏。分泌物多的感染性结膜炎患者应频繁滴抗生素眼液,每 1~2h 给药 1 次,晚上涂抗生素眼药膏。病毒性结膜炎患者用抗病毒眼液与抗生素眼液交替滴眼。

（七）健康教育

1.加强卫生宣传教育　利用各种信息载体广泛宣传感染性结膜炎的危害性及防治常识,尽量早发现、早隔离、早治疗;注意环境及个人卫生,不与他又共用洗脸用具,不用脏手或不洁手帕揉眼。加强对理发店、游泳池、饭店、托儿所等集体场所的卫生监督管理,以防止疾病的传播。

2.指导患者和家属做好消毒隔离　患者在隔离治疗期间,勿出入游泳池及公共场所,以免引起流行;为避免交叉感染,接触患者前后必须洗手消毒,患者用过或接触过的物品均需严格消毒,防止传染给健康者,常选用煮沸消毒方法。

二、变态反应性结膜炎

变态反应性结膜炎是结膜组织对过敏原的一种过敏反应,又称过敏性结膜炎。常见有春季结膜炎和泡性角膜结膜炎。

（一）春季结膜炎

病程呈季节性反复发作,春夏季发病,秋凉后减轻。可能是由空气中的花粉、植物的絮状物、灰尘等引起的过敏反应。

1.症状　双眼奇痒,一般不影响视力。

2.体征　睑结膜型可见上睑结膜有扁平肥大的乳头,形如铺路卵石样排列或呈去皮石榴样外观。角膜缘型在睑裂相应的角膜缘处有黄褐色胶样隆起,可融合成堤状围绕角膜缘。上述两种情况,也可同时出现。

（二）泡性角膜结膜炎

目前认为,该病为角膜、结膜上皮细胞对体内某些内源性毒素,产生迟发性的过敏反应所致,如结核杆菌或肠道寄生虫毒素。此病多见于营养不良或过敏体质的儿童。

1.症状　畏光、流泪、疼痛。

2.体征　在球结膜、角膜缘和角膜上分别或同时出现结节状隆起,结节周围有局限性充血(图 9—6)。

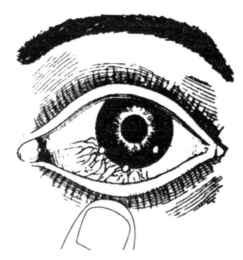

图 9—6 泡性角结膜炎

3.治疗原则 应加强营养,增强体质。在去因治疗的基础上,局部可滴用糖皮质激素眼液。

(三)护理评估

1.健康史 了解患者是否为过敏体质,是否对花粉、粉尘、微生物、药物、动物羽毛等过敏。

2.身心状况

(1)身体状况:奇痒,角膜受累时出现流泪、畏光、异物感等。结膜充血,粗大的乳头呈铺路石样,反复发作,不留瘢痕,角膜缘黄褐色胶样增厚。

(2)心理状况:因疾病反复发作,患者易产生焦虑和烦躁心理。

3.辅助检查 结膜刮片可见嗜酸性粒细胞增多。

(四)主要护理诊断及合作性问题

1.舒适的改变 奇痒、异物感等,与结膜变态反应有关。

2.知识缺乏 缺乏对本病的防治知识。

(五)护理措施

1.寻找病因 避免再接触,或进行脱敏治疗,解除其焦虑心理。

2.用药护理 遵医嘱应用药物治疗。

(1)春季结膜炎患者应用 2%～4%色甘酸钠滴眼液,3～4 次/d;症状重者可短时间应用 0.1%地塞米松滴眼液,症状缓解后逐渐减量至停止;泡性角膜结膜炎患者应用 0.5%可的松滴眼液,3～4 次/d。

(2)合并感染时联合应用抗生素眼药。

(3)全身应用复合维生素 B、钙剂。

(六)健康教育

1.避免接触致敏原。

2.外出配戴有色眼镜,减少与光线、花粉等刺激接触。

3.需长期使用糖皮质激素者应警惕激素性青光眼的发生。

三、翼状胬肉

翼状胬肉是睑裂部位的球结膜增生、肥厚形成的病变组织,病因不明,可能与长期受日光、风沙和冷热等刺激有关。多见于长期从事户外工作者。

(一)概述

1.症状 多无自觉症状,如侵入角膜遮盖瞳孔时可影响视力。

2.体征 在睑裂部位的球结膜上,出现三角形、尖端朝向角膜形如昆虫翅膀状的增生肥厚组织(图9-7)。

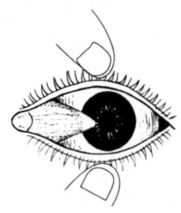

图9-7 翼状胬肉

3.治疗原则 应避免刺激,观察病情,当胬肉组织侵入角膜缘时进行手术切除。

(二)护理评估

1.健康史 了解患者是否长期户外工作,工作环境中有无较多的烟尘或风沙。

2.身心状况

(1)身体状况:胬肉侵入角膜遮盖瞳孔时可影响视力,睑裂区球结膜肥厚。

(2)心理状况:较大胬肉影响外貌和视力,且易复发,使患者产生焦虑心理。

(三)主要护理诊断及合作性问题

1.感觉紊乱 视力下降,与胬肉牵拉引起角膜散光和遮盖瞳孔有关。

2.自我形象紊乱 与胬肉影响外貌有关。

3.知识缺乏 缺乏翼状胬肉的防治知识。

(四)护理措施

1.小而静止胬肉,一般不需治疗,但要嘱患者定期复查。

2.胬肉充血时,遵医嘱指导患者使用抗生素和皮质类固醇滴眼液。

3.手术护理 若翼状胬肉侵袭到瞳孔区,影响视力或外观,可行手术,但有一定的复发率。按外眼手术护理常规准备,术后遵医嘱常规换药、拆线。

(五)健康教育

1.尽量避免风沙、烟尘等不良刺激。

2.户外活动、作业时应戴防护眼镜。

3.定期复查,观察有无复发。

(马凤萍)

第三节　角膜疾病的护理

一、细菌性角膜炎

细菌性角膜炎常在角膜上皮受到损伤之后感染细菌所致。农作物、指甲划伤,角膜异物伤、角膜接触镜擦伤等为常见致伤因素。

1.症状　显著的畏光、流泪、疼痛;视力障碍。

2.体征　睫状充血或混合充血;角膜水肿,进一步发展可形成角膜溃疡,溃疡表面附着脓性分泌物;前房积脓(图9-8)。

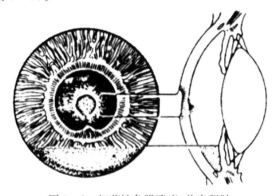

图9-8　细菌性角膜溃疡、前房积脓

本病发展迅速,数天内可感染整个角膜,若治疗不及时,可引起角膜穿孔,眼内容组织脱出,甚至引起眼内炎。如溃疡愈合,形成角膜白斑影响视力。

3.治疗原则　应根据不同致病菌选择敏感的抗生素控制感染。散瞳治疗,减少并发症的发生。

(一)护理评估

1.健康史　了解患者的工作性质,是否有角膜外伤史,有无易引起角膜损伤或感染的眼病。

2.身心状况

(1)身体状况:眼痛、畏光、流泪、异物感、视力下降;睫状或混合充血,角膜混浊、溃疡,前房积脓。

(2)心理状况:角膜炎发病急,病情重,患者因担心疗效易出现紧张、焦虑心理。

3.辅助检查　角膜溃疡刮片染色,镜检可发现致病菌。细菌培养及药物敏感试验,可确诊病因及指导临床用药。

(二)主要护理诊断及合作性问题

1.急性眼疼痛　与角膜炎症有关。

2.感觉紊乱　视力障碍,与角膜混浊有关。

3.焦虑　与症状重、视力障碍明显,担心疾病难以治愈有关。

4.潜在并发症　角膜溃疡穿孔、化脓性眼内炎等。

5.知识缺乏　缺乏对角膜外伤正确处理的知识。

(三)护理措施

1.休息与饮食　提供安静、舒适的环境,保证患者充分休息、睡眠,包盖患眼,避免强光刺激。多食富含营养、易消化、多维生素的食物,以促进溃疡的愈合,不吃辛辣刺激性食物,保持大便通畅,避免因便秘及用力过猛致角膜穿孔。

2.用药护理

(1)遵医嘱指导患者使用抗生素及眼药膏。选用敏感药物,如妥布霉素、氧氟沙星、多黏菌素 B、庆大霉素等眼液,在炎症急性期,每 10～15min 滴眼 1 次,炎症控制后减少滴药次数。必要时进行结膜下注射。

(2)散瞳,可解除瞳孔括约肌痉挛、止痛,预防虹膜后粘连。常用 1%阿托品眼液,滴药后压迫泪囊以防吸收中毒。

3.眼部热敷　有利于炎症的消退和溃疡的修复。

4.病情观察　严密监测患者的视力、症状、角膜及分泌物的变化,如有异常及时通知医生配合处理,角膜有穿孔之势应加压包扎患眼,勿压眼球,眼罩保护,必要时用降眼压药。

5.避免交叉感染　对铜绿假单胞菌性角膜溃疡者应隔离治疗,患者使用的物品、药品应专用,用过的物品均应先行灭菌处理后再行清洁、消毒灭菌,使用过的敷料及时焚烧处理。

6.心理护理　向患者介绍细菌性角膜炎病变特点及转归过程,及时给予安慰和理解,消除患者的紧张、焦虑心理。

(四)健康教育

1.工作时应戴防护眼罩,以避免角膜外伤。

2.取角膜异物时,应严格无菌操作。

3.戴角膜接触镜者,要做好镜片的清洁、消毒。

4.积极治疗泪囊炎症。

二、单纯疱疹病毒性角膜炎

单纯疱疹病毒性角膜炎是由单纯疱疹病毒引起的角膜感染。患者常在幼儿期原发感染本病毒,以后病毒潜伏在三叉神经节内,当机体抵抗力下降时,如感冒、发热或全身应用免疫抑制剂等即可复发。反复发作,终至失明。

1.症状　畏光、流泪、疼痛,不同程度的视力下降。

2.体征　睫状充血;角膜知觉减退;病变初期为角膜上皮点状剥脱,随后渐融合为树枝状(图 9—9),进一步发展,则溃疡沿树枝状病灶向周边和基质层扩展,形成地图状溃疡。

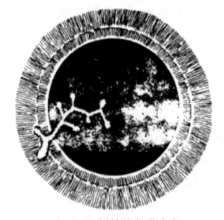

图 9—9　树枝状角膜溃疡

3.治疗原则　应以使用抗病毒滴眼液为主,减轻炎症反应所致的角膜损害。促进愈合以减少并发症的发生,对药物难以控制的重症角膜病变,可行角膜移植术。

(一)护理评估

1.健康史　了解患者有无上呼吸道感染及其他的发热病史,有无全身或局部使用糖皮质激素、免疫抑制剂等用药史。反复发作者具有特定的诱因,如发热、疲劳、紫外线照射及月经期等。

2.身心状况

(1)身体状况:轻微眼痛、畏光、流泪,不同程度的视力下降;角膜溃疡呈树枝状或地图状。

(2)心理状况:角膜炎反复发作,病程长,患者对治疗缺乏信心,易产生悲观情绪。

3.辅助检查　分子生物学方法如 PCR 技术可检测角膜中的病毒 DNA。

(二)主要护理诊断及合作性问题

1.急性眼疼痛　与角膜溃疡有关。

2.感觉紊乱　视力障碍,与角膜炎性浸润、溃疡有关。

3.焦虑　与病程长、疾病反复发作,担心预后不良有关。

4.潜在并发症　角膜溃疡穿孔。

5.知识缺乏　缺乏病毒性角膜炎的防护知识。

(三)护理措施

1.用药护理　遵医嘱应用抗病毒眼液,如角膜浅层病变常用 0.1%碘苷眼液,治疗角膜深层病变常用 0.1%～1%阿昔洛韦、0.05%安西他滨。早期禁用糖皮质激素,以免加重病情。对可疑或已经合并细菌感染者,加用抗生素眼液。有虹膜睫状体炎性反应者,指导患者正确使用散瞳剂。

2.手术护理　需行角膜移植术的患者,按内眼手术护理常规准备,眼部准备时应滴缩瞳剂,按医嘱给缓泻剂或清洁灌肠。术后遵医嘱常规换药、注意观察角膜植片的情况。

(四)健康教育

1.心理护理　向患者介绍本病的诱发因素、发展及转归过程,让患者了解其发病特点,消除患者的焦虑心理。

2.鼓励患者加强身体锻炼,增强体质,提高自身抵抗力,避免疲劳或感冒,防止角膜炎的复发。

3.注意饮食,少吃辛辣刺激性食物,不宜抽烟、饮酒。

三、角膜软化症

角膜软化症为维生素 A 缺乏所致,多发于婴幼儿时期,双眼发病。原因常见于人工喂养不当,摄入维生素 A 不足;患高热性疾病,消耗过多;长期腹泻者,没有及时补充维生素 A。

患儿全身严重营养不良,虚弱消瘦,皮肤干燥,哭声嘶哑。局部除双眼畏光不愿睁眼外,根据不同病程分为四个阶段。

1.夜盲期　因患儿不会自诉而不易发现。

2.干燥前期　球结膜干燥,失去光泽和弹性,表现为当眼球转动时,在眦部球结膜可出现环形皱褶。角膜知觉减退。

3.干燥期　球结膜显著干燥,在睑裂部位的球结膜上出现三角形、泡沫状、银白色、尖端朝向眦部的干燥斑,称 Bitot 斑。角膜呈灰白色混浊。

4.角膜软化期　角膜上皮脱落,形成角膜溃疡。严重者可形成角膜穿孔,失明。

治疗应及时补充维生素 A,应用抗生素控制感染,减少并发症的发生。

(一)护理评估

1.健康史　了解患儿有无长期腹泻和慢性消化道疾病;是否人工喂养或断奶期食物调配不良,营养失调;是否有过患麻疹、肺炎等发热消耗性疾病时不适当的"忌口"。

2.身体状况

(1)身体状况:患儿全身皮肤干燥、粗糙、缺乏弹性,瘦弱、四肢无力,哭声嘶哑、腹泻等,其眼部症状主要为双眼畏光而不愿睁眼,结膜干燥,角膜干燥混浊,角膜溃疡。

(2)心理状况:精神不振。

3.辅助检查　尿沉渣检查角化上皮细胞阳性。

(二)主要护理诊断及合作性问题

1.营养失调(低于机体需要量)　与喂养不当、偏食或吸收障碍等有关。

2.感觉紊乱　畏光,角膜知觉减退,与角膜溶化及坏死有关。

3.潜在并发症　角膜溃疡穿孔。

4.知识缺乏　家长缺乏婴幼儿喂养知识。

(三)护理措施

1.配合医生积极治疗全身疾病　密切观察患儿表现,迅速大量补充维生素 A,可少量多次口服鱼肝油,或给予维生素 A 注射。

2.局部滴鱼肝油滴剂　结膜囊内可直接滴鱼肝油滴剂,每日三次,可湿润干燥的结膜和角膜,协同给抗生素眼膏防治感染。在检查或治疗时注意勿压迫眼球,以防角膜穿孔。

3.营养指导　指导患儿家长饮食上多选富含维生素 A 的食物,如肝类、鸡蛋、鱼、乳类等。

(四)健康教育

1.加强婴幼儿合理喂养的宣传教育,向家长宣传科学喂养知识,让家长掌握合理的人工喂养要领、巧妙搭配饮食;教育儿童不偏食。

2.当婴幼儿患慢性消耗性疾病、胃肠道疾病及热性病时,除积极治疗原发病外,还需注意给患儿提供营养丰富饮食,尤其应及时补充维生素 A、B 等,防止无原则的"忌口"。

(马凤萍)

第四节　葡萄膜疾病的护理

葡萄膜病是指虹膜、睫状体、脉络膜的病变。病因较为复杂。常为感染、外伤、手术等物理损伤所致,亦可因免疫反应,以及对变性组织、坏死肿瘤组织的反应所致。临床上以虹膜睫状体炎最为常见。

一、概述

(一)虹膜睫状体炎

虹膜睫状体炎又称前葡萄膜炎。

1.症状　眼痛、畏光、流泪、视力下降。

2.体征 睫状充血;虹膜纹理不清;瞳孔缩小,若散瞳不及时,瞳孔区发生粘连,瞳孔呈花瓣状;房水混浊,是炎症时虹膜血管的通透性增强,蛋白和炎性细胞渗出至房水中所致。用裂隙灯显微镜检查房水,主要表现为:①房水闪辉(Tyndall 现象),是房水中的炎性细胞,在光照射下,表现的浮动现象。②角膜后沉着物(简称 KP),是炎性细胞随着房水的流动,黏附于角膜内皮(图9—10)。

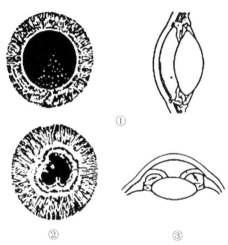

图9—10 虹膜睫状体炎示意图
①角膜后沉着物。②花瓣状瞳孔。③瞳孔闭锁

3.并发症 瞳孔闭锁及膜闭、继发性青光眼、并发性白内障、低眼压及眼球萎缩。

4.治疗原则 应以病因治疗和对症治疗为主。①应用皮质类固醇药迅速控制炎症反应。②散瞳,以防止虹膜后粘连,减少并发症发生。

(二)脉络膜炎

脉络膜炎又称后葡萄膜炎。

1.症状 视力减退或视物变形,可有闪光感或眼前黑影飘动。

2.体征 眼底镜检查可见玻璃体混浊,急性期眼底有散在黄白色渗出病灶,炎症消退后病灶转变为萎缩性白斑。

3.防治原则 病因治疗和抑制炎症反应。

(三)化脓性葡萄膜炎

化脓性葡萄膜炎又称化脓性眼内炎,是化脓性致病菌通过角膜溃疡穿孔、眼球穿通伤、内眼手术、血流等进入眼内感染所致。

1.症状 眼球剧痛,视力锐减甚至失明,伴有发热、头痛等全身感染性症状。

2.体征 结膜高度混合性充血、水肿,前房、玻璃体积脓,眼球突出,运动受限。

3.防治原则 首先要迅速控制感染,如视力已丧失,炎症不能控制应行眼内容物摘除术。

二、临床护理

(一)护理评估

1.健康史 了解患者的既往史、过敏史;身体的健康状况,有无全身或局部疾病,如感染性疾病(结核病、溃疡性结肠炎)、免疫性疾病(风湿性疾病)等,有无物理或化学性的损伤;了解患者目前视力改变的时间、程度及伴有的症状;视力明显下降者需评估患者的生活自理能力。

2.身心状况

(1)身体状况:有些患者可查到原发病相应的指征,如类风湿性关节炎有关节畸形;感染性疾病的患者有体温升高等。患者有眼痛、畏光、流泪,视力下降,睫状充血,角膜后沉着物,房水闪辉,瞳孔缩小、对光反射迟钝或消失,虹膜颜色变深,纹理不清等。

(2)心理状况:患者因眼痛,视力下降,害怕失明而焦虑不安;因生活自理困难而忧虑。

3.辅助检查　血常规检查,化脓性葡萄膜炎可有血象升高。亦可采取前房液或玻璃体涂片,微生物学检查可找到致病菌。

(二)主要护理诊断及合作性问题

1.舒适的改变　眼痛、畏光、流泪等,与炎症引起睫状神经受刺激有关。

2.感觉紊乱　视力下降,与葡萄膜炎有关。

3.焦虑　与舒适改变、视力下降、生活自理困难、手术有关。

4.知识缺乏　缺乏本病防治的知识及糖皮质激素和散瞳药的用药知识。

5.潜在并发症　并发性白内障、继发性青光眼、眼压低及眼球萎缩。

(三)护理措施

1.休息与饮食　患者需要充分休息、睡眠,不能用眼过度,多食富含营养、易消化的食物,不吃辛辣刺激性食物,忌烟酒。

2.用药护理

(1)散瞳:是治疗本病关键性措施,应用散瞳剂以达到扩瞳,预防或解除虹膜后粘连,解痉及止痛的作用。散瞳应及时、充分,维持散瞳到炎症消失为止;滴1%阿托品眼液时,要防止误入健眼,滴后压迫泪囊2～3min,并观察散瞳的反应。

(2)激素:应用糖皮质激素有抗炎、抗过敏作用,给药途径有滴眼液、涂眼药膏及球结膜下注射,重者全身用药,口服或静脉给药。全身及局部长期应用激素的患者要注意药物副作用。

3.病情观察　观察患者的视力、角膜、结膜、前房、虹膜、瞳孔、眼压等,如有视力下降、瞳孔异常、眼压升高等状况,急时报告医生并配合处理。

4.心理护理　解释病情,介绍治疗方案,消除患者焦虑、恐惧心理。

(四)健康教育

1.指导患者积极寻找病因,治疗原发病,防止复发。

2.指导患者正确用药和自我护理,进行眼局部热敷,促进炎症吸收、缓解疼痛。治疗期间避免强光刺激,外出可戴有色眼镜。

3.定期复查,如有异常及时就医,避免并发症的发生。

(马凤萍)

第五节　青光眼的护理

青光眼是一种以眼压病理性升高,引起视盘损害和视野缺损的严重眼病。是我国主要的致盲眼病之一。

眼压是指眼内容物对眼球壁施加的压力。正常眼压值为10～21mmHg。房水的生成量和排出量保持动态平衡,是维持眼内压的重要因素。当房水循环通路受阻时可致眼压病理性升高。

青光眼分为三类:①原发性青光眼,又分为闭角型青光眼和开角型青光眼。②继发性青光眼。③先天性青光眼。临床上以闭角型青光眼最为常见。

一、急性闭角型青光眼

急性闭角型青光眼是以发病时房角关闭、眼压急剧升高、伴有相应症状和眼前段组织改变为特征。多见于 50 岁以上的妇女,常为两眼先后或同时发病。

（一）病因

1.解剖和生理因素　可能为有遗传倾向的解剖变异,如小眼球、小角膜、前房浅、房角窄及大晶体等。

2.诱因　阅读、疲劳、情绪激动、暗室停留时间过长、滴用散瞳药等可诱发本病。由于虹膜周边与小梁网相贴,造成房角关闭,房水排出受阻,导致眼压急剧升高。

（二）临床表现

急性闭角形青光眼按病程不同分为六期。

1.临床前期　常是一眼急性发作已确诊,另一眼虽无症状,但有发作的可能,即为临床前期;或有明确的家族史,且有青光眼眼部的解剖特征,虽没有青光眼发作史,也有发病的危险,两眼亦属于临床前期。

2.先兆期　有小发作,突感眼胀痛、雾视、虹视、轻度睫状充血、眼压稍高、瞳孔稍大,休息后自行缓解或消失。

3.急性发作期

（1）症状:突然发作的剧烈的眼球胀痛、头痛、雾视、虹视、视力急剧下降,常降至指数或手动,伴有恶心、呕吐等。

（2）体征:①睫状充血。②角膜水肿,呈雾状混浊。③前房变浅、房角关闭。④瞳孔散大,呈纵椭圆形,对光反射消失。⑤眼压急剧升高,常在 50mmHg 以上。此期病变可导致眼前段永久性组织损害,出现青光眼三联征,即角膜后色素沉着、虹膜节段性萎缩、晶状体前囊下乳白色混浊点(青光眼斑)。

4.缓解期　急性发作期得到治疗后,眼压降至正常,视力部分恢复。但只是暂时的,如果得不到合适治疗,随时有发作的可能。

5.慢性期　急性大发作或反复的小发作后,房角广泛粘连,眼压持续升高状态,视盘逐渐出现青光眼性病理凹陷和萎缩,视野逐渐缩小。

6.绝对期　高眼压持续过久,视功能完全丧失,已无光感。

（三）防治原则

1.急性发作期应迅速降低眼压,减少组织损害,应用药物治疗,以缩瞳剂开放闭塞的房角为主,配合房水抑制剂、高渗脱水剂等降低眼压。

2.控制眼压后,为防止复发,应采用手术,打通阻塞和建立房水循环新路;对未发病眼也可做预防性手术,防止发病。

（四）护理评估

1.健康史　了解患者是否有青光眼家族史,患者有无全身或眼部疾病,有无发作性的眼胀痛、虹视、视力下降。了解发病的诱因,有无不良情绪、劳累、气候突变、长时间阅读、暗室停留时间太长等不良因素刺激。评估患者目前视力改变、眼压升高的程度,眼痛的性质及伴有的症状;视力明显下降者需评估患者的生活自理能力。

2.身心状况

(1)身体状况:全身情况大都良好。急性发作期患者剧烈眼胀痛、同侧头痛,伴恶心、呕吐,视力剧降。眼部检查有睫状充血或混合充血、角膜雾样水肿、前房变浅、房角关闭、瞳孔散大、对光反射迟钝或消失,眼压升高。有青光眼三联征的体征。

(2)心理状况:多数急性闭角型青光眼的患者,性情急躁、易怒,情绪不稳定。急性发作时,因剧烈的眼痛、头痛,视力明显下降,患者常有焦虑、紧张。因视功能恢复困难,又担心手术效果,患者有较严重的恐惧心理。手术后因双眼包扎生活不能自理而忧虑。

(3)辅助检查:临床前期与先兆期的患者可进行暗室试验以便早期确诊。试验前停用各种抗青光眼药物48h。测量眼压后,被检查者在清醒状态下,于暗室内静坐1～2h后,暗光下再测量眼压,静坐前后眼压差值大于8mmHg为阳性。

(五)主要护理诊断及合作性问题

1.急性疼痛　眼痛伴偏头痛,与眼压升高有关。

2.感觉紊乱　视力下降,与眼压升高致角膜水肿及视神经损害有关。

3.焦虑　与舒适改变、视力下降、生活自理困难及对本病的预后缺乏信心有关。

4.自理缺陷　与视力障碍有关。

5.有受伤的危险　与绝对期青光眼视力完全丧失有关。

6.知识缺乏　缺乏本病防治及护理知识。

(六)护理措施

1.休息与饮食　为急性发作期的患者提供安静、舒适的环境,保证患者充分的休息和睡眠。选择清淡易消化、多维生素、多纤维素的饮食,禁食辛辣刺激性食物,短时间内饮水量不可过多,保持大便通畅。

2.对症护理　全身症状重者,遵医嘱可给予止痛、止吐、镇静、安眠等药物。

3.用药护理　青光眼急性发作来势凶猛,破坏性大,常联合用药,以迅速降低眼压,遵医嘱正确用药并监护。

(1)缩瞳剂:缩小瞳孔,房角重新开放而降低眼压。常用1%～2%毛果芸香碱(匹罗卡品)滴眼液,急性大发作时每隔15min滴眼一次,连续1～2h,待瞳孔缩小、眼压正常后再减少滴药次数。每次滴药后用棉签压迫泪囊部数分钟,以免药物经鼻黏膜吸收中毒。

(2)碳酸酐酶抑制剂:可减少房水生成而降低眼压。临床常用乙酰唑胺,每次250mg口服,每日2次,此药不可长期服用,可引起口周及四肢末端麻木、尿路结石、血尿、低血钾等副作用。应嘱患者多次少量饮水。

(3)β—肾上腺素能受体阻滞剂:抑制房水生成。临床常用0.25%～0.5%噻吗洛尔(噻吗心安)滴眼,每日2次。要注意观察心率变化。有房室传导阻滞、窦性心动过缓、支气管哮喘的患者禁用。

(4)高渗脱水剂:可在短期内提高血浆渗透压,使眼组织特别是玻璃体中的水分进入血液,从而减少眼内容量,降低眼压。如20%甘露醇250ml快速静脉滴注。有心、脑、肾功能不全者,应严密观察血压、脉搏及呼吸等全身状况。用药后因颅内压降低,部分患者可出现头痛、恶心等症状,宜平卧休息。

4.手术护理　常用的手术有周边虹膜切除术、激光虹膜切开术、小梁切除术、房角切开术等。术前解释手术目的,消除紧张。按内眼术前护理常规做好准备,术后第1d开始换药,注意有无眼痛、观察术眼切口、滤过泡形成、前房形成等情况。

5.加强心理及生活护理　给患者及家属讲解青光眼的发作诱因、病变过程、危害及预防知识,减轻患者对预后的恐惧感。说明良好的精神状态、稳定的情绪对治疗的积极影响。

对视功能严重损害的患者做好耐心细致的心理疏导工作,以稳定情绪,向患者介绍传呼系统的使用、物品的摆放等,并做好无障碍设施护理,协助患者做好各项生活护理等。

（七）健康教育

1.指导患者自我监测病情。出院时,向患者及家属说明按时用药、定期复查的重要性。如出现眼痛、头痛、虹视、视力下降等症状要及时到医院诊治。

2.指导行滤过性手术的患者,术后一个月经常自我按摩眼球,以保持滤过通畅。按从下向上的方向,轻轻按摩,切忌用力过猛。

3.避免易引发闭角型青光眼发作的诱因,如情绪激动、过度劳累、暗室停留过久、一次大量饮水、喝浓茶、咖啡等。

4.严重视功能障碍的患者外出应有家人陪同,防止发生意外。

5.社区宣教。积极宣传预防青光眼的意义,指导可疑人群(40岁以上有急性闭角型青光眼家族史者),进行定期检查,以便早发现、早诊断和早治疗。

二、开角型青光眼

本病在眼压升高时房角是开放的,故称为开角型青光眼,又称慢性单纯性青光眼。病因不明。双眼先后或同时发病,发病隐蔽。

1.症状　早期多无自觉症状,偶尔出现头痛、眼憋胀、虹视,容易漏诊。

2.体征　眼压波动性升高;视功能损害主要为视野缺损,如旁中心暗点、弓形暗点、环形暗点、鼻侧阶梯状视野改变,晚期形成管状视野和颞侧视岛(图9—11),终至失明;眼底有青光眼视神经损害,即视盘凹陷进行性扩大和加深,形成青光眼杯(图9—12)。

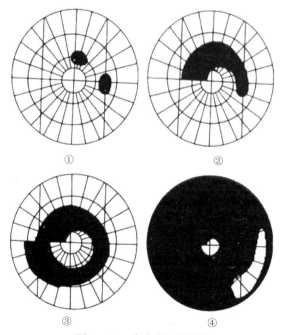

图9—11　青光眼视野缺损

①旁中心暗点。②弓形暗点。③环形暗点。④管状视野及颞侧视岛

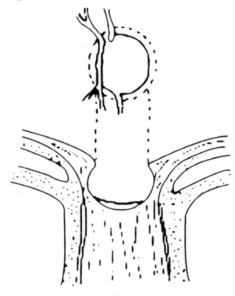

图9-12　青光眼视盘凹陷

3.治疗原则　以药物降低眼压为主,无效时行手术治疗。

三、临床护理

(一)护理评估

1.健康史　了解患者有无青光眼家族史,患者有无近视、糖尿病、高血压等。评估患者目前视力改变情况;视力明显下降者需评估生活自理能力。

2.身心状况

(1)身体状况:发病隐蔽,大多无自觉症状,晚期视功能严重损害时才发现。少数患者在眼压升高时出现眼胀、雾视。典型的早期视野改变为旁中心暗点、弓形暗点,随着病情发展,可出现鼻侧阶梯、环形暗点、向心性缩小,晚期仅存颞侧视岛和管状视野。

(2)心理状况:因本病发病隐蔽,患者及家属发现较晚,往往就诊时已经有明显的视功能损害,而且恢复困难,患者及家属多不能接受现实,易产生焦虑、悲观心理。因视功能恢复困难,又担心手术效果,患者有较严重的恐惧心理。

(3)辅助检查:青光眼激发试验。

(二)主要护理诊断及合作性问题

1.感觉紊乱　视功能障碍,与视神经萎缩有关。

2.焦虑　与担心本病的预后不良有关。

3.自理缺陷　与视力、视野损害有关。

4.有受伤的危险　与视野缺损有关。

5.知识缺乏　缺乏对本病相关的防治知识。

(三)护理措施

1.用药护理　遵医嘱用药:滴0.25%~0.5%噻吗洛尔、0.25%~0.5%盐酸倍他洛尔、1%~2%毛果芸香碱等滴眼液,并根据眼压高低调整用药量。口服乙酰唑胺、视神经保护药等。

2. 观察病情 监测患者眼压、视野及眼底的变化,观察 24h 眼压波动曲线,以便了解眼压控制情况,指导用药。

3. 手术治疗 对药物不能控制者,可行手术治疗,如小梁切除术、激光小梁成形术等。手术护理同闭角型青光眼。

4. 心理护理 协助患者树立积极治疗疾病、战胜疾病的信心,克服自卑、焦虑心理,并向患者传授有关本病的防治知识。

(四)健康教育

1. 告知患者坚持遵医嘱治疗,以防止视功能丧失。

2. 应用药物或手术治疗的患者,应 1～3 个月复查眼压、眼底及视野。

3. 对青光眼致盲患者,指导其提高生活自理能力。

(马凤萍)

第六节 白内障的护理

晶状体混浊称白内障,是我国主要的致盲性眼病。其分类方法甚多,根据病因可分为年龄相关性、外伤性、并发性、代谢障碍性、药物性及中毒性。临床上以年龄相关性白内障最为常见。

一、疾病概要

(一)年龄相关性白内障

年龄相关性白内障又称老年性白内障。多在 50 岁以上发病,病因不清,可能与遗传、紫外线过度照射、维生素和抗氧化物质的缺乏和全身代谢性疾病等有关。是老年人致盲的首要原因。根据白内障开始形成的部位,分皮质性、核性及囊下性。最多见的为皮质性白内障,呈现单眼、双眼或先后发病。

1. 症状 患者主要表现是渐进性无痛性视力减退。

2. 体征 按其发展过程分为四期。

(1)初发期:皮质周边出现楔形混浊,瞳孔区未受侵犯,不影响视力(图 9—13)。

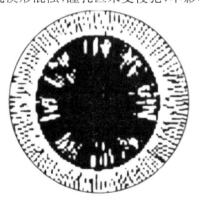

图 9—13 老年性白内障的初发期

(2)膨胀期:又称未成熟期。因皮质吸收水分而膨胀,晶状体体积增大、前房变浅,有闭角型青光眼素质者可诱发青光眼急性发作。此期如用斜照法检查,光线投照在虹膜上时,在该侧瞳孔内出现新月形投影,为此期特征(图9—14)。

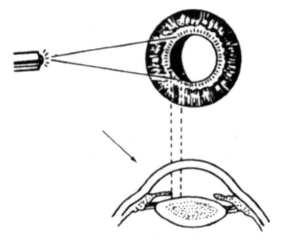

图9—14　老年性白内障膨胀期虹膜投影阳性

(3)成熟期:晶状体全部混浊呈乳白色,眼底不能窥入,虹膜投影消失,视力明显下降,仅剩手动或光感,但光定位良好。此期为手术的最佳时机(图9—15)。

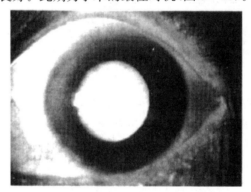

图9—15　老年性白内障成熟期

(4)过熟期:晶状体组织结构改变,呈乳糜状。由于重力作用致核下沉。

3.治疗原则　初发期和膨胀期可试用维生素类及影响晶状体代谢的药物治疗。成熟期行手术摘除晶状体加入工晶体植入。如术时未植入人工晶体者,应配戴凸透镜提高视力。

(二)先天性白内障

本病是胎儿在发育过程中,晶状体发育、生长障碍所引起。病因可以是内源性(遗传)或外源性(母亲及胎儿的全身病变)。多为两眼发病,呈静止性。因混浊部位、形态不同,患儿视力下降程度也不同。对有视力下降者应尽早进行手术治疗,以防止发生剥夺性弱视。

(三)并发性白内障

由虹膜睫状体炎、青光眼、高度近视等眼病引起的晶状体混浊称并发性白内障。其临床表现是在原发眼病表现的基础上又出现晶状体混浊。

治疗原则为积极治疗原发病,必要时行手术治疗。

(四)代谢性白内障

为全身代谢性疾病(如糖尿病)引起的晶状体代谢障碍。临床特点是双眼发病,进展较快,晶状体前后囊下出现雪片状混浊,数月内晶状体完全混浊。

治疗原则为积极治疗原发病,必要时行手术治疗。

(五)外伤性白内障

眼球穿通伤、钝挫伤、辐射性损伤及电击伤等引起的晶状体混浊。易合并继发性葡萄膜炎、前房出血、青光眼等。

治疗原则为积极防治眼外伤及并发症,对视力影响较重的晶状体混浊应手术治疗。

(六)药物及中毒性白内障

长期使用某些药物或接触一些化学毒物可致不同程度的晶状体混浊。如糖皮质激素、氯丙嗪和工业使用的三硝基甲苯等。

防治原则为针对病因,合理用药,预防中毒,定期检查,发现后应立即停药或避免再接触,白内障严重影响视力时,可手术摘除。

二、临床护理

(一)护理评估

1.健康史　了解患者的工作性质、生活环境、家族史、遗传病史,有无营养不良、糖尿病等全身代谢性疾病,有无葡萄膜炎、眼外伤等眼病,患儿母亲妊娠情况,有无化学毒物接触史。评估患者目前视力下降的程度、时间及生活自理能力。

2.身心状况

(1)身体状况:双眼多呈渐进性、无痛性视力下降,严重者只有光感。检查可见晶状体有不同程度的混浊。并发性白内障者,眼部还有原发病的相应表现。

(2)心理状况:评估不同类型白内障患者的不同心理状态。如老年性白内障患者因视力障碍,影响生活自理,会产生悲观情绪,有孤独感。患先天性白内障的患儿,家长因担心孩子的视力障碍而出现焦虑心理。手术患者因惧怕手术,担心术后复明效果,患者有较严重的恐惧心理。

(3)辅助检查:糖尿病性白内障患者检查血糖和酮体,先天性白内障患者行染色体检查,有助于筛查遗传性疾病等。

(二)主要护理诊断及合作性问题

1.感知紊乱　视力障碍,与晶状体混浊有关。

2.焦虑　与视力下降,病区环境陌生及担心手术有关。

3.自理缺陷　与视力下降及术后双眼包盖有关。

4.有受伤的危险　与视力障碍有关。

5.知识缺乏　缺乏对白内障自我保健的相关知识。

6.潜在并发症　继发性闭角型青光眼、术后伤口感染等。

(三)护理措施

白内障患者最终需手术复明,故护理措施以手术护理为主。

1.心理护理及护理指导　做好心理疏导及语言沟通,减少患者的焦虑和孤独感。向患者及家属说明手术的必要性及手术方式、讲解手术的预期效果,消除其紧张、恐惧心理。根据需要对术中、术后可能遇到的问题做床边指导,如指导患者练习床上活动、呼吸调整、眼球下转,教会患者如何防止咳嗽及打喷嚏等,以便患者更好地配合术中、术后的治疗和护理。

2.手术护理　协助医生对影响生活和工作的白内障患者施行手术治疗。通常行白内障囊外摘除术(包括白内障超声乳化术)联合人工晶体植入术。

(1)术前护理:按内眼术前常规护理。协助患者进行全身检查及眼科检查,做好手术眼部的准备。术前3d滴抗生素眼液,每日3~6次,为预防感染,术前冲洗结膜囊及泪道,剪眼睫毛;眼科检查包括检查视功能、眼压、角膜曲率半径和眼轴长度等;全身检查包括血压、血糖、心电图、胸透、肝功能、血尿常规、凝血功能等。

(2)术后护理:按内眼术后常规护理。术后遮盖眼罩,遵医嘱按时换药及滴眼液,换药、滴眼液时严格无菌操作。

3.密切观察病情变化 观察患者视力的变化,手术前如有突然眼胀、眼痛提示发生青光眼;术后换药时应观察分泌物的性状、眼局部反应及切口愈合等情况;如术眼出现疼痛、充血、视力下降,脓性分泌物应警惕眼内感染;突然出现的眼痛、视力明显减退,提示创口裂开。

4.休息及活动指导 术后患者要安静卧床休息,宜仰卧或健侧卧位。下床活动时间依手术、患者的情况、医嘱而定。嘱患者活动要适度,注意避免剧烈活动,不低头、不大声说笑,控制咳嗽、打喷嚏、呕吐,勿用力挤眼和揉按术眼,不用力排便,避免突然翻身或坐起,防止眼内出血、伤口裂开。

5.生活护理 向患者介绍病区环境,使其熟悉并适应环境,减少患者因术前视力明显下降和术后眼包扎而产生不安、害怕的感觉,协助患者做好各项生活护理。

6.饮食护理 术后以半流质饮食为宜,多食易消化、多纤维素食物,保持大便通畅,如3d无大便,应给予缓泻剂。

7.用药护理 白内障发病早期,遵医嘱指导患者滴用卡他灵、谷胱甘肽等滴眼液,同时患者还需口服维生素C、维生素E等药物。

(四)健康教育

1.白内障是我国防盲、治盲工作的重点,应在社区积极宣传白内障防治知识,建立防治网络,群防群治。

2.定期随访,如出现虹视、眼痛、头痛、恶心、呕吐等,提示可能发生急性青光眼,应及时到医院就诊。

3.避免紫外线、红外线、放射线等直接、长时间照射眼部,外出时可戴太阳镜保护;适量补充维生素E、维生素C。

4.指导人工晶体植入术后患者的护理要点,避免意外发生。未植入人工晶体者,术后3个月应配戴凸透镜提高视力。

5.避免近亲结婚,避免孕妇早期患病毒性感染等疾病,防止先天性白内障的发生。

6.积极治疗可能引起晶状体混浊的原发性眼病及全身疾病。

(马凤萍)

第七节 视网膜、玻璃体疾病的护理

一、视网膜血管阻塞

(一)视网膜中央动脉阻塞

发病原因多见于血管痉挛、血栓形成和血管栓塞等。与全身患有高血压、动脉硬化、心脏病等疾病有关。有分支阻塞和主干阻塞。

1.症状　无痛性的视力突然下降或丧失。

2.体征　血管阻塞相应部位的视网膜呈灰白色水肿、动脉变细、黄斑区呈樱桃红色。

3.治疗原则　本病是眼科急症,治疗应争分夺秒,立即应用血管扩张剂、吸氧和眼球按摩。

(二)视网膜中央静脉阻塞

发病原因与血栓形成、动脉粥样硬化压迫有关。好发于筛板附近或动静脉交叉处(图9—16)。

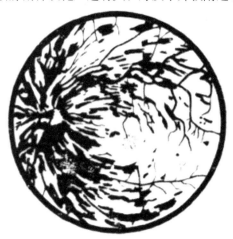

图9—16　视网膜中央静脉阻塞

1.症状　视力不同程度下降。

2.体征　视盘水肿,充血,边界模糊。视网膜静脉高度迂曲、扩张,呈腊肠状。视网膜上出现以视盘为中心,沿静脉分布区域的、大量的火焰状出血,伴有白色渗出。

3.治疗原则　在去因治疗的基础上应用:①抗凝治疗:肝素、尿激酶、链激酶等。②低分子右旋糖酐,降低血液黏稠度。③激光治疗,减轻毛细血管渗漏和使新生血管消退。

二、全身疾病与视网膜病变

(一)高血压性视网膜病变

原发性高血压分为缓进型和急进型,约70%有眼底改变。年龄越大,病程越长,眼底改变的发生率越高。

1.缓进型高血压性视网膜病变　在临床上分为四级。

Ⅰ级:动脉变细,动静脉比例失调。动脉反光增强。

Ⅱ级:动脉进一步变细,呈铜丝状或银丝状。出现动静脉交叉压迫现象。

Ⅲ级:广泛微血管改变,并出现视网膜的渗出、出血。

Ⅳ级:在上述改变的基础上,出现视盘水肿。

2.急进型高血压性视网膜病变　多见于40岁以下的青年人。由于短期内血压急剧升高,眼底改变有:视网膜高度水肿、渗出、出血、视盘水肿。

3.治疗原则　以去因治疗为主。

(二)糖尿病性视网膜病变

糖尿病可使全身多个组织和器官受损,糖尿病性视网膜病变是糖尿病的眼部并发症之一。眼底表现为视网膜微血管瘤形成,呈圆形小红点,境界清楚,视网膜出血、渗出。重者可导致新生血管性青光眼、玻璃体积血或牵拉性视网膜脱离。

治疗以去因治疗为主,必要时行玻璃体切割术和视网膜激光治疗。

三、视网膜脱离

视网膜脱离是视网膜神经感觉层和色素上皮层之间的分离。分为裂孔性、牵拉性和渗出性三类。以裂孔性最为常见。其常发生于高度近视眼、眼外伤及老年人无晶状体眼等。

1.症状　视力下降、飞蚊症和闪光感。

2.体征　玻璃体混浊、液化;视网膜脱离区呈灰白色、波浪状隆起;视网膜裂孔,多为马蹄形(图9—17)。

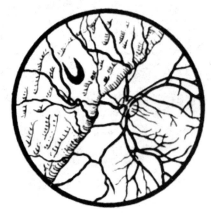

图9—17　视网膜脱离

3.治疗原则　裂孔性视网膜脱离以手术为主。用电凝、冷凝或激光光凝的方法封孔,放出积液,促使视网膜复位。

四、玻璃体混浊

玻璃体是透明的凝胶体,充满于玻璃体腔内。其病变主要受邻近组织的影响如高度近视、视网膜病变导致的出血、渗出等。

1.症状　飞蚊症和不同程度的视力下降。

2.体征　玻璃体液化,玻璃体混浊。

3.治疗原则　应积极治疗原发疾病,必要时行玻璃体切割术。

五、临床护理

(一)护理评估

1.健康史　了解患者既往史、家族史、有无遗传病史;有无烟酒嗜好,了解有无心脏病、糖尿病、高血压等全身疾病,有无眼病,如高度近视,以及治疗、用药、转归情况如何。评估患者视功能改变(视力、视野、色觉、立体视觉、暗适应等)的时间、程度及特点,有无诱发因素或先兆症状,如视网膜脱离有闪光感。了解患者目前的生活自理情况。

2.身心状况

(1)身体状况:全身多有原发病相应的体征。眼部检查,眼前段正常,但有视功能改变,如视力下降、视野改变、色觉及立体视觉异常。眼底检查,主要病变有:视网膜水肿、渗出、出血、视网膜新生血管等。不同疾病可见特征性的改变,如视网膜中央动脉阻塞时视网膜呈灰白色,黄斑区呈樱桃红斑;视网膜脱离区视网膜呈灰白色隆起合并有视网膜裂孔。

(2)心理状况:部分患者因视力急剧下降,且不易恢复而有严重的焦虑和恐惧心理;大多数患者因视力改变影响生活和工作而有较严重的焦虑、悲观情绪;有的患者因伴有严重原发病或担心手术效果而忧虑、恐惧。

3.辅助检查 眼底荧光素血管造影显示视网膜病变情况。

(二)主要护理诊断及合作性问题

1.感觉紊乱 视力下降,视野缺损等,与视网膜病变或术后双眼包盖有关。

2.自理缺陷 与视力下降、视野缺损及术后双眼包盖有关。

3.焦虑 与感觉紊乱、担心预后、手术有关。

4.潜在并发症 新生血管性青光眼、视网膜出血、视网膜脱离、玻璃体积血、术后伤口感染等。

5.知识缺乏 缺乏眼底病防治知识。

(三)护理措施

1.心理护理 有针对性地进行心理疏导,使患者能正确面对现实,消除患者的不良情绪。视网膜中央动脉阻塞的患者应解释按摩眼球、前房穿刺等治疗的目的和操作方法,使患者积极与医生护士配合,争取使视力得到较好的恢复。

2.急救护理 视网膜中央动脉阻塞致视网膜完全缺血90min后出现不可逆损害。因此一旦确诊,应争分夺秒,积极配合医生进行紧急处理,解除血管痉挛,以减少视功能损害。

(1)使用血管扩张剂:遵医嘱立即应用速效药物,如亚硝酸异戊酯0.2ml吸入或硝酸甘油0.5mg舌下含化;妥拉唑啉25mg口服、肌内注射或球后注射。

(2)降低眼压:①协助或指导患者按摩眼球,患者轻闭双眼,手指压迫患眼5~10s,然后松开5~10s再压迫,如此反复,一般按摩10~15min。②配合医生进行前房穿刺放出房水或遵医嘱使用降眼压药物。

(3)吸氧:每小时吸入10min混合氧(95%氧及5%二氧化碳混合气体),晚上每4h吸一次混合氧。

3.用药护理 遵医嘱正确应用皮质类固醇激素、血管扩张剂、B族维生素、抗凝、溶栓药物等,用药期间注意观察用药反应。如对疑有或已有血栓形成及纤维蛋白原增高者,遵医嘱可用尿激酶、纤维蛋白酶、肝素、低分子右旋糖酐等药物,降低血凝性,溶解血栓,并注意观察有无出血倾向。

4.激光治疗护理 对需激光光凝治疗的患者,治疗前应向患者及家属解释光凝的目的、流程和注意事项等,指导患者做注视训练,以配合治疗,治疗后勿提重物。

5.寻找病因并积极治疗。

6.手术护理 视网膜脱离需手术封闭裂孔,手术护理同白内障手术护理,但还需强调两点:①术前,充分散瞳,查明视网膜脱离区及裂孔情况,包扎双眼静卧(使裂孔处于最低位)休息,防止视网膜脱离区范围扩大。②术后,体位遵医嘱,包扎双眼卧床休息1周,同时观察患者有无因特殊体位引起的不适,及时给予指导。

7.病情观察 注意观察视力、视野、色觉、立体视觉等变化,观察全身状况,如有异常,及时报告医生。

（四）健康教育

1.加强社区的卫生宣教工作,积极开展眼底病防治的宣传教育,介绍病变特点及预后和防治常识,并鼓励定期检查视力。

2.对视力下降,视野缺损,生活自理有困难的患者,指导其生活自理的方法。

3.出院指导　指导出院患者严格按医嘱用药,复查。视网膜脱离术后的患者,半年内切勿做跳、跑等剧烈活动和体力劳动,注意用眼卫生,切勿疲劳,保持大便通畅,经常观察视力、视野等视功能情况,如有异常立即就医。

（马凤萍）

第八节　眼外伤的护理

眼外伤指眼球、眼附属器因受外来的机械性、物理性或化学性伤害,发生各种病理改变而损害其正常功能。以眼球表面异物伤、眼挫伤、眼球穿通伤、眼化学伤为常见。眼外伤是眼科的急危重症,是视力损伤的主要原因之一。

一、眼异物伤

眼异物包括结膜、角膜异物和眼内异物,前者是指细小异物黏附或嵌入结膜、角膜表层。常见的异物有灰尘、煤屑、铁屑、木刺和稻谷壳等。后者指异物击穿眼球壁,存留于眼内,为眼球穿通伤的一种。

1.症状　眼痛、流泪、异物感和眼睑痉挛。眼内异物可有视力下降。

2.体征　异物多在结膜的穹隆部、睑下沟。角膜异物多在角膜缘处或嵌入角膜,铁质异物可出现铁锈斑。眼内异物还可引起外伤性虹膜睫状体炎、化脓性眼内炎和交感性眼炎。

3.防治原则　及时取出异物,预防感染。

二、眼挫伤

眼挫伤是眼部受机械性钝力,如石块、木棍、铁块、球类、拳头以及爆炸产生的气浪冲击等引起的外伤,可造成眼附属器或眼球的损伤,引起眼内多种组织和结构的病变。眼钝挫伤占眼外伤发病总数的1/3以上,严重危害视功能。挫伤部位不同,可有不同的表现。

1.眼睑挫伤　眼睑皮下瘀血、血肿或撕裂,泪小管断裂。

2.眼眶挫伤　可造成眶骨骨折、上下睑气肿、眼外肌麻痹。

3.眼球挫伤　引起眼内多部位病变,危害严重。

（1）角膜挫伤:有角膜水肿、角膜裂伤。

（2）虹膜睫状体挫伤:虹膜根部断离、前房积血、外伤性瞳孔散大。

（3）晶状体挫伤:可致晶状体全脱位、半脱位及外伤性白内障。

（4）脉络膜、视网膜挫伤:可出现脉络膜破裂及出血、视网膜震荡和脱离、玻璃体积血。

4.防治原则　①迅速判断损伤部位,进行对症治疗,止痛、止血。②促进积血吸收、防止并发症的发生。③积极控制感染。④必要时手术治疗。

三、眼球穿通伤

眼球穿通伤是眼球壁被锐器或高速飞来的异物穿透所致。常见的致伤物有木棍、金属器物、碎石、子弹等。属眼科急症。

1.症状 眼痛、视力障碍。有"热泪"流出的感觉。

2.体征 角膜、巩膜和角巩膜缘有伤口;穿孔较大者眼内容物可脱出,眼压下降。异物击穿眼球可致眼内异物。

3.并发症 眼内感染及交感性眼炎。

4.防治要点 ①及时封闭伤口,止痛、止血。②抗感染和及时散瞳,防止并发症发生。③合并眼内异物时应及时取出异物。

四、眼化学伤

眼化学伤是指化学物品的溶液、粉尘或气体进入或接触眼部而引起眼化学伤。多发生于工厂、施工场所等。致伤物常见有硫酸、盐酸、硝酸、氢氧化钠、石灰、氨水、农药等。包括酸性和碱性烧伤,碱性烧伤破坏性较大。眼化学伤是眼科危急重症,致盲率极高。

1.症状 眼部强烈刺激感,剧烈疼痛、畏光、流泪、眼睑痉挛,视力减退,甚至失明。

2.体征 轻度烧伤可见眼睑皮肤、结膜充血水肿;中度烧伤时眼睑皮肤腐蚀、溃烂,结膜苍白水肿或坏死,角膜上皮水肿、脱落重度烧伤可见角膜坏死形成灰白色溃疡,甚至穿孔,房水混浊,虹膜炎性反应。

3.并发症 虹膜睫状体炎、继发型青光眼、并发性白内障、眼内感染、眼球萎缩等。

4.急救原则 ①争分夺秒、就地取材、彻底冲洗。②止痛、抗感染、及时散瞳。③预防并发症的发生。

五、眼辐射伤

由电磁波中各种辐射线造成的眼部损害称眼辐射伤。

1.红外线损伤 玻璃加工或其他高温环境可产生大量的红外线,他对眼的损伤主要是热作用,可被晶状体和虹膜吸收,造成白内障。

2.紫外线损伤 工业电焊、高原、雪地及水面发光等都可引起眼部紫外线损伤,又称电光性眼炎或雪盲。紫外线照射引起的眼部损伤有一定的潜伏期,一般为3~8h。起病急,双眼发病,有强烈的异物感、刺痛、畏光流泪、眼睑痉挛等刺激征,眼睑水肿,结膜混合型充血,角膜上皮点状剥脱,24~48h症状完全消退。

3.离子辐射性损伤 X射线、中子或质子束等照射可引起角膜炎、辐射性白内障、视网膜病变、视神经病变。

4.微波损伤 可引起白内障和视网膜出血。

5.可见光损伤 观察日食时可造成黄斑灼伤,称为"日食性视网膜病变"。

防治要点是以预防为主,避免发生上述损伤;对症处理,止痛,抗感染;白内障、视网膜等损伤参见相应病变的治疗。

六、临床护理

（一）护理评估

1.健康史　了解致伤的原因、部位、时间,受伤后有无初步处理。了解患者的既往眼病史,有无全身性疾病。了解患者目前视力状况,眼痛的性质、程度及有无异物感等伴随的症状。如为全身受伤并有危及生命的状况出现,应配合医生进行急救,待病情平稳后再行眼科检查处理。

2.身心状况

(1)身体状况:按眼外伤的性质、部位、程度不同,可出现不同的症状和体征。结膜、角膜异物伤可在结膜、角膜表面查到异物;眼睑挫伤有眼睑瘀血肿胀、甚至裂伤;虹膜睫状体挫伤可发生前房积血、瞳孔散大、外伤性虹膜睫状体炎等,视力明显下降;眼球穿通伤出现突发性视力减退和眼部疼痛,损伤部位多为角膜或巩膜,有时可造成眼球穿孔,眼球穿通伤可合并眼内异物存留;眼化学伤有眼部刺激症状及视力下降,结膜充血、水肿、苍白、坏死,角膜混浊、溃疡甚至穿孔;眼辐射伤有严重眼部刺激症状及视力下降,双眼睑红肿,结膜混合充血、水肿,角膜上皮点状脱落,瞳孔缩小。

(2)心理状况:眼外伤多为意外伤害,患者因眼外伤视力突然改变,怕视力丧失而有严重的恐惧心理;因剧烈的眼痛等不适感而有较严重的焦虑情绪;因担心眼外伤后影响容貌而悲观;有的患者因双眼包盖,生活不能自理而忧虑。

3.辅助检查　影像学检查可见颅骨骨折或眼内异物。

（二）主要护理诊断及合作性问题

1.急性疼痛　与眼外伤刺激眼部组织有关。

2.感觉紊乱　视力下降,与眼外伤有关。

3.组织完整性受损　与眼外伤有关。

4.焦虑　与感觉紊乱、担心视力丧失及容貌受损有关。

5.恐惧　与视力突然丧失、病情较重及对检查不了解有关。

6.潜在并发症　外伤性虹膜睫状体炎、继发性青光眼、外伤性白内障、化脓性眼内炎、交感性眼炎、视网膜脱离、眼睑畸形、睑球粘连等。

7.知识缺乏　缺乏眼外伤的防治常识。

（三）护理措施

1.心理护理　首先稳定患者及家属的情绪,告知抢救策略,迅速进行急救。针对不同性质、不同程度、不同部位的眼外伤患者进行不同的心理疏导,消除患者的不良情绪,使患者能正确面对现实,积极与医生护士配合,争取使视力得到较好的恢复。

2.清洁伤眼

(1)表面异物伤可用冲洗法、无菌湿棉签擦掉或异物针剔除,铁质异物残留的铁锈应刮除,然后再用0.9%氯化钠溶液冲洗。操作要求严格无菌,严禁损伤健康组织(图9-18)。

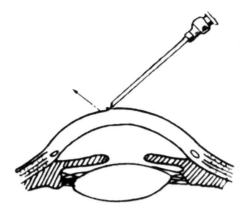

图 9-18　角膜异物剔除术

（2）眼球穿通伤时切忌冲洗和挤压，血污及异物可用生理盐水棉球或棉签轻轻擦掉或用小镊夹取。

（3）眼化学伤：强调争分夺秒，就地取材、彻底冲洗的现场急救原则。就地取用大量清水或其他水源反复冲洗伤眼，冲洗时要翻转上下眼睑，嘱患者转动眼球，充分暴露穹隆部，将结膜囊内的化学物质彻底洗出。冲洗时间至少 30min。送至医院后根据时间早晚也可再次冲洗，取出结膜囊内存留的异物，进一步进行中和治疗，酸性化学伤用 2% 碳酸氢钠溶液冲洗，球结膜下注射 5% 磺胺嘧啶钠；碱性化学伤用 3% 硼酸溶液冲洗，球结膜下注射维生素 C。严重碱性烧伤，协助医生行球结膜放射状剪开冲洗或前房穿刺冲洗术，以清除碱性房水。

（4）预防感染：伤眼清洁后涂抗生素眼药膏，包扎伤眼。眼球穿通伤、严重眼球挫伤应双眼包扎。注意操作要轻柔，切勿按压眼球。

3.对症护理

（1）眼睑挫伤瘀血肿胀者，当天冷敷，2d 后热敷促进出血吸收。

（2）角膜刺激症状明显，眼剧痛者，滴 0.5% 丁卡因眼液 1～2 次，既止痛又便于检查治疗（但不宜多用）。

（3）遵医嘱给予镇静、止痛、止血、散瞳、抗感染、皮质类固醇激素、破伤风抗毒素等药，注意及时、正确给药并观察用药反应。

4.病情观察　密切观察视力和眼局部伤口的变化。如有眼痛、眼胀、恶心、呕吐、伤口出血、体温升高等现象，应及时通知医生进行处理。有前房积血应注意眼压变化和每日积血的吸收情况。注意非受伤眼的观察，及早发现可能发生的交感性眼炎。

5.护理指导　限制患者的活动，避免头部震动，减少眼球活动，对外伤致前房积血者应采取半卧位休息。

（四）健康教育

眼外伤后对视功能的危害严重，因此预防眼外伤至关重要。

1.加强社区居民的宣传教育　介绍眼外伤的防治常识，加强青少年儿童管理，远离危险物品，禁止玩弹弓、竹竿、废用注射器及针头，远离烟花、鞭炮等。

2.健全劳动保护措施　加强对一线工人的安全防护，配备防护眼镜、防护服进行安全生产教育，严格遵守操作规程化工车间应设急救中和药液以备急用，并指导如何进行化学伤的急救等。

3.出院指导　对出院患者,应指导其按时用药并定期复查。观察健眼,若发生疼痛、视力下降、眼部充血等,应及时到医院就诊,以防交感性眼炎的发生。

(马凤萍)

参考文献

[1]张忠涛.实用普通外科查房医嘱手册[M].北京:北京大学医学出版社,2013.

[2]胡俊,黄强,林先盛,刘臣海,谢放,杨骥.肝切除治疗肝胆管结石153例分析[J].肝胆外科杂志,2014(04):269—271.

[3]张永生,涂艳阳,冯秀亮.外科手术学基础[M].西安:第四军医大学出版社,2013.

[4]林锋,王文凭,马林,廖虎,沈诚,杨梅,刘伦旭.复杂性胸外伤成功救治一例[J].中国胸心血管外科临床杂志,2015(02):109.

[5]林擎天,黄建平.消化外科临床解剖与常用手术技巧[M].上海:上海交通大学出版社,2013.

[6]何帆,肖锡俊,李永波,唐红.胸部钝挫伤所致三尖瓣重度反流一例[J].中国胸心血管外科临床杂志,2014(05):648.

[7]戴尅戎,王忠.外科诊断与鉴别诊断学[M].北京:科学技术文献出版社,2014.

[8]李向毅.胰管结石的诊断与治疗:附25例报告[J].肝胆外科杂志,2014(06):440—442.

[9]尹文.新编创伤外科急救学[M].北京:军事医学科学出版社,2014.

[10]黄强,刘臣海.胆管损伤治疗的时机与术式选择[J].肝胆外科杂志,2014(06):403—405.

[11]DonaldB. Doty.心脏外科手术技巧 原书第2版[M].上海:上海科学技术出版社,2014.

[12]刘学礼,程平,刘安成,吴卫国,胡涛,张俊生.腹腔镜胆囊切除术中转开腹手术105例临床分析[J].肝胆外科杂志,2015(01):32—33.

[13]张新华.实用肝胆胰恶性肿瘤学[M].武汉:武汉大学出版社,2012.

[14]苗毅,李强.急性胰腺炎的综合治疗[J].中国普外基础与临床杂志,2015(01):1—4.

[15]陈孝平,易继林.普通外科疾病诊疗指南[M].北京:科学出版社,2014.

[16]颜晨,江勇,吴宝强,黄洪军,孙冬林.闭合性胰腺合并十二指肠损伤的急诊胰十二指肠切除术4例[J].肝胆胰外科杂志,2015(01):56—57.

[17]徐启武.颅底外科手术学[M].北京:科学出版社,2014.

[18]秦懿,费健,王建承,陈胜,吴卫泽,朱坚,许志伟,张俊,彭承宏.胰腺囊腺瘤和囊腺癌165例临床诊治分析[J].肝胆胰外科杂志,2015(01):9—11.

[19]叶章群.泌尿外科疾病诊疗指南[M].北京:科学出版社,2013.

[20]李留峥,彭联芳,向春明,徐雷升,俸家伟,王志萍,习源娇,于杰.胰头肿块型慢性胰腺炎手术治疗体会[J].肝胆胰外科杂志,2015(01):47—49.

[21]寇桂香,张瑜.外科护理技术操作指南[M].兰州:甘肃人民出版社,2013.

[22]王保起.左肝外叶切除联合胆道镜治疗左肝内胆管结石的疗效观察[J].肝胆胰外科杂志,2015(02):135—137.

[23]曹立瀛.肝胆外科急症与重症诊疗学[M].北京:科学技术文献出版社,2014.

[24]杨耀成,黄耿文,李宜雄,孙维佳.经皮穿刺置管引流治疗急性胰腺炎合并坏死感染的预后分析[J].肝胆胰外科杂志,2015(02):94—96+99.